中西结合病理学

蔡定芳　著

U0232176

上海科学技术出版社

内 容 提 要

本书以现代西医《病理学》教材为纲,中国医药学病机为目,首次阐述西医病理改变与中医病机变化的内在联系。针对细胞病理学、组织病理学、器官病理学作出中医病机分析及治疗推荐,将中医病机治疗落实到西医病理形态改变基础上。《中西结合病理学》是中西结合医学理论的突破与发展,必将扩大中国医药学临床诊疗的视野。

图书在版编目(CIP)数据

中西结合病理学 / 蔡定芳著. -- 上海 : 上海科学
技术出版社,2021.4
ISBN 978-7-5478-5286-6

Ⅰ. ①中… Ⅱ. ①蔡… Ⅲ. ①中西医结合—病理学
Ⅳ. ①R228

中国版本图书馆CIP数据核字(2021)第052004号

中西结合病理学

蔡定芳 著

上海世纪出版(集团)有限公司
上海 科 学 技 术 出 版 社 出版、发行
(上海钦州南路71号 邮政编码 200235 www.sstp.cn)
浙江新华印刷技术有限公司印刷
开本 889×1194 1/16 印张 29.5
字数 700 千字
2021年4月第1版 2021年4月第1次印刷
ISBN 978 - 7 - 5478 - 5286 - 6/R · 2277
定价:148.00 元

作 者 介 绍

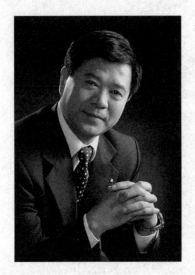

　　蔡定芳,教授,博士研究生导师。1956 年生于上海,1970 年毕业于温州实验小学,1974 年毕业于温州卫生学校,1982 年毕业于浙江中医学院,获硕士学位,1988 年毕业于南京中医学院,获博士学位。留学日本德岛大学、日本富山医科药科大学。曾就职于温州市第二人民医院、浙江省中医药研究所、上海医科大学附属华山医院。1974 年至今工作在中医、中西医结合临床教学科研工作第一线。现任复旦大学附属中山医院中医-中西医结合科主任、中西医结合神经内科主任、复旦中山厦门医院中医-中西医结合科主任。复旦大学上海医学院中西医结合系副主任,复旦大学中西医结合研究院内科研究所所长。兼任上海中医药大学
附属曙光医院神经内科主任、神经病学研究所所长,上海市青浦区中心医院中医科主任,上海市闵行区中心医院中医学科带头人。国家中医药领军人才-岐黄学者,上海市领军人才,上海市名中医。主要学术兼职有:中国中西医结合学会常务理事,中国医师协会中西医结合分会副会长,上海市医师协会中西医结合医师分会会长,上海市中西医结合学会副会长,上海市中医药学会常务理事。曾任中国医师协会中西医结合医师分会神经病学专家委员会主任委员,上海市中医药学会神经内科分会主任委员,上海市中西医结合学会神经内科专业委员会主任委员。长期从事中医内科及神经内科临床与科学研究,在脑血管病、帕金森病、睡眠障碍、抑郁障碍等研究领域作出成绩。承担中日合作攻关,国家自然科学基金,国家重大疾病科技支撑计划,国家卫健委、教育部等多项研究课题。指导硕士研究生、博士研究生 50 多名。在国内外医学期刊(含 SCI)发表学术论文 300 多篇,获国家与省部级科学成果奖 6 项。主编及撰著出版《肾虚与科学》《中医与科学》《恽铁樵全集》《陆渊雷全集》《姜春华全集》《沈自尹全集》《南山书屋文集》《中国医药学教程》《病证结合传染病学》《中国方药医学》《中国医药学理论基础》《病证结合神经病学》《病证结合内科学》等。

编著说明

中国医药学病理机制称病机，西方医学病理机制称病理。公元 610 年隋代太医令巢元方《诸病源候论》阐述疾病本质的阴阳失衡病机，公元 1761 年意大利病理学家 Morgani《论疾病的位置与原因》阐述疾病本质的器官病理改变，公元 1858 年德国病理学家 Virchow《细胞病理学》阐述疾病本质的细胞病理改变。中国医药学将疾病的病理机制建立在形而上的宏观功能变化上，西方医学将疾病的病理机制建立在形而下的微观形态改变上。病理病机结合将有助于医学科学的发展。

《中西结合病理学》以西医《病理学》为纲，以中医病机为目，病理病机结合，旨在将中医宏观的病机认识落实到西医微观的病理形态层次上，逐步建立中医病理学。这是本书的创作初衷。

《中西结合病理学》依据西医《病理学》教材涉及的细胞病理学、组织病理学、器官病理学三个层次，阐述中国医药学对西方医学疾病病理改变的认识与辨别，旨在引导读者将视野深入到微观的形态变化水平。这是我著《中西结合病理学》的重要目的。

《中西结合病理学》针对西方医学病理改变特点阐述中国医药学治疗方药，旨在将中医辨证论治引向微观辨证。这是一种新的尝试，错误在所难免，希冀贤达批评指正。

蔡定芳

2021 年辛丑立春撰于南山书屋

序

中国医药学认为疾病的本质是脏腑功能的阴阳失调。《黄帝内经素问·四气调神大论》指出:阴阳四时者,万物之终始也;生死之本也。逆之则灾害生,从之则苛疾不起,是谓得道。道者,圣人行之,愚者佩之。从阴阳则生,逆之则死;从之则治,逆之则乱。反顺为逆,是谓内格。《黄帝内经素问·阴阳应象大论》指出:寒极生热,热极生寒,寒气生浊,热气生清。清气在下,则生飧泄;浊气在上,则生䐜胀。此阴阳反作,病之逆从也。阴胜则阳病,阳胜则阴病。阳胜则热,阴胜则寒。重寒则热,重热则寒。寒伤形,热伤气。气伤痛,形伤肿。故先痛而后肿者,气伤形也,先肿而后痛者,形伤气也。风胜则动,热胜则肿,燥胜则干,寒胜则浮,湿胜则濡泻。中国医药学将疾病机制建立在古代形而上的"道"上。《黄帝内经素问·至真要大论》曰:愿闻病机何如?岐伯曰:诸风掉眩,皆属于肝;诸寒收引,皆属于肾;诸气膹郁,皆属于肺;诸湿肿满,皆属于脾;诸热瞀瘈,皆属于火;诸痛痒疮,皆属于心;诸厥固泄,皆属于下;诸痿喘呕,皆属于上;诸禁鼓栗,如丧神守,皆属于火;诸痉项强,皆属于湿;诸逆冲上,皆属于火;诸胀腹大,皆属于热;诸躁狂越,皆属于火;诸暴强直,皆属于风;诸病有声,鼓之如鼓,皆属于热;诸病胕肿,疼酸惊骇,皆属于火;诸转反戾,水液浑浊,皆属于热;诸病水液,澄彻清冷,皆属于寒,诸呕吐酸,暴注下迫,皆属于热。故《黄帝内经素问·至真要大论》曰:谨守病机,各司其属,有者求之,无者求之,盛者责之,虚者责之,必先五胜,疏其血气,令其调达,而致和平,此之谓也。

西方医学认为疾病的本质是细胞、组织、器官的形态改变。1761 年意大利 Morgani 著《论疾病的位置与原因》,阐述疾病的病理现象,提出器官病理学概念。1858 年德国病理学家 Virchow 著《细胞病理学》,阐述疾病的本质是细胞形态改变,创立细胞病理学。西方医学由此将疾病原理牢固地建立在形而下的"器"上。《易经·系辞》指出:形而上者谓之道,形而下者谓之器。《老子》:道可道,非常道;名可名,非常名。无名,天地之始,有名,万物之母。故常无欲,以观其妙,常有欲,以观其徼。此两者同出而异名,同谓之玄,玄之又玄,众妙之门。道不可道,名不可名。可道之道非常道,可名之名非常名。医学是认识疾病及治疗疾病的学科。无论是宏观的传统中国医药学还是微观的现代西方医学,认识形而上的道固然重要,掌握形而下的器更重要。宏观的传统中国医药学善于形而上的道,微观的现代西方医学善于形而下的器,两者结合将有助于医学科学的发展。这是我著《中西结合病理学》的初衷。《中医杂志》1986 年第 2 期发表先师沈自尹院士《论微观辨证与辨证微观化》,摘要如下:微观辨证是引进现代科学特别是现代医学的先进技术,微观地认识机体的结构、代谢和功能的特点,更完整、更准确、更本质地阐明证的物质基础,从而为辨证微观化奠定基础。简言之,是用微观指标认识与辨别证。辨证微观化则是综合微观辨证信息,结合中医传统宏观标准,通过临床方药治疗反复验证,逐步建立辨证的微观标准。简言之,是探寻各种证的微观标准。从微观辨证到辨证的微观化,是辨病和辨证相结合认识上的一次飞跃和突破。辨证微观化在微观变化未能形之于外象时最具意义。辨病是西医之长,辨证是中医之长,取西医辨病之长与中医辨证之长,宏观辨证必须与微观辨证相结合,使辨证论治提高到一个新的水平。《中国中西医结合杂志》1999 年第 4 期发表我的《论机能辨证与形态辨证相结合》,摘要如下:机能辨证是指以中医学生理活动为依据的临床症状辨证,形态辨证是指以西医学正常解剖为依据的病理结构辨证。机能辨证与形态辨证相结合是指将传统中医的证候辨证方法与现代西医病理形态变化结合起来,在针对中医学机能变化处方的基础上,再联系西医学形态病理用药。宏观辨证与微观辨证相结合和机能辨证与形态辨证相结合并非同一概念。前者论述的是中医辨证要结合现代微观的实验室指标,虽然也包括部分形态变化,但其核心仍然在微观的机能变化。后者阐明的是中医机能辨证要结合现代形态结构变化,微观的形态自不必说,宏观的形态改变如甲状腺肿大、关节变形、肌肉萎缩等也包括在内,其意图直指形态结构,目的是逐步将中医学建立在人体形态结构之上。因此,可以说是前者的补充与发展,也可以看成是中西医结合的又一思路与方法。西方医学饱尝重视形态的甜头,细胞病理学的问世,将诊断、治疗牢牢扣在形态变化之上,使临床千变万化的外在表现都成为有形可征;细菌、病毒、微生物的发现,有效控制了危害人类的天花、鼠疫、霍乱等烈性传染病;微循环的阐明,使休克治疗得以突破性发展;器官移植,基因转录,等等,无不深深得益于形态结构的研究。中医学则吃尽忽视形态的苦头,过去的自不必说,就是目前许多历时长久、投资较大的中医或中西医结合研究成果,由于没有充分注意这个至关重要的问题,因而始终在变动的无形态基础的功能状态上游移,无法将现代研究成果纳入中医学理论体系。魏尔啸《细胞病理学》序曰:本书试图把我的不同于通常所传授的研究结果以连续的形式公之于医学界全体同道。这个尝试已产生了两种意外的结果:它找到了许多朋友,同时也碰上了强烈的反对者。这两种结果无疑都是我们非常希望的,这两方面的反应,对于医学科学的进展都起着推动的作用。当一个人用他所能付出的全部精力和热诚,经过十年劳动,并将他的研究结果提交给同时代人以求评判时,他就很容易希望,这些结果中的相当一部分或许是大部分和比较重要的部分,会得到颇为普遍的赏识。但是根据我的经验,我的劳动就没有得到这样的结果。庄子曰:恶乎然,然乎然;恶乎不然,不然乎不然;恶乎可,可乎可;恶乎不可,不可乎不可。是为序。

2021 年辛丑春月蔡定芳序于

复旦大学附属中山医院

复旦大学中西医结合研究院内科研究所

上海中医药大学附属曙光医院

上海中医药大学附属曙光医院神经病学研究所

目　录

第一章　细　胞　病　理

　　引言：人体细胞是人体结构和生理功能的基本单位。人体由体细胞和生殖细胞组成。人体细胞形态多样，平均直径在 5～200 微米。人体细胞最初由 1 个成熟受精卵细胞开始，继而以 2 倍数分裂，直至数百万亿的细胞，发育成人的健康机体。人体除生殖细胞与血液中某些不含细胞核的细胞外，其他细胞都含有 23 对染色体。细胞主要由细胞膜、细胞质和细胞核组成。细胞核是调节细胞生命活动的控制中心，由核膜、核仁、染色质和核基质组成。细胞质由基质、细胞器和包含物组成，是细胞进行物质代谢的场所。细胞膜将细胞与外界环境分隔开，使细胞具有相对独立和稳定的内环境，细胞与环境之间进行物质运输、能量转换及信号转导。细胞不断衰老死亡同时又不断更新生成。魏尔啸指出：细胞真正是最根本的形态学成分。《中西结合病理学》尝试汇通中国医药学病机与西方医学病理，而这种汇通应当从细胞病理开始。非致死性负荷的细胞适应导致细胞核增大及功能升高，非活性浓缩的染色质转化为活性的常染色质，细片状的核浓染，核仁增多增大。较长时间的高功能负荷和/或非致死性组织损伤时细胞核增大，染色体数将按整倍数增多，细胞功能活性增加。中国医药学认为此时病机是细胞核邪实，《黄帝内经素问·通评虚实论》谓邪气盛则实。虽然都属邪实，但是细胞核邪实与细胞质邪实与细胞膜邪实病机是有区别的，其临床表现及治疗方药亦应有所不同。正如鲁道夫·魏尔啸 1858 年 8 月出版的《细胞病理学》所说：按照我的看法，现在必须把生命的学说建立在这些事实的基础上。而病理学这一门科学目前也应当从这些事实中创立起来。过分的尊重是一种真正的错误，因为它会助长混乱。精心推敲过的表达方式，立刻能为人人所接受；否则，穷年累月的努力至多也只能为少数人所理解。我已经常常受到谴责，说我企图在现代科学中恢复古老的见解。事实上我发现，不仅是古代和中古时代的医生们的意识没有在所有的场合下都被传统的偏见所束缚。尽管学者们的评论经宣告这些真理已被推翻。学者们的评论并非都是正确的。我的经验使我认为，动脉性充血这个术语比充血这个术语更为可取；我也不得不承认，炎症是显示病理过程的一种明确的形式，虽然我对于把它看成是一种独立实体的主张还不能赞同；尽管许多研究者发表绝对相反的意见，我还要坚决主张结核是一种粟粒状的颗粒，上皮瘤是一种异种成形的恶性新生物。尊重历史人物或许是很有价值的，因为正是那些将偶然碰到的任何小东西当作发现来吹嘘的人们，以惊人的轻率态度来批判他的前辈。我维护自己的权利，因此我也尊重别人的权利，这就是我在生活上、政治上及科学上的行动准则。

第一节　细胞核病理

〚细胞核增大-胞核邪实〛

辨识要点　① 符合细胞核增大病理诊断；② 核浆比值增大；③ 细胞核功能活性增高；④ 核浆淡染；⑤ 核仁增大或增多；⑥ 细胞核染色质疏松；⑦ 异固缩性浓缩染色质松解为活性常染色质；⑧ 重度细胞损伤引起细胞变性、细胞核肿大；⑨ 主动运输过程受抑制后胶体渗透压性肿胀；⑩ 变性性细胞核肿大在细胞损伤强烈时可以过渡为核溶解；⑪ 多倍体细胞核或多核巨细胞；⑫ 肝癌前期；⑬ 细胞水肿；⑭ 变性性核肿大；⑮ 舌红苔黄脉数。

治疗推荐　①《太平圣惠方》卷95碧雪煎：大青、吴蓝叶、竹茹、麦冬、黄芩、甘草、枳壳、地骨皮、龙胆、犀角、玄参、赤茯苓、升麻、羚羊角、龙齿、牛黄、麝香、青黛、朴消，常规剂量，每日两次水煎服。②《疫疹一得》清瘟败毒饮：生地、黄连、黄芩、牡丹皮、石膏、栀子、甘草、竹叶、玄参、犀角、连翘、芍药、知母、桔梗，常规剂量，每日两次水煎服。

思路拓展　《黄帝内经素问·通评虚实论》：何谓虚实？岐伯对曰：邪气盛则实，精气夺则虚。帝曰：虚实何如？岐伯曰：气虚者，肺虚也。气逆者，足寒也。非其时则生，当其时则死。余脏皆如此。帝曰：何谓重实？岐伯曰：所谓重实者，言大热病，气热脉满，是谓重实。帝曰：经络俱实何如？何以治人？岐伯曰：经络皆实，是寸脉急而尺缓也，皆当治之。故曰滑则从，涩则逆也。夫虚实者，皆从其物类始，故五脏骨肉滑利，可以长久也。帝曰：经气不足，经气有余，如何？岐伯曰：络气不足，经气有余者，脉口热而尺寒也。秋冬为逆，春夏为从，治主病者。帝曰：经虚络满何如？岐伯曰：经虚络满者，尺热满，脉口寒涩也。此春夏死，秋冬生也。帝曰：治此者奈何？岐伯曰：络满经虚，灸阴刺阳，经满络虚，刺阴灸阳。帝曰：何谓重虚？岐伯曰：脉气上虚尺虚，是谓重虚。帝曰：何以治之？岐伯曰：所谓气虚者，言无常也。尺虚者，行步恇然。脉虚者，不像阴也。如此者，滑则生，涩则死也。帝曰：寒气暴上，脉满而实何如？岐伯曰：实而滑则生，实而逆则死。帝曰：脉实满，手足寒，头热，何如？岐伯曰：春秋则生，冬夏则死。脉浮而涩，涩而身有热者死。帝曰：其形尽满何如？岐伯曰：其形尽满者，脉急大坚，尺涩而不应也。如是者，故从则生，逆则死。帝曰：何谓从则生，逆则死？岐伯曰：所谓从者，手足温也。所谓逆者，手足寒也。帝曰：乳子而病热，脉悬小者何如？岐伯曰：手足温则生，寒则死。帝曰：乳子中风热喘鸣肩息者，脉何如？岐伯曰：喘鸣肩息者，脉实大地。缓则生，急则死。帝曰：肠澼便血何如？岐伯曰：身热则死，寒则生。帝曰：肠澼下白沫何如？岐伯曰：脉沉则生，脉浮则死。帝曰：肠澼下脓血何如？岐伯曰：脉悬绝则死，滑大则生。帝曰：肠澼之属，身不热，脉不悬绝何如？岐伯曰：滑大者曰生，悬涩者曰死，以脏期之。帝曰：癫疾何如？岐伯曰：脉搏大滑久自己，脉小坚急，死不治。帝曰：癫疾之脉，虚实何如？岐伯曰：虚则可治，实则死。帝曰：消瘅虚实何如？岐伯曰：脉实大，病久可治，脉悬小坚，病久不可治。帝曰：形度、骨度、脉度、筋度，何以知其度也？帝曰：春极治经络，夏极治经俞，秋极治六腑。冬则闭塞者，闭塞者，用药而少针石也。所谓少针石者，非痈疽之谓也。痈疽不待顷时回。痈不知所，按之不应手，乍来乍已，刺手大阴傍三痏与缨脉各二。腋痈大热，刺足少阳五。刺而热不止，刺手心主三，刺手大阴经络者，大骨之会各三。暴痈筋緛，随分而痛，魄汗不尽，胞气不足，治在经俞。腹暴满，按之不下，取手太阳经络者，胃也募也。少阴俞去脊椎三寸傍五，用圆利针。霍乱，刺俞傍五，足阳明及上傍三。刺痫惊脉五：针手太阴各五,刺经,太阳五,刺手少阴经络傍者一,足阳明一,上踝五寸刺三针。凡治消瘅、仆击、偏枯、痿厥、气满发逆,肥贵人,则高梁之疾也。隔塞闭绝,上下不通,则暴忧之病也。暴厥而聋,偏塞闭不通,内气暴薄也。不从内,外中风之病,故瘦留着也。跖跛,寒风湿之病也。黄帝曰黄疸、暴痛、癫狂、厥狂、久逆之所生也,五脏不平六腑闭塞之所生也。头痛耳鸣,九窍不利,肠胃之所生也。

〖细胞核缩小-胞核正虚〗

辨识要点　① 符合细胞核缩小病理诊断;② 细胞萎缩;③ 细胞核异染色质增多;④ 细胞功能代谢降低;⑤ 染色质凝聚;⑥ 核固缩;⑦ 细胞功能下降或细胞受损时细胞核体积变小;⑧ 染色质变致密;⑨ 器官萎缩时核仁缩小;⑩ 舌红苔白脉缓。

治疗推荐　①《太平圣惠方》卷7鹿茸散:鹿茸、菟丝子、蚕蛾、阳起石、石南、远志、桂心、附子、桑螵蛸、腽肭脐、蛇床仁、肉苁蓉、钟乳粉,常规剂量,每日两次水煎服。②《景岳全书》右归饮:熟地、山药、山茱萸、枸杞子、炙甘草、杜仲、肉桂、制附子,常规剂量,每日两次水煎服。

思路拓展　《诸病源候论·虚劳病诸候》:夫血气者,所以荣养其身也。虚劳之人,精髓萎竭,血气虚弱,不能充盛肌肤,此故羸瘦也。虚劳不能食候:脾候身之肌肉,胃为水谷之海。虚劳则脏腑不和,脾胃气弱,故不能食也。虚劳胃气虚弱不能消谷候:胃为腑,主盛水谷;脾为脏,主消水谷。若脾胃温和,则能消化。今虚劳,血气衰少,脾胃冷弱,故不消谷也。虚劳三焦不调候:三焦者,谓上、中、下也。若上焦有热,则胸膈痞满,口苦咽干;有寒则吞酢而吐沫。中焦有热,则身重目黄;有寒则善胀而食不消。下焦有热,则大便难;有寒则小腹痛而小便数。三焦之气,主焦熟水谷,分别清浊,若不调平,则生诸病。虚劳寒冷候:虚劳之人,血气虚竭,阴阳不守,脏腑俱衰,故内生寒冷也。其汤熨针石,别有正方。虚劳痰饮候:劳伤之人,脾胃虚弱,不能克消水浆,故为痰饮也。痰者,涎液结聚在于胸膈;饮者,水浆停积在膀胱也。虚劳四肢逆冷候:经脉所行,皆起于手足。虚劳则血气衰损,不能温其四大,故四肢逆冷也。虚劳手足烦疼候:虚劳血气衰弱,阴阳不利,邪气乘之,次冷热交争,故以烦疼也。虚劳积聚候:积聚者,腑脏之病也。积者,脏病也,阴气所生也;聚者,腑病也,阳气所成也。虚劳之人,阴阳伤损,血气凝涩,不能宣通经络,故积聚于内也。虚劳癥候:癥病者,皆由久寒积冷,饮食不消所致也。结聚牢强,按之不转动为症;推之浮移为瘕。虚劳之人,脾胃气弱,不能克消水谷,复为寒冷所乘,故结成此病也。虚劳上气候:肺主于气,气为阳,气有余则喘满逆上。虚劳之病,或阴阳俱伤,或血气偏损,今是阴不足,阳有余,故上气也。虚劳客热候:虚劳之人,血气微弱,阴阳俱虚,小劳则生热,热因劳而生,故以名客热也。虚劳少气候:虚劳伤于肺,故少气。肺主气,气为阳,此为阳气不足故也。虚劳热候:虚劳而热者,是阴气不足,阳气有余,故内外生于热,非邪气从外来乘也。

〖细胞核脱分化-胞核邪注〗

辨识要点　① 符合细胞核脱分化病理诊断;② 细胞不能保持其特征性的分化;③ 细胞可保持其母组织特征但功能与形态不同于母组织;④ 导致恶性肿瘤发生;⑤ 细胞核形态改变;⑥ 恶性肿瘤细胞核形态多形性,大小不一,核质比例失调;⑦ 细胞核染色质改变,异染色质,染色质呈粗块状排列,呈胡椒面与盐粒状观;⑧ 染色质整体增大;⑨ 染色体非整倍体性;⑩ 病理性核分裂相,细胞核不均;⑪ 核仁多形性及非典型核分裂;⑫ 核仁形态及位置的改变,核仁常粗而棱角分明,增大,位于核的周边部;⑬ 细胞联系改变,细胞表面与同等分化细胞间粘连有关的粘连蛋白逐渐消失;⑭ 恶性肿瘤细胞失去细胞间的粘连;⑮ 舌红苔黄脉数。

治疗推荐 ①《外科正宗》神授卫生汤:羌活、防风、白芷、穿山甲、沉香、红花、连翘、石决明、金银花、皂角刺、归尾、甘草节、天花粉、乳香、大黄,常规剂量,每日两次水煎服。②《杨氏家藏方》夺命丹:白僵蚕、寒水石、贯众、砂仁、紫河车、山豆根、干胭脂、马勃、茯苓、乌贼鱼骨、磁石、硼砂、象牙末、飞罗面、金星凤尾草、麝香,常规剂量研为细末,炼蜜为丸如弹子大,每次 1 粒,每日两次温水送服。

思路拓展 《诸病源候论·注病诸候》:凡注之言住也,谓邪气居住人身内,故名为注。此由阴阳失守,经络空虚,风寒暑湿、饮食劳倦之所致也。其伤寒不时发汗,或发汗不得真汗,三阳传于诸阴,入于五脏,不时除瘥,留滞宿食;或冷热不调,邪气流注;或乍感生死之气;或卒犯鬼物之精,皆能成此病。其变状多端,乃至三十六种,九十九种,而方不皆显其名也。又有九种注:一曰风注。皮肉掣振,或游易不定,一年之后,头发堕落,颈项掣痛,骨立解鸣,两目疼,鼻中酸切,牙齿虫蚀。又云:其病患欲得解头却巾,头痛,此名温风。病人体热头痛,骨节厥强,此名汗风。或游肿在腹,或在手脚,此名柔风。或唉食眠卧汗出,此名水风。或脑转肉裂,目中系痛,不欲闻人语声,此名大风。或不觉绝倒,口有白沫,此名绝风。或被发狂走,打破人物,此名颠风。或叫呼骂詈,独语谈笑,此名狂风。或口噤面戾,四肢不随,此名寄风。或体上生疮,眉毛堕落,此名纠风。或顽痹如虮蝥,或疮或痒或痛,此名蚝风。或举身战动,或鼻塞,此名罩风。又云:人死三年之外,魂神因作风尘,着人成病,则名风注。二曰寒注。心腹懊痛呕沫,二年之后,大便便血,吐逆青沫,心懊痛硬,腹满,腰脊疼强痛。三曰气注。走入神机,妄言,百日之后,体皮肿起,乍来乍去,一年之后,体满失颜色,三年之后,变吐作虫,难治。四曰生注。心胁痛,转移无常,三日之后,体中痛,移易牵掣,冲绞心胁,一年之后,颜目赤,精泽青黑,二年之后,咳逆下痢,变作虫,难治。五曰凉注。心下乍热乍寒,一年之后,四肢重,喜卧噫酢,体常浮肿,往来不时,皮肉黑,羸瘦,生痏,目黄,爪甲及口唇青。六曰酒注。体气动,热气从胸中上下,无处不痛,一年之后,四肢重,喜卧,喜哕噫酢,体面浮肿,往来不时。七曰食注。心下硬痛懊恢彻背,一年之后,令人羸瘦虚肿,先从脚起,体肉变黑,脐内时绞痛。八曰水注。手脚起肿,百日之后,体肉变黄,发落,目失明,一年之后难治。三年身体肿,水转盛,体生虫,死不可治。九曰尸注。体痛牵掣非常,七日之后,体肉变白驳,咽喉内吞如有物,两胁里硬,时痛。凡欲知是注非注,取纸覆痛处,烧头发令焦,以簇纸上,若是注,发粘着纸,此注气引之也。若非注,发即不着纸。诊其注病,脉浮大可治,细而数难治。

〔细胞核胞质包涵物-胞核邪注〕

辨识要点 ① 符合细胞核胞质包涵物病理诊断;② 核内出现各种胞浆成分包涵物,如线粒体、内质网断片、溶酶体、糖原颗粒、脂滴等;③ 末期细胞分裂障碍;④ 染色质与胞质被分布于两个子细胞;⑤ 胞质成分连同其细胞器常被发现于核内;⑥ 毛玻璃样细胞核;⑦ 某些甲状腺癌的病变特征;⑧ 舌淡苔白脉迟。

治疗推荐 ①《太平惠民和剂局方》卷5三建汤:天雄、附子、川乌各等分,上药研为粗末。②《博济方》金液丹:硫黄,每一两用炊饼一两,汤浸握去水脉为丸如梧子大,每服 30 丸。③《太平圣惠方》卷

9 霹雳散：大黑附子1枚，入急火内烧，在临出火时便用瓷器合盖，不令去却烟焰，每服一钱，不计时候，以热酒调下。

思路拓展 ①《诸病源候论·注病诸候》：风注候由体虚受风邪，邪气客于荣卫，随气行游，故谓风注。鬼注候：注之言住也，言其连滞停住也。人有先无他病，忽被鬼排击，当时或心腹刺痛，或闷绝倒地，如中恶之类，其得瘥之后，余气不歇，停住积久，有时发动，连滞停住，乃至于死。死后注易傍人，故谓之鬼注。五注候：注病之状，或乍寒乍热，或皮肤淫跃，或心腹胀刺痛，或支节沉重，变状多端，而方云三十六种，九十九种，及此等五注病，皆不显出其名，大体与诸注皆同。转注候：转注言死又注易傍人。转注之状，与诸注略同，以其于身内移转无常，故谓之转注。生注候：注者住也，言其病连滞停住，死又注易傍人也。人有阴阳不调和，血气虚弱，与患注人同共居处，或看侍扶接，而注气流移，染易得上，与病者相似，故名生注。死注候：人有病注死者，人至其家，染病与死者相似，遂至于死，复易傍人，故谓之死注。邪注候：凡云邪者，不正之气也，谓人之腑脏血气为正气，其风寒暑湿，魑魅魍魉，皆谓为邪也。邪注者，由人体虚弱，为邪气所伤，贯注经络，留滞腑脏，令人神志不定，或悲或恐，故谓之邪注。气注候：注者住也，言其病连滞停住，死又注易傍人也。风邪搏于肺气所为也，肺主气，气通行表里，邪乘虚弱，故相搏之，随气游走冲击，痛无定所，故名为气注。寒注候：人虚为寒邪所伤，又搏于阴，阴气久不泄，从外流内结积。其病之状，心腹痛而呕沫，爪青，休作有时，至冬便剧，故史为寒注也。寒热注候：注者住也，言其病连滞停住，死又注易傍人也。阴阳俱虚，腑脏不和，为风邪搏于血气。血者阴也，气者阳也，邪搏于阴则寒，搏于阳则热，致使阴阳不调，互相乘加，故发寒热，去来连年，有时暂瘥而复发，故谓之寒热注。②《温疫论·行邪伏邪之别》：凡邪所客，有行邪有伏邪，故治法有难有易，取效有迟有速。假令行邪者，如正伤寒始自太阳，或传阳明，或传少阳，或自三阳入胃，如行人经由某地，本无根蒂，因其漂浮之势，病形虽重，若果在经，一汗而解，若果传胃，一下而愈，药到便能获效。先伏而后行者，所谓温疫之邪，伏于膜原，如鸟栖巢，如兽藏穴，营卫所不关，药石所不及。至其发也，邪毒渐张，内侵于腑，外淫于经，营卫受伤，诸证渐显，然后可得而治之。方其浸淫之际，邪毒尚在膜原，此时但可疏利，使伏邪易出。邪毒既离膜原，乃观其变，或出表，或入里，然后可导邪而去，邪尽方愈。初发之时，毒势解全赖药石。故谚有云：伤寒莫治头，劳怯莫治尾。若果止伤寒初受于肌表，不过在经之浮邪，一汗即解，何难治之有？不知盖指温疫而言也。所以疫邪方张之际，势不可遏，但使邪毒速离膜原便是，治法全在后段工夫，识得表里虚实，更详轻重缓急，投剂不致差谬，如是可以万举万全，即使感受之最重者，按法治之，必无殒命之理。若夫久病枯极，酒色耗竭，耆耄风烛，此等已是天真几绝，更加温疫，自是难支，又不可同日而语。

〖细胞核副胞质包涵物-胞核邪注〗

辨识要点 ① 符合细胞核副胞质包涵物病理诊断；② 核内出现各种副胞浆成分包涵物；③ 包涵物通过核膜或通过末期细胞分裂障碍进入核内；④ 泡状核；⑤ 肝脏副胞质包涵物提示糖尿病性代谢状态；⑥ 淋巴浆细胞性免疫细胞瘤核内有 PAS 阳性的、由免疫球蛋白组成的小球状包涵物；⑦ 同样的小体也出现在这种淋巴细胞样的肿瘤细胞中；⑧ 舌红苔黄脉数。

治疗推荐 ①《外科大成》神效卫生散：羌活、白芷、穿山甲、石决明、乳香、没药、生大黄、沉香、防风、蝉蜕、僵蚕，常规剂量研末为散，每次五钱，每日两次煎散为汤温服。②《外科证治全书》九味败毒汤：黄连、荆芥、黄芩、连翘、牛蒡子、薄荷叶、木通、栀子、生甘草，常规剂量，每日两次水煎服。

思路拓展　《诸病源候论·注病诸候》：冷注候为阴阳偏虚，冷邪所伤，留连腑脏，停滞经络，内外贯注，得冷则发，腹内时时痛，骨节酸疼，故谓之冷注。蛊注候是聚蛇虫之类，以器皿盛之，令其自相啖食，余有一个存者，为蛊也，而能变化。人有造作敬事之者，以毒害于佗，多于饮食内而行用之。人中之者，心闷腹痛，其食五脏尽则死。有缓有急，急者仓卒，十数日之间便死；缓者延引岁月，游走腹内，常气力羸惫，骨节沉重，发则心腹烦懊而痛，令人所食之物亦变化为蛊，渐侵食腑脏尽而死，死则病流注染着傍人，故谓之蛊注。毒注候：注者住也，言其病连滞停住，死又注易傍人也。毒者，是鬼毒之气，因饮食入人腹内，或上至喉间，状如有物，吞吐不出；或游走身体，痛如锥刀所刺。连滞停久，故谓之毒注。恶注候：注者住也，言其病连滞停住，死又注易傍人也。恶注者，恶毒之气，人体虚者受之，毒气入于经络，遂流移心腹。其状往来击痛，痛不一处，故名为恶注。注忤候乃至顿闷，谓之客忤，是触犯鬼邪之毒气。当时疗治虽歇，余毒不尽，留住身体，随血气而行，发则四肢肌肉淫奕，或五内刺痛，时休时作，其变动无常，是因犯忤得之成注，故名为注忤。遁注候由人体虚，受邪毒之气，停遁经络脏腑之间，发则四肢沉重，而腹内刺痛，发作无时，病亦无定，以其停遁不瘥，故谓之遁注。走注候为人体虚受邪气，邪气随血而行，或淫奕皮肤，去来击痛，游走无有常所，故名为走注。温注候为染温热之病，瘥后余毒不除，停滞皮肤之间，流入脏腑之内，令人血气虚弱，不甚变食，或起或卧，沉滞不瘥，时时发热，名为温注。丧注候为临尸丧，体虚者则受其气，停经络腑脏。若触见丧枢，便即动，则心腹刺痛，乃至变吐，故谓之丧注。哭注候因哭泣悲伤，情性感动，腑脏致虚，凶邪之气因入腹内，使人四肢沉重。其后若自哭及闻哭声，怅然不能自禁持，悲感不已，故谓之哭注。殃注候为染疫疠之气致死，其余殃不息，流注子孙亲族，得病证状，与死者相似，故名为殃注。食注候因吉凶坐席饮啖，而有外邪恶毒之气，随食饮入五脏，沉滞在内，流注于外，使人肢体沉重，心腹绞痛，乍瘥乍发。以其因食得之，故谓之食注。水注候为肾虚受邪，不能通传水液故也。肾与膀胱合，俱主水，膀胱为津液之腑，肾气下通于阴，若肾气平和，则能通传水液，若虚则不能通传。脾与胃合，俱主土，胃为水谷之海，脾候身之肌肉，土性本克水，今肾不能通传，则水气盛溢，致令脾胃翻弱，不能克水，故水气流散四肢，内溃五脏，令人身体虚肿，腹内鼓胀，淹滞积久，乍瘥乍甚，故谓之水注。

〖细胞核病毒包涵体-胞核邪注〗

辨识要点　①符合细胞核病毒包涵体病理诊断；②由副晶体状或非晶体的无定形蛋白物质构成；③此类核包涵体是麻疹病毒、腺病毒、疱疹病毒及乳头状瘤病毒的典型性状；④胞浆成分隔着核膜向核内膨突；⑤胞浆成分常呈变性性改变，如髓鞘样结构，膜碎裂等；⑥有丝分裂末期某些胞浆结构被封入形成中的子细胞核内；⑦腺病毒、单纯疱疹病毒和巨细胞病毒感染时，病毒包涵体出现于上皮细胞的核内呈嗜碱性；⑧呼吸道合胞病毒感染时，病毒包涵体出现于胞质呈嗜酸性；⑨麻疹肺炎时则胞核和胞质内均可见到；⑩舌红苔黄脉数。

治疗推荐　①《东垣试效方》普济消毒饮：牛蒡子、黄芩、黄连、甘草、桔梗、板蓝根、马勃、连翘、玄参、升麻、柴胡、陈皮、僵蚕、薄荷，常规剂量，每日两次水煎服。②《外科正宗》保安万灵丹：茅术、全蝎、石斛、天麻、当归、炙甘草、川芎、羌活、荆芥、防风、麻黄、细辛、川乌、草乌、何首乌、雄黄，常规剂量研为细末，炼蜜为丸如梧桐子大，每次30粒，每日两次温水送服。

　　思路拓展　①《诸病源候论·注病诸候》：骨注候言人血气虚为风邪所伤,初始客在皮肤,后重遇气血劳损,骨髓空虚,遂流注停滞,令人气血减耗,肌肉消尽,骨髓间时吸吸而热,或而汗,柴瘦骨立,故谓之骨注。血注候言人血气虚,为邪所乘故也。心主血脉,心为五脏之主,血虚受邪,心气亦不足。其状:邪气与血并心,心守虚,恍惚不定。邪并于血,则经脉之内,淫奕沉重,往来休作有时,连注不瘥,故谓之血注。湿痹注候言风寒湿三气合至而为痹也。湿痹者,是湿气多也,名为湿痹。湿痹之状,四肢或缓或急,骨节疼痛。邪气往来,连注不瘥,休作无度,故为湿痹注。劳注候言人大劳,虚而血气空竭,为风邪所乘,致不平复,小运动,便四肢体节沉重,虚吸喍乏,汗出,连滞不瘥,小劳则极,故谓之劳注。微注候言人血气虚损,为微风所乘,搏人血气,在于皮肤络脉之间,随气游走,与气相击而痛,去来无有常处,但邪势浮薄,去来几微,而连滞不瘥,故谓之微注。泄注候言其病连滞停住,死又注易傍人也。人腑脏虚弱,其气外泄,致风邪内侵,邪搏于气,乘心之经络,则心痛如虫啮,气上搏喉间,如有物之状,吞吐不去,发作有时,连注不瘥,故谓之泄注。石注候言人血气虚,为风冷邪气客在皮肤,折于血气,或痛或肿,其牢强如石,故谓之石注。产注候言人产后经络空虚,血气伤竭,为风邪所搏,致不平复,虚乏羸极,血气减少,形体柴瘦,沉痼不已,因产后得之,故谓之产注。土注候言五行金木水火土,六甲之辰,并有禁忌。人禀阴阳而生,含血气而长,人之五脏,配合五行,土内主于脾气,为五行五脏之主,其所禁忌,尤难触犯。人有居住穿凿地土,不择便利,触犯禁害,土气与人血气相感,便致疾病。其状,土气流注皮肤,连入腑脏,骨节沉重,遍身虚肿,其肿自破,故谓之土注。饮注候言人饮水浆多,水气不消,停积为饮,而重因体虚受风冷,风冷搏于饮,则成结实,风饮俱乘于腑脏,使阴阳不宣,寒热来往,沉滞积月累时,故名为饮注。②《温疫论·统论疫有九传治法》：所谓九传者,病患各得其一,非谓一病而有九传也。盖温疫之来,邪自口鼻而入,感于膜原,伏而未发者,不知不觉。已发之后,渐加发热,脉洪而数,此众人相同,宜达原饮疏之。继而邪气一离膜原,察其传变,众人不同者,以其表里各异耳。有但表而不里者,有但里而不表者,有表而再表者,有里而再里者,有表里分传者,有表里分传而再分传者,有表胜于里者,有里胜于表者,有先表而后里者,有先里而后表者,凡此九传,其去病一也。医者不知九传之法,不知邪之所在,如盲者之不任杖,聋者之听宫商,无音可求,无路可适,未免当汗不汗,当下不下,或颠倒误用,或寻枝摘叶,但治其证,不治其邪,同归于误一也。所言但表而不里者,其证头疼身痛发热,而复凛凛,内无胸满腹胀等证,谷食不绝,不烦不渴。此邪气外传,由肌表而出,或自斑消,或从汗解,斑者有斑疹、桃花斑、紫云斑,汗者有自汗、盗汗、狂汗、战汗之异,此病气之使然,不必较论,但求得斑得汗为愈疾耳。凡自外传者为顺,勿药亦能自愈。间有汗出不彻,而热不退者,宜白虎汤;斑出不透,而热不退者,宜举斑汤;有斑汗并行而愈者,若斑出不透,汗出不彻而热不除者,宜白虎合举斑汤。间有表而再表者,所发未尽,膜原尚有隐伏之邪,或二三日后,四五日后,根据前发热,脉洪而数,及其解也,斑者仍斑,汗者仍汗而愈,未愈者,仍如前法治之,然亦希有。至于三表者,更希有也。若但里而不表者,外无头疼身痛,而后亦无三斑四汗,惟胸膈痞闷,欲吐不吐,虽得少吐而不快,此邪传里之上者,宜瓜蒂散吐之,邪从其减,邪尽病已。邪传里之中下者,心腹胀满,不呕不吐,或燥结便闭,或热结旁流,或协热下利,或大肠胶闭,并宜承气辈导去其邪,邪减病减,邪尽病已。上中下皆病者,不可吐,吐之为逆,但宜承气导之,则在上之邪,顺流而下,呕吐立止,胀满渐除。有里而再里者,愈后二三日或四五日,根据前之证复发,在上者仍吐之,在下者仍下之,再里者常事,甚有三里者,希有也。虽有上中下之分,皆为里证。若表里分传者,始则邪气伏于膜原,膜原者,即半表半里也。此传法以邪气平分,半入于里,则现里证,半出于表,则现表证,此疫家之常事。然表里俱病,内外壅闭,既不得汗,而复中气方能达表,向者郁于肌肉之邪,乘势尽发于肌表矣,或斑或吐,盖随其性而升泄之也。诸证悉去,既无表里证而热不退者,膜原尚有已发之邪未尽也,宜三消饮调之。若表里分传而再分传者,照前表里俱病,宜三消饮,复下复汗如前而愈,此亦常事。至有三发者,亦希有也。若表胜于里者,膜原伏邪发时,传表之邪多,传里之邪少,何以治之?表证多而里证少,当治其表,里证兼之;若里证多而表证少者,但治其里,表证自愈。若先表而后里者,始则但有表证而无里证,宜达原饮。有经证者,当用三阳加法。经证不显,但发热者不用加法。继而脉洪大而数,自汗而渴,邪离膜原未能出表耳,宜白虎汤辛凉解散,邪从汗解,脉静身凉而愈。愈后二三日或四五日后,根据前发热,宜达原饮。至后反加胸满腹胀,不思谷食,烦渴,舌上苔刺等证,加大黄微利之。久而不去,在上者宜瓜蒂散吐之,如在下者,宜承气汤导之。若先里而后表者,始则发热,渐盖里证,下之里证除,二三日内复发热,反加头疼身痛脉浮者,宜白虎汤。若下后热减不甚,三四日后,精神不慧,脉浮者宜白虎汤汗之。服汤后不得汗者,因精液枯竭也,加人参覆卧则汗解。此近表里分传之证,不在此例。若大下后,大汗后,表里之证悉去,继而一身尽痛,身如被杖,甚则不可反侧,周身骨寒而痛,非表证也,此不必治,二三日内阳气自回,身痛自愈。凡疫邪再表再里,或再表里分传者,医家不解,反责病家不善调理,以致反复,病家不解,每责医家用药有误,致病复起,彼此归咎,胥失之矣!殊不知病势之所当然,盖气性如此,一者不可为二,二者不可为一,绝非医家病家之过也,但得病者向赖精神顽固,虽再三反复,随复随治,随治随愈。间有延挨失治,或治之不得其法,日久不除,精神耗竭,嗣后更医,投药固当,现下之邪拔去,因而得效。殊不知膜原尚有伏邪,在一二日内,前证复起,反加循衣摸床,神思昏愦,目中不及矣。病家不咎于前医耽误时日,反咎于后医既生之而又杀之,良可叹也!当此之际,攻之则元气几微,是求速死;补之则邪火益炽,精气枯燥;守之则正不胜邪,必无生理矣。

第二节 内质网病理

〖粗面内质网池增多-粗面内质网邪实〗

辨识要点　① 符合粗面内质网池增多病理诊断；② 粗面内质网构成池状；③ 生产蛋白质的工厂；④ 制造和分泌蛋白质的细胞代谢旺盛；⑤ 细胞再生；⑥ 多倍体化；⑦ 细胞胞质碱性染色增强；⑧ 病毒能进入池的腔内并在此复制增殖；⑨ 肿瘤细胞的粗面内质网池含量增多；⑩ 病毒感染；⑪ 粗面内质网的含量高低反映肿瘤细胞的分化程度；⑫ 细胞变性和坏死过程中粗面内质网池扩张；⑬ 电镜下有时可见粗面内质网含有中等电子密度的絮状物；⑭ 较强扩张时粗面内质网互相离散，膜上颗粒不同程度脱失；⑮ 细胞水肿内质网断裂成大小不等的片段和大小泡；⑯ 舌红苔黄脉数。

治疗推荐　①《太平惠民和剂局方》紫雪：石膏、寒水石、磁石、滑石，以上四味各三斤，捣碎，水一斤，煮至四斗，去滓入下项：犀角屑、羚羊角屑、青木香、沉香各五两，玄参、升麻各一斤，甘草八两，丁香一两，以上八味入前药汁中再煮，取一斗五升，去滓，入下项：朴硝十斤，硝石四升（每升重七两七钱半），以上二味入前药汁中，微火上煎，柳木篦搅不住手，候有七升，投在木盆中，半日欲凝，入下项：麝香当门子一两二钱半，朱砂三两，以上二味入前药中，搅调令匀，寒之二日。上件药成霜雪紫色。每服一钱或二钱，用冷水调下，大人、小儿临时以意加减，食后服。②《太平惠民和剂局方》红雪通中散：赤芍药、人参、槟榔、枳壳、淡竹叶、生甘草、木香各二两，青、香半两，上药除朱砂、麝香外，并细锉，以水二斗五升，煎至九升，去滓，更以绵滤过，再以缓火煎令微沸，然后下朴硝，以柳木篦搅勿住手，候凝，次下朱砂、麝香等末，搅令匀，顿新瓷盆中，经宿即成矣，细研。每服一钱至二钱，新汲水调下，更量老小虚实，临时加减服。凡服灵宝丹者，先依上件服法调此药服讫，须臾更以热茶投，令宣泻一两行为度，后依法服。

思路拓展　①《黄帝内经灵枢·五邪》：邪在肺，则病皮肤痛，寒热，上气喘，汗出，咳动肩背。取之膺中外腧，背三节五脏之傍，以手疾按之，快然，乃刺之。取之缺盆中以越之。邪在肝，则两胁中痛，寒中，恶血在内，行善掣节，时脚肿。取之行间，以引胁下，补三里以温胃中，取血脉以散恶血；取耳间青脉，以去其掣。邪在脾胃，则病肌肉痛，阳气有余，阴气不足，则热中善饥；阳气不足，阴气有余，则寒中肠鸣、腹痛；阴阳俱有余，若俱不足，则有寒有热，皆调于三里。邪在肾，则病骨痛，阴痹。阴痹者，按之而不得，腹胀，腰痛，大便难，肩背颈项痛，时眩。取之涌泉、昆仑。视有血者，尽取之。邪在心，则病心痛，喜悲时眩仆；视有余不足而调之其输也。②《太平惠民和剂局方》紫雪：疗脚气，毒遍内外，烦热不解，口中生疮，狂易叫走，瘴疫毒疬，卒死温疟，五尸五疰，心腹诸疾，疞刺切痛，及解诸热药毒发，邪热卒黄等，并解蛊毒鬼魅，野道热毒。又治小儿惊痫百病。③《太平惠民和剂局方》红雪通中散：治烦热黄胆，脚气温瘴，解酒毒，消宿食，开三焦，利五脏，爽精神，除毒热，破积滞，去脑闷，治眼昏，头痛鼻塞，口疮重舌，肠痈喉闭，及伤寒狂躁，胃烂发斑等病，并宜服之。

〖粗面内质网池减少-粗面内质网正虚〗

辨识要点　① 符合粗面内质网池减少病理诊断；② 蛋白合成降低或受抑；③ 细胞萎缩；④ 伴有葡萄糖-6-磷酸酶缺乏的Ⅰ型糖原贮积病，粗面内质网高度萎缩具有疾病特征性意义；⑤ 细胞损伤时带颗粒的动质膜减少，蛋白合成下降；⑥ 损伤消除后核蛋白体迅速重新结合到粗面内质网膜上，蛋白合成重新恢复；⑦ 萎缩的细胞以及有某种物质贮积的细胞粗面内质网则萎缩及减少；⑧ 舌淡苔白脉细。

治疗推荐　①《太平惠民和剂局方》玉霜丸：天雄十两，磁石、朱砂、泽泻、牛膝、石斛、肉苁蓉、巴戟天各二两，茴香、肉桂各一两，家韭子、菟丝子各五两，牡蛎、紫梢花各三两，鹿茸半两，白龙骨一斤，研为细末，炼酒、蜜各半，和丸如梧桐子大，每服 30 丸，每日两次温酒下。②《景岳全书》大补元煎：人参、山药、熟地、杜仲、当归、山茱萸、枸杞子、炙甘草，常规剂量，每日两次水煎服。

思路拓展　《诸病源候论·虚劳病诸候》：虚劳无子候为丈夫无子者，其精清如水，冷如冰铁，皆为无子之候。又，泄精精不射出，但聚于阴头，亦无子。无此之候，皆有子。交会当用阳时；阳时，从夜半至禺中是也；以此时有子，皆聪明长寿。勿用阴时；阴时，从午至亥；有子皆顽暗而短命，切宜审详之。凡妇人月候来时，候一日至三日，子门开，若交会则有子；过四日则闭，便无子也。男子脉得微弱而涩，为无子，精气清冷也。虚劳里急候：为虚劳则肾气不足，伤于冲脉。冲脉为阴脉之海，起于关元，关元穴在脐下，随腹直上至咽喉。劳伤内损，故腹里拘急也。上部之脉微细，而卧引里急，里急心膈上有热者，口干渴。寸口脉阳弦下急，阴弦里急，弦为胃气虚，食难已饱，饱则急痛不得息。寸微关实、尺弦紧者，少腹腰背下苦拘急痛外，如不喜寒，身愦愦也。虚劳伤筋骨候：肝主筋而藏血，肾主骨而生髓。虚劳损血耗髓，故伤筋骨也。虚劳筋挛候：肝藏血而候筋。虚劳损血，不能荣养于筋，致使筋气极虚；又为寒邪所侵，故筋挛也。虚劳惊悸候：心藏神而主血脉。虚劳损伤血脉，致令心气不足，因为邪气所乘，则使惊而悸动不定。夫风寒湿三气合为痹。病在于阴，其人苦筋骨痿枯，身体疼痛，此为痿痹之病，皆愁思所致，忧虑所为。诊其脉，尺中虚小者，是胫寒痿痹也。虚劳目暗候：肝候于目而藏血。血则荣养于目。腑脏劳伤，血气俱虚，五脏气不足，不能荣于目，故令目暗也。虚劳耳聋候：肾候于耳。劳伤则肾气虚，风邪入于肾经，则令人耳聋而鸣。若膀胱有停水，浸渍于肾，则耳聋而气满。

〖粗面内质网裂解-粗面内质网痰饮〗

辨识要点　① 符合粗面内质网裂解病理诊断；② 在非特异性细胞损伤时，粗面内质网的膜系统裂解为许多小单元；③ 小单元又转化成为光学显微镜下还不能分辨的小泡；④ 重度细胞损伤时，氧化磷酸化过程迅速崩溃，钠泵丧失功能；因而水分进入细胞和粗面内质网小泡内，使之成为充满水的大泡；⑤ 光学显微镜可见粗面内质网空泡变性；⑥ 伴有光面内质网和线粒体的肿胀；⑦ 空泡变性具有可复性；⑧ 几乎可见于心跳停止后缺氧期中的一切脏器细胞；⑨ 细胞结构代谢完全崩溃时或渗透压障碍或补体激活所致膜损伤时泡状结构转化为巨型水泡，使胞浆呈气球样变；⑩ 细胞损伤超过可复性界限而成为不可复性损伤；⑪ 细胞呈现植物细胞样外观；⑫ 粗面内质网池塌陷，池腔变狭窄；⑬ 粗面内质网塌陷是程序性细胞死亡的开始；⑭ 粗面内质网塌陷是过氧化性膜损伤的结果；⑮ 舌淡苔白脉弦。

治疗推荐　①《备急千金要方》麻黄煎：麻黄、茯苓、泽泻各四两，防风、泽漆、白术各五两，杏仁、大戟各一升，黄芪、猪苓各三两，独活八两，大豆二升，清酒一升，上十三味㕮咀，以豆汁酒及水一斗合煮，取六升，分六七服，一日一夜，令尽，当小便极利为度。②《太平惠民和剂局方》破饮丸：旋覆花八两，白术一斤一两，肉桂、干姜各六两，赤茯苓七两，枳实二两，研为细末，面糊丸如梧桐子大，每服 50 丸，每日两次温水送服。③《太平惠民和剂局方》渫白丸：附子一枚，生硫黄、天南星、生半夏各一两，盆硝、玄精石各半两，研为细末，面糊丸如梧桐子大，每服 30 丸，每日两次温水送服。

思路拓展　《诸病源候论·痰饮病诸候》。痰饮候：痰饮者，由气脉闭塞，津液不通，水饮气停在胸腑,结而成痰。又其人素盛今瘦,水走肠间,漉漉有声,谓之痰饮。其为病也,胸胁胀满,水谷不消,结在腹内两肋,水入肠胃,动作有声,体重多唾,短气好眠,胸背痛,甚则上气咳逆,倚息,短气不能卧,其形如肿是也。脉偏弦为痰,浮而滑为饮。其汤熨针石,别有正方,补养宣导,今附于后。《养生方·导引法》云:左右侧卧,不息十二通,治痰饮不消。右有饮病,右侧卧;左有饮病,左侧卧。又有不消,以气排之,左右各十有二息。治痰饮也。痰饮食不消候:此由痰水结聚在胸腑、膀胱之间,久而不散,流行于脾胃。脾恶湿,得水则胀,胀则不能消食也。或今腹里虚满,或水谷不消化,或时呕逆,皆其候也。热痰候:热痰者,谓饮水浆结积所生也。言阴阳痞隔,上焦生热,热气与痰水相搏,聚而不散,故令身体虚热,逆害饮食,头面吸吸而热,故云热痰也。冷痰候:冷痰者,言胃气虚弱,不能宣行水谷,故使痰水结聚,停于胸膈之间,时令人吞酸气逆,四肢变青,不能食饮也。痰结实候:此由痰水积聚,在于胸腑,遇冷热之气相搏,结实不消,故令人心腹痞满,气息不安,头眩目暗,常欲呕逆,故言痰结实。膈痰风厥头痛候:膈痰者,谓痰水在于胸膈之上,又犯大寒,使阳气不行,令痰水结聚不散,而阴气逆上,上与风痰相结,上冲于头,即令头痛。或数岁不已,久连脑痛,故云膈痰风厥头痛。若手足寒冷至节即死。诸痰候:诸痰者,此由血脉壅塞,饮水积聚而不消散,故成痰也。或冷,或热,或结实,或食不消,或胸腹痞满,或短气好眠,诸候非一,故云诸痰。流饮候:流饮者,由饮水多,水流走于肠胃之间,漉漉有声,谓之流饮。遇血气痞涩,经络不行,水不宣通,停聚溢于膀胱之间,即令人短气。将息遇冷,亦能虚胀。久不瘥,结聚而成癖。流饮宿食候:流饮宿食者,由饮水过多,水气流行在脾胃之间,脾得湿气则不能消食,令人噫则有宿食之气,腹胀满,亦壮热,或吞酸,皆其候也。留饮候:留饮者,由饮酒后饮水多,水气停留于胸膈之间,而不宣散,乃令人胁下痛,短气而渴,皆其候也。留饮宿食候:留饮宿食者,由饮酒后饮水多,水气停留于脾胃之间,脾得湿气则不能消食,令人噫气酸臭,腹胀满,吞酸,所以谓之留饮宿食也。癖饮候:此由饮水多,水气停聚两胁之间,遇寒气相搏,则结聚而成块,谓之癖饮。在胁下,弦亘起,按之则作水声。诸饮候:诸饮者,皆由荣卫气痞涩,三焦不调,而因饮水多,停积而成痰饮。其为病也,或两胁胀满,或心胸烦闷,或眼暗口干,或呕逆短气,诸候非一,故云诸饮。支饮候:支饮,谓饮水过多,停积于胸膈之间,支乘于心,故云支饮。其病,令人咳逆喘息,身体如肿之状,谓之支饮也。溢饮候:溢饮,谓因大渴而暴饮水,水气溢于肠胃之外,在于皮肤之间,故言溢饮。令人身体疼重而多汗,是其候也。悬饮候:悬饮,谓饮水过多,留注胁下,令胁间悬痛,咳唾引胁痛,故云悬饮。

〖粗面内质网池内包含物-粗面内质网邪注〗

辨识要点　①符合粗面内质网池内包含物病理诊断;②粗面内质网池内包含物是某些疾病或病理过程的特征;③无定形包含物是细胞合成暨分泌障碍基础上形成的分泌物;④对遗传或药物中毒或肿瘤所致的代谢障碍具有一定的典型意义;⑤浆细胞瘤时无定形粗面内质网包含物表现为 Russel 小体;⑥ Russel 小体由免疫球蛋白链作结晶状排列而成;⑦粗面内质网池内结晶状包含物还见于先天性代谢障碍、恶性黑色素瘤及淋巴瘤;⑧粗面内质网池内小管状包含物是病毒性疾病的印记;⑨粗面内质网池内小管状包含物也见于恶性淋巴样细胞及自身免疫性疾病;⑩舌红苔黄脉数。

治疗推荐　①《太平圣惠方》卷二十四白蔹散:白蔹、天雄、商陆、黄芩、干姜、踯躅花,常规剂量,每日两次水煎服。②《外科大成》卷三败毒黄连丸:黄连、连翘、羌活、菊花、防风、细辛、甘草,研为细末,炼蜜为丸如梧桐子大,每次 30 粒,每日两次温水送服。③《痘疹传心录》卷十九败毒和中散:连翘、防风、荆芥、黄连、牛蒡子、桔梗、枳壳、前胡、紫草茸、川芎、升麻、木通、蝉蜕、麦门冬、生甘草,常规剂量,每日两次水煎服。

思路拓展　①《备急千金要方·万病丸散》:大金牙散治一切蛊毒百疰不祥医所不治方:金牙、鹳骨、石膏各八分,大黄、鳖甲、栀子仁、鬼督邮、龟甲、桃白皮、铜镜鼻、干漆各四分,桂心、芍药、射干、升麻、徐长卿、鸢尾、蜂房、细辛、干姜、芒硝、由跋、马目毒公、羚羊角、犀角、甘草、野狼毒、蜣螂、龙胆、野狼牙、雄黄、真珠各三分,地胆、樗鸡、芫青各七枚,桃奴、巴豆各二七枚,雷丸、龙牙、白术、胡燕屎、活草子各六分,铁精、赤小豆各二合,芫花、莽草、射罔、乌梅各一分,蛇蜕皮一尺,斑蝥七分,上五十味治下筛,服一刀圭,稍加至二刀圭,带之,辟百邪,治九十九种疰。②《外台秘要·恶疰心痛方》:《广济》疗恶疰撮肋连心痛当归汤方。当归八分、青木香六分、槟榔十颗、麝香一铢,上四味,切,以小便一大升半,煮取六大合,绞去滓,下麝香末,分温三服,服别如人行四五里进一服,微微利。忌生菜、热面、猪犬肉、黏食、蒜、陈臭物。崔氏疗疰在心腹痛不可忍方:取东引桃枝削去苍皮,取白皮一握。以水二大升,煮取半升,一服令尽,则瘥。如不定,更依前服之。无忌。又疗心腹痛不可忍,似疰病者,或暴得恶疰搅刺欲死。桃仁大黄汤方:鬼箭羽二两、桃仁六十枚、芍药四两、鬼臼二两、橘皮一两、麝香一分、朴硝二两、大黄三两,上十三味,切,以水九升,急火煮取三升,温分三服。如人行相去六七里服,但得快利三四行,必瘥。忌生葱、生血物。

[肿瘤粗面内质网-粗面内质网积聚]

辨识要点　① 符合肿瘤粗面内质网病理诊断;② 许多肿瘤的瘤细胞胞浆内含有排列异常的粗面内质网池,其中一部分是具有疾病特征意义;③ 胚胎发生中的细胞及毛细胞白血病细胞内可见到核蛋白体-膜片层复合体;④ 肿瘤胚胎性损害表现为反常排列的粗面内质网池,并仅见于胚胎和肿瘤组织中;⑤ 核糖核蛋白体片层复合物由呈片状堆积的粗面内质网池组成,其间杂有成层的核糖核蛋白颗粒;⑥ 环状排列的片层由带有核孔的核周粗面内质网池堆积而成;⑦ 线粒体-片层复合物由纵向压扁的线粒体及粗面内质网池堆积而成;⑧ 舌红苔黄脉数。

治疗推荐　①《审视瑶函》还阴解毒汤:川芎、当归、生地、金银花、连翘、黄芩、土茯苓、甘草、黄连、苦参、麦冬、白芍、玄参,常规剂量,每日两次水煎服。②《幼幼集成》沆瀣丹:川芎、大黄、黄芩、黄柏、牵牛、薄荷、滑石、槟榔、枳壳、连翘、赤芍,研为细末,炼蜜为丸如梧桐子大,每次 30 粒,每日两次温水送服。③《全国中药成药处方集》解毒蕲蛇丸:蕲蛇、蝉蜕、全蝎、黄连、大枫、苦参、大黄、木通、防风、荆芥、羌活、独活、豨莶草、胡麻、苍术、金银花、首乌、土茯苓、栀子、薄荷、黄芩、甘草、玄参、黄柏、连翘、厚朴、朴消、桔梗、薏苡仁,常规剂量研为细末,水泛为丸如梧桐子大,每次 30 粒,每日两次温水送服。

思路拓展　《备急千金要方·万病丸散》:圣人之道,以慈济物,博求众药以备不虞,仓促之际应手皆得,故有万病方焉。余以此方散在群典,乃令学人难用,讨寻遂鸠撮要妙以为斯品,庶使造次可得好事,君子安不忘危,无事之暇,可预和合,以备疴瘵也。芫花散:治一切风冷痰饮症癖痃癖,万医所不治者皆治之。一名登仙酒,一名三建散方:芫花、桔梗、紫菀、大戟、王不留行、乌头、附子、天雄、白术、五加皮、荛花、野狼毒、莽草、栾荆、栝蒌根、蹞躅、麻黄、白芷、荆芥、茵芋各十分,车前子、石斛、人参、石南、石长生各七分,蛇床子、草薢、牛膝、狗脊、菟丝子、苁蓉、秦艽各五分,藜芦、山药、薏苡仁、巴戟天、细辛、当归、川芎、干地黄、食茱萸、杜仲、厚朴、黄芪、山茱萸、干姜、芍药、桂心、黄芩、吴茱萸、防己、远志、蜀椒、独活、五味子、牡丹、橘皮、通草、柴胡、柏子仁、藁本、菖蒲、茯苓、续断各二分,上六十四味并不治不择,不炙不熬,但振去尘土,捣,以粗罗下之,即与服。凡是猪、鸡、五辛、生冷、酢滑任意食之,无所忌。惟诸豆皆杀药不得食。药散三两,细曲末二升,糯米三升,真酒五升,先以三大斗水煮米作粥,须极熟。冬月扬去火气。春月稍凉,夏月扬绝火气令极冷,秋稍温。次下曲末,搦使和柔相得,重下药末,搦使突突然好熟,乃下真酒重搦使散,盛不津器中,以净杖搅散,经宿即饮,直以布盖,不须密封。凡服药平旦空心服之,以知为度。微觉发动流入四肢,头面习习然为定。勿更加之,如法服之。常常内消,非理加增,必大吐利,服散者,细下筛服一方寸匕,和水酒浆饮,无知稍增,以知为度,服丸者,细下筛,蜜丸如梧子,每服七丸,但此药或丸或散皆可,惟不得作汤。若欲得补不令吐泻,但取内消,大益胜于五石,兼治诸病功效一等,然作酒服佳于丸散,美而易服,流行迅疾,若有患人抱病多时,积宿食大块,久气癥瘕积聚,一切痼结者,即须一两度增,令吐下泄去恶物尽后,少服内消便为补益。凡服药慎勿早食,早食触药必当大吐、吐亦无损,须臾还定。但令人咽喉痛,三两日后始瘥,服者宜知之。平旦服药至午时待药势定,宜先食冷饭菹饮冷浆水,及午后药势一定,任意热食无忌。若药势未定,不得强起行,行即晕闷旋倒,眼花暗然迷绝,此是逐风所致,不须疑怪。风尽之后,纵令多服更佳,不然闷时但坐但卧须臾醒,然不异于常。若其定后,任意所之若必便旋,当策杖如厕,少觉烦乱即须坐定,坐定即醒,醒乃可行。病在膈上,久冷痰积聚,癥结疝瘕,宿食坚块,咳逆上气等一切痼结重病,终日吐唾,逆气上冲胸喉、此皆胃口积冷所致,三焦肠间宿冷以成诸疾。如此例盒饭吐却此等恶物,轻者一度下,转药令吐却。若重者三五度下之令尽,其吐状法,初吐冷气沫,次吐酢水,须臾吐黄汁大浓,甚苦似牛涎。病若更多者,当吐出紫痰,似紫草汁,非常齿,有此者例入死道,不久定死。若有疰者吐血,陈久黑血,新者鲜血,吐罢永瘥不发。下此吐药,当吐时大闷,须臾自定,即不虚得冷冻饮料食已,耳不虚聋,手足不痹,若胃口有前件等病势久成者,正当吐时,有一块物塞胸喉,吐复不出,咽复不入,当有异种大闷,更加一二合药酒,重投药下,少时即当吐出块物如拳大,真似鸡子黄着地,以刀斫碎,重者十块,轻者三五枚。凡人有上件等病,若服药时不吐却者,当时虽得渐损,一二年后还发,为此故须下吐药。欲服取吐者,当以春三月服之,春宜吐故也。凡膈上冷,小腹满,肠鸣,膀胱有气冷,利多者,须加利药于此酒内服之便去恶物。利法,出泔淀如清水、如黄汁、如青泥,轻者一两度下利药,得利以尽病源,重者五度下利药,令使频,得大利以尽病根。利法,且起服药,比至晡时可得两三行,即断后服。凡长病患,瘦弱虚损,老人贵人,此等人但令少服,积日渐渐加增,令多内消瘥。除久病不加吐利也。药若伤多,吐利困极不止者,水服生大豆末方寸匕,即定,及蓝叶、乌豆叶嚼以咽之,登时即定。此据大困时用之,小困时不须也。凡在世人有虚损阳衰,消瘦骨立者服之非常补益。旬月之间肌肤充悦,颜色光泽,髓溢精满,少壮一等,凡众万病皆除之。治一切风病疬节风,二十两和酒五斗,贼风、热风、大风,上同。偏风、痹腿风、瘫缓风,十二两和酒三斗。此七种并带热,须加冷药押使常数便利。贼风掣,八两和酒二斗。湿风周痹,上同腰脚挛痛,十二两和酒三斗,筋节挛急,八两和酒二斗,重病后汗不流,初觉三服,一服一盏,年久服一升。食热食如锥刀刺者,八两和酒二斗。口面㖞一眼不合者,初得,四两和酒一斗,年久,十二两和酒三斗。头面风似虫行,又似毛发在面上者,八两和酒二斗。起即头旋良久始定者,四两和酒一斗。心闷呕逆,项强者,风在心脏,欲风欲雨,便即先发者,八两和酒二斗。因疮得风口强脊脉急者,五服即定,一服一盏。治一切冷病积冷瘦者,四两和酒一斗,强者六两和酒一斗半。痰饮疝瘕,上同。宿食呕吐,四两和酒一斗。症瘕肠鸣噫,八两和酒二斗。久疰及久劳上同,痔块坚,冷嗽上气,二十两和酒五斗。奔豚冷气,六两和酒一斗半。噎及冷痢上同。卒中恶注,忤心腹胀气急欲死者,三服定,一服一盏。大吐出鲜血瘴气上同。蛊毒,五服定,一服一盏。温疟、疟并上同,五服永瘥。治妇人诸风、诸病等,并根据前件带下十二两和酒三斗。崩中,六两和酒一斗半。月闭不通及冷病不产并上同。断绪不产,八两和酒二斗。月水前后不调,乍多乍少,亦令人绝产,四两和酒一斗。产后风冷,不产,六两和酒二斗;若重者,八两和酒二斗;甚者十六两和酒三斗;大重者,子宫下垂,十六两和酒四斗。论曰:远览前古莫睹此方,有高人李孝隆者,自云隋初受之于定州山僧惠通道人,此后用之大有效验,秘而不传。但得其药,其方不可得而闻。始吾得之于静智道人,将三纪于兹矣。时俗名医未之许也。然比行之极有神验。其用药殊不伦次,将服节度大不近人情,至于救急其验特异,方知神物效灵不拘常制,至理关感,智不能知,亦犹龙吟云起,虎啸风生,此其不知所以然而然,虽圣人莫之辨也。故述之篇末,以贻后世好学君子详之,非止救物兼深,亦庶几于博见矣。

〖**滑面内质网增生-滑面内质网积聚**〗

辨识要点 ① 符合滑面内质网增生病理诊断;② 小管状滑面内质网增多;③ 相应细胞体积增大;④ 相应增大的细胞含有一个大而均质的胞质区;⑤ 此胞质区呈淡碱性染色;⑥ 此胞质区外侧有一亮缘与细胞膜相分隔,即毛玻璃样细胞;⑦ 慢性暴露于有害物质引起光面内质网增多;⑧ 乙型病毒性肝炎光面内质网增生,小管内有病毒壳衣;⑨ 长期服用抗组织胺药物光面内质网增多;⑩ 口服抗糖尿病药物光面内质网增多;⑪ 用避孕药时光面内质网增多;⑫ 舌红苔黄脉数。

治疗推荐 ①《医宗金鉴》蛇床子汤:蛇床子、威灵仙、当归、砂仁、土大黄、苦参、老葱头,常规剂量,每日两次水煎服。②《丹台玉案》除湿汤:茯苓、泽泻、茵陈、猪苓、黄芩、黄连、知母、天花粉、苍术、白术、防己、陈皮、青皮,常规剂量,每日两次水煎服。

思路拓展 《备急千金要方·万病丸散》:太乙神精丹治客忤霍乱腹痛胀满,尸疰恶气,癫狂鬼语,蛊毒妖魅,温疟,但是一切恶毒无所不治方。丹砂、曾青、雌黄、雄黄、磁石各四两,金牙二两半,上六味,各捣,绢下筛,其丹砂、雌黄、雄黄三味,以醋浸之,曾青好酒于铜器中渍,纸密封讫,日中曝百日,经夏急五日,亦得无日,以火暖之。然后各研,令如细粉,以醋拌,使干湿得所,纳土釜中,以六一泥固济,勿令泄气。干后安铁环施脚高一尺五寸置釜上,以渐放火,初放火取熟两秤,炭各长四寸置釜上,待三分二分尽,即益。如此三度尽用熟火,然后用益生炭其过三上熟火以外,皆须加火渐多,及至一伏时,其火已欲近釜,即便满,就釜下益炭,经两度即罢,火尽极冷,然后出之,其药精飞化凝着釜上五色者上,三色者次,一色者下。虽无五色,但色光明皎洁如雪最佳。若飞上不尽,更令与火如前,以雄鸡翼扫取,或多或少不定,研如枣膏,丸如黍粒。治偏风、大风、恶疾、癫痫、疠节鬼打等最良。服法,平旦空腹一丸为度。其疟病积久,百方不瘥。又加心腹胀满上气,身面脚等并肿垂死者,服一丸,吐即瘥,亦有不吐瘥者,若不吐复不瘥者更服一丸半。仍不瘥者后日增半丸,渐服无有不瘥。气亦定,当吐出青黄白物,其因疟两胁下有癖块者,亦当清除。若心腹不胀满者,可与一丸,日日加之,以知为度,不必专须吐,亦可一丸即瘥。勿并与服,亦可三日一服,皆须以意斟酌量得其宜。或腹内有水即下者勿怪。若患疟日近,精神健,亦可斟酌病患药性,并与两丸作一丸顿服之,皆至午后食,勿使冷,勿使热,豉浆粥任意食之。若病疟盗汗虚弱者,日服一丸,至三日吐即止。若患疟不汗,气复不流,脚冷者,服一丸。至三日若不汗,气复,脚即暖有润汗,不至三日吐即止。若患疟无颜色者,服药后三日即有颜色。亦有须吐瘥者,亦有服少许而瘥者,亦有杀药强人服三四丸,始觉药行者,凡人禀性不同,不可一概与之。但作黍米大服之为始渐加以知为度,药力验壮,勿并多服,特慎油面鱼肉蒜,当清净服之。若有患久不瘥在床,羸瘦并腹胀满及肿,或下痢者多死,但与药救之,十人中或瘥三四人也,痕癖积聚,服一刀圭,以浆水送下。诸卒死中恶客忤霍乱腹满体带五尸痖恶风疰忤大病相易死亡灭门,狂癫鬼话,已死气绝,心上微暖者,扶起其头,以物撬开口,不可开凿去两齿,以浆饮送药,药下即活,诸久病者,日服一刀圭,覆令汗,汗出即愈。不愈者,不过再服,亦有不汗而瘥,复有不汗不愈者,服如上法加半刀圭以瘥为度。常以绛囊带九刀圭散,男左女右,小儿系头上,辟瘴毒恶时气、射工。小儿患,可以苦酒和之,涂方寸纸上着儿心腹上,令药在上治之。亦有已死者,冬二日夏一日,与此药服,服得下药便活,若不得入腹不活。加金牙磁石者,服至五服,内必令人吐逆下利。过此即自定其药如小豆大为始,从此渐小不得更大,大风恶癞可二十服。偏风历节,诸恶风癫病等亦可二十服。自余诸恶病者皆止一二服,量人轻重弱强不得多与。若欲解杀药但烂煮,食肥猪肉,服此药后,小应头痛身热一二日来,大不能得食味,后自渐得气味,五日后便能食。若贪食过多者宜节之。若服药下闷乱,可煮木防己汤服之,即定。

〔滑面内质网萎缩-滑面内质网燥萎〕

辨识要点　① 符合滑面内质网萎缩病理诊断;② 滑面内质网发育不全伴代谢受抑;③ 滑面内质网膜数量减少;④ 全身代谢降低;⑤ 慢性中毒;⑥ Ⅰ型糖原贮积病;⑦ 郁胆肝的肝细胞滑面内质网膜呈增生-低活性状态;⑧ 长期持续输入果糖出现发育不良-高活性的滑面内质网;⑨ 舌淡苔白脉缓。

治疗推荐　①《太平惠民和剂局方》养气丹:禹余粮、紫石英、赤石脂、代赭石、附子、肉苁蓉,常规剂量研为细末,炼蜜为丸如梧桐子大,每次 30 粒,每日两次温水送服。②《赤水玄珠》滋燥养荣汤:当归、生地、熟地、白芍、秦艽、黄芩、防风、甘草,常规剂量,每日两次水煎服。

思路拓展　①《太平惠民和剂局方》养气丹:治诸虚百损,脾元耗惫,真阳不固,三焦不和,上实下虚,中脘痰饮上攻,头目昏眩、八风五痹,或猝暴中风,痰潮上膈,言语謇涩,神昏气乱,状若瘫痪;及奔豚肾气,上冲胸腹连两胁,膨胀刺痛不可忍者。阴阳上下,气不升降,饮食不进,面无精光,肢体浮肿,五种水气,脚气上冲,腰背倦痛,夜梦鬼交,觉来盗汗,胃冷心疼,小便滑数,牵引小腹,足膝缓弱,步履艰难。妇人血海久冷,赤白带下,岁久无子,及阴毒伤寒,面青舌卷,阴缩难言,四肢厥冷,不省人事者,急服百丸,用生姜、大枣煎汤灌之,即便回阳,命无不活。或触冒寒邪,霍乱吐泻,手足逆冷,六脉沉伏,唇口青黑,腹胁攻刺,及男子阳事痿怯,脚膝酸疼,腹脐虚鸣,大便自滑,兼疗膈胃烦壅,痰饮虚鸣,百药不愈者。常服助养真气,生阳逐阴,温平不僭,消磨冷滞,克化饮食,使五脏安宁,六腑调畅,百病不侵。出入道途,宜将此药随行,缓急服饵,大有功效。②《备急千金要方·万病丸散》大理气丸治万病方:牛膝、甘草、人参、茯苓、远志、恒山、苦参、丹参、沙参、龙胆、龙骨、牡蒙、半夏、杏仁、紫菀、芍药、天雄、附子、葛根、橘皮、巴豆、野狼牙各二两,大黄、牡蛎、白术各三两,生姜五两,白薇六分,玄参七分,蕳芦一枚,上二十九味,先捣筛二十七味,令熟,次捣巴豆、杏仁如膏,然后和使相得,加白蜜更捣五千余杵,丸如梧子大,空腹酒服7丸,日三。疝瘕癥结五十日服永瘥。吾常用理气,大觉有效。

〔滑面内质网形态改变-滑面内质网热毒〕

辨识要点　① 符合滑面内质网形态改变病理诊断;② 滑面内质网小管扩大;③ 空泡变性时小管可扩大为小泡乃至大泡;④ 洋葱皮样堆聚的滑面内质网表现为嗜碱性的副核;⑤ 胞质副核提示酶的合成阻抑;⑥ 胞质副核提示胆固醇合成切断;⑦ 药物或芳香族物质中毒时胞质副核膜呈疏松的向心性排列提示胞浆适应性反应;⑧ 药物或芳香族物质中毒时胞质副核膜呈密集排列提示胞浆的变性改变;⑨ 舌红苔白脉缓。

治疗推荐　①《太平圣惠方》卷22虎杖散:虎杖、桂心、当归、赤芍、天雄、桃仁、川芎、枳实、羌活、防风、秦艽、木香、生姜,常规剂量研为细末,每次五钱,每日两次煎散为汤温服。②《疡科纲要》蟾酥退毒丸:蟾酥、香附、羌活、当归、续断、远志、腰黄、明矾、地龙、穿山甲、藏红花、麒麟竭、鸭嘴胆矾、乳香、没药、轻粉、牛黄、冰片、麝香、辰砂,常规剂量研为细末,面糊为丸如小绿豆大,每次10粒,每日两次温水送服。

思路拓展　《景岳全书·诸毒》:解一切饮食诸毒。芝麻油总能解一切饮食诸毒,不可不知。凡造肴馔,必先用真麻油于净锅熬熟,却下肉炒过,然后入清水煮之,则并不犯毒。今徽州、池州地方食牛肉,不论春夏,无日不食,惟制之有方,所以鲜有中毒。但犯一切饮食毒者,即用麻油一二杯饮之,得吐即毒释而无不愈者。解饮食中毒共有十五方,俱载古方因阵中。善解毒者无如火,盖火能革物之性。解一切药毒:凡解诸药毒者,宜以荠汁、白扁豆汁、绿豆汁、甘草汁、饧糖汁、米糖汁、蚕蜕纸烧灰,随便用之,俱可解。凡解毒药汤剂,不可热服,宜凉饮之。盖毒得热而势愈盛也。虽然,此特以热毒为言耳。若解木鳖、菌蕈、黄连、石膏之类以中阴毒者,岂仍避热而犹堪以寒饮乎?此有医按在呕吐门,当兼察之。解毒药共十四方,俱载古方因阵中。解诸毒通用简易方:一方,雄黄、青黛等分为末,新汲水调服。一方,拣净土地掘窟,用井水倾入,搅,澄清,多饮则愈。一方,晋矾、建茶等分为末,新汲水调服三钱,吐即效,不吐再服。一方,黄连、甘草节二味水煎,凉服,不拘多少。一方,荠、黑豆、甘草㕮咀,每用一两,水二盏,煎一盏,温服,未效再服。一方,白扁豆生为末,水调服二三钱。一方,伏龙肝为细末,凉水调三四钱,搅动服之,吐者,再一服。解一切虫兽毒:凡虎伤、犬伤、蛇蝎蜈蚣、水蛭之类皆是也,共二十三方,俱载古方因阵中。治蛊毒方丹砂丸、雄麝散、万病解毒丹、七宝丸、蜜髓煎、挑生蛊毒简易方、解毒散、归魂散、三因解毒丸、麦面散。

第三节　高尔基器病理

〖高尔基器肥大-高尔基器邪实〗

辨识要点　① 符合高尔基器肥大病理诊断;② 高尔基器肥大见于任何多倍体化的分泌细胞;③ 内分泌细胞受到释放激素的分泌刺激后高尔基器肥大;④ 分泌障碍并有高尔基大泡内分泌物潴留时高尔基器肥大;⑤ 在肝脏淤胆时潴留大泡潴留物为胆汁成分;⑥ 食物性或中毒性肝损伤时潴留大泡潴留物为脂蛋白;⑦ 软骨营养障碍时潴留大泡潴留物为蛋白聚糖;⑧ 肺泡蛋白沉积症时潴留大泡潴留物为磷脂;⑨ 舌红苔厚脉数。

治疗推荐　①《白喉条辨》白虎青龙汤:生石膏、木通、贝母、桑叶、连翘、牛蒡子、板蓝根、金银花、蝉蜕、麦冬、生地、黄芩,常规剂量,每日两次水煎服。②《外科方外奇方》八将擒王丸:蜂房、象牙屑、僵蚕、蝉蜕、全蝎、木香、乳香、没药,常规剂量研为细末,炼蜜为丸如梧桐子大,每次30粒,每日两次温水送服。

思路拓展　《备急千金要方·万病丸散》治诸热不调紫葛丸方:紫葛、石膏、人参、丹参、紫参、苦参、玄参、细辛、齐盐、代赭、苁蓉、巴豆、乌头各三分,干姜、桂心、独活各五分,上十六味为末,蜜和丸如小豆,食前三丸,食后三丸。令人肥悦,好颜色,强阳道,能食,服药后十日得利黄白汁大佳,妇人食前、食后只服二丸。两岁以下小儿服丸如米粒大,令人能饮酒,除百病,药之功能损益备述如下。腹中积聚,心腹满,心下坚,痰饮,宿食,食吐逆,上气,短气,咳嗽,咽喉鸣,黄胆,久疟,面肿,身浮肿,四肢烦重,坐起体重,热病湿下部痒,体疮痒,关格不通,大肠出,热淋,下利,颜色不定,羸瘦无力,弱房少精,精冷,身体斑驳,从高堕下绝伤,堕胎后伤损血,皮肉焦烂,月水不定或后或前,月水断心下闷满,肩膊沉重,小儿百病之小儿癖气,乳不消,小儿身常壮热,腹内有病。所录诸病,皆紫葛丸治之。若积日服饵未愈,消息准方服之,取瘥止。

〖高尔基器萎缩-高尔基器正虚〗

辨识要点　① 符合高尔基器萎缩病理诊断;② 高尔基器萎缩是蛋白质合成障碍的超微结构表现;③ 野生化肿瘤高尔基器萎缩;④ 缺氧的细胞高尔基器萎缩;⑤ 失去核的细胞如幼红细胞高尔基器萎缩;⑥ 舌红苔薄脉虚。

治疗推荐　①《奇方类编》养元汤:当归、川芎、白芍、炙甘草、熟地、杜仲、枸杞子、杏仁、茯苓、金樱子、淫羊藿、石斛、牛膝,常规剂量,每日两次水煎服。②《万病回春》九仙王道糕:莲肉、山药、茯苓、薏苡仁、麦芽、白扁豆、芡实、柿霜、白糖,常规剂量研为细末,入粳米粉五升,蒸糕晒干,每次五钱,每日两次米汤送下。

思路拓展　《千金翼方·叙虚损论》:凡人不终眉寿或致夭殁者,皆由不自爱惜,竭情尽意,邀名射利,聚毒攻神,内伤骨髓,外败筋肉。血气将亡。经络便壅,皮里空疏,惟招蠹疾。正气日衰,邪气日盛。不异举沧波以注爝火,颓华岳而断涓流,语其易也,又甚于此。然疾之所起,生自五劳,五劳既用,二脏先损,心肾受邪,腑脏俱病。故彭祖论别床异被之戒,李耳陈黄精钩吻之谈,斯言至矣。洪济实多,今具录来由,并贯病状,庶智者之察微防未萌之疾也。五劳者,一曰志劳,二曰思劳,三曰心劳,四曰忧劳,五曰疲劳。即生六极,一曰气极。气极令人内虚,五脏不足,外受邪气,多寒湿痹,烦满吐逆,惊恐头痛。二曰血极。血极令人无色泽,恍惚喜忘,善惊少气,舌强喉干,寒热,不嗜食,苦睡,眩冒喜嚏。三曰筋极。筋极令人不能久立,喜倦拘挛,腹胀,四肢筋骨疼痛。四曰骨极。骨极令人酸削,齿不坚劳,不能动作,厥逆,黄胆,消渴,痈肿疽发,膝重疼痛,浮肿如水状。五曰精极。精极令人无发,发肤枯落,悲伤喜忘,意气不行。六曰肉极。令人发痊,如得击不复得言,甚者致死复生。七伤者,一曰阴寒,二曰阴痿,三曰里急,四曰精连连而不绝,五曰精少囊下湿,六曰精清,七曰小便苦数,临事不卒,名曰七伤。七伤为病,令人邪气多,正气少,忽忽喜忘而悲伤不乐,夺色黧黑,饮食不生肌,肤色无润泽,发白枯槁,牙齿不坚,目黄泪出,远视𥉂𥉂,见风泪下,咽焦消渴,鼻衄唾血,喉中介介不利,胸中噎塞,食饮不下。身寒汗出,肌肉酸,四肢沉重,不欲动作。膝胫苦寒,不能远行,上重下轻,久立腰背苦痛,难以俯仰,绕脐急痛。饥则心下虚悬,唇干口燥,腹里雷鸣,胸背相引痛,或时呕逆不食,或时变吐,小便赤热,乍数时难,或时伤多,或如针刺,大便坚涩,时泄下血。身体瘙痒,阴下常湿,黄汗自出。阴痿消小,临事不起,精清而少,连连独泄,阴端寒冷,茎中疼痛,小便余沥,卵肿而大,缩入腹中。四肢浮肿,虚热烦疼,乍热乍寒,卧不安席。心如杵春,惊悸失脉,呼吸乏短。时时恶梦,梦与死人共食人冢,此由年少早娶,用心过差,接会汗出,脏皆浮满,当风卧湿,久醉不醒,及坠车落马僵仆所致也。故变生七气,积聚坚牢,如杯留在腹内,心痛烦闷,不能饮食,时来时去,发作无常。寒气为病,则吐逆心满。热气为病,则恍惚闷乱,长如眩冒。又复失精。喜气为病,则不能疾行,不能久立。怒气为病,则上气不可当,热痛上冲心,短气欲死,不能喘息。忧气为病,则不能苦作,卧不安席。恚气为病,则聚在心下,不能饮食。愁气为病,则平居而忘,置物还取,不记处所,四肢浮肿,不能举止。五劳六极,力乏气蓄,变成寒热气疰,发作有时,受邪为病。凡有十二种风,风入头则耳聋。风入目则远视𥉂𥉂。风入肌肤则身体瘾疹筋急。风入脉则动,上下无常。风入心则心痛烦满悸动,喜腹膜胀。风入肺则咳逆短气。风入肝则眼视不明,目赤泪出,发作有时。风入脾则脾不磨,肠鸣胁满。风入肾则耳鸣而聋,脚疼痛,腰尻不随,甚者不能饮食。入胆则眉间疼痛。大小便不利,令人疼痹。五劳六极七伤,七气积聚变为病者,甚则令人得大风缓急,湿痹不仁,偏枯筋缩,四肢拘挛,关节隔塞,经脉不通,便生百病。羸瘦短气,令人无子。病欲及人,便即夭逝。劳伤血气,心气不足所致也。若或触劳风气,则令人角弓反张,举身皆动,或眉须顿落。恶气肿起,魂气不足,梦与鬼交通,或悲哀不止。恍惚恐惧。不能饮食,或进或退,痛无常处,至此为疗,不亦难乎。

第四节　线粒体病理

〖线粒体增多-线粒体邪实〗

辨识要点　① 符合线粒体增多病理诊断;② 线粒体可通过与细胞分裂无关的分裂而倍增;③ 线粒体增生是细胞及组织对持续性功能负荷过重伴功能升高的适应性反应;④ 增殖意义的线粒体数目增多是非特异性损伤的迅速修复反应;⑤ 增生意义的线粒体数量和体积的增多是细胞对慢性损伤或功能升高的反应;⑥ 心瓣膜病时心肌肥大情况下的线粒体增生;⑦ 运动员训练中骨骼肌肥大时的线粒体增生;⑧ 外周血液循环障碍伴间歇性跛行时的肌肉线粒体增生;⑨ 舌红苔黄脉数。

治疗推荐　①《金匮要略》三物备急丸:大黄、干姜、巴豆各等分,研为细末,炼蜜为丸如大豆,每次5粒,每日两次温水送服。②《备急千金要方》卷3泽兰汤:泽兰、当归、生地、甘草、生姜、芍药、大枣,常规剂量,每日两次水煎温服。③《圣济总录》卷97桃花汤:桃花、甘遂、郁李仁、海蛤、枳实、大黄、木香、陈皮,常规剂量每日两次水煎温服。

思路拓展　《备急千金要方·万病丸散》大麝香丸治鬼疰飞尸病方:麝香三分,牛黄、附子、鬼臼、真珠、莽草、犀角、矾石、细辛、桂心、獭肝、藜芦各二分,蜈蚣、蜥蜴各一枚,丹砂、雄黄、巴豆、杏仁各五十枚,地胆、芫青、亭长、斑蝥各七枚,礜石八分,上二十三味为末,蜜和合,更捣三千杵,丸如小豆大,饮服一丸,日再,渐加至三丸,虫毒所螫,摩之以知为度。若欲入毒疫疠乡死丧病处,及恶鬼冢墓间,盛绛囊中,男左女右,肘后系之,又以少许敷鼻下人中,及卧不魇。

〖线粒体减少-线粒体正虚〗

辨识要点　① 符合线粒体减少病理诊断;② 细胞超微结构改变;③ 线粒体崩解增多;④ 线粒体形成受阻;⑤ 细胞未成熟;⑥ 细胞退分化;⑦ Ⅰ型肌纤维萎缩;⑧ 舌红苔白脉细。

治疗推荐　①《小儿卫生总微》沉香黄芪散:沉香、黄芪、人参、当归、赤芍、木香、桂心,常规剂量研末为散,每次五钱,每日两次煎散温水送服。②《丸散膏丹集成》参桂鹿茸丸:别直参、炙黄芪、党参、鹿茸、炙甘草、续断、白术、茯苓、肉桂、当归、熟地、远志、枸杞子、肉苁蓉,常规剂量研为细末,炼蜜为丸如梧桐子大,每次30粒,每日两次温水送服。

思路拓展　《诸病源候论·虚劳病诸候》:夫邪气之客于人也,或令人目不得眠,何也? 曰:五谷入于胃也,其糟粕、津液、宗气,分为三隧。故宗气积于胸中,出于喉咙,以贯心肺,而行呼吸焉。荣气者,泌其津液,注之于脉也,化为血,以荣四末,内注五脏六腑,以应刻数焉。卫气者,出其悍气之慓疾,而先行于四末、分肉、皮肤之间,而不休者,昼行于阳,夜行于阴。其入于阴,常从足少阴之分肉间,行于五脏六腑。今邪气客于脏腑,则卫气独营其外,行于阳,不得入于阴;行于阳则阳气盛,阳气盛则阳跷满,不得入于阴,阴气虚,故目不得眠。大病后不得眠候:大病之后,脏腑尚虚,荣卫未和,故生于冷热。阴气虚,卫气独行于阳,不入于阴,故不得眠。若心烦不得眠者,心热也;若但虚烦而不得眠者,胆冷也。病后虚肿候:夫病后,经络既虚,受于风湿,肤腠闭塞,荣卫不利,气不宣泄,故致虚肿。虚肿不已,津液涩,或变为微水也。虚劳脉结候:脉动而暂止,因不能还而复动,是脉结也。虚劳血气衰少,脉虽乘气而动,血气虚则不能连属,故脉为之结也。虚劳汗候:诸阳主表,在于肤腠之间。若阳气偏虚,则津液发泄,故为汗。汗多则损于心,心液为汗。诊其脉,寸口弱者,阳气虚,为多汗脉也。虚劳盗汗候:盗汗者,因眠睡而身体流汗也。此由阳虚所致。久不已，令人羸瘠枯瘦，心气不足，亡津液故也。诊其脉，男子平人脉虚弱细微，皆为盗汗脉也。诸大病后虚不足候：大病者，中风、伤寒、热劳、温疟之类是也。此病之后，血气减耗，脏腑未和，使之虚乏不足。虚乏不足，则经络受邪，随其所犯，变成诸病。大病后虚汗候：大病之后，复为风邪所乘，则阳气发泄，故令虚汗。汗多亡阳，则津液竭，令人枯瘦也。风虚汗出候：夫人腠肉不牢，而无分理，理粗而皮不致者，腠理疏也。此则易生于风，风入于阳若少气口干而渴，近衣则身热如火，临食则流汗如雨，骨节懈惰，不欲自营，此为漏风，由醉酒当风所致也。虚劳心腹痞满候：虚劳损伤，血气皆虚，复为寒邪所乘，腑脏之气不宣发于外，停积在里，故令心腹痞满也。虚劳心腹痛候：虚劳者，脏气不足，复为风邪所乘，邪正相干，冷热击搏，故心腹俱痛。劳伤之人，五脏不安，六腑不调。胃为水谷之海，今既虚弱，为寒冷所侵，不胜于水谷，故气逆而呕也。虚劳咳嗽候：虚劳而咳嗽者，腑脏气衰，邪伤于肺故也。久不已，令人胸背微痛，或惊悸烦满，或喘息上气，或咳逆唾血，此皆脏腑之咳也。然肺主于气，气之所行，通荣脏腑，故咳嗽俱入肺也。虚劳体痛候：劳伤之人，阴阳俱虚，经络脉涩，血气不利。若遇风邪与正气相搏，逢寒则身体痛，值热则皮肤痒。诊其脉，紧濡相搏，主体节痛。虚劳寒热候：劳伤则血气虚，使阴阳不和，互有胜弱故也。阳胜则热，阴胜则寒，阴阳相乘，故发寒热。虚劳口干燥候：此由劳损血气，阴阳断隔，冷热不通，上焦生热，令口干燥也。

〖肥胖细胞-线粒体积聚〗

辨识要点　①符合肥胖细胞病理诊断；②线粒体过度增多而致细胞肿大；③细胞胞质内含有嗜酸性颗粒，亦称胡尔特尔细胞；④线粒体 DNA 构象改变；⑤氧化磷酸化无效而导致 ATP 合成障碍；⑥胞质内极多嵴的线粒体适应性与补偿性增多；⑦受累细胞内充满线粒体而肿大；⑧胞质呈嗜伊红颗粒状线粒体；⑨肥胖细胞性胞质转化；⑩舌红苔白脉缓。

治疗推荐　①《重楼玉钥》辛乌散：细辛、草乌、赤芍、桔梗、荆芥穗、甘草、柴胡、赤小豆、连翘、紫荆皮、皂角刺、生地，常规剂量研为细末，每次五钱，每日两次煎散为汤温服。②《内外伤辨惑论》除湿散：神曲、茯苓、车前子、泽泻、半夏、干姜、炙甘草、红花，常规剂量，研为细末，每次五钱，每日两次煎散为汤温服。

思路拓展　①《千金翼方·大补养》：病患已成，即须勤于药饵，所以立补养之方，此方皆是五石三石大寒食丸散等药，自非虚劳成就偏枯着床，惟向死近无所控告者，乃可用之，斯诚可以起死人耳。平人无病，不可造次着手。张仲景紫石寒食散治伤寒已愈不复方：紫石英、白石英、赤石脂、钟乳、栝蒌根、防风、桔梗、文蛤、鬼臼、太一余粮各二两半，人参、干姜、附子、桂心各一两，上一十四味，捣筛为散，酒服三方寸匕。②《备急千金要方·万病丸散》小金牙散治南方瘴疠疫气脚弱风邪鬼疰方：金牙五分，雄黄、草薢、黄芩、蜀椒、由跋、桂心、莽草、天雄、朱砂、麝香、乌头各二分，牛黄一分，蜈蚣一枚，细辛、葳蕤、犀角、干姜各三分，黄连四分，常规剂量，研末为散，每次五钱，每日两次煎散为汤温服。

〖肥胖细胞瘤-线粒体痰毒〗

辨识要点　①符合肥胖细胞瘤病理诊断；②肥胖细胞瘤亦称胡尔特尔瘤；③肥大细胞性转化的细胞形成良性肿瘤；④肥胖细胞瘤细胞胞质富含细胞色素而呈棕褐色；⑤肾脏肥胖细胞瘤均为良性；⑥唾液腺肥胖细胞瘤可出现恶性；⑦甲状腺肥胖细胞瘤可出现恶性；⑧舌红苔白脉缓。

治疗推荐　①《良方合璧》活命饮：当归、红花、皂角刺、沉香、石决明、羌活、穿山甲、连翘、威灵仙、天花粉、乳香、没药、金银花、白芷、甘草、防风、苏木，常规剂量，每日两次水煎服。②《外科传薪集》西黄丸：乳香、没药各一两，麝香一钱半，西牛黄三分，雄精五钱，研为细末，饭糊为丸如萝卜子大，每次三钱，每日两次温水送服。

思路拓展　《本草新编·牛黄》：牛黄味苦气平有小毒，入肝经，专除筋病，疗小儿诸痫、惊吊客忤、口噤不开。治大人癫狂发痓、中风痰壅不语，除邪逐鬼，定魄安魂，聪耳明目。孕妇忌服，因堕胎元。盖性大寒，只可少服，不宜多用。宜与人参同用，以治小儿诸病，戒独用牛黄，反致误事耳。或问中风不宜服牛黄，恐其引风入脏，有白面入油之喻，固可服乎？曰：牛黄治中风，乃治真正中风也。世间真正中风者绝少，此牛黄之所以不可服也。真中风之病，其人元气不虚，从无痰病，平素必身健，且系少年，一时中风，乃猝然之症，非气血之虚，风入而生痰也。其症必眼红口渴，吐痰如块或如败絮，其色必黄，必非清水，口欲吐而吐不出，手必捻拳不放，躁动不安者，乃真正中风也。世间真正中风者绝少，此病万人中生一二也，可用牛黄治之。其余俱作虚治，切戒妄用牛黄。原是寒虚，又益之以寒药，轻则变成半肢之风，重则痰厥，丧亡顷刻矣。是牛黄不可治假中风，非真中风之不可服也。或疑牛黄丸功效甚多，而其功尤多于治小儿，子谓用牛黄，必须用人参，岂防牛黄之生变乎？曰：嗟乎！牛黄丸乃杀小儿之丸，非救小儿之药也。自钱乙创造牛黄丸，治小儿惊痫吐泻等症，杀过小儿无算。铎欲救之，而苦未能也。今幸逢岐天师之教，凡用牛黄一丸，即用人参五分，煎汤共饮。杀人之丸，无不变为生人之药。始悟钱君立方之时，原教人用人参送之，后人略去人参，此所以杀人无算也。凡我同志，幸加意于用参，以挽回牛黄之失，则阳德必承阴福，子嗣必昌矣。

〖巨线粒体-线粒体正虚邪实〗
辨识要点　① 符合巨线粒体病理诊断；② 线粒体不分裂；③ 线粒体互相融合；④ 慢性营养缺乏状态；⑤ 维生素缺乏症；⑥ 垂体功能减退；⑦ 尿毒症；⑧ 乙醇中毒；⑨ 舌红苔白脉缓。

治疗推荐　①《点点经》当归养血汤：当归、秦艽、天冬、五灵脂、大腹皮、橘红、川芎、延胡索、茯苓、熟地、牡丹皮、甘草，常规剂量，每日两次水煎服。②《原机启微》当归养荣汤：芍药、熟地、当归、川芎、羌活、防风、白芷，常规剂量，每日两次水煎服。

思路拓展　《千金翼方·大补养》草乌头丸破积聚，治积结冷聚，阳道弱，大便有血，妇人产后出血不止方：乌头十五分，大黄、干姜、厚朴、吴茱萸、芍药、前胡、川芎、当归、细辛、桂心各五分，蜀椒三分，白薇半两，黄芩、白术、人参、紫菀、炙甘草各一两，上一十八味，捣筛为末，炼蜜和丸如梧子大，酒服十丸，日三服，渐渐加之。

〖线粒体肿胀-线粒体湿浊〗
辨识要点　① 符合线粒体肿胀病理诊断；② 实质性器官混浊肿胀的超微结构改变；③ 实质性器官体积增大，如生面团状，切面混浊不清，切缘肿胀超过包膜；④ 细胞肿胀，胞浆呈细颗粒状并常含有脂滴；⑤ 线粒体基质凝聚和嵴内隙肿胀；⑥ 基质及嵴溶解；⑦ 整个胞质大泡性变性；⑧ 细胞肿胀伴细颗粒状透亮的胞质；⑨ 基质浓缩，嵴池肿大；⑩ 舌红苔白脉缓。

治疗推荐　①《儒门事亲》除湿丹：槟榔、甘遂、威灵仙、赤芍、泽泻、葶苈子、乳香、没药、黑牵牛末、大戟、陈皮,常规剂量研为细末,面糊和丸如桐子大,每次 30 粒,每日两次温水送服。②《奇效良方》除湿汤:半夏麹、厚朴、苍术、藿香、陈皮、茯苓、白术、甘草,常规剂量,每日两次水煎服。

思路拓展 《备急千金要方·万病丸散》小麝香丸:麝香、莽草、犀角、栀子仁各三分,雄黄、当归、丹砂各四分,干姜、桂心、芍药、细辛各五分,附子、乌头各五枚,蜈蚣一枚,巴豆五十枚,上十五味为末,炼蜜和丸如小豆大,每次 3 丸,每日三次温水送服。一切尸疰痛悉皆主之。

〖变异型线粒体 DNA-线粒体痰毒〗

辨识要点 ① 符合变异型线粒体 DNA 病理诊断;② 环状二聚体型线粒体 DNA 见于恶性肿瘤细胞;③ 环状二聚体型线粒体 DNA 见于肥胖细胞瘤;④ 先天性线粒体 DNA 突变先天性神经肌病及线粒体性糖尿病;⑤ 获得性线粒体 DNA 突变见于心肌缺血;⑥ 舌红苔厚脉濡。

治疗推荐 ①《医宗金鉴》卷 64 附子败毒汤:羌活、附子、僵蚕、前胡、连翘、黄芪、蔓荆子、陈皮、防风、茯苓、金银花、甘草,常规剂量,每日两次水煎温服。②《圣济总录》卷 71 豆蔻汤:肉豆蔻、赤茯苓、高良姜、附子、草豆蔻、藿香、陈橘皮、人参、桂枝、槟榔,常规剂量,每日两次水煎温服。

思路拓展 《备急千金要方·万病丸散》仓公散治卒鬼击、鬼疰、鬼刺,心腹痛如刺,下血便死,不知人,及卧魇唶,脚踵不觉者,诸恶毒气病方。北汉文帝时太仓令淳于意方,故名。特生礜石、皂荚、雄黄、藜芦各等分,上四味治,下筛,取如大豆许,纳管中,吹入病患鼻,得嚏则气通便活,若未嚏,复更吹之,以得嚏为度,此药起死回生。

〖线粒体嵴膜增生-线粒体实热〗

辨识要点 ① 符合线粒体嵴膜增生病理诊断;② 嵴膜嵴酶按比例增多而见多膜多酶;③ 细胞功能增高;④ 心肌肥大线粒体嵴膜及嵴酶成比例增多;⑤ 甲状腺功能亢进线粒体嵴膜及嵴酶成比例增多;⑥ 嵴膜和嵴酶不按比例增多而见多膜少酶;⑦ 构成嵴的主要成分如铁、铜、维生素、氨基酸、必需脂肪酸缺乏;⑧ 胞浆适应障碍不伴随细胞功能升高;⑨ 能量需求高的心肌细胞线粒体嵴丰富而以代谢为功能的细胞如肝细胞线粒体嵴较少;⑩ 舌红苔黄脉数。

治疗推荐 ①《普济方》卷 41 化毒汤:杏仁、牡丹皮、黄芩、虎杖、麻黄、木香、芍药、柴胡、升麻、紫菀、贝母、连翘、荆芥、羌活,常规剂量,每日两次水煎温服。②《医学入门》黑龙汤:龙胆草、柴胡、木通、甘草、当归、金银花、皂刺、赤芍、防风、黄连、吴茱萸,常规剂量,每日两次水煎温服。

思路拓展 《冯氏锦囊秘录·火门要药》:清散外入之火,如薄荷、黄芩、防风、荆芥、连翘、升麻、葛根、黄连、黄柏、大黄、犀角、羚羊角、柴胡、赤芍药之类,随候采用。清理中郁之火,如山栀梗、制香附、青黛、青蒿、龙胆草、黄连、黄芩、射干、芦根、石膏、竹茹、竹叶、兰叶、葛根、连翘之类,随候采用。滋降下起之虚火,如龟甲、鳖鱼、地黄、丹皮、玄参、麦冬、五味子、地骨皮、牛膝、黄柏、秋石、童便、人中白之类,随候采用。温熄肝肾龙雷之火,如黑姜、附子、肉桂、熟地、山茱萸、牡丹皮、山药、茯苓、泽泻、麦冬、牛膝、五味子之类,随候采用。温养脾胃炉中之火,加人参、黄芪、白术、当归、炮姜、附子、补骨脂、炙甘草、五味子之类,随候采用。

〖线粒体嵴膜缺失-线粒体实寒〗

辨识要点 ① 符合线粒体嵴膜缺失病理诊断;② 线粒体嵴膜是能量代谢的敏感指征;③ 急性致死

性细胞损伤时嵴膜逐渐破坏;④ 慢性亚致死性细胞损伤或营养缺乏状态下线粒体膜的新生障碍;⑤ 一部分膜蛋白在线粒体基质腔内和嵴膜本身结晶析出或沉积;⑥ 性细胞损伤线粒体嵴膜破坏;⑦ 舌淡苔白脉缓。

治疗推荐 ①《类证活人书》卷16附子散:附子、桂心、当归、干姜、半夏、白术,常规剂量,每日两次水煎温服。②《太平圣惠方》卷11正阳散:附子、皂荚、干姜、炙甘草、麝香,常规剂量,每日两次水煎温服。

思路拓展 《阴证略例·洁古老人内伤三阴例》:人之生也,由五谷之精气所化,五味之备,故能生形。《经》曰:味归形。若伤于味,亦能损形。今饮食反过其节,肠胃不能胜,气不及化,故伤为脾。论曰:饮食自倍,肠胃乃伤。或失四时之调养,故能为人之病也。《经》曰:气口曰坤,口乃脾之候,故脾胃伤。气口紧盛而伤者,有多少,有轻重焉。如气口一盛,脉得六至,则伤于厥阴,乃得之轻也,槟榔丸主之;气口二盛,脉得七至,则伤于少阴,乃伤之重也,煮黄丸主之;气口三盛,脉得八九至,则伤于太阴,乃伤之尤重也,故填塞闷乱,心胸大痛,兀兀欲吐,得吐则已,俗呼为食迷风是也。《经》曰上部有脉,下部无脉,其人当吐,不吐则死。宜吐之,以瓜蒂散。如不能,则无治也。经曰其高者因而越之,其下者引而竭之。如伤之太甚,仲景三物备急丸下之。海藏云:洁古所论内伤三经,盖出于《内经灵枢》岐伯脉法。槟榔丸治饮食过多,心腹膨闷:槟榔一分、木香一分、枳实半两、牵牛头半两、陈皮半两,上为极细末,醋糊丸,桐子大,米饮生姜汤下二十丸。煮黄丸治前症,甚则两胁虚胀:雄黄一两、巴豆半两,上二味入白面二两,同和研匀,滴水丸桐子大,滚浆内十二丸煮熟,漉入冷浆令沉,每一时辰,浸冷浆下一丸,凡尽十二时也。不必尽剂,以利为度,否则再服。又治胁下癖痛。瓜蒂散治大实大满,气上冲,上部有脉,下部无脉,填塞闷乱者,当吐之:瓜蒂一分、赤小豆一分,上为极细末,温水少许,调一钱匕,以吐为度。如伤之太重,备急丸下之,此急剂也。《经》云其下者引而竭之,此之谓也。备急丸:干姜一两、生大黄一两、生巴豆半两,上细末,炼蜜丸桐子大。温水下三二丸,无时,以利为度,以意消息渐加。金露丸治时疾内伤,心下痞气不降,米不化:大黄一两、枳实半两、桔梗二两、牵牛头一分,上细末,姜糊丸,蒸饼亦得,桐子大,温水下二三十丸,常服减半。内伤戊火已衰,不能制物,寒药太多,固非所宜,故以温剂主之。枳术丸本仲景汤也,易老改丸。治老幼虚弱,食不消,脏腑软:枳实三分、白术一两,上细末,荷叶裹烧饭为丸,或姜浸蒸饼丸亦得,桐子大,米饮下三二十丸,食后,小儿丸小。海藏云:洁古既有三阴可下之法也,必有三阴可补之法,予欲举此内伤三阴可补之剂。未见仲未读而未之知,而不能言耳!

〖线粒体包涵物-线粒体邪注〗

辨识要点 ① 符合线粒体包涵物病理诊断;② 线粒体膜合成缺陷;③ 线粒体代谢产物堆积;④ 血流灌注障碍见线粒体基质包涵物;⑤ 线粒体嵴包涵物由异常酶蛋白复合物构成,位于两侧嵴膜之间的嵴内,为线粒体性肌病的典型表现;⑥ 磷酸钙沉积首先出现在线粒体颗粒内;⑦ 各类黄疸及淤胆时肝细胞线粒体见包涵物;⑧ 肾小管病见肾小管细胞线粒体包涵物;⑨ 舌红苔白脉缓。

治疗推荐 ①《温疫论》达原饮:槟榔、厚朴、草果仁、知母、芍药、黄芩、甘草,常规剂量,每日两次水煎服。②《医宗金鉴》芩连平胃汤:黄芩、黄连、厚朴、苍术、生甘草、陈皮,常规剂量,每日两次水煎温服。③《张氏医通》苍术芩连汤:苍术、黄芩、黄连、木香、枳实、半夏、柴胡、升麻、川芎、厚朴、桔梗、木通、炙甘草、生姜,常规剂量,每日两次水煎温服。

思路拓展 《温疫论》达原饮:槟榔能消能磨,除伏邪,为疏利之药,又除岭南瘴气;浓朴破戾气所结;草果辛烈气雄,除伏邪盘踞;三味协力,直达其巢穴,使邪气溃败,速离膜原,是以为达原也。热伤津液,加知母以滋阴;热伤营血,加白芍以和血;黄芩清燥热之余;甘草为和中之用;以后四味,不过调和之剂。如渴与饮,非拔病之药也。凡疫邪游溢诸经,当随经引用,以助升泄,如胁痛、耳聋、寒热、呕而口苦,此邪热溢于少阳经也,本方加柴胡一钱;如腰背项痛,此邪热溢于太阳经也,本方加羌活一钱;如目痛、眉棱骨痛、眼眶痛、鼻干不眠,此邪热溢于阳明经也,本方加干葛一钱。证有迟速轻重不等,药有多寡缓急之分,务在临时斟酌,所定分两,大略而已,不可执滞。间有感之轻者,舌上白苔亦薄,热亦不甚,而无数脉,其不传里者,一二剂自解,稍重者,必从汗解,如不能汗,乃邪气盘踞于膜原,内外隔绝,表气不能通于内,里气不能达于外,不可强汗。或者见加发散之药,便欲求汗,误用衣被壅遏,或将汤火熨蒸,甚非法也。然表里隔绝,此时无游溢之邪在经,三阳加法不必用,宜照本方可也。感之重者,舌上苔如积粉,满布无隙,服汤后不从汗解,而从内陷者,舌根先黄,渐至中央,邪渐入胃,此三消饮证。若脉长洪而数,大汗多渴,此邪气适离膜原,欲表未表,此白虎汤证。

〖线粒体抗体-线粒体风痹〗

辨识要点 ① 符合线粒体抗体病理诊断;② 抗线粒体自身组成成分抗体;③ 假性狼疮;④ 原发性胆汁性硬化;⑤ 狼疮样型慢性活动性肝炎;⑥ 桥本淋巴细胞性甲状腺炎;⑦ Sjogren 综合征;⑧ 舌红苔白脉弦。

治疗推荐 ①《太平圣惠方》卷 25 白花蛇散:白花蛇肉、白僵蚕、麝香、朱砂、羌活、秦艽、附子、桂心、当归、牛膝、川芎、草薢、全蝎、防风,常规剂量研末为散,每次五钱,每日两次煎散为汤温服。②《万病回春》卷 7 败毒散:人参、羌活、独活、柴胡、前胡、茯苓、桔梗、川芎、枳壳、天麻、全蝎、僵蚕、白附子、地骨皮、甘草、生姜,常规剂量,每日两次水煎服。

思路拓展 《备急千金要方·脉极》:凡脉极者主心也。心应脉,脉与心合。心有病从脉起。又曰:以夏遇病为脉痹,脉痹不已,复感于邪,内舍于心,则饮食不为肌肤,咳脱血色白不泽,其脉空虚,口唇见赤色。凡脉气衰,血焦发堕,以夏丙丁日得之于伤风,损脉为心风。心风之状,多汗恶风。若脉气实则热,热则伤心,使人好怒,口为赤色,甚则言语不快,血脱色干燥不泽,饮食不为肌肤。若脉气虚则寒,寒则咳,咳则心痛,喉中介介如哽,甚则咽肿喉痹,故曰心风虚实候也。若阳经脉病治阴络,阴经脉病治阳络。定其血气,各守其乡,脉实宜泻,气虚宜补。善治病者,定其虚实,治之取愈。病在皮毛肌肤筋脉,则全治之。若至五脏六腑则半死矣。扁鹊云:脉绝不治,三日死。何以知之? 脉气空虚则颜焦发落。脉应手少阴,手少阴气绝则脉不通,血先死矣。生地黄煎治脉极,血色脱,色白干燥不泽,饮食不为肌肤,消热止极强胃气方:生地黄汁、生麦门冬、赤蜜各一升,莼心、远志各二升,人参、白术、茯苓、芍药、干地黄各三两,甘草二两,石膏六两,生葳蕤四两,上十三味,十一味㕮咀,以水一斗二升煮取二升七合,去滓,下地黄汁及蜜,更煎取三升半,分四服。灸法:胸中痛引腰背,心下呕逆,面无滋润,灸上门,随年壮,穴在挟巨阙两边相去各半寸。颜色焦枯,劳气失精,肩臂痛不得上头,灸肩百壮,穴在肩外头近后,以手按之有解宛宛中。

〔线粒体肌病-线粒体肌痹〕

辨识要点　① 符合线粒体肌病病理诊断;② 线粒体性脑肌病;③ 线粒体的底物运输障碍;④ 线粒体底物利用障碍;⑤ 线粒体能量储存障碍;⑥ 线粒体能量运送障碍;⑦ 线粒体 DNA 突变;⑧ 舌红苔白脉缓。

治疗推荐　①《脾胃论》清燥汤:黄连、黄柏、柴胡、麦冬、当归、生地、炙甘草、猪苓、神曲、人参、茯苓、升麻、橘皮、白术、泽泻、苍术、黄芪、五味子,常规剂量,每日两次水煎服。②《太平圣惠方》卷6白蒺藜散:白蒺藜、羌活、沙参、丹参、麻黄、白术、羚羊角屑、细辛、萆薢、五加皮、五味子、生地、赤茯苓、杏仁、石菖蒲、枳壳、郁李仁、附子、桂心、木通、槟榔,常规剂量,研末为散,每次五钱,每日两次煎散为汤温服。

思路拓展　《圣济总录·风身体疼痛》:风身体疼痛者,由寒邪风湿之气时袭于体,阳气内弱为邪所胜,在分肉之间不得发散,往来攻击,故身体疼痛也。治风气身体疼痛,筋脉拘急,手足瘫麻,睡卧多涩及丹田虚冷,至圣丸:附子、牛膝、海桐皮、肉苁蓉、防风、萆薢、狗脊、黄芪、蒺藜子、茴香子、威灵仙、续断、木香、骨碎补、木鳖子、乳香、没药。治风气身体疼痛状如系缚,没药丸:没药、骨碎补、威灵仙、草豆蔻、半夏、地龙、自然铜。治风气身体疼痛,血脉凝滞,手足无力,应正丸:熟地、乌药、甜瓜子、没药、乳香。治风身体疼痛,应痛丸:乌头、草乌头、枫香脂、赤小豆、天南星、威灵仙、地龙。治风身体疼痛,头目不利,肩背拘急,肌肉瘫痹,痰涎壅滞,胸膈满闷,麝香丸:麝香、秦艽、独活、白术、槟榔。治风身体疼痛,威灵仙丸:威灵仙、乳香、枫香脂、五灵脂、草乌头。治一切风遍身疼痛,脚膝少力,虎骨丸:虎胫骨、乌头、川芎、海桐皮、天南星、天麻、白花蛇、牛膝、蒺藜子。治诸风筋骨及遍身疼痛,没药丸:没药、乳香、地龙、甜瓜子、自然铜、骨碎补、五灵脂、全蝎。治风身体疼痛,腰脚无力,没药丸:没药、草乌头、荆芥穗、苍术、虎骨、乳香。治一切风,手足不遂,遍身疼痛,语涩,精神恍惚及偏枯,麻黄煎丸:丹砂、天南星、附子、桂枝、羌活、川芎、白鲜皮、海桐皮、当归、防己、铅白霜、腻粉、麝香、自然铜、虎骨胫、乌蛇、全蝎、天麻、麻黄。治风身体疼痛,黑神丸:草乌头、地龙、五灵脂、麝香。治风身体疼痛,地龙丸:地龙、甜瓜子、自然铜、乳香、骨碎补、赤芍药、五灵脂、当归、没药。治风身体疼痛,祛风丸:没药、木鳖子、防风、乳香、血竭、乌头、荆芥穗、青橘皮、五灵脂。治风身体疼痛或手足瘫痹,腰股沉重,牵曳不随,虎骨散:虎骨、败龟板、生地、何首乌、芍药、蚕砂、羌活、附子、延胡索、当归、川芎、牛膝、白芷、秦艽、威灵仙、槟榔、皂荚子。治风身体疼痛,筋脉拘急,行营卫,除风湿,羌活汤:羌活、地骨皮、桑根白皮、川芎、当归、麻黄、羚羊角、桂枝、黄连、白术、附子、炙甘草、木香。治风身体筋骨疼痛,萆薢散:萆薢、牛膝、蒺藜子、枸杞子、恶实、秦艽、羌活、当归、桂枝。治一切风冷身体手足疼痛,海桐皮丸:海桐皮、防风、牛膝、羌活、郁李仁、大腹皮、蒴藋叶。

〔线粒体凋亡-线粒体热毒〕

辨识要点　① 符合线粒体凋亡病理诊断;② 受损线粒体释出细胞色素C;③ 受损线粒体释出线粒体凋亡因子;④ 原癌基因 c-bcl-2 能阻抑细胞色素C及线粒体凋亡因子释放;⑤ 线粒体凋亡障碍可导致相应细胞畸形与肿瘤的产生;⑥ 舌红苔白脉缓。

治疗推荐　①《伤寒全生集》犀角玄参汤:犀角、升麻、香附、黄芩、人参、玄参、甘草、桔梗、黄连、石膏、黄柏、栀子、薄荷,常规剂量,每日两次水煎服。②《医醇賸义》卷2苍玉潜龙汤:生地、龟甲、石膏、龙齿、石斛、天花粉、牡丹皮、羚羊角、沙参、白芍、藕节、白茅根,常规剂量,每日两次水煎服。

思路拓展 《景岳全书·论火证》:火为热病,是固然矣。然火得其正,即为阳气,此火之不可无,亦不可衰。衰则阳气之虚也。火失其正,是以邪热,此火之不可有,尤不可甚。甚则真阴伤败也。然阳以元气言。火以病气言,故凡病在元气者,不得以火论。何也? 盖人之元气止于充足,焉得有余? 既非有余,则何以言火? 所谓无形者其化虚,即此是也。惟病在形体者,乃可以察火证,盖其不在气即在血,所谓有形者其化实,即此是也。故凡火之为病,其在外者,必见于皮肉筋骨;其在内者,必见于脏腑九窍。若于形质之间,本无热证可据,而曰此火也。此热也,则总属莫须有之妄谈也。矧如火证悉具,而犹有虚实之殊,真假之异,其可不为详辨乎? 若果有火病,则火性急烈,诚可畏也。然实火止随形质,余因谓之凡火,又谓之邪火。火之为病,病之标耳,洗之涤之,又何难哉。惟虚火之病,则本于元气,元气既虚,而再攻其火,非梃即刃矣。是以诸病之杀人,而尤惟火病为最者,正以凡火未必杀人,而以虚作实,则无不杀之矣,不忍见也。凡五脏之火,肺热则鼻干,甚则鼻涕出。肝热则目眵浓。心热则言笑多。脾热则善饥善渴。肾热则小水热痛。凡此之类,宜从清也。诸所不尽,详一卷寒热篇。凡察火证,必须察其虚实。虽其元气本虚,然必虚中挟实者,乃为易治。何以见之? 如或大便干结,或善饥多食,或神气精明,或声音强壮,而脉见有力,此皆虚中有实也,俱可随证清解之。若或内外俱热,而反见溏泄,或饮食少进,或声微气短,诸虚皆见,而反不利温补者。此其胃气已败,生意已穷,非吉兆也。论治火:治实火诸法,凡微热之气,惟凉以和之,宜徙薪饮、四阴煎、二阴煎,或加减一阴煎、黄芩芍药汤、黄芩清肺饮之类,酌宜用之。大热之气,必寒以除之,宜抽薪饮、白虎汤、太清饮、黄连解毒汤、玉泉散、三补丸之类主之。火甚而兼胀满闭结实热者,宜凉膈散、八正散、三黄丸、大金花丸之类主之。凡火盛虚烦干渴,或有热毒难解者,宜用绿豆饮,或悉尼浆,间药朝夕饮之。退火解毒最速,且无所伤,诚妙法也。郁热之火,宜散而解之。如外邪郁伏为热者,宜正柴胡饮、小柴胡饮,或升阳散火汤之类主之。若郁热在经而为痈疽、为疮疹者,宜连翘归尾煎,或芍药蒺藜煎、当归蒺藜煎之类主之,或于本门求法治之。此皆火郁发之之谓也。虚火之与假热,其气皆虚,本或相类,然阴阳偏胜亦有不同。如阴虚生热者,此水不足以济火也,治当补阴,其火乃息,宜一阴煎、左归饮、左归丸、六味地黄丸之类主之。此所谓壮水之主也。如寒极生热,而火不归原,即阴盛隔阳,假热证也。治宜温补血气,其热自退。宜理阴煎、右归饮、理中汤、大补元煎、六味回阳饮之类主之。此所谓益火之源也。又曰温能除大热也。凡假热之证,以肾阴大虚,则阳无所附而浮散于外,故反多外热,此内真寒外假热也。若非峻补真阴,何以复其元气,元气不复,则必由散而尽矣。但外热既甚,多见口疮舌裂,喉干咽痛,烦渴喜冷等证,而辛热温补之剂,难以入口,故薛立斋治韩州同之劳热,以加减八味丸料一斤,内肉桂一两,煎五六碗,用水浸冰冷与服,此法最善。余因效之,尝以崔氏八味丸料,或右归饮,用治阴虚假热,伤寒及劳热烦渴等证,服后顿退而虚寒悉见,乃进温补,无不愈者。此真神妙法也。实火宜泻,虚火宜补,固其法也。然虚中有实者,治宜以补为主,而不得不兼乎清,如加减一阴煎、保阴煎、天王补心丹、丹溪补阴丸之类是也。若实中有虚者,治宜以清为主,而酌兼乎补,如清化饮、徙薪饮、大补阴丸之类是也。凡此虚中之实,实中之虚,本无限则,故不得谓热者必无虚,虚者必无热。但微虚者宜从微补,微热者宜从微清。若热倍于虚,而清之不及,渐增无害也。若虚倍于热,而清之太过,则伐及元阳矣。凡治火者,不可不知此义。泻火诸药:黄连、栀子泻心肝大肠之火。山栀仁降火从小便出,其性能屈下行。石膏泻肠胃之火,阳明经有实热者,非此不可。黄芩清脾肺大肠之火。黄柏泻肝肾诸经之火。知母清肺胃肝肾之火。地骨皮退阴中之火,善除骨蒸夜热。生地、麦冬清肝肺,凉血中之火。天门冬泻肺与大肠之火。桑白皮、川贝母、土贝母解上焦肺胃之火。柴胡、干葛解肝脾诸经之郁火。龙胆草泻肝肾膀胱之火。槐花清肝肾大肠之火,能解诸毒。芍药、石斛清脾胃之火。滑石利小肠膀胱之火。天花粉清痰止渴,解上焦之火。连翘泻诸经之浮火。玄参清上焦之浮火。山豆根解咽喉之火。胆星开心脾胃脘之痰火。青黛、芦荟、胡黄连泻五脏之疳热郁火。苦参泻疳蚀之火。木通下行,泻小肠之火。泽泻、车前子利癃闭之火。人中白清肝脾肾之阴火。童便降阴中血分之浮火。大黄、朴硝泻阳明诸经实热之火。人参、黄芪、白术、甘草除气虚气脱阳分散失之火。熟地黄、当归、枸杞、山茱萸滋心肾不交阴分无根之火。附子、干姜、肉桂救元阳失位阴盛格阳之火。凡此治火之法,已若尽之,然亦不过言其筌蹄耳,而神而通之,原不可以笔楮尽也。

〖**低氧症-线粒体气虚**〗

辨识要点　① 符合低氧症病理诊断;② 线粒体氧化获能障碍;③ 低血氧性低氧症;④ 缺血性低氧症;⑤ 低血糖性低氧症;⑥ 组织中毒性低氧症;⑦ 线粒体自身抗体疾病;⑧ 舌红苔白脉缓。

治疗推荐　①《医林纂要》保元固气汤:炙黄芪、人参、肉桂、丁香、炙甘草,常规剂量,每日两次水煎温服。②《辨证录》卷10安魂散:桔梗、甘草、青黛、百部、山豆根、人参、茯苓、天花粉,常规剂量,每日两次水煎温服。③《博济方》沉香散:沉香、槟榔、附子、人参、茯苓、当归、肉桂、前胡、黄芪、枳壳、干姜、柴胡、雀脑芎、诃子、甘草、五味子、半夏、草豆蔻,常规剂量研末为散,每次五钱,每日两次煎散为汤温服。

思路拓展　《诸病源候论·虚劳病诸候》:夫蒸病有五。一曰骨蒸,其根在肾,旦起体凉,日晚即热,烦躁,寝不能安,食无味,小便赤黄,忽忽烦乱,细喘无力,腰疼,两足逆冷,手心常热。蒸盛过,伤内则变为疳,食人五脏。二曰脉蒸,其根在心,日增烦闷,掷手出足,翕翕思水,口唾白沫,睡即浪言;或惊恐不定,脉数。若蒸盛之时,或变为疳,脐下闷,或暴利不止。三曰皮蒸,其根在肺,必大喘鼻干,口中无水,舌上白,小便赤如血。蒸盛之时,胸满,或自称得注热,两胁下胀,大嗽,口内唾血。四曰肉蒸,其根在脾,体热如火,烦躁无汗,心腹鼓胀,食即欲呕,小便如血,大便秘涩。蒸盛之时,身肿目赤,寝卧不安。五曰内蒸,亦名血蒸。所以名内蒸者,必外寒而内热,把手附骨而内热甚,其根在五脏六腑。其人必因患后得之,骨肉自消,饭食无味,或皮燥而无光泽。蒸盛之时,四肢渐细,足趺肿起。又有二十三蒸:一胞蒸,小便黄赤;二玉房蒸,男则遗沥漏精,女则月候不调;三脑蒸,头眩闷热;四髓蒸,髓沸热;五骨蒸,齿黑;六筋蒸,甲焦;七血蒸,发焦;八脉蒸,脉不调;九肝蒸,眼黑;十心蒸,舌干;十一脾蒸,唇焦;十二肺蒸,鼻干;十三肾蒸,两耳焦;十四膀胱蒸,右耳偏焦;十五胆蒸,眼白失色;十六胃蒸,舌下痛;十七小肠蒸,下唇焦;十八大肠蒸,鼻右孔干痛;十九三焦蒸,亦杂病乍寒乍热;二十肉蒸;二十一肤蒸;二十二皮蒸;二十三气蒸,遍身热。凡诸蒸患,多因热病患愈后,食牛羊肉及肥腻,或酒或房,触犯而成此疾。久蒸不除,多变成疳,必须先防下部,不得轻妄治也。虚劳舌肿候:心候舌,养于血,劳伤血虚,为热气所乘。又,脾之大络,出于舌下。若心脾有热,故令舌肿。虚劳手足皮剥候:此由五脏之气虚少故也。血行通荣五脏,五脏之气,润养肌肤,虚劳内伤,血气衰弱,不能外荣于皮,故皮剥也。虚劳浮肿候肾主水,脾主土。若脾虚则不能克制于水,肾虚则水气流溢,散于皮肤,故令身体浮肿。若气血俱涩,则多变为水病也。虚劳烦闷候:

此由阴阳俱虚,阴气偏少,阳气暴胜,则热乘于心,故烦闷也。虚劳凝唾候:虚劳则津液减少,肾气不足故也。肾液为唾,上焦生热,热冲咽喉,故唾凝结也。虚劳呕逆唾血候:夫虚劳多伤于肾。肾主唾,肝藏血,胃为水谷之海。胃气逆则呕,肾肝损伤,故因呕逆唾血也。虚劳呕血候:此内伤损于脏也。肝藏血,肺主气。劳伤于血气,气逆则呕,肝伤则血随呕出也。损轻则唾血,伤重则吐血。虚劳鼻衄候:肺主气而开窍于鼻,肝藏血。血之与气,相随而行,俱荣于脏腑。今劳伤之人,血虚气逆,故衄。衄者,鼻出血也。虚劳吐下血候:劳伤于脏腑,内崩之病也。血与气相随而行,外养肌肉,内荣脏腑。脏腑伤损,血则妄行。若胸膈气逆,则吐血也。流于肠胃,肠虚则下血也。若肠虚而气复逆者,则吐血下血。表虚者则汗血。皆由伤损极虚所致也。虚劳吐利候:夫大肠虚则泄利,胃气逆则呕吐。虚劳又肠虚胃逆者,故吐利。虚劳兼痢候:脏腑虚损,伤于风冷故也。胃为水谷之海,胃冷肠虚则痢也。虚劳秘涩候:此由肠胃间有风热故也。凡肠胃虚,伤风冷则泄利;若实,有风热,则秘涩也。虚劳小便利候:此由下焦虚冷故也。肾主水,与膀胱为表里;膀胱主藏津液。肾气衰弱,不能制于津液,胞内虚冷,水下不禁,故小便利也。虚劳小便难候:膀胱,津液之腑,肾主水,二经共为表里。水行于小肠,入于胞而为溲便,今胞内有客热,热则水液涩,故小便难。虚劳小便余沥候:肾主水。劳伤之人,肾气虚弱,不能藏水,胞内虚冷,故小便后水液不止,而有余沥。及脉微细者,小便余沥也。虚劳小便白浊候:劳伤于肾,肾气虚冷故也。肾主水而开窍在阴,阴为溲便之道。胞冷肾损,故小便白而浊也。虚劳少精候:肾主骨髓,而藏于精。虚劳肾气虚弱,故精液少也。诊其脉,左手尺中阴绝者,无肾脉也。苦足下热,两髀里急,主精气竭少,为劳伤所致也。虚劳尿精候:肾气衰弱故也。肾藏精,其气通于阴。劳伤肾虚,不能藏于精,故因小便而精液出也。虚劳溢精见闻精出候:肾气虚弱,故精溢也。见闻感触,则动肾气,肾藏精,今虚弱不能制于精,故因见闻而精溢出也。虚劳失精候:肾气虚损,不能藏精,故精漏失。其病小腹弦急,阴头寒,目眶痛,发落。诊其脉数而散者,失精脉也。凡脉芤动微紧,男子失精也。虚劳梦泄精候:肾虚为邪所乘,邪客于阴,则梦交接。肾藏精,今肾虚不能制精,因梦感动而泄也。

第五节　过氧体病理

〖过氧体病-过氧体气虚〗

辨识要点　① 符合过氧体病病理诊断；② 过氧体形成缺陷；③ 过氧体酶的形成缺陷；④ 常染色体隐性遗传性疾病；⑤ 过氧化氢酶缺乏症；⑥ 婴儿型雷夫叙姆病；⑦ 新生儿肾上腺脑白质营养不良；⑧ 原发性Ⅰ型高草酸盐尿；⑨ 舌红苔白脉细。

治疗推荐　①《证治准绳·女科》葆真丸：鹿角胶、杜仲、山药、茯苓、熟地、菟丝子、山茱萸、五味子、牛膝、益智仁、远志、小茴香、川楝子、巴戟天、肉苁蓉、补骨脂、胡芦巴、柏子仁、穿山甲、沉香、全蝎，常规剂量研为细末，炼蜜为丸如梧桐子大，每次 30 粒，每日两次温水送服。②《鸡峰普济方》卷 13 二阳丹：附子、肉桂、硫黄、阳起石、鹿茸、白术，常规剂量研为细末，炼蜜为丸如梧桐子大，每次 30 粒，每日两次温水送服。

思路拓展　《千金翼方·五脏气虚》：五补汤主五脏内虚竭，短气咳逆伤损，郁郁不足，下气复通津液方：麦冬、小麦各一升，粳米三合，地骨皮、薤白各一斤，人参、五味子、桂心、炙甘草各二两，生姜八两，上一十味㕮咀，以水一斗二升，煮取三升，分三服。人参汤主男子五劳七伤，胸中逆满，害食乏气，呕逆，两胁下胀，少腹急痛，宛转欲死，调中平脏气理伤绝方：人参、茯苓、芍药、当归、白糖、桂心、炙甘草各二两，蜀椒、生姜、前胡、橘皮、五味子各一两，枳实三分，麦冬三合，大枣十五枚，上一十五味㕮咀，以东流水一斗五升煮取四升，去滓，纳糖令消。治手足厥寒，脉为之细绝，其人有寒者，当归茱萸四逆汤方：当归、芍药、桂心各三两，吴茱萸二升，生姜半斤，细辛、通草、甘草各二两，大枣二十五枚，上九味㕮咀，以酒水各四升，煮取三升，分四服。治下痢清谷，内寒外热，手足厥逆，脉微欲绝，身反恶寒，其人面赤，或腹痛干呕，或咽痛，或痢止，脉不出，通脉四逆汤方：炙甘草一两，附子一枚，干姜三两，上三味㕮咀二味，以水三升，煮取一升二合，分再服，脉即出也。复脉汤主虚劳不足，汗出而闷，脉结，心悸，行动如常，不出百日，危急者二十一日死方：生地黄一斤，生姜三两，麦冬、麻子仁各三两，阿胶三两，大枣三十枚，人参、桂心各二两，炙甘草四两，上九味㕮咀，以水一斗煮取六升，日三夜三。大建中汤主五劳七伤，小肠急，脐下彭亨，两胁胀满，腰脊相引，鼻口干燥，目暗䀮䀮，愦愦不乐，胸中气逆，不下食饮，茎中策然痛，小便赤黄，尿有余沥，梦与鬼神交通失精，惊恐虚乏方：人参、龙骨、泽泻、黄芪各三两，大枣二十枚，芍药四两，远志、炙甘草各二两，生姜、饴糖各八两，上一十味㕮咀，以水一斗，煮取二升半，纳饴糖令消，一服八合。小建中汤所主与前方同。芍药六两，桂心三两，生姜三两，饴糖一升，炙甘草二两，大枣二十枚，上六味㕮咀，以水七升，煮取三升，去滓，纳饴糖，一服一升，日三服。茯苓汤主虚损短气，咽喉不利，唾如稠胶凝塞方：茯苓、前胡、桂心各二两，麦冬五两，大枣四十枚，人参、地黄，上九味㕮咀，以水一斗煮麦冬及八升，除滓纳药煮取三升，分三服。黄芪汤主虚劳不足，四肢顿瘵，不欲食饮，食即汗出方：黄芪、当归、细辛、五味子、生姜、人参、桂心、炙甘草各二两，芍药三两十枚，上一十四味㕮咀，以水一斗四升，煮取三升，去滓，一服八合，日三。

第六节　溶酶体病理

〖溶酶体酶释放增多-溶酶体酶邪实〗

辨识要点　① 符合溶酶体酶释放增多病理诊断；② 蛋白溶解为特征的炎症反应；③ 无吞噬过程酶释放引起急性炎症；④ 吞噬过程后酶释放使结晶性物质如与吞噬细胞膜相粘连；⑤ 细胞自身运动中的膜破裂；⑥ 蛋白水解酶释放；⑦ 软组织炎症；⑧ 舌红苔白脉数。

治疗推荐　①《圣济总录》卷171龙胆汤：龙胆草、当归、大黄、黄芩、瓜蒌根、炙甘草、桂枝、人参、牡蛎、麻黄、赤石脂、芍药，常规剂量，每日两次水煎送服。②《诚书》卷15黄连解毒汤：黄连、独活、紫草、红花、贝母、当归、赤芍、荆芥穗、陈皮、生地、甘草、菖蒲，常规剂量，每日两次水煎送服。③《仙拈集》卷3解毒丸：牛黄、朱砂、雄黄、乳香、没药、麝香、山慈菇，常规剂量研为细末，炼蜜为丸如梧桐子大，每次30粒，每日两次温水送服。

思路拓展　《景岳全书·虚实篇》：虚实者，有余不足也。有表里之虚实，有气血之虚实，有脏腑之虚实，有阴阳之虚实。凡外入之病多有余，内出之病多不足。实言邪气实则当泻，虚言正气虚则当补。凡欲察虚实者，为欲知根本之何如，攻补之宜否耳。夫疾病之实，固为可虑，而元气之虚，虑尤甚焉。故凡诊病者，必当先察元气为主，而后求疾病。若实而误补，随可解救，虚而误攻，不可生矣。然总之虚实之要，莫逃乎脉。如脉之真有力真有神者，方是真实证，脉之似有力似有神者，便是假实证，矧脉之无力无神，以至全无力全无神者哉，临证者万毋忽此。表实者，或为发热，或为身痛，或为恶热掀衣，或为恶寒鼓栗。寒束于表者无汗，火盛于表者有疡。走注而红痛者，知营卫之有热；拘急而酸疼者，知经络之有寒。里实者，或为胀为痛，或为痞为坚，或为闭为结，或为喘为满，或懊憹不宁，或躁烦不眠，或气血积聚，结滞腹中不散，或寒邪热毒深留脏腑之间。阳实者，为多热恶热。阴实者，为痛结而寒。气实者，气必喘促而声色壮厉。血实者，血必凝聚而且痛且坚。心实者，多火而多笑。肝实者，两胁少腹多有疼痛，且复多怒。脾实者，为胀满气闭，或为身重。肺实者，多上焦气逆，或为咳喘。肾实者，多下焦壅闭，或痛或胀，或热见于二便。

〖溶酶体性贮积病-溶酶体积聚〗

辨识要点　① 符合溶酶体性贮积病病理诊断；② 罕见遗传性疾病；③ 有效溶酶体酶装配与被消化物质的量之间的比例失调；④ 自噬或异噬过程中不能将后者加以水解所致；⑤ 导致不能被降解的代谢产物在细胞内贮积；⑥ 分解代谢无效性蛋白质合成与正常溶酶体酶发生交叉免疫反应；⑦ 酶蛋白翻译后的化学反应过程缺陷；⑧ 酶蛋白或底物活化蛋白缺乏；⑨ 排空溶酶体所需的运输蛋白缺乏；⑩ 糖原贮积病；⑪ 神经节苷脂贮积病；⑫ 神经鞘脂贮积病；⑬ 黏多糖贮积病；⑭ 黏脂贮积病；⑮ 细胞功能障碍及细胞死亡；⑯ 溶酶体储存物质引起继发性酶激活；⑰ 舌红苔厚脉实。

治疗推荐　①《备急千金要方》卷5龙胆汤：龙胆草、钩藤、柴胡、黄芩、桔梗、芍药、茯苓、甘草、蜣螂、大黄，常规剂量，每日两次水煎送服。②《医方类聚》百应丸：麦蘖、神曲、丁香树皮、桂皮、延胡索、砂仁、肉豆蔻、三棱、莪术、雄黄、青皮、枳壳、槟榔、代赭石、木香，常规剂量研为细末，炼蜜为丸如梧桐子大，每次30粒，每日两次温水送服。

思路拓展　①《黄帝内经灵枢·血络论》：愿闻其奇邪而不在经者。岐伯曰：血络是也。黄帝曰：

刺血络而仆者,何也? 血出而射者,何也? 血少黑而浊者,何也? 血出清而半为汁者,何也? 拔针而肿者,何也? 血出若多若少而面色苍苍者,何也? 拔针而面色不变而烦悗者,何也? 多出血而不动摇者,何也? 愿闻其故。岐伯曰:脉气盛而血虚者,刺之则脱气,脱气则仆。血气俱盛而阴气多者,其血滑,刺之则射;阳气蓄积,久留而不泻者,其血黑以浊,故不能射。新饮而液渗于络,而未合和于血也,故血出而汁别焉;其不新饮者,身中有水,久则为肿。阴气积于阳,其气因于络,故刺之血未出而气先行,故肿。阴阳之气,其新相得而未和合,因而泻之,则阴阳俱脱,表里相离,故脱色而苍苍然。刺之血出多,色不变而烦悗者,刺络而虚经,虚经之属于阴者,阴脱,故烦悗。阴阳相得而合为痹者,此为内溢于经,外注于络。如是者,阴阳俱有余,虽多出血而弗能虚也。黄帝曰:相之奈何? 岐伯曰:血脉者,盛坚横以赤,上下无常处,小者如针,大者如筋,则而泻之万全也,故无失数矣。失数而反,各如其度。黄帝曰:针入而肉着者,何也? 岐伯曰:热气因于针,则针热,热则内着于针,故坚焉。②《医方类聚·百应丸》:口眼歪斜,生姜竹沥汤下;口吐痰涎,韭菜汁生姜汤下;左偏头风,香附川芎汤下;右偏头风,菊花生地汤下;急惊风,生姜黄连汤下;慢惊风,生姜砂仁汤下;四六风,生姜薄荷灯心汤下;右胁疼,枳壳汤下;左胁疼青皮柴胡汤下;白带,椿根皮炮姜汤下;赤带,白薇地榆汤下;白痢,生姜白芍汤下;赤痢,地榆黄连金银花汤下;疝气攻心,青盐山枝汤下;肩疼,羌活汤下;膀胱疝,木香槟榔汤下;肝疝,青皮汤下;肺疝,桑白皮汤下;白淋,车前子沉茄汤下;滑淋,炒冬葵子通草汤下;血淋,炒冬葵子山枝汤下;沙淋,王不留瞿麦穗汤下;偏坠,荔枝核煨研黄酒下;肠风下血,地榆荆芥穗汤下;产后风,荆芥穗炒黄酒下;妇人白淫,黄柏丹皮汤下;茄病,蛇床子炒茄杆子汤下;小便白浊,连须汤下;跌打伤损,红花黄酒汤下;搐麻,木瓜黄酒下;脚腿疼,牛夕青盐汤下;紫白癜风,防风汤下;鹅掌风,梨灰汤下;大麻风,生姜白附子汤下;手腕疼,僵蚕桂枝汤下;经闭,桃仁红花汤下;脾疝,砂仁莪术汤下;肾疝腰疼,故纸牛夕汤下;小肠气,茴香汤下;心痛,热醋下;产后寒热腹痛,当归红花汤下;内外积伤,葱白汤下;常服,茶酒或盐汤下,不拘时。

第七节　细胞膜病理

〖离子通道障碍-胞膜气郁〗

辨识要点　① 符合离子通道障碍病理诊断;② 细胞膜构成离子通道;③ 离子通道调控细胞内室及外室间的粒子浓度梯度;④ 离子泵主动对抗浓度梯度而将离子通过细胞膜外泵;⑤ 先天性肌强直;⑥ 高或低血钾性周期性麻痹;⑦ 氯化物通道蛋白基因缺陷导致囊性纤维化;⑧ 黏液黏稠病伴有汗生成障碍;⑨ 黏液黏稠病导致较深呼吸道慢性炎症;⑩ 舌红苔白脉缓。

治疗推荐　①《博济方》卷2丁香煮散:丁香、莪术、荜澄茄、枳壳、藿香、沉香、麝香、芍药、当归、诃子、前胡、人参、京芎、木香、槟榔、豆蔻,常规剂量研末为散,每次五钱,每日两次煎散为汤温服。②《辨证录》半解汤:白芍、柴胡、当归、川芎、甘草、蔓荆子、半夏,常规剂量,每日两次水煎温服。③《易氏医按》畅卫舒中汤:香附、苏梗、苍术、贝母、连翘、抚芎、神曲、沙参、桔梗、南木香,常规剂量,每日两次水煎温服。

思路拓展　《诸病源候论·气病诸候》:夫百病皆生于气,故怒则气上,喜则气缓,悲则气消,恐则气下,寒则气收聚,热则腠理开而气泄,忧则气乱,劳则气耗,思则气结,九气不同。怒则气逆,甚则呕血,及食而气逆上也。喜则气和,荣卫行通利,故气缓焉。悲则心系急,肺布叶举,使上焦不通,荣卫不散,热气在内,故气消也。恐则精却,精却则上焦闭,闭则气还,还则下焦胀,故气不行。寒则经络凝涩,故气收聚也。热则腠理开,荣卫通,故汗大泄也。忧则心无所寄,神无所归,虑无所定,故气乱矣。劳则喘且汗,外内皆越,故气耗矣。思则身心有所止,气留不行,故气结矣。诊寸口脉伏,胸中逆气,是诸气上冲胸中。故上气、面胕肿、膊息,其脉浮大,不治。上气,脉躁而喘者,属肺;肺胀欲作风水,发汗愈。脉洪则为气。其脉虚宁伏匿者生,牢强者死。喘息低仰,其脉滑,手足温者,生也;涩而四末寒者,死也。上气脉数者死,谓其形损故也。其汤烫针石,别有正方,补养宣导,今附于后。卒上气候:肺主于气。若肺气虚实不调,或暴为风邪所乘,则腑脏不利,经络痞涩,气不宣和,则卒上气也。又因有所怒,则气卒逆上,甚则变呕血,气血俱伤。上气鸣息候:肺主于气,邪乘于肺则肺胀,胀则肺管不利,不利则气道涩,故气上喘逆,鸣息不通。诊其肺脉滑甚,为息奔上气。脉出鱼际者,主喘息。其脉滑者生,快者死也。上气喉中如水鸡鸣候:肺病令人上气,兼胸膈痰满,气行壅滞,喘息不调,致咽喉有声如水鸡之鸣也。奔气候:夫气血循行经络,周而复始,皆有常度。肺为五脏上盖,主通行于腑脏之气。若肺受邪,则气道不利;气道不利,则诸脏气壅;则失度,故气奔急也。贲豚气候:夫贲豚气者,肾之积气。起于惊恐、忧思所生。若惊恐,则伤神,心藏神也。忧思则伤志,肾藏志也。神志伤动,气积于肾,而气下上游走,如豚之奔,故曰贲豚。其气乘心,若心中踊踊如事所惊,如人所恐,五脏不定,食饮辄呕,气满胸中,狂痴不定,妄言妄见,此惊恐贲豚之状。若气满支心,心下闷乱,不欲闻人声,休作有时,乍瘥乍极,吸吸短气,手足厥逆,内烦结痛,温温欲呕,此忧思贲豚之状。诊其脉来触祝触祝者,病贲豚也。肾脉微急,沉厥,贲豚,其足不收,不得前后。

〖细胞连接损伤-胞膜痰郁〗

辨识要点　① 符合细胞连接损伤病理诊断;② 细胞损伤累及细胞间连接装置;③ 细胞从细胞带中分离;④ 周围相邻细胞的细胞间连接微孔闭合;⑤ 缝隙连接的细胞间交流暂时中断;⑥ 相邻细胞与正

在死亡的细胞断绝联系;⑦ 启动细胞修复性有丝分裂信号;⑧ 舌红苔白脉缓。

　　治疗推荐　①《普济方》卷 173 积气丸:木香、干姜、硇砂、巴豆、大黄、附子、肉桂、筒子漆、三棱、莪术、芫花、青皮、细墨、槟榔、大戟、肉豆蔻,常规剂量研为细末,炼蜜为丸如梧桐子大,每次 30 粒,每日两次温水送服。②《活人方》卷 4 沉香保生丸:栀子、当归、山楂肉、枳实、厚朴、陈皮、香附、延胡索、蓬术、青皮、郁金、五灵脂、抚芎、藿香、高良姜、白豆蔻、沉香、木香、槟榔、草豆蔻,常规剂量研为细末,炼蜜为丸如梧桐子大,每次 30 粒,每日两次温水送服。

　　思路拓展　《诸病源候论·气病诸候》。上气呕吐候:肺主于气,肺为邪所乘,则上气。此为膈内有热,胃间有寒,寒从胃上乘于肺,与膈内热相搏,故乍寒乍热而上气。上气动于胃,胃气逆,故呕吐也。上气肿候:肺主于气,候身之皮毛。而气之行,循环脏腑,流通经络,若外为邪所乘,则肤腠闭密,使气内壅,与津液相并,不得泄越,故上气而身肿也。结气候:结气病者,忧思所生也。心有所存,神有所止,气留而不行,故结于内。冷气候:夫脏气虚,则内生寒也。气常行腑脏,腑脏受寒冷,即气为寒冷所并,故为冷气。其状或腹胀,或腹痛,甚则气逆上而面青、手足冷。七气候:七气者,寒气、热气、怒气、恚气、忧气、喜气、愁气。凡七气积聚,牢大如杯若,在心下、腹中,疾痛欲死,饮食不能,时来时去,每发欲死,如有祸状,此皆七气所生。寒气则呕吐、恶心;热气则说物不章,言而遣;怒气则上气不可忍,热痛上抢心,短气欲死,不得气息也;恚气则积聚在心下,心满不得饮食;忧气则不可极作,暮卧不安席;喜气即不可疾行,不能久立;愁气则喜忘,不识人语,置物四方,还取不得去处,若闻急,即手足筋挛不举。九气候:九气者,谓怒、喜、悲、恐、寒、热、忧、劳、思。因此九事而伤动于气,一曰怒则气逆,甚则呕血及食而气逆也;二曰喜则其气缓,荣卫通利,故气缓;三曰悲则气消,悲则使心系急,肺布叶举,使上焦不通,热气在内,故气消也;四曰恐则气下,恐则精却,精却则上焦闭,闭则气还,气还则下焦胀,故气不行;五曰寒则气收聚,寒使经络凝涩,使气不宣散故也;六曰热则腠理开,腠理开则荣卫通,汗大泄;七曰忧则气乱,气乱则心无所寄,神无所归,虑无所定,故气乱;八曰劳则气耗,气耗则喘且汗,外内皆越,故气耗也;九曰思则气结,气结则心有所止,故气留而不行。众方说此九气,互有不同,但气上之由有九,故名为九气类也。短气候:平人无寒热,短气不足以息者,体实,实则气盛,盛则气逆不通,故短气。又,肺虚则气少不足,亦令短气,则其人气微,常如少气,不足以呼吸。诊其脉,尺寸俱微,血气不足,其人短气。寸口脉沉,胸中短气。脉前小后大,则为胸满短气。脉洪大者,亦短气也。五膈气候:五膈气者,谓忧膈、恚膈、气膈、寒膈、热膈也。忧膈之病,胸中气结,烦闷,津液不通,饮食不下,羸瘦不为气力。恚膈之为病,心下苦实满,噫辄酢心,食不消,心下积结,牢在胃中,大小便不利。气膈之为病,胸胁逆满,咽塞,胸膈不通,噫闻食臭。寒膈之为病,心腹胀满,咳逆,腹上苦冷,雷鸣,绕脐痛,食不消,不能食肥。热膈之为病,脏有热气,五心中热,口中烂,生疮,骨烦,四肢重,唇口干燥,身体头面手足或热,腰背皆疼痛,胸痹引背,食不消,不能多食,羸瘦少气及癖也。此是方家所说五膈形证也。《经》云:阳脉结,谓之膈。言忧恚寒热,动气伤神;而气之与神,并为阳也。伤动阳气,致阴阳不和,而腑脏生病,结于胸膈之间,故称为膈气。众方说五膈,互有不同,但伤动之由有五,故云五膈气。逆气候:夫逆气者,因怒则气逆,甚则呕血,及食而气逆上。人有逆气,不得卧而息有音者;有起居如故,而息有音者;有得卧,行而喘者;有不能卧、不能行而喘者;有不能卧,卧而喘者,皆有所起。其不得卧而息有音者,是阳明之逆。足三阳者下行,今逆而上行,故息有音。阳明者,为胃脉也;胃者,六腑之海,其气亦下行,阳明逆,气不得从其道,故不得卧。夫胃不和则卧不安,此之谓也。夫起居如故,而息有音者,此肺之络脉逆,络脉之气不得随经上下,故留经而不行。此络脉之疾人,故起居如故而息有音。不得卧,卧而喘者,是水气之客。

〖细胞连接断裂-胞膜血郁〗

辨识要点　① 符合细胞连接断裂病理诊断;② 肿瘤细胞逐渐失去细胞间连接;③ 缝隙连接的细胞间交流中断;④ 失去细胞间连接细胞转移潜能增加;⑤ 肿瘤细胞从细胞带中脱离并转入其他组织;⑥ 连接蛋白DNA密码被带入肿瘤细胞则生长迅速受到限制;⑦ 舌红苔白脉缓。

治疗推荐　①《普济方》卷168积聚汤:三棱、莪术、青皮、陈皮、桂心、藿香、桔梗、益智仁、香附、炙甘草,常规剂量,每日两次水煎服。②《傅青主女科》引气归血汤:白芍、当归、白术、甘草、黑芥穗、牡丹皮、姜炭、香附、麦冬、郁金,常规剂量,每日两次水煎服。③《遵生八笺》棱术散:三棱、莪术、乌药、陈皮、炙甘草,常规剂量,每日两次水煎服。

思路拓展　《本草求真·温血》:人身气以卫外,血以营内。有气以统血,则血始能灌溉一身。而凡目得藉血以视,耳得藉血以听,手得藉血以摄,掌得藉血以握,足得藉血以步者,靡不本其气之所运。有血以附气则气始能升降出入,而凡伎巧能强,治节能出,水谷能腐,谋虑能断,二便能通,万事能应者,靡不本其血之所至。此有血不可无气以统,而有气不可无血以附也。第血有盛于气则血泣而不流,故有必用温暖之药以行之;气胜于血则血燥而不通,故必赖清凉之药以行之。若使气血并胜挟有积热而致瘀块不消,根深蒂固,经年累月不愈者,则又不得不赖破气损血之药以下,俾气血无乖而病自可以愈。又按:血盛于气则气失其所司而血愈寒愈滞,故凡用药治血必得其气稍浓以为之主。而凡味浓气薄之品自不得以相兼。如血有凝于肝,症见恶寒战栗,其可不用肉桂以治乎? 风郁血闭,其可不用川芎以治乎? 肌肤灼热,吐衄肠风,其可不用荆芥以治乎? 经闭不通,其可不用苍耳子以治乎? 阴肿崩瘕,其可不用海螵蛸以治乎? 目翳不散,其可不用谷精草兔屎以治乎? 风痹乳阻,其可不用王不留行以治乎? 恶露不净,其可不用大小蓟以治乎? 血晕血滞,其可不用沙糖以治乎? 此肝经血滞之当温也。若使肝经血滞而更见有脾气不运,则伏龙肝似不能离;肌肉不生则白蜡似不能舍;水肿癥瘕则泽兰似不能却,蛊毒恶气则百草霜似不能去,子肿不消则天仙藤似不能别,胃滞不通则韭菜汁似不可废,血脉不通、周身痛痹则酒酿似不能除,肌肉不生、目翳不开则炉甘石似不能少,血脱不固、溃疡肉消则赤石脂似不能削,是癥有兼脾胃如此。且或见有心腹卒痛则延胡索不得不用,神气不畅则安息香不得不急,骨碎血瘀则骨碎补不得不进,是癥有兼心肺者又如此矣。若于肝经血滞而更见有鼻衄血脱之,不得不用乌墨以止,筋骨血瘀之不得不用续断以通,肺痿血痢之不得不用鸡苏以散,肾寒血瘀之不得不用阳起石以宣,目赤精遗之不得不用白蒺藜以解,督脉不通之不得不用鹿茸以温,瘀块坚硬、疝癖尪羸之不得不用海狗肾以软,是癥有兼肾经者又如此矣。至于心经血滞而癥见有癖冷痛,在书已有桂心可用,见有痈疡痛迫在书已有乳香可除。凡此止就大概,略为分晰,而究其要,则又在临症审脉,分别无差,庶于用药治血之理,自不致有天渊之隔矣。

〖受体障碍-胞膜毒郁〗

辨识要点　① 符合受体障碍病理诊断;② 受体用以进行信号传导;③ 已突变配体占据受体但并不

刺激效应蛋白;④ 激素样作用抗体占据受体并刺激效应蛋白;⑤ 配体 A 过多抑制或加强配体 B 受体结合;⑥ 受体数不再与循环配体量受到成反比的调控;⑦ 配体-受体复合物的耦合和后续的效应蛋白活化缺如;⑧ 配体-受体复合物激活已突变的 G 蛋白并持续刺激导致肿瘤形成;⑨ 舌红苔黄脉实。

治疗推荐 ①《古今录验》八毒赤丸:雄黄、真珠、礜石、牡丹皮、巴豆、附子、藜芦、蜈蚣,常规剂量研为细末,炼蜜为丸如梧桐子大,每次 30 粒,每日两次温水送服。②《宣明论方》积气丹:槟榔、芫花、硇砂、巴豆、青皮、陈皮、莪术、鸡爪、黄连、三棱、章柳根、牛膝、肉豆蔻、大戟、大黄、甘遂、白牵牛、干姜、青礞石、干漆、木香、石菖蒲,常规剂量研为细末,炼蜜为丸如梧桐子大,每次 30 粒,每日两次温水送服。

思路拓展 ①《卫生宝鉴·杂方门》:入国信副使许可道到雄州,请予看脉。予诊之,脉中乍大乍小,乍短乍长。此乃气血不匀,邪气伤正。本官说:在路到邯郸驿中,夜梦一妇人,着青衣,不见面目。用手去胁下打了一拳,遂一点痛,往来不止。兼之寒热而不能食,乃鬼击也。予曰:可服八毒赤丸。本官言:尝读《名医录》中,见李子豫八毒赤丸,为杀鬼杖。予遂与药三粒,临卧服,明旦下清水二升,立效。又进白海青陈庆玉第三子,因昼卧于水仙庙中,梦得一饼食之,心怀忧思,心腹痞满,饭食减少,约一载有余,渐渐瘦弱,腹胀如蛊,屡易医药及师巫祷之,皆不效,又不得安卧,召予治之。予诊之,问其病始末,因思之:此疾既非外感风寒,又非内伤生冷,将何据而医? 予思李子豫八毒赤丸颇有相当,遂合与五七丸服之,下清黄涎斗余,渐渐气调,而以别药理之,数月良愈,不二年身体壮实如故。②《古今医统大全·邪祟门》:戊午秋,甫在杭城过,遇饭店一妇,年三十,颇姿,因往神庙烧香,被热,途中饮凉水一碗,归而腹胀不食,渐觉昏闷,遂至妄言妄见,皆云附邪,巫祷不效,余带有八毒赤丸,因与七粒,令服下,遂下黑汁一桶,其妇遂软而伏卧不言,复进四君子汤,一剂而愈。

第八节　细胞骨架病理

〖微管解聚-微管不敛〗

辨识要点　① 符合微管解聚病理诊断;② 微管由螺旋形排列的微管蛋白构成的大分子管状结构;③ 有丝分裂纺锤体的构成成分;④ 借助 GTP 由微管蛋白聚合而成;⑤ 微管运动蛋白负责驱动蛋白细胞器运输;⑥ 微管运动蛋白负责动力蛋白纤毛及鞭毛运动;⑦ 微管有丝分裂纺锤体负责染色体运输;⑧ 秋水仙碱引起微管蛋白自身聚合障碍;⑨ 长春碱引起微管蛋白自身聚合障碍;⑩ 微管解聚时有丝分裂、分泌物排出及溶酶体酶的释放受阻;⑪ 原发性纤毛运动障碍综合征;⑫ 动力蛋白遗传性缺陷;⑬ 动力蛋白积聚于动纤毛中呈冠状排列的微管;⑭ 动力蛋白积聚于动纤毛中呈冠状排列精子尾部;⑮ 纤毛不能有效鞭状运动;⑯ 支气管扩张症及慢性鼻窦炎;⑰ 精子运动障碍致不育症;⑱ 内脏左右易位;⑲ 卡塔格内综合征;⑳ 舌红苔白脉细。

治疗推荐　①《千金翼方》大五补丸:山药、石龙芮、覆盆子、干地黄、五味子各二两,石楠、秦艽、五加皮、天雄、狗脊、人参、黄芪、防风、山茱萸、白术、杜仲、桂心各一两,麦门冬、巴戟天各一两半,远志二两半,石斛、菟丝子、天冬各七分,蛇床子、草薢各半两,茯苓五分,干姜三分,肉苁蓉三两,上二十八味研为细末,炼蜜为丸如梧桐子大,每次 30 粒,每日两次温水送服。②《产科心法》海浮汤:乳香、没药、浙贝、茯苓、生黄芪、炙甘草,常规剂量,每日两次水煎温服。③《鸡峰普济方》海浮石丸:海浮石、人中白、麝香、雄黄,常规剂量研为细末,炼蜜为丸如梧桐子大,每次 30 粒,每日两次温水送服。

思路拓展　《诸病源候论·虚劳病诸候》。虚劳精血出候:此劳伤肾气故也。肾藏精,精者血之所成也。虚劳则生七伤六极,气血俱损,肾家偏虚,不能藏精,故精血俱出也。虚劳膝冷候:肾弱髓虚,为风冷所搏故也。肾居下焦,主腰脚,其气荣润骨髓。今肾虚受风寒,故令膝冷也。久不已,则脚酸疼屈弱。虚劳阴冷候:阴阳俱虚弱故也。肾主精髓,开窍于阴。今阴虚阳弱,血气不能相荣,故使阴冷也。久不已,则阴萎弱。虚劳髀枢痛候:劳伤血气,肤腠虚疏,而受风冷故也。肾主腰脚,肾虚弱则为风邪所乘,风冷客于髀枢之间,故痛也。虚劳偏枯候:夫劳损之人,体虚易伤风邪。风邪乘虚客于半身,留在肌肤,未即发作,因饮水,水未消散,即劳于肾,风水相搏,乘虚偏发,风邪留止,血气不行,故半身手足枯细,为偏枯也。虚劳阴萎候:肾开窍于阴,若劳伤于肾,肾虚不能荣于阴器,故萎弱也。诊其脉,瞥瞥如羹上肥,阳气微;连连如蜘蛛丝,阴气衰。阴阳衰微,而风邪入于肾经,故阴不起,或引小腹痛也。虚劳阴痛候:肾气虚损,为风邪所侵,邪气流入于肾经,与阴气相击,真邪交争,故令阴痛。但冷者唯痛,挟热则肿。虚劳阴肿候:此由风热客于肾经,肾经流于阴器,肾虚不能宣散,故致肿也。虚劳阴疝肿缩候:疝者,气痛也。众筋会于阴器。邪客于厥阴、少阴之经,与冷气相搏,则阴痛肿而挛缩。虚劳阴下痒湿候大虚劳损,肾气不足,故阴冷,汗液自泄,风邪乘之,则瘙痒。虚劳阴疮候:肾荣于阴器,肾气虚,不能制津液,则汗湿,虚则为风邪所乘,邪客腠理,而正气不泄,邪正相干,在于皮肤,故痒。搔之则生疮。风虚劳候:风虚者,百疴之长。劳伤之人,血气虚弱,其肤腠虚疏,风邪易侵。或游易皮肤,或沉滞脏腑,随其所感,而众病生焉。

〖微丝病理-微丝不敛〗

辨识要点　① 符合微丝病理诊断;② 微丝与其余细胞骨架结构连接解离导致顶端细胞水肿;③ 细

胞膜呈泡状突出;④ 肾小管上皮细胞变薄;⑤ 毒伞素中毒引起球状与丝状聚合的肌动蛋白堆积;⑥ 肌纤维细胞肌动蛋白微丝卷成微粒小球引起婴儿指/趾纤维瘤病;⑦ 肌动蛋白抗肌萎缩蛋白分子基因缺失或分子改变引起先天性肌病;⑧ 舌红苔白脉细。

治疗推荐　①《本草衍义》卷 17 桑螵蛸散:桑螵蛸、远志、石菖蒲、人参、茯神、当归、龙骨、龟甲,常规剂量,每日两次水煎温服。②《妇人大全良方》卷 8 桑螵蛸散:桑螵蛸、鹿茸、牡蛎粉、黄芪,常规剂量,每日两次水煎温服。

思路拓展　《本草求真·收敛》:酸主收,故收当以酸为主也。然徒以酸为主而不兼审阴阳虚实以治,亦非得乎用酸之道矣! 故酸收之药,其类甚多。然大要性寒而收者则有白芍、牡蛎、粟壳、五倍子、百药煎、皂白二矾;其收兼有涩固,而白芍则但主收而不涩耳。性温与涩而收者,则有五味、木瓜、乌梅、诃子、赤石脂等味,但五味则专敛肺归肾涩精固气,木瓜则专敛肺醒脾,乌梅则专敛气涩肠,诃子则专收脱止泻清痰降火,赤石脂则专收脱止血也。若在金樱,虽为涩精要剂,然徒具有涩力而补性绝少,山茱萸温补肝肾,虽为收脱固气之用,而收多于涩,不可分别而异施耳。

〖中间丝病理-中间丝积聚〗

辨识要点　① 符合中间丝病理诊断;② 角蛋白突变引起单纯性大疱性表皮松解症;③ 马洛里小体形成见于重症脂肪肝炎、酒精性肝炎、其他肝脏疾病;④ 水样透明肝实质细胞内可见细胞质内有边界不规则的、强嗜酸性及玻璃样的、含有细胞角蛋白的小体;⑤ CAB 染色新鲜的马洛里小体呈蓝色,较陈旧的小体则呈亮红色;⑥ 神经微丝基因缺失引起肌肉震颤;⑦ 神经微丝基因过表达引起肌肉萎缩;⑧ 神经细胞内微丝互相缠绕引起阿尔茨海默病;⑨ 卢伊小体形成引起帕金森病;⑩ 舌红苔白脉缓。

治疗推荐　①《仙拈集》流注饮:地榆二两,苦参二两,金银花三两,红花三两,每日两次水煎服。②《博济方》硇砂丸:硇砂、野狼毒、巴豆、鳖甲、芫花、干漆、硫黄,常规剂量研为细末,炼蜜为丸如梧桐子大,每次 30 粒,每日两次温水送服。

思路拓展　《卫生宝鉴·腹中积聚》:荆蓬煎丸破痰癖,消癥块,及冷热积聚,胃膈痞闷,通利三焦,升降阴阳,顺一切气,消化宿食。木香、青皮、茴香、枳壳、槟榔各一两,京三棱二两,莪术二两,上七味修事毕,为末,水糊丸如豌豆大,每服三十丸,温生姜汤送下,食后。醋煮三棱丸治一切积聚,远年近日,皆治之,如神效。川芎二两,京三棱四两,大黄半两,上三味为末,水糊丸如桐子大,每服三十丸,温水下,无时,病甚者一月效,小者半月效。流气丸治五积六聚,癥瘕块癖留饮,以上之疾皆系寒气客搏于肠胃之间,久而停留,变成诸疾,此药能消导滞气,通和阴阳,消旧饮,虽年高气弱,亦宜服之。木香、小茴香、红橘皮、菖蒲、青皮、萝卜子、莪术、槟榔、补骨脂、神曲、枳壳、荜澄茄、缩砂、麦蘖、曲各一两,牵牛一两半,上为末,水糊丸如桐子大,每服五七丸,细嚼白豆蔻仁一枚,白汤送下,食后。广术溃坚汤治中满腹胀,内有积块,坚硬如石,令人坐卧不安。半夏、黄连各六分,当归、浓朴、黄芩各五分,莪术、曲各三分,生甘草三分,益智仁七分,红花、橘皮、升麻各二分,柴胡、泽泻、吴茱萸各三分,青皮二分,上咬咀,都作一服,水二盏,先浸药少时,煎至一盏,去渣,稍热服,食前,忌酒湿面,如虚渴加葛根二分。

第九节　粘连分子病理

〚选择蛋白病理-选择蛋白津热〛

辨识要点　① 符合选择蛋白病理诊断；② 选择蛋白构成整合性膜糖蛋白家族；③ 选择蛋白负责与 Ca^{2+} 无关的细胞与同类型细胞间的结合；④ 2 型白细胞粘连缺乏；⑤ 白细胞不能粘连于炎症区域；⑥ 反复发作细菌性感染；⑦ 舌红苔少脉数。

治疗推荐　①《金匮要略》麦门冬汤：麦门冬、半夏、人参、甘草、粳米、大枣，常规剂量，每日两次水煎温服。②《博济方》麦门冬散：麦门冬、桔梗、半夏、贝母、升麻、蔓荆子、甘草、前胡、防风、款冬花、桑白皮、杏仁、白术、五味子、赤芍、菊花，常规剂量研末为散，每次五钱，每日两次煎散为汤温服。

思路拓展　《删补名医方论·麦门冬汤》：此方治胃中津液干枯，虚火上炎，治本之良法也。夫用降火之药而火反升，用寒凉之药而热转炽者，徒知与火热相争，弗知补正气以生津液，不惟无益而反害之矣。凡肺病有胃气则生，无胃气则死。胃气者，肺之母气也。《本草》有知母之名，谓肺藉其清凉，知清凉为肺之母也。又有贝母之名，谓肺藉其豁痰，豁痰为肺之母也。然屡施于火逆上气，咽喉不利之证，而屡不应者，名不称矣。孰知仲景妙法，于麦冬、人参、甘草、大枣、粳米大补中气以生津液队中，又增入半夏辛温之味，以开胃行津而润肺，岂特用其利咽下气哉！顾其利咽下气，非半夏之功，实善用半夏之功也。

〚整合素病理-整合素燥热〛

辨识要点　① 符合整合素病理诊断；② 整合素构成整合性细胞膜糖蛋白家族；③ 锚合细胞外基质细胞；④ 锚合细胞骨架于细胞膜；⑤ 灶状粘连及半桥粒的重要组成成分；⑥ 触发细胞死亡程序和细胞死亡；⑦ 大疱性天疱疮；⑧ 基底下大疱性表皮松解症；⑨ 1 型白细胞粘连不足；⑩ 舌淡苔白脉细。

治疗推荐　①《外台秘要》卷 2 黄连犀角汤：黄连、乌梅、犀角、青木香，常规剂量，每日两次水煎温服。②《圣济总录》卷 137 蓝花汤：红蓝花、漏芦、大黄、升麻、黄芩，常规剂量，每日两次水煎温服。③《普济方》卷 380 蟾蜍丸：蟾蜍、大皂角、青黛、芦荟、麝香、朱砂、莪术、槟榔、巴豆，常规剂量研为细末，猪胆汁为丸如梧桐大，每次 30 粒，每日两次温水送服。

思路拓展　《医学源流论·病深非浅药能治论》：天下有治法不误，而始终无效者。此乃病气深痼，非泛然之方药所能愈也。凡病在皮毛荣卫之间，即使病势极重，而所感之位甚浅，邪气易出。至于脏腑筋骨之痼疾，如劳怯、痞隔、风痹痿厥之类，其感非一日，其邪在脏腑筋骨，如油之八面，与正气相并。病家不知，屡易医家，医者见其不效，杂药乱投，病日深而元气日败，遂至不救。不知此病，非一二寻常之方所能愈也。今之集方书者，如风痹大症之类，前录古方数首，后附以通治之方数首，如此而已。此等治法，岂有愈期？必当遍考此病之种类，与夫致病之根源，及变迁之情状，并询其历来服药之误否。然后广求古今以来治此症之方，选择其风上种种治法次第施之；又时时消息其效否，而神明变通之，则痼疾或有可愈之理。若徒执数首通治之方，屡试不效，其计遂穷，未有不误者也。故治大症，必学问深博，心思精敏，又专心久治，乃能奏效。世又有极重极久之病，诸药罔效，忽服极轻淡之方而愈，此乃其病本有专治之方，从前皆系误治。

〚钙黏着蛋白病理-钙黏着蛋白风燥〛

辨识要点　① 符合钙黏着蛋白病理诊断；② 钙黏着蛋白构成整合性糖蛋白家族；③ 钙黏着蛋白负

责与 Ca²⁺关联的同类型细胞间的结合;④ 形成上皮性器官组织;⑤ 钙黏着蛋白作为细胞外室与细胞内室之间的中介分子;⑥ 调控细胞形态发生过程中的细胞生长及分化与分类;⑦ 调控细胞铆接有关的细胞存活及细胞程序性死亡;⑧ 寻常性天疱疮;⑨ 抗桥粒-钙黏着蛋白抗体形成;⑩ 细胞与细胞间的桥式锚接松解;⑪ 真皮内皮肤棘层松解性大疱;⑫ 细胞离解;⑬ 肿瘤性疾病时 E 钙黏着蛋白以及相关细胞的存活性消失;⑭ 肿瘤细胞失去相互间的连合而彼此离解,从而可分散进入附近的或远离的区域;⑮ 舌红苔少脉细。

治疗推荐　①《太平圣惠方》卷 69 羚羊犀角散:羚羊角屑、犀角屑、赤箭、酸枣仁、薏苡仁、白附子、羌活、川芎、当归、白鲜皮、地骨皮、人参、柏子仁、鹿角胶、蔓荆子、牛黄、麝香,常规剂量研末为散,每次五钱,每日两次煎散为汤温服。②《普济方》卷 159 阿胶饮子:阿胶、人参、白术、当归、地黄、川芎、芍药、甘草、麦冬、五味子、桑白皮、茯苓,常规剂量研末为散,每次五钱,每日两次煎散为汤温服。

思路拓展　《本草求真·燥》:燥为六淫之一,何肺多以燥见,以肺处于高源而燥,故肺独以燥名也。然肺燥烈不润则脾自必见枯,血亦自必见槁,精亦自必见竭,肠亦自必见涸,又安有肺燥而不与之俱燥哉? 是以治燥而在于肺,则有葳蕤、人乳、阿胶、熟蜜、榧实以润之矣。治燥而在于脾则有山药、黄精、羊肉、人乳、猪肉以润之矣。治燥而在于肝则有荔枝、阿胶、桑寄生、何首乌、狗脊、麋茸、獭肝、紫河车、兔屎以润之矣。治燥而在于肾则有冬青子、燕窝、桑寄生、枸杞、龟板、龟胶、胡麻、冬葵子、榆白皮、黑铅、桑螵蛸、楮实、磁石以润之矣。治燥而在于心则有柏子仁、龟板食盐以润之矣。治燥而在于大肠则有胡麻、枸杞、花生、苁蓉、当归、锁阳、蜂蜜以润之矣。至于因风而燥则有羌活、秦艽、防风,因火而燥则有黄芩、麦冬,因热而燥则有石膏、知母、生地、大黄、朴硝。然此人所皆知。其有水极而燥,寒极而燥,人绝不晓。盖水冲击横溢,血气不周,上下隔绝,而症有不燥乎? 寒冻不解,津无气化,而症有不燥乎? 如大便秘结,症果属热,用以大黄以下,其燥自开,症果属燥,用以胡麻、火麻以润,其燥亦开。若使燥属于寒,在表则当用以麻、桂、羌、防、细辛以开其郁。在里则当用以硫黄、巴豆、半夏以开其结。在中则当用以香、砂、姜、半以通其滞。水燥而溺不通,在寒则当用以苓桂,在热则当用以知柏,若使寒热皆见,则治又当用以四苓。至于燥气结极而有块硬不消,则治又当用以食盐、芒硝、海藻等药以为之软,其燥无有不化。《易》曰:燥万物者莫熯乎火。治燥必兼治火。然苟如此通活则遇燥皆识,治无不效,又奚必仅以所见之燥为拘哉?

第十节　细胞萎缩病理

〖营养不良性萎缩-细胞虚萎〗

辨识要点　① 符合营养不良性萎缩病理诊断;② 全身营养不良引起全身肌肉萎缩;③ 局部营养不良引起脑萎缩;④ 脑动脉粥样硬化导致血管壁增厚、管腔变窄;⑤ 萎缩细胞或组织和器官体积减小;⑥ 萎缩细胞或组织和器官重量减轻,色泽变深;⑦ 心肌细胞和肝细胞等萎缩细胞胞质内可出现脂褐素颗粒;⑧ 萎缩细胞蛋白质合成减少、分解增加;⑨ 细胞器大量退化;⑩ 萎缩细胞或组织和器官功能下降;⑪ 去除病因后轻度病理性萎缩的细胞有可能恢复常态;⑫ 持续性萎缩细胞最终死亡;⑬ 舌淡苔白脉细。

治疗推荐　①《太平圣惠方》卷 27 鹿髓煎:鹿髓、蜜、酥、生地黄汁、杏仁、桃仁,常规剂量,每日两次水煎服。②《太平圣惠方》卷 29 肉苁蓉散:肉苁蓉、五味子、韭子、熟地、蛇床子、续断、车前子、当归、天雄、桑螵蛸、天冬、白石英、龙骨、鹿茸、菟丝子、磁石,常规剂量研末为散,每次五钱,每日两次煎散为汤温服。

思路拓展　①《黄帝内经素问·阴阳应象大论》:故积阳为天,积阴为地。阴静阳燥,阳生阴长,阳杀阴藏,阳化气,阴成形。味归形,形归气,气归精,精归化,精食气,形食味,化生精,气生形。味伤形,气伤精;精化为气,气伤于味。寒伤形,热伤气。气伤痛,形伤肿。故先痛而后肿者,气伤形也;先肿而后痛者,形伤气也。形不足者温之以气,精不足者补之以味。②《黄帝内经素问·痿论》。黄帝问曰:五脏使人痿何也? 岐伯对曰:肺主身之皮毛,心主身之血脉,肝主身之筋膜,脾主身之肌肉,肾主身之骨髓。故肺热叶焦,则皮毛虚弱,急薄,着则生痿躄也。心气热,则下脉厥而上,上则下脉虚,虚则生脉痿,枢析挈,胫纵而不任地也。肝气热,则胆泄口苦,筋膜干,筋膜干则筋急而挛,发为筋痿。脾气热,则胃干而渴,肌肉不仁,发为肉痿。肾气热,则腰脊不举,骨枯而髓减,发为骨痿。帝曰:何以得之? 岐伯曰:肺者脏之长也,为心之盖也,有所失亡,所求不得,则发肺鸣,鸣则肺热叶焦,故曰:五脏因肺热叶焦,发为痿躄,此之谓也。悲哀太甚,则胞络绝,胞络绝,则阳气内动,发则心下崩数溲血也。故本病曰:大经空虚,发为肌痹,传为脉痿。思想无穷,所愿不得,意淫于外,入房太甚,宗筋弛纵,发为筋痿,及为白淫。故下经曰:筋痿者生于肝使内也。有渐于湿,以水为事,若有所留,居处相湿,肌肉濡渍,痹而不仁,发为肉痿。故下经曰:肉痿者,得之湿地也。有所远行劳倦,逢大热而渴,渴则阳气内伐,内伐则热合于肾,肾者水脏也;今水不胜火,则骨枯而髓虚。故足不任身,发为骨痿。故下经曰:骨痿者,生于大热也。帝曰:何以别之? 岐伯曰:肺热者色白而毛败;心热者色赤而络脉溢;肝热者色苍而爪枯;脾热者色黄而肉蠕动;肾热者色黑而齿槁。帝曰:如夫子言可矣。论言治痿者,独取阳明何也? 岐伯曰:阳明者五脏六腑之海,主润宗筋,宗筋主束骨而利机关也。冲脉者,经脉之海也,主渗灌溪谷,与阳明合于宗筋,阴阳? 宗筋之会,合于气街,而阳明为之长,皆属于带脉,而络于督脉。故阳明虚,则宗筋纵,带脉不引,故足痿不用也。帝曰:治之奈何? 岐伯曰:各补其荥而通其俞,调其虚实,和其逆顺,筋脉骨肉,各以其时受月,则病已矣。帝曰:善。

〖压迫性萎缩-细胞实萎〗

辨识要点　① 符合压迫性萎缩病理诊断;② 组织与器官长期受压;③ 受压组织和细胞缺氧缺血;

④ 肿瘤推挤压迫可致邻近正常组织萎缩；⑤ 尿路梗阻肾盂积水压迫周围肾组织引起肾皮质、髓质萎缩；⑥ 右心功能不全时肝小叶中央静脉及其周围血窦淤血引起邻近肝细胞因受压而萎缩；⑦ 萎缩的细胞或组织和器官体积减小，重量减轻，色泽变深；⑧ 心肌细胞和肝细胞等萎缩细胞胞质内可出现脂褐素颗粒；⑨ 萎缩细胞蛋白质合成减少、分解增加，细胞器大量退化；⑩ 萎缩的细胞或组织和器官功能下降；⑪ 去除病因后轻度病理性萎缩的细胞有可能恢复常态；⑫ 持续性萎缩细胞最终死亡；⑬ 舌淡苔白脉细。

治疗推荐 ①《博济方》万金丸：舶上硫黄、巴豆、柴胡、附子、干姜、陈皮、桔梗、青黛、当归，常规剂量研为细末，炼蜜为丸如梧桐子大，每次 30 丸，每日两次温水送服。②《太平圣惠方》卷 29 补益石斛丸：石斛、萆薢、远志、覆盆子、泽泻、龙骨、杜仲、防风、牛膝、石龙芮、山药、磁石、五味子、炙甘草、黄芪、鹿茸、补骨脂、附子、人参、车前子、桂心、茯苓、熟地、山茱萸、钟乳粉、肉苁蓉、巴戟天、菟丝子、蛇床子，常规剂量研为细末，炼蜜为丸如梧桐子大，每次 30 丸，每日两次温水送服。

思路拓展 《景岳全书·痿证》：痿证之义《内经》言之详矣。观所列五脏之证，皆言为热。而五脏之证，又总于肺热叶焦，以致金燥水亏乃成痿证。如丹溪之论治，诚得之矣。然细察经文，又曰悲哀太甚则胞络绝，传为脉痿。思想无穷，所愿不得，发为筋痿。有渐于湿，以水为事，发为肉痿之类，则又非尽为火证，此其有余不尽之意，犹可知也。故因此而生火者有之。因此而败伤元气者，亦有之。元气败伤，则精虚不能灌溉，血虚不能营养者，亦不少矣。若概从火论，则恐真阳亏败，及土衰水涸者，有不能堪，故当酌寒热之浅深，审虚实之缓急，以施治疗，庶得治痿之全矣。《经》曰：湿热不攘，则大筋緛短，小筋弛长，緛短为拘，弛长为痿，此《内经》言筋病之概，乃举隅之谈，以启人之自反耳，非谓大筋必无弛长，小筋必无緛短也。即如痿弱必由于弛长，岂大筋果无涉乎？此经言之意，从可知矣。故于痿证之外，凡遇瘛疭等病，当知拘挛者必由緛短，瘫弱者必由弛长，斯得《内经》之意，而于寒热燥湿之辨，亦可得其据矣。

〖失用性萎缩-细胞废萎〗

辨识要点 ① 符合失用性萎缩病理诊断；② 器官组织长期工作负荷减少；③ 器官组织长期功能代谢低下；④ 四肢久卧不动；⑤ 患肢肌肉萎缩和骨质疏松；⑥ 重新正常活动相应骨骼肌细胞会恢复正常大小和功能；⑦ 萎缩的细胞或组织和器官体积减小，重量减轻，色泽变深；⑧ 心肌细胞和肝细胞等萎缩细胞胞质内可出现脂褐素颗粒；⑨ 萎缩细胞蛋白质合成减少、分解增加，细胞器大量退化；⑩ 萎缩的细胞或组织和器官功能下降；⑪ 去除病因后轻度病理性萎缩的细胞有可能恢复常态；⑫ 持续性萎缩细胞最终死亡；⑬ 舌淡苔白脉细。

治疗推荐 ①《备急千金要方》卷 12 天门冬大煎：天冬、生地、枸杞根、獐骨、酥、白蜜、茯苓、柏子仁、桂心、白术、葳蕤、菖蒲、远志、泽泻、山药、人参、石斛、牛膝、杜仲、细辛、独活、枳实、川芎、黄芪、苁蓉、续断、狗脊、萆薢、白芷、巴戟天、五加皮、覆盆子、橘皮、胡麻仁、大豆黄卷、茯神、石南、甘草、蜀椒、薏苡仁、阿胶、大枣、鹿角胶、蔓荆子，常规剂量研为细末，和蜜为丸如桐子大，每次 30 丸，每日两次温水送服。②《景岳全书》卷 64 保养元气膏：麻油、生地、熟地、麦冬、肉苁蓉、远志、蛇床子、菟丝子、牛膝、鹿茸、续断、虎骨、紫梢花、木鳖子、谷精草、附子、肉桂、松香、飞丹、龙骨、硫黄、赤石脂、阳起石、麝香、蟾酥、鸦片、黄占，常规剂量熬膏，入井中浸 3～4 日，每次八钱，红绢摊贴脐上或腰眼间，每贴 50～60 日再换。

思路拓展 《医旨绪余·痿论》:世之病痿者甚多,而治痿之法甚少。考之《内经》,且特立篇目,非泛常总括病机者伦也。治法之少由后人或未能尽悉经旨。今按《内经》,皆以气热为五痿受病之胎,则可见痿之病本,皆自气热中来也。何者? 痿躄之始,五脏因肺热叶焦,递相传染。缘肺者,统诸气,心之盖,脏之长,君之相傅,而治节之所由系焉。五痿之疾,殆肺之一气流传,犹宰相承一旨以令天下也。观其独取阳明为治,不以五痿异者,此又可见以肺热为本,而五痿为标,故治独取阳明,是谓定于一也。此"取"字,有教人补之之意,非所谓攻取也。盖阳明乃五脏六腑之海,主润宗筋。又冲脉者,经脉之海。与阳明合于宗筋。阴阳总宗筋之会,会于气街,而阳明为之长,皆属于带脉,而络于督脉。阳明虚则宗筋纵,带脉不引,故足痿不用。兹补其阳明,使谷气充,冲脉盛,带脉引,宗筋润,是以能束骨而利机关,故其治独取阳明,而不以五痿异也。既得以热字为本,阳明为用,临症处方,则在人自扩充之,书曷能尽所言哉。丹溪曰:《内经·痿论》,肺热叶焦、五脏因而受之,发为痿躄。又曰:诸痿皆属于上,指病之本在肺也。或曰:《内经》治痿之法,独取阳明何也? 曰:诸痿生于肺热,只此一句便见治法大意。《经》曰:东方实,西方虚,泻南方,补北方。此固是就生克言补泻,而大经大法,不外于此。五行之中,惟火有二,肾虽有两水,惟其一阳常有余,阴常不足,故《经》曰一水不能胜二火,理之必然。金体燥而居上,主气,畏火者也。土性湿而居中,主四肢,畏木者也。火性炎上。若嗜欲无节,则水失所养,火寡于畏,而侮所胜,肺得火邪而热矣。木性刚急,肺受邪热,则金失所养,木寡于畏,而侮所胜,土得木邪而伤矣。肺热则不能营摄一身,脾伤则四肢不能为用,而诸痿之病作。泻南方,则肺金清,而东方不实,何脾伤之有? 补北方,则心火降,而西方不虚,何肺热之有? 故阳明实则宗筋润,能束骨而利机关矣。治痿之法,无出于此。骆龙吉亦曰:风火相炽,当滋肾水。东垣先生取黄柏为君,黄芪等药为辅佐,而无一定之方,有兼痰积者,有湿多者,有热多者,有湿热相半者,有挟寒者,临病制方,其善于治痿乎! 虽然,药中肯綮矣,若将理失宜,圣医不治也,但是患痿之人,若不淡薄滋味,吾知其必不能安全也。生生子曰:刘宗浓谓治痿方多缺略者,皆因混入中风条内故也,此皆承丹溪治痿不得作风治,斯言深得病旨。风乃外入者,故当逐散;痿则内藏不足所致,治惟有补而已。但丹溪痿篇中,既以《内经》治痿独取阳明之说设为或问矣,乃不答所以取阳明之旨,而以《难经》泻南补北之法,摘为治痿之方,斯亦法外变通之意,第不思所问取阳明之义,竟何所发明,是欲彰之而复蔽之也。胡不曰阳明者,胃也,坤土也,万物之所以资生焉,为脾之表,脾胃一虚,肺气先绝,肺虚则不能宣通脏腑,节制经络;必胃浓则脾充,脾充则能布散津液,使脏腑各有所禀受,四肢健运,如是则何有于叶焦,何有于痿也。要知痿之终始,只在肺胃之间而已矣。肺热叶焦,则不能节制诸经,胃气虚弱,则脏腑无所受气。带脉不引,宗筋枯槁,而痿之所由兆。故《内经》治痿,所以独取乎阳明也,以阳明为五脏六腑之海也。"独"之一字,是谓足可以尽其治之辞。彼丹溪泻南补北之法,或可以施肺肾之痿,其于肉痿,敢试之乎?《经》曰:肌肉濡渍,痹而不仁,发为肉痿。启玄子注曰:肉属于脾,脾恶湿,湿着肌肉,则卫气不营,故发为肉痿也。据此,则泻火补水之法,可得以概治肉痿乎否也? 丹溪天资甚高,笔力尤健。凡天资高者,或一时之兴,随笔成文,或自执己见以为是,不复更检,观篇后盛赞东垣治痿之善,即可以见其天分,惜乎不以东垣之善返照,未免自是之为累欤。

〖神经性萎缩-细胞络萎〗

辨识要点 ① 符合去神经性萎缩病理诊断;② 运动神经元或轴突损害;③ 心肌细胞和肝细胞等萎

缩细胞胞质内可出现脂褐素颗粒;④ 萎缩细胞或组织和器官体积减小;⑤ 萎缩细胞或组织和器重量减轻,色泽变深;⑥ 萎缩细胞蛋白质合成减少,分解增加;⑦ 细胞器大量退化;⑧ 萎缩的细胞或组织和器官功能下降;⑨ 去除病因后轻度病理性萎缩的细胞有可能恢复常态;⑩ 持续性萎缩细胞最终死亡;⑪ 舌淡苔白脉细。

治疗推荐　①《太平圣惠方》卷7天雄散:天雄、石龙芮、独活、防风、麻黄、茯神、杜仲、萆薢、丹参、桂心、羌活、五味子、细辛、牛膝、当归、人参、枳壳,常规剂量研末为散,每次五钱,每日两次煎散为汤温服。②《备急千金要方》卷7淮南八公石斛万病散:石斛、防风、茯苓、菊花、细辛、蜀椒、干姜、云母、苁蓉、人参、生地、附子、杜仲、远志、菟丝子、天雄、萆薢、桂心、牛膝、蛇床子、白术、山药、巴戟、菖蒲、续断、山茱萸、五味子,常规剂量研末为散,每次五钱,每日两次煎散为汤温服。

思路拓展　《类证治裁·痿脉案》:萧,中年后肾亏火动,足膝酸软,脉虚而促。初用六味汤加怀牛膝,继用虎潜丸去锁阳,服后甚适。但坐久腰府热腾,小腹收引气升,脘膈不舒。症因冲督经虚,龙焰不伏,非理脏真所得效。拟龟鹿二仙膏加猪脊髓,同熬酒和服,得效。李,疟邪失汗误药,湿邪入络,四肢痿废,用除湿理络,手足能运。然值冬寒气血敛涩,少腹逼窄,背脊拘急,胫膝麻顽,步履歪倒,知其阴阳维不司约束,侵及任督俱病也。用杜仲、狗脊强筋骨而利俯仰,五加皮、牛膝益肝肾而治拘挛,当归、白芍以和营,茯苓、萆薢以逐湿,秦艽、独活以治痹,玉竹、桑枝以润风燥,理肢节,加桑寄生通经络,煎服十数剂,诸症渐减。又将前方参入鹿胶、沙苑子、小茴香以通治奇脉,丸服酒下,获痊。族儿,脊骨手足痿纵,此督脉及宗筋病。《内经》治痿,独取阳明,以阳明为宗筋之会,阳明虚则宗筋失养,无以束筋骨利机关也。童年坐卧风湿,虚邪袭入,遂致筋脉失司,欲除风湿,须理督脉,兼养宗筋乃效。方用归、芍、参、术、牛膝、鹿胶、茯苓、木瓜、寄生、桑枝、姜黄、威灵仙,十服肢体运动已活。去鹿胶、姜黄、川芎、木瓜、威灵仙,加杜仲、玉竹、杞子、虎胫骨,数十服行立复常。张氏,四肢痿弱,动履艰难,脉涩且弱,为营虚之候。《经》言天癸将绝,系太冲脉衰,乃阴吹带浊,宿恙频兴。因知冲为血海,隶于阳明,阳明虚则冲脉不荣,而宗筋弛纵,无以束筋骨,利机关。法当调补营血以实奇经。人参、杞子、茯苓、牛膝、熟地、当归、杜仲、山药、木瓜、姜、枣,水煎。

〔内分泌性萎缩-细胞腺萎〕

辨识要点　① 符合内分泌性萎缩病理诊断;② 内分泌靶腺器官萎缩;③ 内分泌靶腺细胞萎缩;④ 萎缩细胞或组织和器官体积减小;⑤ 萎缩细胞或组织和器重量减轻,色泽变深;⑥ 萎缩细胞蛋白质合成减少,分解增加;⑦ 细胞器大量退化;⑧ 心肌细胞和肝细胞等萎缩细胞胞质内可出现脂褐素颗粒;⑨ 萎缩细胞或组织和器官功能下降;⑩ 去除病因后轻度病理性萎缩的细胞有可能恢复常态;⑪ 持续性萎缩细胞最终死亡;⑫ 舌淡苔白脉细。

治疗推荐　①《毓麟验方》延寿获嗣仙方:鹿角、仙茅、人参、天冬、枸杞子、麦冬、黄精、生地、山药、芡实、覆盆子、沙苑蒺藜、菟丝子、茯苓、柏子仁、山茱萸、肉苁蓉、补骨脂、牡丹皮、浮小麦、何首乌、女贞子,常规剂量研为细末,和蜜为丸如桐子大,每早百丸,太极膏调汤送下。②《毓麟验方》太极膏方:人参、枸杞子、天冬、麦冬、生地、金钗石斛各一斤,酒洗,另熬汁三次,去渣,入药汁同熬成膏。③《兰室秘藏》圣愈汤:生地、熟地、川芎、人参、当归、黄芪,常规剂量,每日两次水煎温服。

思路拓展 《景岳全书·痿证》：凡痿由湿热,脉洪滑而证多烦热者,必当先去其火,宜二妙散随证加减用之。若阴虚兼热者,宜《正传》加味四物汤、虎胫骨丸,或丹溪补阴丹、滋阴八味丸之类主之。若绝无火证,而止因水亏于肾,血亏于肝者,则不宜兼用凉药,以伐生气,惟鹿角胶丸为最善。或加味四斤丸、八味地黄丸、金刚丸之类,俱可择用。若阴虚无湿,或多汗者,俱不宜轻用苍术。盖痿证最忌散表,亦恐伤阴也。东垣取黄柏为君,黄芪等补药辅佐,以治诸痿,无一定之方。有兼痰积者,有湿多热多者,有湿热相半者,有挟气者。临病制方,其亦治痿之良法也。丹溪曰:《内经》谓诸痿起于肺热。又谓治痿独取阳明。盖肺金体燥,居上而主气,畏火者也;脾土性湿,居中而主四肢,畏木者也。火能炎上,若嗜欲无节,则水失所养,火寡于畏,而侮所胜,肺得火邪而热矣。木性刚急,肺受热则不能管摄一身,脾伤则四肢不能为用,而诸痿作矣。泻南方则肺金清,而东方不实,何脾伤之有? 补北方则心火降,而西方不虚,何肺热之有? 故阳明实则宗筋润,能束骨而利机关矣。治痿之法,无出于此。虽然天产作阳,浓味发热。凡病痿者,若不淡薄食味,必不能保其全安也。《纂要》云:湿热,东垣健步丸加燥湿降火之剂:黄柏、黄芩、苍术。湿痰,二陈汤加苍术、白术、黄芩、黄柏之类,入竹沥、姜汁。血虚,四物加苍术、黄柏,下补阴丸。气虚,四君子加苍术、黄芩、黄柏。黄柏、苍术,治痿要药也。以上方治,虽所主有不同,而降火清金,所谓治法之大要,无不同也。薛立斋曰:痿证多因足三阴虚损。若脾肾不足而无力者,用还少丹;肝肾虚热而足无力者,六味丸,如不应,急用八味丸。陈无择曰:人身有皮毛、血脉、筋膜、肌肉、骨髓,以成其形,内则有肝、心、脾、肺、肾以主之。若随情妄用,喜怒劳佚,以致五内精血虚耗,使血脉、筋骨、肌肉痿弱无力以运动,故致痿,状与柔风香港脚相类。柔风香港脚,皆外因风寒,正气与邪气相搏,故作肿苦痛,为邪实;痿由五内不足之所致,但不任用,亦无痛楚,此血气之虚也。

[老化萎缩-细胞衰萎]

辨识要点 ① 符合老化萎缩病理诊断;② 大脑老化神经细胞萎缩;③ 心脏老化心肌细胞萎缩;④ 慢性胃炎胃黏膜萎缩;⑤ 慢性肠炎小肠黏膜绒毛萎缩;⑥ 神经细胞凋亡大脑萎缩;⑦ 萎缩细胞或组织和器官体积减小;⑧ 萎缩细胞或组织和器官重量减轻,色泽变深;⑨ 心肌细胞和肝细胞等萎缩细胞胞质内可出现脂褐素颗粒;⑩ 萎缩细胞蛋白质合成减少,分解增加;⑪ 细胞器大量退化;⑫ 萎缩的细胞或组织和器官功能下降;⑬ 去除病因后轻度病理性萎缩的细胞有可能恢复常态;⑭ 持续性萎缩细胞最终死亡;⑮ 舌淡苔白脉细。

治疗推荐 ①《太平圣惠方》卷26巴戟丸:巴戟天、天冬、五味子、肉苁蓉、柏子仁、牛膝、菟丝子、远志、石斛、山药、防风、茯苓、人参、熟地、覆盆子、石龙芮、草薢、五加皮、天雄、续断、石南、杜仲、沉香、蛇床子,常规剂量研为细末,和蜜为丸如桐子大,每次30丸,每日两次温水送服。②《辨证录》卷9扶命生火丹:人参、巴戟天、山茱萸、熟地、附子、肉桂、黄芪、鹿茸、龙骨、生酸枣仁、白术、北五味、肉苁蓉、杜仲,常规剂量研为细末,和蜜为丸如桐子大,每次30丸,每日两次温水送服。

思路拓展 《景岳全书·阳不足再辩》:观天年篇曰人生百岁,五脏皆虚,神气皆去,形骸独居而终矣。夫形,阴也;神气,阳也,神气去而形犹存,此正阳常不足之结局也。而可谓阳常有余乎? 至若精气之阴阳,有可分言者,有不可分言者。可分者,如前云清浊对待之谓也;不可分者,如修炼家以精气神为三宝。盖先天之气,由神以化气化精。后天之气,由精以化气化神。是三者之化生,互以为根,本同一气,此所以为不可分也。故有善治精者,能使精中生气,善治气者,能使气中生精。此自有可分不可分之妙用也。再若寒热之阴阳,则不可不分。盖寒性如冰,热性如炭,冰炭不谋,奚堪妄用?予故曰:精气之阴阳有不可离,寒热之阴阳有不可混,此医家最切之法言也。且精血之阴阳,言禀赋之元气也;寒热之阴阳,言病治之药饵也。今欲以不足之元阳,认作有余而云火,则相习以苦寒之劣物,用为补剂以滋阴,嗟嗟!牛山有限之生气,果能堪此无穷之阴剥否?哑子吃黄连,无容伸诉者,四百年于兹矣。夫以有望之丹溪言且若此,而矧其它乎。古人云:非圣之书不可读,此其尤甚者也。然天地阴阳之道,本自和平,一有不平,则灾害至矣。而余谓阳常不足,岂亦非一偏之见乎?盖以丹溪补阴之说谬,故不得不为此反言,以救万世之生气。夫人之所重者,惟此有生,而何以能生,惟此阳气,无阳则无生矣。然则欲有生者,可不以此阳气为宝,即日虑其亏,亦非过也。而余谓阳常不足者,盖亦惜春之杞人耳。苟诚见下,仍望明贤再驳。

第十一节　细胞肥大病理

〖病理性肥大-细胞积气〗

辨识要点　① 符合代偿性肥大病理诊断;② 心脏后负荷增加或左室部分心肌坏死后健康心肌功能代偿都可引起左室心肌等肥大;③ 器官肥大可以是同类器官缺如或功能丧失后的反应;④ 肥大的细胞体积增大,细胞核肥大深染,肥大组织与器官体积均匀增大;⑤ 肥大的细胞内许多细胞原癌基因活化导致 DNA 含量和细胞器数量增多,结构蛋白合成活跃,细胞功能增强;⑥ 细胞肥大产生的功能代偿作用有限;⑦ 甲状腺功能亢进甲状腺滤泡上皮细胞肥大;⑧ 促肾上腺激素分泌增多导致肾上腺皮质细胞肥大;⑨ 舌红苔白脉实。

治疗推荐　①《博济方》五积散:苍术、桔梗、陈皮、白芷、厚朴、枳壳、桂枝、芍药、茯苓、当归、人参、川芎、甘草、半夏、干姜、麻黄、常规剂量研末为散,每次五钱,每日两次煎散为汤温服。②《普济方》卷249 鳖甲煎丸:鳖甲、桃仁、硇砂、厚朴、陈皮、神曲、肉桂、肉豆蔻、槟榔、柴胡,常规剂量研为细末,炼蜜为丸如梧桐子大,每次 30 粒,每日两次温水送服。③《万病回春》卷 3 神仙一块气:青皮、陈皮、三棱、香附、莪术、神曲、麦芽、萝卜子、白丑、槟榔、郁金、黄连、枳实、百草霜、皂角刺,常规剂量研为细末,炼蜜为丸如梧桐子大,每次 30 粒,每日两次温水送服。

思路拓展　《诸病源候论·积聚候》:积聚者,由阴阳不和,腑脏虚弱,受于风邪,搏于腑脏之气所为也。腑者阳也,脏者阴也。阳浮而动,阴沉而伏。积者阴气,五脏所生,始发不离其部,故上下有所穷已;聚者阳气,六腑所成,故无根本,上下无所留止,其痛无有常处。诸脏受邪,初未能为积聚,留滞不去,乃成积聚。肝之积,名曰肥气。在左胁下,如覆杯,有头足,久不愈,令人咳逆、疟,连岁月不已。以季夏戊己得之,何以言之? 肺病当传肝,肝当传脾,脾季夏适王,王者不受邪,肝复欲还肺,肺不肯受,故留结为积,故知之肥气季夏得之也。心之积,名曰伏梁。起脐上,大如臂,上至心下,久不愈,令人病烦心。以秋庚辛得之,何以言之? 肾病当传心,心当传肺,肺秋适旺,肾冬适旺,旺者不受邪,心欲复还肾,肾不肯受,故留结为积,故知伏梁以秋得之也。脾之积,名曰痞气。在胃脘,覆大如盘,久不愈,令人四肢不收,发黄胆,饮食不为肌肤。以冬壬癸得之,何以言之? 肝病当传脾,脾当传肾,肾冬适王,旺者不受邪,脾欲复远肝,肝不肯受,故留结为积,故知痞气以冬得之也。肺之积,名曰息贲。在右胁下,覆大如杯,久不愈,令人洒渐寒热,喘嗽发肺痈。以春甲乙得之,何以言之? 心病当传肺,肺当传肝,肝以春适旺,旺者不受邪,肺欲复还心,心不肯受,故留结为积,故知息贲以春得之。肾之积,名曰贲豚。发于少腹,上至心下,若豚贲走之状,上下无时。久不愈,令人喘逆,骨萎少气。以夏丙丁得之,何以言之? 脾病当传肾,肾当传心,心夏适旺,旺者不受邪,肾欲复还脾,脾不肯受,故留结为积,故知贲豚以夏得之。此为五积也。

第十二节 细胞增生病理

〖代偿性增生-细胞郁结〗

辨识要点 ① 符合代偿性增生病理诊断;② 成纤维细胞增生;③ 毛细血管内皮细胞增生;④ 皮肤增生;⑤ 脏器被覆细胞增生;⑥ 细胞有丝分裂活跃;⑦ 增生时细胞数量增多;⑧ 细胞和细胞核形态或稍增大;⑨ 增生的组织或器官弥漫性增大;⑩ 或者在组织器官中形成单发或多发性增生结节;⑪ 病理性细胞增生可在引发因素去除后终止;⑫ 细胞增生过度失去控制则可演变成为肿瘤性增生;⑬ 舌红苔白脉涩。

治疗推荐 ①《圣济总录》卷 153 槟榔汤:槟榔、赤芍、人参、百合、知母、木香、枳壳、牛膝、赤茯苓、郁李仁、牡丹皮、牵牛子,常规剂量研末为散,每次五钱,每日两次煎散为汤温服。②《医方考》二十四味流气饮:陈皮、青皮、炙甘草、厚朴、紫苏、香附、大腹皮、丁香皮、槟榔、木香、草果、莪术、肉桂、藿香、人参、麦冬、白术、赤茯苓、枳壳、石菖蒲,常规剂量研末为散,每次五钱,每日两次煎散为汤温服。③《太平惠民和剂局方》积气丸:巴豆、桃仁、附子、米醋、干漆、木香、鳖甲、三棱、肉桂、朱砂、麝香,常规剂量研为细末,和蜜为丸如桐子大,每次 30 丸,每日两次温水送服。

思路拓展 《诸病源候论·积聚候》:积聚痼结者,是五脏六腑之气已积聚于内,重因饮食不节,寒温不调,邪气重沓,牢痼盘结者也。若久即成癥。积者阴气,五脏所生,其痛不离其部,故上下有所穷已。聚者阳气,六腑所成,故无根本,上下无所留止,其痛无有常处。此皆由寒气搏于脏腑,与阴阳相击下上,故心腹痛也。诊其寸口之脉沉而横,胁下有积,腹中有横积聚痛。又,寸口脉细沉滑者,有积聚在胁下,左右皆满,与背相引痛。又云:寸口脉紧而牢者,胁下腹中有横积结,痛而泄利。脉微细者生,浮者死。积聚成病,蕴结在内,则气行不宣通,气搏于腑脏,故心腹胀满,心腹胀满则烦而闷,尤短气也。积聚而宿食不消者,由脏腑为寒气所乘,脾胃虚冷,故不消化,留为宿食也。诊其脉来实,心腹积聚,饮食不消,胃中冷也。伏梁者,此由五脏之积一名也。心之积,名曰伏梁,起于脐上,大如臂。诊得心积脉,沉而芤,时上下无常处。病悸,腹中热,面赤而咽干,心烦,掌中热,甚即唾血,身瘛。夏瘥冬剧,唾脓血者死。又其脉牢强急者生,虚弱急者死。

〖内分泌性增生-内分泌腺积气〗

辨识要点 ① 符合病理性增生病理诊断;② 激素过多或生长因子过多;③ 功能性子宫出血;④ 成纤维细胞和毛细血管内皮细胞增生达到修复目的;⑤ 炎症及肿瘤间质纤维细胞增生是抗炎、抗肿瘤机制的重要组织学与细胞学表现;⑥ 双氢睾酮使男性前列腺腺体和间质纤维组织增生;⑦ 雌激素分泌过多导致女性乳腺末梢导管和腺泡上皮及间质纤维组织增生;⑧ 病理性细胞增生可在引发因素去除后终止;⑨ 舌红苔白脉涩。

治疗推荐 ①《圣济总录》卷 54 槟榔汤:槟榔、肉豆蔻、木香、青皮、厚朴、枳壳、三棱、桂枝、人参、茯苓、陈曲、麦蘖、干姜、白术、诃黎勒、炙甘草,常规剂量研末为散,每次五钱,每日两次煎散为汤温服。②《全国中药成药处方集》沉香至宝丸:沉香、三七、香附、厚朴、蔻仁、槟榔、山楂、苍术、木香、吴茱萸、莱菔子、藿香、栀子、雄黄、蒙桂、枳壳、牙皂、砂仁、檀香木、大黄、莪术、延胡索、苏木、牵牛子、橘皮、公丁香、茵陈、郁金、降香、三棱、茯苓、高良姜、乳香、没药、巴豆霜、大茴香、小茴香、冰片、薄荷冰、麝香、雄黄,常规剂量研为细末,水泛为丸如桐子大,每次 10 丸,每日两次温水送服。

思路拓展 ①《诸病源候论·癖病诸候》:夫五脏调和,则荣卫气理,荣卫气理,则津液通流,虽复多饮水浆,不能为病。若摄养乖方,则三焦痞隔。三焦痞隔,则肠胃不能宣行,因饮水浆过多,便令停滞不散,更遇寒气,积聚而成癖。癖者,谓僻侧在于两胁之间,有时而痛是也。久癖候:久癖,谓因饮水过多,水气壅滞,遇寒热气相搏,便成癖。在于两肋下,经久不瘥,乃结聚成形,弦亘而起,按之乃水鸣,积有岁年,故云久癖。癖结候:此由饮水聚停不散,复因饮食相搏,致使结积在于胁下,时有弦亘起,或胀痛,或喘息脉紧实者,癖结也。癖食不消候:此由饮水结聚在于膀胱,遇冷热气相搏,因而作癖。癖者,冷气也。冷气久乘于脾,脾得湿冷,则不能消谷,故令食不消。使人羸瘦不能食,时泄利,腹内痛,气力乏弱,颜色黧黑是也。关脉细微而绝者,腹内有癖,不能食也。寒癖候:寒癖之为病,是水饮停积,肋下弦强是也。因遇寒即痛,所以谓之寒癖。脉弦而大者,寒癖也。饮癖候:饮癖者,由饮水过多,在于胁下不散,又遇冷气相触而痛,即呼为饮癖也。其状:胁下弦急,时有水声。痰癖候:痰癖者,由饮水未散,在于胸腑之间,因遇寒热之气相搏,沉滞而成痰也。痰又停聚流移于胁肋之间,有时而痛,即谓之痰癖。悬癖候:悬癖者,谓癖气在胁肋之间,弦亘而起,咳唾则引胁下悬痛,所以谓之悬癖。②《诸病源候论·脚气病诸候》。脚气病诸候上气候:此由风湿毒气,初从脚上,后转入腹,而乘于气,故上气也。脚气病诸候痹弱候:此由血气虚弱,若受风寒湿毒,与血并行肤腠,邪气盛,正气少,故血气涩,涩则痹,虚则弱,故令痹弱也。脚气病诸候疼不仁候:此由风湿毒气,与血气相搏,正气与邪气交击,而正气不宣散,故疼痛。邪在肤腠,血气则涩,涩则皮肤浓,搔之如隔衣不觉知,是名为痹不仁也。脚气病诸候痹挛候:脚气病诸候之病,有挟风毒,风毒则搏于筋,筋为挛。风湿乘于血,则痹,故令痹挛也。脚气病诸候心腹胀急候:此由风湿毒气,从脚上入于内,与脏气相搏,结聚不散,故心腹胀急也。脚气病诸候肿满候:此由风湿毒气,搏于肾经。肾主于水,今为邪所搏,则肾气不能宣通水液,水液不传于小肠,致壅溢腑脏,腑脏既浸溃,溢于皮肤之间,故肿满也。脚气病诸候风经五脏惊悸候:夫温湿成脚气病诸候,而挟风毒,毒少风多,则风证偏见。风邪之来,初客肤腠,后经腑脏,脏虚,乘虚而入,经游五脏与神气相搏,神气为邪所乘,则心惊悸也。

第十三节　细胞化生病理

〖鳞状上皮化生-鳞状上皮邪化〗

辨识要点　① 符合鳞状上皮化生病理诊断;② 支气管假复层纤毛柱状上皮鳞状上皮化生;③ 涎腺鳞状上皮化生;④ 胰腺鳞状化生;⑤ 肾盂鳞状上皮化生;⑥ 膀胱鳞状上皮化生;⑦ 肝胆鳞状上皮化生;⑧ 尿路鳞状上皮化生;⑨ 子宫颈腺体鳞状上皮化生;⑩ 移行带区未成熟的化生鳞状上皮代谢活跃;⑪ 细胞分化不良;⑫ 细胞排列紊乱;⑬ 细胞核异常;⑭ 有丝分裂增加;⑮ 病理性细胞鳞状上皮化生可在引发因素去除后终止;⑯ 舌红苔白脉缓。

治疗推荐　①《杏苑生春》卷7八仙散:羌活、独活、防风、当归、牛膝、黄柏、肉桂、白芍,常规剂量,每日两次温水服。②《太平圣惠方》卷23赤芍药散:赤芍、附子、桂心、川芎、当归、汉防己、草薢、桃仁、海桐皮,常规剂量研末为散,每次五钱,每日两次煎散为汤温服。③《活人方》调营养卫汤:当归、川芎、续断、牛膝、杜仲、羌活、防风、红花、黄芪、白术,常规剂量,每日两次水煎服。

思路拓展　《黄帝内经素问·离合真邪论篇》:余闻九针九篇,夫子乃因而九之,九九八十一篇余尽通其意矣。《经》言气之盛衰,左右倾移。以上调下,以左调右。有余不足,补泻于荣输,余知之矣。此皆荣卫之倾移,虚实之所生,非邪气从外入于经也。余愿闻邪气之在经也,其病人何如? 取之奈何? 岐伯对曰:夫圣人之起度数,必应于天地,故天有宿度,地有经水,人有经脉。天地温和,则经水安静;天寒地冻,则经水凝泣;天暑地热,则经水沸溢,卒风暴起,则经水波涌而陇起。夫邪之入于脉也,寒则血凝泣,暑则气淖泽,虚邪因而入客,亦如经水之得风也,经之动脉,其至也,亦时陇起,其行于脉中,循循然。其至寸口中手也,时大时小,大则邪至,小则平。其行无常处,在阴与阳,不可为度。从而察之,三部九候。卒然逢之,早遏其路。吸则内针,无令气忤。静以久留,无令邪布。吸则转针,以得气为故。候呼引针,呼尽乃去,大气皆出,故命曰泻。帝曰:不足者补之,奈何? 岐伯曰:必先扪而循之,切而散之,推而按之,弹而怒之,抓而下之,通而取之,外引其门,以闭其神。呼尽内针,静以久留,以气至为故,如待所贵,不知日暮。其气以至,适而自护,候吸引针,气不得出,各在其处,推阖其门,令神气存,大气留止,故命曰补。帝曰:候气奈何? 岐伯曰:夫邪去络,入于经也,舍于血脉之中,其寒温未相得,如涌波之起也,时来时去,故不常在。故曰:方其来也,必按而止之,止而取之,无逢其冲而泻之。真气者,经气也,经气太虚,故曰其来不可逢,此之谓也。故曰:候邪不审,大气已过,泻之则真气脱,脱则不复,邪气复至,而病益蓄。故曰其往不可追,此之谓也。不可挂以发者,待邪之至时而发针泻矣。若先若后者,血气已尽,其病不可下。故曰:知其可取如发机,不知其取如扣椎。故曰:知机道者不可挂以发,不知机者扣之不发,此之谓也。帝曰:补泻奈何? 岐伯曰:此攻邪也。疾出以去盛血,而复其真气。此邪新客溶溶未有定处也。推之则前,引之则止,逆而刺之,温血也。刺出其血,其病立已。帝曰:善。然真邪以合,波陇不起,候之奈何? 岐伯曰:审扪循三部九候之盛虚而调之。察其左右,上下相失,及相减者,审其病脏以期之。不知三部者,阴阳不别,天地不分;地以候地,天以候天,人以候人。调之中府,以定三部,故曰刺不知三部九候病脉之处,虽有大过且至,工不能禁。诛罚无过,命曰大惑,反乱大经,真不可复,用实为虚,以邪为真,用针无义,反为气贼。夺人正气,以从为为逆,荣卫散乱,真气已失。邪独内着,绝人长命,予人天殃,不知三部九候,故不能久长。因不知合之四时五行,因加相胜,释邪攻正,绝人长命。邪之新客来也未有定处,推之则前,引之则止,逢而泻之,其病立已。

〖柱状上皮化生-柱状上皮邪化〗

辨识要点 ① 符合柱状上皮化生病理诊断;② 腺体柱状上皮的化生;③ 胃黏膜上皮转变为含有帕内特细胞或杯状细胞的小肠或大肠黏膜上皮组织称肠上皮化生;④ 胃窦、胃体部腺体由幽门腺所取代称为假幽门腺化生;⑤ 食管下段鳞状上皮也可化生为胃型或肠型柱状上皮;⑥ 宫颈鳞状上皮被子宫颈管黏膜柱状上皮取代形成肉眼所见的子宫颈糜烂;⑦ 病理性细胞柱状上皮化生可在引发因素去除后终止;⑧ 舌红苔白脉缓。

治疗推荐 ①《简明医彀》理气调荣汤:香附、当归、川芎、白芍、生地、乌药、陈皮、砂仁、茯苓、炙甘草,常规剂量,每日两次水煎服。②《仙拈集》卷4八仙散:穿山甲、乳香、没药、海藻、昆布、白鸽粪、土狗、杨柳虫,常规剂量研末为散,每次五钱,每日两次煎散为汤温服。③《风劳臌膈四大证治》分气饮:茯苓、栀子、紫苏、白术、枳壳、蔻仁、木通、大腹皮、青皮、木香,常规剂量,每日两次水煎服。

思路拓展《丹溪心法·亢则害承乃制》:气之来也即以极而成灾,则气之乘也必以复而得平。物极则反,理之自然也。大抵寒暑燥湿风火之气,木火土金水之形,亢极则所以害其物,承乘则所以制其极。然则极而成灾,复而得平,气运之妙,灼然而明矣。此亢则害承乃制之意,原夫天地阴阳之机,寒极生热,热极生寒,鬼神不测,有以斡旋宰制于其间也。故木极而似金,火极而似水,土极而似木,金极而似火,水极而似土。盖气之亢极,所以承之者反胜于已也。夫惟承其亢而制其害者,造化之功可得而成者也。今夫相火之下,水气承而火无其变;水位之下,土气承而水气无其灾;土位之下,木承而土顺;风位之下,金乘而风平。火热承其燥金,自然金家之疾,阴精承其君火,自然火家之候。所谓亢而为害承而乃制者,如斯而已。且尝考之《六元正纪大论》云:少阳所至,为火生,终为蒸溽,是水化以承相火之意;太阳所至,为寒雪冰雹,白埃,是土化以承寒水之意也。以至太阴所至,为雷霆骤注、烈风;厥阴所至,为风生,终为肃;少阴所至,为热生,中为寒。岂非亢为害则承乃制者欤?昔者黄帝与岐伯,上穷天纪,下极地理,远取诸物,近取诸身,更相问难以作《内经》。至于《六微旨大论》,有极于六气相承之言,以为制则生化,外别盛衰,害则败乱,生化大病,诸以所胜之气来于下者,皆折其标盛也。不然曷以水发而雹雪,土发而骤飘,木发而毁折,金发而清明,火发而曛昧,此皆郁极乃发以承所亢之意也。呜呼!通天地人曰儒,医家者流,岂止治疾而已!当思其不明天地之理,不足以为。

〖间叶组织化生-间叶组织邪化〗

辨识要点 ① 符合间叶组织化生病理诊断;② 间叶组织的化生大多不可逆;③ 间叶组织中幼稚成纤维细胞转变为成骨细胞或成软骨细胞;④ 间叶组织化生多见于骨化性肌炎等受损软组织;⑤ 间叶组织化生也见于某些肿瘤间质;⑥ 舌红苔白脉缓。

治疗推荐 ①《奇效良方》萆薢散:萆薢、狗脊、杜仲、茯苓、何首乌、天雄、泽泻,常规剂量研末为散,每次五钱,每日两次煎散为汤温服。②《仁术便览》流气饮:紫苏、青皮、当归、芍药、乌药、茯苓、桔梗、半夏、川芎、黄芪、枳实、防风,常规剂量,每日两次水煎服。③《千金翼方》卷17防风丸:防风、秦艽、石斛、丹参、薏苡仁、前胡、橘皮、杜仲、附子、白术、桂心、麻仁,常规剂量研为细末,和蜜为丸如桐子大,每次30丸,每日两次温水送服。

思路拓展 《丹溪心法·审察病机无失气宜》：故天地上下，各有风热火湿燥寒之六气，其斡旋运动乎两间者，而又有木火土金水之五运，人生其中，脏腑气穴，亦与天地相为流通，是知众疾之作，而所属之机无出乎是也。然而医之为治，当如何哉？惟当察乎此，使无失其宜而后可。若夫诸风掉眩，皆属肝木；诸痛痒疮，皆属心火；诸湿肿满，皆属脾土；诸气膹郁，皆属肺金；诸寒收引，皆属肾水。此病属于五运者也。诸暴强直，皆属于风；诸呕吐酸，皆属于热；诸躁扰狂越，皆属于火；诸强直，皆属于湿；诸涩枯涸，皆属于燥；诸病水液，澄彻清冷，皆属于寒。此病机属于六气者也。夫惟病机之察，虽曰既审，而治病之施，亦不可不详。故必别阴阳于疑似之间，辨标本于隐微之际。有无之殊者，求其有无之所以殊，虚实之异者，责其虚实之所以异。为汗吐下投其所当投，寒热温凉用其所当用，或逆之以制其微，或从之以导其甚，上焉以远司气之犯，中焉以辨岁运之化，下焉以审南北之宜，使小大适中，先后合度，以是为治，又岂有差殊乖乱之失耶？又考之《内经》曰治病必求其本，《本草》曰欲疗病者，先察病机，此审病机之意也。《六元正纪大论》曰无失天信，无逆气宜。《五常大论》曰必先岁气，无伐天和。此皆无失气宜之意也。故《素问》《灵枢》之经未尝不以气运为言，既曰先立其年以明其气，复有以戒之曰：治病者必明天道地理，阴阳更胜。既曰：不知年之所加，气之盛衰，虚实之所起，不可以为工矣。谆谆然若有不能自已者，是岂圣人私忧过计或！以医道之要，悉在乎此也。观乎《原病式》一书，比类物象，深明乎气运造化之妙。其于病机气宜之理，不可以有加矣。

第十四节　细胞水肿病理

〖细胞水肿-细胞水聚〗

辨识要点　① 符合细胞水肿病理诊断;② 细胞膜 Na^+-K^+-ATP 泵功能障碍;③ 细胞内钠离子积聚;④ 细胞线粒体和内质网等细胞器肿胀;⑤ 细胞质内红染细颗粒状物;⑥ 细胞基质高度疏松呈空泡状;⑦ 细胞核肿胀;⑧ 胞质膜囊泡;⑨ 微绒毛变形消失;⑩ 细胞气球样变;⑪ 受累器官体积增大;⑫ 受累器官边缘圆钝包膜紧张;⑬ 受累器官切面外翻颜色变淡;⑭ 细胞液体和离子内稳态损害;⑮ 舌淡苔白脉细。

治疗推荐　①《伤寒论》五苓散:猪苓、泽泻、白术、茯苓、桂枝,常规剂量,每日两次水煎服。②《医方类聚》卷 129 截水丸:砂仁、莪术、汉椒、桂枝、苍术、青皮、吴茱萸、雄黄,常规剂量研为细末,炼蜜为丸如梧桐子大,每次 30 丸,每日两次温水送服。③《备急千金要方》鲤鱼汤:鲤鱼一头,白术五两,生姜、芍药、当归各三两,茯苓四两,每日两次水煎服。

思路拓展　①《备急千金要方·水肿》:大凡水病难治,瘥后特须慎于口味,病水人多嗜食,所以此病难愈也。代有医者,随逐时情,意在财物,不本性命。病患欲食,劝令食羊头蹄肉,如此未有一愈者。又此病百脉之中,气水俱实,治者皆欲令泻之。羊头蹄极补,哪得瘥愈?所以治水药,多用葶苈等诸药。《本草》云:葶苈久服令人大虚,故水病非久虚,不得绝其根本。又有蛊胀,但腹满不肿,水胀四肢面目俱肿,医者不善诊候,治蛊以水药,治水以蛊药,或但胀满,皆以水药。仲景所云愚医杀之。今录忌如下:丧孝、产乳、音乐、房室、喧戏、一切鱼、一切肉、一切生冷、醋滑蒜、黏食、米豆、油腻。其治蛊方具在杂方篇,见第二十四卷蛊毒篇中。上前所禁不得食,不得用心。其不禁者,并具本方之下,其房室等禁,须三年慎之,永不复发。不尔者虽瘥,复发不可更治也。古方有十水丸历验,多利大便而不利小便,所以不录。黄帝问岐伯曰:水与肤胀、鼓胀、肠覃、石瘕,何以别之?岐伯曰:水之始起也,目窠上微肿,如新卧起之状。其颈脉动,时咳,阴股间寒,足胫肿腹乃大,其水已成矣。以手按其腹,随手而起,如裹水之状,此其候也。肤胀者,寒气客于皮肤之间,壳壳然而坚,腹大身尽肿皮浓,按其腹陷而不起,腹色不变,此其候也。鼓胀者,腹胀身肿大,大与肤胀等,色苍黄,腹筋起,此其候也。肠覃者,寒气客于肠外与胃气相搏,正气不得营,因有所系瘕而内注,恶气乃起,息肉乃生。其始生也,大如鸡卵,稍以益大,至其成也。如怀子之状。久者子门闭塞,气不得通,恶血当泻不泻,衃以留止,日以益大,状如怀子,月事不以时下,皆生于女子,可导而下之。曰:肤胀、鼓胀可刺乎?曰:先泻其腹之血络,后调其经,刺去其血脉。师曰:病有风水、有皮水、有正水、有石水、有黄汗。风水,其脉自浮,外证骨节疼痛,恶风。皮水,其脉亦浮,外证浮肿,按之没指,不恶风,其腹如鼓,不渴,当发其汗。正水,其脉沉迟,外证自喘。石水,其脉自沉,外证腹满,不喘。黄汗,其脉沉迟,身体发热,胸满,四肢头面肿,久不愈必致痈脓。心水者,身重而少气,不得卧,烦而躁,其人阴肿。肝水者,腹大不能自转侧,胁下腹中痛,时时津液微生,小便续通。脾水者,腹亦大,四肢苦重,津液不生,但苦少气,小便难。肺水者,其身肿,小便难,时时鸭溏。肾水者,其人腹大,脐肿腰痛,不得溺,阴下湿如牛鼻上汗,其足逆冷,其面反瘦。师曰:诸有水者,腰以下肿,当利小便,腰以上肿,当发汗乃愈。问曰:病下利后,渴饮水,小便不利,腹满因肿者何也?师曰:此法当病水,若小便自利及汗出者,自当愈。凡水病之初,先两目上肿起如老蚕色,挟颈脉动,股里冷,胫中满,按之没指,已成,犹可治也。此病皆从虚损所致。大病或下利后,妇人产后,饮水不消,三焦决漏,小便不利,仍相结渐渐生聚,遂流诸经故也。水有十种,不可治者有五。第一唇黑伤肝,第二缺盆平伤心,第三脐出伤脾,第四背平伤肺,第五足下平满伤肾。此五伤必不可治。凡水病忌腹上出水,出水者,一月死,大忌之。②《医门法律》:病机之切于人身者,水火而已矣。水流湿,火就燥;水柔弱,火猛烈。水泛溢于表里,火游行于三焦,拯溺救焚,可无具以应之乎?《经》谓二阳结谓之消,三阴结谓之水,手足阳明热结而病消渴,火之为害,已论之矣。而三阴者手足太阴脾肺二藏也,胃为水谷之海,水病莫不本之于胃。《经》乃以属之脾肺者何耶?使足太阴脾,足以转输水精于上。手太阴肺,足以通调水道于下,海不扬波矣。惟脾肺二藏之气,结而不行,后乃胃中之水日蓄,浸灌表里,无所不到也。是则脾肺之权,可不伸耶?然其权尤重于肾,肾者,胃之关也。肾司开阖,肾气从阳则开,阳太盛则关门大开,水直下而为消。肾气从阴则阖,阴太盛则关门常阖,水不通而为肿。《经》又以肾本肺标,相输俱受为言,然则水病,以脾肺肾为三纲矣。于中节目,尤难辨晰。《金匮》分五水之名,及五脏表里主病,彻底言之,后世漫不加察,其治水辄宗霸术,不能行所无事,可谓智乎?五水者,风水、皮水、正水、石水、黄汗也。风水其脉自浮,外证骨节疼痛,恶风,浑是伤风本证,从表治之宜矣。皮水其脉亦浮,外证跗肿,按之没指,不恶风,其腹如鼓,不渴,当发其汗。证不同而治同,其理安在?则以皮毛者,肺之合也。肺行荣卫,水渍皮间,荣卫之气,膹郁不行,其腹如鼓,发汗以散皮毛之邪,外气通而内郁自解耳。正水其脉沉迟,外证自喘,北方壬癸自病,阳不上通,关门闭而水日聚,上下溢于皮肤,跗肿腹大,上为喘呼,不得卧,肾本肺标,子母俱病也。石水其脉自沉,外证腹满不喘,所主在肾,不合肺而连肝,《经》谓肝肾并沉为石水,以其水积胞中,坚满如石,不上大腹,适在厥阴所部,即少腹疝瘕之类也。不知者每治他病,误动其气,上为呕逆,多主死也。《巢氏病源》谓石水自引两胁下胀痛,或上至胃脘则死,虽不及于误治,大抵肝多肾少之证耳。③《医门法律·胀病论》:《内经》明胀病之旨,而无其治。仲景微示其端,而未立法,然而比类推之,其法不啻详也。仲景于气分心下坚大如盘者,两出其方,一方治阴气结于心下,用桂枝去芍药加麻黄附子细辛汤;一方治阳气结于心下,用枳术汤。夫胸中阳位,尚分阴气阳气,而异其治,况腹中至阴之处,而可不从阴独治之乎?阴气包裹阴血,阴气不散,阴血且不露,可驱其血乎?舍雄入九军单刀取胜之附子,更有何药可散其阴气,破其坚垒乎?推之两胁皆然,但分气血阴结之微甚,而水亦必从其类矣。此等此类之法,最上一乘,非中材所几,和盘托出,为引伸启发之助。

第十五节　细胞变性病理

〖脂肪变性-细胞痰积〗

辨识要点　① 符合脂肪变病理诊断;② 三酰甘油蓄积于非脂肪细胞的细胞质中称脂肪变;③ 脂肪变器官体积增大,边缘圆钝;④ 脂肪变器官呈淡黄色,切面呈油腻感;⑤ 细胞质内脂肪成分聚成脂质小体进而融合成脂滴;⑥ 脂肪变细胞质中出现大小不等的球形脂滴将胞核挤至一侧;⑦ 石蜡切片因脂肪被有机溶剂溶解故脂滴呈空泡状;⑧ 苏丹Ⅲ、苏丹Ⅳ等特殊染色可区别脂肪与其他物质;⑨ 慢性肝淤血脂肪变见于小叶中央区;⑩ 磷中毒时小叶周边带肝细胞受累为著;⑪ 严重中毒和传染病时脂肪变累及全部肝细胞;⑫ 显著弥漫性肝脂肪变称为脂肪肝;⑬ 重度肝脂肪变可进展为肝坏死和肝硬化;⑭ 心肌脂肪变累及左心室内膜下和乳头肌部位;⑮ 虎斑心;⑯ 心外膜增生的脂肪组织可沿间质伸入心肌细胞间称脂肪心;⑰ 心肌因伸入脂肪组织的挤压而萎缩;⑱ 重度心肌脂肪浸润可致心脏破裂;⑲ 肾小管上皮细胞脂肪变主要位于肾近曲小管细胞基底部;⑳ 舌红苔腻脉濡。

治疗推荐　①《太平圣惠方》卷 5 草豆蔻散:草豆蔻、半夏、肉桂、人参、木香、前胡、高良姜、茯苓、附子、陈皮、厚朴、白术、炙甘草,常规剂量,每日两次水煎服。②《宣明论》卷 11 海蛤丸:海蛤、半夏、芫花、红娘子、诃子、延胡索、川楝子、茴香、乳香、硇砂、朱砂、没药、当归,常规剂量研为细末,醋煮面糊为丸如小豆大,每次 10 丸,每日两次温水送服。

思路拓展　《本草纲目·百病主治药·痰饮》。痰有六:湿、热、风、寒、食、气也。饮有五:支、留、伏、溢、悬也。皆生于湿。风寒湿郁:半夏、天南星、苍术、旋覆花、威灵仙、麻黄、细辛、薄荷、苏子、佛耳草、附子、乌头、天雄、白附子、草乌头、紫金牛、百两金、艾叶、防己、葶苈、人参、肉豆蔻、草豆蔻、高良姜、廉姜、荜茇、红豆蔻、酱野狼毒、干姜、生姜、芥及子、白芥子、木瓜、楂子、橙皮、柚皮、橘皮、槟榔、大腹皮、都念子、都咸子、蜀椒、椒目、吴茱萸、胡椒、荜澄茄、浓朴、皂荚、白杨皮、槐胶、矾石、赤石脂。湿热火郁:栝蒌、贝母、前胡、柴胡、黄芩、桔梗、知母、白前、紫菀、麦冬、灯笼草、鸭跖草、悬钩子、解毒子、辟虺雷、草犀、泽泻、舵菜、山药、竹笋、乌梅、林檎、白柿、盐麸子、甘蔗汁、梨汁、藕汁、茗皋、芦叶、蕤核、枳实、枳壳、桑白皮、荆沥、竹沥、竹茹、竹叶、木槿花、茯苓、诃黎勒、天竹黄、铅、铅霜、铅丹、胡粉、铁华粉、密陀僧、灵砂、水银、蓬砂、浮石、五倍子、百药煎、海螵蛸、海蛤、文蛤、蛤粉、牡蛎、烂砚壳、牛黄。气滞食积:香附、鸡苏、苏叶、曲神曲麦、醋莱菔及子、仙人杖菜、菜、桑耳、蘑菇、茼蒿、杏仁、雄黄、粉霜、轻粉、金星石、青礞石、砂绿矾、银朱、马刀、牡蛎、魁蛤、蚌粉。

〖玻璃样变-细胞饮积〗

辨识要点　① 符合玻璃样变病理诊断;② HE 染色呈嗜伊红均质状;③ 细胞内玻璃样变均质红染的圆形小体位于细胞质内;④ 肾小管上皮细胞 Ruse Ⅱ小体;⑤ 酒精性肝病 Mallory 小体;⑥ 纤维结缔组织玻璃样变胶原蛋白交联、变性、融合;⑦ 胶原纤维增粗变宽;⑧ 纤维结缔组织呈灰白色,质韧、半透明;⑨ 细小动脉壁玻璃样变细小动脉管壁增厚,管腔狭窄;⑩ 玻璃样变的细小动脉壁弹性减弱,脆性增加;⑪ 舌红苔腻脉濡。

治疗推荐　①《备急千金要方》紫葛丸:紫葛、石膏、人参、丹参、紫参、苦参、玄参、细辛、齐盐、代赭、苁蓉、巴豆、乌头、干姜、桂枝、独活,常规剂量研为细末,面糊为丸如梧桐子大,每次 30 丸,每日两次温水送服。②《备急千金要方》仙人玉壶丸：雄黄、藜芦、丹砂、矾石、巴豆、附子，常规剂量研为细末，面糊为丸如梧桐子大，每次 30 丸，每日两次温水送服。

思路拓展 《诸病源候论·积聚候》：诊其脉，快而紧，积聚。脉浮而牢，积聚。脉横者，胁下有积聚。脉来小沉实者，胃中有积聚，不下食，食即吐出。脉来细沉附骨者，积也。脉出在左，积在左；脉出在右，积在右；脉两出，积在中央，以部处之。诊得肺积脉，浮而毛，按之辟易。胁下气逆，背相引痛，少气，善忘，目瞑，皮肤寒，秋愈夏剧。主皮中时痛，如虱缘状，其甚如针刺之状，时痒，色白也。诊得心积脉，沉而芤，时上下无常处。病悸，腹中热，面赤，咽干，心烦，掌中热，甚即唾血。主身瘛，主血厥，夏瘥冬剧。色赤也。诊得脾积脉，浮大而长。饥则减，饱则见肠，起与谷争，累累如桃李，起见于外。腹满，呕，泄，肠鸣，四肢重，足胫肿，厥不能卧。主肌肉损，季夏瘥春剧，色黄也。诊得肝积脉，弦而细。两胁下痛，邪走心下，足胫寒，胁痛引小腹，男子积疝也，女子病淋也。身无膏泽，喜转筋，爪甲枯黑，春瘥秋剧，色青也。诊得肾积脉，沉而急。苦脊与腰相引痛，饥则见，饱则减。病腰痛，小腹里急，口干，咽肿伤烂，目茫茫，骨中寒，主髓厥，喜忘，冬瘥夏剧，色黑也。诊得心腹积聚，其脉牢强急者生，脉虚弱急者死。又积聚之脉，实强者生，沉者死。

〔淀粉样变-间质湿积〕

辨识要点 ① 符合淀粉样变病理诊断；② 淀粉样变物质主要沉积于细胞间质、小血管基膜下或沿网状纤维支架分布；③ HE 染色见淡红色均质状物并显示淀粉样呈色反应；④ 刚果红染色为橘红色，遇碘则为棕褐色，再加稀硫酸便呈蓝色；⑤ 局部淀粉样变发生于皮肤、结膜、舌、喉和肺等处；⑥ 阿尔茨海默病脑组织淀粉样变；⑦ 霍奇金病、多发性骨髓瘤、甲状腺髓样癌等肿瘤间质内淀粉样变；⑧ 原发性全身淀粉样变主要来源于血清 α 免疫球蛋白轻链，累及肝、肾、脾和心等多个器官；⑨ 继发性全身淀粉样变主要成分非免疫球蛋白，见于慢性炎症及某些肿瘤间质；⑩ 舌红苔腻脉濡。

治疗推荐 ①《寿世保元》卷 2 百消丸：黑丑二两，香附一两，五灵脂一两，研为细末，醋糊为丸如绿豆大，每次 30 丸，每日两次温水送服。②《古今医鉴》卷 13 黑龙妙化膏：川乌、草乌、当归、白芷、赤芍、生地、熟地、两头尖、肉桂、三棱、莪术、穿山甲、乳香、没药、木香、五灵脂、木鳖子各一两，麝香二钱，巴豆、蓖麻仁各 100 枚，文武火熬至焦黑，滤去滓，香油二斤，黄丹一斤熬至半炷香，每次一两，五倍子染过狗皮摊贴。

思路拓展 《四圣心源·气积》：肺藏气而性收敛，气病则积聚而不散，而肝气之积聚，较多于肺。肺气积聚，则痞塞于心胸；肝气积聚，则滞结于脐腹。盖气在上焦则宜降，而既降于下，则又宜升。升者，肝之所司，以肝木主升，生气旺则气升，生气不足，故气陷而下郁也。而肝气之下郁，总由太阴之弱。以气秉金令，但能降而不能升，降而不至于下陷者，恃肝木之善达，肝木之善达者，脾土之左旋也。气盛于肺胃，而虚于肝脾，故肺气可泻，而肝气不可泻。气积于胸膈右肋，宜泻肺胃以降之；气积于脐腹左胁，宜补肝脾以升之。此化积调气之法也。达郁汤：桂枝三钱，鳖甲三钱，醋炙焦，研，甘草二钱，茯苓三钱，干姜三钱，砂仁一钱，煎大半杯，温服。治积在脐腹左胁者。肺胃积气，在胸膈右肋，肝脾积气，在脐腹左胁，皆中气虚败之病也。补之则愈闷，破之则愈结。盖其本益虚，其标益实，破之其本更虚，补之其标更实，是以俱不能效。善治者，肺胃之积，泻多而补少，肝脾之积，补多而泻少。半补而半行之，补不至于壅闭,行不至于削伐,正气渐旺,则积聚消磨矣。

〖黏液样变-间叶浊积〗

辨识要点　① 符合黏液样变病理诊断;② 间叶组织肿瘤黏液样变;③ 动脉粥样硬化斑块黏液样变;④ 风湿病灶黏液样变;⑤ 营养不良黏液样变;⑥ 骨髓黏液样变;⑦ 脂肪组织黏液样变;⑧ 舌红苔腻脉濡;⑨ 疏松间质有多突起的星芒状纤维细胞;⑩ 星芒状纤维细胞散在灰蓝色黏液基质中;⑪ 甲状腺功能低下黏液水肿;⑫ 舌红苔腻脉濡。

治疗推荐　①《太平惠民和剂局方》神授散:青皮、桂心、牡丹皮、陈皮、白芍、红花、百合、干姜、炙甘草、当归、川芎、神曲、人参、麦蘖,常规剂量,每日两次水煎服。②《普济方》驱痰饮子:天南星、半夏、青皮、陈皮、赤茯苓、草果,常规剂量,每日两次水煎服。

思路拓展　《医门法律·痰饮论》:浅者在于躯壳之内,脏腑之外,其名有四:曰痰饮、曰悬饮、曰溢饮、曰支饮。痰饮者水走肠间,沥沥有声;悬饮者水流胁下,咳唾引痛;溢饮者水流行于四肢,汗不出而身重;支饮者咳逆倚息短气,其形如肿。一由胃而下流于肠,一由胃而旁流于胁,一由胃而外出于四肢,一由胃而上入于胸膈。始先不觉,日积月累,水之精华,转为混浊,于是遂成痰饮。必先团聚于呼吸大气难到之处,故由肠而胁而四肢,至渐渍于胸膈,其势愈逆矣。痰饮之患,未有不从胃起者矣。其深者由胃上入阳分,渐及于心肺。由胃下入阴分,渐及于脾肝肾。故水在心,心下坚筑短气,恶水不欲饮,缘水攻于外,火衰故水益坚。火郁于内,气收故筑动短气,火与水为仇,故恶而不饮也。水在肺,吐涎沫,欲饮水,缘肺主气,行荣卫,布津液,水邪入之,则塞其气道,气凝则液聚,变成涎沫,失其清肃,故引水自救也。水在脾,少气身重,缘脾恶湿,湿胜则气虚而身重也。水在肝,胁下支满,嚏而痛,缘肝与胆为表里,经脉并行于胁,火气冲鼻则嚏,吊胁则痛也。水在肾,心下悸,缘肾水凌心,逼处不安,又非支饮邻国为壑之比矣。夫五脏藏神之地也,积水泛为痰饮,包裹其外。诗有谓波撼岳阳城者,情景最肖,讵非人身之大患乎? 然此特随其所在,辨名定位,以祈治不乖方耳。究竟水所蓄聚之区皆名留饮,留者留而不去也。留饮去而不尽者皆名伏饮,伏者伏而不出也。随其痰饮之或留或伏,而用法以治之,始为精义。

第十六节 细胞坏死病理

〖凝固性坏死-细胞瘀血〗

辨识要点 ① 符合凝固性坏死病理诊断；② 凝固性坏死的坏死区灰黄、干燥、质实状态；③ 坏死组织与正常组织间界限清晰；④ 细胞微细结构消失而组织结构轮廓仍可保存；⑤ 坏死区周围形成充血、出血和炎症反应带；⑥ 组织结构基本轮廓可保持数日；⑦ 舌红苔白脉数。

治疗推荐 ①《赤水玄珠》卷28 活血解毒汤：防风、荆芥、生地、赤芍、当归、连翘、牛子、黄连、紫草、甘草、苍术、薄荷、川芎、木通，常规剂量，每日两次水煎服。②《洞天奥旨》卷6 八仙丹：大黄、金银花、当归、玄参、柴胡、炒栀子、黄柏、贝母，常规剂量，每日两次水煎服。③《外科正宗》卷4 化斑解毒汤：玄参、知母、石膏、人中黄、黄连、升麻、连翘、牛蒡子、甘草，常规剂量，每日两次水煎服。

思路拓展 《医宗金鉴·瘀血泛注》：伤损瘀血泛注之证，乃跌仆血滞所致。盖气流而注，血注而凝，或注于四肢关节，或留于胸腹腰臀，或漫肿，或结块，初起皆属肝、脾郁火。急用葱熨法，内服小柴胡汤以清肝火，次用八珍汤以壮脾胃，或益气养荣汤，久服自然收功。若日久溃破而气血虚者，宜十全大补汤。若溃而寒邪凝滞不敛者，宜豆豉饼祛散之。此证若不补气血，不慎起居，不戒七情，或用寒凉克伐，俱属不治。方剂：小柴胡汤：柴胡二钱、黄芩一钱五分、半夏、人参各一钱、炙甘草五分引用姜二片，水煎服。八珍汤：即四君子汤、四物汤，相和为剂也。益气养荣汤：人参、黄芪、当归、川芎、熟地、白芍、香附、贝母、茯苓、陈皮各一钱，白术二钱，柴胡六分，甘草、桔梗各五分引用姜，水煎服。口干加五味子、麦冬，往来寒热加青皮。十全大补汤：即八珍汤加黄芪、肉桂各一钱。豆豉饼：江西豆豉，以上一味为末，唾津和作饼子如钱大，厚二分，置患处，以艾壮于饼上灸之，干则再易。

〖液化性坏死-细胞湿聚〗

辨识要点 ① 符合液化性坏死病理诊断；② 细胞组织坏死后溶解液化；③ 坏死组织中可凝固蛋白质少；④ 坏死细胞自身及浸润的中性粒细胞等释放大量水解酶；⑤ 富含水分和磷脂组织液化性坏死见于细菌或某些真菌感染引起脓肿的以及缺血缺氧引起脑软化；⑥ 死亡细胞完全消化；⑦ 局部组织快速溶解；⑧ 舌红苔白脉数。

治疗推荐 ①《片玉心书》卷5 防风败毒散：生地、防风、连翘、升麻、荆芥穗、牛蒡子、玄参、酒柏、人参、桔梗、甘草，常规剂量，每日两次水煎服。②《外科正宗》卷3 黄连救苦汤：黄连、升麻、葛根、柴胡、赤芍、川芎、当归、连翘、桔梗、黄芩、羌活、防风、金银花、甘草，常规剂量，每日两次水煎服。③《博济方》丁沉丸：丁香、沉香、木香、槟榔、白豆蔻、云南根、肉豆蔻、炙甘草、青皮、人参、茯苓、白术、桂枝、丁香皮、诃子、麝香、玄参、柳桂、干姜、金钗石斛，常规剂量研为细末，炼蜜为丸梧桐子大，每次30丸，每日两次温水送服。

思路拓展 《本草求真·渗湿》：病之切于人身者，非其火之有余即其水之不足。火衰则水益胜，水衰则火益炽。昔人云火偏盛者，补水配火，不必去火。水偏多者，补火配水，不必去水。譬之天乎？此重彼轻，其重于一边者勿补，则只补足轻者之一边也，决不凿去砝码。审是则凡水火偏胜，决无凿去砝码用泻之理。推是禀体素浓，脏气偏胜，并或外邪内入，阻遏生机。如湿气流行土受水制，在初湿气内盛，能毋渗而泄乎？久而水气横逆，泛流莫御，能无决而去乎。此水之宜渗宜泻者然也。火气内炽，一火发动，众火剂起,冲射搏激,莫可名状,此火之不得不泻者也。热气内蒸,水受煎熬,苟不乘势即解,则真阴立槁,此又热之不得不泻者也。至于或热或火结而为痰,或热或火盈而为气。痰之微者,或从渗湿泻湿之药以去,若使痰甚而涌,宜用苦宜苦咸之药以降。气之微者,或用泻火泻热之药以消,若使气盛而迫,须用苦寒苦劣之药以下。其有禀受素亏,邪气不甚,则止酌以平剂以投,不可概用苦寒以致胃气有损。又按湿为阴邪,凡人坐卧卑地,感受湿蒸及或好食生冷,遏其元阳,郁而为热,在初受邪未深不必竟用重剂,惟取轻淡甘平以渗。然渗亦须分其脏腑,如扁豆、山药、陈仓米、茯苓、浮萍、通草、鸭肉、鲫鱼、鲤鱼、泽兰,是渗脾胃之湿者也。但茯苓则兼肺肾以同治,通草则止合肾以共理,鲫鱼则止合肾以皆渗。故暑湿熏蒸,三焦混乱,宜用扁豆以除之;胃气不平,烦渴不止,宜用仓米以止之;脾虚热泄,宜用山药以渗之;水肿不消,宜用浮萍以利之;淋闭不通,宜用通草以开之;肠风下血,膈气吐食,宜用鲫鱼以理之;陈气不化,宜用泽兰以去之;虚痨嗽肿,宜用鸭肉以平之;肿嗽泄泻,宜用茯苓以利之;水肿香港脚,宜用鲤鱼以治之。又如榆白皮、冬葵子、神曲、石钟乳,是渗肠胃之湿者也。故五淋肿满,胎产不下,宜用榆白皮、冬葵子以服之;乳汁不通,宜用石钟乳以通之。又如茯神、萱草,是渗心经之湿者也,故惊悸健忘,水湿内塞,宜用茯神以利之;消渴心烦,宜用萱草以释之。他如肾有邪湿,症见心气不交,则有桑螵蛸以治之;症见杨梅毒结,则有土茯苓以导之。但土茯苓则兼诸脏之湿同理,肺有邪湿,汗闭不泄,则有姜皮以发之;肺气不降,则有通草以通之;肝有邪湿而见子肿风痨,则用天仙藤以治之。至于湿热稍胜,药非轻剂可治,则又另有泻剂,而非斯药所能尽者也。

〖纤维素样坏死-间质风痹〗

辨识要点 ① 符合纤维素样坏死病理诊断;② 病变部位形成细丝状、颗粒状或小条块状无结构物质;③ 风湿病纤维素样坏死;④ 结节性多动脉炎纤维素样坏死;⑤ 新月体性肾小球肾炎纤维素样坏死;⑥ 急进型高血压纤维素样坏死;⑦ 胃溃疡底部小血管纤维素样坏死;⑧ 抗原-抗体复合物引发胶原纤维肿胀崩解;⑨ 结缔组织免疫球蛋白沉积或血浆纤维蛋白渗出变性;⑩ 舌红苔白脉数。

治疗推荐 ①《太平圣惠方》秦艽散:秦艽、羚羊角屑、防风、葛根、当归、人参、赤芍、汉防己、附子、炙甘草、细辛、木通、赤茯苓、桂枝、白术,常规剂量研末为散,每日五钱,每日两次煎散为汤温服。②《太平圣惠方》卷22 萆薢散:萆薢、防风、人参、桂心、山茱萸、干姜、川椒、细辛、附子、天雄、牛膝、白术,常规剂量研末为散,每次五钱,每日两次煎散为汤温服。③《保婴撮要》蠲痹解毒汤:姜黄、羌活、白鲜皮、赤芍、当归、白术、茯苓、白芷、皂角子,常规剂量,每日两次水煎服。

思路拓展 《明医指掌·痹证》:筋挛不仁类乎风,局方风痹同论治。因袭既久未能明,近代明师始分异。《内经》风痹各有条,诸痹所因出陈氏。《内经》云风、湿、寒三气杂至而为痹。其风气胜者为行痹,寒气胜者为痛痹,湿气胜者为着痹。又云以冬遇此为骨痹,以春遇此为筋痹,以夏遇此为脉痹,以至阴遇此为肌痹,以秋遇此为皮痹。久而不已,内舍于合,故骨痹不已,复感于邪,内舍于肾。筋痹不已,复感于邪,内舍于肝。脉痹不已,复感于邪,内舍于心。肌痹不已,复感于邪,内舍于脾。皮痹不已,复感于邪,内舍于肺。所谓痹者,各以其时,重感于风、寒、湿之邪气也。又云:淫气喘息,痹聚在肺。淫气忧思,痹聚在心。淫气遗溺,痹聚在肾。淫气乏渴,痹聚在肝。淫气肌绝,痹聚在脾。故风气胜者易已,留连于筋骨间者病久,其留皮肤间易已,入脏者死。若此者,可以见其浅深之受证也。然五脏痹各有形状之不同,浅深之各异,善治者,审其所因,辨其所形,真知其在皮肤、血脉、筋骨、脏腑浅深之分而调之,斯无危瘤之患矣。若一概混作风治而用风燥热药,谬矣!风湿寒气,合而为痹。浮涩而紧,三脉乃备。五痹名状:肺痹者,烦满喘呕。心痹者,脉不通,烦则心下鼓暴,上气嗌干而呕,善噫,厥气上则恐。肝痹,夜卧则惊,多饮,数小便,上为引如怀。肾痹,善胀,尻以代踵,脊以当头。脾痹,四肢怠惰,发咳呕汁,上为大塞,五痹汤主之。风痹脉尺、寸俱浮微,身体不仁,血气凝聚,手足拘挛者,风痹也,防风汤。风、寒、湿气客留于脾,手足缓弱,顽痹不仁,三痹汤、五痹汤。防风汤治风痹、血痹:防风一钱半、当归一钱、赤茯苓、秦艽、赤芍、黄芩、独活各八分,桂枝、甘草各五分,杏仁十四粒,姜水煎服。三痹汤治风、寒、湿痹:续断、杜仲、防风、桂心、细辛、人参、茯苓、当归、甘草、白芍各钱半,生地、秦艽、川芎、独活、牛膝、黄芪各一钱,每服七钱,姜三片,枣二枚,水煎服。五痹汤治五脏痹:羌活、白术、姜黄、防己各一两,炙甘草半两,每服四钱,姜三片,水煎服。湿痹湿胜,脉沉缓,留住不去,四肢麻木拘急,浮肿,茯苓川芎汤。风湿痹,脚膝肿痛,行步艰难,腰、膝、臂、髀大骨痛,苍术散。手足流注疼痛,麻痹不仁,难以屈伸,当归拈痛汤。茯苓川芎汤:赤茯苓、桑白皮各一两,防风、肉桂、麻黄、川芎、芍药、当归、甘草各半两,每用五钱,姜、枣煎服。苍术散治湿热成痹:苍术、黄柏各四两,虎胫骨二两,防风一两,末之,每服二钱,白汤调下。寒痹身体烦疼,项背拘急,或重或痛,举体艰难,手足冷痹,腰腿沉重无力者,蠲痹汤。痛痹,四肢拘倦,浮肿痛着,故寒气盛者为痛痹,川芎茯苓汤。骨节疼痛,皮肤不仁,肌肉重着及四肢缓纵不仁者,附子汤。寒湿痹痛,薏苡仁汤。蠲痹汤治寒痹:当归、芍药、黄芪、羌活、姜黄各一钱半,甘草一钱,姜、枣煎服。附子汤治寒痹:生附子四钱,白芍、肉桂、茯苓、人参各二钱,白术一钱二分,甘草一钱,上锉,作二帖,姜三片,枣二枚,水煎服。薏苡仁汤:当归、芍药、薏苡仁、麻黄、肉桂、炙甘草一两,苍术四两,上锉,每服七钱,生姜三片,煎服。

〖干酪样坏死-组织瘰疬〗

辨识要点 ① 符合干酪样坏死病理诊断;② 结核病干酪样坏死;③ 病灶坏死区呈黄色干酪;④ 镜下呈无结构颗粒状红染物;⑤ 不见坏死部位原有组织结构的残影;⑥ 甚至不见核碎屑;⑦ 干酪样坏死物不易发生溶解也不易被吸收;⑧ 舌红苔薄脉数。

治疗推荐 ①《外科集腋》化瘰丸:当归、蛇蜕、乳香、全蝎、大黄、没药、荆芥、桔梗、连翘、黄芩、蝉蜕、羌活、僵蚕、朱砂、防风、雄黄、牛皮胶、穿山甲、紫草、红花、猪牙皂、苏木、蜈蚣,常规剂量研为细末,醋糊为丸如弹子大,每次1粒,每日两次温水送服。②《脉因证治》化坚汤:升麻、葛根、漏芦、牡丹皮、当归、生地、熟地、连翘、黄芪、芍药、桂枝、柴胡、黍粘、羌活、防风、独活、昆布、三棱、莪术、人参、黄连、陈皮,常规剂量,每日两次水煎服。③《证治宝鉴》结核消解散:天南星、半夏、枳实、桔梗、柴胡、连翘、黄连、赤芍、防风、独活、白附子、苏子、莪术、蔓荆子、木通、甘草,常规剂量,每日两次水煎服。

思路拓展 《四圣心源·瘰疬根原》:瘰疬者,足少阳之病也。足少阳以甲木而化气于相火,其经自头走足,行身之旁,目之外眦,上循耳后,从颈侧而入缺盆,下胸腋而行胁肋,降于肾藏,以温癸水。相火降蛰故癸水不下寒,而甲木不至上热。而甲木之降,由于辛金之敛,辛金之敛,缘于戊土之右转也。戊土不降,少阳逆行,经气壅遏,相火上炎,瘀热抟结,则瘰疬生焉。肝胆主筋,筋脉卷屈而壅肿,故磊落历碌,顽硬而坚实也。《灵枢·经脉》:胆足少阳之经,是动则病口苦,心胁痛,缺盆中肿痛,腋下肿,马刀挟瘿。马刀挟瘿者,足少阳之脉,循缺盆,挟胸膈,而走胁肋,其经弯如马刀而瘿瘤挟生也。《金匮》:痹挟背行,苦肠鸣,马刀挟瘿者,皆为劳得之。此以劳伤中气,戊土逆升,少阳经脉降路壅阻,相火郁蒸,故令病此。病在筋而不在肉,故坚而不溃,溃而不敛,较之诸疮,最难平复。而相火升炎,上热日增,脾肾阳亏,下寒日剧。久而阳败土崩,遂伤性命。非伤于血肉之溃,乃死于中气之败也。法当培中气以降阳明,肺胃右行,相火下潜,甲木荣畅而归根则疮自平矣。

〖脂肪坏死-组织痰注〗

辨识要点　① 符合脂肪坏死病理诊断;② 急性胰腺炎脂肪坏死;③ 脂肪酸与组织钙结合形成钙皂,即不透明灰白色斑点或斑块;④ 坏死脂肪细胞轮廓模糊混浊;⑤ 乳房脂肪细胞破裂脂肪坏死;⑥ 乳房内形成肿块;⑦ 镜见大量吞噬脂滴的巨噬细胞和多核异物巨细胞;⑧ 舌红苔腻脉数。

治疗推荐　①《太平惠民和剂局方》嘉禾散:枇杷叶、薏苡仁、茯苓、人参、砂仁、大腹子、随风子、杜仲、石斛、藿香、沉香、木香、陈皮、谷粟、槟榔、丁香、五味子、白豆蔻、青皮、桑白皮、白术、神曲、半夏、炙甘草,常规剂量研末为散,每次五钱,每日两次煎散为汤温服。②《医方类聚》卷67蔓荆子散:蔓荆子、防风、独活、黑参、栀子、车前子、黄芩、菊花、炙甘草、秦皮、地肤子各一两,细辛一两半,研末为散,每次五钱,每日两次煎散为汤温服。③《医宗金鉴》清热化痰汤:人参、白术、茯苓、炙甘草、橘红、半夏、麦冬、石菖蒲、枳实、木香、竹茹、黄芩、黄连、南星、竹沥、姜汁,常规剂量,每日两次水煎服。

思路拓展　《本草求真·泻湿》:泻湿与渗湿不同。渗湿者受湿无多,止用甘平轻淡,使水缓渗。如水入土,逐步渗泄,渐渍不骤。泻湿者受湿既多,其药既须甘淡以利,又须咸寒以泻,则湿始从热解,故曰泻湿。然泻亦须分其脏腑。如湿在肺不泄,宜用薏苡仁、黑牵牛、车前子、黄芩、白薇之类。但薏苡仁则治水肿湿痹、疝气热淋;黑牵牛则治香港脚肿满,大小便秘;黄芩则治癃闭肠澼、寒热往来;车前子则治肝肺湿热以导膀胱水邪;白薇则治淋痹酸痛、身热肢满之为异耳!如湿在于脾胃不泻,宜用木瓜、白鲜皮、蚯蚓、白矾、寒水石之类。但木瓜则治霍乱泄泻转筋、湿热不调;白鲜皮则治关窍闭塞、溺闭阴肿;蚯蚓则治伏热鬼疰、备极热毒;白矾则能酸收涌吐、逐热去沫;寒水石则能解热利水之有别耳。如湿在于脾胃不清,宜用萹蓄、茵陈、苦参、刺猬皮之类。但萹蓄、苦参则除湿热杀虫;茵陈则除湿热在胃发黄;刺猬皮则治噎膈反胃之不同耳。如湿在心不化,宜用灯草、木通、黄连、连翘、珍珠、苦楝子之类。但灯草则治五淋伏热,黄连则治实热湿蒸,木通则治心热水闭,连翘则治痈毒淋结,珍珠则治神气浮游、水胀不消,苦楝子则治热郁狂燥、疝瘕蛊毒之有分耳。若在小肠湿闭而见淋闭茎痛,则有海金沙以除之;溺闭腹肿,则有赤小豆以利之;娠妊水肿,则有赤茯苓以导之;膀胱湿闭而见水肿风肿,则有防己以泄之;暑湿内闭,则有猪苓以宣之;小便频数,则有地肤子以开之;水蓄烦渴,则有泽泻以治之;实热炽甚,则有黄柏以泻之;暑热湿利,则有滑石以分之。他如肾有邪湿症见血瘀溺闭,则有宜于琥珀、海石矣。症见水气浮肿,则有宜于海蛤矣。症见痔漏淋渴,则有宜于文蛤矣!而寒水石、苦参之能入肾除湿,又自可见。肝有邪湿,症见惊痫疫痓,则有宜于龙胆矣!症见风湿内乘,小便痛闭,则有宜于萆薢矣!而连翘、珍珠、琥珀之能入肝除湿,又自可推。凡此皆属之剂也。至于水势澎湃,盈科溢川,则又另有法在,似不必于此琐赘云。

〖坏疽病理-痈疽热毒〗

辨识要点　① 符合坏疽病理诊断;② 局部组织大块坏死并继发腐败菌感染;③ 干性坏疽常见于动脉阻塞但静脉回流尚通畅的四肢末端;④ 坏死区干燥皱缩呈黑色,与正常组织界限清楚,腐败变化较轻;⑤湿性坏疽多发生于与外界相通的内脏如肺、肠、子宫、阑尾及胆囊等,也可发生于动脉阻塞及静脉回流受阻的肢体;⑥坏死区水分较多,肿胀呈蓝绿色且与周围正常组织界限不清;⑦气性坏疽系深达肌肉的开放性创伤合并产气荚膜杆菌等厌氧菌感染;⑧大量气体使坏死区按之有捻发感;⑨全身中毒症状;⑩舌红苔黄脉数。

　　治疗推荐　①《是斋百一选方》卷16拔毒黄芪散:黄芪、大黄、羌活、甘草、当归、芍药、白附子、黄芩、杏仁、连翘,常规剂量,每日两次水煎服。②《良方合璧》卷下活命饮:当归、红花、皂角刺、沉香、石决明、羌活、穿山甲、连翘、威灵仙、天花粉、乳香、没药、金银花、白芷、甘草节、防风、苏木,常规剂量,每日两次水煎服。③《串雅内编》五虎下西川:穿山甲、黄芪、白芷、当归、生地,常规剂量,每日两次水煎服。头面者加川芎,身上者加杜仲,两腿者加牛膝;肢臂手足者加桂枝。④《外科症治全生集》阳和汤:熟地、肉桂、白芥子、姜炭、生甘草、麻黄、鹿角胶,常规剂量,每日两次水煎服。

　　思路拓展　《黄帝内经灵枢·痈疽》:余闻肠胃受谷,上焦出气,以温分肉,而养骨节,通腠理。中焦出气如露,上注溪谷,而渗孙脉,津液和调,变化而赤为血。血和则孙脉先满溢,乃注于络脉,皆盈,乃注于经脉,阴阳已张,因息乃行。行有经纪,周有道理,与天合同,不得休止。切而调之,从虚去实,泻则不足,疾则气减,留则先后。从实去虚,补则有余,血气已调,形气乃持。余已知血气之平与不平,未知痈疽之所从生,成败之时,死生之期,有远近,何以度之,可得闻乎?岐伯曰:经脉留行不止,与天同度,与地合纪。故天宿失度,日月薄蚀;地经失纪,水道流溢,草萱不成,五谷不殖;径路不通,民不往来,巷聚邑居,则别离异处。血气犹然,请言其故。夫血脉营卫,周流不休,上应星宿,下应经数。寒邪客于经络之中,则血泣,血泣则不通,不通则卫气归之,不得复反,故痈肿。寒气化为热,热胜则腐肉,肉腐则为脓。脓不泻则烂筋,筋烂则伤骨,骨伤则髓消,不当骨空,不得泄泻,血枯空虚,则筋骨肌肉不相荣,经脉败漏,熏于五脏,藏伤故死矣。黄帝曰:愿尽闻痈疽之形,与忌日名。岐伯曰:痈发于嗌中,名曰猛疽。猛疽不治,化为脓,脓不泻,塞咽,半日死。其化为脓者,泻则合豕膏,冷食,三日而已。发于颈,名曰夭疽。其痈大以赤黑,不急治,则热气下入渊腋,前伤任脉,内熏肝肺。熏肝肺,十余日而死矣。阳留大发,消脑留项,名曰脑烁。其色不乐,项痛而如刺以针。烦心者,死不可治。发于肩及臑,名曰疵痈。其状赤黑,急治之,此令人汗出至足,不害五脏。痈发四五日,逞焫之。发于腋下赤坚者,名曰米疽。治之以砭石,欲细而长,疏砭之,涂以豕膏,六日已,勿裹之。其痈坚而不溃者,为马刀挟瘿,急治之。发于胸,名曰井疽。其状如大豆,三四日起,不早治,下入腹,不治,七日死矣。发于膺,名曰甘疽。色青,其状如谷实栝楼,常苦寒热,急治之,去其寒热,十岁死,死后出脓。发于胁,名曰败疵。败疵者,女子之病也,灸之,其病大痈脓,治之,其中乃有生肉,大如赤小豆,坐陵翘草根各一升,以水一斗六升煮之,竭为取三升,则强饮厚衣,坐于釜上,令汗出至足已。发于股胫,名曰股胫疽。其状不甚变,而痈脓搏骨,不急治,三十日死矣。发于尻,名曰锐疽。其状赤坚大,急治之,不治,三十日死矣。发于股阴,名曰赤施。不急治,六十日死。在两股之内,不治,十日而当死。发于膝,名曰疵痈。其状大,痈色不变,寒热,如坚石,勿石,石之者死,须其柔,乃石之者,生。诸痈疽之发于节而相应者,不可治也。发于阳者,百日死;发于阴者,三十日死。发于胫,名曰兔啮,其状赤至骨,急治之,不治害人也。发于内踝,名曰走缓。其状痈也,色不变,数石其输,而止其寒热,不死。发于足上下,名曰四淫。其状大痈,急治之,百日死。发于足傍,名曰厉痈。其状不大，初如小指，发，急治之，去其黑者；不消辄益，不治，百日死。发于足趾，名脱痈。其状赤黑，死不治；不赤黑，不死。不衰，急斩之，不则死矣。黄帝曰：夫子言痈疽，何以别之？岐伯曰：营卫稽留于经脉之中，则血泣而不行，不行则卫气从之而不通，壅遏而不得行，故热。大热不止，热胜，则肉腐，肉腐则为脓。然不能陷，骨髓不为焦枯，五脏不为伤，故命曰痈。黄帝曰：何谓疽？岐伯曰：热气淳盛，下陷肌肤，筋髓枯，内连五脏，血气竭，当其痈下，筋骨良肉皆无余，故命曰疽。疽者，上之皮夭以坚，上如牛领之皮。痈者，其皮上薄以泽。此其候也。

第十七节 细胞凋亡病理

〖凋亡不足-细胞邪实〗

辨识要点 ① 符合凋亡不足病理诊断；② 凋亡不足或缺乏可以使相关细胞寿命延长；③ 凋亡不足或缺乏引起疾病；④ 肿瘤疾病凋亡不足或缺乏；⑤ 自身免疫性疾病凋亡不足或缺乏；⑥ 辐射引起细胞DNA损伤诱发P53蛋白表达增加；⑦ 化疗药物引起细胞DNA损伤诱发P53蛋白表达增加；⑧ P53蛋白增加使细胞停滞在G期进行DNA修复；⑨ DNA损伤不能修复则P53诱导细胞凋亡；⑩ P53基因突变或丢失不能诱导凋亡，细胞恶性转化，肿瘤形成；⑪ Fas或FasL基因突变导致自身免疫性疾病；⑫ 舌红苔黄脉实。

治疗推荐 ①《博济方》至圣青金丹：青黛、雄黄、龙脑、熊胆、胡黄连、麝香、胆酥、水银、铅霜、白附子、芦荟、朱砂、腻粉，常规剂量研为细末，猪胆一枚取汁熬过，浸蒸饼少许，为丸如黄米大，每次二丸，每日两次温水送服。②《备急千金要方》雄黄兑散：雄黄半两，桃仁一两，青葙子、黄连、苦参，常规剂量研末为散，每次三钱，每日两次煎散为汤温服。

思路拓展 ①《本草求真·青黛》：青黛专入肝，系蓝靛浮沫搅澄，掠出取干而成。味咸性寒色青，大泻肝经实火及散肝经火郁。《本草衍义》曰：一妇患脐腹二阴遍生湿疮，热痒而痛，出黄汗，二便涩，用鳗鲡松脂黄丹之类涂之，热痛愈甚。其妇嗜酒，喜食鱼虾发风之物，乃用马齿苋四两研烂，入青黛一两，和涂，热痛皆去，仍服八正散而愈。故凡小儿风热惊痫，疳毒丹热痈疮，蛇犬等毒，金疮血出，噎膈虫食并天行头痛，瘟疫热毒发斑，吐血、咯血、痢血等症，或应作丸为衣，或用为末干渗，或同水调敷，或入汤同服，或作饼子投治，皆取苦寒之性以散风郁燥结之义。即云功与蓝等，而止血拔毒之功，与治膈化蛊之力，似较蓝而更胜也。和溺白垩冰片，吹口疳最妙。取娇碧者，水飞净锻石用，蓝靛兼有锻石，敷疮杀虫最奇，蛊属下膈，非此不除。蓝叶与茎即名大青，大泻肝胆实火，以祛心胃热毒，故于时疾阳毒发斑喉痹等症最利。蓝子止能解毒除疳，故于鬼疫蛊毒之症最妙。②《本经逢原·雄黄》：辛苦温微毒，武都者良。入香油熬化或米醋入萝卜汁煮干用，生则有毒伤人。《本经》主寒热鼠，恶疮疽痔死肌，杀精物恶鬼邪气，百虫毒，胜五兵。雄黄生山之阳，纯阳之精，入足阳明经。得阳气之正，能破阴邪、杀百虫、辟百邪，故《本经》所主皆阴邪浊恶之病。胜五兵者，功倍五毒之药也。其治惊痫痰涎及射工沙虱毒，与大蒜合捣涂之。同硝石煮服，立吐腹中毒虫。《千金方》治疗肿恶疮，先刺四边及中心，以雄黄末敷之。《圣惠方》治伤寒狐惑，以雄黄烧于瓶中，熏其下部。《和剂局方》酒症丸同蝎尾、巴豆治酒积痛。《肘后方》以雄黄矾石甘草汤煮，治阴肿如斗。《经验方》以雄黄、白芷为末酒煎，治破伤风肿。《家秘方》以雄黄研细，神曲糊为丸，空心酒下四五分，日服无间，专消疟母。《急救良方》以雄黄五钱、麝香二钱为末，作二服，酒下，治疯狗咬伤。《外台秘要》雄黄敷药箭毒。《摄生》妙用，雄黄、硫黄、绿豆粉，人乳调敷，酒鼻赤不过三五次愈。《痘疹证治》以雄黄一钱、紫草三钱为末，胭脂汁调，先以银簪挑破搽痘疔。《万氏方》治痈疡漫肿色不赤，明雄黄细末三分，鸡子破壳调入饭上蒸熟食之，重者不过三枚即消。《圣济录》以雄黄、猪胆汁调敷白秃头疮。熏黄治恶疮疥癣，杀虫虱，和诸药熏嗽。《千金方》有咳嗽熏法。

〖凋亡过度-细胞正虚〗

辨识要点 ① 符合凋亡过度病理诊断；② 缺血性损伤细胞凋亡过度；③ 病毒感染细胞凋亡过度；

④帕金森病细胞凋亡过度;⑤亨廷顿病细胞凋亡过度;⑥阿尔茨海默病细胞凋亡过度;⑦细胞内异常折叠蛋白蓄积,细胞凋亡;⑧缺糖缺氧而异常折叠蛋白蓄积导致细胞凋亡;⑨细胞毒性T细胞活化分泌穿孔素引起细胞凋亡;⑩舌红苔白脉弱。

治疗推荐　①《瑞竹堂经验方》卷4八珍散:当归、川芎、熟地、白芍、人参、炙甘草、茯苓、白术,常规剂量,每日两次水煎服。②《小儿药证直诀》地黄丸:熟地、山茱萸、山药、泽泻、牡丹皮、茯苓,常规剂量研为细末,炼蜜为丸如梧子大,每次30粒,每日两次温水送服。③《洪氏集验方》苁蓉茸附丸:鹿茸、肉苁蓉、菟丝子、牛膝、熟地、乌药、五味子、附子、白术、天麻、补骨脂、胡芦巴、茴香、木瓜、沉香、木香、丁香,常规剂量研为细末,炼蜜为丸如梧子大,每次30粒,每日两次温水送服。

思路拓展　《删补名医方论·保元汤》:昔东垣以此三味能泻火、补金、培土,为除烦热之圣药,镇小儿之惊,效如桴鼓。魏桂岩得之,以治痘家阳虚顶陷,血虚浆清,皮薄发痒,难灌难敛者,始终用之。以为血脱须补气,阳生则阴长,有起死回生之功,故名之为保元也。又少佐肉桂,分四时之气而增损之,谓桂能治血以推展其毒,扶阳益气以充达周身,血内位,引之出表,则气从内托;血外散,引之归根,则气从外护。参、芪非桂引导,不能独树其功。桂不得甘草和平气血,亦不能绪其条理,要非寡闻浅见者能窥其万一也。四君中不用白术,避其燥;不用茯苓,恐其渗也。用桂而不用四物者,以芎之辛散,归之湿润,芍之酸寒,地黄之泥滞故耳。如宜升则加升、柴,宜燥加苓、术,宜润加当归,宜利气加陈皮,宜收加芍,宜散加芎。又表实去芪,里实去参,中满忌甘,内热除桂,斯又当理会矣。按:元气者,太虚之气也。人得之则藏乎肾,为先天之气,即所谓生气之原,肾间动气者是也。生化于脾,为后天之气,即所谓水谷入胃,其精气行于脉中之营气,其悍气行于脉外之卫气者是也。若夫合先后而言,即大气之积于胸中,司呼吸、通内外,周流一身,顷刻无间之宗气者是也。总之,诸气随所在而得名,实一元气也。保元者,保守此元气之谓。是方用黄芪保在外一切之气,甘草保在中一切之气,人参保上、中、下、内、外一切之气,诸气治而元气足矣。然此汤补后天水谷之气则有余,生先天命门之气则不足,加肉桂以鼓肾间动气,斯为备耳。

〔细胞焦亡-细胞壮火〕

辨识要点　①符合细胞焦亡病理诊断;②细胞不断胀大直至细胞膜破裂;③细胞质膜破裂前焦亡细胞形成气泡状突出物即焦亡小体;④细胞膜形成孔隙,细胞膜破裂,内容物流出;⑤细胞内容物释放激活强烈炎症反应;⑥核固缩;⑦核碎裂;⑧核染色质边集;⑨细胞焦亡形成炎症小体;⑩大量促炎症因子释放;⑪病原体感染细胞焦亡;⑫舌红苔黄脉数。

治疗推荐　①《伤寒全生集》卷4连翘败毒散:连翘、栀子、羌活、玄参、薄荷、防风、柴胡、桔梗、升麻、川芎、当归、黄芩、芍药、牛蒡子,常规剂量,每日两次水煎服。②《东垣试效方》普济消毒饮:黄芩、黄连、橘红、玄参、生甘草、连翘、黍粘子、板蓝根、马勃、白僵蚕、升麻、柴胡、桔梗,常规剂量,每日两次水煎服。③《博济方》牛黄甘露丸:朱砂、牛黄、铁粉、犀角、丁香、胡桐泪、葳蕤、麝香、银箔、地龙、槟榔、牡蛎、苦参、石膏、锡兰纸、炙甘草、白豆蔻、铅白霜、麦门冬、知母、黄连、金箔、生栝蒌根,常规剂量研为细末,炼蜜为丸如梧桐子大,每次30粒,每日两次温水送服。

思路拓展　而陈皮者所以利其壅滞之气也。又曰大便秘者加大黄,从其实而泻之,则灶底抽薪之法尔。①《黄帝内经灵枢·大惑论》黄帝问于岐伯曰:余尝上于清冷之台,中阶而顾,匍匐而前,则惑。余私异之,窃内怪之,独瞑独视,安心定气,久而不解。独博独眩,披发长跪,俯而视之,后久之不已也。卒然自上,何气使然?岐伯对曰:五脏六腑之精气,皆上注于目而为之精。精之窠为眼,骨之精为瞳子,筋之精为黑眼,血之精为络,其窠气之精为白眼,肌肉之精为约束,裹撷筋骨血气之精,而与脉并为系。上属于脑,后出于项中。故邪中于项,因逢其身之虚,其入深,则随眼系以入于脑。入于脑则脑转,脑转则引目系急。目系急则目眩以转矣。邪其精,其精所中不相比也,则精散。精散则视歧,视歧见两物。目者,五脏六腑之精也,营卫魂魄之所常营也,神气之所生也。故神劳则魂魄散,志意乱。是故瞳子黑眼法于阴,白眼赤脉法于阳也。故阴阳合传而精明也。目者,心使也。心者,神之舍也,故神精乱而不转。卒然见非常处精神魂魄,散不相得,故曰惑也。黄帝曰:余疑其然。余每之东苑,未曾不惑,去之则复,余唯独为东苑劳神乎?何其异也?岐伯曰:不然也。心有所喜,神有所恶,卒然相惑,则精气乱,视误,故惑,神移乃复。是故间者为迷,甚者为惑。②《医方考·普济消毒饮》:泰和二年四月民多疫疠,初觉憎寒壮热体重,次传头面肿盛,目不能开,上喘,咽喉不利,舌干口燥,俗云大头伤寒,诸药杂治,终莫能愈,渐至危笃。东垣曰身半以上天之气也,邪热客于心肺之间,上攻头面而为肿尔。乃主是方,为细末,半用汤调,时时呷之,半用蜜丸噙化,活者甚众。时人皆曰天方,遂刻诸石,以传永久。昆谓芩连苦寒,用之以泻心肺之火;而连翘、玄参、板蓝根、鼠粘子、马勃、僵蚕,皆清喉利膈之物也,缓以甘草之国老,载以桔梗之舟楫,则诸药浮而不沉;升麻升气于右,柴胡升气于左,清阳升于高巅,则浊邪不得复居其位。《经》曰邪之所凑,其气必虚,故用人参以补虚。

第十八节　细胞老化病理

〖细胞老化-细胞虚衰〗

辨识要点　① 符合细胞老化病理诊断;② 老化细胞结构蛋白合成减少;③ 老化细胞酶蛋白合成减少;④ 老化细胞受体蛋白合成减少;⑤ 老化细胞摄取营养能力下降;⑥ 老化细胞修复染色体损伤能力下降;⑦ 细胞体积缩小;⑧ 细胞水分减少;⑨ 细胞及细胞核变形;⑩ 线粒体、高尔基体数量减少并扭曲或呈囊泡状;⑪ 胞质色素沉着;⑫ 器官重量减轻;⑬ 间质增生硬化;⑭ 功能代谢降低;⑮ 储备功能不足;⑯ 所有细胞、组织、器官都会不同程度老化改变;⑰ 随着时间推移老化不断进展;⑱ 细胞内在基因决定性衰退;⑲ 疾病患病率和死亡率逐渐增加;⑳ 舌淡苔白脉细。

治疗推荐　①《太平圣惠方》卷7补肾巴戟丸:巴戟、石斛、鹿茸、当归、白石英、石韦、石长生、桂心、天雄、远志、菟丝子、茯苓、钟乳粉、肉苁蓉、五味子、牛膝、蛇床子、牡蛎、柏子仁、附子、补骨脂、山药、沉香、荜澄茄、熟地、黄芪、川椒,常规剂量研为细末,炼蜜为丸如梧桐子大,每次30粒,每日两次温水送服。②《万病回春》益寿比天膏:鹿茸、附子、牛膝、虎胫骨、蛇床子、菟丝子、续断、远志、肉苁蓉、天冬、麦冬、杏仁、生地、熟地、肉桂、川楝子、山茱萸、巴戟天、补骨脂、杜仲、木鳖子、肉豆蔻、紫梢花、谷精草、穿山甲、大麻子、甘草、桑枝、槐枝、柳枝,上药锉细,用真香油630毫升浸一昼夜,慢火熬至黑色;用飞过好黄丹240克、黄香120克入内,柳棍搅不住手;再下雄黄、倭硫、龙骨、赤石脂各60克,将铜匙挑药滴水成珠不散为度;又下母丁香、沉香、木香、乳香、没药、阳起石、煅蟾酥、哑芙蓉各6克,麝香3克为末,共搅入内;又下黄蜡15克。将膏贮瓷罐内,封口严密,入水中浸五日去火毒。每一个重21克,红绢摊开,贴脐上或两腰眼上。每一个贴六十日方换。其功不可尽述。③《是斋百一选方》斑龙丸:鹿角胶、鹿角霜、菟丝子、熟地、柏子仁,常规剂量研为细末,炼蜜为丸如梧桐子大,每次30粒,每日两次温水送服。④《医略六书》卷24金刚丸:鹿胎、紫河车、杜仲、肉苁蓉、菟丝子、巴戟天、萆薢,常规剂量研为细末,炼蜜为丸如梧桐子大,每次30粒,每日两次温水送服。

思路拓展　①《黄帝内经素问·上古天真论》:昔在黄帝,生而神灵,弱而能言,幼而徇齐,长而敦敏,成而登天。乃问于天师曰:余闻上古之人,春秋皆度百岁,而动作不衰;今时之人,年半百而动作皆衰者,时世异耶?人将失之耶?岐伯对曰:上古之人,其知道者,法于阴阳,和于术数,食饮有节,起居有常,不妄作劳,故能形与神俱,而尽终其天年,度百岁乃去。今时之人不然也,以酒为浆,以妄为常,醉以入房,以欲竭其精,以耗散其真,不知持满,不时御神,务快其心,逆于生乐,起居无节,故半百而衰也。夫上古圣人之教下也,皆谓之虚邪贼风,避之有时,恬惔虚无,真气从之,精神内守,病安从来。是以志闲而少欲,心安而不惧,形劳而不倦,气从以顺,各从其欲,皆得所愿。故美其食,任其服,乐其俗,高下不相慕,其民故曰朴。是以嗜欲不能劳其目,淫邪不能惑其心,愚智贤不肖,不惧于物,故合于道。所以能年皆度百岁而动作不衰者,以其德全不危也。帝曰:人年老而无子者,材力尽邪?将天数然也?岐伯曰:女子七岁肾气盛,齿更发长。二七而天癸至,任脉通,太冲脉盛,月事以时下,故有子。三七肾气平均,故真牙生而长极。四七筋骨坚,发长极,身体盛壮。五七阳明脉衰,面始焦,发始堕。六七三阳脉衰于上,面皆焦,发始白。七七任脉虚,太冲脉衰少,天癸竭,地道不通,故形坏而无子也。丈夫八岁肾气实,发长齿更。二八肾气盛,天癸至,精气溢泻,阴阳和,故能有子。三八肾气平均,筋骨劲强,故真牙生而长极。

四八筋骨隆盛,肌肉满壮。五八肾气衰,发堕齿槁。六八阳气衰竭于上,面焦,发鬓颁白。七八肝气衰,筋不能动,天癸竭,精少,肾脏衰,形体皆极。八八则齿发去。肾者主水,受五脏六腑之精而藏之,故五脏盛,乃能泻。今五脏皆衰,筋骨解堕,天癸尽矣,故发鬓白,身体重,行步不正,而无子耳。帝曰:有其年已老,而有子者,何也? 岐伯曰:此其天寿过度,气脉常通,而肾气有余也。此虽有子,男子不过尽八八,女子不过尽七七,而天地之精气皆竭矣。帝曰:夫道者年皆百岁,能有子乎? 岐伯曰:夫道者能却老而全形,身年虽寿,能生子也。黄帝曰:余闻上古有真人者,提挈天地,把握阴阳,呼吸精气,独立守神,肌肉若一,故能寿敝天地,无有终时,此其道生。中古之时,有至人者,淳德全道,和于阴阳,调于四时,去世离俗,积精全神,游行天地之间,视听八远之外,此盖益其寿命而强者也,亦归于真人。其次有圣人者,处天地之和,从八风之理,适嗜欲于世俗之间,无恚嗔之心,行不欲离于世,被服章,举不欲观于俗,外不劳形于事,内无思想之患,以恬愉为务,以自得为功,形体不敝,精神不散,亦可以百数。其次有贤人者,法则天地,象似日月,辨列星辰,逆从阴阳,分别四时,将从上古合同于道,亦可使益寿而有极时。②《黄帝内经灵枢·天年》:愿闻人之始生,何气筑为基,何立而为楯,何失而死,何得而生? 岐伯曰:以母为基,以父为楯;失神者死,得神者生也。黄帝曰:何者为神? 岐伯曰:血气已和,营卫已通,五脏已成,神气舍心,魂魄毕具,乃成为人。黄帝曰:人之寿夭各不同,或夭寿,或卒死,或病久,愿闻其道。岐伯曰:五脏坚固,血脉和调,肌肉解利,皮肤致密,营卫之行,不失其常,呼吸微徐,气以度行,六腑化谷,津液布扬,各如其常,故能长久。黄帝曰:人之寿百岁而死,何以致之? 岐伯曰:使道隧以长,基墙高以方,通调营卫,三部三里起,骨高肉满,百岁乃得终。黄帝曰:其气之盛衰,以至其死,可得闻乎? 岐伯曰:人生十岁,五脏始定,血气已通,其气在下,故好走;二十岁,血气始盛肌肉方长,故好趋;三十岁,五脏大定,肌肉坚固,血脉盛满,故好步;四十岁,五脏六腑十二经脉,皆大盛以平定,腠理始疏,荣华颓落,发颇斑白,平盛不摇,故好坐;五十岁,肝气始衰,肝叶始薄,胆汁始减,目始不明;六十岁,心气始衰,苦忧悲,血气懈惰,故好卧;七十岁,脾气虚,皮肤枯;八十岁,肺气衰,魄离,故言善误;九十岁,肾气焦,四脏经脉空虚,百岁,五脏皆虚,神气皆去,形骸独居而终矣。黄帝曰:其不能终寿而死者,何如? 岐伯曰:其五脏皆不坚,使道不长,空外以张,喘息暴疾;又卑基墙,薄脉少血,其肉不石,数中风寒,血气虚,脉不通,真邪相攻,乱而相引,故中寿而尽也。

第二章　组　织　病　理

　　引言：人体四大组织分别是上皮组织、结缔组织、肌组织、神经组织。上皮组织由上皮细胞和少量细胞间质构成，分被覆上皮和腺上皮两大类。结缔组织由细胞和细胞间质构成，广义的结缔组织，包括液状的血液、淋巴，松软的固有结缔组织和较坚固的软骨与骨；狭义的结缔组织仅指固有结缔组织。肌组织肌细胞构成，分骨骼肌、心肌、平滑肌三类。神经组织由神经细胞和神经胶质组成。人体组织的细胞浸润在细胞间质液中。细胞间质的多少与细胞间的密集程度有关。细胞间质是细胞之间的物质，包括纤维、细胞外基质和流体物质，参与构成细胞生存的微环境。细胞间质液含有细胞代谢所需要的全部物质，是细胞生活的液体环境。纤维细胞是功能不活跃的成纤维细胞。成纤维细胞合成和分泌胶原蛋白、弹性蛋白和蛋白多糖，形成胶原纤维、弹性纤维和网状纤维以及基质。纤维细胞可转化为成纤维细胞参与组织修复。细胞外基质主要由胶原蛋白、非胶原蛋白、弹性蛋白、蛋白聚糖与氨基聚糖5类物质组成。上皮或内皮细胞基底部细胞外基质为基底膜，细胞间黏附结构细胞外基质为间质结缔组织。胶原蛋白是细胞外基质最重要的组成成分，胶原由不同结构的胶原蛋白构成，分Ⅰ～Ⅴ型胶原。非胶原糖蛋白既可与细胞结合又可与细胞外基质大分子结合，将细胞黏着于细胞外基质。细胞外基质的糖蛋白包括黏附蛋白中层粘连蛋白、纤维粘连蛋白、接触蛋白与抗黏附蛋白肌腱生长蛋白、骨粘连蛋白、基底膜蛋白等。弹性蛋白是弹性纤维的主要成分。蛋白聚糖与氨基聚糖又称蛋白多糖、糖胺聚糖、黏多糖，是构成结缔组织的主要成分。体内流体物质即液体，由水及溶解在水中的无机盐、有机物构成。体液广泛分布于机体细胞内外，细胞外液是机体各细胞生存的内环境。中国医药学认为精气血津液是构成人体的基本物质。《灵枢·本神》曰：血、脉、营、气、精神，此五脏之所藏也。必审五脏之病形，以知其气之虚实，谨而调之也。《灵枢·决气》曰：人有精、气、津、液、血、脉。两神相搏，合而成形，常先身生，是谓精。上焦开发，宣五谷味，熏肤、充身、泽毛，若雾露之溉，是谓气。腠理发泄，汗出溱溱，是谓津。谷入气满，淖泽注于骨，骨属屈伸，泄泽补益脑髓，皮肤润泽，是谓液。中焦受气，取汁变化而赤，是谓血。壅遏营气，令无所避，是谓脉。六气有，有余不足，气之多少，脑髓之虚实，血脉之清浊，何以知之？岐伯曰：精脱者，耳聋；气脱者，目不明；津脱者，腠理开，汗大泄；液脱者，骨属屈伸不利，色夭，脑髓消，胫痠，耳数鸣；血脱者，色白，夭然不泽，其脉空虚，此其候也。精气血津液病理变化产生瘀血、淤水、痰饮、痰核、痰毒、癌毒、痈疽、脓毒、癥瘕、积聚，等等。中国医药学宏观的病理产物与现代西方微观的病理学汇通，必将积极促进人类医学的科学发展。

第一节　结缔组织病理

【埃当综合征-胶原不足】

辨识要点　① 符合埃当综合征病理诊断;② 又称全身弹力纤维发育异常症或皮肤弹性过度综合征或先天性结缔组织发育不全综合征;③ 胶原蛋白生物合成障碍;④ 常染色体显性遗传性胶原病或常染色体隐性或性联隐性遗传;⑤ 皮肤及关节的过度可伸展性;⑥ 皮肤和血管脆弱,纤维化可形成钙沉积硬结节;⑦ 开始于幼儿期,皮肤弹性过伸,皮肤柔软如面筋,全身皮肤变薄;⑧ 关节活动范围过大,髌、肩、髋、锁骨及颞颌关节易脱位,关节伸展度过大为本病重要特征,关节腔积液积血有时可伴膝关节反屈或脊柱后侧凸;⑨ 束臂试验阳性;⑩ 常伴有继发感染;⑪ 空腔脏器因弹力过大易发生胃肠出血穿孔或形成憩室,心血管管壁瘤或房室隔和瓣膜缺损,肢端青紫发绀;⑫ 腹部过伸出现脐疝、斜疝、股疝或膈疝。有时合并心脏畸形如二尖瓣脱垂,主动脉弓异常,双瓣型主动脉瓣,肺动脉狭窄,房、室间隔缺损,法洛四联症等;⑬ 眼距增宽,鼻背宽平,眼内皱皮赘,皮肤丰满多皱纹;⑭ 斜视或睑外翻、眶部易形成血肿、巩膜青蓝、小锥形角膜,血管纹状眼底或视网膜脱落,耳垂长、舌、牙齿发育不良;⑮ 肺部病变如肺破裂、气胸、肺气肿等,龋齿或牙周炎也可发生;⑯ Ⅰ型又称 Gravis 型,常发生静脉瘤;Ⅱ型又称 Mitis 型,关节活动过度多见,较Ⅰ型症状轻;第Ⅲ型又称良性过度活动型,以关节活动过度为其特征;第Ⅳ型为皮下出血型或动脉型,无皮肤过度伸展但皮肤菲薄而易于出血,主动脉夹层动脉瘤而且血管瘤易于自发性破裂;第Ⅴ型皮肤过度伸展症状同第Ⅰ型,但其关节过度活动性较轻且局限,常有骨关节畸形及关节血肿,身材矮小易合并先天性心脏病;第Ⅵ型除有本综合征上述的共同特征外,尚有圆锥角膜、晶体脱位、视网膜剥离、蜘蛛状指、脊柱侧弯等马方综合征样症状;第Ⅶ型亦称多关节松弛型,以多关节松弛为其主要临床表现;第Ⅷ型以牙周炎为其特征,关节活动过度仅限于手指;第Ⅸ型除皮肤过度伸展和皮肤脆性增加外,多有严重的智力低下;第Ⅹ型为血小板功能障碍型,特异性表现为血小板聚集功能障碍;第Ⅺ型为关节松弛型,以关节活动过度为其特征,尤以肩关节脱白为常见;⑰ 表皮各层增厚,真皮弹力纤维增加;⑱ 胶原纤维肥大而排列疏松紊乱或呈涡轮状;⑲ 血管增多,管壁增厚,皮下脂肪减少,受伤处可见异物巨细胞及胶原纤维包囊,中心可有脂性假肿瘤;⑳ 舌红苔白脉弦。

治疗推荐　①《证治准绳》卷4 葆真丸:鹿角胶、杜仲、山药、茯苓、熟地、菟丝子、山茱萸、五味子、牛膝、益智仁、远志、小茴香、川楝子、巴戟天、肉苁蓉、补骨脂、胡芦巴、柏子仁、穿山甲、沉香、全蝎,常规剂量研为细末,炼蜜为丸如梧桐大,每次 30 粒,每日两次温水送服。②《北京市中药成方选集》参桂鹿茸丸:茯苓、白芍、熟地、生地、鹿茸、龟甲、杜仲、秦艽、艾炭、山茱萸、泽泻、橘皮、续断、鳖甲、没药、酸枣仁、人参、延胡索、红花、石脂、红白鸡冠花、乳香、甘草、琥珀、阿胶、牛膝、黄芩、天冬、香附、牛膝、藏红花、当归、砂仁、肉桂、白术、川芎、橘皮、沉香、木香,常规剂量研为细末,炼蜜为丸如弹子大,每次 1 丸,每日2次温水送服。③《圣济总录》卷 86 补气黄芪汤:黄芪、人参、茯神、麦冬、白术、五味子、桂枝、熟地、陈皮、阿胶、当归、白芍药、牛膝、炙甘草,常规剂量,每日两次水煎服。

思路拓展　《格致余论》:补肾不如补脾,脾得温则易化而食味进,下虽暂虚,亦可少回。《内经》治法,亦许用劫,正是此意。盖为质浓而病浅者设。此亦儒者用权之意。若以为经常之法,岂不大误! 彼老年之人,质虽浓,此时亦近乎薄,病虽浅,其本亦易以拨,而可以劫药取速效乎? 若夫形肥者血少,形瘦者气实,间或可用劫药者,设或失手,何以取救? 吾宁稍迟,计出万全,岂不美乎? 乌附丹剂其不可轻饵也明矣。至于饮食,尤当谨节。夫老人内虚脾弱,阴亏性急。内虚胃热则易饥而思食,脾弱难化则食已而再饱,阴虚难降则气郁而成痰,至于视听言动,皆成废懒。百不如意,怒火易炽。虽有孝子顺孙,亦是动辄扼腕。况未必孝顺乎! 所以物性之热者,炭火制作者,气之香辣者,味之甘腻者,其不可食也明矣。虽然肠胃坚浓,福气深壮者,世俗观之,何妨奉养,纵口固快一时,积久必为灾害。由是观之,多不如少,少不如绝,爽口作疾,浓味措毒,前哲格言,犹在人耳,可不慎欤! 或曰:如子之言,殆将绝而不与于汝安乎? 予曰:君子爱人以德,小人爱人以姑息。况施于所尊者哉! 惟饮与食将以养生,不以致疾。若以所养转为所害,恐非君子之所谓孝与敬也。然则如之何则可? 曰:好生恶死,好安恶病,人之常情。为子为孙,必先开之以义理,晓之以物性,旁譬曲喻,陈说利害,意诚辞确,一切以敬慎行之,又次以身先之,必将有所感悟而无捍格之逆矣。吾子所谓绝而不与,施于有病之时,尤是孝道。若无病之时,量酌可否,以时而进。某物不食,某物代之,又何伤于孝道乎? 若夫平居闲话,素无开导诱掖之言,及至饥肠已鸣,馋涎已动,饮食在前,馨香扑鼻,其可禁乎?《经》曰:以饮食忠养之。"忠"之一字,恐与此意合,请勿易看过,予事老母,固有愧于古者,然母年逾七旬,素多痰饮,至此不作。节养有道,自谓有术。只因大便燥结时,以新牛乳、猪脂和糜粥中进之,虽以临时滑利,终是腻物积多。次年夏时,郁为黏痰,发为胁疮。连日作楚,寐兴陨获。为之子者,置身无地,因此苦思而得节养之说。时进参、术等补胃、补血之药,随天令加减,遂得大腑不燥,面色莹洁,虽觉瘦弱,终是无病。老境得安,职此之由也。因成一方,用参、术为君,牛膝、芍药为臣,陈皮、茯苓为佐。春加川芎;夏加五味、黄芩、麦门冬;冬加当归身,倍生姜。一日或一帖或二帖,听其小水才觉短少,便进此药。小水之长如旧,即是却病捷法。后到东阳,因闻老何安人性聪敏,七十以后稍觉不快,便却粥数日,单进人参汤数帖而止。后九十余无疾而卒。以其偶同,故笔之以求是正。

〖坏血病-胶原壮火〗

辨识要点 ① 符合坏血病病理诊断;② 胶原蛋白生物合成障碍;③ 维生素 C 缺乏相关联的结缔组织疾病;④ 维生素 C 缺乏时脯氨酸羟化酶的功能出现障碍;⑤ 波及前胶原链糖基化;⑥ 胶原蛋白交联不足;⑦ 破裂性出血;⑧ 牙龈出血;⑨ 牙周病;⑩ 皮肤斑状出血;⑪ 关节出血;⑫ 创伤愈合障碍;⑬ 贫血;⑭ 舌红苔黄脉数。

治疗推荐 ①《辨证录》断血汤:黄芪、当归、三七根末、茯苓、牡丹皮,常规剂量,每日 2 次水煎服。②《圣济总录》卷 90 阿胶散:阿胶、人参、伏苓、玄参、丹参、防风、黄芪、生地、地骨皮、栀子、葛根、柴胡、秦艽、黄连、龙胆草、枳壳、麦冬、百合、鳖甲、甜葶苈、防己、炙甘草、栝楼根、马兜铃、大黄、桔梗、知母、贝母、款冬花、石膏、麻黄、桑根白皮、黄芩、白药子、杏仁、槟榔、青蒿,常规剂量研末为散,每次五钱,每日两次见三为汤温服。

思路拓展《诸病源候论·血病诸候》:夫吐血者,皆由大虚损及饮酒、劳损所致也。但肺者,五脏上盖也,心肝又俱主血。上焦有邪,则伤诸脏,脏伤血下入于胃,胃得血则闷满气逆,气逆故吐血也。但吐血有三种:一曰内衄,二曰肺疽,三曰伤胃。内衄者,出血如鼻衄,但不从鼻孔出,是近心肺间津出,还流入胃内。或如豆汁,或如衄血,凝停胃里,因即满闷便吐,或去数升乃至一斗是也。肺疽者,言饮酒之后,毒满便吐,吐以后有一合二合,或半升一升是也。伤胃者,是饮食大饱之后,胃内冷,不能消化,则便烦闷,强呕吐之,所食之物与气共上冲蹙,因伤损胃口,便吐血,色鲜正赤是也。凡吐血之后,体恒,奄奄然,心里烦躁,闷乱纷纷,颠倒不安。寸口脉微而弱,血气俱虚,则吐血。关上脉微而芤,亦吐血。脉细沉者生,喘咳上气,脉数浮大者死。久不瘥,面色黄黑,无复血气,时寒时热,难治也。吐血后虚热胸中痞口燥候:吐血之后,脏腑虚竭,荣卫不理,阴阳隔绝,阳虚于上,故身体虚热,胸中痞,则口燥。呕血候:夫心者,主血;肝者,藏血。愁忧思虑则伤心,恚怒气逆,上而不下则伤肝。肝心二脏伤,故血流散不止,气逆则呕而出血。唾血候:唾血者,由伤损肺所为。肺者,为五脏上盖,易为伤损,若为热气所加,则唾血。唾上如红缕者,此伤肺也;胁下痛,唾鲜血者,此伤肝。关上脉微芤,则唾血。脉沉弱者生,牢实者死。舌上出血候:心主血脉而候于舌,若心脏有热,则舌上出血如涌泉。大便下血候:此由五脏伤损所为。脏气既伤,则风邪易入,热气在内,亦大便下血,鲜而腹痛。冷气在内,亦大便血下,其色如小豆汁,出时疼而不甚痛。前便后下血者,血来远;前下血后便者,血来近。远近者,言病在上焦、下焦也。令人面无血色,时寒时热。脉浮弱,按之绝者,下血。小便血候:心主于血,与小肠合。若心家有热结于小肠,故小便血也。下部脉急而弦者,风邪入于少阴则尿血。尺脉微而芤亦尿血。九窍四肢出血候:凡荣卫大虚,腑脏伤损,血脉空竭,因而恚怒失节,惊忿过度,暴气逆溢,致令腠理开张,血脉流散也,故九窍出血。喘咳而上气逆,其脉数有热,不得卧者死。汗血候:肝藏血,心之液为汗,言肝心俱伤于邪故血从肤腠而出也。

〖骨生成不全-肾骨虚弱〗

辨识要点 ① 符合骨生成不全病理诊断;② 胶原蛋白生物合成障碍;③ 遗传性Ⅰ型胶原病;④ 骨、韧带、巩膜和牙质的机械性功能不全;⑤ Ⅰ型胶原蛋白的 Pro-α_1 链及/或 Pro-α_2 链突变;⑥ 全然正常的胶原蛋白形成量较少或形成异常的多肽链;⑦ 无能力互相联合形成胶原蛋白的三股螺旋;⑧ 迟发型Ⅰ型骨生成不全大多为常染色体显性遗传性;⑨ 突变发生在胶原链的多肽链氨基端区域;⑩ 易骨折;⑪ 骨质减少伴稀疏微弱的骨松质和变薄的骨皮质;⑫ 牙本质生成不全,过小而变形的蓝黄色牙形成;⑬ 关节活动性过大;⑭ 皮肤易损,皮肤松弛,巩膜过薄而成蓝色;⑮ 致命型Ⅰ型骨生成不全大多数常染色体隐性遗传性;⑯ 突变发生在前胶原的中间区至发基端区;⑰ 胎儿子宫内骨变形和骨折;⑱ 子宫内或围产期死亡;⑲ 骨质疏松症是类骨组织及Ⅰ型胶原形成过剩和破骨细胞性改建降低;⑳ 舌红苔白脉细。

治疗推荐 ①《医方类聚》卷 153 长生聚宝丹:古老钱、虎骨、自然铜、龟甲、当归、肉苁蓉、牛膝、桑螵蛸、没药、金刚骨、乳香、龙骨、槟榔、诃子肉、川乌、木鳖子、川楝子、胡芦巴、白胶香、人参、白附子、草乌、何首乌、五灵脂、木香、地龙、丁香、砂仁、赤芍、补骨脂、天麻、熟地、白芷、木瓜、续断、骨碎补、巴戟天、朱砂、乌药、麝香、茯苓、菟丝子、五加皮、鹿茸、酸枣仁、安息香、鹿角霜、沉香、琥珀,常规剂量研为细末,酒熬安息、鹿角膏,酒糊为丸,如梧桐子大,以麝香、朱砂为衣,每次 30 粒,每日两次温水送服。②《普济方》卷 223 大黄芪散:黄芪、款冬花、牛膝、柴胡、秦艽、青皮、茴香、木香、贝母、杜仲、肉桂、巴戟天、炙甘草、萆薢、石斛、附子,常规剂量研末为散,每次五钱,每日两次煎散为汤温服。

思路拓展 《医方类聚》卷 153 长生聚宝丹:大壮筋骨,益诸虚百损,壮元阳,固真气,长寿,助脾,祛风邪,厚肠胃,安魂定魄,耳聪目明,进美饮食。主男子妇人诸虚百损,五劳七伤,肾脏久寒,膀胱怯冷,心神恍惚,元气虚惫,目昏耳聋,唇焦口燥,四肢倦怠,百节酸疼,面色黧黑,腰脚沉重,肢体羸瘦,行步艰辛,小腹坚硬,下部湿痒,两胁胀满,手臂麻疼,不能动举,夜梦遗精,小便滑数,白浊,神思不定,虚汗,盗汗,阳事不举;及诸种风气,手足不遂,痰涎壅塞,语言不出,事多健忘,一切虚损。《普济方》引《德生堂方》有附子、苏合香油。其服法作:五更温酒下。如觉麻,乃是药行,不久即散。更量虚实人加减,至五十丸,亦妙;妇人艾醋汤下。

【胶原玻璃样变-胶原风痰】

辨识要点　① 符合胶原玻璃样变病理诊断;② 组织中沉着的或组织改变形成的玻璃样均质物;③ 细胞外隙中均匀物质呈嗜伊红染色;④ 结缔组织性玻璃样物质;⑤ 浆膜透明软骨状壁层增厚;⑥ 胸膜或肝包膜和滑膜的扁平状增厚;⑦ "糖衣脾";⑧ "瓷胆囊";⑨ 玻璃样物质由致密的少细胞的胶原纤维毡构成;⑩ 超微结构上由典型胶原横带的石棉样纤维构成;⑪ 胶原纤维之间可见蛋白多糖沉积;⑫ 器官结缔组织间质内胶原原纤维形成障碍导致胶原纤维的玻璃样变;⑬ 子宫肌瘤、纤维性乳腺病、退行性甲状腺肿、矽结节、局限性硬皮病等见玻璃样物质;⑭ 血管玻璃样质;⑮ Ⅳ型胶原不典型沉积;⑯ 基底膜物质与血浆蛋白相混合;⑰ 大多出现于小血管壁层;⑱ 舌红苔白脉细。

治疗推荐　①《太平惠民和剂局方》蝉花散:蝉蜕、谷精草、白蒺藜、菊花、防风、草决明、密蒙花、羌活、黄芩、蔓荆子、栀子、甘草、川芎、木贼草、荆芥穗,常规剂量研末为散,每次五钱,每日两次煎散为汤温服。②《是斋百一选方》南星防风散:天南星、防风、当归、天麻、僵蚕、猪牙皂角,上药为末。

思路拓展　《千金翼方·中风·诸散》:九江太守散主男女老少未有不苦风者,男子五劳七伤,妇人产后余疾,五脏六腑诸风:知母、人参、茯苓各三两,蜀椒半两,栝蒌一两半,防风、白术各三两,泽泻二两,干姜、附子、桂心各一两,细辛一两,上一十二味,捣筛为散,以酒服方寸匕,日再,饮酒常令有酒色,勿令大醉也,禁房室、猪鱼生冷,无病常服益佳,延年益寿,轻身明目,强筋骨愈折伤。吴茱萸散主风跛寒偏枯,半身不遂,昼夜呻吟,医所不能治方:吴茱萸、干姜、白蔹、牡桂、附子、山药、天雄、干漆、秦艽各半两,狗脊一分,防风一两,上一十一味,捣筛为散,以酒服方寸匕,日三服。山茱萸散主风跛痹治法如前方:山茱萸、附子、山药、王荪、牡桂、干地黄、干漆、秦艽、天雄、白术、狗脊各半两,上一十一味,捣筛为散,先食酒服方寸匕,日三,药走皮肤中淫淫,服之一月愈。万金散主头痛眩乱耳聋,两目泪出,鼻不闻香臭,口烂恶疮,鼠漏瘰疬,喉咽生疮,烦热咳嗽胸满,脚肿,半身偏枯不遂,手足筋急缓,不能屈伸,贼风狠退,蛊尸盎注。江南恶气,在人心下,或在膏肓。游走四肢,针灸不及,积聚僻戾,五缓六急,湿痹,女人带下积聚,生产中风,男女五劳七伤皆主之方:石斛、防风、巴戟天、天雄、干地黄、石楠、远志、蹕躇、乌头、干姜、桂心各一两半,蜀椒半升,瞿麦、茵陈、秦艽、茵芋、黄芪、蔷薇、独活、细辛、牛膝各一两,柏子、泽泻、杜仲各半两,山茱萸、通草、甘草各三分,上二十七捣筛为散,鸡未鸣时冷酒服五分匕,日三,加至一匕。

【原发性 α_1 抗胰蛋白酶缺乏症-胶原风痹】

辨识要点　① 符合原发性 α_1 抗胰蛋白酶缺乏症病理诊断;② 胶原蛋白溶解;③ 蛋白酶主要抑制物的常染色体隐性遗传缺陷;④ 14 号染色体的点突变;⑤ 抑制物分泌障碍;⑥ 组织中蛋白酶的抑制缺陷或缺如;⑦ 胶原蛋白及弹性蛋白不断降解;⑧ 蛋白水解性肺及间叶组织损伤;⑨ 肝损伤;⑩ $\alpha_1 - AT$

分泌物呈抗淀粉酶性、PAS阳性的小球状物;⑪ 肝硬变乃至肝细胞癌;⑫ 肺气肿;⑬ 蛋白质水解;⑭ 肺泡壁中含胶原蛋白的支架组织软化;⑮ 机械性支持功能变弱以致所有肺泡过度扩张;⑯ 全小叶性肺气肿;⑰ 间叶组织损伤引起埃当综合征;⑱ 继发性 α_1 抗胰蛋白酶缺乏为获得性 α_1 抗胰蛋白酶缺乏状态,过氧化物泛化,蛋白酶过剩,舌红苔白脉细。

治疗推荐 ①《扶寿精方》蝉花散:蝉蜕、菊花、当归、生地、玄参、赤芍、羌活、连翘、柴胡、木贼、石决明、草决明、白蒺藜、蔓荆子、青葙子、荆芥、防风、薄荷、升麻、黄连、黄芩、栀子、黄柏、枳壳、龙胆草、谷精草、夏枯草、桔梗,常规剂量研末为散,每次五钱,每日两次煎散为汤温服。②《解围元薮》大消风散:防风、蒺藜、荆芥、苦参、乳香、没药、麝香、当归、黄柏、黄芩、胡麻、大风子肉,常规剂量研为细末,米糊为丸如梧桐子大,每次30粒,每日两次温水送服。③《太平惠民和剂局方》卷7蝉花无比散:蛇蜕、蝉蜕、羌活、当归、石决明、川芎、防风、茯苓、炙甘草、芍药、蒺藜、苍术,常规剂量研末为散,每次五钱,每日两次煎散为汤温服。

思路拓展 《千金翼方·中风·诸散》。人参散主一切诸风方:人参、当归各五分,天雄、前胡、吴茱萸、白术、秦艽、乌头、细辛、附子、独活、防风、麻黄、莽草、蜀椒、桔梗、天冬、五味子、白芷各三两,川芎一两,上二十味捣筛为散,酒服方寸匕,日三服,中热者加减服之。若卒中风伤寒鼻塞者,服讫覆取汗即愈。防风散主风所为卒起,眩冒不知人,四肢不知痛处,不能行步,或身体偏枯不遂,口吐涎沫出,手足拘急方:防风、蜀椒、麦冬各一两,天雄、附子、人参、当归各五分,五味子、干姜、乌头、细辛、白术各三两,柴胡、山茱萸、莽草、麻黄、桔梗、白芷各半两,上一十八味捣筛为散,酒服方寸匕,日三,不知稍增之,以知为度。八风十二痹散主五劳七伤,风入五脏手脚身体沉重,或如邪气,时闷汗出,又蛊尸遁注相染易。或少气腹满,或皮肤筋痛,项骨相牵引无常处,或咽中有气吞之不入,吐之不出,皆主之方:细辛、巴戟、黄芪、礜石、厚朴、白蔹、桂心、黄芩、牡荆、山茱萸、白术、女萎、菊花、人参、天雄、防风、萆薢、石斛、蜀椒各一两,川芎、龙胆、芍药、苁蓉各半两,紫菀、附子、山药、五味子各一两,桔梗、远志各二两半,上三十四味捣筛为散,酒服方寸匕,日二,稍增至二匕,主万病。又八风十二痹散主风痹呕逆,不能饮食者心痹也;咳满腹痛,气逆唾涕白者,脾痹也;津液唾血腥臭者肝痹也;阴痿下湿者,痿痹也;腹中雷鸣,食不消,食即气满,小便数起,胃痹也;两膝寒不能行者,湿痹也;手不能举,肿痛而逆,骨痹也;烦满短气,涕唾青黑,肾痹出,并悉主之方:远志、黄芪、黄芩、白蔹、附子、龙胆、山药、厚朴、蜀椒各半两,牡荆子、天雄、细辛、菊花、狗脊、山茱萸、防风、川芎、桂心各三分,五味子、巴戟各一两,茯苓、芍药、秦艽、乌头、芜荑、菖蒲、葳蕤各一两,上二十七味捣筛为散,食后饮服方寸匕,日三,宁从少起,稍渐增之。秦王续命大八风散主诸风五缓六急,或浮肿,嘘吸微痹,风虚不足,并补益脏气最良,其说甚多,略取其方:秦艽、乌头各三两,防风、附子、菖蒲、茯苓、牛膝、桔梗、石斛各二两,细辛、山药、川芎、天雄、石龙芮、蜀椒、白芷、龙胆、白术、山茱萸、桂心、菊花、女萎、厚朴、巴戟天、萆薢、牡荆子、干漆、肉苁蓉、芍药、黄芩、白矾、续断、白蔹各一两,黄芪、五味子各一两半,远志二两半,上三十六味皆新好,以破除日合捣筛为散,温清酒和服方寸匕,日三服,不知,稍增之,可至二三匕,以知为度。若苦心闷者,饮少冷水,禁生鱼、猪肉、菘菜,能断房室百日,甚善。此方疗风消胀满,调和五脏,便利六腑,男女有患,悉可合服,常用甚良。患心气不足短气,纳人参、甘草各一两,若腹痛是肾气不足,纳杜仲、羊肾各二两,随病增减。论曰:此等诸散,天下名药,然热人不可用,唯旧冷者大佳。

〖胶原坏死-胶原风痹〗

辨识要点 ① 符合胶原坏死病理诊断;② 胶原坏死即胶原纤维蛋白样坏死;③ 胶原蛋白嗜伊红性增强;④ 胶原蛋白改变成纤维蛋白样物;⑤ 膨化性纤维蛋白样物;⑥ 均质的胶原纤维扩张伴纤维蛋白染色性状;⑦ 胶原纤维末端解螺旋现象并分散为较细的丝样结构;⑧ 胶原蛋白变性并失去抗拉力性能;⑨ 免疫沉积性纤维蛋白样物;⑩ 横向结成带状的胶原纤维被致密的免疫复合物包裹而互相挤开;⑪ 纤维间细胞碎屑堆集;⑫ 胶原性疾病;⑬ 免疫复合物性脉管炎;⑭ 皮肤、血管壁、胃肠壁坏死性纤维蛋白样物;⑮ 胶原纤维在广阔的区域内变成均质状并呈纤维蛋白样质的染色;⑯ 胶原纤维以及弹性纤维均被蛋白水解酶水解成节段状;⑰ 胶原纤维的各个碎段失去横向结合而失去四链结构;⑱ 舌红苔白脉细。

治疗推荐 ①《奇效良方》卷25天南星丸:天南星、附子、白附子、细辛、旋覆花、半夏、川芎、天麻,常规剂量研为细末,面糊和丸如梧桐子大,每次30粒,每日两次温水送服。②《圣济总录》卷52白花蛇散:白花蛇、独活、丹参、蔓荆实、蒺藜子、玄参、苦参、秦艽、山芋、炙甘草、防风、菊花、附子、天麻、牛膝,常规剂量研末为散,每次五钱,每日两次煎散为汤温服。

思路拓展 《千金翼方·中风·诸酒》。独活酒主八风十二痹方:独活、石楠各四两,防风三两,茵芋、附子、乌头、天雄各二两,上七味,切,以酒二斗浸六日,先食服,一服半合,以知为度。牛膝酒主八十三种风着人头,面肿痒,眉发陨落,手脚拘急不得行步,梦与鬼神交通,或心烦恐怖,百脉自惊,转加羸瘦,略出要者不得尽说方:牛膝、石楠、乌头、天雄、茵芋各二两,细辛五分,上六味,切,以酒一斗二升浸之,春秋五日,夏三日,冬七日。初服半合,治风癫宿,服之即吐下,强人日三,老小日一。不知稍加。唯禁房室及猪肉等。茵芋酒主新久风,体不仁,或垂曳,或拘急肿,或枯焦施连方:茵芋、狗脊、乌头、附子各二两,踯躅、天雄各一两,上六味,切,以酒一斗浸八九日,服半合,以知为度。金牙酒主积年八风五注,举身方弹曳,不得转侧,行步跛躄,不能收摄,又暴口噤失音,言语不通利,四肢脊筋皆急,肉痹血脉曲挛掣痹胸起,肿痛流走无常处,劳冷积聚少气,或寒或热三焦脾胃不磨,饮澼结实,逆害饮食,醋咽呕吐,食不生肌,医所不能治者,悉主之方:金牙、细辛、地肤子、地黄、附子、防风、蜀椒、茵芋、莽草根各四两,羌活一斤,上一十味切,以瓷罂中清酒四斗渍之,密泥封勿泄,春夏三四宿,秋冬六七宿,去滓服一合,此酒无毒及可小醉,不尽一剂。病无不愈矣。又令人肥健,尽自可加诸药各三两,唯蜀椒五两,用酒如法,勿加金牙也。此酒胜针灸,治三十年诸风、曳神验。冷加干姜四两(一方用升麻四两,人参三两,石斛、牛膝五两,又一方用蒺藜四两,黄芪三两,又一方有续断四两,《千金》用莽草无茵芋)。

〖胶原性疾病-胶原风痹〗

辨识要点 ① 符合胶原性疾病病理诊断;② 胶原性疾病包含一组慢性反复发作性疾病;③ 自体反应性抗体的形成;④ 全身化结缔组织改变;⑤ 播散性红斑狼疮;⑥ 进行性系统性硬化;⑦ 皮肌炎;⑧ 结节性全动脉炎;⑨ 舍格伦综合征;⑩ 韦格纳肉芽肿病;⑪ 假红斑狼疮;⑫ 混合性结缔组织病伴红斑狼疮、硬皮病及皮肌炎;⑬ 风湿热;⑭ 风湿性关节炎;⑮ 舌红苔白脉弦。

治疗推荐 ①《太平圣惠方》卷78白花蛇散:白花蛇肉、天南星、土蜂儿、全蝎、桑螵蛸、麻黄、赤箭、薏苡仁、酸枣仁、柏子仁、当归、桂枝、羚羊角、牛膝、麝香,常规剂量研末为散,每次五钱,每日两次煎散为汤温服。②《备急千金要方》卷7八风散：菊花、石斛、天雄、人参、附子、甘草、钟乳、山药、黄芪、泽泻、麦冬、远志、细辛、龙胆、秦艽、石韦、菟丝子、牛膝、菖蒲、杜仲、茯苓、干地黄、柏子仁、蛇床子、防风、白术、干姜、萆薢、山茱萸、五味子、乌头、肉苁蓉，常规剂量研末为散，每次五钱，每日两次煎散为汤温服。③《圣济总录》卷42菊花散：菊花、牛黄、犀角、铁粉、麦冬、黄连、铅霜、独活、白附子，常规剂量研末为散，每次五钱，每日两次煎散为汤温服。

思路拓展 《千金方衍义》卷七八风散：八风取义，专主八方风气之邪。《千金》推广侯氏黑散而立此方。方中菊花得金水之精英，补水以制火，益金以平木，专主虚风蕴热，《本经》治恶风湿痹者，以其能清血脉之邪，故黑散以之为君。细辛治百节拘挛，风湿痹痛；防风治大风头眩痛，恶风，风邪周身骨节疼痛；干姜逐湿痹，为菊花祛风之向导，导火之反间；白术治风寒湿痹；茯苓治逆气，散结痛，利小便，坚筋骨；人参补五脏，安精神，除邪气，退虚热，与白术、茯苓共济实脾杜风之功，方得《本经》除邪气之旨。其外，柏子仁除五湿，安五脏；麦门冬润燥涩，利结气；山药治伤中，补虚羸，除寒热邪气；菖蒲治风寒湿痹，通九窍；甘草治五脏六腑寒热邪气，即黑散中用桔梗之义；石斛治伤中，除湿痹；石韦治劳热邪气，癃闭不通；泽泻治风寒湿痹；龙胆治骨间寒热，即黑散中用黄芩之义；秦艽治寒湿风痹，肢节痛；萆薢治骨节风寒湿周痹；远志除邪气，利九窍；乌、附、天雄统治诸风寒湿，痿躄拘挛膝痛，即黑散中用桂之义；续断续筋骨；菟丝续绝伤；牛膝治寒湿拘挛，不可屈伸，即黑散中用芎䓖之义；杜仲治腰脚痛，坚筋骨；干地黄治伤中，逐血痹；黄芪治大风癞疾，以助诸风药司开合之权，即黑散中用当归之义；蛇床除痹气，利关节；山萸治心下邪气，逐寒湿痹；五味子与肉苁蓉并强阴益精气，即黑散中用牡蛎之义；钟乳安五脏，通百节，利九窍，即黑散中用矾石之义。盖矾石性涩辟垢，得冷即止，得热则下，服后禁忌热食，调理颇难，故取钟乳温涩利窍之品代用，药性虽殊，而功力与矾石不异也。

〔马方综合征-胶原心痹〕

辨识要点 ①符合马方综合征病理诊断；②微原纤维病理改变；③遗传性结缔组织疾病；④眼、骨骼、心血管和硬脑膜损害；⑤常染色体显性遗传；⑥$FBN-1$基因或$FBN-2$基因缺陷；⑦细胞外基质结缔组织细胞错合；⑧骨骼损害如蜘蛛脚样指，漏斗胸，扁平足；⑨心血管损害如主动脉瘤，夹层动脉瘤，主动脉瓣闭锁不全；⑩硬脑脊膜伸展性过高；⑪眼晶体脱位；⑫自发性气胸；⑬皮肤伸展性过高伴条纹状白色瘢痕；⑭舌红苔白脉细。

治疗推荐 ①《备急千金要方》卷8八风散：麻黄、白术、栝楼根、甘草、栾荆、天雄、白芷、防风、芍药、石膏、天冬、羌活、山茱萸、食茱萸、踯躅、茵芋、黄芩、附子、大黄、细辛、干姜、桂枝、雄黄、朱砂、丹参，常规剂量研末为散，每次五钱，每日两次煎散为汤温服。②《圣济总录》卷110菊花散：菊花、羚羊角、蔓荆实、玄参、防风、芍药、黄芩，常规剂量研末为散，每次五钱，每日两次煎散为汤温服。

思路拓展 《千金翼方·中风·诸酒》：马灌酒主除风气通血脉，益精气，定六腑，明耳目，悦泽颜色，头白更黑，齿落更生。服药二十日力势倍，六十日志气充强，八十日能夜书，百日致神明，房中盈壮如三十时，力能引弩。有人服药年七八十，有四男三女。陇西韩府君，筋急两膝不得屈伸，手不得带衣，起居增剧，恶风寒冷，通身流肿生疮。蓝田府君背痛不能立，面目萎黄，服之二十日，身轻目明，房室盈壮。病在腰膝药悉主之。常山太守方：天雄、茵芋各三两，蜀椒、踯躅各一升，白敛三两，乌头、附子、干姜各二两,上八味,切,以酒三斗渍之,春夏五日,秋冬七日,去滓,初服半合为始,稍加至三合暴滓为散,服方寸匕,日三,以知为度。夏日恐酒酸,以油单覆,下垂井中,近水不酸也。芫青酒主百病风邪狂走,少腹肿,癥瘕霍乱,中恶飞尸遁注,暴癥伤寒,中风湿冷,头痛身重诸病,寒热风虚及头风。服酒当从少起,药发当吐清汁一二升。方:芫青、巴豆、斑蝥各三十枚,附子、蹲鸱、细辛、乌头、干姜、桂心、蜀椒、天雄、黄芩各一两,上一十二味,切,以酒一斗渍十日,每服半合,日二。应苦烦闷饮一升水解之,以知为度。蛮夷酒主久风枯挛,三十年着床,及诸恶风,眉毛堕落方:独活、乌头、干姜、地黄、礜石、丹参各一两,白芷三两,芫荑、芫花、柏子仁各一两,人参、甘遂、狼毒、苁蓉、蜀椒、防风、细辛、矾石、牛膝、寒水石、茯苓、金牙、麻黄、芍药、当归、柴胡、枸杞根、天雄、乌啄各半两,附子二两,山药、杜仲、石楠、牡蛎、山茱萸、桔梗、牡荆子、款冬各三两,白术三分,石斛二分,桂心一分,苏子一升,赤石脂二两半,上四十三味,切,以酒二斗渍之,夏三日,春秋六日,冬九日,一服半合当密室中合药,勿令女人六畜见之。二日清斋,乃合药。加麦门冬二两,大枣四十枚更佳也。又蛮夷酒主八风十二痹,偏枯不随,宿食虚冷,五劳七伤,及女人产后余疾,月水不调方:远志、矾石各二两,石膏二两半,蜈蚣二枚,野狼毒、礜石、白术、附子、半夏、桂心、石楠、白石脂、续断、龙胆、芫花、玄参、白石英、代赭石、间茹、石韦、天雄、寒水石、防风、桔梗、藜芦、卷柏、山茱萸、细辛、乌头、蹲鸱,上三十四味,切,以酒二斗渍四日,一服一合,日再。十日后沥去滓。曝干,捣筛为散,酒服方寸匕,日再,以知为度。

〔淀粉样质沉积症-痰瘀互结〕

辨识要点 ① 符合淀粉样质沉积症病理诊断;② 微原纤维病理改变;③ β原纤维沉积症;④ 淀粉样质或淀粉样蛋白是一种嗜刚果红的玻璃样物质;⑤ 糖蛋白特征及微原纤维结构;⑥ 全身性淀粉样质沉积症,淀粉样质沉积在多个器官或组织系统中;⑦ 局部性淀粉样质沉积症,淀粉样质沉积在某一器官或组织;⑧ 各型淀粉样质均呈疏松的筛网状结构;⑨ 淀粉样质微纤维系由呈螺旋状互相缠绕的双丝伴以管状蛋白心组成;⑩ 淀粉样质由原纤维蛋白、淀粉样质P成分、硫酸乙酰肝素-蛋白聚糖组成;⑪ 淀粉样质沉积症有AL淀粉样质、AA淀粉样质、Aβ淀粉样质、Aβ$_2$淀粉样质、ATTR淀粉样质五种类型;⑫ 舌红苔白脉细。

治疗推荐 ①《摄生总要》百药长:当归、川芎、白芍、地黄、白术、茯苓、天冬、麦冬、牛膝、杜仲、补骨脂、茴香、五味子、枸杞子、陈皮、半夏、苍术、厚朴、枳壳、香附、砂仁、肉桂、羌活、独活、白芷、防风、乌药、秦艽、何首乌、革薢、干茄根、晚蚕沙、干姜、红枣、烧酒,各药共享一绢袋盛之,悬挂瓿中,再火烧酒封固,窨半月。随其量之大小多寡饮之,不拘时候。其药滓晒干,研为细末,为丸服亦妙。②《丹溪心法附余》卷22南星膏:牛胆南星、人参、白术、山药、茯苓、茯神、羌活、炙甘草、僵蚕、全蝎、辰砂、麝香,常规剂量研为细末,和面煮糊为丸如梧桐子大,每次30粒,每日两次温水送服。

思路拓展 《摄生总要》:酒为百药之长,然则帅百药而治百病者,莫酒若也。虚损劳伤,身体羸瘦,借此长以帅归、芎、芍、地养血,白术、茯苓益其气,天冬、麦冬润心肺,牛、杜、纸、茴补腰肾,五味助其阴,枸杞壮其阳;胸膈胀满,脾胃不调,借此长以帅陈皮、半夏、苍术、厚朴平其胃,枳壳、香附、砂仁、官桂调其中;风寒痰湿,力乏痛楚,借此长以帅羌活、独活、白芷、防风、乌药、首乌、秦艽、革薢、茄根、蚕沙、姜、枣之属去其风,散其寒,燥其湿,行其痰;如此则痰自蠲,力自强,而气血自旺矣,百药之长,名称实也。或疑味多不专,殊不知七情。五贼纷扰其中,正宜此大队之长,以安内攘外也,譬之韩信之兵,多多益善云尔。

〖局限性皮肤病-皮痹风毒〗

辨识要点 ① 符合局限性皮肤病病理诊断;② 弹性蛋白生物遗传障碍;③ 常染色体隐性遗传性缺陷;④ 弹性蛋白生成障碍;⑤ 胶原纤维结网异常增多;⑥ 皮肤萎缩不含弹性纤维;⑦ 僵硬;⑧ 四肢挛缩;⑨ 面部畸形;⑩ 肺发育不全而致肺实质不能张开;⑪ 呼吸功能不全;⑫ 舌红苔白脉细。

治疗推荐 ①《圣济总录》卷168白鲜皮汤:白鲜皮、人参、白芷、防风、黄芩、知母、沙参、犀角、炙甘草,常规剂量,每日两次水煎服。②《太平圣惠方》卷24白花蛇散:白花蛇、麻黄、天麻、何首乌、天南星、白附子、桂心、萆薢、白鲜皮、羌活、蔓荆子、僵蚕、晚蚕蛾、防风、犀角屑、磁石,常规剂量研末为散,每次五钱,每日两次煎散为汤温服。

思路拓展 《备急千金要方·皮虚实》:夫五脏六腑者,内应骨髓,外合皮毛肤肉。若病从外生,则皮毛肤肉关格强急。若病从内发,则骨髓痛疼。然阴阳表里,内髓外皮,其病源不可不详之也。皮虚者寒,皮实者热。凡皮虚实之,应主于肺大肠。其病发于皮毛,热则应脏,寒则应腑。蒴藋蒸汤治皮虚主大肠病,寒气关格方:蒴藋根叶三升、菖蒲叶三升、桃叶皮枝三升、细糠一斗、秫米三升,上五味以水一石五斗,煮取米熟为度,大盆器贮,于盆上作小竹床子罩盆,人身坐床中,周回四面将席荐障风,身上以衣被盖覆。若气急时,开孔对中泄气,取通身接汗可得两食久许。如此三日,蒸还温药足汁用之。若盆里不过热,盆下安炭火。非但治寒,但是皮肤一切劳冷悉治之。栀子煎治皮实主肺病热气方。栀子仁、枳实、大青、杏仁、柴胡、芒硝各二两,生地黄、淡竹叶各一升,生玄参五两,石膏八两,上十味以水九升煮,取三升,去滓,下芒硝,分三服。

〖老年性弹性纤维病-风痹不固〗

辨识要点 ① 符合老年性弹性纤维病病理诊断;② 弹性蛋白生物遗传障碍;③ 增龄性器官改变;④ 老年性皮肤;⑤ 老年性主动脉;⑥ 老年性肺气肿;⑦ 弹性蛋白生成缺陷;⑧ 组织弹性消失;⑨ 弹性纤维疏松和断裂;⑩ 弹性蛋白结网障碍;⑪ 舌红苔白脉细。

治疗推荐 ①《备急千金要方》八风防风散:防风、独活、川芎、秦椒、干姜、黄芪、附子、天雄、麻黄、石膏、五味子、山茱萸、秦艽、桂枝、山药、细辛、当归、防己、人参、杜仲、甘草、贯众、菊花、紫菀,常规剂量研末为散,每次五钱,每日两次煎散为汤温服。②《太平圣惠方》卷53熟干地黄散:熟地、鸡内金、黄芪、茯苓、牡蛎、人参、牛膝、麦冬、桑螵蛸、枸杞子、龙骨,常规剂量研末为散,每次五钱,每日两次煎散为汤温服。

思路拓展 《千金方衍义》:风门诸方以八风例称者颇多。此独加防风二字立名者取其专行督脉,与麻黄同为泄肺之品。考诸风毒脚气门中八风散与此相同者十四味,大八风散与此相同者十二味。再考本门大八风散与此相同者十味,小八风散与此相同者一十味,大八风汤与此相同者十四味。推其法,原不出《古今录验》续命汤之原方九味,又于小续命汤中采取防己、防风、附子三味互相参究,方得诸方之原委,心心相印,不啻手提面命,相向一堂也。

〖毛发及脑灰质营养不良症-脑痹不固〗

辨识要点 ① 符合毛发及脑灰质营养不良症病理诊断;② 弹性蛋白生物遗传障碍;③ X染色体隐

性遗传性疾病；④ 铜分布障碍；⑤ 角蛋白形成缺陷而卷发；⑥ 普尔基涅细胞分化障碍而小脑共济失调；⑦ 维生素 C 缺乏症；⑧ 肝、脑、皮肤及血管铜测定值低下；⑨ 肠、肾、肌肉及胰腺铜测定值正常；⑩ 铜酶缺陷；⑪ 弹性蛋白及胶原蛋白生成障碍；⑫ 微原纤维的含量增多；⑬ 动脉血管弹力层多次断裂与撕开；⑭ 血管卷曲膨出；⑮ 动脉瘤形成；⑯ 胶原交联障碍；⑰ 星形细胞增生；⑱ 舌红苔白脉细。

治疗推荐　①《太平圣惠方》卷 69 何首乌散：何首乌、羌活、威灵仙、当归、羚羊角、屑、防风、赤箭、附子、桂心、赤芍、川芎、牛膝，常规剂量研末为散，每次五钱，每日两次煎散为汤温服。②《太平圣惠方》卷 22 蔓荆散：蔓荆子、防风、羚羊角屑、枳壳、山茱萸、麻黄、旋覆花、菊花、川芎、莽草、炙甘草，常规剂量研末为散，每次五钱，每日两次煎散为汤温服。

思路拓展　《千金翼方·中风·诸酒》：鲁公酒主百病风眩心乱，耳聋目瞑泪出。鼻不闻香臭，口烂生疮，风齿瘰疬，喉下生疮，烦热厥逆上气。胸胁肩髀痛，手不上头，不自带衣，腰脊不能俯仰，脚酸不仁，难以久立。八风十二痹，五缓六急，半身不遂，四肢偏枯，筋挛不可屈伸。贼风咽喉闭塞，哽哽不利。或如锥刀所刺，行人皮肤中无有常处，久久不治，入人五脏，或在心下，或在膏肓，游行四肢，偏有冷处，如风所吹，久寒积聚风湿。五劳七伤，虚损万病方：细辛半两，茵芋、乌头、踯躅各五分，木防己、天雄、石斛各一两，柏子仁、牛膝、山茱萸、通草、秦艽、桂心、干姜、干地黄、黄芩、茵陈、附子、瞿麦、王荪、杜仲、泽泻、石楠、防风、远志各三分，上二十五味，切，以酒五斗渍十日，一服一合，加至四五合，以知为度。

〖光化性弹性组织变性-肌痹不固〗

辨识要点　① 符合光化性弹性组织变性病理诊断；② 弹性组织变性；③ 变性弹性纤维物质堆积在结缔组织基质或器官间质内；④ 弹性蛋白生成过剩和/或生成失误；⑤ 组织弹性及坚固性丧失；⑥ 光线引起皮肤成纤维细胞损伤；⑦ 表皮萎缩；⑧ 1/3 部位可见由粗大的呈嗜碱性染色的弹性纤维编织物；⑨ 纤维结合成团、断裂；⑩ 融结成片状均质物；⑪ 酸性黏多糖含量增多；⑫ 蛋白聚糖积累；⑬ 伊郎宁纤维和小球样弹性纤维堆积；⑭ 无横纹胶原纤维片；⑮ 皮肤萎缩并略呈菱形分区状；⑯ 舌红苔白脉细。

治疗推荐　①《圣济总录》卷 18 白花蛇散：白花蛇、乌蛇、全蝎、僵蚕、地龙、雄黄、蜈蚣、蝎虎、蜜蜂、丹砂、黄蜂、胡蜂、龙脑，常规剂量研末为散，每次五钱，每日两次煎散为汤温服。②《圣济总录》卷 81 海桐皮散：海桐皮、独活、五加皮、防风、郁李仁、杜仲、枳壳、薏苡仁、牛膝、虎胫骨、恶实、熟地、朴消，常规剂量研末为散，每次五钱，每日两次煎散为汤温服。

思路拓展　《千金翼方·中风·诸酒》。杜仲酒主腰脚疼痛不遂风虚方：杜仲八两、羌活四两、石楠二两、附子三枚，上四味，切，以酒一斗渍三宿，服二合，日再。杜仲酒主腕伤腰痛方：杜仲八两，干地黄四两，当归、乌头、川芎各二两，上五味，切，以酒一斗二升渍，服之如上法。枳茹酒主诸药不能瘥者方：枳茹枳上青皮刮取其末，欲至心止得茹五升，微火熬去湿气。以酒一斗渍，微火暖，令得药味。随性饮之。主口僻眼急，神验。主缓风急风，并佳。杜仲酒主风劳虚冷，腰脚疼屈弱方：杜仲、乳床各八两，当归、川芎、干姜、附子、秦艽、石斛、桂心各三两，蜀椒、细辛、茵芋、天雄各二两，独活、防风各五两，上一十五味，切。以酒三斗渍五宿，一服三合，日三。一方加紫石英五两。菊花酒主男女风虚寒冷，腰背痛。食少羸瘦无色，嘘吸少气，去风冷，补不足方：菊花、杜仲各一斤，独活、钟乳、草薢各八两，茯苓二两，紫石英五两，附子、防风、黄芪、苁蓉、当归、石斛、桂心各四两，上一十四味，切，以酒七斗渍五宿，一服二合，稍渐加至五合，日三（《千金》有干姜）。麻子酒主虚劳百病，伤寒风湿，及女人带下，月水往来不调，手足疼痹着床方：麻子一石，法曲一斗，上二味，先捣麻子成末，以水两石着釜中蒸麻子极熟，炊一斛米顷出，去滓，随汁多少如家酿法，酒熟取清，任性饮之，令人肥健。黄芪酒主大风虚冷，痰澼偏枯，脚弱肿满百病方：黄芪、独活、山茱萸、桂心、蜀椒、白术、牛膝、葛根、防风、川芎、细辛、附子、炙甘草各三两，大黄一两，干姜二两半，秦艽、当归、乌头各二两，去上一十八味，切，以酒三斗渍十日，一服一合，日三，稍加至五合，夜二，服无所忌。大虚加苁蓉二两，葳蕤二两，石斛二两；多忘加菖蒲二两，紫石英二两；心下水加茯苓二两，人参二两，山药三两，服尽，复更以酒三斗渍滓。不尔可曝干作散，酒服方寸匕，日三。地黄酒：生地黄汁一石，煎取五斗，冷渍曲发，先淘米曝干，欲酿时，别煎地黄汁，如前法渍米一宿，漉干炊酿，一如家酿法，拌馈亦以余汁，酸酸皆然。其押出地黄干滓，亦和米炊酿之，酒熟讫，封七日，押取，温服一盏，常令酒气相接。慎猪鱼。服之百日，肥白疾愈。

〖弹性假黄瘤-瘤痹不固〗

辨识要点　① 符合弹性假黄瘤病理诊断；② 常染色体隐性遗传性疾病；③ 全身弹性组织疾病；④ 弹性组织变性；⑤ 变性的弹性纤维物质堆积在结缔组织基质或器官间质内；⑥ 格-斯综合征；⑦ 弹性蛋白生成过剩和/或生成失误；⑧ 正常组织弹性及坚固性丧失；⑨ 眼-肠区域的皮肤及血管受损；⑩ 弹性纤维断裂；⑪ 嗜碱性及小香肠状；⑫ 断裂的弹性纤维呈球状堆积；⑬ 蛋白聚糖部分有钙-锰盐沉积；⑭ 全身组织低弹性；⑮ 弹性假黄瘤；⑯ 视网膜动脉口径大小不定伴有脉络膜视网膜炎；⑰ 胃肠道小血管破裂出血；⑱ 舌红苔白脉细。

治疗推荐　①《原机启微》防风散结汤：防风、羌活、独活、防己、白芍、当归、红花、苏木、茯苓、苍术、前胡、黄芩、炙甘草，常规剂量，每日两次水煎服。②《小儿卫生总微》卷6赤箭汤：赤箭、僵蚕、白附子、独活、麻黄、白花蛇、杏仁，常规剂量，每日两次水煎服。

思路拓展　《疡科心得集·辨瘰疬瘿瘤论》：瘿瘤者，非阴阳正气所结肿，乃五脏瘀血浊气痰滞而成也。瘿者，阳也，色红而高突，或蒂小而下垂；瘤者，阴也，色白而漫肿，无痒无痛，人所不觉。《内经》云：肝主筋而藏血，心裹血而主脉，脾统血而主肉，肺司腠理而主气，肾统骨而主水。若怒动肝火，血涸而筋挛者，自筋肿起，按之如筋，久而或有赤缕，名曰筋瘤。若劳役火动，阴血沸腾，外邪所搏而为肿者，自肌肉肿起，久而有赤缕，或皮俱赤者，名曰血瘤。若郁结伤脾，肌肉消薄，外邪所搏而为肿者，自肌肉肿起，按之石软，名曰肉瘤。若劳伤肺气，腠理不密，外邪所搏而壅肿者，自皮肤肿起，按之浮软，名曰气瘤。若劳伤肾水，不能荣骨而为肿者，自骨肿起，按之坚硬，名曰骨瘤。当各求其所伤而治其本。大凡属肝胆二经结核，宜八珍加山栀、胆草，以养气血、清肝火，六味丸以养肺金、生肾水。若属肝火血燥，须生血凉血，用四物、二地、丹皮、酒炒黑胆草、山栀。若中气虚者，补中益气汤兼服之。倘治失其法，脾胃亏损，营气虚弱，不能濡于患处，或寒气凝于疮口，营气不能滋养于患处，以致久不生肌而成漏者，悉宜调补脾气，则气血壮而肌肉自生。若不慎饮食起居，及七情六淫，或用寒凉蚀药，蛛丝缠、芫花线等法以治其外，则误矣。又瘿瘤诸证，只宜服药消磨，切不可轻用刀针掘破，血出不止，多致危殆。

〖心血管纤维弹性组织变性-心痹不固〗

辨识要点　① 符合心血管纤维弹性组织变性病理诊断；② 弹性组织变性；③ 变性的弹性纤维物质

堆积在结缔组织基质或器官间质内；④ 弹性蛋白生成过剩和/或生成失误；⑤ 正常组织弹性及坚固性丧失；⑥ 心血管纤维弹性组织变性是血管内膜及心内膜的反应模式；⑦ 血管壁和心内膜肌细胞由于病毒感染或 5-羟色胺产生过多而发生代谢性转化；⑧ 收缩功能消失；⑨ 纤维合成并过多产生弹性纤维；⑩ 蛋白聚糖簇堆形成胶原纤维；⑪ 心内膜与动脉内膜灰白色增厚；⑫ 大量沉积的弹性纤维断裂和撕开；⑬ 胶原纤维及蛋白聚糖编结成毡状；⑭ 小球状弹性纤维簇堆；⑮ 坏死的肌细胞变性；⑯ 舌红苔白脉细。

治疗推荐　①《元和纪用经》赤箭汤：赤箭、麻黄、黑附子、人参、前胡、防风、羌活、白术、当归，常规剂量，每日两次水煎服。②《古今医鉴》卷 5 九仙夺命丹：天南星、半夏、枯明矾、枳壳、厚朴、人参、木香、豆豉、阿魏、山楂、甘草，常规剂量研为细末，面糊和丸如梧桐子大，每次 30 粒，每日两次温水送服。

思路拓展　《千金翼方·杂病·癖积》：大五明野狼毒丸主坚癖或在人胸胁，或在心腹方：野狼毒、干地各四两，杏仁三十枚，巴豆二十枚，干姜、桂心各一两半，旋覆花、芫花、莽草各半两，细辛、五味子、蜀椒、漆头间茹各一两，人参、附子、大黄、厚朴、木防己、苁蓉、当归、半夏各二两，上二十一味捣筛为末，炼蜜和丸如梧子大，以饮服二丸，日二夜一，以知为度。小野狼毒丸主病与前方同：野狼毒三两，附子、半夏、白附子各一两，漆头间茹、旋覆花各二两，上六味，捣为末，炼蜜和，更杵五千杵，丸如梧子，饮服三丸，日二，稍加至十丸。礜石丸主积聚，癥坚不能食方：礜石五两，雄黄、人参各一两，杜衡、桂心各一两半，前胡、藜芦各三分，大黄、干姜、丹参各二两，皂荚半两，半夏、附子、巴豆、乌头各六铢，上一十五味，捣筛为末，炼蜜和丸如小豆，服二丸，日二可至四丸。治癥癖乃至鼓胀方：取乌牛尿一升，微火煎如稠糖，空腹服大枣许一枚，当鸣转病出，隔日更服。忌口味。又方：人尿三升，煎取一升，空腹服，如牛尿法。芒硝汤主暴癥坚结方：木防己、白术、鬼臼各一两半，芒硝、芍药、当归各二两，大黄三两，蜈蚣、蜥蜴各二枚，炙甘草一两，上一十味咬咀，以水七升，煮取二升，去滓，下芒硝，分为三服，日三。治猝暴症方：蒜十片，桂心一尺二寸，伏龙肝一枚，上三味合捣，以淳苦酒和之如泥，涂着布上掩病处，三日消。又方取商陆根捣蒸之，以新布藉腹上，以药铺布上，以衣覆上，冷即易，取瘥止，数日之中，晨夕勿息为之，妙。三棱草煎主癥癖方：三棱草一石，上一味，以水五石煮取一石，去滓，更煎取三斗，于铜器中重釜煎如稠糖，出纳密器中，且以酒一盏服一匕，日二服。每服常令酒气相续。疗十年疟癖方：桃仁、豉各六升，蜀椒、干姜各三两，上四味，先捣桃仁如膏，合捣千杵，如干，可入少蜜和，捣令可丸如酸枣大，空腹酒服三丸，日三，仍用熨法。椒盐方：取新盆一口受一斗者，钻底上作三十余孔，孔上布椒三合，椒上布盐，盐上安纸两重，上布冷灰一升，冷灰上安热灰一升，热灰上安熟炭火如鸡子大，常令盆大口热，底安薄毡，其口以板盖上，以手捉勿令落，仰卧安盆于腹上，逐病上及痛处，自捉遣移熨之，冷气及症结皆从下部中作气出，七日一易椒盐，满三七日，百病皆瘥，乃止。江宁衍法师破癖方：白术、枳实、柴胡各三两，上三味咬咀，以水五升，煮取二升，分三服，日三，可至三十剂，永瘥。陷胸汤主胸中心下结坚，食饮不消方：大黄一两，栝蒌二两，甘草二两，甘遂一两，黄连六两，上五味咬咀，以水五升煮取二升五合，分三服。三台丸主五脏寒热，积聚，胪胀，肠鸣而噫，食不作肌肤，甚者呕逆，若伤寒寒疟已愈，令不复发，食后服五丸，饮多者吞十丸，常服令人大小便调和，长肌肉方：大黄二两，熟硝石、葶苈各一升，茯苓半两，厚朴、前胡、附子、半夏、细辛各一两，杏仁一升，上一十味捣筛为末，别捣杏仁如脂，次纳药末，炼蜜相和令得所，更捣五千杵，丸如梧子大,酒服五丸,稍加至十丸,以知为度。大桂汤主虚羸,胸膈满方:桂心一斤,半夏一升,黄芪四两,生姜一两,上四味㕮咀,以水一斗四升,煮取五升,分五服,日三,夜二。

〖弹性组织离解增高-脉痹不固〗

辨识要点　①符合弹性组织离解增高病理诊断;②弹性组织离解增高;③炎性血管改变如坏死性血管炎;④弹性蛋白酶抑制物缺乏;⑤累及胶原蛋白酶;⑥弹性组织是对蛋白水解具有抵抗力而具有极强抗坏死能力的组织结构;⑦弹性纤维可被明胶酶、基质金属蛋白水解酶与丝氨酸蛋白酶降解;⑧弹性蛋白酶类主要来源粒细胞、巨噬细胞和外分泌性胰腺上皮细胞;⑨弹性蛋白酶导致弹性纤维断裂和撕开;⑩舌红苔白脉细。

治疗推荐　①《何氏济生论》躄痹秦艽汤:秦艽、防风、独活、白芍、五加皮、续断、防己、牛膝、杜仲、黄柏、羌活、生地、当归、薏苡仁、苍术、肉桂,常规剂量,每日两次水煎服。②《医宗金鉴》卷68躄痛无忧散:番木鳖、当归、甘草生、麻黄、穿山甲、川乌、草乌、苍术、半夏、威灵仙,常规剂量研末为散,每次五钱,每日两次煎散为汤温服。

思路拓展　《千金翼方·中风·诸酒》:附子酒主大风冷,痰澼,胀满诸痹方:大附子二两,上一味用酒五升渍之,春五日,一服一合,以痹为度,日再服,无所不治,勿用虻者陈者,非者不瘥病。紫石酒主久风虚冷,心气不足,或时惊怖方:紫石英一斤,钟乳、防风、远志、桂心各四两,麻黄、茯苓、白术、炙甘草各三两,上九味,切,以酒三斗渍,如上法,服四合,日三,亦可至醉,常令有酒气。丹参酒主恶风疼痹不仁,恶疮不瘥,无痂,须眉秃落方:丹参、前胡、细辛、卷柏、天雄、秦艽、茵芋、干姜、牛膝、芫花、白术、附子、代赭、续断、防风、桔梗、闾茹、矾石、半夏、白石脂、石楠、野狼毒、桂心、菟丝子、芍药、龙胆、石韦、恒山、黄连、黄芩、玄参、礜石、远志、紫菀、山茱萸、干地黄、苏、炙甘草各一两,石膏二两,杏仁二十枚,麻黄、大黄各五分,菖蒲一两半,白芷一两,蜈蚣二枚,上四十五味,切,以酒四斗渍五宿,一服半合,增至一二合,日二。以瘥为度。

〖复发性多软骨炎-风湿骨痹〗

辨识要点　①符合复发性多软骨炎病理诊断;②进展性炎性破坏性病变累及软骨和其他全身结缔组织;③耳、鼻、呼吸道软骨炎伴眼、耳前庭等器官受累;④弹性组织离解增高;⑤免疫复合物病;⑥耳部弹性软骨内有均质性物质沉积于断裂及撕开的弹性纤维周围;⑦颗粒状IgG及C3沉积物;⑧胶原溶解及蛋白聚糖溶解;⑨类风湿因子及抗核抗体阳性;⑩血循环免疫复合物阳性;⑪抗天然胶原Ⅱ型抗体阳性;⑫舌红苔白脉细。

治疗推荐　①《备急千金要方》独活寄生汤:独活、桑寄生、杜仲、牛膝、细辛、秦艽、茯苓、肉桂心、防风、川芎、人参、甘草、当归、芍药、地黄,常规剂量,每日两次水煎服。②《太平惠民和剂局方》石南丸:石南叶、牵牛子、独活、杜仲、赤芍、薏苡仁、赤小豆、当归、麻黄、陈皮、杏仁、大腹皮、川芎、牛膝、五加皮、木瓜,常规剂量研为细末,面糊和丸如梧桐子大,每次30粒,每日两次温水送服。

思路拓展　①《备急千金要方》卷8:治腰背痛独活寄生汤。夫腰背痛者,皆犹肾气虚弱,卧冷湿地当风所得也,不时速治,喜流入脚膝,为偏枯冷痹缓弱疼重,或腰痛挛脚重痹,宜急服此方。②《医方考》卷5:肾气虚弱,肝脾之气袭之,令人腰膝作痛,屈伸不便,冷痹无力者,此方主之。肾,水脏也,虚则肝脾之气凑之,故令腰膝实而作痛。屈伸不便者,筋骨俱病也。《灵枢经》曰:能屈而不能伸者,病在筋;能伸而不能屈者,病在骨。故知屈伸不便,为筋骨俱病也。冷痹者,阴邪实也;无力者,气血虚也。是方也,独活、寄生、细辛、秦艽、防风、桂心,辛温之品也,可以升举肝脾之气,肝脾之气升,则腰膝弗痛矣;当归、熟地、白芍、川芎、杜仲、牛膝者,养阴之品也,可以滋补肝肾之阴,肝肾之阴补,则足得血而能步矣;人参、茯苓、甘草者,益气之品也,可以长养诸脏之阳,诸脏之阳生,则冷痹去而有力矣。

〖黏液样变性-间质痰痹〗

辨识要点　① 符合黏液样变性病理诊断;② 组织间质类黏液的聚集称为黏液样变性;③ 蛋白聚糖生物形成障碍;④ 细胞外基质中囊状间隙内灶状蛋白聚糖沉积;⑤ 见于软骨、椎间盘、肌腱、血管等受到拉力作用的组织;⑥ 局部程序性细胞死亡;⑦ 细胞铆合有关的 FAK 激酶障碍;⑧ 区域内蛋白聚糖组成缺陷;⑨ 形成细胞间质内黏液池;⑩ 黏液池呈小囊状或大囊状;⑪ 周围细胞呈变性改变;⑫ 组织肿胀;⑬ 切面灰白透明似胶冻状;⑭ 病变部位间质疏松并充以淡蓝色胶状物;⑮ 多角形或星芒状并以突起互相连缀的细胞;⑯ 舌红苔腻脉濡。

治疗推荐　①《圣济总录》卷7白花蛇散:白花蛇、藁本、五加皮、牛膝、草薢、桂枝、熟地、木香、芸薹子、当归、炙甘草、威灵仙、白附子、菊花、蔓荆实、郁李仁、羌活、虎骨、全蝎、白芷、防风,常规剂量研末为散,每次五钱,每日两次煎散为汤温服。②《仙拈集》流注汤:土茯苓、龙胆草、贝母、僵蚕、金银花、槐花、五倍子、橘红、防己、防风、木通、甘遂、皂角子,常规剂量,每日两次水煎服。

思路拓展　《千金翼方·万病》:大排风散主一切风冷等万病方。芫花、野狼毒、栾荆、天雄、五加皮、麻花、白芷、紫菀、乌头、附子、莽草、茵芋、栝蒌、荆芥、踯躅、菀花、大戟、王不留行、赤车使者、麻黄各二十分,石斛、半夏、石楠、山药、长生各十四分,藜芦七分,狗脊、人参、牛膝、苁蓉、蛇床子、菟丝子、草薢、车前子、秦艽各七分,薏苡、五味子、独活、藁本、柴胡、牡丹皮、柏子仁、川芎、芍药、吴茱萸、桔梗、杜仲、桂心、橘皮、续断、茯苓、细辛、干姜、厚朴、茯神、山茱萸、防己、黄芪、蜀椒、巴戟天、高良姜、紫葳、黄芩、当归、菖蒲、干地黄、通草各四分,上六十七味捣粗筛,下药三两,黍米三升,曲末二升,上酒一斗五升,净淘米,以水五升煮米极熟,停如人肌,下曲末熟搦,次下散搦如前,次下酒搅之百遍,贮不津器中,以布片盖之一宿,且以一净杖子搅三十匝,空腹五更温一盏服之。欲服散者以绢筛下之,一服方寸匕,只一服勿再也。丸服者蜜和服如梧子七丸,唯不得汤服也。须高良姜、紫葳,止六十四味,名芫花散,一名登仙酒,又名三建散。

〖囊性纤维化-先天燥痹〗

辨识要点　① 符合囊性纤维化病理诊断;② 位于第7对染色体 CF 基因突变;③ 外分泌腺常染色体隐性遗传障碍;④ 蛋白聚糖生物形成障碍;⑤ 异常黏性的蛋白聚糖黏液形成;⑥ 氯离子通道缺陷;⑦ 支气管腺、唾液腺、泪腺、汗腺的腺管上皮细胞以及胰腺闰管上皮细胞、肠隐窝上皮细胞、胆管上皮细胞、肾近曲小管上皮细胞产生 CFTR 蛋白;⑧ CFTR 蛋白对位于细胞顶部的上皮性钠通道起调节作用;⑨ CFTR 蛋白从核糖体形成处到腺管上皮顶端正确作用点的细胞内运输受阻;⑩ 汗腺终汗中 NaCl 的量和浓度均升高;⑪ 支气管腺内黏液潴留,支气管扩张,肺不张及灶周性肺气肿;⑫ 终末期形成囊性蜂窝状肺;⑬ 胰腺黏液潴留,纤维瘢痕性组织包绕的潴留囊肿形成;⑭ 外分泌性实质纤维化及萎缩;⑮ 继发性糖尿病；⑯ 肝脏修复性门脉区纤维化，肝硬变，门脉高压；⑰ 小肠隐窝内破坏性黏液潴留，新生儿回肠内胎粪，胎粪性肠梗阻；⑱ 成年人顽固性便秘；⑲ 睾丸分泌障碍，输精管萎缩，不育症；⑳ 舌红苔腻脉濡。

治疗推荐　①《圣济总录》卷 150 当归汤：当归、黄芪、牛膝、枳壳、川芎、羌活、人参、附子、芍药、木香、槟榔、桔梗、牡丹皮、沉香、炙甘草、地骨皮、半夏、桂枝、莪术、陈皮、柴胡、熟地、荆芥、鳖甲，常规剂量，每日两次温水煎服。②《太平圣惠方》卷 19 天蓼木丸：天蓼木、天麻、川芎、独活、细辛、防风、藁本、白附子、乌蛇、巴戟天、石斛、附子、蛇床子、麝香、晚蚕蛾，常规剂量研为细末，炼蜜为丸如梧桐子大，每次 30 丸，每日两次温水送服。

思路拓展　《千金翼方·万病》。大排风散加增药法如下：麻花、乌头、王不留行、赤车使者、麻黄、踯躅、茵芋、芫花、五加皮、白芷、莽草、附子、栝蒌、荆芥、天雄、川芎、藁本、山药、巴戟天、细辛、独活、当归、黄芪、干姜、厚朴、防己、山茱萸、大戟、萆薢、桔梗、丹皮、柏子仁、狗脊、薏仁、秦艽、菖蒲，上三十六味，并主风多者，患之者准冷热加减之。苁蓉、川芎、续断、蛇床子、王不留行、桔梗、芫花、天雄、附子、踯躅、茵芋、当归、秦艽、芍药、干姜、狗脊、萆薢、石楠、蜀椒、干地黄、菖蒲、山药、石斛、牛膝、细辛、柴胡、车前子、桂心、柏子仁、五加皮、杜仲、薏仁，上三十二味，主湿痹腰脊，患之者准冷热加减之。秦艽、蒿本、狗脊、萆薢、通草、石楠、川芎、续断、牛膝、干地黄、石斛、薏苡、菟丝子、杜仲、天雄、附子，上十六味，主挛急弹曳，患之者准冷热加减之。莽草、防己、藜芦，上三味主身痒疥瘙，患之者准冷热加减之。紫菀、丹皮、茯苓、茯神、柏子仁、菀花、人参、远志、细辛，上九味主惊痫，患之者准冷热加减之。蜀椒、长生、踯躅，上三味主鬼魅，患之者准冷热加减之。紫菀、芫花、藜芦，上三味，主蛊毒，患之者准冷热加减之。高良姜、桔梗、芫花、山茱萸、茯苓、人参、紫胡、丹皮、菀花、苁蓉、巴戟天、芍药、干姜、附子、乌头、麻黄、莽草，上一十七味，主瘕冷积聚腹痛坚实，患之者准冷热加减之。厚朴、橘皮、桔梗、大戟、藜芦、半夏、干姜、藁本、人参、吴茱萸，上一十味，主腹痛胀满吐逆，患之者准冷热加减之。茯苓、浓朴、芫花、半夏、细辛、乌头、黄芩、紫胡、山茱萸，上九味，主痰实，患之者准冷热加减之。厚朴、干姜、紫菀、茯苓、桔梗、菀花、乌头、人参、细辛、柴胡，上一十味，主胸满痛，患之者准冷热加减之。紫菀、山药、石斛、细辛、巴戟天、丹皮、当归、人参、菖蒲、五味子、桔梗、柏子仁、吴茱萸、山茱萸、干地黄，上一十五味，主补五脏虚损，患之者准冷热加减之。柏子仁、续断、黄芪、山药、芍药、巴戟天、五味子，上七味，主益气，患之者准冷热加减之。肉苁蓉、蛇床子、五味子、附子、天雄、萆薢、栝蒌、山药、远志、巴戟天、菟丝子、牛膝、柴胡、车前子、细辛、茯苓、杜仲、五加皮、石斛，上一十九味，主益精髓，患之者准冷热加减之。干地黄、菟丝子、天雄、附子，上四味，主补骨髓，患之者准冷热加减之。当归、藁本、白芷、干地黄、五加皮、石斛、菟丝子、山药、五味子、厚朴，上一十味，主长肌肉，患之者准冷热加减之。五加皮、杜仲、续断，上三味，主阴下湿痒，患之者准冷热加减之。茯苓、人参、栝蒌，上三味，主消渴，患之者准冷热加减之。栝蒌、茯苓、芍药、橘皮、秦艽、山茱萸、车前子，上七味，主利小便，患之者准冷热加减之。菖蒲、栝蒌、山茱萸，上三味，止小便利，患之者准冷热加减之。人参、细辛、菟丝子、狗脊，上四味，生明目，患之者准冷热加减之。川芎、白芷，上二味，主止泪，患之者准冷热加减之。细辛、远志、人参，上三味，补益气，患之者准冷热加减之。石楠、萆薢、狗脊、车前子、石斛，上五味，补养肾气，患之者准冷热加减之。蜀椒、当归、麻黄、桂心、吴茱萸、紫菀、菀花、藜芦、附子、半夏、乌头、菖蒲、远志、细辛、芫花、五味子,上一十六味,主咳嗽上气,患之者准冷热加减之。蛇床子、石斛、细辛、山药、橘皮,上五味,主下气,患之者准冷热加减之。附子、干姜、人参、桂心、橘皮、厚朴,上六味,主霍乱,患之者准冷热加减之。黄芪、通草、厚朴、山茱萸、莽草、紫菀、当归、白芷、黄芩、蛇床子、川芎、牛膝、栝蒌、紫葳,上一十四味,主月闭,患之者准冷热加减之。麻黄、栝蒌、柴胡、桂心、芍药、通草、菖蒲、远志、人参、附子、黄芩,上一十六味,主唾稠如胶,患之者准冷热加减之。论曰:所加之药非但此方所须,普通诸方,学人详而用之。

〖黏脂质贮积症-黏脂痰痹〗

辨识要点 ① 符合黏脂质症病理诊断;② 常染色体隐性遗传病;③ 黏脂质贮积症Ⅰ型为溶酶体α神经氨酸苷酶缺乏导致涎酸大量贮积所致,也称涎酸酶缺乏症;④ 黏脂质贮积症Ⅱ型系基因突变引起多种溶酶体酶识别部位缺损,又称包涵体细胞病;⑤ 黏脂质贮积症Ⅲ型组织细胞神经氨酸酶缺乏,黏多糖及黏脂沉积于组织细胞内;⑥ 黏脂质贮积症Ⅳ型系硫酸软骨素-N-乙酰己糖胺硫酸酯酶缺乏;⑦ 蛋白聚糖水解障碍;⑧ 蛋白聚糖水解的溶酶体堆积为胞质小泡;⑨ 未完全降解的蛋白聚糖片段则堆积在受累细胞的溶酶体中;⑩ 蛋白聚糖分解产物及糖脂的贮积;⑪ 无黏多糖尿;⑫ 身材矮小,骨生长障碍,畸形;⑬ 神经髓鞘变性,认知障碍;⑭ 贮积溶酶体含有形同斑马线样的脂质伴髓鞘样图形;⑮ 舌红苔白脉细。

治疗推荐 ①《丹台玉案》卷3控涎丹:大戟、白芥子、瓜蒌曲、薄桂、全蝎、雄黄、朱砂,粉糊为丸如梧桐子大,常规剂量研为细末,炼蜜为丸如梧桐子大,每次30丸,每日两次温水送服。②《太平圣惠方》卷24苦参散:苦参、苍耳苗、蔓荆子、牡荆子、晚蚕沙、白蒺藜、晚蚕蛾、玄参、胡麻子、蛇床子、天麻、乳香,常规剂量研末为散,每次五钱,每日两次煎散为汤温服。

思路拓展 《千金翼方·万病》。阿伽陀丸主万病:主诸种病及将息服法,久服益人神色无诸病方:紫檀、小檗、茜根、郁金、胡椒各五两,上五味,捣筛为末,水和纳臼中更捣一万杵,丸如小麦大,阴干,用时以水磨而用之。诸咽喉口中热疮者,以水煮升麻,取汁半合,研一丸如梧子大,旦服之,二服止。诸下部及隐处有肿,以水煮牛膝、干姜等,取汁半合,研一丸如梧子大,旦服之,四服止。诸面肿心闷因风起者,以水煮防风,取汁半合,研一丸如梧子,旦服之,二服止,不须隔日。诸四体酸疼或寒或热,以水煮麻黄,取汁半合,研一丸如梧子,旦服止。诸䘌下部有疮,吞一丸如梧子大。

〖黏多糖沉积症-黏糖痰痹〗

辨识要点 ① 符合黏多糖沉积症病理诊断;② 细胞溶酶体酸性水解酶先天性缺陷;③ 蛋白聚糖水解障碍;④ 葡糖胺聚糖降解障碍;⑤ 常染色体隐性遗传病;⑥ 黏多糖贮积;⑦ 畸形综合征;⑧ 小泡状细胞质变形;⑨ 黏多糖尿;⑩ 细颗粒状黏多糖分解产物贮积于巨噬细胞、软骨细胞、纤维细胞、内膜下肌细胞、内皮细胞、角膜细胞、神经节细胞等;⑪ 进展2年的黏多糖沉积症也称为胡勒综合征;⑫ 舌红苔白脉细。

治疗推荐 ①《杂病源流犀烛》流注散:木香、雄黄、朱砂、蝉蜕、全蝎、金银花子,常规剂量研末为散,每次五钱,每日两次煎散为汤温服。②《太平圣惠方》卷64苦参散:苦参、人参、丹参、沙参、玄参、黄连、秦艽、白鲜皮、升麻、枳壳、栀子仁、犀角屑、黄芩、赤芍药、当归、白蒺藜、防风、白花蛇,常规剂量研末为散,每次五钱,每日两次煎散为汤温服。

思路拓展 《千金翼方·万病》耆婆治恶病:疾风有四百四种,总而言之,不出五种,即是五风所摄,云何名五风?一曰黄风,二曰青风,三曰白风,四曰赤风,五曰黑风。其风合五脏,故曰五风,五风生五种虫:黄风生黄虫,青风生青虫,白风生白虫,赤风生赤虫,黑风生黑虫。此五种虫食人五脏,若食人脾,语变声散;若食人肝,眉睫堕落;若食人心,遍身生疮;若食人肺,鼻柱崩倒、鼻中生息肉;若食人肾,耳鸣啾啾,或如车行、雷鼓之声;若食人皮,皮肤顽痹;若食人筋,肢节堕落。五风合五脏,虫生至多,入于骨髓,来去无碍,坏于人身,名曰疾风,疾风者,是癞病之根本也;病之初起,或如针锥所刺,名曰刺风;如虫走,名曰游风;遍身掣动,名曰风;不觉痛痒,名曰顽风;肉起如桃李小枣核,从头面起者,名曰顺风;从两脚起者,名曰逆风;如连钱团丸,赤白青黑斑驳,名曰䐔风;或遍体生疮,或如疥癣,或如鱼鳞,或如榆荚,或如钱孔,或痒或痛,黄汁流出,肢节坏烂,悉为脓血,或不痒不痛,或起或灭,青黄赤白黑变易不定,病起之由,皆因冷热交通,流入五脏,通彻骨髓,用力过度,饮食相违,房室不节,虚动劳极,汗流遍体,因兹积热,风热彻五脏,饮食杂秽,虫生至多,食人五脏、骨髓、皮肉筋节,久久坏散,名曰癞风。是故论曰:若欲疗之,先服阿魏雷丸散出虫,看其形状青黄赤白黑,然后与药疗,千万无有不瘥。胡云迦摩罗病世医拱手无方对治名曰正报非也,得此病者,多致神仙,往往人得此疾,弃家室财物入山,遂得疾愈而为神仙。今人患者,但离妻外家,无有不瘥。阿魏雷丸散方:阿魏、紫雷丸、雄黄、紫石英各三分,朱砂、滑石、石胆、丹砂、藋芦、白蔹、犀角各半两,斑蝥、芫青、各四十枚,牛黄五分,紫铆一两,上十一五味,捣筛为散,空腹服一钱匕,清酒二合和药饮尽。大饥即食小豆羹饮为良,莫多食,但食半腹许即止,若食多饱则虫出即迟。日西南空腹更一服,多少如前。若觉小便似淋时,不问早晚,即更服药,多少亦如前,大饥即食。

〖**反复发作性多软骨炎-软骨风痰**〗

辨识要点 ① 符合反复发作性多软骨炎病理诊断;② 蛋白聚糖水解脱轨;③ 自身免疫性疾病;④ IgG 与 C3 沉积;⑤ 抗软骨及弹性蛋白抗体形成;⑥ 自身蛋白水解酶激活破坏软骨组织蛋白聚糖;⑦ 气管支气管管腔塌瘪而窒息;⑧ 耳弹性软骨炎症;⑨ 全身性脉管炎;⑩ 舌红苔白脉弦。

治疗推荐 ①《北京市中药成方选集》灵应愈风丹:当归、天麻、炙首乌、荆芥穗、防风、麻黄、石斛、甘草、羌活、独活、苍术、白芷、炙川乌、炙草乌、川芎,常规剂量研为细末,炼蜜为丸如梧桐子大,每次 30 丸,每日两次温水送服。②《普济方》大圣镇风金丹:川乌头、全蝎、晋矾、附子、白蒺藜、防风、五灵脂、白附子、白僵蚕、朱砂、没药、麝香,常规剂量研为细末,炼蜜为丸如弹子大,每次 1 粒,每日两次温水送服。

思路拓展 《千金翼方·耆婆治恶病》大白膏方:白芷、白术、前胡、吴茱萸各一升,川芎二升,蜀椒、细辛各三两,当归、桂心各二两,苦酒四升,上一十味,以苦酒浸药经一宿,取不中水猪脂十斤,铜器中煎令三沸,三上三下,候白芷色黄,膏成。贮以瓶中,随病摩之即愈。若遍体生疮脓血溃坏当作大黑膏摩之,大黑膏方:乌头、川芎、雄黄、胡粉、木防己、升麻、黄连、雌黄、藜芦、矾石各半两,杏仁、巴豆各四十枚,黄柏一分,松脂、乱发各如鸡子大,上十五味,捣筛为末,以猪脂二升合药煎,乱发消尽,膏成,用涂疮上,日三敷,先以盐汤洗,然后涂之。若患人眉睫堕落不生者,服药后经一百日外,即以铁浆洗其眉睫处所,一日三度洗之,生毛则速出,一大彻,眉睫如本与不患时同也。浸酒法:苦参去上黄皮,薄切曝干,捣令散,莫使作末,秤取三十斤,取不津瓮受两斛者,瓮底钻作孔,瓮中底头着二三十青石子如桃李鸡子许大,然后下苦参、下硝石末酒,一时着瓮中,取酒服时法,孔中出酒服之,一日一服,或再服亦得。酒欲尽时开瓮口,取苦参滓急绞取酒,其滓去却,其酒密处盛之,莫使漏气。服酒法一一如前,无有不愈。若患不得瘥除者,皆由年多,十年者更作此药酒至两剂,无有不愈,依法如前。虽用良医治之,亦须好酒,须行忠直,不得不孝不义,患除则速矣。论曰:苦参处处有之,至神良。黄硝石出龙窟,其状有三种,一者黄硝石,二者青硝石,三者白硝石,其形如盐雪,体濡,烧之融似曲蟮,见盐为水,硝石真者烧炼皆融,真伪可知。三种硝石,黄者为上,青者为中,白者为下。用之杀虫,皆不如黄者最良。黄硝石立杀人身中横虫,去虫至速,除大风大强药。青硝石者至神大药,出在鸟场国石孔中,自然流出,气至恶大臭,蜂、蛇、飞虫皆共宗之,其气杀虫,硝石与苦参酒相入,治热至良,去风至速,方稀有用时,乃胜于白硝石,此青硝石体状也。如似世间胶漆,成时亦如陈蜜,亦如饧。少必枯,体泽又似尘汗脂蜜气味至恶,此药道士贵服,则去人身中横虫,不能得用时,先与三升酒浸之二十日,多日为佳,其势倍效,皆大验,然后与苦参同浸。论曰:黄青白硝石等是百药之王,能杀诸虫,可以长生,出自鸟场国,采无时。此方出耆婆医方论治疾风品法中。黄力三岁译后演七卷,治疾风品法云:服药时先令服长寿延年符大验,荡除身中五脏六腑游滞恶气皆出尽,然后服药得力,其疾速验无疑,符力亦是不思议神力,先服药者,无有不效。又生造药入瓮中时,令童子小儿和合讫,即告符书镇药,符镇在瓮腹令药不坏,久久为好,一切神鬼不可近之矣。

第二节　组织再生病理

〖被覆上皮再生-被覆上皮气血新生〗

辨识要点　① 符合被覆上皮再生病理诊断;② 组织损伤后由损伤周围的同种细胞修复称为再生;③ 鳞状上皮缺损而基底层细胞分裂增生;④ 组织干细胞分化增殖;⑤ 向缺损中心迁移形成单层上皮;⑥ 增生分化为鳞状上皮;⑦ 胃肠黏膜上皮缺损而邻近基底部细胞分裂增生;⑧ 组织干细胞分化增殖;⑨ 新生上皮细胞由立方形增高变为柱状细胞;⑩ 舌红苔白脉缓。

治疗推荐　①《陈素庵妇科补解》卷3理气汤:人参、茯苓、白术、甘草、川芎、当归、白芍、枳实、枳壳、木香、乌药、香附、陈皮、砂仁、桔梗,常规剂量,每日两次水煎服。②《兰室秘藏》当归芍药汤:柴胡、炙甘草、生地、橘皮、熟地、黄芪、苍术、当归、芍药、白术,常规剂量,每日两次水煎服。

思路拓展　《伤科方书·秘传方》。君臣散:肉桂一两,红花、归尾、生地、甘草梢、赤芍、乌药、牛膝、延胡索、桃仁、骨碎补、丹皮各五钱,杜仲、川芎各三钱,续断、花粉、羌活、五加皮、防风各二钱。紫金散:紫金皮酒浸一宿,瓦上焙干,为末用。黑神散:黄金子,麻油拌炒黑,为末。桃花散:乳香、没药、血竭各等分,共研细末。玉龙散:人中白,醋炙七次,研末。乳香散:乳香、没药、骨碎补、当归、硼砂、血竭、土鳖虫各等分,酒醉瓦焙,为末。一粒金丹:半夏二钱、土鳖炙两半、萎仁三钱,共研细末,以饭丸粟米大,酒下。八仙丹:乳香、没药、巴霜、骨碎补、无名异、半夏各二钱,归尾、大黄五钱各,硼砂、血竭、自然铜各三钱,共研细末,每服八厘酒下。川芎散:川芎、白芷、防风、赤芍、生地、陈皮、桔梗各一钱,当归、羌活、花粉、黄金子各一钱二分,水酒煎服。桂枝汤:桂枝、枳壳、陈皮、红花、香附、生地、防风、当归、赤芍、独活、延胡索各等分,加童便煎服。蔓荆散:蔓荆子、白芍各一钱,生地、红花、白术、川芎、当归各一钱二分,水酒煎服。杜仲散:肉桂、乌药、赤芍、当归、丹皮、桃仁、续断、延胡索各一钱,杜仲一钱二分,童便煎服。杏仁汤:杏仁、甘草、生军、桃仁各三钱,归尾一钱,童便煎服。桔梗汤:红花、苏木、芒硝各五钱,煨大军七钱,桔梗二钱,桃仁二十五粒,猪苓、泽泻各三钱,生姜三片,童便一盏、酒半斤,煎服。车前散:当归、枳壳、赤芍、车前子、木通、桔梗、大黄、芒硝各等分,童便水酒煎服。

〖腺上皮再生-腺上皮气血新生〗

辨识要点　① 符合腺上皮再生病理诊断;② 残存细胞分裂补充腺上皮缺损恢复原来腺体结构;③ 腺体构造包括基底膜完全被破坏则难以再生;④ 子宫内膜腺可从残留部细胞再生;⑤ 肠腺可从残留部细胞再生;⑥ 肝脏部分切除后通过肝细胞分裂增生;⑦ 肝小叶网状支架完整,肝细胞沿支架延伸,恢复正常结构;⑧ 肝小叶网状支架塌陷,网状纤维转化为胶原纤维,形成肝小叶内间隔;⑨ 肝功能衰竭、肝癌、慢性肝炎和肝硬化时肝实质细胞和胆管系统结合部位干细胞明显增生,参与损伤肝脏的修复;⑩ 舌红苔白脉缓。

治疗推荐　①《伤科大成》顺气活血汤:苏梗、厚朴、枳壳、砂仁、当归、红花、木香、赤芍、桃仁、苏木、香附,常规剂量,每日两次水煎服。②《女科百问》沉香理气汤:丁香、檀香、木香、藿香、甘草、砂仁、白豆蔻、沉香、乌药、人参,常规剂量,每日两次水煎服。

思路拓展　《伤科方书·秘传方》:海桐散:独活、牛膝、秦艽、桂心、生地、陈皮、赤芍、续断、当归、防风、丹皮、五加皮、姜黄、海桐皮各等分,童便水酒煎服。麝香膏:红花、五加皮、肉桂、地黄、白芷、紫金皮、防风、荆芥、牛膝、续断、独活、麻黄、黄柏、丹皮、桃仁、苦参、血余各五钱,苏木、威灵仙各三钱,归尾、大黄各一两,麻油斤半,将上等药浸,夏二日、冬四日为度,用铜锅熬成膏。象皮膏:大黄、当归、生地各一两,肉桂、红花、黄连、荆芥各三钱,白及、白蔹、甘草各五钱,以上肉桂、白及、白蔹、黄连共研细末,余药油浸,煎熬成膏,收用时加膏上末药、土鳖、血竭、龙骨、象皮、海螵蛸、珍珠、乳香、没药八味再帖。药酒方:当归、生地、乌药、三七、肉桂、乳香、没药、牛膝、丹皮、红花、延胡索、防风、独活、杜仲、五加皮、落得草、川芎、虎骨、干姜、姜黄、紫荆皮、海桐皮各五钱,米酒浸煮,早晚服。八厘宝麻药:川乌、草乌、蟾酥、半夏、南星、黄麻花、闹阳花等分研末,苎叶汁拌末晒干,再研末收好,每服八厘酒下。杨花散:闹阳花、南星、半夏各二钱,草乌一钱,共研末,麻黄根、草麻根、草麻叶三味绞汁,拌上末药,再研末,开割肉用者搽上。续筋骨:土鳖、血竭、龙骨等分,研细末唾调涂。又方:旋覆花取汁调涂。止血散:血见愁、马兰头、川三七、旱莲草共研细末,取好便用。桃花散:锻石一斤,用牛胆浸七次,取出同大黄炒如桃花色,去大黄用。

〖纤维组织再生-纤维组织气血新生〗

辨识要点 ① 符合纤维组织再生病理诊断;② 损伤处成纤维细胞分裂增生;③ 幼稚成纤维细胞胞体大,两端突起;④ 幼稚成纤维细胞胞质嗜碱性;⑤ 幼稚成纤维细胞胞质内有丰富的粗面内质网及核蛋白体;⑥ 幼稚成纤维细胞胞核体积大,染色淡,有1~2个核仁;⑦ 幼稚成纤维细胞停止分裂后合成并分泌前胶原蛋白;⑧ 细胞周围形成胶原纤维;⑨ 胶原纤维细胞逐渐成熟变成长梭形,成为纤维细胞;⑩ 舌红苔白脉缓。

治疗推荐 ①《马培之医案》清肝活瘀汤:郁金、青皮、赤芍、桃仁、新绛、泽兰、当归、枳壳、苏梗、瓦楞子、参三七,常规剂量,每日两次水煎服。②《姜春华全集》益肝清癥汤:党参、茯苓、制大黄、栀子、阿胶、地鳖虫、桃仁、龙胆草、玉米须、穿山甲,常规剂量,每日两次水煎服。

思路拓展《伤科方书·秘传方》。黑龙散:穿山甲六两,川芎、当归各二两,枇杷叶、百草霜各五钱,研细末用。洗伤药方:艾、葱、桂枝、荆芥、归尾、槐花、苍术、防风、延胡索各五钱,水酒童便煎服。阴江汤:阿胶、没药、油发灰,水酒煎服。血竭汤:发灰、茅根、血竭、韭菜根,水酒童便煎服。跌打既好筋不伸方:黄荆子一两,续断、海桐皮、虎骨、鸡骨、犬骨各八钱,秦艽、独活各七钱,共研细末,每服一钱五分,合宽筋汤服。宽筋汤:肉桂、牛膝、姜黄、黄芪、川芎、地黄、独活、续断、茯苓、海桐皮各等分,水酒煎空心服。人参散:人参、白术、肉桂、续断、黄芪、当归、乌药各等分,水煎服。桂枝汤:陈皮、芍药、枳壳、丹皮、香附、生地、桂枝、归尾、桃仁、乳香、没药、川芎、牛膝、藿香叶各等分,水煎服。姜黄汤:桃仁、兰叶、丹皮、姜黄、苏木、当归、陈皮、牛膝、川芎、生地、肉桂、乳香、没药各等分,水酒童便煎服。消风散:赤芍、川芎、陈皮、半夏各一钱二分,升麻、羌活各一钱,防风七分,当归、南星各五分,甘草三分,老姜三片,水煎服。麻黄汤:麻黄二钱,肉桂三分,半夏一钱二分,陈皮一钱,厚朴、桔梗、枳壳、川芎各七分,干姜、苏木各五分,浓煎热服。升麻汤:白术、附子、升麻、麻黄、红花、川芎、干姜、肉桂、甘草各等分,老姜三片、葱头三节,水煎服。杏仁汤:肉桂、麻黄、桑白皮、杏仁、桔梗、细茶、甘草各等分,加灯心煎服。刑杖方:乳香、没药、土鳖、无名异、猴骨、自然铜。

〖软骨组织和骨组织再生-肾骨新生〗

辨识要点 ① 符合软骨组织和骨组织的再生病理诊断;② 软骨再生始于软骨膜增生;③ 幼稚软骨

膜细胞增生逐渐变为软骨母细胞并形成软骨基质;④ 软骨母细胞埋在软骨陷窝内而变为静止软骨细胞;⑤ 软骨组织缺损较大时由纤维组织参与修补;⑥ 骨组织再生能力强;⑦ 骨折后可完全修复;⑧ 舌红苔白脉缓。

治疗推荐 ①《太平圣惠方》接骨草散:接骨草、紫葛根、石斛、巴戟天、丁香、续断、阿魏,常规剂量,每日两次水煎服。②《伤科汇纂》辛香散:防风、荆芥、刘寄奴、独活、大茴香、明矾、五倍子、苦参、侧柏叶、当归、白芷、泽兰、细辛、金银花、苍耳子,常规剂量,每日两次水煎服。③《串雅内编》卷2胜金丹:血竭、乳香、没药、地龙、自然铜、无名异、木鳖子,常规剂量研为细末,炼蜜为蜜丸如弹子大,每次1粒,每日两次温水送服。④《青囊秘传》十三太保丸:川乌、草乌、麻黄、细辛、马钱子、羌活、独活、穿山甲、天麻、防风、白芷、雄黄、朱砂,常规剂量研为细末,炼蜜为丸如梧桐子大,每次30粒,每日两次温水送服。

思路拓展 ①《伤科补要·接骨论治》:接骨者,使已断之骨合拢一处,复归于旧位也。凡骨之断而两分,或折而陷下,或破而散乱,或岐而傍突,相其情势,徐徐接之,使断者复续,陷者复起,碎者复完,突者复平,皆赖乎手法也。或皮肉不破者,骨若全断,动则辘辘有声。如骨损未断,动则无声。或有零星败骨在内,动则渐渐之声,后必溃烂流脓。其骨已无生气,脱离肌肉,其色必黑,小如米粒,大若指头,若不摘去,溃烂经年,急宜去净。如其骨尚未离肉,不可生割,恐伤其筋,俟其烂脱,然后去之。治法:先用代痛散煎汤熏洗,将其断骨拔直相对,按摩平正如旧,先用布条缚紧,又将糕匣木板修圆绑之,又将布条缠缚,再将杉篱环抱外边,取其紧劲挺直,使骨,仍照前法。二、三月间,换绑数次,百日可痊。凡人断臂与断膊,断腿与断,绑法相同,治分上下。或用器具,与形体相得,随机变化可也。或筋断者,难续。盖筋因柔软,全断则缩于肉里,无用巧之处也;若断而未全,宜用续筋药敷之,内服壮筋养血汤可愈。②《伤科方书·秘传方》:接骨膏:当归、威灵仙各一两五钱,羌活、骨碎补各五钱,牛膝、桂枝、五加皮各一两,木香、川芎、川乌、杜仲、细辛、防风、香附、乳香、没药各五钱,桃丹二两五钱,嫩松香二两,四叶对、土茯苓各三钱,海风藤五钱,将真正菜油数斤熬滚,将药十四味先入锅内,再将草药三味,共浸油内,春天浸五日,夏三,秋七,冬十天,期满入锅内,漫火熬根浮起,滤渣再入乳香、没药、松香三味,又熬数沸,滴水成珠,再下黄丹收膏,俟退火三日再用。此膏专治骨跌打伤者。皮未破者将此膏贴之,其骨陆续如初。并一切跌打损伤贴患处,伤骨自好,其肿自消。散血通气效验,凡跌打不能言语,人不知打坏何处,急用不满尺丛树,连根拔来,洗净去泥,捣汁量人酒量若干,如饮约一壶者,即用一壶,和丛树内搅汁,令伤人饮之,免其血瘀冲心,再请先生医治可也。又十直路口,尿桶底砖瓦片取来,炒干研末,亦医跌打。按江先生乳名祥,号瑞屏,住婺源北乡清华街双河头,道光庚子年已七旬,善于跌打,此书珍之宝之。

〖毛细血管再生-血脉新生〗

辨识要点 ① 符合毛细血管再生病理诊断;② 毛细血管再生方式是生芽;③ 血管内皮细胞分裂增生形成突起幼芽;④ 内皮细胞前移及后续细胞增生形成一条细胞索;⑤ 数小时后形成新生毛细血管;⑥ 彼此吻合构成毛细血管网;⑦ 增生的内皮细胞分化成熟分泌Ⅳ型胶原、层粘连蛋白和纤维连接蛋白,形成血管基底膜基板;⑧ 周边成纤维细胞分泌Ⅲ型胶原及基质,组成基底膜的网板;⑨ 周边成纤维细胞成为血管外膜细胞;⑩ 舌红苔白脉缓。

治疗推荐 ①《奇效良方》卷63凌霄花散:凌霄花、硇砂、桃仁、延胡索、红花、当归、桂枝、红娘子、血竭、紫河车、赤芍、栀子、没药、地骨皮、五加皮、牡丹皮、甘草,常规剂量,每日两次水煎服。②《救伤秘旨》活血住痛散:白芷、穿山甲、小茴香、甘草、当归、川芎、独活、羌活、木瓜、肉桂、山药、制草乌、麝香,常规剂量研末为散,每次三钱,每日两次煎散为汤温服。

思路拓展 《医林改错·气血合脉说》:气府存气,血府存血。卫总管由气府行周身之气,故名卫总管;荣总管由血府行周身之血,故名荣总管。卫总管体厚形粗,长在脊骨之前,与脊骨相连,散布头面四肢,近筋骨长。即周身气管;荣总管体薄形细,长在卫总管之前,与卫总管相连,散布头面口肢,近皮肉长,即周身血管。气在气府,有出有入,出入者,呼吸也。目视耳听,头转身摇,掌握足步,灵机使气之动转也;血自血府入荣总管,由荣总管灌入周身血管,渗于管外,长肌肉也。气管近筋骨生,内藏难见;血管近皮肉长,外露易见。气管行气,气行则动;血管盛血,静而不动。头面四肢按之跳动者,皆是气管,并非血管。如两眉棱骨后凹处,俗名两太阳,是处肉少皮连骨,按之跳动,是通头面之气管;两足大指次指之端,是处肉少皮连骨,按之跳动,是通两足之气管;两手腕横纹高骨之上,是处肉少皮连骨,按之跳动,是通两手之气管。其管有粗有细,有直有曲,各人体质不同。胳膊肘下,近手腕肉厚,气管外露者短;胳膊肘下,近手腕肉薄,气管外露者长。如外感中人,风入气管。其管必粗,按之出肤:寒入气管,管中津液必凝,凝则阻塞其气,按之跳动必慢,火入气管,火气上炙,按之跳动必急。人壮邪气胜,管中气多,按之必实大有力,人弱正气衰,管中气少,按之必虚小无力。久病无生机之人,元气少,仅止上行头面两手,无气下行,故足面按之不动。若两手腕气管上,按之似有似无,或细小如丝,或指下微微乱动,或按之不动,忽然一跳,皆是气将绝之时。此段言人之气管,生平有粗细、曲直之下同,管有短长者,因手腕之肉有薄厚也;按之大小者,虚实也;跳动之急慢者,寒火之分也。前所言,明明是脉,不言脉者,因前人不知人有左气门、右气门、血府、气府、卫总管、荣总管、津门、津管、总提、遮食、珑管、出水道,在腹是何体质? 有何用处,论脏腑、包络,未定准是何物,论经络、三焦,未定准是何物,并不能指明经络是气管、血管;论脉理,首句便言脉为血府,百骸贯通,言脉是血管,气血在内流通,周而复始:若以流通而论,此处血真能向彼处流,彼处当有空隙之地,有空隙之地,则是血虚,无空隙之地咄流归于何处? 古人并不知脉是气管,竟著出许多脉快,立言虽多,论部位一人一样,并无相同者。古人论脉二十七字,余不肯深说者,非谓古人无容足之地,恐后人对症无论脉之言。诊脉断死生易,知病难。治病之要诀,在明白气血,无论外感内伤,要知初病伤人何物,不能伤脏腑,不能伤筋骨,不能伤皮肉,所伤者无非气血。气有虚实,实者邪气实,虚者正气虚。正气虚,当与半身不遂门四十种气虚之症、小儿抽风门二十种气虚之症,互相参考。血有亏瘀,血亏必有亏血之因,或因吐血、衄血,或溺血、便血,或破伤流血过多,或崩漏、产后伤血过多;若血瘀,有血瘀之症可查,后有五十种血瘀症,互相参考。惟血府之血,瘀而不活,最难分别。后半日发烧,前半夜更甚,后半夜轻,前半日不烧,此是血府血瘀。血瘀之轻者,不分四段,惟日落前后烧两时,再轻者,或烧一时,此内烧兼身热而言。若午后身凉,发烧片刻,乃气虚参芪之症,若天明身不热,发烧止一阵,乃参附之症,不可混含从事。

〖**大血管修复-血脉新生**〗

辨识要点 ① 符合大血管修复病理诊断;② 大血管离断后需手术吻合;③ 吻合两侧内皮细胞分裂增生,互相连接,恢复原来内膜结构;④ 离断肌层由结缔组织增生连接,形成瘢痕修复;⑤ 舌红苔白脉缓。

治疗推荐　①《太平圣惠方》卷 71 桃仁散：桃仁、鳖甲、京三棱、诃黎勒皮、白术、当归、赤芍药、陈皮，常规剂量，每日两次水煎服。②《医学衷中参西录》曲直汤：山茱萸、知母、乳香、没药、当归、丹参，常规剂量，每日两次水煎服。

思路拓展　《医林改错·方叙》：余不论三焦者，无其事也。在外分头面四肢、周身血管，在内分膈膜上下两段，膈膜以上，心肺咽喉、左右气门，其余之物，皆在膈膜以下。立通窍活血汤，治头面四肢、周身血管血瘀之症；立血府逐瘀汤，治胸中血府血瘀之症；立膈下逐瘀汤，治肚腹血瘀之症。病有千状万态，不可以余为全书。查证有王肯堂《证治准绳》，查方有周定王朱绣《普济方》，查药有李时珍《本草纲目》。三书可谓医学之渊源。可读可记，有国朝之《医宗金鉴》；理足方效，有吴又可《瘟疫论》，其余名家，虽未见脏腑，而攻发补泻之方，效者不少。余何敢云著书，不过因著《医林改错》脏腑图记后，将平素所治气虚、血瘀之症，记数条示人以规矩，并非全书。不善读者，以余之书为全书，非余误人，是误余也。

〖肌肉组织再生-脾肌新生〗

辨识要点　① 符合肌肉组织再生病理诊断；② 横纹肌肌膜未被破坏时残存肌细胞分裂分化肌原纤维，恢复正常横纹肌结构；③ 横纹肌纤维完全断开，肌原纤维新生使断端膨大如花蕾样；④ 肌纤维断端由纤维瘢痕愈合连接；⑤ 愈合的肌纤维仍可以收缩；⑥ 整个肌纤维包括肌膜破坏则难以再生；⑦ 结缔组织增生连接形成瘢痕修复；⑧ 平滑肌断开的肠管或大血管经手术吻合后通过纤维瘢痕连接；⑨ 心肌破坏多为瘢痕修复；⑩ 舌红苔白脉缓。

治疗推荐　①《杨氏家藏方》卷 15 卷柏丸：卷柏、当归、熟地、川芎、柏子仁、白芷、肉苁蓉、牡丹皮、川椒、艾叶，常规剂量研为细末，炼蜜为蜜丸如梧桐子大，每次 30 粒，每日两次温水送服。②《丸散膏丹集成》白玉膏：木鳖子、蓖麻子肉、巴豆、白芷、乳香、牡丹皮、金银花、天花粉、白蜡、没药、赤芍、大黄、象贝母、鲜凤仙花根叶、轻粉、铅粉、鲜鲫鱼、鲜大力子根叶、麻油，常规剂量，除铅粉、轻粉、没药、乳香均为细末外，将余药浸入麻油内 3～5 日，随后煎熬至药枯，滤清俟冷，再加药粉，用文火徐徐搅匀，至滴水成珠为度。摊纸上，敷贴患处。

思路拓展　《疡医大全·论生肌法》：汪省之曰夫肌肉，脾之主也，溃后收敛迟速者，乃气血盛衰使然。世人但知生肌用龙、竭，止痛用乳、没，余谓不然。生肌之法，当先理脾胃，助气血为主，则肌肉自生，岂假龙、竭之属！设若脓未尽，就用生肌，反生溃烂。壮者、轻者，不过复溃，或迟敛而已；怯者、重者，必致内攻，或溃烂不敛者多矣。至于止痛之法，热者清之，寒者温之，实者泻之，虚者补之，脓郁不出者开之，恶肉侵蚀者去之。如是则痛自止，岂在乳、没然后痛止乎。薛立斋曰夫肌者，脾胃之所主，收敛者，气血之所使，但当纯补脾胃，不宜泛敷生肌之剂。夫疮不生肌而肿赤甚者，血热也，四物加山栀、连翘；色白而无神者，气虚也，四君加归；晡热，阴血虚也，四物加参术；脓水稀者，气血虚也，十全大补汤；食少体倦，脾气虚也，补中益气汤；烦热作渴，饮食如常，胃火也，竹叶黄汤，不应，竹叶石膏汤；热渴而小便频数，肾水虚也，用加减八味丸料煎服。若败血去后，新肉微赤，四沿白膜者，此胃中生气也，用四君子汤以培补之，则不日而敛，若妄用生肌之药，余毒未尽，而反益甚耳，殊不知疮疡之作，由胃气不调，疮疡之溃，由胃气腐化，疮疡之敛，由胃气荣养。东垣曰：胃乃生发之源，为人身之本。丹溪亦谓：治疮疡当助胃壮气，使根本坚固,诚哉是言也,可不慎欤!冯楚瞻曰凡肌肉伤而疮口不敛者,用六君子汤以补脾胃为主;或气虚恶寒而疮口不敛者,用补中益气汤以补脾肺;若血虚发热而疮口不敛者,用四物参术以滋肝脾;若脓多而疮口不敛者,八珍汤或十全大补汤以养血气。《经》曰:脾主肌肉,如前药未应,但用四君、归、以补脾胃;若更不应,乃下元阳虚,急用八味丸以壮火生土;若脉数发渴者,难治,此真气虚而邪气实也。又曰:若败肉去后,新肉微赤,四沿白膜者,此胃中生气也,但用四君子汤以培补之,则不日而敛,盖疮疡之作,由胃气不调,疮疡之溃,由胃气腐化,疮疡之敛,由胃气荣养。

〖神经组织再生-肝筋新生〗

辨识要点　① 符合神经组织再生病理诊断;② 脑及脊髓神经细胞损伤由神经胶质细胞及其纤维修补,形成胶质瘢痕;③ 外周神经损伤而与其相连的神经细胞仍然存活则可完全再生;④ 断处远端神经纤维髓鞘及轴突崩解并吸收;⑤ 断处近侧端 Ranvier 节神经纤维崩解并吸收;⑥ 两端神经鞘细胞增生形成带状合体细胞将断端连接;⑦ 近端轴突每日 1 毫米速度逐渐长向远端;⑧ 穿过神经鞘细胞带达到末梢鞘细胞;⑨ 鞘细胞产生髓磷脂将轴索包绕形成髓鞘;⑩ 外周神经再生需数月完成;⑪ 断离两端相隔太远或两端之间有瘢痕或他组织阻隔或因截肢失去远端,再生轴突均不能到达远端;⑫ 再生轴突与增生结缔组织混杂在一起,卷曲成团,成为创伤性神经瘤;⑬ 顽固性疼痛;⑭ 舌红苔白脉缓。

治疗推荐　①《中国药典》马钱子散:马钱子(含士的宁 8.0 克)地龙 93.5 克,将制马钱子、地龙研为细粉,每次 0.2 克,每日两次温水送服,每日最大服量不超过 0.6 克。②《蒲辅周医疗经验》百损丸:补骨脂、骨碎补、杜仲、牛膝、续断、肉苁蓉、黑豆、当归、鸡血藤、参三七、血琥珀、麒麟竭、沉香,常规剂量研为细末,炼蜜为蜜丸,每丸重三钱,每次 1 粒,每日两次温水送服。

思路拓展　《医林改错·瘫痿论》:或曰元气归并左右,病半身不遂,有归并上下之症乎? 余曰元气亏五成,下剩五成,周流一身,必见气亏诸态,若忽然归并于上半身。不能行于下,则病两腿瘫痿。奈古人论痿症之源,因足阳明胃经湿热,上蒸于肺,肺热叶焦,皮毛焦悴,发为痿症,概用清凉攻下之方。余论以清凉攻下之药,治湿热腿疼痹症则可,治痿症则不相宜。岂知痹症疼痛,日久能令腿瘫,瘫后仍然腿疼;痿症是忽然两腿不动,始终无疼痛之苦。倘标本不清,虚实混淆,岂不遗祸后人! 补阳还五汤治半身不遂,口眼歪斜,语言謇涩,口角流涎,大便干燥,小便频数,遗尿不禁。黄芪四两生,归尾二钱,赤芍一钱半,地龙一钱去土,川芎一钱,桃仁一钱,红花一钱,水煎服。初得半身不遂,依本方加防风一钱,服四五剂后去之,如患者先有入耳之言,畏惧黄芪,只得迁就人情,用一二两,以后渐加至四两,至微效时,日服两剂,岂不是八两? 两剂服五六日,每日仍服一剂。如已病三两个月,前医遵古方用寒凉药过多,加附子四五钱。如用散风药过多,加党参四五钱,若未服,则不必加。此法虽良善之方,然病久气太亏,肩膀脱落二、三指缝、胳膊曲而搬不直、脚孤拐骨向外倒、哑不能言一字,皆不能愈之症。虽不能愈,常服可保病不加重。若服此方愈后,药不可断,或隔三五日吃一付,或七八日吃一付,不吃恐将来得气厥之症,方内黄芪,不论何处所产,药力总是一样,皆可用。方歌:补阳还五赤芍芎,归尾通经佐地龙,四两黄芪为主药,血中瘀滞用桃红。

〖肉芽组织修复-肉芽组织气血阴阳新生〗

辨识要点　① 符合肉芽组织修复病理诊断;② 肉芽组织由新生薄壁的毛细血管及增生的成纤维细

胞构成;③ 肉芽组织鲜红色颗粒状,形似鲜嫩肉芽;④ 以小动脉为轴心垂直长向创面并在周围形成襻状弯曲毛细血管网;⑤ 内皮细胞增生形成实性细胞索及扩张的毛细血管;⑥ 新生毛细血管内皮细胞核体积较大呈椭圆形向腔内突出;⑦ 毛细血管周围新生成纤维细胞并有大量渗出液及炎细胞;⑧ 巨噬细胞分泌细胞因子刺激成纤维细胞及毛细血管增生;⑨ 各种蛋白水解酶分解坏死组织及纤维蛋白;⑩ 肉芽组织含有肌成纤维细胞;⑪ 成纤维细胞产生基质及胶原;⑫ 基质越多则胶原越多;⑬ 肉芽组织成熟为纤维结缔组织并逐渐转化为老化阶段的瘢痕组织;⑭ 舌红苔白脉缓。

治疗推荐　①《青囊秘传》结毒生肌散:赤石脂、龙骨、乳香、没药、枯矾、文蛤、白芷、轻粉、血竭、朱砂、象皮、麝香、龙脑,常规剂量研末为散,每次五钱,每日两次煎散为汤温服。②《疡科遗编》八将擒王散:天龙、全蝎、穿山甲、儿茶、蝉蜕、雄精、冰片、麝香,常规剂量研末为散,每次五钱,每日两次煎散为汤温服。③《寿世保元》合口收功散:血竭、乳香、没药、轻粉、龙骨、赤石脂、朱砂、海螵蛸,常规剂量研末为散,每次五钱,每日两次煎散为汤温服。④《赵炳南临床经验集》回阳生肌散:人参、鹿茸、雄黄、乳香、琥珀、京红粉,常规剂量研末为散,每次五钱,每日两次煎散为汤温服。

思路拓展　《疡医大全·论疮疡去腐肉法》:薛立斋曰夫疮疡之证,脓成者当辨其生熟浅深,肉死者当验其腐溃连脱。丹溪云痈疽因积毒在脏腑,当先助胃壮气为主,使根本坚固,而行经活血佐之,令其内消。余常治脉证虚弱者,用托里之药,则气血壮而肉不死,脉证实热者,用清热之剂,则毒气退而肉自生。凡疮聚于筋骨之间,肌肉之内,因气血虚弱,用十全大补汤壮其脾胃,则未成自散,已成自溃,又何死肉之有! 若不大痛,或不痛,或不赤,或内脓不溃,或外肉不腐,乃气血虚弱,宜用桑枝灸,及十全大补加姜桂,壮其阳气,则四畔即消,疮头即腐,其毒自解,又何待于针割! 若脾胃虚弱,饮食少思,用六君倍加白术,壮其荣气,则肌肉受毒者自活,已死者自溃,已溃者自敛。若初起或因克伐,或犯房事,以致色黯而不痛者,乃阳气脱陷,变为阴证,急用参附汤温补回阳,亦有可生。窦汉卿曰凡取腐肉,先用猪蹄汤洗净,以去其垢,方见新旧之肉,看其果腐烂者,用钩摘定,轻手徐徐忍臭气割之,切不可误伤新肉,以致鲜血淋漓,切勿急骤,多加工夫,割取毕,上灵药,外用膏贴,明日如有未尽之腐,仍照法去之。

〔瘢痕组织修复-瘢痕结痂〕

辨识要点　① 符合瘢痕组织修复病理诊断;② 肉芽组织改建成熟形成纤维结缔组织;③ 组织由大量平行或交错分布的胶原纤维束组成;④ 纤维束均质性红染即玻璃样变;⑤ 纤维细胞核细长深染;⑥ 纤维细胞核稀少而组织内血管减少;⑦ 局部收缩状态,颜色苍白或灰白半透明,质硬韧并缺乏弹性;⑧ 瘢痕组织填补缺损并保持组织器官完整性;⑨ 瘢痕组织使组织器官保持坚固性;⑩ 胶原形成不足等可形成腹壁疝、心室壁瘤;⑪ 瘢痕收缩引起关节挛缩或活动受限;⑫ 十二指肠溃疡瘢痕引起幽门梗阻;⑬ 器官之间或器官与体腔壁之间瘢痕性粘连不同程度影响其功能;⑭ 广泛纤维化玻璃样变而器官硬化;⑮ 肥大性瘢痕突出皮肤表面并向周围不规则地扩延称瘢痕疙瘩;⑯ 瘢痕组织内的胶原纤维在胶原酶作用下可以逐渐分解、吸收而使瘢痕缩小、软化;⑰ 舌红苔白脉缓。

治疗推荐　①《外科大成》牛黄生肌散:牛黄、珍珠、琥珀、人中白、胡黄连、乳香、没药、儿茶、硼砂、冰片,常规剂量研末为散,每次五钱,每日两次煎散为汤温服。②《青囊秘传》八将散:五倍子、雄黄、乳香、角针、全蝎、蜈蚣、麝香、梅片,常规剂量研末为散,每次五钱,每日两次煎散为汤温服。③《太平圣惠方》卷 71 鳖甲丸：鳖甲、露蜂房、牡丹皮、川椒、大黄、牛膝、附子、吴茱萸、干姜、虻虫、水蛭、皂荚、当归、赤芍、桂枝、琥珀、防葵、蛴螬，常规剂量研为细末，炼蜜为丸如梧桐子大，每次 30 粒，每日两次温水送服。④《圣济总录》卷 89 当归散：当归、石斛、天冬、庵闾子、地肤子、肉苁蓉、白蔹、覆盆子、炙甘草、五味子、桂枝、牛膝、附子、石钟乳，常规剂量研末为散，每次五钱，每日两次煎散为汤温服。

思路拓展 《医宗金鉴·生肌类方》：凡大毒溃烂，内毒未尽，若骤用生肌，则外实内溃。重者逼毒内攻，轻者反增溃烂。虽即收口，其于旁处，复生大疽，是知毒未尽，不可骤用生肌药也。只以贝叶膏贴之，频换，俟生肉珠时，方用生肌药。如元气弱者，须当大补，以培元气。生肌定痛散：此散治溃烂红热，肿痛有腐者，用此化腐、定痛、生肌。生石膏一两、辰砂三钱、冰片二分、硼砂五钱，上四味，共为末，撒患处。轻乳生肌散：此散治溃烂红热，肿痛腐脱者，用此定痛生肌。石膏一两、血竭五钱、乳香五钱、轻粉五钱、冰片一钱，上为末撒之，有水加龙骨、白芷各一钱，不收口加鸡内金一钱。姜矾散：此散治一切诸疮发痒者，用此撒之甚效。枯矾、干姜等分为末，先用细茶、食盐，煎汤洗之，后用此散撒之。冷疮不收口者，用干姜一味为末，撒患处，觉热如烘，生肌甚效。腐尽生肌散：此散治一切痈疽等毒，诸疮破烂不敛者，撒上即愈。儿茶、乳香、没药各三钱，冰片一钱，麝香二分，血竭三钱，旱三七三钱，上为末撒之。有水加煅龙骨一钱，欲速收口加珍珠一两、蟹黄二钱。或用猪脂油半斤，加黄蜡一两，溶化倾碗内。稍温加前七味调成膏，摊贴痈疽破烂等证。若杖伤则旱三七倍之。一用鲜鹿腿骨，纸包灰内煨之，以黄脆为度。如黑焦色则无用矣。为细末撒之，生肌甚速。月白珍珠散：此散治诸疮新肉已满，不能生皮，及汤火伤痛，并下疳腐痛等证。青罐花五分、轻粉一两、珍珠一钱，上为末撒之，下疳腐烂，用猪脊髓调搽。一用鸡子清倾瓦上，晒干取清，为末撒之。五色灵药主治：此五色灵药，治痈疽诸疮已溃，余腐不尽，新肉不生，撒之最效。食盐五钱、黑铅六钱、枯白矾、枯皂矾、水银、火硝各二两，先将盐、铅熔化，入水银结成砂子，再入二矾、火硝同炒干，研细入铅、汞再研，以不见星为度。入罐内泥固济，封口打三炷香，不可太过不及。一宿取出视之，其白如雪，约有二两，为火候得中之灵药。如要色紫者，加硫黄五钱。要色黄者，加明雄黄五钱。要红色者，用黑铅九钱、水银一两、枯白矾二两、火硝三两、辰砂四钱，明雄黄三钱。升炼火候，俱如前法。凡升打灵药，硝要炒燥，矾要煅枯。一方用烧酒煮干，炒燥，方研入罐。一法凡打出灵药，倍加石膏和匀，复入新罐内打一枝香，用之不痛。生肌玉红膏：此膏治痈疽发背，诸般溃烂，棒毒等疮，用在已溃流脓时。先用甘草汤，甚者用猪蹄汤淋洗患上，轻绢挹净，用抿〔木霸〕挑膏于掌中捺化，遍搽新肉上，外以太乙膏盖之，大疮洗换二次。内兼服大补气血之药，新肉即生，疮口自敛，此外科收敛药中之神药也。当归二两、白芷五钱、白蜡二两、轻粉四钱、甘草一两二钱、紫草二钱、瓜儿血竭四钱、麻油一斤。莹珠膏：白蜡三两、猪脂油十两，轻粉一两五钱、樟冰一两五钱。吕祖一枝梅：雄黄五钱、巴豆五钱、朱砂三分、五灵脂三钱、银朱一钱五分、蓖麻仁五分、麝香三分。上各研细，于端午日净室中，午时共研，加油燕脂为膏，磁盒收藏，勿经妇人之手。临用豆大一圆捏饼贴印堂中，其功立见，用过饼送入河中。

〖皮肤一期愈合-肺皮新生〗

辨识要点 ① 符合皮肤一期愈合病理诊断；② 组织缺损较小；③ 创缘整齐；④ 无感染；⑤ 经黏合或缝合后创面对合严密；⑥ 伤口只有少量血凝块；⑦ 炎症反应轻微；⑧ 表皮再生在 24～48 小时内便可将伤口覆盖；⑨ 创伤第 3 日肉芽组织填满伤口边缘；⑩ 创伤第 5～7 日伤口两侧出现胶原纤维连接；

⑪肉芽组织中毛细血管和成纤维细胞继续增生;⑫胶原纤维不断积聚;⑬切口可呈鲜红色甚至可略高出皮肤表面;⑭创伤第二周末瘢痕开始变白;⑮创伤30日后覆盖切口的表皮结构基本恢复正常;⑯纤维结缔组织仍富含细胞;⑰胶原组织不断增多,抗拉力强度增加;⑱切口数月后形成一条白色线状瘢痕;⑲舌红苔白脉缓。

治疗推荐　①《圣济总录》卷128白鲜皮汤:白鲜皮、桑根白皮、玄参、漏芦、升麻、犀角屑、败酱草,常规剂量,每日两次水煎服。②《医方类聚》卷10白鲜皮散:白鲜皮、防风、人参、知母、沙参、黄芩,常规剂量研末为散,每次五钱,每日两次煎散为汤温服。

思路拓展　《黄帝内经素问·皮部论》:黄帝问曰:余闻皮有分部,脉有经纪,筋有结络,骨有度量,其所生病各异。别其分部,左右上下,阴阳所在,病之始终,愿闻其道。岐伯对曰:欲知皮部以经脉为纪者,诸经皆然。阳明之阳,名曰害蜚,上下同法,视其部中有浮络者,皆阳明之络也。其色多青则痛,多黑则痹,黄赤则热,多白则寒,五色皆见,则寒热也。络盛则入客于经。阳主外,阴主内。少阳之阳,名曰枢持。上下同法,视其部中,有浮络者,皆少阳之络也。络盛则入客于经,故在阳者主内,在阴者主出,以渗于内,诸经皆然。太阳之阳,名曰关枢。上下同法,视其部中,有浮络者,皆太阳之络也。络盛则入客于经。少阴之阴,名曰枢儒。上下同法,视其部中,有浮络者,皆少阴之络也。络盛则入客于经,其入经也,从阳部注于经,其出者,从阴内注于骨。心主之阴,名曰害肩,上下同法,视其部中,有浮络者,皆心主之络也。络盛则入客于经。太阴之阴,名曰关蛰。上下同法,视其部中,有浮络者,皆太阴之络也。络盛则入客于经。凡十二经络脉者,皮之部也。是故百病之始生也,必先于皮毛。邪中之,则腠理开,开则入客于络脉,留而不去,传入于经,留而不去,传入于腑,廪于肠胃。邪之始入于皮也,溯然起毫毛,开腠理,其入于络也,则络脉盛色变;其入客于经也,则感虚,乃陷下,其留于筋骨之间。寒多则筋挛骨痛;热多则筋弛骨消,肉烁䐃破,毛直而败。帝曰:夫子言皮之十二部,其生病皆何如。岐伯曰:皮者,脉之部也。邪客于皮,则腠理开,开则邪入客于络脉,络脉满,则注于经脉,经脉满,则入舍于腑脏也。故皮者有分部不与而生大病也。帝曰:善。

〖皮肤二期愈合-肺皮新生〗

辨识要点　①符合皮肤二期愈合病理诊断;②组织缺损较大;③创缘不整;④无法整齐对合;⑤伤口感染;⑥坏死组织多;⑦局部组织变性、坏死,炎症反应明显;⑧感染控制坏死组织清除后开始再生;⑨伤口大而收缩明显;⑩伤口底部及边缘长出多量的肉芽组织将伤口填平;⑪形成瘢痕较大;⑫愈合时间较长;⑬舌红苔白脉缓。

治疗推荐　①《太平圣惠方》卷64白鲜皮散:白鲜皮、黄芩、升麻、玄参、白蒺藜、桔梗、防风、前胡、百合、炙甘草、栀子、马牙消、麦门冬、茯神,常规剂量研末为散,每次五钱,每日两次煎散为汤温服。②《疡医大全》卷28麻黄散:麻黄根、乳香、没药、黄柏、万年灰、水龙骨,常规剂量研末为散,每次五钱,每日两次煎散为汤温服。

思路拓展　《伤科大成·应用诸方》。止血定痛散:生南星、生大黄、降香末、蒲黄炭、血竭、龙骨、黄连、儿茶、绵花灰、陈锻石、牛黄、犀角屑。封口金疮药:乳香、没药、木鳖仁、轻粉、龙骨、血竭、白及、老松香、虻虫、白蔹、五倍子。损伤膏药:自然铜、骨碎补、大黄、当归、乳香、没药、月石、丁香、苏木末、川乌、草乌、生南星、茜根、威灵仙、羌活、独活、三棱、莪术、续断、良姜、官桂、吴萸、地鳖虫、牙皂、落得打、刘寄奴、王不留行、阿魏、接骨草、三七、麻黄、樟脑、蟾酥、蜈蚣、蛇衣。琥珀膏：琥珀、真珠、血竭、象皮、儿茶、铜绿、发灰。吉利散：当归、川芎、枳壳、陈皮、香附、厚朴、木香、苏木末、刘寄奴、落得打、三七、乳香、没药、萹蓄。定痛散：自然铜、三七、小羊血、虎骨、乳香、没药、红花、续断、当归、川芎、陈皮、木香、大黄、落得打、刘寄奴、土狗、无名异、羌活、独活、地鳖虫、骨碎补、枳壳、红花、威灵仙。琥珀和伤丸：乳香、没药、自然铜、血竭、骨碎补、大黄、续断、刘寄奴、当归、威灵脂、三七、无名异、虎骨、杜仲、破故纸、威灵仙、熟地、桂枝、羌活、独活、山羊血、白芍、地鳖虫、山慈菇。壮筋续骨丹。麻药：蟾酥、生半夏、闹羊花、胡椒、川乌、草乌、荜茇、麻黄。整骨麻药：川乌、草乌、蟾酥、胡椒、生半夏、生南星。生肌散生肌长肉又可止血：乳香、没药、花蕊石、龙骨、血竭、轻粉、乌梅炭、五倍炭、蛇含石。代痛散：当归、红花、刘寄奴、香附、五加皮、艾叶、紫稍花、续断、伸筋草、乳香、没药、桂枝、闹羊花、生葱、樟木。药酒方治远年近日跌打损伤：当归、川芎、熟地、白芍、羌活、杜仲、独活、续断、红花、陈皮、骨碎补、淫羊藿、木瓜、虎骨、五加皮、破故纸、杞子、三七、菟丝子、落得打、海风藤、黑枣、胡桃肉、陈酒。苏风理气汤：防风、荆芥、秦艽、枳壳、当归、陈皮、砂仁、川芎、桔梗、苏木。苏风理气活血汤：羌活、防风、川芎、苏梗、陈皮、红花、当归、枳壳、桃仁、山羊血。顺气活血汤：苏梗、厚朴、枳壳、砂仁、当归、红花、木香、赤芍、桃仁、苏木末、香附。行气活血汤：郁金、香附、木香、苏梗、青皮、当归、乳香、元胡索、茜根、泽兰、红花。苏风顺气汤：防风、牵牛子、砂仁、枳壳、厚朴、陈皮、佩兰、玫瑰花、桔梗、佛手。补肾活血汤：熟地、杜仲、杞子、破故纸、菟丝子、当归、没药、黄肉、独活、淡苁蓉、红花。槐花散：槐花、地榆、银花、胡黄连。琥珀散：琥珀末、乳香、没药、泽兰、赤芍、桃仁、木通、独活、大黄、芒硝、甘草、升麻。活血汤：当归、茜根、红花、元胡索、五灵脂、乳香、血竭、生地、赤芍、香附。清肝止痛汤：羚羊角、生地、丹皮、山栀、乳香、没药、泽泻、木通、赤芍、柴胡。清肺止痛汤：生地、丹皮、麦冬、元参、马兜铃、乳香、枳壳、元胡索、苏木末、茅根。大黄汤：当归、枳壳、桃仁、木通、甘草、大黄、芒硝。归原养血汤：川芎、当归、白芍、熟地、丹参、红花、杞子、木瓜、五加皮、续断、桂枝、红枣。小柴胡汤：柴胡、半夏、黄芩、丹皮、枳壳、白芍、党参。

〖骨折愈合血肿形成-骨瘀结痂〗

辨识要点 ① 符合骨折愈合血肿形成病理诊断；② 骨折的两端及周围大量出血形成血肿；③ 数小时后血肿发生凝固；④ 良好复位后的单纯性外伤性骨折几个月内便可完全愈合；⑤ 恢复正常结构和功能；⑥ 轻度炎症反应；⑦ 骨折早期血管断裂可见骨髓组织及骨皮质坏死；⑧ 较小坏死灶可被破骨细胞吸收；⑨ 较大坏死灶可形成游离死骨片；⑩ 舌红苔白脉缓。

治疗推荐 ①《中医伤科学讲义》驳骨散：桃仁、栀子、侧柏叶、生地、红花、当归、大黄、毛麝香、黄连、黄柏、黄芩、骨碎补、薄荷、防风、牡丹皮、忍冬藤、透骨草、甘草、田三七、蒲公英、金钗石斛、鸡骨香、赤芍、自然铜、土鳖虫，常规剂量研末为散，每次五钱，每日两次煎散为汤温服。②《急救仙方》卷2飞龙夺命丹：蟾酥、血竭、乳香、没药、雄黄、轻粉、胆矾、麝香、铜绿、寒水石、朱砂、蜗牛、蜈蚣，常规剂量研为细末，炼蜜为丸如梧桐子大，每次30粒，每日两次温水送服。

思路拓展 《伤科大成·跌打压仆损伤者须用引经药》：上部用川芎，手臂用桂枝，背脊用白芷、藁本，胸腹用白芍，左肋用青皮、柴胡，腰臀用杜仲，两足用木瓜，下部用牛膝，膝下用黄柏，周身用羌活，顺气用砂仁、青皮、木香、枳壳,通窍用牙皂,破血用桃仁、苏木、乳香、木通,活血用红花、茜根、三七、川芎,补血用生地、当归、白芍、丹参,接骨用川断、五加皮、骨碎补、杜仲,妇人用香附。大都男子,气从左转,伤上部者易治,伤下部者难治,以其阳气上升也。女人血从右转,伤下部者易治,伤上部者难治。以其阴血下降也。先以砂仁泡汤,和吉利散服之,再进顺气活血汤,复以砂糖花酒,下和伤丸五粒。伤肩者,左边则气促面黄浮肿,右边则气虚面白血少。使患者低坐。一人抱住其身,将直,用推拿法,令其筋舒,一手捏其肩,抵住骱头,齐力拔出,然后弯曲其肘,骱内有响声,乃复其旧位,用布条扣臂于项下。服行气活血汤。一月完全。伤背者,五脏皆系于背,虽凶则死缓。先服吉利散,次以砂糖花酒,送和伤丸五粒。如脱出,腰硬痛极,用竹六根,扎为两个三脚马,排于两头,上横一竹,系麻绳圈两个,使患者两手攀圈,每足踏砖三块。医者将后腰拿住,各抽去砖一块,令患者直身,又各去砖一块,如是者三次,其足着地,则骨陷者能起,曲者能直。先敷定痛散,外贴皮纸,铺以艾绒,以杉木四根,宽一寸,浓五分,长短照患处为度,俱在侧面钻孔,用绳穿贯,裹于患上,加布扎紧,两边令端正。只可仰卧,如无气者,使患者盘坐,揪其发,伏我膝上,轻拍其背心,使气从口出得苏。如胸前不直者,亦用竹架攀圈法。伤胸者,胸为气血往来之所,伤久必咳嗽,高起满闷,面黑发热,主四日死。先进疏风汤,次以行气活血汤。从前面碰打跌伤胸膛者重,从后面者轻。用手法按摩之。心坎上横骨,第一节伤者一年死,第二节伤者二年死,第三节伤者三年死。

〖骨折愈合纤维性骨痂形成-骨痂结瘕〗

辨识要点　① 符合骨折愈合纤维性骨痂形成病理诊断;② 骨折后的 2～3 日血肿开始由肉芽组织取代而机化;③ 继而发生纤维化形成纤维性骨痂或称暂时性骨痂;④ 肉眼及 X 线检查见骨折局部呈梭形肿胀;⑤ 约 1 周上述增生的肉芽组织及纤维组织可进一步分化,形成透明软骨;⑥ 透明软骨形成多见于骨外膜的骨痂区,骨髓内骨痂区则少见;⑦ 舌红苔白脉缓。

治疗推荐　①《中国药典》正骨水:九龙川、木香、海风藤、土鳖虫、豆豉姜、猪牙皂、香加皮、莪术、买麻藤、过江龙、香樟、徐长卿、降香、两面针、碎骨木、羊耳菊、虎杖、五味藤、千斤拔、朱砂根、横经席、穿壁风、鹰不扒、草乌、薄荷脑、樟脑,除徐长卿、两面针、降香、薄荷脑、樟脑及部分五味藤外,其余九龙川等二十味及剩余的五味藤,置回流提取罐中,加入乙醇 1 000 毫升及水适量,密闭,加热回流提取 7 小时后,进行蒸馏,收集蒸馏液约 1 200 毫升。取徐长卿、两面针、降香及五味藤等四味,分别粉碎成粗粉,加入上述蒸馏液中,搅匀,浸渍 48 小时。取浸渍液,加入薄荷脑、樟脑,搅拌使溶解,滤过,调整总量至 100 毫升,即得。用药棉蘸药液轻搽患处;重症者用药液湿透药棉敷患处 1 小时,每日 2～3 次。②《伤科大成》壮筋续骨丹:当归、川芎、白芍、熟地、杜仲、续断、五加皮、骨碎补、桂枝、三七、黄芪、虎骨、补骨脂、菟丝子、党参、木瓜、刘寄奴、地鳖虫,常规剂量,炼蜜为丸如梧桐子大,每次 30 粒,每日两次温酒送下。

思路拓展　《伤科大成·跌打压仆损伤者须用引经药》:伤肝者,面紫眼赤发热,主七日内死。先投疏风理气汤,次以吉利散,后服琥珀丸。伤心口者,面青气少,呼吸痛甚,吐血身体难动,主七日内死。先进疏风理气汤,次服和伤丸,时时饮百合汤。伤食肚者,心下高肿,皮紧阵痛,眼闭,面与口鼻黑色,气喘发热,饮食不进,主七日死。先进疏风理气汤,次以和伤丸。伤肾者,两耳立聋,额黑面浮白光,常如哭状,肿如弓形,主半月死。先服疏风理气汤,次以补肾活血汤,再投吉利散与琥珀丸。伤大肠者,便后急涩,面赤气阻,便后有红者,伤重,主半月死。先进槐花散,次服吉利散,后以和伤丸。伤小肠者,小便闭塞作痛,面肿气喘,发热口干,口有酸水,主三日死。先以水酒各半,煎服疏风理气汤,次以吉利散,后送琥珀丸。伤膀胱者,小便肿胀涩痛,不时滴尿,发热,主五日死。先下琥珀丸,次以行气活血汤伤阴囊或阴户者,血水从小便滴出,肿胀痛极,昏沉不醒,主一日死。先与琥珀丸,后进行气活血汤。胸与背皆伤者,发热咳嗽,面白肉瘦,饮食少思,主半月死。先进理气汤,后以和伤丸伤气眼者,气喘痛极,夜多盗汗,身瘦肿胀,不安食少,主一月死。先泡砂仁汤和吉利散服,次以酒煎补肾活血汤,后进和伤丸。伤血海者,口常吐血,胸与背板硬作痛,或血妄行,主一月死。先进行气活血汤,次以吉利散,后服药酒而安。伤两肋者,气喘大痛,睡如刀割,面白气虚,主三日死。先以行气活血汤,次进和伤丸筋骨断者,敷定痛散,贴损伤膏,用布扎数转,服接骨药。两肋非打伤自痛者,乃肝火有余,当以清肝止痛汤。有清痰或食积流注两肋作痛者,先以清肺止痛汤,次服吉利散。登高跌仆,血瘀两肋作痛者,急进大黄汤,次投吉利散。醉饱房劳者使胸脘连两肋作痛,先投归原养血汤,次以十全大补汤。有伤此肝胆二经受邪,治以小柴胡汤。左肋痛者,血瘀与气滞也,右肋痛者,痰与食积也,先以化痰消食方,次服活血止痛汤。伤处红高肿作痛者,乃瘀血为患,寒热交作,日轻夜重,兼之腰痛。肥人多气虚,瘦人多郁怒。急下琥珀散,次以和伤丸,后进药酒而安。

〖**骨折愈合骨性骨痂形成-骨痂结瘕**〗

辨识要点　① 符合骨折愈合骨性骨痂形成病理诊断;② 纤维性骨痂逐渐分化出骨母细胞;③ 类骨组织形成;④ 钙盐沉积;⑤ 类骨组织转变为编织骨;⑥ 软骨组织经软骨化骨过程演变为骨组织,形成骨性骨痂;⑦ 编织骨结构不致密,骨小梁排列紊乱;⑧ 编织骨改建为成熟板层骨;⑨ 重新恢复皮质骨和髓腔的正常关系以及骨小梁正常的排列结构;⑩ 舌红苔白脉缓。

治疗推荐　①《苏沈良方》续骨丸:腊月猪脂五两、蜡半斤,铅丹、自然铜、密陀僧各四两,白矾十二两,麒麟竭、没药、乳香、朱砂各一两,常规剂量,炼蜜为丸如梧桐子大,每次 30 粒,每日两次温水送服。②《太平惠民和剂局方》没药降圣丹:自然铜、川乌头、骨碎补、芍药、没药、乳香、当归、生地、川芎,常规剂量,炼蜜为丸如弹子大,每次 1 粒,每日两次,温酒水送服。

思路拓展　《伤科汇纂·接骨歌诀》:接骨由来法不同,编歌根据次说功。若能洞达其中意,妙法都归掌握中。骨折大凡手足□,或短或长或脱窠。或凹或凸或歪侧,务将手足慎抚摩。长者脱下短缩上,突凹歪斜宜度量。身上骨若断而分,须用三指摩的当。内如脉动一般呵,骨折断碎无别何。整骨先服保命丹,酒下骨软方动他。手足断须扯捻好,足断而长添一劳。先须脚底牢垫实,断伤骨下微□高。足跟之下更高,病痊无患自证验。如不垫实骨尚长,以后愈长愈可厌。此为缩法之手功,手长难疗成废躬,歪从患骨下托起,扯直无歪归于同。合奠不突还原样,凹者捻妥无别尚。试手必以两手齐,试足须将脚并放。复曰膏药自急需,光细布摊称体肤。长短阔狭随患处,膏宜摊浓掺多铺。将膏紧裹包贴定,夹非杉皮力不胜。浸软渐剖去粗皮,板长患处短方称。还当排得紧重重,夹上布缠缠莫松。缠布阔宜二寸许,从上至下尽力封,布上再扎三条带,中间上下护要害,先缚中间后两头,宽紧得宜始安泰。如缚手足斜折断,中间紧而两头宽。骨断若如截竹样,中宽聚气紧两端。气血断处来聚着,手用带儿复掌络。脚要米袋两边挨,挨定不动胜妙药。对症汤丸日日施,药洗换膏三日期。三七之时骨接牢,房事油腥犯不宜。紫金丹作收功例,骨仍坚固无流弊。我今编此手法歌,传与后人须仔细。

第三节　色素沉着病理

【含铁血黄素沉着-红素积聚】

辨识要点　① 符合含铁血黄素沉着病理诊断;② 含铁血黄素是铁蛋白微粒聚集体,由 Fe^{3+} 与蛋白质结合而成;③ 巨噬细胞吞噬降解红细胞血红蛋白产生含铁血黄素;④ 含铁血黄素沉着细胞内见金黄色或褐色颗粒;⑤ 可被普鲁士蓝染成蓝色;⑥ 含铁血黄素存在提示红细胞破坏和全身性或局限性含铁物质剩余;⑦ 巨噬细胞破裂后含铁血黄素可见于细胞外;⑧ 陈旧性出血和溶血性疾病细胞组织中含铁血黄素蓄积;⑨ 组织内有可染性铁的色素沉着;⑩ 大量红细胞破坏;⑪ 血红蛋白分解;⑫ 含铁血黄素沉积于肝细胞内;⑬ 库普弗细胞内有该色素沉着;⑭ 输血引起者库普弗细胞色素沉着则明显;血色素沉着病,是先天性铁代谢异常的全身性疾病。发病机制不明。肝病变为全身病变的一部分,表现为肝内重度含铁血黄素沉着,全肝呈铁锈色。后期伴有肝纤维化或肝硬化。舌红苔黄脉缓。

治疗推荐　①《圣济总录》卷60黄连汤:黄连、大青叶、栀子、茵陈蒿、柴胡、地骨皮、人参、黄芩、芒硝、大黄,常规剂量,每日两次水煎温服。②《景岳全书》柴胡茵陈五苓散:猪苓、茯苓、白术、泽泻、桂枝、茵陈、车前子、木通、柴胡,常规剂量,每日两次水煎服。

思路拓展　《三因极一病证方论·五疸叙论》:古方叙五种黄病者,即黄汗、黄胆、谷疸、酒疸、女劳疸是也,观《别录》则不止于斯。然疸与黄,其实一病,古今立名异耳。黄汗者,以胃为脾表,属阳明,阳明蓄热,喜自汗,汗出,因入水中,热必郁,故汗黄也。黄胆者,此由暴热,用冷水洗浴,热留胃中所致,以与诸疸不同,故用黄字目之。又云:因食生黄瓜,气上熏所致。人或疑其不然,古贤岂妄诠也,必有之矣。谷疸者,由夫肌发热,大食伤胃气,冲郁所致。酒疸者,以酒能发百脉热,由大醉当风入水所致。女劳疸者,由大热,交接竟入水,水流湿入于脾,因肾气虚,胜以所胜克入,致肾气上行,故有额黑身黄之证,世谓脾肾病者,即此证也,其间兼渴与腹胀者,并难治。发于阴,必呕;发于阳,则振寒,面微热。虽本于胃气郁发,土色上行,然发于脾,则为肉疸;发于肾,则为黑疸。若论所因,外则风寒暑湿,内则喜怒忧惊,酒食房劳,三因悉备,世医独丽于《伤寒论》中,不亦滥矣。学人宜识之。

【脂褐素沉着-褐素积聚】

辨识要点　① 符合脂褐素沉着病理诊断;② 脂褐素是细胞自噬溶酶体内未被消化的细胞器碎片残体,镜下为黄褐色微细颗粒状;③ 脂褐素成分是磷脂和蛋白质的混合物;④ 萎缩心肌细胞及肝细胞核周围脂褐素又称消耗性色素;⑤ 多数细胞含有脂褐素时常伴更明显的器官萎缩;⑥ 舌红苔白脉缓。

治疗推荐　①《备急千金要方》卷4白垩丸:白垩、龙骨、芍药、黄连、当归、茯苓、黄芩、瞿麦、白蔹、石韦、甘草、牡蛎、细辛、附子、禹余粮、白石脂、人参、乌贼骨、藁本、甘橘皮、大黄,常规剂量研为细末,炼蜜为丸如梧桐子大,每次30丸,每日两次温水送服。②《外台秘要》卷32白附子膏:白附子、青木香、丁香、商陆根、密陀僧各一两,细辛、羊脂、金牙各三两,酥半升,以酒三升渍一宿,煮煎一升膏,夜涂面上,旦起温水洗。

思路拓展　《千金方衍义》:方取白垩命名,取其温中益气,专主寒热癥瘕、月闭、积聚;石脂治崩中漏下;禹余粮治血闭、癥瘕;龙骨治漏下,癥瘕,结坚;牡蛎治赤白带下;五者皆本经主治。乌贼骨治气竭肝伤,月事衰少不来,此则《素问》主治。其藁、蔹、细辛专散下袭虚风;石韦、瞿麦专祛下阻血热;芩、连、大黄专除内蕴积滞;然非人参不足以助其力;非附子不足以鼓其雄;不特补泻相需,寒热互用,深得长沙妙旨。而汇取兜涩之品,以安伤残之余,庶几痛止害平,气血渐复,是归、芍、芩、甘橘皮之属虽庸不废,斯可藉以流布也。

〖黑色素沉着-黑素积聚〗

辨识要点 ① 符合黑色素沉着病理诊断;② 黑色素是黑色素细胞质的黑褐色细颗粒;③ 黑色素由酪氨酸氧化经左旋多巴聚合产生;④ 垂体促肾上腺皮质激素和黑色素细胞刺激素促进黑色素产生;⑤ 黑色素可聚集于皮肤基底部的角质细胞及真皮的巨噬细胞内;⑥ 慢性炎症及色素病、黑色素瘤、基底细胞癌黑色素可局部性增多;⑦ Addison病全身性皮肤、黏膜的黑色素沉着;⑧ 舌红苔白脉缓。

治疗推荐 ①《博济方》二十六味牡丹煎丸:牡丹皮、附子、牛膝、龙骨、五味子、肉桂、人参、槟榔、白术、茯苓、当归、续断、木香、泽泻、延胡索、羌活、藁本、熟黄、赤芍、干姜、山茱萸、山药、砂仁、石斛、草薢、白芷,常规剂量研为细末,炼蜜为丸如梧桐子大,每次30丸,每日两次温水送服。②《太平圣惠方》卷14白附子膏:白附子、密陀僧、牡蛎川芎、茯苓各半两,研末为散,每次五钱,每日两次煎散为汤温服。

思路拓展 ①《圣济总录·黑疸》:诸黄胆酒疸女劳疸久不已,皆变为黑疸。其状小腹满。身体尽黄,额上反黑。足下热。大便黑是也。黄本脾病。脾者土也,脾病不已。传其所胜。肾斯受之,肾为水脏。其经足少阴,其色黑。病在肾故小腹满色黑。大便黑足下热,是皆足少阴经受病之证。治诸疸久不瘥变成黑疸,当归汤方:当归三两,桂枝六两,麦门冬一两半,大黄一两,茵陈蒿、黄芩、黄芪、干姜、赤茯苓、芍药、黄连、石膏、人参、炙甘草各二两,上一十四味锉如麻豆,每服三钱匕,水一盏,入大枣两枚劈破,煎取七分,去滓温服,日三,一方无黄芪。治黄胆变成黑疸,医所不能疗,土瓜饮方:土瓜根,上一味,每日空心服半盏,其病随小便出即愈,然须量病患强壮者,可半盏,赢人一合。如无生者,即锉干者一两,水一盏半,煎取七分,去滓顿服,赢人量减。治黑疸,身体及大便并黑,及黄胆久不瘥,瓜蒂散方:瓜蒂一分,雄黄一钱,炙甘草一两,女萎二两,上四味,捣罗为细散,每服一字匕,用赤小豆二十粒,茯苓一分,水一盏,煎至六分,去滓调服,须臾当吐,吐止即愈。治黑疸身体黯黑,小便涩,茵陈蒿丸方:茵陈蒿、赤茯苓、葶苈子各一两,枳壳、白术各一两一分,半夏、大黄、杏仁各三分,蜀椒、当归、干姜各半两,甘遂一分,上一十二味,捣罗为末,炼蜜和捣三五百杵,丸如绿豆大,每服空心米饮下一十丸,日三。②《医宗金鉴》鼻黑𪒙䵟:此证一名鼻黑斑。初起色如尘垢,日久黑似煤形,枯暗不泽,大小不一,小者如粟粒赤豆,大者似莲子、芡实,或长,或斜,或圆,与皮肤相平。由忧思抑郁,血弱不华,火燥结滞而生于面上,妇女多有之。宜以玉容散早晚洗之,常用美玉磨之,久久渐退而愈。戒忧思,劳伤,忌动火之物。玉容散:白牵牛、团粉、白蔹、白细辛、甘松、白鸽粪、白及、白莲蕊、白芷、白术、僵蚕、茯苓、白附子、鹰条、白扁豆、白丁香各一两,荆芥、独活、羌活各五钱,防风五钱,共研末,每用少许,放手心内,以水调浓搽搓面上,良久再以水洗面,早晚日用二次。

〖胆红素沉着-黄素积聚〗

辨识要点 ① 符合胆红素沉着病理诊断;② 胆红素是血液中红细胞衰老破坏后的产物;③ 胆红素来源于血红蛋白但不含铁;④ 胆红素在胞质中呈粗糙、金色的颗粒状;⑤ 血液中胆红素增高出现皮肤黏膜黄染;⑥ 舌红苔黄脉数。

治疗推荐　①《集验良方》黄神丹：皂矾一斤，苍术、厚朴、陈皮、甘草各六两，川椒十两，好枣肉三斤，核桃三斤，同捣成膏，丸如梧桐子大，每次30粒，每日两次温水送服。②《医学心悟》茵陈术附汤：茵陈、白术、附子、干姜、炙甘草、肉桂，常规剂量，每日两次水煎服。

思路拓展　《金匮要略方论·黄疸病脉证并治》：寸口脉浮而缓，浮则为风，缓则为痹。痹非中风，四肢苦烦，脾色必黄，瘀热以行。趺阳脉紧而数，数则为热，热则消谷，紧则为寒，食即为满。尺脉浮为伤肾，趺阳脉紧为伤脾。风寒相搏，食谷即眩，谷气不消，胃中苦浊，浊气下流，小便不通，阴被其寒，热流膀胱，身体尽黄，名曰谷疸。额上黑，微汗出，手足中热，薄暮即发，膀胱急，小便自利，名曰女劳疸，腹如水状不治。心中懊憹而热，不能食，时欲吐，名曰酒疸。阳明病，脉迟者，食难用饱，饱则发烦头眩，小便必难，此欲作谷疸。虽下之，腹满如故，所以然者，脉迟故也。夫病酒黄疸，必小便不利，其候心中热，足下热，是其证也。酒黄疸者，或无热，请言，小腹满欲吐，鼻燥，其脉浮者先吐之，沉弦者先下之。酒疸，心中热，欲呕者，吐之愈。酒疸下之，久久为黑疸，目青面黑，心中如啖蒜齑状，大便正黑，皮肤爪之不仁，其脉浮弱，虽黑微黄，故知之。师曰：病黄疸，发热烦喘，胸满口燥者，以病发时火劫其汗，两热所得。然黄家所得，从湿得之。一身尽发热而黄，肚热，热在里，当下之。脉沉，渴欲饮水，小便不利者，皆发黄。腹满，舌痿黄，燥不得睡，属黄家。黄疸之病，当以十八日为期，治之十日以上瘥，反极为难治。疸而渴者，其疸难治；疸而不渴者，其疸可治。发于阴部，其人必呕；阳部，其人振寒而发热也。谷疸之为病，寒热不食，食即头眩，心胸不安，久久发黄为谷疸，茵陈汤主之。茵陈汤方：茵陈蒿六两、栀子十四枚、大黄二两。小便当利，尿如皂角汁状，色正赤。一宿腹减，黄从小便去也。黄家日晡所发热，而反恶寒，此为女劳得之。膀胱急，少腹满，身尽黄，额上黑，足下热，因作黑疸。其腹胀如水状，大便必黑，时溏，此女劳之病，非水也，腹满者难治，用硝矾散主之。硝石矾石散方：硝石、矾石各等分，右二味，为散，以大麦粥汁和服方寸匕，日三服。病随大小便去，小便正黄，大便正黑，是候也。酒黄疸，心中懊憹或热痛，栀子大黄汤主之。栀子大黄汤方：栀子、大黄、枳实。诸病黄家，但利其小便；假令脉浮，当以汗解之，宜桂枝加黄芪汤主之。诸黄，猪膏发煎主之。猪膏发煎方：猪膏半斤、乱发如鸡子大三枚。黄疸病，茵陈五苓散主之。茵陈五苓散方：茵陈蒿末十分、五苓散五分。黄疸腹满，小便不利而赤，自汗出，此为表和里实，当下之，宜大黄硝石汤。大黄硝石汤方：大黄、黄柏、硝石各四两，栀子十五枚。黄疸病，小便色不变，欲自利，腹满而喘，不可除热，热除必哕，哕者，小半夏汤主之。诸黄，腹痛而呕者，宜柴胡杨。男子黄，小便自利，当与虚劳小建中汤。

第四节　组织钙化病理

〖营养不良性钙化-正虚钙化〗

辨识要点　① 符合营养不良性钙化病理诊断;② 钙盐沉积于坏死或即将坏死的组织或异物中;③ 钙磷代谢正常;④ 局部碱性磷酸酶增多;⑤ 镜下呈蓝色颗粒状至片块状;⑥ 肉眼呈细小颗粒或团块;⑦ 触之有沙砾感或硬石感;⑧ 病理性钙化导致组织和器官变形;⑨ 病理性钙化导致组织和器官硬化;⑩ 组织和器官功能障碍;⑪ 结核钙化;⑫ 血栓钙化;⑬ 动脉粥样硬化斑块钙化;⑭ 心脏瓣膜钙化;⑮ 瘢痕组织钙化;⑯ 舌红苔白脉沉。

治疗推荐　①《太平圣惠方》卷 28 鳖甲散:鳖甲、厚朴、木香、槟榔、神曲、三棱、大黄、川芎、青皮、桃仁、麦蘗、当归、赤芍、桂心、柴胡,常规剂量研末为散,每次五钱,每日两次煎散为汤温服。②《太平圣惠方》卷 28 野狼毒丸:野狼毒、肉桂、川乌、三棱、紫菀、附子、大黄、鳖甲、甜葶苈、槟榔、鮀甲、木香、桃仁、吴茱萸、皂荚、芫花,常规剂量研为细末,面糊为丸如梧桐子大,每次 30 丸,每日两次温水送服。

思路拓展　《景岳全书·积聚》:积者,阴气也,其始发有常处,其痛不离其部,上下有所终始,左右有所穷处;聚者,阳气也,其始发无根本,上下无所留止,其痛无常处,谓之聚,故以是别知积聚也。又曰:肝之积,名曰肥气,在左胁下,如覆杯,有头足,久不愈,令人发咳逆痎疟,连岁不已。心之积,名曰伏梁,起脐上,大如臂,上至心下,久不愈,令人病烦心。脾之积,名曰痞气,在胃脘,覆大如盘,久不愈,令人四肢不收,发黄胆,饮食不为肌肤。肺之积,名曰息贲,在右胁下,覆大如杯,久不已,令人洒淅寒热,喘咳发肺壅。肾之积,名曰贲豚,发于少腹,上至心下,若豚状,或上或下无时,久不已,令人喘逆,骨痿少气。仲景曰:积者,脏病也,终不移;聚者,腑病也,发作有时,展转痛移,为可治。诸积大法,脉来细而附骨者,乃积也。寸口,积在胸中。微出寸口,积在喉中。关上,积在脐旁。上关上,积在心下。微下关,积在少腹。尺中,积在气冲。脉出左,积在左。脉出右,积在右。脉两出,积在中央,各以其部处之。愚按:仲景此说固详而善,虽亦疑其太凿,然于理则通,故述于此,亦可以资意见。若以余之历验,则凡病证癖者,脉必沉紧而疾,如《内经》曰微急、小急者,即其脉也。若诊见和缓,则胃气本无恙,终非癖块之脉。许学士曰:大抵治积,或以所恶者攻之,或以所喜者诱之,则易愈。如硇砂、水银治肉积,神曲、麦芽治酒积,水蛭、虻虫治血积,木香、槟榔治气积,牵牛、甘遂治水积,雄黄、腻粉治涎积,礞石、巴豆治食积,各从其类也。若用群队之药,分其药势,则难取效。须要认得分明是何积聚,兼见何证,然后增减斟量使之,不尔反有所损,要在临时通变也。洁古云:壮人无积,虚人则有之,脾胃怯弱,气血两衰,四时有感,皆能成积。若遽以磨坚破结之药治之,疾须去而人已衰矣。干漆、硇砂、三棱、大黄、牵牛之类,用时则暂快,药过则依然,气愈消,疾愈大,竟何益哉。故治积者,当先养正,则积自除,譬如满座皆君子,纵有一小人,自无容地而去,但令其真气实,胃气强,积自消矣。实中有积,大毒之剂治之尚不可过,况虚而有积者乎?此治积之一端也,邪正盛衰,固宜详审。张子和曰:积之始成也,或因暴怒喜悲思恐之气,或伤酸甘辛咸之味,或停温凉寒热之饮,或受风寒暑湿燥火之邪,其初甚微,可呼吸按导,方寸大而去之,故不难也。若久而延之,留滞不去,遂成五积。徐东皋曰:养正积除,此积之微者也;如脾胃失于健运,而气积、食积之不疏导者,惟养脾胃之正气,而滞积自疏矣。若夫大积大聚,如五积之久而成癥病,坚固不移者,若非攻击悍利之药,岂能推逐之乎?惟虚弱之人,必用攻补兼施之法也。

〖**转移性钙化-钙盐积聚**〗

辨识要点 ① 符合转移性钙化病理诊断；② 钙盐沉积于正常组织内；③ 钙磷代谢失调；④ 甲状旁腺功能亢进；⑤ 维生素D摄入过多；⑥ 肾功能衰竭；⑦ 骨肿瘤；⑧ 血管钙化；⑨ 肾间质组织钙化；⑩ 肺间质组织钙化；⑪ 胃间质组织钙化；⑫ 显微镜下呈蓝色颗粒状至片块状；⑬ 肉眼呈细小颗粒或团块；⑭ 触之有沙砾感或硬石感；⑮ 组织和器官变形；⑯ 组织和器官硬化；⑰ 组织和器官功能障碍；⑱ 舌红苔白脉沉。

治疗推荐 ①《太平圣惠方》卷28防葵散：防葵、三棱、莪术、诃黎勒、槟榔、赤茯苓、人参、白术、桂心、枳壳、白豆蔻、木香、大黄、丁香、附子、郁李仁、鳖甲，常规剂量研末为散，每次五钱，每日两次煎水为汤温服。②《太平圣惠方》卷28硫磺丸：硫黄、木香、陈皮各一两，厚朴一两半，研为细末，面糊为丸如梧桐子大，每次30丸，每日两次温水送服。

思路拓展 《血证论·瘀血》：瘀血在中焦则腹痛胁痛。腰脐间刺痛着滞，血府逐瘀汤治之，小柴胡汤加香附、姜黄、桃仁、大黄亦治之。瘀血在下焦则季胁少腹。胀满刺痛，大便黑色，失笑散加醋军、桃仁治之。膈下逐瘀汤亦稳。瘀血在里则口渴，所以然者血与气本不相离，内有瘀血故气不得通，不能载水津上升，是以发渴，名曰血渴，瘀血去则不渴矣。四物汤加枣仁、丹皮、蒲黄、三七、花粉、云苓、枳壳、甘草。小柴胡汤加桃仁、丹皮、牛膝皆治之。温经汤以温药去瘀，乃能治积久之瘀，数方皆在酌宜而用。瘀血在腠理则荣卫不和，发热恶寒，腠理在半表半里之间，为气血往来之路。瘀血在此，伤荣气则恶寒，伤卫气则恶热，是以寒热如疟之状，小柴胡汤加桃仁、红花、当归、荆芥治之。瘀血在肌肉则翕翕发热，自汗盗汗。肌肉为阳明所主，以阳明之燥气而瘀血和蒸郁，故其证象白虎，犀骨地黄汤加桃仁、红花治之，血府逐瘀汤加醋炒大黄亦可治之也。瘀血在经络脏腑之间则结为癥瘕。瘕者或聚或散，气为血滞则聚而成形，血随气散则没而不见。方其既聚，宜以散气为解血之法，九气丸治之。在胸膈上者加桔梗、枳壳、栝蒌、生姜、甘草。在右者加苏子、桑皮、陈皮。在左者加青皮、牡蛎、当归。在中焦大腹者加厚朴、枳壳、防己、白芍、甘草。在小腹下者加橘核、小茴、荔核、槟榔、川楝子、五灵脂。气散则血随而散，自不至于结聚矣。至其既散之后，则又恐其复聚，宜以调血为和气之法。此时瘕气既散，处于血分之中，但一调血，则气自和，而不复聚矣。逍遥散加丹皮、香附治之，归脾汤加柴胡、郁金子亦治之。癥者常聚不散，血多气少，气不胜血故不散。或纯是血质，或血中裹水，或血积既久，亦能化为痰水，水即气也。癥之为病总是气与血胶结而成，须破血行气以推除之。元恶大憝，万无姑容，即虚人久积，不便攻治者，亦宜攻补兼施，以求克敌。攻血质宜抵当汤、下瘀血汤、代抵当丸，攻痰水宜十枣汤，若水血兼攻则宜大黄甘遂汤或秘方化气丸。外治法贴观音救苦膏。瘀血在经络脏腑之间，与气相战斗则郁蒸腐化而变为脓，另详吐脓便脓疮脓门，兹不再赘。瘀血在经络脏腑之间，被气火煎熬则为干血。气者肾中之阳，阴虚阳亢则其气上合心火，是以气盛即是火盛。瘀血凝滞，为火气所熏则为干血。其证必见骨蒸痨热，肌肤甲错，皮起面屑，名为干血痨。病至此者十治二三。仲景大黄䗪虫丸治之。盖既系干血，便与气化隔绝，非寻常行血之品所能治也，故用诸虫啮血之物，以消蚀干血。瘀血不去，新血且无生机，况是干血不去则新血断无生理，故此时虽诸虚毕见，总以去干血为主。如胆识不及，可以滋补之药送下此丸，亦调停之一术。瘀血在经络脏腑之间，被风气变化则生痨虫。气者肾水之所化也，故气动即为湿，风者肝阳之所生也，故风动即为热。湿蒸热煽,将瘀血变化为虫,是为痨虫。此犹之草腐为萤,谷飞为虫也。其辨法,面色乍赤乍白,乍青乍黄,唇口生疮,声嗄咽痒,烦梦不宁,遗精白浊,发焦舌燥,寒热盗汗,口出秽气,不知香味,喜见人过,常怀忿怒,梦见亡先,惊悸咳逆;或腹中有块,或脑后两边有小结核,或食豆而香又用乳香熏其手背,帕覆手心,须臾,毛长至寸许,每日平旦精神尚好,日午向后,四肢微热,面无颜色,皆是痨虫之候也,月华丸主之。多食鳗鱼肉,既有滋补,又善杀痨虫。或用鳗鱼骨烧黑,鳖甲炒为末,煎人参当归白芍白薇汤送下,补虚杀虫,相辅而行。若专事杀虫,金蟾丸亦可间服,金线蛙烧服亦妙。黑猫杀取肝,焙干为末,月初五更空心服,大能杀除痨虫,可代獭肝。獭爪为末酒下,痨虫居肺叶间,咯血声嘶者,皆能治之。痨虫乃血化之虫,最为灵异,其人死后,虫为妖孽,传染家人,为传尸痨。杀三人者,其虫不治。传尸之证,与其所感之病患无异,《金鉴》谓宜服传尸将军丸,方载《丹溪心法》中。今查《丹溪心法》不载此方,然以将军名丸,其主用大黄可知。夫传尸虫孽,袭染人身,亟宜除去,故主攻下,亦如仲景攻干血法,以免留邪为患也。此虫一传人身,便能聚积人身之血以为窠囊,食息生育,变化无穷,吾谓可用移尸灭怪汤杀其虫而夺其血,斯无遗留之邪矣。以上二证,大便不溏泄者尚可攻治,溏泄者不能任药,必死。

〚结石-脏器结石〛

辨识要点　① 符合结石病理诊断;② 结石是病理性钙化另一形式;③ 碳酸钙和胆固醇等构成结石;④ 胆囊结石;⑤ 肾盂结石;⑥ 膀胱结石;⑦ 输尿管结石;⑧ 胰腺结石;⑨ 舌红苔白脉沉。

治疗推荐　①《备急千金要方》石韦汤:石韦、黄芩、通草、甘草、地榆皮、大枣、葵子、白术、生姜,常规剂量,每日两次水煎服。②《太平惠民和剂局方》八正散:车前子、瞿麦、萹蓄、滑石、栀子、炙甘草、木通、大黄,常规剂量,每日两次水煎服。③《辨证录》化石汤:熟地、茯苓、薏苡仁、山茱萸、泽泻、麦冬、玄参,常规剂量,每日两次水煎服。

思路拓展　《删补名医方论》八正散:通调水道,下输膀胱,三焦之职也。受藏津液,气化能出,膀胱之职也。若水道不输,则内蓄喘胀,外泛肤肿,三焦之病也。若受藏不化,则诸淋涩痛,癃闭不通,膀胱之病也。《经》曰:阴无阳无以生,阳无阴无以化。故阴阳偏盛,皆不生化也。阳盛阴虚,而膀胱之气不化为病者,通关丸证也。阴盛阳虚,而膀胱之气不化为病者,肾气丸证也。此关乎气化阴阳之为病也。《经》曰:下虚则遗尿。又曰:膀胱不约为遗尿。《经》曰:胞移热于膀胱则癃。又曰:膀胱不利为癃。故虚而寒者,藏而不能约;实而热者,约而不能出也。膀胱气虚,无气以固,则藏而不约不禁,遗失之病生,补中固真汤证也。膀胱气热,壅结不行,则约而不出,淋涩癃闭之病生,八正五淋散证也。此不全关乎气化,而又关乎虚寒,实热之为病也。八正,五淋皆治淋涩癃闭之药,而不无轻重之别。轻者,有热未结,虽见淋涩尿赤、豆汁、砂石、膏血、癃闭之证,但其痛则轻,其病不急,宜用五淋散单清水道,故以栀、芩清热而输水,归、芍益阴而化阳,复佐以甘草调其阴阳,而用稍者,意在前阴也。重者,热已结实,不但痛甚势急,而且大便亦不通矣,宜用八正散兼泻二阴,故于群走前阴药中,加大黄直攻后窍也。丹溪方加木香者,其意亦以气化者欤!

第五节 瘀血病理

〖动脉性充血-动脉热瘀〗

辨识要点 ① 符合动脉性充血病理诊断;② 各种病理状态下局部组织或器官发生充血;③ 致炎因子引起细动脉扩张充血,局部组织变红和肿胀;④ 受压局部组织或器官压力突然解除后细动脉发生反射性扩张引起减压后充血;⑤ 腹水局部压力迅速解除受压组织细动脉发生反射性扩张导致充血;⑥ 微循环内血液灌注量增多;⑦ 动脉性充血的器官和组织体积轻度增大;⑧ 浅表部位充血局部组织颜色鲜红;⑨ 代谢增强局部温度增高;⑩ 镜下见局部细动脉及毛细血管扩张充血;⑪ 动脉性充血原因消除后局部血量恢复正常;⑫ 情绪激动等造成脑血管充血破裂;⑬ 舌红苔黄脉数。

治疗推荐 ①《外台秘要》犀角地黄汤:犀角、生地、芍药、牡丹皮,常规剂量,每日两次水煎服。②《伤寒全生集》清凉救苦散:芙蓉叶、桑叶、白蔹、白及、大黄、黄连、黄柏、紫车前、白芷、雄黄、芒硝、赤小豆,常规剂量研末为散,每次五钱,每日两次煎散为汤温服。③《医林改错》解毒活血汤:连翘、葛根、柴胡、当归、生地、赤芍、桃仁、红花、枳壳、甘草,常规剂量,每日两次水煎服。

思路拓展 《读医随笔·瘀血内热》:腹中常自觉有一段热如汤火者,此无与气化之事也。非实火内热,亦非阴虚内热,是瘀血之所为也。其证口不干,而内渴消水。盖人身最热之体,莫过于血。何则?气之性热,而血者气之室也。热性之所附丽也。气之热散而不聚,其焰疏发;血之热积而独浓,其体燔灼。火犹焰也,血犹炭也,焰热于炭乎?抑炭热于焰也?故病患或常如一阵热汤浇状,是心虚而血下溜也;又常如火从胸腹上冲于喉,是肝脾郁逆而血上冲也。皆仍在血所当行之道,故不为泛溢外出之患。又有两肋内或当胸一道如火温温然,有心窝中常如椒桂辛辣状,或如破皮疼胀状,喉中作血腥气者,是皆瘀血积于其处也。其因或由寒热病后,或由渴极骤饮冷水,或由大怒,或由用力急遽,或由劳后骤息,或由伤食日久,或由嗜食爆炙太过,在妇人或由经水不尽。治之必兼行瘀之品,如桃仁、红花之属,或吐紫块,或下黑粪,乃止。若误以为实火,而用寒清;以为阴虚,而用滋补,则瘀血益固,而将成干血证矣。凡瘀血初起,脉多见弦,兼洪者易治,渴饮者易治,其中犹有生气也;短涩者难治,不渴者难治,以其中无生气也。如汤火上冲下溜者,血虽瘀而犹行;如辛辣、如破皮,常在其处者,血已结于膜络,不得行也。血行者,凉化之,佐以补气;血结者,温化之,佐以行气。本草称三棱能消刀柄,亦甚言其能化无气之血块也。

〖肺瘀血-肺脏瘀血〗

辨识要点 ① 符合肺瘀血病理诊断;② 左心腔内压力升高阻碍肺静脉回流造成肺淤血;③ 急性肺瘀血时肺体积增大,暗红色,切面流出泡沫状红色血性液体;④ 镜下特征是肺泡壁毛细血管扩张充血,肺泡壁变厚,可伴肺泡间隔水肿,部分肺泡腔内充满水肿液,可见出血;⑤ 慢性肺瘀血时肺泡壁毛细血管扩张充血可见肺泡间隔变厚和纤维化;⑥ 肺泡腔内除有水肿液及出血外还可见大量吞噬含铁血黄素颗粒的巨噬细胞即心衰细胞;⑦ 肺瘀血性硬化时质地变硬呈肺褐色硬化;⑧ 急性肺瘀血严重肺水肿患者咯大量粉红色泡沫痰、面色如土、呼吸困难;⑨ 舌紫苔白脉沉紧。

治疗推荐 ①《伤寒论》当归四逆汤:当归三两、桂枝三两、芍药三两、细辛三两、大枣二十五个、通草二两、炙甘草二两,上七味,以水八升,煮取三升,去滓,温服一升,日三服。②《鸡峰普济方》大效紫菀丸:紫菀、人参、巴豆、肉苁蓉、吴茱萸、石菖蒲、干姜、槟榔、当归、防风、茯神、桔梗、车前子、川椒、乌头、猪牙皂角、白术、汉防己、柴胡、羌活、麦冬、甘草、黄连、厚朴、生地、茯苓、大黄、肉豆蔻,常规剂量,炼蜜为丸如梧桐子大,每次30粒,每日两次温水送服。③《伤寒论》大陷胸丸:大黄半斤、葶苈半升、芒硝半升、杏仁半升,捣筛二味,内杏仁、芒硝,合研如脂和散,取如弹丸一枚;别捣甘遂末一钱匕,白蜜二合,水二升,煮取一升,温顿服之,一宿乃下,如不下更服,取下为效,禁如药法。

思路拓展 ①《血证论·瘀血》:吐衄便漏,其血无不离经。凡系离经之血与荣养周身之血已睽绝而不合。其已入胃中者听其吐下可也,其在经脉中而未入于胃者,急宜用药消除。或化从小便出,或逐从大便出,务使不留,则无余邪为患。此血在身,不能加于好血,而反阻新血之化机。故凡血证总以去瘀为要。世谓血块为瘀清血非瘀,黑色为瘀鲜血非瘀,此论不确。盖血初离经清血也,鲜血也。然既是离经之血,虽清血鲜血,亦是瘀血。离经既久则其血变作紫血。譬如皮肤被杖,血初被伤,其色红肿,可知血初离经仍是鲜血;被杖数日,色变青黑,可知离经既久其血变作紫黑也。此血在经络之中,虽已紫黑,仍是清血,非血块也。是以能随气营运,走入肠胃,吐下而出。设在经络之中即是血块,如何能走入肠胃耶。至于血块乃血入肠胃,停留片时,立即凝结。观宰割猪羊,滴血盆中,实时凝结,便可知矣。故凡吐衄,无论清凝鲜黑,总以去瘀为先。且既有瘀血,便有瘀血之证,医者按证治之,无庸畏阻。瘀血攻心,心痛头晕,神气昏迷,不省人事,无论产妇及吐衄家,有此证者,乃为危候。急降其血而保其心,用归芎失笑散加琥珀、朱砂、麝香治之。或归芎汤调血竭乳香末亦佳。瘀血乘肺,咳逆喘促,鼻起烟煤,口目黑色,用参苏饮保肺去瘀,此皆危急之候。凡吐血实时毙命者,多是瘀血乘肺,壅塞气道,肺虚气促者,此方最稳。若肺实气塞者不须再补其肺,但去其瘀,使气不阻塞,斯得生矣。葶苈大枣汤加苏木、蒲黄、五灵脂、童便治之。瘀血在经络脏腑之间则周身作痛,以其堵塞气之往来,故滞碍而痛,所谓痛则不通也。佛手散加桃仁、红花、血竭、续断、秦艽、柴胡、竹茹、甘草、酒引。或用小柴胡加归、芍、丹皮、桃仁、荆芥,尤通治内外之方,义较稳。瘀血在上焦,或发脱不生,或骨膊胸膈顽硬刺痛,目不了了,通窍活血汤治之,小柴胡汤加归、芍、桃仁、红花、大蓟亦治之。②《删补名医方论》:凡厥阴病则脉微而厥,以厥阴为三阴之尽,阴尽阳生,若受其邪,则阴阳之气不相顺接,故脉微而厥也,然厥阴之脏,相火游行其间,经虽受寒,而脏不即寒,故先厥者后必发热。所以伤寒初起,见其手足厥冷,脉细欲绝者,不得遽认为虚寒而用姜、附也。此方取桂枝汤,君以当归者,厥阴主肝为血室也。佐细辛味极辛,能达三阴,外温经而内温脏。通草其性极通,善开关节,内通窍而外通营。倍加大枣,即建中加饴用甘之法。减去生姜,恐辛过甚而迅散也。肝之志苦急,肝之神欲散,甘辛并举,则志遂而神悦,未有厥阴神志遂悦,而脉微不出,手足不温者也。不须参、苓之补,不用姜、附之峻,此厥阴厥逆与太少不同治也。若其人内有久寒,非辛温之品所能兼治,则加吴茱萸、生姜之辛热,更用酒煎,佐细辛直通厥阴之脏,迅散内外之寒,是又救厥阴内外两伤于寒之法也。

[肝瘀血-肝脏瘀血]

辨识要点 ① 符合肝淤血病理诊断;② 肝静脉回流心脏受阻致使肝小叶中央静脉及肝窦扩张淤血;③ 急性肝瘀血肝脏体积增大呈暗红色;④ 镜下见肝小叶中央静脉和肝窦扩张,充满红细胞;⑤ 严重时肝小叶中央肝细胞萎缩坏死;⑥ 肝脂肪变性;⑦ 慢性肝瘀血时肝小叶中央区因严重淤血呈暗红色;⑧ 槟榔肝;⑨ 镜下见肝小叶中央肝窦高度扩张瘀血与出血;⑩ 肝细胞萎缩甚至消失;⑪ 瘀血性肝硬化;⑫ 舌紫苔白脉涩。

治疗推荐　①《伤寒论》抵当汤：水蛭三十个，虻虫三十个，桃仁二十个，大黄三两，以水五升，煮取三升，去滓，温服一升，不下再服。②《金匮要略方论》下瘀血汤：大黄二两，桃仁二十枚，䗪虫二十枚，研为细末，炼蜜和为四丸，以酒一升，煎一丸，取八合，顿服之，新血下如豚肝。③《金匮要略方论》大黄䗪虫丸：大黄十分、黄芩二两、甘草三两、桃仁一升、杏仁一升、芍药四两、干地黄十两、干漆一两、虻虫一升、水蛭百枚、蛴螬一升、䗪虫半升，研为细末，炼蜜和丸小豆大，每次十丸，每日两次温酒送服。

思路拓展　①《伤寒明理论》抵当汤：人之所有者气与血也。气为阳气，流而不行者则易散，以阳病易治故也。血为阴血，蓄而不行者则难散，以阴病难治故也。血蓄于下，非大毒峻剂则不能抵当其甚邪，故治蓄血曰抵当汤。水蛭味咸苦微寒，《内经》曰咸胜血，血蓄于下，胜血者必以咸为主，故以水蛭为君；虻虫味苦微寒，苦走血，血结不行，破血者必以苦为助，是以虻虫为臣；桃仁味苦甘平，肝者血之源，血聚则肝气燥，肝苦急，急食甘以缓之，散血缓急，是以桃仁为佐；大黄味苦寒，湿气在下，以苦泄之，血亦湿类也，荡血通热，是以大黄为使。四物相合而方剂成，病与药对，药与病宜，虽苛毒重疾，必获全济之功矣。②《洄溪医案·瘀血冲厥》：东山水利同知，借余水利书，余往索出署，突有一人拦舆喊救命，谓我非告状，欲求神丹夺命耳。其家即对公署，因往视病者，死已三日，方欲入棺，而唇目忽动，按其心口尚温，误传余能起死回生，故泥首哀求。余辞之不获，乃绐之曰：余舟中有神丹可救。因随之舟中，与黑神丸二粒，教以水化灌之，非能必其效也。随即归家。后复至山中，其人已生。盖此乃瘀血冲心，厥而不返，黑神丸以陈墨为主，而以消瘀镇心之药佐之，为产后安神定魄去瘀生新之要品。医者苟不预备，一时何以奏效乎？

第六节　出　血　病　理

〔破裂性内出血-火热破血〕

辨识要点　① 符合破裂性内出血病理诊断；② 心脏或血管壁破裂；③ 血管机械性损伤；④ 室壁瘤、主动脉瘤或动脉粥样硬化破裂；⑤ 恶性肿瘤侵及周围血管；⑥ 结核性病变侵蚀肺空洞壁血管；⑦ 消化性溃疡侵蚀溃疡底部血管；⑧ 肝硬化食管下段静脉曲张破裂；⑨ 局部软组织损伤毛细血管破裂；⑩ 体腔积血；⑪ 组织血肿；⑫ 组织内有数量不等红细胞或含铁血黄素；⑬ 瘀点、紫癜、瘀斑；⑭ 出血性休克；⑮ 缺铁性贫血；⑯ 脑出血尤其是脑干出血可致死亡；⑰ 出血灶红细胞降解，血红蛋白转变为胆红素，胆红素变成棕黄色的含铁血黄素；⑱ 出血灶特征性颜色改变；⑲ 胆红素释出发展为黄疸；⑳ 舌紫苔黄脉数。

治疗推荐　①《千金翼方》生地大黄汤：生地黄汁半升、生大黄末一方寸匕，煎地黄汁三沸，纳大黄末调和，每日三次空腹服。②《增订十药神书》十灰散：大蓟、小蓟、荷叶、侧柏叶、白茅根、茜草根、栀子、大黄、牡丹皮、棕榈皮各等分，每日两次水煎服。③《证治宝鉴》八味石膏散：当归、地黄、荆芥、防风、石膏、升麻、玄参、牡丹皮，常规剂量，每日两次水煎服。④《梅氏验方新编》卷6立效散：当归、桃仁、穿山甲、怀牛膝、制大黄、血竭、三七、地鳖虫、乳香、没药、红花、降香、青皮、骨碎补、白芷、苏子、杜仲、甘草、石南枝头、通草，常规剂量，每日两次水煎服。

思路拓展　《痰火点雪·痰火失血》：夫血者，气之配也。人之一身五脏六腑，四体百骸，靡不藉其营养也。然附气以行，气畅则畅，气逆则逆，有夫妇随唱之义。一或阴亏阳胜，偏而为火，气得火而行健。譬则男女偕行，男得附而迈往，女必迷途而暂矣。所以火载血上，错经妄行，越出上窍而为吐衄咳唾等候，第始焉之作，正气未虚，犹水溢于都，固当洁理其源，亦必溢土以御，不尔而任其流，则涓涓之势，其可遏乎？非江海之源，宁不竭乎！况失血既久，则真阴已亏，相火自炽，必见潮汗遗滑等证。当此之际，法当君以益阳，佐以滋阴养血，使以清金，洁源，令生阴长，源洁流清，庶无后虑矣。然所谓益阳者，参独参汤之类是也。所谓滋阴养血者，陈藕汁，或童便一物是也。要之痰火失血，皆由阴火上炎所致，然谓之阴火者，龙雷之火也，不可以水伏，不可以直折，岂苦寒之可遏耶？倘恣用苦寒以伤其脾，则饮食日减，肌肉日消。节斋云：服寒者，百无一生，服溲溺者，百无一死之论，正此谓也。圣按：失血之证，其类非一，有阳乘阴者，谓血热而妄行也。有阴乘阳者，以阳虚而阴所附，妄溢而不循经也。有血越清道而出于鼻者，有血溢浊道而出于口者，呕血者，出于肝，吐血者，出于胃，衄血者，出于肺，耳出血曰，肤腠出血曰血汗，口鼻并出曰窍俱出曰大衄，由固不一，总之火病俱多，倘不溯其源而以治，宁毋岐路亡羊之失。导瘀散滞缓急之品，治诸血暴作，妄行不止，兼止兼消。藕节、棕灰、茜根、韭汁、莱菔汁、蔓菁汁、干柿、郁金、发灰、京墨、所吐血、所衄血、人指甲。治阴虚火动，血热妄行，吐衄呕咳咯唾等血：生地黄二钱，紫参、丹参、丹皮、当归、川芎、白芍、黄芩、栀子各一钱，麦门冬一钱五分，上十味，乃滋阴抑阳之要品，作一剂，水煎，临服入童便一盏，藕汁一盏温服，或磨犀角汁同服。如证增减，无不捷验。若血壅盛，当与前清止之品倍用。治吐衄咳唾等证，失血既多，虚羸昏倦，精神怯弱，血尚未尽。人参、黄芪、白及、百合、丹皮、阿胶、鹿角胶各一钱，熟地、生地各二钱，当归一钱五分，炙甘草五分，上十味乃补血、养血、清血、归源之品，其间主以参、芪者，取阴藉阳生之义。但脉不实数弦长者，任意服之，无执王氏谬论，以取虚虚之祸也。以上作一剂,用藕节五个,水煎,临服时入童便一盏,藕汁二杯,俟温徐徐缓服。按:《褚澄遗书》云人喉有窍,咳血杀人。盖肺体清虚,难容纤物,血既渗入,愈咳渗,愈渗愈咳。凡诸药味浓气浓者,皆所不利,惟饮童便一物汤,则百无一死。若服寒凉,则百不一生。又吴氏云:诸虚吐衄咯血,须用童子小便,其功甚捷。盖溲溺滋阴降火,清瘀血止吐衄诸血,但取十二岁以下童子,绝其烹炮咸酸,多与米饮,以助水道。每用一盏,入姜汁或韭汁三五点,徐徐缓服,日进二三服,寒天则炖温服,久自有效也。附吐血简易良方:地黄粥大能利血生精,吐血者,宜常食之妙。用怀庆生地黄,以铜刀切二合,与粳米二合,同入罐中煮之,候熟以酥二合,白蜜一合,同炒香,入内再煮熟食。治内热吐血用青黛二钱,新汲水调服。治吐血损肺,炼成钟乳粉,每三钱,糯米汤调下立止。治吐血不止,青柏叶一握,干姜二片,阿胶一挺炙,水二升,煮一升,另绞藕汁,或童便一盏,去渣服。治恚怒呕血,烦满少气,胸胁疼痛,青柏为散,米饮下二三匕。治吐血衄血,白胶香、蛤粉等分为末,姜汁调下。治暴卒吐血,锻石于刀头上烧研,每二钱,用井水调下。治吐血胸膈刺痛,用大黄一两为散,每一钱,以地黄汁一合,水煎服。治心热吐血不止,生葛捣汁半升,炖服。治内损吐血,飞罗面略炒,以京墨汁,或藕节汁,调服二钱。治吐血,诸药不效者,桃奴烧末,米饮下。治卒暴吐血,双荷散、藕节、荷蒂各七个,蜜少许,捣烂,水煎温服,或丸服。治吐血咯血,干荷叶焙干为末,每二钱,米汤下。治吐血,败荷叶为末,蒲黄等分,每三钱,麦冬汤下。治吐血衄血,阳盛于阴,血热妄行。宜服四生丸,生荷叶、生艾叶、生柏叶、生地黄等分捣烂,丸如梧桐子大,每水煎一丸服。治吐血如鹅鸭肝,用生犀角、生桔梗,各一两,末之,水服二钱。治诸失血用柴叶浓煎水服,或入药服尤妙。

〖破裂性外出血-火热外血〗

辨识要点 ① 符合破裂性外出血病理诊断;② 血管壁破裂;③ 血管机械性损伤;④ 室壁瘤、主动脉瘤或动脉粥样硬化破裂;⑤ 恶性肿瘤侵及周围血管;⑥ 结核性病变侵蚀肺空洞壁血管;⑦ 消化性溃疡侵蚀溃疡底部血管;⑧ 肝硬化食管下段静脉曲张破裂;⑨ 鼻血;⑩ 咯血;⑪ 呕血;⑫ 便血;⑬ 尿血;⑭ 出血性休克;⑮ 缺铁性贫血;⑯ 舌红苔黄脉数。

治疗推荐 ①《金匮要略方论》泻心汤:大黄二两、黄连一两、黄芩一两,以水三升煮取一升,顿服。②《兰室秘藏》凉血地黄汤:黄芩、荆芥穗、蔓荆子、黄柏、知母、藁本、细辛、川芎、黄连、羌活、柴胡、升麻、防风、生地黄、当归、甘草、红花,常规剂量,每日两次水煎服。③《备急千金要方》泽兰汤:泽兰、红糖、桂心、桑根白皮、人参、远志、生姜、麻仁,常规剂量,每日两次水煎服。④《医学心悟》阿胶散:阿胶、丹参、生地、黑栀子、牡丹皮、血余炭、麦冬、当归,常规剂量,每日两次水煎服。

思路拓展 《伤科汇纂·出血》。《正体类要》曰:若患处或诸窍出血者,肝火炽盛,血热错经而妄行也,用加味逍遥散热养血。若中气虚弱,血无所附而妄行,用加味四君子汤,补中益气。或元气内脱,不能摄血,用独参汤,加炮姜以回阳;如不应,急加附子。或血蕴于内而呕血,用四物加柴胡、黄芩。凡损伤劳碌、怒气、肚腹胀满,误服大黄等药,伤阳络,则为吐血衄血,便血尿血;伤阴络,则为血积血块,肌肉青黯。此脏腑亏损,经隧失职,急补脾肺,亦有生者。《急救方》云:跌压伤重之人,口耳出血,一时昏晕,但视面色尚有生气,身体尚为绵则皆可救。但不可多人环绕,嘈杂惊慌,致令惊魄不复。急令亲人呼而扶之,坐于地上,先拳其两手两足,紧为抱定。少项再轻移于相呼之人怀中,以膝抵其谷道,不令泄气。若稍有知觉,即移于素所寝处,将室内窗棂遮闭令暗,仍拳手足紧抱,不可令卧。急取童便乘热灌之,马溺更妙,如一时不可得,即人溺亦可,要去其头尾,但须未食葱蒜而清利者,强灌一二杯,下得喉便好。一面用四物汤三四倍,加桃仁、红花、山楂、生大黄各二两,童便一大钟,如夏月加黄连四五分,用流水急火,在傍煎半熟,倾入碗内,承于伤者鼻下,使药气入腹,不致恶逆,乘热用小钟灌服;如不受,少刻又灌。药尽不可使卧,服药之后,其谷道尤须用力抵紧,不可令泄其气。如药性行动,不可即解,恐其气从下泄,以致不救也。必须俟腹中动而有声,上下往来数遍,急不可待,方可令其大解。所下尽属淤紫,毒已解半,方可令睡,至于所下尽为粪,即停止前药。否则再用一二剂亦不碍。然后次第调理,不可轻用补药。王肯堂云:血溢血泄,诸蓄妄证,其始也,予率以桃仁大黄行血破瘀之剂,折其锐气,区别治之,虽往往获中,然犹不得其所以然也。后来四明遇故人苏伊芳举,闲论诸家之术。伊芳举曰:吾乡有善医者,每治失血蓄妄,必先以快药下之。或问失血复下,虚何以当。则曰:血既妄行,迷失故道,不去蓄利瘀,则以妄为常,曷以御之。且去者自去,生者自生,何虚之有。予闻之,愕然曰:名言也。昔者之疑,今释然矣。又云:凡九窍出血,用南天竺主之,或用血余炭,自发为佳,次则父子一气,再次男胎又次则乱发,皂角水洗晒干,烧灰为末。每二钱,以茅草根煎汤调下。又荆叶捣取汁,酒和服。又刺蓟一握,绞汁,酒半盏和服;如无生者捣干者为末,水调三钱,均效。诀曰:墙头苔藓可以塞,车前草汁可以滴,火烧莲房用水调,锅底黑煤可以吃。石榴花片可以塞,生莱菔汁可以滴,火烧龙骨可以吹,水煎茅花可以吃。《急救方》注:治跌打损伤已死者,用男女尿桶人中白,炼红投好醋七次,研末酒送二钱,吐出恶血即可救矣。慎不移动,动者不治。

〖漏出性内出血-火热内血〗

辨识要点 ① 符合漏出性内出血病理诊断;② 微循环毛细血管和毛细血管后静脉通透性增高;③ 血液漏出血管内皮细胞间隙和基底膜;④ 血管壁的损害;⑤ 血小板减少或功能障碍;⑥ 凝血因子缺乏;⑦ 出血性休克;⑧ 缺铁性贫血;⑨ 组织血肿;⑩ 组织内有数量不等红细胞或含铁血黄素;⑪ 瘀点、紫癜、瘀斑;⑫ 出血灶红细胞降解,噬细胞吞噬,血红蛋白被酶解转变为胆红素;⑬ 胆红素变成棕黄色的含铁血黄素;⑭ 出血灶特征性颜色改变;⑮ 胆红素释出发展为黄疸;⑯ 舌红苔黄脉数。

治疗推荐 ①《太平圣惠方》卷80 麒麟竭散:麒麟竭、蒲黄,常规剂量,每日两次水煎服。②《寿世保元》卷4 柏叶汤:侧柏叶、当归、生地、黄连、枳壳、槐花、地榆、荆芥、川芎、甘草,常规剂量,每日两次水煎服。③《太平圣惠方》卷66 狼毒散:狼毒、鼠李根皮、昆布、连翘、沉香、熏陆香、鸡舌香、詹糖香、丁香、薇衔、斑蝥、玄参,常规剂量研末为散,每次五钱,每日两次煎散为汤温服。④《石室秘录》引血归经汤:生地、荆芥、麦冬、玄参,常规剂量,每日两次水煎服。

思路拓展《增订十药神书·十药总论》:夫人之生也,皆禀天地之气而成形,宜乎保养真元,固守根本,则一病不生,四体轻健。若难,盖因人之壮年血气充聚,津液完足之际,不能守养,惟务酒色,岂分饥饱,日夜耽欲,无有休息,以致耗散精液,则呕血吐痰,骨蒸烦热,肾虚精竭,形羸,颊红,面白,口干咽燥,小便白浊,遗精盗汗,饮食难进,气力全无。斯因火乘金位,重则半年而毙,轻则一载而倾。况为医者,不究其源,不通其治,或大寒大热之药,妄投乱进,不能取效。殊不知大寒则愈虚其中,大热则愈竭其内,所以世之医者,无察其情。予师用药治痨,如羿之射,无不中的。余以用药次第,开列于后,用药之法,逐一条陈。如呕血咳嗽者,先服十灰散劫住,如不住者,须以花蕊石散止之,大抵血热则行,血冷则凝,见黑则止,此定理也。止血之后,患人必疏解其体,用独参汤补之,令其熟睡一觉,不要惊动,醒则病去六七矣,次服保真汤止嗽宁肺,太平丸润肺扶瘵,消化丸下痰疏气,保和汤分治血盛、痰盛、喘盛、热盛、风盛、寒盛六事,加味治之,余无加法。又服药法曰:三日前服保真汤,三日后服保和汤,二药相间服之为准,每日仍浓煎薄荷汤灌漱喉中,用太平丸徐徐咽下,次噙一丸,缓缓化下,至上床时候,如此用之,夜则肺窍开,药必流入肺窍,此诀最为切要。如痰壅,却先用饧糖烊消化丸百丸吞下,又根据前嚼太平丸,令其仰卧而睡,嗽必止矣。如有余嗽,可煮润肺膏服之,复其根本,完其真元,全愈之后,方合十珍丸服之,此谓收功起身药也。前药如神之妙,如神之灵,虽岐扁再世,不过于此,吁!世之方脉用药,不过草木金石,碌碌之常耳,何以得此通神诀要奇异之灵也?余蒙师授此书,吴中治瘵何止千万人哉!未尝传与一人,今卫世恐此泯失,重次序一新,名曰《十药神书》,留遗子孙以广其传矣。

〖漏出性外出血-脾不统血〗

辨识要点 ① 符合漏出性外出血病理诊断;② 微循环毛细血管和毛细血管后静脉通透性增高;③ 血液漏出血管内皮细胞间隙和基底膜;④ 血管壁的损害;⑤ 血小板减少或功能障碍;⑥ 凝血因子缺乏;⑦ 出血性休克;⑧ 缺铁性贫血;⑨ 鼻血;⑩ 咯血;⑪ 呕血;⑫ 便血;⑬ 尿血;⑭ 舌红苔黄脉数。

治疗推荐 ①《金匮要略方论》黄土汤:灶中黄土、甘草生地、白术、附子、阿胶、黄芩,常规剂量,每日两次水煎服。②《圣济总录》卷70刺蓟汤:刺蓟、黄芩、大黄、赤芍、蒲黄、侧柏叶、生地、炙甘草,常规剂量研末为散,每次五钱,每日两次煎散为汤温服。③《圣济总录》卷九十六阿胶汤:阿胶、黄芩、炙甘草、生地、车前叶、藕节、生蜜,常规剂量,每日两次水煎服。④《良朋汇集》卷4狼毒散:狼毒、白附子、黄丹、蛇床子、羌活、独活、白鲜皮、硫黄、枯白矾、轻粉,常规剂量研末为散,每次五钱,每日两次煎散为汤温服。

思路拓展 《血证论·用药宜忌论》:汗、吐、攻、和为治杂病四大法,而失血之证则有宜不宜。伤寒过汗伤津液,吐血既伤阴血,又伤水津则水血两伤,苶然枯骨矣。故仲景于衄家严戒发汗,衄忌发汗,吐咯可知矣。夫脉潜气伏,斯血不升,发汗则气发泄。吐血之人,气最难敛,发泄不已,血随气溢而不可遏抑。故虽有表证止宜和散,不得径用麻桂羌独。果系因外感失血者,乃可从外表散,然亦须敛散两施,毋令过汗亡阴。盖必知血家忌汗,然后可商取汗之法。至于吐法尤为严禁。失血之人,气既上逆,若见有痰涎而复吐之,是助其逆势,必气上不止矣。治病之法,上者抑之,必使气不上奔,斯血不上溢;降其肺气,顺其胃气,纳其肾气,气下则血下,血止而气亦平复。血家最忌是动气,不但病时忌吐,即已愈后另有杂证,亦不得轻用吐药,往往因吐便发血证。知血证忌吐,则知降气止吐,便是治血之法。或问血证多虚,汗吐且有不可,则攻下更当忌矣。予曰不然。血之所以上者,以其气腾溢也,故忌吐汗,再动其气,至于下法乃所以折其气者,血证气盛火旺者十居八九,当其腾溢而不可遏,正宜下之以折其势。仲景阳明证有急下以存阴法,少阴证有急下以存阴法。血证火气太盛者,最恐亡阴,下之正是救阴,攻之不啻补之矣。特下之须乘其时,如实邪久留,正气已不复支,或大便溏泻,则英雄无用武之地,只可缓缓调停,纯用清润降利,以不违下之意,斯得法矣。至于和法则为血证之第一良法,表则和其肺气,里者和其肝气,而尤照顾脾肾之气。或补阴以和阳,或损阳以和阴,或逐瘀以和血,或泻水以和气,或补泻兼施,或寒热互用,许多妙义,未能尽举。四法之外又有补法,血家属虚痨门,未有不议补者也。即病家亦喜言补,诸书重补者,尤十之八九。而不知血证之补法亦有宜有忌,如邪气不去而补之,是关门逐贼;瘀血未除而补之,是助贼为殃。当补脾者十之三四,当补肾者十之五六,补阳者十之二三,补阴者十之八九。古有补气以摄血法,此为气脱者说,非为气逆者说。又有引火归元法,此为水冷火泛者立说,非为阴虚阳越者立说。盖失血家如火未发,补中则愈;如火已发,则寒凉适足以伐五脏之生气,温补又足以伤两肾之真阴。惟以甘寒滋其阴而养其阳血,或归其位耳。血家用药之宜忌大率如是,知其大要,而后细阅全书,乃有把握。

第七节　血栓病理

【白色血栓-脉络瘀栓】

辨识要点　① 符合白色血栓病理诊断；② 白色血栓由血小板及少量纤维蛋白构成；③ 心瓣膜血栓；④ 心腔内血栓；⑤ 动脉内血栓；⑥ 白色血栓呈灰白色小结节或赘生物状；⑦ 白色血栓表面粗糙质实；⑧ 白色血栓与血管壁紧密黏着不易脱落；⑨ 舌红苔白脉缓。

治疗推荐　①《金匮要略》黄芪桂枝五物汤：黄芪、芍药、桂枝各三两，生姜六两、大枣十二枚，以水六升，煮取二升，温服七合，日三服。②《医林改错》血府逐瘀汤：当归、生地、桃仁、红花、枳壳、赤芍、柴胡、甘草、桔梗、川芎、牛膝，常规剂量，每日两次水煎服。③《太平圣惠方》卷19白花蛇散：白花蛇、白附子、磁石、天麻、狗脊、侧子、萆薢、白僵蚕、细辛、防风、白术、川芎、白鲜皮、羌活、蔓荆子，常规剂量研末为散，每次五钱，每日两次煎散为汤温服。

思路拓展　《诸病源候论·风病诸候》：中风者，风气中于人也。风是四时之气，分布八方，主长养万物。从其乡来者，人中少死病；不从其乡来者，人中多死病。其为病者，藏于皮肤之间，内不得通，外不得泄。其人经脉，行于五脏者，各随脏腑而生病焉。心中风，但得偃卧，不得倾侧，汗出，若唇赤汗流者可治，急灸心俞百壮；若唇或青或黑，或白或黄，此是心坏为水。面目亭亭，时悚动者，皆不可复治，五六日而死。肝中风，但踞坐，不得低头，若绕两目连额上，色微有青，唇青面黄者可治，急灸肝俞百壮；若大青黑，面一黄一白者，是肝已伤，不可复治，数日而死。脾中风，踞而腹满，身通黄，吐咸汁出者可治，急灸脾俞百壮；若手足青者，不可复治肾中风，踞而腰痛，视胁左右，未有黄色如饼粢大者可治，急灸肾俞百壮；若齿黄赤，鬓发直，面土色者，不可复治。肺中风，偃卧而胸满短气，冒闷汗出，视目下鼻上下两旁下行至口，色白者可治，急灸肺俞百壮；若色黄者，为肺已伤，化为血，不可复治。其人当妄，掇空指地，或自拈衣寻缝，如此数日而死。诊其脉，虚弱者，亦风也；缓大者，亦风也；浮虚者，亦风也；滑散者，亦风也。风候：风邪之气，若先中于阴，病发于五脏者，其状奄忽不知人，喉里噫噫然有声，舌强不能言。发汗身软者，可治；眼下及鼻人中左右上白者，可治；一黑一赤，吐沫者，不可治；汗不出，体直者，七日死。风口㖞候：诸阳经筋，皆在于头。手三阳之筋，并结入颔颊；足阳明之筋，上夹于口。诸阳为风寒所客则筋急，故口㖞不开也。诊其脉迟者生。风舌强不得语候：脾脉络胃，夹咽，连舌本，散舌下。心之别脉系舌本。今心、脾二脏受风邪，故舌强不。风失音不语候喉咙者，气之所以上下也。会厌者，音声之户；舌者，声之机；唇者，声之扇。风寒客于会厌之间，故卒然无音。皆由风邪所伤，故谓风失音不语。贼风候：贼风者，谓冬至之日，有疾风从南方来，名曰虚风。此风至能伤害人，故言贼风也。其伤人也，但痛不可得按抑，不可得转动，痛处体卒无热。伤风冷则骨解深痛，按之乃应骨痛也。但觉身内索索冷，欲得热物熨痛处，即小宽；时有汗。久不去，重遇冷气相搏，乃结成瘰疬及偏枯；遇风热气相搏，乃变附骨疽也。

【红色血栓-脉络瘀栓】

辨识要点　① 符合红色血栓病理诊断；② 红色血栓由正常血液成分构成；③ 红色血栓主要见于静脉内；④ 红色血栓形成与血管外凝血过程相同；⑤ 红色血栓纤维蛋白网眼内充满血细胞；⑥ 暗红色红色血栓新鲜时湿润且有弹性；⑦ 红色血栓与血管壁无粘连；⑧ 陈旧红色血栓水分吸收变得干燥而无弹性；⑨ 陈旧红色血栓质脆易碎可脱落形成栓塞；⑩ 舌红苔白脉缓。

治疗推荐 ①《金匮要略》温经汤：吴茱萸、当归、芍药、川芎、人参、桂枝、阿胶、牡丹皮、生姜、甘草、半夏、麦冬，常规剂量，每日两次水煎服。②《太平圣惠方》卷79琥珀散：琥珀、硫黄、硇砂、没药、麒麟竭、斑蝥、水蛭、桂枝、干漆、海马子、当归、虻虫、芫花、麝香，常规剂量研末为散，每次五钱，每日两次煎散为汤温服。

思路拓展 《诸病源候论·风病诸候》。风偏枯候：风偏枯者，由血气偏虚，则腠理开，受于风湿，风湿客于半身，在分腠之间，使血气凝涩，不能润养，久不瘥，真气去，邪气独留，则成偏枯。其状半身不随，肌肉偏枯，小而痛，言不变，智不乱是也。邪初在分腠之间，宜温卧取汗，益其不足，损其有余，乃可复也。诊其胃脉沉大，心脉小牢急，皆为偏枯。男子则发左，女子则发右。若不喑，舌转者可治，三十日起。其年未满二十者，三岁死。又左手尺中神门以后脉足太阳经虚者，则病恶风偏枯，此由愁思所致，忧虑所为。风四肢拘挛不得屈伸候：此由体虚腠理开，风邪在于筋故也。春遇痹，为筋痹，则筋屈，邪客关机，则使筋挛。邪客于足太阳之络，令人肩背拘急也。足厥阴，肝之经也。肝通主诸筋，王在春。其经络虚，遇风邪则伤于筋，使四肢拘挛，不得屈伸。诊其脉，急细如弦者，筋急足挛也。若筋屈不已，又遇于邪，则移变入肝。其病状，夜卧则惊，小便数。风身体手足不随候：风身体手足不随者，由体虚腠理开，风气伤于脾胃之经络也。足太阴为脾之经，脾与胃合。足阳明为胃之经，胃为水谷之海也。脾候身之肌肉，主为胃消行水谷之气，以养身体四肢。脾气弱，即肌肉虚，受风邪所侵，故不能为胃通行水谷之气，致四肢肌肉无所禀受；而风邪在经络，搏于阳经，气行则迟，机关缓纵，故令身体手足不随。诊脾脉缓者，为风痿，四肢不用。又心脉、肾脉俱至，则难以言，九窍不通，四肢不举。肾脉来多，即死也。

【混合血栓-脉络瘀栓】
辨识要点 ① 符合混合血栓病理诊断；② 混合血栓由血小板小梁和红细胞构成；③ 静脉血栓形成血栓头部，下游血流变慢出现漩涡；④ 另一血小板小梁状凝集；⑤ 血小板小梁之间血液凝固，纤维蛋白形成网状结构；⑥ 网内充满大量红细胞；⑦ 混合血栓呈灰白色和红褐色层状交替结构；⑧ 延续性混合血栓体部粗糙、干燥、圆柱状，与血管壁粘连；⑨ 心腔内附壁混合血栓；⑩ 动脉粥样硬化溃疡部附壁混合血栓；⑪ 动脉瘤附壁内混合血栓；⑫ 左心房内血栓混合血栓呈球状；⑬ 血小板小梁边缘有中性粒细胞附着；⑭ 舌红苔白脉缓。

治疗推荐 ①《寿世保元》卷5活血汤：当归、赤芍、桃仁、牡丹皮、延胡索、乌药、香附、枳壳、红花、肉桂、木香、川芎、甘草，常规剂量，每日两次水煎服。②《理伤续断方》大活血丹：天南星、芍药、骨碎补、黑豆、大栗间、川乌、自然铜、血竭、细辛、白芷、木鳖、牛膝、没药、乳香、青桑炭，常规剂量研为细末，炼蜜为丸如弹子大，每次1粒，每日两次温水送服。③《太平圣惠方》卷70琥珀散：琥珀、白术、当归、柴胡、延胡索、红花、牡丹皮、木香、桂枝、桃仁、鳖甲、赤芍，常规剂量研末为散，每次五钱，每日两次煎散为汤温服。

思路拓展 《诸病源候论·风病诸候》。风痉候：风痉者，口噤不开，背强而直，如发痫之状。其重者，耳中策策痛；卒然身体痉直者，死也。由风邪伤于太阳经，复遇寒湿，则发痉也。诊其脉，策策如弦，直上下者，风痉脉也。风角弓反张候：风邪伤人，令腰背反折，不能俯仰，似角弓者，由邪入诸阳经故也。风口候：风邪入于足阳明、手太阳之经，遇寒则筋急引颊，故使口㖞僻，言语不正，而目不能平视。诊其脉,浮而迟者可治。柔风候:血气俱虚,风邪并入,在于阳则皮肤缓,在于阴则腹里急。柔风之状,四肢不能收,里急不能仰。风痱候:风痱之状,身体无痛,四肢不收,神智不乱,一臂不随者,风痱也。时能言者可治,不能言者不可治。风退候:风退者,四肢不收,身体疼痛,肌肉虚满,骨节懈怠,腰脚缓弱,不自觉知是也。由皮肉虚弱,不胜四时之虚风,故令风邪侵于分肉之间,流于血脉之内使之然也。经久不瘥,即变成水病。风湿痹身体手足不随候:风寒湿三气合而为痹。其三气时来,亦有偏多偏少。而风湿之气偏多者,名风湿痹也。人腠理虚者,则由风湿气伤之,搏于血气,血气不行,则不宣,真邪相击,在于肌肉之间,故其肌肤尽痛。然诸阳之经,宣行阳气,通于身体,风湿之气客在肌肤,初始为痹。若伤诸阳之经,阳气行则迟缓,而机关弛纵,筋脉不收摄,故风湿痹而复身体手足不随也。风痹手足不随候:风寒湿三气合而为痹。风多者为风痹。风痹之状,肌肤尽痛。诸阳之经,尽起于手足,而循行于身体。风寒之客肌肤,初始为痹,后伤阳经,随其虚处而停滞,与血气相搏,血气行则迟缓,使机关弛纵,故风痹而复手足不随也。风半身不随候:风半身不随者,脾胃气弱,血气偏虚,为风邪所乘故也。脾胃为水谷之海,水谷之精化为血气,润养身体。脾胃既弱,水谷之精润养不周,致血气偏虚,而为风邪所侵,故半身不随也。诊其寸口沉细,名曰阳内之阴。病苦悲伤不乐,恶闻人声,少气,时汗出,臂偏不举。又寸口偏绝者,则偏不随;其两手尽绝者,不可治也。偏风候:偏风者,风邪偏客于身一边也。人体有偏虚者,风邪乘虚而伤之,故为偏风也。其状,或不知痛痒,或缓纵,或痹痛是也。

〔透明血栓-脉络瘀栓〕

辨识要点 ① 符合透明血栓形成病理诊断;② 透明血栓由嗜酸性同质性的纤维蛋白构成;③ 微循环毛细血管透明血栓;④ 透明血栓最常见于弥漫性血管内凝血;⑤ 舌红苔黄脉数。

治疗推荐 ①《圣济总录》卷7大续命汤:麻黄、石膏、防风、干姜、黄芩、川芎、炙甘草、白术、远志、独活、紫石英、杏仁,常规剂量,每日两次水煎服。②《医方类聚》卷70六圣散:乳香、没药、雄黄、川芎、石膏、龙胆草、防己、芒硝、全蝎,常规剂量研末为散,每次五钱,每日两次煎散为汤温服。③《太平惠民和剂局方》活络丹:川乌、草乌、地龙、天南星、乳香、没药,常规剂量研为细末,炼蜜为丸如梧桐子大,每次30粒,每日两次温水送服。

思路拓展 《诸病源候论·风病诸候》。风舐曳候:风舐曳者,肢体弛缓不收摄也。人以胃气养于肌肉经络也。胃若衰损,其气不实,经脉虚,则筋肉懈惰,故风邪搏于筋而使舐曳也。风不仁候:风不仁者,由荣气虚,卫气实,风寒入于肌肉,使血气行不宣流。其状,搔之皮肤如隔衣是也。诊其寸口脉缓,则皮肤不仁。不仁,脉虚数者生,牢急疾者死。风湿痹候:风湿痹病之状,或皮肤顽浓,或肌肉酸痛。风寒湿三气杂至,合而成痹。其风湿气多而寒气少者,为风湿痹也。由血气虚,则受风湿,而成此病。久不瘥,入于经络,搏于阳经,亦变令身体手足不随。风湿候:风湿者,是风气与湿气共伤于人也。风者,八方之虚风;湿者,水湿之蒸气也。若地下湿,复少霜雪,其山水气蒸,兼值暖,退人腠理开,便受风湿。其状,令人懈惰,精神昏愦。若经久,亦令人四肢缓纵不随,入脏则喑哑,口舌不收;或脚痹弱,变成脚气。血痹候:血痹者,由体虚,邪入于阴经故也,血为阴,邪入于血而痹,故为血痹也。其状,形体如被微风所吹。此由忧乐之人,骨弱肌肤盛,因疲劳汗出,卧不时动摇,肤腠开,为风邪所侵也。诊其脉自微涩,在寸口、关上小紧,血痹也。宜可针引阳气,令脉和紧去则愈。风惊邪候:风惊邪者,由体虚,风邪伤于心之经也。心为手少阴之经,心气虚,则风邪乘虚伤其经,入舍于心,故为风惊邪也。其状,乍惊乍喜,恍惚失常是也。风惊悸候:风惊悸者,由体虚,心气不足,心之腑为风邪所乘;或恐惧忧迫,令心气虚,亦受于风邪。风邪搏于心,则惊不自安。惊不已,则悸动不定。其状,目精不转,而不能呼。诊其脉,动而弱者,惊悸也。动则为惊,弱则为悸。风惊恐候:风惊恐者,由体虚受风,入乘脏腑。其状,如人将捕之。心虚则惊,肝虚则恐。足厥阴为肝之经,与胆合;足少阳为胆之经,主决断众事。心肝虚而受风邪,胆气又弱,而为风所乘,恐如人捕之。风惊候:风惊者,由体虚,心气不足,为风邪所乘也。心藏神而主血脉,心气不足则虚,虚则血乱,血乱则气并于血,气血相并,又被风邪所乘,故惊不安定,名为风惊。诊其脉至如数,使人暴惊,三四日自已。

第八节　栓 塞 病 理

〖肺动脉栓塞－肺脉闭塞〗

辨识要点　① 符合肺动脉栓塞病理诊断；② 来自下肢膝以上的深部静脉血栓脱落；③ 偶尔来自盆腔静脉或右心附壁血栓脱落；④ 中小栓子栓塞肺动脉小分支，一般不引起严重后果；⑤ 栓塞前已有严重肺瘀血可引起肺组织出血性梗死；⑥ 骑跨性栓塞出现急性呼吸和循环衰竭；⑦ 广泛肺动脉栓塞亦可引起右心衰竭猝死；⑧ 舌红苔百脉微细。

治疗推荐　①《兰台轨范》大活络丹：白花蛇、乌梢蛇、威灵仙、两头尖、草乌、天麻、全蝎、何首乌、龟甲、麻黄、贯仲、炙甘草、羌活、肉桂、藿香、乌药、黄连、熟地、大黄、木香、沉香、细辛、赤芍、没药、丁香、乳香、僵蚕、天南星、青皮、骨碎补、白豆蔻、安息香、附子、黄芩、茯苓、香附、玄参、白术、防风、葛根、虎胫骨、当归、血竭、地龙、犀角、麝香、松脂、牛黄、片脑、人参，常规剂量研为细末，炼蜜为丸如弹子大，每次 1 粒，每日两次温水送服。②《景岳全书》通瘀煎：当归、山楂、香附、红花、乌药、青皮、木香、泽泻，常规剂量，每日两次水煎服。③《金匮要略》下瘀血汤：大黄、桃仁、䗪虫，常规剂量，每日两次水煎温服。

思路拓展　《读医随笔·史载之论水气凌心诸脉证》：所谓水气者，非必有形之水也。或外中于风寒，或内伤于饮食，或七情所感，脏气虚实，自相乘侮，皆是也。夫五脏皆有中寒，而入心最急，古人论之矣。亦有脾阳不足，下焦寒盛，自然心气下陷，肾气上凌，非关风寒外入者，此为内虚，其势较缓，而其本益深。又有饮食寒冷及难化之物，坐卧不动，困遏中气，自损脾阳，遂致水饮泛溢膈上，心气不得上升，卒然心大动，怔忡嘈杂，呕吐大作，阴风内起，二便频泄不禁，昏厥不省人事；或无端自觉凄怆不乐，或忽然气闷，逼迫无赖，呼号求救，大喘大汗，脑痛如裂，皆心火不扬，为水所扑之验也。《内经》：逆夏气则秋为痎疟，冬至重病，是心虚畏水之义也。《金匮》牡疟，徐氏正如此说。《脉经》三部动摇，各各不同，得病以仲夏，桃花落而死。此心气受伤，至次年心气当旺之时，有遇缺难过之虑也。大抵风挟寒自外入者，其气猛而急；湿挟寒自下犯者，其气沉而锐。史载之尝谓：人之病寒水犯心者，虽治愈，亦不永年。此人世之大病，亟宜讲明者也。若诊脉见动而应指无力，其人惨淡萎顿者，凶之兆也。兹将史氏所说，条例如下：水邪攻心气，用桂与姜壮心气以胜之。其病狂言，身热，骨节疼痛，面赤，眼如拔，而脑如脱，心脉搏坚而长，当病舌卷不能言。凡脉之搏，以有所犯，而鬼气胜之则搏，心脉之搏，肾邪犯之也。舌卷不能言者，舌固应心，而舌本又少阴脉之所散也。治之之法，不独凉其心，而且暖行其肾。心脉大滑，而肾脉搏沉，以汗为心液，今心脉大滑，则水犯之，而动，故汗。心脉搏滑急，为心疝；小急不鼓，为瘕。故曰诊得心脉而急，病名心疝，少腹当有形。此心气不足，血为寒邪所犯也。元气虚弱，肾气不足，膀胱气虚，冲任脉虚，丈夫疝，妇人瘕闭。其脉六脉皆动，细数而轻弦，肾脉小击而沉，膀胱涩而短。元气虚乏，肾水极寒，发为寒战，冷汗自出，六脉微细而沉。寒邪击心，则肾脉必击而沉，心下大动不安，甚则仆倒，宜先暖其肾，后保其心。湿气寒气之胜，同犯于心，心气上行，不得小便。肾水之胜，凌犯于心。《经》言：心气上行，痛留眉顶间，甚则延及胸，头痛，脑户间痛，宜暖其肾。寒邪犯心，血气内变，伤损于中，因而下注赤白。此病世之罕有，盖伤犯人之极也。其证发热如火，头身俱痛，色如紫草，汁如胶涩，如茶脚，不急治之，杀人反掌。毒痢伤人不一，惟水邪犯心最重。凡人初患痢，先发寒热、头痛，即是寒邪犯心。案上列诸证，有缓有急，有轻有重，其脉有微细，有弦紧，有搏大滑动。大抵邪浅，犯于心气营运之部，而内感于心者，其始邪在气分,则脉弦滑;日久邪入血分,则脉细紧矣。若大邪直中心之本经,而内犯于脏,其乘心虚而侵之者,脉多细涩;其心气实而强遏者,脉多搏大滑动也。备胪诸证,而不及悲伤不乐者;悲伤不乐,寒燥之轻邪也。

〖体循环动脉栓塞-体脉闭塞〗

辨识要点　① 符合体循环动脉栓塞病理诊断;② 体循环动脉栓塞的栓子来自左心腔;③ 动脉栓塞的主要部位为下肢、脑、肠、肾和脾;④ 栓塞的后果取决于栓塞的部位和局部的侧支循环情况以及组织对缺血的耐受性;⑤ 栓塞动脉缺乏有效侧支循环时可引起局部组织的梗死;⑥ 上肢动脉及肝动脉和门静脉栓塞很少发生梗死;⑦ 舌红苔白脉缓。

治疗推荐　①《外台秘要》卷 19 八风汤:防风、芍药、茯苓、黄芪、独活、当归、人参、干姜、炙甘草、大豆、附子,常规剂量,每日两次水煎服。②《仁术便览》大秦艽汤:秦艽、石膏、甘草、川芎、当归、羌活、独活、防风、黄芩、白芍、白芷、白术、生地、熟地、茯苓、细辛,常规剂量,每日两次水煎服。

思路拓展　《金匮悬解·血痹》:血痹者,血闭痹而不行也。此以尊荣之人,骨弱肉丰,气虚血盛,重因疲劳汗出,气蒸血沸之时,安卧不时动摇,血方动而身已静,静则血凝,加被微风吹袭,闭其皮毛,内郁不得外达,因此痹着而不流通。血痹不行,则脉自微涩。风寒外闭,则寸口、关上小紧,紧者,寒闭之脉。清邪居上,故气行于寸关,此宜针引阳气,令阳气通达,则痹开而风散,紧去而脉和,自然愈也。久痹不已,而成干血,则为大黄䗪虫之证矣。血痹寸阳尺阴俱微,其寸口、关上则微,其尺中则微而复兼小紧。脉法:紧则为寒,以寒则微阳封闭而不上达,故脉紧。外证身体不仁,如风痹之状,以风袭皮毛,营血凝涩,卫气郁遏,渐生麻痹,营卫阻梗,不能煦濡肌肉,久而枯槁无知,遂以不仁。营卫不行,经络无气,故尺、寸、关上俱微。营瘀木陷,郁于寒水而不能上达,故尺中小紧。黄芪桂枝五物汤,大枣、芍药,滋营血而清风木,姜、桂、黄芪,宣营卫而行瘀涩,倍用生姜,通经络而开闭痹也。

〖脂肪栓塞-脂肪栓闭〗

辨识要点　① 符合脂肪栓塞病理诊断;② 循环血流较大脂肪滴阻塞小血管称脂肪栓塞;③ 创伤性脂肪栓子引起全身多器官栓塞;④ 脂肪栓塞后 1～3 日出现突发性呼吸急促、呼吸困难和心动过速;⑤ 游离脂肪酸引起局部中毒,出现特征性瘀斑皮疹;⑥ 脑脂肪栓塞引起神经症状包括兴奋、烦躁不安、谵妄和昏迷等;⑦ 少量脂肪栓塞组织和器官可无肉眼变化;⑧ 少量脂滴入血可被巨噬细胞吞噬吸收,无不良后果;⑨ 大量脂滴短期内进入肺循环,引起窒息和急性右心衰竭;⑩ 舌红苔白脉微细。

治疗推荐　①《医方论》礞石滚痰丸:青礞石一两,沉香五钱,大黄、黄芩各八两,研为细末,炼蜜为丸如弹子大,每次 1 粒,每日两次温水送服。②《太平惠民和剂局方》乌药顺气散:麻黄、陈皮、乌药、白僵蚕、川芎、枳壳、甘草、白芷、桔梗、干姜,常规剂量,每日两次水煎服。③《医方考》指迷茯苓丸:半夏二两,茯苓一两,风化硝二钱五分,枳壳五钱,常规剂量研为细末,炼蜜为丸如梧桐子大,每次 30 粒,每日两次温水送服。

思路拓展　①《时方歌括》礞石滚痰丸:《经》云受谷者浊,受气者清,清阳走五脏,浊阴归六腑。肺为手太阴,独受诸气之清而不受有形之浊,则何可贮痰。惟胃为水谷之海,万物所归,稍失转输之职,则湿热凝结为痰,根据附胃中而不降,当曰胃为贮痰之器。斯义也,惟王隐公知之。故治老痰之方不涉脾肺,而责之胃肾。二黄礞石,禀中央之黄色,入通中宫者也。黄芩能清理胃中无形之气,大黄能荡涤胃中有形之质。然痰之为质,虽滑而粘,善栖泊于肠胃曲折之处而为巢穴,不肯顺流而下,仍得绿涯而升,故称老痰。二黄以滋润之品只能直行而泄,欲使委曲而导之非其所长也,故选金石以佐之。礞石之燥可以除其湿之本,而其性之悍可以迅扫其曲折根据伏之处,使浊秽不得脏滞而少留,此滚痰之所由名乎。又虑夫关门不开,仍得为老痰之巢白,沉香为扎方之色,能纳气归肾,又能疏通肠胃之滞,肾气流通则水垢不留,而痰不再作。且使礞石不粘着于肠,二黄不伤及于胃,一举而三善备,所以功效若神也。②《删补名医方论》指迷茯苓丸:水内养脏腑,外滋百骸,水之变化精微也。如是者何痰之有? 若饮食失度不和于中,水精不渗溢于外,直下走大、小肠而为泄泻矣。若三焦失运,气不蒸化,水之清者不升,水之浊者不降,精化为水,则内停作胀,外泛作肿,上攻喘呼,下蓄淋矣。若上焦气不清肃,不能输布,留于胸中,水之精者悉变为浊,阳盛煎灼成痰,阴盛凝蓄为饮也。故治痰者,以清火为主,实者利之,虚者化之。治饮者,以燥湿为主,实者逐之,虚者温之。所以古人治饮有温补之法,而治痰则无之也。王隐君制礞石滚痰丸,治老痰一方,用黄芩清胸中无形诸热,大黄泻肠胃有质实火,此治痰必须清火也。以礞石之燥悍,此治痰必须除湿也。以沉香之速降,此治痰必须利气也。二黄得礞石、沉香则能迅扫直攻老痰巢穴,浊腻之垢而不少留,滚痰之所由名也。若阳气不盛,痰饮兼作,又非此方所宜,当以指迷茯苓丸合而治之,用半夏燥湿,茯苓渗湿,风硝软坚,枳壳利气。

〖空气栓塞-空气栓闭〗

辨识要点 ① 符合空气栓塞病理诊断;② 空气进入血液循环阻塞心血管;③ 少量气体入血可溶解于血液内,不会发生气体栓塞;④ 大量气体迅速进入静脉造成严重的循环障碍;⑤ 呼吸困难、发绀,猝死;⑥ 进入右心的部分气泡引起肺小动脉气体栓塞;⑦ 小气泡到左心引起体循环器官栓塞;⑧ DIC 加重栓塞症状导致死亡;⑨ 舌红苔白脉微细。

治疗推荐 ①《魏氏家藏方》卷 8 活络丹:木瓜、牛膝、肉苁蓉、天麻、黄芪、当归、附子、虎骨、草薢、狗脊、没药、乳香,常规剂量研为细末,面糊为丸如梧桐子大,每次 30 粒,每日两次温水送服。②《丹台玉案》卷 5 二香饮:广木香、当归、香附、川芎、青皮、牡丹皮、枳壳、生地、蓬莪术,常规剂量,每日两次水煎服。③《太平圣惠方》卷 54 甘遂麻黄散:甘遂、麻黄、桑根白皮,常规剂量,每日两次水煎服。

思路拓展 《医学真传·气血》:人之一身,皆气血之所循行。气非血不和,血非气不运,故曰气主煦之,血主濡之。气与血无处不有,今举其概。肺主气,乃周身毛皮之大气,如天之无不覆也。《经》云宗气上出于肺,以司呼吸,一呼一吸,内通于脏,故曰呼出心与肺,吸入肝与肾。又三焦出气,以温肌肉,膀胱津液随气化出于皮毛,故曰三焦膀胱者,腠理毫毛其应。又六脏六腑为十二经脉,荣气行于脉中,卫气行于脉外。由此观之,则五脏六腑,十二经脉,上下内外,游行环绕,无非一气周流,而健行不息,此人之所以生也。然气为主,血为辅,气为重,血为轻,故血有不足,可以渐生,若气不立,即死矣。夫人周身毛窍,乃大气之环绕于外,而毛窍之内则有孙络,孙络之内则有横络,横络之内则有经焉。络与经,皆有血也。孙络、横络之血,起于包中之血海,乃冲脉、任脉所主,其血则热肉充肤,澹渗皮毛。皮毛而外,肺气主之;皮毛之内,肝血主之。盖冲任之血,肝所主也。其经脉之血,则手厥阴心包主之,乃中焦取汁奉心化赤之血也。血海之血,行于络脉,男子络唇口而生髭须,女子月事以时下,皆此血也。心包之血,行于经隧,内养其筋,外荣于脉,皆奉心化赤之血也。血海之血,出多不死;心包之血,出多便死。是又络脉之血为轻,而经脉之血为重也。《经》云:阳络伤,则吐血;阴络伤,则便血。此血海之血也。一息不运,则机针穷,一丝不续,则霄壤判。此经脉之血也。血气二者乃医学之大纲,学人不可不察也!

〔减压病-气泡栓闭〕

辨识要点 ① 符合减压病病理诊断;② 原已溶解的气体在血管内外及组织形成气泡;③ 阻塞冠状动脉迅速死亡;④ 减压性骨坏死;⑤ 痉挛性疼痛;⑥ 局部缺血和梗死;⑦ 皮下气肿;⑧ 舌红苔白脉紧。

治疗推荐 ①《太平圣惠方》卷88甘遂散:甘遂、槟榔、大黄、牵牛子、甜葶苈,常规剂量研末为散,每次五钱,每日两次煎散为汤温服。②《太平惠民和剂局方》卷3丁香丸:猪牙皂角、好墨、肉桂、干姜、丁香、木香、干漆、黑牵牛、大黄、莪术、三棱、硇砂、附子、青皮、巴豆霜,常规剂量研为细末,大黄、硇砂、巴豆霜和丸如绿豆大,每次5丸,每日两次温水送服。③《是斋百一选方》卷2丁香温气汤:丁香、吴茱萸、桂枝、附子、黄芪、茯苓、人参、半夏、高良姜、白术、炙甘草、诃子、沉香,常规剂量,每日两次水煎服。

思路拓展 《黄帝内经灵枢·周痹》。黄帝问于岐伯曰:周痹之在身也,上下移徙随脉,其上下左右相应,间不容空,愿闻此痛,在血脉之中邪?将在分肉之间乎?何以致是?其痛之移也,间不及下针,其慉痛之时,不及定治,而痛已止矣。何道使然?愿闻其故?岐伯答曰:此众痹也,非周痹也。黄帝曰:愿闻众痹。岐伯对曰:此各在其处,更发更止,更居更起,以右应左,以左应右,非能周也。更发更休也。黄帝曰:善。刺之奈何?岐伯对曰:刺此者,痛虽已止,必刺其处,勿令复起。帝曰:善。愿闻周痹何如?岐伯对曰:周痹者,在于血脉之中,随脉以上,随脉以下,不能左右,各当其所。黄帝曰:刺之奈何?岐伯对曰:痛从上下者,先刺其下以过之,后刺其上以脱之。痛从下上者,先刺其上以过之,后刺其下以脱之。黄帝曰:善。此痛安生?何因而有名?岐伯对曰:风寒湿气,客于外分肉之间,迫切而为沫,沫得寒则聚,聚则排分肉而分裂也,分裂则痛,痛则神归之,神归之则热,热则痛解,痛解则厥,厥则他痹发,发则如是。帝曰:善。余已得其意矣。此内不在脏,而外未发于皮,独居分肉之间,真气不能周,故名曰周痹。故刺痹者,必先切循其下之六经,视其虚实,及大络之血结而不通,及虚而脉陷空者而调之,熨而通之。其瘼坚转引而行之。黄帝曰:善。余已得其意矣,亦得其事也。九者经巽之理,十二经脉阴阳之病也。

〔羊水栓塞-羊水栓闭〕

辨识要点 ① 符合羊水栓塞病理诊断;② 分娩过程中罕见严重并发症;③ 羊水压入破裂的子宫壁静脉窦内;④ 通过肺毛细血管引起体循环器官小血管栓塞;⑤ 显微镜下肺小动脉和毛细血管内有羊水成分;⑥ 羊水成分包括角化鳞状上皮、胎毛、胎脂、胎粪和黏液;⑦ 母体血液中找到羊水成分;⑧ 分娩过程中或分娩后突然出现呼吸困难甚至死亡;⑨ 羊水中胎儿代谢产物入血引起过敏性休克;⑩ 羊水栓子阻塞肺动脉及羊水内含有血管活性物质引起反射性血管痉挛;⑪ 羊水凝血致活酶引起DIC;⑫ 舌红苔白脉微细。

治疗推荐 ①《普济方》卷93活络丹:草薢、川乌、狗脊、苍术、补骨脂、杜仲、淫羊藿、吴茱萸、续断、小茴香、独活、薏苡仁、猪牙皂角,常规剂量,每日两次水煎服。②《外科理例》如圣黑丸子:白及、当归、白蔹、天南星、百草霜、芍药、牛膝、川乌、赤小豆、骨碎补,常规剂量研为细末,炼蜜丸梧子大,每次30丸,每日两次温水送服。③《妇人大全良方》四生丸：白僵蚕、地龙、白附子、五灵脂、草乌，常规剂量研为细末，炼蜜丸梧子大，每次 30 丸，每日两次温水送服。

　　思路拓展　《读医随笔·仲景抵当汤丸、大黄䗪虫丸》：时医无术，不议病而议药，无问病之轻重，但见药力之稍峻者，遂避之如虎，而不察其所为峻者，果何在也？故病之当用攻者，轻则桃仁、桑皮，重则大黄、芒硝，再重则宁用牵牛、巴豆，而所谓䗪虫，虻虫、水蛭、蛴螬，则断断乎不敢一试。何者？其认病认药皆不真，故但取轻者以模棱了事也。误人性命，岂浅鲜耶！夫牵牛、巴豆等药，直行而破气，能推荡肠胃有形之渣滓，而不能从容旁渗于经络曲折之区，以疏其瘀塞也。故血痹之在经络脏腑深曲之处者，非抵当辈断不为功，而误用硝黄、牵牛、巴豆，直行破气，是诛伐无过矣。且血痹而破其气，气虚而血不愈痹耶？世之乐彼而恶此者，亦曰虻虫、水蛭有毒耳？牵牛、巴豆独无毒耶？窃以狂夫一得，为天下正告之曰：牵牛、巴豆破气而兼能破血者也，其行直而速，病在肠胃直道之中，而未及四渗，则以此下之愈矣；若血络屈曲，俱有瘀滞，非虻、蛭之横行而缓者不能达也。虻、蛭止攻血，略无伤于气，且其体为蠕动之物，是本具天地之生气者，当更能略有益于人气也，有气则灵，故能屈曲而旁达也。海藏云：妊娠蓄血，忌抵当、桃仁，只以大黄合四物服之，则母子俱可无损而病愈。以胎倚血养，故不得以虻、蛭破血太急也。然胎亦借大气举之，若气虚者，又不如抵当、桃仁加补气药之为稳矣。

第九节　梗　死　病　理

〔贫血性梗死-风瘀脉络〕

辨识要点　① 符合贫血性梗死病理诊断;② 梗死局部组织缺血缺氧;③ 所属微血管通透性增高;④ 病灶边缘侧支血管血液漏出于病灶周围;⑤ 梗死灶周围出血带;⑥ 红细胞崩解,血红蛋白溶于组织液中并被吸收,梗死灶呈灰白色;⑦ 脾、肾梗死灶呈锥形,尖端向血管阻塞的部位,底部靠脏器表面,浆膜面常有纤维素性渗出物被覆;⑧ 心肌梗死灶呈不规则地图状;⑨ 梗死灶与正常组织交界处炎症反应;⑩ 充血出血带红细胞被巨噬细胞吞噬,含铁血黄素变成黄褐色;⑪ 晚期病灶表面下陷,质地坚实,黄褐色出血带消失,梗死灶机化,肉芽组织取代形成瘢痕组织;⑫ 贫血梗死灶呈凝固性坏死;⑬ 早期细胞可见核固缩、核碎裂和核溶解;⑭ 胞质嗜伊红染色均匀一致;⑮ 组织结构轮廓尚存;⑯ 脑梗死灶的脑组织坏死、变软、液化,形成囊状;⑰ 脑梗死灶增生的星形胶质细胞和胶质纤维代替梗死组织形成胶质瘢痕;⑱ 舌红苔白脉涩。

治疗推荐　①《古今录验》续命汤:麻黄、桂枝、当归、人参、石膏、干姜、甘草、川芎、杏仁,常规剂量,每日两次水煎服。②《医林改错》补阳还五汤:黄芪、当归、赤芍、地龙、川芎、桃仁、红花,常规剂量,每日两次水煎服。③《备急千金要方》小续命汤:麻黄、桂枝、甘草、生姜、人参、川芎、白术、附子、防己、芍药、黄芩、防风,常规剂量,每日两次水煎服。

思路拓展　①《诸病源候论·风病诸候》:历节风之状,短气,白汗出,历节疼痛不可忍,屈伸不得是也。由饮酒腠理开,汗出当风所致也。亦有血气虚,受风邪而得之者。风历关节,与血气相搏交攻,故疼痛。血气虚,则汗也。风冷搏于筋,则不可屈伸,为历节风也。风身体疼痛候:风身体疼痛者,风湿搏于阳气故也。阳气虚者,腠理易开,而为风湿所折,使阳气不得发泄,而与风湿相搏于分肉之间,相击,故疼痛也。诊其脉,浮而紧,则身体疼痛。风入腹拘急切痛候:风入腹拘急切痛者,是体虚受风冷,风冷客于三焦,经于脏腑,寒热交争,故心腹拘急切痛。风经五脏恍惚候:五脏处于内,而气行于外。脏气实者,邪不能伤;虚则外气不足,风邪乘之。然五脏,心为神,肝为魂,肺为魄,脾为意,肾为志。若风气经之,是邪干于正,故令恍惚。刺风候:刺风者,由体虚肤腠开,为风所侵也。其状,风邪走遍于身,而皮肤淫跃。邪气与正气交争,风邪击搏,如锥刀所刺,故名刺风也。蛊风候:蛊风者,由体虚受风,其风在于皮肤,淫淫跃跃,若画若刺,一身尽痛,侵伤气血。其动作状如蛊毒,故名蛊风也。风冷候:风冷者,由脏腑虚,血气不足,受风冷之气。血气得温则宣流,冷则凝涩,然风之伤人,有冷有热。若挟冷者,冷折于气血,使人面青心闷,呕逆吐沫,四肢痛冷,故谓之风冷。风热候:风热病者,风热之气先从皮毛入于肺也。肺为五脏上盖,候身之皮毛。若肤腠虚,则风热之气先伤皮毛,乃入肺也。其状,使人恶风寒战,目欲脱,涕唾出。候之三日内及五日内,目不精明者是也。七八日,微有青黄脓涕,如弹丸大,从口鼻内出,为善也。若不出,则伤肺,变咳嗽唾脓血也。风气候:风气者,由气虚受风故也。肺主气,气之所行,循经络,荣脏腑,而气虚则受风。风之伤气,有冷有热,冷则厥逆,热则烦惋。其因风所为,故名风气。风冷失声候:风冷失声者,由风冷之气,客于会厌,伤于悬痈之所为也。声气通发,事因关户。会厌是音声之户,悬痈是音声之关。风冷客于关户之间,所以失声也。中冷声嘶候:中冷声嘶者,风冷伤于肺之所为也。肺主气,五脏同受气于肺,而五脏有五声,皆禀气而通之。气为阳,若温暖则阳气和宣,其声通畅。风冷为阴,阴邪搏于阳气,使气道不调流,所以声嘶也。头面风候:头面风者,是体虚,诸阳经脉为风所乘也。诸阳经脉,上走于头面,运动劳役,阳气发泄,腠理开而受风,谓之首风。病状,头面多汗,恶风,病甚则头痛。又,新沐中风,则为首风。又,新沐头未干,不可以卧,使头重身热,反得风则烦闷。诊其脉,寸口阴阳表里互相乘。如风在首,久不瘥,则风入脑,变为头眩。风头眩候:风头眩者,由血气虚,风邪入脑,而引目系故也。五脏六腑之精气,皆上注于目,血气与脉并于上系,上属于脑,后出于项中。逢身之虚,则为风邪所伤,入脑则脑转而目系急,目系急故成眩也。诊其脉,洪大而长者,风眩。又得阳维浮者,暂起目眩也。风眩久不瘥,则变为癫疾。风癫候:风癫者,由血气虚,邪入于阴经故也。人有血气少,则心虚而精神离散,魂魄妄行,因为风邪所伤,故邪入于阴,则为癫疾。又人在胎,其母卒大惊,精气并居,令子发癫。其发则仆地,吐涎沫,无所觉是也。原其癫病,皆由风邪故也。五癫病候:五癫者,一曰阳癫,发如死人,遗尿,食顷乃解;二曰阴癫,初生小时,脐疮未愈,数洗浴,因此得之;三曰风癫,发时眼目相引,牵纵反强,羊鸣,食顷方解。由热作汗出当风,因房室过度,醉饮,令心意逼迫,短气脉悸得之;四曰湿癫,眉头痛,身重。坐热沐头,湿结,脑沸未止得之;五曰马癫,发作时时,反目口噤,手足相引,身体皆热。诊其脉,心脉微涩,并脾脉紧而疾者,为癫脉也。肾脉急甚,为骨癫疾。脉洪大而长者,癫疾;脉浮大附阴者,癫疾;脉来牢者,癫疾。三部脉紧急者可治;发则仆地,吐沫无知,若强,起如狂,及遗粪者,难治。脉虚则可治,实则死。脉紧弦实牢者生,脉沉细小者死。脉搏大滑,久久自已。其脉沉小急疾,不治;小牢急,亦不可治。风狂病候:狂病者,由风邪入并于阳所为也。风邪入血,使人阴阳二气虚实不调,若一实一虚,则令血气相并。气并于阳,则为狂发,或欲走,或自高贤,称神圣是也。又肝藏魂,悲哀动中则伤魂,魂伤则狂忘不精明,不敢正当人,阴缩而挛筋,两胁骨不举。毛瘁色夭,死于秋。皆由血气虚,受风邪,致令阴阳气相并所致,故名风狂。②《删补名医方论·续命汤》:痱病者,营卫气血,不养于内外,故身体不用,机关不利,精神不治。然是证有虚、有实。虚者自饮食房劳七情感之,如《内经》所谓内夺而厥,则为喑痱之类是也。实者自风寒暑湿感之。虚者不可以实治,治之则愈散其气血。今此方明言中风痱,是属营卫之实邪也,故用续命。续命乃麻黄汤之变者,加干姜以开血受寒邪,石膏以解肌受风邪,当归和血,人参益气,川芎行血散风也。其并治咳逆上气,面浮者,亦以为风寒所致也。

〖肺出血性梗死-肺血瘀阻〗

辨识要点 ① 符合肺出血性梗死病理诊断;② 严重瘀血是肺梗死的重要先决条件;③ 器官严重瘀血引起的梗死为出血性梗死;④ 梗死初期疏松组织间隙容纳多量漏出血液;⑤ 组织坏死吸收水分膨胀且不能把漏出血液挤出梗死灶外;⑥ 肺炎症实变的肺梗死为贫血性梗死;⑦ 肺出血性梗死病灶大小不等呈锥形,尖端朝向肺门,底部紧靠肺膜;⑧ 肺膜表面纤维素性渗出物;⑨ 梗死灶质实因弥漫性出血组织出血坏死呈暗红色略向表面隆起;⑩ 红细胞崩解颜色变浅,肉芽组织长入逐渐机化,梗死灶变成灰白色;⑪ 瘢痕组织收缩使病灶表面局部下陷;⑫ 梗死灶呈凝固性坏死;⑬ 肺泡轮廓尚存;⑭ 肺泡腔、小支气管腔及肺间质充满红细胞;⑮ 早期红细胞轮廓尚保存,随后崩解;⑯ 梗死灶边缘与正常肺组织交界处的肺组织充血、水肿及出血;⑰ 舌红苔黄脉涩。

治疗推荐 ①《全生指迷方》活血汤:红花、蔓荆子、细辛、生地、熟地、藁本、川芎、防风、羌活、独活、炙甘草、柴胡、当归、葛根、芍药、升麻,常规剂量,每日两次水煎服。②《圣济总录》卷151当归丸:当归、鳖甲、琥珀、川芎、桃仁、牛膝、水蛭、虎杖、桂枝、大黄、柴胡、虻虫、牡丹皮、麝香,常规剂量研为细末,炼蜜丸梧子大,每次 30 丸,每日两次温水送服。③《张氏医通》卷 13 紫菀茸汤:紫菀茸、薇衔、白术、泽泻、牡丹皮、麦冬、犀角、炙甘草、藕汁,常规剂量,每日两次水煎服。

思路拓展 《读医随笔·升降出入论》:《六微旨论》曰出入废则神机化灭,升降息则气立孤危。故非出入则无以生长壮老已,非升降则无以生长化收藏。升降出入,无器不有,器散则分之,生化息矣。王氏释之曰:凡窍横者,皆有出入去来之气;窍竖者,皆有阴阳升降之气往复于中。即如壁窗户牖,两面伺之,皆承来气冲击于人,是则出入气也。又如阳升则井寒,阴升则水暖,以物投井,及叶坠空中,翩翩不疾,皆升气所碍也。虚管溉满,捻上悬之,水固不泄,为无升气而不能降也。空瓶小口,顿溉不入,为气不出而不能入也。可谓发挥尽致矣。刘河间曰:皮肤之汗孔者,谓泄汗之孔窍也。一名气门,谓泄气之门户也。一名腠理,谓气液之隧道纹理也。一名鬼门,谓幽冥之门也。一名玄府,谓玄微之府也。然玄府者,无物不有,人之脏腑、皮毛、肌肉、筋膜、骨髓、爪牙,至于万物,悉皆有之,乃出入升降道路门户也。《经》曰升降出入,无器不有。故知人之眼、耳、鼻、舌、身、意、神、识,能为用者,皆由升降出入之通利也。有所闭塞,则不能用也。故目无所见,耳无所闻,鼻不闻香,舌不知味,筋痿、骨痹、爪退、齿腐、毛发堕落、皮肤不仁、肠胃不能渗泄者,悉由热气怫郁,玄府闭塞,而致津液、血脉、荣卫、清浊之气不能升降出入故也。各随怫郁微甚,而为病之大小焉。李东垣曰:圣人治病,必本四时升降浮沉之理,权变之宜,必先岁气,无伐天和。《经》谓:升降浮沉则顺之,寒热温凉则逆之。仲景谓阳盛阴虚,下之则愈,汗之则死;阴盛阳虚,汗之则愈,下之则死。大抵圣人立法,且如升阳或散发之剂,是助春夏之阳气令其上升,乃泻秋冬收藏殒杀寒凉之气。此升降浮沉之至理也。天地之气,以升降浮沉,乃生四时。如治病,不可逆之。故顺天者昌,逆天者亡。夫人之身,亦有四时天地之气,不可只认在外,人亦体同天地也。《吴医汇讲》引蒋星墀说曰:《伤寒论》所谓传经,即是出入精义。盖正气出入,由厥阴而少阴、太阴,而少阳、阳明、太阳,循环往复。六淫之邪,则从太阳,入一步,反归一步,至厥阴而极。此邪气进而正气退行,不复与外气相通,故开、阖、枢三者,最为要旨。分言之,为出入,为升降;合言之,总不外乎一气而已矣。观东垣《脾胃论》浮沉补泻图,以卯酉为道路,而归重于苍天之气。考其所订诸方,用升、柴、苓、泽等法,实即发源于长沙论中葛根、柴胡、五苓之意,引而伸之,所谓升之九天之上,降之九地之下。虽内伤、外感殊科,而于气之升降出入,则无以异耳!吴鞠通《温病条辨》有曰:风之体不一,而风之用亦殊。春风自下而上,夏风横行空中,秋风自上而下,冬风刮地而行。其方位也,则有四正、四隅,此方位之合于四时八节也。诸家之论,阐发无余蕴矣。

〖肠出血性梗死-肠血瘀阻〗

辨识要点 ① 符合肠出血性梗死病理诊断;② 肠系膜动脉栓塞和静脉血栓形成;③ 肠套叠、肠扭转、嵌顿疝、肿瘤压迫等引起出血性梗死;④ 肠梗死灶呈节段性暗红色;⑤ 肠壁瘀血、水肿和出血;⑥ 肠壁明显增厚随之肠壁坏死;⑦ 质脆易破裂;⑧ 肠浆膜面被覆纤维素性脓性渗出物;⑨ 舌红苔黄脉涩。

治疗推荐 ①《金匮要略方论》大黄甘遂汤:大黄四两、甘遂二两、阿胶二两,以水三升煮取一升,顿服之。②《御药院方》槟榔枳壳丸:槟榔、木香、丁香、厚朴、延胡索、三棱、莪术、雷丸、青皮、枳壳、陈皮、当归、牵牛子、莱菔子,常规剂量研为细末,面糊为丸如梧桐子大,每次 30 丸,每日两次温水送服。

③《良方集腋》吉利散：当归、赤芍、香附、羌活、薄荷、枳壳、陈皮、紫苏、五灵脂、人中黄、延胡索、川芎、乌药、白芷、防风、甘草，常规剂量研末为散，每次五钱，每日两次煎散为汤温服。

思路拓展　《医学源流论·腹内痈论》：古之医者，无分内外，又学有根柢，故能无病不识。后世内外科既分，则显然为内证者，内科治之；显然为外证者，外科治之。其有病在腹中，内外未显然者，则各执一说，各拟一方，历试诸药，皆无效验。轻者变重，重者即殒矣。此等证，不特外科当知之，即内科亦不可不辨明真确。知非己责，即勿施治，毋至临危束手，而后委他人也。腹内之痈有数证：有肺痈，有肝痈，有胃脘痈，有小肠痈，有大肠痈，有膀胱痈。惟肺痈咳吐腥痰，人犹易辨。余者或以为痞结，或以为瘀血，或以为寒痰，或以为食积，医药杂投，及至成脓，治已无及。并有不及成脓而死者，病者、医者，始终不知何以致死，比比然也。今先辨明痞结瘀血，寒痰食积之状。凡痞结瘀血，必有所因，且由渐而成；寒痰则痛止无定，又必另现痰症；食积则必有受伤之日，且三五日后，大便通即散。惟外症则痛有常所，而迁延益甚。《金匮》云：诸脉浮数，当发热，而反淅淅恶寒，若有痛处，当发其痈。以手按肿上热者，有脓；不热者，无脓。此数句乃内痈真谛也。又云：肠痈之为病，身甲错，腹皮急，按之濡，如肿状，腹无积聚，身无热是也。若肝痈，则胁内隐隐痛，日久亦吐脓血。小肠痈，与大肠相似，而位略高。膀胱痈，则痛在少腹之下，近毛际，着皮即痛，小便亦艰而痛。胃脘痈，则有虚实二种，其实者易消；若成脓，必大吐脓血而愈。惟虚症则多不治，先胃中痛胀，久而心下渐高，其坚如石，或有寒热，饮食不进，按之成痛，形体枯瘦，此乃思虑伤脾之症，不待痈成即死。故凡腹中有一定痛处，恶寒倦卧，不能食者，皆当审察，防成内痈。甚毋因循求治于不明之人，以至久而脓溃，自伤其生也。

〖败血性梗死-热毒瘀阻〗

辨识要点　① 符合败血性梗死病理诊断；② 细菌栓子阻塞血管；③ 心内膜细菌栓子脱落引起相应组织器官动脉栓塞；④ 梗死灶内细菌团及大量炎细胞浸润；⑤ 化脓性细菌感染形成脓肿；⑥ 舌红苔黄脉数。

治疗推荐　①《外科理例》仙方活命饮：穿山甲、甘草节、防风、没药、赤芍、白芷、当归、乳香、天花粉、贝母、金银花、陈皮、皂角刺，常规剂量，每日两次水煎服。②《备急千金要方》内塞散：黄芪、当归、川芎、白芷、干姜、黄芩、芍药、续断、附子、细辛、鹿茸，常规剂量研末为散，每次五钱，每日两次煎散为汤温服。③《疫疹一得》清瘟败毒饮：生地、黄连、黄芩、牡丹皮、石膏、栀子、甘草、竹叶、玄参、犀角、连翘、芍药、知母、桔梗。常规剂量，每日两次水煎温服。

思路拓展　《删补名医方论·仙方活命饮》：此疡门开手攻毒之第一方也。《经》云：营气不从，逆于肉理。故痈疽之发，未有不从营气之郁滞，因而血结痰滞蕴崇热毒为患。治之之法，妙在通经之结，行血之滞，佐之以豁痰理气解毒。是方穿山甲以攻坚，皂刺以达毒所，白芷、防风、陈皮通经理气而疏其滞，乳香定痛和血，没药破血散结，赤芍、归尾以驱血热而行之，以破其结。佐以贝母、金银花、甘草，一以豁痰解郁，一以散毒和血，其为溃坚止痛宜矣。然是方为营卫尚强，中气不亏者设。若脾胃素弱，营卫不调，则有托里消毒散之法，必须斟酌而用。此薛己所论千古不易之治也。因附治疡用方之法于后，使学人服膺云。薛己曰：治疡之法，若肿高焮痛者，先用仙方活命饮解之，后用托里败毒散。漫肿微痛者，用托里散，如不应，加姜、桂。若脓出而反痛，气血虚也，八珍散。不作脓不腐溃，阳气虚也，四君加归、芪、肉桂。

不生肌、不收敛，脾气虚也，四君加芍药、木香。恶寒僧寒，阳气虚也，十全大补加姜、桂。晡热内热，阴血虚也，四物加参、芪。欲呕作呕，胃气虚也，六君加炮姜。自汗、盗汗，五脏虚也，六味九料加五味子。食少体倦，脾气虚也，补中益气加茯苓、半夏。喘促咳嗽，脾肺虚也，前汤加麦冬、五味。欲呕少食，脾胃虚也，人参理中汤。腹痛泄泻，脾胃虚寒也，附子理中汤，热渴淋秘，肾虚阴火也，加减八味丸。大凡怯弱之人，不必分其肿溃，惟当先补胃气。盖疮疡之作，缘阴阳亏损，其脓既泄，气血愈虚，岂有不宜补者哉！或疑参、芪满中，间有用者，又加发散败毒，所补不偿所损。又或以有疾不服补剂，因而致误者多矣。可胜惜哉！

第十节　组 织 水 肿

〖皮下水肿-风水相搏〗

辨识要点　①符合皮下水肿病理诊断;②皮下组织液体潴留;③血浆胶体渗透压降低;④毛细血管内流体静力压升高;⑤毛细血管壁通透性增高;⑥淋巴液回流受阻;⑦皮下水肿可以是弥漫性也可以局部性;⑧右心衰竭出现体位性水肿;⑨肾功能不全或肾病综合征引起全身各部位水肿;⑩皮肤表面紧张苍白;⑪凹陷性水肿;⑫舌红苔白脉浮。

治疗推荐　①《金匮要略方论》越婢汤:麻黄、石膏、生姜、甘草、大枣,常规剂量,每日两次水煎温服。②《重订严氏济生方》疏凿饮子:羌活、秦艽、槟榔、大腹皮、商陆、茯苓皮、椒目、木通、泽泻、赤小豆,常规剂量,每日两次水煎服。③《伤寒论》真武汤:茯苓、芍药、生姜、白术、附子,常规剂量,每日两次水煎服。

思路拓展　《诸病源候论·水肿病诸候》:肾者主水,脾胃俱主土,土性克水。脾与胃合,相为表里。胃为水谷之海,今胃虚不能传化水气,使水气渗溢经络,浸渍腑脏。脾得水湿之气,加之则病,脾病则不能制水,故水气独归于肾。三焦不泻,经脉闭塞,故水气溢于皮肤而令肿也。其状:目里上微肿,如新卧起之状,颈脉动,时咳,股间冷,以手按肿处,随手而起,如物里水之状,口苦舌干,不得正偃,偃则咳清水;不得卧,卧则惊,惊则咳甚;小便黄涩是也。水病有五不可治:第一唇黑伤肝,第二缺盆平伤心,第三脐出伤脾,第四足下平满伤肾,第五背平伤肺。凡此五伤,必不可治。脉沉者水也。脉洪大者可治,微细者死。水通身肿候:水病者,由肾脾俱虚故也。肾虚不能宣通水气,脾虚又不能制水,故水气盈溢,渗液皮肤,流遍四肢,所以通身肿也。令人上气,体重,小便黄涩,肿处按之随手而起是也。风水候:风水病者,由脾肾气虚弱所为也。肾劳则虚,虚则汗出,汗出逢风,风气内入,还客于肾,脾虚又不能制于水,故水散溢皮肤,又与风湿相搏,故云风水也。令人身浮肿,如里水之状,颈脉动,时咳,按肿上凹而不起也,骨节疼痛而恶风是也。脉浮大者,名曰风水也。十水候:十水者,青水、赤水、黄水、白水、黑水、悬水、风水、石水、暴水、气水也。青水者,先从面目,肿遍一身,其根在肝。赤水者,先从心肿,其根在心。黄水者,先从腹肿,其根在脾。白水者,先从脚肿,上气而咳,其根在肺。黑水者,先从脚跌肿,其根在肾。悬水者,先从面肿至足,其根在胆。风水者,先从四肢起,腹满大,身尽肿,其根在胃。石水者,先从四肢,小腹肿独大,其根在膀胱。暴水者,先腹满,其根在小肠。气水者,乍盛乍虚,乍来乍去,其根在大肠。皆由荣卫痞涩,三焦不调,腑脏虚弱所生。虽名证不同,并令身体虚肿,喘息上气,小便黄涩也。大腹水肿候:夫水肿病者,皆由荣卫痞涩,肾脾虚弱所为。而大腹水肿者,或因大病之后,或积虚劳损,或新热食竟,入于水,自渍及浴,令水气不散,流溢肠外,三焦闭塞,小便不通,水气结聚于内,乃腹大而肿。故四肢小,阴下湿,手足逆冷,腰痛,上气,咳嗽,烦疼,故云大腹水肿。

〖肺水肿-肺脏水瘀〗

辨识要点　①符合肺水肿病理诊断;②肺泡腔内水肿液积聚;③肺肿胀有弹性;④肺质变实;⑤肺重量比正常增加2~3倍;⑥肺切面淡红色泡沫状液体渗出;⑦左心室功能衰竭;⑧肺毛细血管通透性增加;⑨肺毛细血管压力增加;⑩血浆胶体渗透压降低;⑪淋巴循环障碍;⑫肺组织间隔负压增高;⑬舌红苔白脉沉。

治疗推荐　①《伤寒论》十枣汤：芫花、甘遂、大戟各等分，大枣十枚，研末为散，每次二钱，每日两次水煎服。②《备急千金要方》卷11甘遂汤：甘遂、黄芩、芒硝、桂枝、细辛、大黄，常规剂量，每日两次水煎服。③《太平圣惠方》卷54神效葶苈散：甜葶苈、牵牛子、猪苓、泽泻、椒目，常规剂量，每日两次水煎服。

思路拓展　《诸病源候论·水肿病诸候》。身面卒洪肿候：身面卒洪肿者，亦水病之候，肾脾虚弱所为。肾主水，肾虚故水妄行；脾主土，脾虚不能克制水，故水流溢，散于皮肤，令身体卒然洪肿，股间寒，足胫壅是也。石水候：肾主水，肾虚则水气妄行，不根据经络，停聚结在脐间，小腹肿大，硬如石，故云石水。其候引胁下胀痛，而不喘是也。脉沉者，名曰石水。尺脉微大，亦为石水。肿起脐下，至小腹垂垂然，上至胃脘，则死不治。皮水候：肺主于皮毛，肾主于水。肾虚则水妄行，流溢于皮肤，故令身体面目悉肿，按之没指，而无汗也。腹如故而不满，亦不渴，四肢重而不恶风是也。脉浮者，名曰皮水也。水肿咳逆上气候：肾主水，肺主气。肾虚不能制水，故水妄行，浸溢皮肤，而身体肿满。流散不已，上乘于肺，肺得水而浮，浮则上气而咳嗽也。水肿从脚起候：肾者阴气，主于水而又主腰脚。肾虚则腰脚血气不足，水之流溢，先从虚而入，故腰脚先肿也。水分候：水分者，言肾气虚弱，不能制水，令水气分散，流布四肢，故云水分。但四肢皮肤虚肿，聂聂而动者，名水分也。毛水候：夫水之病，皆由肾虚所为，肾虚则水流散经络，始溢皮毛。今此毛水者，乃肺家停积之水，流溢于外。肺主皮毛，故余经未伤，皮毛先肿，因名毛水也。疸水候：水病无不由脾肾虚所为。脾肾虚则水妄行，盈溢皮肤而令身体肿满。此疸水者，言脾胃有热，热气流于膀胱，使小便涩而身面尽黄，腹满如水状，因名疸水也。燥水候：燥水，谓水气溢于皮肤，因令肿满，以指画肉上，则隐隐成文本者，名曰燥水也。湿水候：湿水者，谓水气溢于皮肤，因令肿满，以指画肉上，随画随散，不成文本者，名曰湿水。犯土肿候：犯土之病，由居住之处，穿凿地土，犯之土气而致病也。令人身之肌肉、头面、遍体尽肿满，气急，故谓之犯土也。不伏水土候：不伏水土者，言人越在他境，乍离封邑，气候既殊，水土亦别，因而生病，故云不伏水土。病之状，身体虚肿，或下痢而不能食，烦满气上是也。二十四水候：夫水之病，皆生于腑脏。方家所出，立名不同，亦有二十四水，或十八水，或十二水，或五水，不的显名证。寻其病根，皆由荣卫不调，经脉痞涩，脾胃虚弱，使水气流溢，盈散皮肤，故令遍体肿满，喘息上气，目果浮肿，颈脉急动，不得眠卧，股间冷，小便不通，是其候也。

〖脑水肿-脑腑水瘀〗

辨识要点　① 符合脑水肿病理诊断；② 脑组织内液体过多贮积；③ 颅内压升高；④ 血管源性脑水肿血管壁通透性增加；⑤ 细胞毒性脑水肿 Na^+-K^+-ATP 酶失活；⑥ 脑体积重量增加；⑦ 脑回宽平而脑沟浅窄；⑧ 脑白质水肿明显；⑨ 脑室缩小；⑩ 血管源性脑水肿光镜下脑组织疏松；⑪ 细胞和血管周围间隙变大；⑫ 大量液体积聚；⑬ 细胞毒性脑水肿光镜下神经元、神经胶质细胞及血管内皮细胞的体积增大；⑭ 胞质淡染；⑮ 细胞外和血管周间隙扩大不明显；⑯ 舌红苔白脉数。

治疗推荐　①《普济方》卷192大戟散：红芽大戟、甜葶苈、黑牵牛、续随子、甘遂，常规剂量研末为散，每次五钱，每日两次煎散为汤温服。②《金匮要略》泽漆汤：半夏、紫参、泽漆、生姜、白前、甘草、黄芩、人参、桂枝，常规剂量，每日两次水煎服。③《太平圣惠方》卷54甘遂散：甘遂、杏仁、泽泻、黄芩、泽漆、赤茯苓、郁李仁、陈皮、朴消，常规剂量研末为散，每次五钱，每日两次煎散为汤温服。④《圣济总录》卷180藁本汤：藁本、羚羊角、黄芩、防风、川芎、菊花、细辛、白术、人参、柴胡、白蒺藜、栀子、茯苓、炙甘草,常规剂量研末为散,每次五钱,每日两次煎散为汤温服。

思路拓展　《扁鹊心书·水肿》:此病最重,世医皆用利水消肿之药,乃速其毙也。治法:先灸命关二百壮,服延寿丹、金液丹,或草神丹,甚者姜附汤,五七日病减,小便长,大便实或润,能饮食为效。唯吃白粥,一月后,吃饼面无妨,须常服金液丹,来复丹,永瘥。若曾服芫花、大戟通利之药,损其元气或元气已脱则不可治,虽灸亦无用矣。若灸后疮中出水或虽服丹药而小便不通,皆真元已脱,不可治也,脉弦大者易治,沉细者难瘥。一人四肢皆肿,气促,食则胀闷,只吃稀粥,余令日服金液丹百粒,至四日觉大便滑,再二日,乃令吃面食亦不妨,盖治之早也。一妇人病面脚皆肿,饮食减少,世医皆作血虚治之,不效。余曰非血病,乃脾胃虚也,令日服延寿丹十粒、全真丹五十粒,至十日觉大便滑病愈。俞翰林母七旬余,平日患咳喘痰红,常服滋阴凉润之剂,秋月忽患水肿,喘急难卧,日渐肿胀,饮食少进,进则气急欲死,诸医用药无效,乃延予治。六脉弦大而急,按之益劲而空。予曰:此三焦火气虚惫,不能归根,而浮于外,水随气奔,致充郛郭而溢皮腠,必须重温以化,否则不救。彼云:吾素内热,不服温补,片姜入口,痰即带红,先生所论故是,第恐热药不相宜也。予曰:有是病,服是药,成见难执。且六脉紧大,太阳已无根,无根即脱矣,此皆平日久股寒凉所致,若再舍温补不用,恐无生理,请辞。彼云:但不迫动血证,敢不从命。予以附桂姜萸十味,人参三钱,不三剂而腹有皱文,八剂全消,饮食如故,又二剂,而全愈,痰喘吐红旧证竟不发矣。一妇因子远出,瓮飧不给,忧愁成病,变为水肿喘急,粥食不入者月余矣。友人见余,谈及此妇,乃谓予曰:肯做一好事否? 予曰:既云好事焉敢违命。遂偕往。诊见其六脉欲绝,脐突腰圆,喘难着席,脾肾之败不可为矣。因处十味方,命服四剂,喘微定而肿渐消,觉思饮食,复诊其脉,微有起色,又四剂而肿消食进矣。嗟! 嗟! 若弃而不治,虽不由我而死,而实我杀之也,友人亦大快。

第十一节 炎 症 病 理

〖急性浆液性炎-湿热瘀滞〗

辨识要点　① 符合急性浆液性炎病理诊断;② 浆液性炎以浆液渗出为特征;③ 渗出液体主要来自血浆,也可由浆膜间皮细胞分泌;④ 渗出液含 3‰～5‰蛋白质;⑤ 黏膜浆液性炎又称浆液性卡他性炎;⑥ 浆膜浆液性炎如渗出性结核性胸膜炎,可引起胸腔积液;⑦ 滑膜浆液性炎如风湿性关节炎,引起关节腔积液;⑧ 皮肤浆液性渗出物可形成水疱;⑨ 浆液性渗出物弥漫浸润疏松结缔组织可出现局部炎性水肿;⑩ 喉头浆液性炎喉头水肿可引起窒息;⑪ 胸膜和心包腔大量浆液渗出影响心肺功能;⑫ 舌红苔黄脉数。

治疗推荐　①《洞天奥旨》卷11除湿解毒汤:白术、山药、薏苡仁、金银花、肉桂、泽泻、乌梅根,常规剂量,每日两次水煎服。②《赵炳南临床经验集》除湿解毒汤:白鲜皮、大豆黄卷、薏苡仁、土茯苓、栀子、牡丹皮、金银花、连翘、紫花地丁、木通、滑石、生甘草,常规剂量,每日两次水煎服。③《景岳全书》抽薪饮:黄芩、石斛、木通、栀子、黄柏、枳壳、泽泻、甘草,常规剂量,每日两次水煎服。

思路拓展　《古今医彻·热症论》:伤寒热症烦躁口干,耳聋目昏,唇焦舌赤,甚则发斑发黄,谵语狂妄,皆火为之,芩连栀柏大黄之属非正治之药乎。然而未可以骤也,如太阳表未解而脉浮数,火郁则宜发之也;少阳寒热呕而口苦,木郁则宜达之也;阳明胃实而热者,上郁则宜夺之也。惟邪热已深,蓄而不解,脉洪且数,长而有力,上焦凉膈散,中焦白虎汤,三焦黄连解毒汤,虚烦栀子豆豉汤,斑毒三黄石膏汤,发黄茵陈栀子汤、导赤散,皆治火之剂也。殊不知有虚火实火之分,上焦虚渴生脉散,中焦血虚发热症类白虎当归补血汤,下焦真水已竭屡清不解六味地黄汤。仲景恐肾水干,急下以存津液,何不亟亟滋阴尚恐不及,反用承气以下之乎。余每治伤寒发热不止,脉来虚数,大便或行或结,口燥咽干,耳聋目瞀,胸中觉饥无所胀满,即股六味地黄大剂饮之,无不应手获效,真百发百中之神剂也。若以芩连栀柏大苦大寒,反伤真气,赵氏所谓以有形之水沃无形之火,适足以伤生耳,安见其有济也。按清火有直折、从治、升散、甘缓壮水诸法,须看其形色脉候虚实,及进寒凉而弥甚者,不可不知变计也。东垣升阳散火导火归元,固有采其微者矣。凉膈散:大黄、朴硝、甘草、黄芩、山栀、薄荷各二两,连翘四两。各为末,每服五七钱,水煎服。白虎汤:石膏、知母各三钱,炙甘草五分,粳米半合,水煎服。黄连解毒汤:黄连、黄芩、黄柏、栀子各等分,水煎。栀子豆豉汤:肥栀子四枚,香豉五钱,水二钟煎栀子一钟,入豉煎至七分,去渣服。三黄石膏汤:黄连、黄芩、大黄、石膏,水煎。茵陈栀子汤:茵陈三钱,山栀、大黄各二钱,水煎。导赤散:生地黄、木通、炙甘草各一钱,为末,每服一钱,竹叶汤调服。升阳散火汤:升麻、独活、羌活、防风、柴胡、葛根、人参、甘草、白芍药,水煎。生脉散:人参二钱,麦门冬一钱半,五味子三分,水煎。当归补血汤:蜜炙黄芪六钱,当归四钱,水煎。

〖急性纤维素性炎-痰湿瘀滞〗

辨识要点　① 符合纤维素性炎病理诊断;② 纤维素性炎以纤维蛋白原渗出为特征;③ 形成纤维蛋白即纤维素;④ 纤维素呈红染、相互交织的网状、条状或颗粒状;⑤ 纤维素性炎易发生于黏膜、浆膜和肺组织;⑥ 黏膜纤维素性炎渗出液形成灰白色膜状物称为伪膜性炎;⑦ 气管黏膜伪膜性炎引起窒息;⑧ 浆膜纤维素性炎机化引发纤维性粘连;⑨ 肺组织纤维素性炎见大量中性粒细胞渗出;⑩ 舌红苔黄脉数。

治疗推荐 ①《太平圣惠方》卷66露蜂房散：露蜂房、鳖甲、吴茱萸、川椒、干姜、雄黄，常规剂量，每日两次水煎服。②《太平惠民和剂局方》消风散：荆芥穗、甘草、川芎、羌活、白僵蚕、防风、茯苓、蝉蜕、藿香、人参、厚朴、陈皮，常规剂量研末为散，每日五钱，每日两次煎散为汤温服。③《外科大成》立应绀珠丹：苍术、全蝎、石斛、天麻、当归、炙甘草、川芎、羌活、荆芥、防风、麻黄、细辛、川乌、草乌、何首乌、雄黄，常规剂量研为细末，炼蜜为丸如梧桐子大，每次30粒，每日两次温水送服。

思路拓展 《喉舌备要秘旨·论喉症治法》：火症喉痹，悉宜以抽薪饮主之。火不胜者，宜徙薪饮主之。凡胆肝之火盛者，宜以芍药、栀子、草龙胆为主。阳明胃火盛者，宜以生石膏为主。大便闭结不通，宜加大黄、芒硝之属通其便，而火自降。凡火浮于上，而热结于头面咽喉者，最宜清降，切不可误用升阳散风等剂，盖此火由中发来，得升愈炽。《经》曰：高者抑之，正此之谓也，非火郁宜发及升阳散火之义，学人于此最要体察，勿谓误认其面目为嘱。凡外治火症肿痛之法，宜以木鳖子磨醋，用鹅毛蘸擦喉中，引去其痰。或另少和清水，免致太酸，时时呵嗽喉中，不可咽下，引吐其痰为更喜。嗽后以代匙散吹之，仍内服汤药，自无不愈。凡火壅于上，而食物之治，最宜梨浆、绿豆汤之属为妙。若南方少梨之处，或以好萝卜捣汁，和以泉水，少加元明粉搅匀，徐徐饮之，既可消痰，亦可清火。凡单双乳鹅，若毒未甚，脓未成者，治之自可消散。若势甚而危，必须砭出其血，庶可速退，此因其急，亦不得已而用之也。又古法治喉痹，用三针刺少商穴，血出即愈。阴虚喉痹。其症亦内热口渴喉干，或唇红颊赤，痰涎壅盛，然必六脉无神，或六脉虽数，浮软无力，但察其过于酒色，或素禀阴气不足，多倦少力者，是皆肾阴亏损，水不制火而然。火甚者滋阴八味煎，加减一阴煎之类主之。火微而不喜冷物及大便不硬，小便不热者，宜六味地黄汤、一阴煎之类主之。若思虑焦劳兼动心火者，宜用二阴煎主之。格阳喉痹，由火不归元，则无根之火寓于咽喉而然，其症在上热下寒，全非火症。凡辨此者，但诊其六脉微弱，全无滑大之意，则下体全无火症，而腹不喜冷，即是症也。盖此症必因色欲伤精所致。或泄泻伤肾，或本无实火，而过服寒凉以伤阳气者，皆能患此症。速宜用镇阴煎治之为上，八味地黄汤次之，或用蜜附子含咽亦可。若再用寒凉之剂，多致不救。阳虚喉痹，非喉痹因于阳虚也，乃阳虚因于喉痹也。盖有因喉痹过于用攻击之剂，致伤胃气者。有饮食难下，仓库空虚而伤胃气者。又有气体素弱，不耐劳倦，而伤胃气者。大凡中气内虚，疼痛外逼，多致元阳飞越。脉浮而散，或弱而涩，以致声如鼾睡，痰如拽锯者，此胃肺垂绝之候，速宜挽回元气，以人参一味浓煎，放心徐徐咽下。如痰多者，或加竹沥、姜汁亦可。如迟多致不救，若作实火治之，则祸不旋踵矣。格阳喉痹。但见其头面浮火，喉头粗极，气急声哑，咽肿口疮，痛楚之甚。察其脉，细甚而数。问其言，则声微似不能振者。询其所服之药，无非黄连、栀、柏之属。此盖以伤阳而起，复为寒凉所逼，以致寒盛于下，而格阳于上，即茶水之类，亦俱难入口，而尤畏烦热。余曰：危哉！再迟日子，必不能救矣。遂以镇阴煎泡好，以冷水座冷，徐徐使咽之，甫服一剂，须早而头顶肿痛尽消，遂继用五福饮之类，数剂而愈。疑者始皆骇服矣。喉痹痛。大概痰火所致。急者宜吐痰后复下之，上下分消而愈。又甚者，以针刺去血，然后用药吐之，此为治之上策。若人畏惧，而委曲旁求，瞬息丧命。盖治喉痹之法与救火同，不容少待。《内经》曰：发之，发之者，发散也。吐中有发散之义。出血者，亦发散之端也。治斯痰者，毋执缓方小方而治之。如曰吾药乃王道不动脏腑，若遇疾之轻者可获愈，疾之重者，因循死矣。岂非误杀耶！

喉癣症。凡阴虚劳损之人,多有此病。其症满喉生疮,红肿疼痛,久不能愈,此实水亏虚火症也,宜用前阴虚喉痹之法治之。若多咳嗽肺热,宜以四阴煎之类治之。若满喉生疮破烂而痛者,宜用牛黄益金散吹敷之,仍内服滋补真阴之剂,自可痊愈。瘟毒喉痹。乃天行瘟疫之气。其症则咽喉项肿,甚有头面颈项俱肿者,北方尤多此病,俗呼为蟆瘟,又名鸬瘟,亦名大头瘟。此湿热壅盛最凶之候,宜清诸经之火,或泻阳明之热,当察缓急而治之。东垣有普济消毒饮,专治瘟毒喉痹,百发百中。伏气之症,古方谓之肾伤寒,谓非时有暴寒中人,毒气伏于少阴肾经,始初不病,旬月乃发,脉微弱,法当以伤寒治之。非喉痹之病也,次非下利不可,按此症亦所常有,是必以少阴少阳之火,令太阳之寒,令太阴之湿,复兼令风寒之邪者,皆有此症。故治此者,不必治喉痹,但治外邪,其喉自愈。即如新方之柴胡饮及散阵诸方,皆可随宜酌用。杨梅结毒,有喉间溃烂作痛久不愈者,此非喉痹之属,乃杨梅疮毒也。宜用仙遗粮汤,甚者宜以土茯苓煎汤,吞五宝丹治之。虚损喉痹,未易辨也。若一人因患虚损,更兼喉癣肿痛,多医罔效。余诊其脉,则数而无力,察其症则大便溏泄,问其治则皆退热清火之剂,然愈清火而咽愈痛。余察之,既确知其本非实火,而且日前多用寒凉,以致肚痛不实,总亦格阳之类也。遂专用理阴煎及大补元气煎治之而愈。锁喉风症,时人以咽喉肿痛,饮食难入,或痰气壅塞不通,甚奇甚急者,皆称为锁喉风。而不知有真正锁喉风,其甚奇甚急之处,而实人所未知也。余在襄阳尝见一女子,年已及笄,忽一日在于仲秋时,无病而喉窍涩愈甚。及延余诊视,按其脉,无火也。问其喉,无肿无痛也。观其貌,则面青目瞪不能语也。听其声,则喉窍若细如针,抽息之窘如线,伸头挣命求救之状,甚可怜也。予见而疑之,不得其解。然意谓风邪闭塞喉窍,非用辛温不能解散,遂用二陈汤加生姜煎而与之服,毫忽无效。意复用独参汤以救其肺,然见势危若此。恐滋怨谤,终亦未敢下手。他医见之,亦但束手而已。如此者一日夜而殁。后又一人,亦患此症而殁。若此二人者,余及今莫识其所以病,此毕生之疑窦,殊自愧也。然意必肺气竭绝之故,倘值此者,恐非独参汤决不能救。故特书此,以俟后之君子详酌焉。诸物鲠于喉中,或刺或骨,必有锋芒之逆,所以刺碍而不下。凡下而逆者,后而上之则顺矣。故治此者,当借饮食之势,涌而吐之,使之上出,则如拔刺之捷也。若芒刺既深,必难推下,非惟理势不顺,必致迟延,或饮食既消,无可推还,以致渐肿,则为害非细矣。凡诸骨鲠或以饴糖一大块,满口吞而咽之,或用韭菜炙熟,不可切断,作一小束吞之,芒刺即裹而下,亦妙。小儿口中误吞铁钉痛甚,余以磁石七钱、朴硝二钱、熟猪油二两,加蜜糖调和药末与之食,次日其铁随粪出,是诚可谓良方矣。

〖**急性表面化脓和积脓-脓毒瘀结**〗

辨识要点　① 符合表面化脓和积脓病理诊断;② 黏膜和浆膜表面化脓性炎;③ 黏膜化脓性炎中性粒细胞向黏膜表面渗出,深部组织中性粒细胞浸润不明显;④ 化脓性尿道炎和化脓性支气管炎渗出的脓液可沿尿道、支气管排出体外;⑤ 浆膜、胆囊和输卵管脓液积存称积脓;⑥ 化脓性炎伴有不同程度的组织坏死和脓液形成;⑦ 脓液呈灰黄色或黄绿色;⑧ 中性粒细胞变性和坏死即脓细胞;⑨ 脓液含有细菌、坏死组织碎片和少量浆液;⑩ 葡萄球菌脓液较为浓稠;⑪ 链球菌脓液较为稀薄;⑫ 舌红苔黄脉数。

治疗推荐　①《古今医鉴》卷 15 连翘败毒散:柴胡、羌活、独活、金银花、连翘、防风、荆芥、薄荷、川芎、前胡、茯苓、甘草、桔梗、枳壳,常规剂量,每日两次水煎服。②《洪氏集验方》化毒排脓内补散:人参、当归、黄芪、川芎、防风、厚朴、桔梗、白芷、桂枝、甘草,常规剂量,每日两次水煎服。③《洞天奥旨》紫荆散：紫荆皮、赤小豆、荆芥、地榆，常规剂量，每日两次水煎服。

思路拓展　《洪氏集验方》：治一切痈疽疮疖，未成者速散，已成者速溃，败脓自出，无用手挤，恶肉自去，不犯刀杖；服药后，疼痛顿减，此其尝试之效也。歙丞胡权初得方于都下异人，时有苦背疡者七十余头，诸药遍试不效，因出是方示之。众医环立，相目而笑曰：是岂痈疽所用药耶。固谓之曰：古人处方自有意义，观其所用药性平和，纵未能已疾，必不至坏病，服之何害。乃治药与服，以热酒半升许，下药五六钱。少顷，痛减七分，数服之后，疮大溃，脓血流迸，若有物自内托之。服之经月，疮口遂合，若未尝有所苦者。又有苦腹疾者，其痛异常，医者莫晓时意。此药颇能止痛，试以饵之，当日下脓二三碗许，痛亦随止，乃肠痈也。又一老人，忽胸间发肿，根脚甚大，毒气上攻，如一瓠然，斜插项右，不能转动。服药，明日毒肿既散，余一小瘤，如栗许大。又明日，帖然如故。又一人发脑，疑此方不服，既殒于庸医之手。明年，其子复苦此，与父之状不异，因惩父之失，纵酒饮药，遂至大醉，竟日衮卧地上，酒醒病已去矣。又一妇人发乳，燋肿疼痛，不可堪忍，自谓无复生理。又二妇人，股间发肿，大如杯碗，服此皆脱然如失。蒙济者不可悉数，姑叙大略，以示未知此方者。大抵痈疽之作，皆气血凝滞，风毒壅结所致，治之不早，则外坏肌肉，内攻脏腑，去生远矣。详味此方其所用者，皆发散风毒，流行气血，排脓止痛，生肌长肉等药。五毒不试，而坐收疡医十全之功，其可尚已。今按本草，于逐味下聊疏药性温凉，与所治疗，虽处方妙指不可遽晓，庶仓猝之际，可以见其用药大意，而服之不疑。

[急性蜂窝织炎-脓毒蕴结]

辨识要点　① 符合蜂窝织炎病理诊断；② 蜂窝织炎是疏松结缔组织的弥漫性化脓性炎；③ 溶血性链球菌引起蜂窝织炎；④ 链球菌分泌透明质酸酶降解疏松结缔组织中的透明质酸；⑤ 链球菌分泌链激酶溶解纤维素；⑥ 链球菌通过组织间隙和淋巴管扩散；⑦ 单纯蜂窝织炎不发生明显的组织坏死和溶解，痊愈后不留痕迹；⑧ 舌红苔黄脉数。

治疗推荐　①《外科正宗》消毒犀角饮：犀角、防风、甘草、黄连，常规剂量，每日两次水煎服。②《太平圣惠方》卷91蓝青散：蓝青、寒水石、石膏、犀角屑、柴胡、知母、杏仁、黄芩、栀子、炙甘草、赤芍、羚羊角屑，常规剂量研末为散，每日五钱，每日两次煎散为汤温服。③《太平圣惠方》卷95碧雪散：升麻、黄芩、钩藤、犀角屑、大青、青黛、虎睛、天竺黄、麝香、龙脑、朴硝、竹沥，常规剂量，每日两次水煎服。

思路拓展　《诸病源候论·疔疮病诸候》：疔疮者，风邪毒气搏于肌肉所生也。凡有十种：一者，疮头乌而强凹；二者，疮头白而肿实；三者，疮头如豆色；四者，疮头似葩红色；五者，疮头内有黑脉；六者，疮头赤红而浮虚；七者，疮头葩而黄；八者，疮头如金薄；九者，疮头如茱萸；十得，疮头如石榴子。亦有初如风轸气，搔破青黄汁出，里有赤黑脉而小肿；亦有全不令人知，忽以衣物触及摸着则痛，若故取，便不知处；亦有肉突起如鱼眼之状，赤黑惨痛彻骨。久结皆变至粗成疮，疮下深孔，如大针穿之状。初作时，突起如丁盖，故谓之疔疮。令人恶寒，四肢强痛，兼切切然牵痛，一二日疮便变焦黑色，肿大光起，根硬强，全不得近，酸痛，皆其候也。在手足、头面、骨节间者最急，其余处则可也。毒入腹，则烦闷，恍惚不佳，或如醉，患此者，三二日便死。雄疔疮候：雄疔疮者，大如钱孔，乌黡似灸疮，四畔泡浆色赤，又有赤粟。乃言疮而不肿，刺之不痛，而兼热者，名为雄疔疮。雌疔疮候：雌疔疮者，头小黄，向里黡，亦似灸疮，四畔泡浆外赤，大如钱孔而多汁。肿而不痛，疮内有十字画而兼冷者，谓之雌疔疮。紫色火赤疔疮候：此疮色紫赤,如火之色,即谓紫色火赤疔疮也。牛疔疮候:牛疔疮,皮色不异,但肿而头黑,挑之黄水出,四边赤似茱萸房者,名为牛疔疮。鱼脐疔疮候:此疮头,破之黄水出,四畔浮浆起,狭长似鱼脐,故谓之鱼脐疔疮。赤根疔疮候:疮形状如赤豆,或生掖下。如鸭子大者,世人不识,但见其赤,即谓之赤根疔疮。犯疔疮候:犯疔疮,谓疔疮欲瘥,更犯触之,若大嗔,及食猪、鱼、麻子,并狐臭人气熏之,皆能触犯之,则更极,乃甚于初。更令疮热燉肿,先寒后热,四肢沉重,头痛心惊,呕逆烦闷,则不可治。疔疮肿候:疔疮肿,谓此疮热气乘之,与寒毒相搏而成肿。犯疔疮肿候:犯疔疮肿,谓疮肿欲瘥,更犯触之,疮势转剧,乃甚于初。或肿热疼掣,或心闷恍惚,或四肢沉重,或呕逆烦心。此皆犯疮之候,多能杀人。疔肿候:此由是疔疮而带燉肿,而无根者也。疔疮久不瘥候:疮久不瘥,谓此疔疮脓汁不止,亦平陷不满,皆由过冷所作也。犯疔肿候:犯疔肿,谓病疔肿,而或饮食,或居处,触犯之,令肿增极也。

〖急性脓肿-脓毒结瘢〗

辨识要点 ① 符合脓肿病理诊断;② 脓肿是器官或组织局限性化脓性炎症;③ 脓肿特征是组织溶解坏死形成脓腔;④ 金黄色葡萄球菌引起脓肿;⑤ 金黄色葡萄球菌产生凝血酶使渗出的纤维蛋白原转变成纤维素,因而病变较局限;⑥ 金黄色葡萄球菌引起迁徙性脓肿;⑦ 脓肿周围充血、水肿和大量炎细胞浸润;⑧ 脓肿周围形成肉芽组织即脓肿膜吸收脓液;⑨ 脓腔局部肉芽组织修复形成瘢痕;⑩ 舌红苔黄脉数。

治疗推荐 ①《备急千金要方》大内塞排脓散:山茱萸、五味子、茯苓、干姜、当归、石韦、川芎、附子、肉苁蓉、巴戟天、远志、麦冬、生地、桂枝、芍药、地胆、菟丝子、石斛、人参、甘草,常规剂量,每日两次水煎服。②《医宗金鉴》五味消毒饮:金银花、野菊花、蒲公英、紫花地丁、紫背天葵子,常规剂量,每日两次水煎服。③《金匮要略方论》薏苡附子败酱散:薏苡仁、附子、败酱草,常规剂量,每日两次水煎服。

思路拓展 《诸病源候论·痈疽病诸候》:痈者,由六腑不和所生也。六腑主表,气行经络而浮,若喜怒不测,饮食不节,阴阳不调,则六腑不和。荣卫虚者,腠理则开,寒客于经络之间,累络为寒所折,则荣卫矧留于脉。荣者,血也;卫者,气也。荣血得寒,则涩而不行,卫气从之,与寒相搏,亦壅遏不通。气者,阳孔,阳气蕴积,则生于热,寒热不散,故聚积成痈。腑气浮行,主表,故痈浮浅,皮薄以泽。久则热胜于寒,热气蕴积,伤肉而败肌,故血肉腐坏,化而为脓。其患在表浮浅,则骨髓不焦枯,腑脏不伤败,故可治而愈也。又,少苦消渴,年四十以外,多发痈疽。所以然者,体虚热而荣卫痞涩故也。有膈痰而渴者,年盛必作黄胆。此由脾胃虚热故也,年衰亦发痈疽,腑脏虚热,血气痞涩故也。又,肿一寸至二寸,疖也;二寸至五寸,痈也;五寸至一尺,痈疽也;一尺至三尺者,名曰竟体痈,痈成,九窍皆出。诸气膹郁,不遂志欲者,血气蓄积,多发此疾。诊其寸口脉,外结者,痈肿。肾脉涩甚,为大痈。脉滑而数,滑即为实,数即为热,滑即为荣,数即为卫。荣卫相逢,则结为痈;热之所过,即为脓也。脉弱而数者,此为战寒,必发痈肿。脉浮而数,身体无热,其形默默,胃中微躁,不知痛所在,此主当发痈肿。脉来细而沉,时直者,身有痈肿。若腹中有伏梁。脉肺肝俱到,即发痈疽;四肢沉重,肺脉多即凡痈疽脉,洪粗难治,脉微涩者易愈。诸浮数之脉,应当发热,而反洗渐恶寒,若有痛处,当有痈也;此或附骨有脓也。脉弦洪相薄,外急内热,故欲发痈疖。凡发痈肿高者,疹源浅;肿下者,疹源深。大热者,易治;小热者,难治。初便大痛,伤肌;晚乃大痛,伤骨。诸痈发于节者,不可治也。发于阳者,百日死;发于阴者,四十日死也。尻太阳脉有肿痈在足心,少阳脉,八日死;发脓血,八十日死。头阳明脉有肿痛在尻,六日死;发脓血,六十日死。股太阳脉有肿痛在足太阳,七十日死;发脓血,百日死。膊太阳、太阴脉有肿痛在胫,八日死;发脓血,四百日死。足少阳脉有肿痛在胁,八日死,发脓血,六百日死。手阳明脉有肿痛在渊掖,一岁死;发脓血,二岁死。发肿牢如石,走皮中,无根,瘰疬也;久久不消,因得他热乘之,时有发者,亦为痈也。又,手心主之脉气发,有肿痛在股胫,六日死;发脓血,六十日死。又有痈在腓肠中,九日死也。痈有脓候由寒气搏于肌肉,折于血气,结聚乃成痈。凡痈经久,不复可消者,若按之都牢坚者,未有脓也;按之半坚半软者,有脓也。又,以手掩肿上,不热者,为无脓;若热甚者,为有脓。凡觉有脓,宜急破之;不尔,侵食筋骨也。痈溃后候:此由寒气客于肌肉,折于血气,结聚乃成痈。凡痈破溃之后,有逆有顺。其眼白睛青黑,而眼小者,一逆也;内药而呕者,二逆也;腹痛、渴甚者,三逆也;膊项中不便者,四逆也;音嘶色脱者,五逆也。除此者并为顺也。此五种皆死候。凡发痈疽,则热流入内,五脏焦燥者,渴而引饮,兼多取冷,则肠胃受冷而变下利。利则肠胃俱虚,而冷搏于胃,气逆则变呕逆;气不通,遇冷折之,则变哕也。石痈候:石痈者,亦是寒气客于肌肉,折于血气,结聚所成。其肿结确实,至牢有根,核皮相亲,不甚热,微痛,热时自歇。此寒多热少,坚如石,故谓之石痈也。久久热气乘之,乃有脓也。附骨痈肿候:附骨痈亦由体痈热而当风取凉,风冷入于肌肉,与热气相搏,伏结近骨成痈。其状无头,但肿痛而阔,其皮薄泽,谓之附骨痈也。痈虚热候:此是寒客于经络,使血气痞涩,乃结肿成痈。热气壅结,则血化为脓。脓溃痈瘥之后,余热未尽,而血气已虚,其人吸吸苦热,虚乏,故谓之虚热。痈烦渴候:痈由寒搏于血,血涩不通,而热归之,壅结所成。热气不得宣泄,内熏五脏,故烦躁而凡痈肿热渴引饮,冷气入肠胃,即变下痢,并变呕哕。所以然者,本内虚热,气逆,故呕;呕而气逆,外冷乘之,气不通,故哕也。

〖**急性出血性炎-血热互结**〗

辨识要点 ① 符合急性出血性炎诊断;② 炎症病灶严重血管损伤;③ 渗出液含有大量红细胞;④ 流行性出血热出血性炎;⑤ 钩端螺旋体病出血性炎;⑥ 鼠疫出血性炎;⑦ 舌红苔黄脉数。

治疗推荐 ①《备急千金要方》犀角地黄汤:犀角、生地、芍药、牡丹皮,常规剂量,每日两次水煎服。②《外科正宗》黄连救苦汤:黄连、升麻、葛根、柴胡、赤芍、川芎、当归、连翘、桔梗、黄芩、羌活、防风、金银花、甘草节,常规剂量,每日两次水煎服。③《痘疹会通》退红解毒汤:紫草、牡丹皮、甘草、连翘、黄连、防风、木通、柴胡、地骨皮、赤芍、桔梗、荆芥、红花、蝉蜕、栀子、羌活、黄芩、糯米、竹叶、石膏,常规剂量,每日两次水煎服。

思路拓展 《古今医彻·血症》:凡症之可畏者莫甚于失血。使不急有以止之,则危亡随焉。然止之而不得止,或屡止而屡发者何故?良由世之治者执火载血上、错经妄行之说,不求阴阳原委,漫以寒凉投之。设在火症偶尔获效,危亡者接踵矣。褚齐贤有服寒凉百不一生之叹,岂过甚哉。窃念人之一身,内而脏腑,外而皮肤,而血潜行于中,岂容有发越也哉。惟伤于肺则血缕带于痰中,伤于脾则血散漫于痰涎,伤于肝则血凝结而紫黑,伤于肾则血随咳唾而出,伤于心与肾则血暴吐而成盂。其间脏腑虽有气血多少之别,断未有真阴足而妄动者,亦未有元气充而不摄者。每见失血之人,非有大损于脏腑,则血不易以至,一至焉则症不易以复,从可识矣。端赖求其原而疗之,或补其阳以固脾肺之气,如面色黄白而脉虚大空软者是也。或补其阴以固肾肝之气,如面赤口干而脉虚细弦数者是也。然补阳无论矣,而补阴之中又有火衰者,其症面青白而脉迟弱,或服寒凉而脉反鼓指者,皆当以导火归元,如八味丸以消阴翳是也。不见立斋治张东谷,遇劳则吐血一二口,用补中益气汤加门冬、五味、山药、熟地、茯神、远志,非补脾肺乎。丹溪每用炮姜止血,缪仲仁用四君六君加木香,谓古人治血多以胃药收功,非补中焦乎。养葵谓心主血,脾裹血,肝藏血,归脾汤三脏之药毕具,用之鲜不神效,非补心脾乎。余治一友,汪子轶干,应乡试过劳,及归吐血,屡发屡止,遍服补阴药,逾年不效,余见之面色白,脉虚数无力,体中未尝畏热。余曰:此不特脾肺虚而命门之火亦衰,遂用归脾汤加炮姜、五味倍人参,而血势少衰,偶加门冬则又如故。继以八味丸无间服之,血遂止,若八味少弛则血又复。以后连获二子,应试如初,非补命门乎。乃知有形之血固于无形之气,无形之气资于命门之火,所谓精足则气旺,气旺则神生,神者血之华也,不信然哉。及观古人治脱血,必用大剂独参汤以挽之,岂血未至于脱,而反不可用人参乎。此亦余之所不解矣。故余治失血症,上必顾其脾肺,下必滋其肾元,切禁苦寒以伐之,庶几无愧于前哲,而不遗人夭枉也。按上治五脏法也,胃多气多血,暴吐成碗成盂,当火炽方盛时,必用四生丸。生地凉血,荷叶、柏叶破血,假艾叶辛温济之,则血不复滞而归经矣。胸中气塞血成紫块者,此必血菀于上,宜桃仁、枳壳、陈皮、香附之属,破而降之,则气平而血止矣。小便尿血,心移热于小肠,清心莲子加柏叶、牛膝、小蓟主之。大便下血,元气下陷,补中益气加槐花、槐角、地榆主之。审其虚实而施治可也。至鼻衄血冲清道,四生丸为最妙,虚则生脉散加黄芪、芍药以摄之。牙宣出血,六味丸加骨碎补,虚寒者八味丸加骨碎补,生脉散亦效,此又岂法之所拘哉。生地丹皮汤治脉数内热咳嗽痰血者:怀生地、牡丹皮、川贝母、麦门冬、广陈皮各一钱,炙甘草三分,沙参一钱,加焙扁柏叶一钱,水煎服。如吐血去门冬加荷叶艾叶,或加藕节童便。当归止血汤治脉弦胁痛气逆者:当归、香附、生地、芍药、丹皮、苏子、陈皮、柏叶各一钱,炙甘草三分,水煎服。白及汤治内伤吐血:白及、茜草、生地、丹皮、牛膝、陈皮、归尾各一钱,加荷叶蒂五个,水煎服。

〖**感染性慢性肉芽肿性炎-慢性热结**〗

辨识要点 ① 符合慢性肉芽肿性炎病理诊断;② 肉芽肿性炎以炎症局部结节状病灶为特征;③ 肉芽肿直径 0.5~2 毫米;④ 结核杆菌引起结核病;⑤ 麻风杆菌引起麻风;⑥ 汉塞巴尔通体引起猫抓病;⑦ 梅毒螺旋体引起梅毒;⑧ 组织胞浆菌引起皮肤黏膜肉芽肿;⑨ 新型隐球菌引起脑肉芽肿;⑩ 血吸虫虫卵沉积于组织引起虫卵肉芽肿;⑪ 肉芽肿主要细胞成分是上皮样细胞和多核巨细胞;⑫ 上皮样细胞胞质淡粉色,胞质界限不清;⑬ 细胞核圆形或长圆形,有时核膜折叠,染色浅淡,核内可有 1 个小核仁;⑭ 多核巨细胞细胞核数目可达几十个甚至几百个;⑮ 异物多核巨细胞细胞核杂乱无章地分布于细胞;⑯ 结核结节由上皮样细胞融合而来,细胞核排列于细胞周边呈马蹄形或环形,胞浆丰富;⑰ 典型结核肉芽肿中心干酪样坏死;⑱ 结节周围纤维结缔组织包绕;⑲ 舌红苔黄脉数。

治疗推荐 ①《金匮要略》鳖甲煎丸:鳖甲、乌扇、黄芩、柴胡、鼠妇、干姜、大黄、芍药、桂枝、葶苈子、石韦、厚朴、牡丹皮、瞿麦、紫葳、半夏、人参、䗪虫、阿胶、蜂窠、赤消、蜣螂、桃仁,常规剂量研为细末,炼蜜为丸如梧桐子大,每次 20 粒,每日两次温水送服。②《青囊秘传》六神丸:乳香、没药、熊胆、鲤鱼胆、硇砂、狗宝、元寸、白丁香、蜈蚣、黄占、头胎男乳、腰黄、扫盆、真西黄、白粉霜、杜酥、乌金石,常规剂量研为细末,以鲤鱼胆、黄占溶化为丸如弹子大,每次 1 粒,每日两次温水送服。

思路拓展 ①《诸病源候论·痈疽病诸候》。发痈咳嗽候:夫肺主气,候于皮毛。气虚腠理受寒,寒客经络,则血痞涩,热气乘之,则结成痈也。肺气虚寒,寒复乘肺,肺感于寒则成咳嗽,故发痈而嗽也。痈下利候:此由寒气客于经络,折于气血,壅结不通,结成痈肿。发痈而利者,由内热而引饮,取冷太过,冷入肠胃,故令下利也。下利不止,则变呕哕。所以然者,脾与胃合,俱象土;脾候身之肌肉,胃为水谷之海。脾虚,肌肉受邪;胃虚,则变下利。下利不止,则变呕哕也。发痈大小便不通候:此由寒客于经络,寒搏于血,血涩不通,壅结成痈。脏热不泄,热入大小肠,故大小便不通。发痈内虚心惊候:此由体虚受寒,寒客于经络,血脉痞涩,热气蕴积,结聚成痈。结热不散,热气内迫于心,故心虚热,则惊不定也。痈肿久不愈汁不绝候:此由寒客于经络,则血涩不通,与寒相搏,则结成痈肿。热气乘之,则血化为脓。脓溃之后,热肿乃散,余寒不尽,肌肉未生,故有恶液澳汁,清而色黄不绝也。痈瘥后重发候:此由寒气客于经络,血涩不通,壅结成痈。凡痈脓溃之后,须着排脓药,令热毒脓血俱散尽。若有恶肉,亦敷药食之,则好肉得生,真气得复。若脓血未尽,犹挟余毒,疮口便合,当时虽瘥,而后终更发。久痈候:此由寒气客于经络,血涩不通,壅结成痈。发痈之后,热毒未尽,重有风冷乘之,冷搏于肿,蕴结不消,故经久一瘥一发,久则变成瘘也。疽候:疽者,五脏不调所生也。五脏主里,气行经络而沉。若喜怒不测,饮食不节,阴阳不和,则五脏不调。荣卫虚者,腠理则开,寒客经络之间,经络为寒所折,则荣卫稽留于脉。荣者,血也;卫者,气也。荣血得寒,则涩而不行,卫气从之,与寒相搏,亦壅遏不通。气者,阳也,阳气蕴积,则生于热,寒热不散,故积聚成疽。脏气沉行,主里,故疽肿深浓,其上皮强如牛领之皮。久则热胜于寒,热气淳盛,蕴结伤肉也。血肉腐坏,化而为脓,乃至伤骨烂筋,不可治而死也。又,少苦消渴,年至四十以上,多发痈疽。所以然者,体虚热而荣际痞涩故也。又有膈痰而渴者,年盛必作黄胆。此由脾胃虚热故也,年衰亦发痈疽,腑脏虚热,血气痞涩故也。又,肿一寸至二寸,疖也;二寸至五寸,痈也;五寸至一尺,痈疽也;一尺至三尺者,名曰竟体痈,痈成九窍皆出。诸气膹郁,不遂志欲者,血气蓄积,多发此疾。诊其脉,弦洪相薄,外急内热,欲发痈疽。脉来细而沉,时直者,身有痈肿。若腹中有伏梁,脉肺肝俱到,即发痈疽;四肢沉重,肺脉多即死。②《绛雪园古方选注》:本方异类灵动之物若水陆,若飞潜,升者降者,走者伏者咸备焉。但恐诸虫扰乱神明,取鳖甲为君守之,其泄厥阴破癥瘕之功,有非草木所能比者。阿胶达表熄风,鳖甲入里守神,蜣螂动而性升,蜂房毒可引下,䗪虫破血,鼠妇走气,葶苈泄气闭,大黄泄血闭,赤消软坚,桃仁破结,乌扇降厥阴相火,紫葳破厥阴血结,干姜和阳退寒,黄芩和阴退热,和表里则有柴胡、桂枝,调营卫则有人参、白芍,厚朴达原劫去其邪,丹皮入阴提出其热,石韦开上焦之水,瞿麦涤下焦之水,半夏和胃而通阴阳,灶灰性温走气,清酒性暖走血。统而论之,不越厥阴、阳明二经之药,故久疟邪去营卫而着脏腑者,即非疟母亦可借以截之。《金匮》惟此丸及薯芋丸药品最多,皆治正虚邪着久而不去之病,非汇集气血之药攻补兼施未易奏功也。

〖**异物性慢性肉芽肿性炎-慢性邪结**〗

辨识要点　① 符合慢性肉芽肿性炎病理诊断;② 手术缝线、石棉、被、滑石粉、隆乳术的填充物;③ 移植的人工血管等;④ 肉芽肿中心为异物;⑤ 肉芽肿周围为巨噬细胞、异物巨细胞、淋巴细胞和成纤维细胞;⑥ 结节状病灶;⑦ 舌红苔黄脉数。

治疗推荐　①《备急千金要方》漏芦汤:漏芦、连翘、白蔹、芒硝、甘草、大黄、升麻、枳实、麻黄、黄芩,常规剂量,每日两次水煎服。②《景岳全书》漏芦升麻汤:漏芦、大青叶、升麻、黄芩、生甘草、玄参、牛蒡子、苦桔梗、连翘，常规剂量，每日两次水煎服。③《恽铁樵全集》丙种宝月丹：白薇、泽兰、当归、白芷、卷柏、桂枝、藁本、川芎、石膏、桃仁、麦冬、人参、蜀椒、茯苓、橘皮、车前、蒲黄、赤石脂、紫石英、庵蔺子、蛇床子、覆盆子、生地、干姜、龙骨、远志、太乙余粮、细辛，常规剂量研为细末，炼蜜为丸如梧桐子大，每次20粒，每日两次温水送服。

思路拓展　《诸病源候论·痈疽病诸候》：凡痈疽脉，洪粗难治，脉微涩者易愈。诸浮数之脉，应当发热，而反洗淅恶寒，若有痛处，当有痈也。此或附骨有脓也。身有五部：伏菟一，腓二，背三，五脏之俞四，项五。五部有疽者死。又，疽发于嗌中，名曰猛疽。猛疽不治，化为脓，脓不泻，寒咽，半日死。其化作脓，泻之则已。发于颈，名曰夭疽，其肿大以赤黑。不急治，则热气下入渊掖，前伤任脉，内熏肝肺。熏肝肺，十余日而死矣。阳气大发，消脑留项，名曰脑铄，其色不乐，项痛而刺以针。烦心者，死不可治。发于膊及肩，名曰疵痈，其状赤黑，急治之。此令人汗出至足，不害五脏。痈发四五日，逆之也。发于掖下，赤坚者，名曰米疽也。坚而不溃者，为马刀也。发于胸，名曰井疽也。其状如大豆，三四日起，不早治，下入腹中不治，十日死。发于膺，名曰甘疽。其状如谷实、苽瓜，常苦寒热。急治之，去其寒热。不治，十岁死，死后出脓。发于股阳，名曰兑疽。其状不甚变，而脓附骨，不急治，四十日死。发于胁，名曰改訾。改訾者，女子之病也。又云：痈发女子阴旁，名曰改訾疽。久不治，其中生肉，如赤小豆麻枣也。发于尻，名曰兑疽。其状赤坚大，急治之；不治，四十日死。若发尻尾，名曰兑疽。若不急治，便通洞一身，十日死。发于股阴，名曰赤弛。不急治之，六日死。在两股内者，不治，六十日当死。发于膝，名曰疵痈。其状大，痈色不变，寒热而坚，勿石，石之则死。须其色黑柔，乃石之，生也。发于胫，名曰兔啮疽。其状赤至骨，急治之；不治，害人也。发于踝，名曰走缓。色不变。数灸而止其寒热，不死。发于足上下，名曰四淫。不急治之，百日死。发于足傍，名曰疠疽。其状不大，初从小指发，急治之。其状黑者，不可消，百日死也发于足趾，名曰脱疽。其状赤黑，死；不赤黑，不死。治之不衰，急斩去之，活也；不赤疽发额，不泻，十余日死。其五日可刺也。其脓赤多血，死；未有脓，可治。人年二十五、三十一、六十、九十五，百神皆在额，不可见血，见血者死。赤疽发，身肿，牢核而身热，不可以坐，不可以行，不可以屈伸。成脓，刺之即已。赤疽发胸，可治。赤疽发髀枢，六月内可治；不治，出岁死。赤疽发阴股，牢者死，濡者可治。赤疽发掌中，可治。赤疽发胫，死不可治。白疽发膊若肘后，痒，目痛伤精，及身热多汗，五六处死。黑疽发肿，居背大骨上，八日可刺也。过时不刺为骨疽。骨疽脓出不可止者，出碎骨，黑疽发渊掖，死。黑疽发耳中，如米，此名文疽，死。黑疽发膊，死。黑疽发缺盆中，名曰伏痈，死。黑疽发肘上下，不死可治。黑疽发腓肠，死。黑疽发膝膑，牢者死，濡者可治。黑疽发跌上，牢者死。仓疽发身，先痒后痛。此故伤寒，寒气入脏笃，发为仓疽。九日可治，九十日死。钉疽发两膊，此起有所逐，恶血结留内外，荣卫不通，发为钉疽。三日身肿，痛甚，口噤如痉状。十一日可刺。不治，二十日死。疽起于肉上，如丁盖，下有脚至骨，名钉疽锋疽发背，起心俞若膊。二十日不泻，死。其八日可刺也。其色赤黑，脓见青者，死不治。人年六岁、十八、二十四、四十、五十六、六十七、七十二、九十八，神皆在膊，不可见血，见血必死。阴疽发髀若阴股，始发，腰强，内不能自止，数饮不能多，五日牢痛。如此不治，三岁刺疽发，起肺俞若肝俞，不泻，一十日死。其八日可刺也。发而赤，其上肉如椒子者，死不可治。人年十九、二十五、三十三、四十九、五十七、六十、七十三、八十一、九十七，神皆在背，不可见血，见血者死。脉疽发环项，始病，身随而热，不欲动,悁悁,或不能食。此有所大畏,恐怖而不精,上气嗽。其发引耳,不可以动。二十日可刺。如不刺,八十日死。龙疽发背,起胃俞若肾俞,二十日不泻,死。九日可刺。其上赤下黑,若青黑者,死;发血脓者,不死。首疽发背,发热八十二日,大热汗头,引身尽。如嗽,身热同同如沸者,皮泽颇肿处浅刺之;不刺,入腹中,二十日死。侠荣疽发胁,若起两肘头,二十五日不泻,死。其九日可刺。发赤白间,其脓多白而无赤,可治也。人年一十六、二十六、三十二、四十八、五十八、六十四、八十、九十六,神皆在胁,不可见血,见血者死。勇疽发股,起太阴若伏兔,二十五日不泻,死。其十日可刺。勇疽发,清脓赤黑,死;白者,尚可治。人年十一、十五、二十、三十一、三十二、四十六、五十九、六十三、七十五、九十一,神皆在尻尾,不可见血,见血者死。标叔疽发背,热同同,耳聋,后六十肿如裹水状,如此可刺之。但出水,后乃有血,血出即除也。人年五十七、六十五、七十三、八十一、九十七,神皆在背,不可见血,见血者死。瘑疽发足跌若足下,三十日不泻,死。其十二日可刺。瘑疽发赤白脓而不大多,其上痒,赤黑,死不可治。人年十三、二十九、三十五、六十一、七十三、九十三,神皆在足,不可见血,见血者死。冲疽发在小腹,痛而战寒热冒,五日,六日而变。可刺之。不刺之,五敦疽发两手五指头,若足五指头,十八日不泻,死。其四日可刺。其发而黑,痛不甚,疥疽发掖下若两臂、两掌中,振寒,热而嗌干者,饮多即呕,烦心,或卒胗者,如此可汗,不汗者死。筋疽发背,侠脊两边大筋,其色苍,八日可刺也。陈干疽发臂,三四日痛不可动,五十日身热而赤,六十日可刺之。如刺之无血,三四蚤疽发手足五指头,起节色不变,十日之内可刺也。过时不刺,后为食。痈在掖,三岁死。疽溃后候:此由寒气客于经络,折于气血,血涩不通,乃成疽发。疽溃之后,有逆有顺。其眼白睛青黑而眼小者,一逆也;内药而呕者,二逆也;腹痛渴甚者,三逆也;膊项中不便者,四逆也;音嘶色脱者,五逆也。除此者并为顺矣。此五种皆死候。凡发痈疽,则热流入内,五脏焦燥,渴而引饮,兼多取冷,则肠胃受冷而变下利。利则肠胃俱虚,而冷搏胃气,气逆则变呕。逆气不通,遇冷折之,则哕也。

第十二节 肿瘤病理

〖乳头状瘤-乳头状结瘕〗

辨识要点　① 符合乳头状瘤病理诊断;② 上皮组织良性肿瘤;③ 鳞状上皮被覆部位肿瘤;④ 鳞状细胞乳头状瘤;⑤ 尿路上皮乳头状瘤;⑥ 指状或乳头状突起;⑦ 菜花状或绒毛状;⑧ 肿瘤根部的蒂与正常组织相连;⑨ 乳头轴心由血管和结缔组织等间质成分覆盖表面上皮;⑩ 舌红苔黄脉实。

治疗推荐　①《仁术便览》抑肝化积汤:羌活、黄连、柴胡、当归、龙胆草、薄荷、大黄、芍药,常规剂量,每日两次水煎温服。②《博济方》硇砂丸:硇砂、野狼毒、巴豆、鳖甲、芫花、干漆、硫黄,常规剂量研为细末,炼蜜为丸如梧桐子大,每次 30 粒,每日两次温水送服。③《古今医鉴》卷 15 老君丹:老君须、紫背天葵、乳香、没药、红曲、防风、红花、栀子、当归、川芎、草果仁、血竭、孩儿茶、土茯苓、金银花、白芥子,常规剂量,每日两次水煎服。④ 金克槐耳颗粒 20 克,每日三次口服。⑤ 消癌平注射液 20～100 毫升,每日一次静滴。

思路拓展　《中藏经·积聚癥瘕杂虫论》:积聚、癥瘕、杂虫者,皆五脏六腑真气失而邪气并,遂乃生焉,久之不除也。或积或聚,或癥或瘕,或变为虫,其状各异。有能害人者,有不能害人者,有为病缓者,有为病速者,有疼者,有痒者,有生头足者,有如杯块者,势类不同。盖因内外相感,真邪相犯,气血熏抟,交合而成也。积者,系于脏也;聚者,系于腑也;癥者,系于气也;瘕者,系于血也;虫者,乃血气食物相感而化也。故积有五,聚有六,癥有十二,瘕有八,虫有九,其名各不同也。积有心肝脾肺肾也,聚有大肠小肠胆胃膀胱三焦之六名也,癥有劳气冷热虚实风湿食药思忧之十二名也,瘕有青黄燥血脂狐蛇鳖之八名也,虫有伏蛇白肉肺胃赤弱蛲之九名也。为病之说,出于诸论,治疗之法,皆具于后。万应圆:甘遂、芫花、大戟、大黄、三棱、硼砂各三两,巴豆、干漆、蓬术、桑皮、山栀仁各二两,槟榔、木通、雷丸、诃子各一两,黑牵牛、五灵脂、当归各五两,皂角七定,泽泻八两,上二十味剉碎洗净,入米醋二斗浸三日,入银器或石器内,慢火熬,令醋尽,焙干焦,再炒为黄色,存性入后药:木香、丁香、肉桂、肉豆、白术、黄芪、没药、附子、茯苓、赤芍各一两,川芎、牡丹皮、白牵牛、干姜、陈皮、芸薹、南星各二两,地黄、鳖甲、青皮各三两,上二十味,通前共四十味,同杵罗为末,醋煮面糊为丸如绿豆大,用度谨具如左,合时须在一净室中,先严洁斋心,涤虑焚香,精诚恳诸方圣者,以助药力,尤效速也。取积聚方:轻粉、粉霜、朱砂各半两,硼砂、巴豆霜各二钱半,同研匀,炼蜜作剂旋圆如麻子大,生姜汤下三圆,量虚实加减。治癥瘕方:大黄、三棱、干漆、巴豆各一两为末,醋一方,熬成膏,入后药:木香、丁香、枳实、桂心各一两,为末入前药,膏子和成剂,杵千下为圆,如绿豆大,饮服三五圆,食后服。

〖管状腺瘤-管状腺结瘕〗

辨识要点　① 符合管状腺瘤病理诊断;② 上皮组织良性肿瘤;③ 结肠黏膜管状腺瘤;④ 直肠黏膜管状腺瘤;⑤ 息肉状;⑥ 肿瘤蒂与黏膜相连;⑦ 腺上皮形成小管结构;⑧ 黏膜腺瘤多呈息肉状;⑨ 腺器官腺瘤呈结节状;⑩ 腺器官腺瘤周围正常组织分界清楚有被膜;⑪ 腺瘤的腺体有分泌功能;⑫ 舌红苔黄脉实。

治疗推荐　①《证治宝鉴》阿魏积块丸:阿魏、三棱、莪术、雄黄、蜈蚣、自然铜、蛇含石、木香、铁华粉、辰砂、沉香、冰片、芦荟、天竺黄、全蝎,常规剂量研为细末,炼蜜为丸如梧桐子大,每次 30 丸,每日两次温水送服。②《御药院方》卷3木香塌气丸：木香、青皮、陈皮、白豆蔻、缩砂仁、三棱、莪术、荜澄茄、莱菔子、枳实、威灵仙，常规剂量研为细末，炼蜜为丸如梧桐子大，每次30丸，每日两次温水送服。③《医学启蒙汇编》内消瘰疬丸：夏枯草、玄参、青盐、海藻、贝母、薄荷、天花粉、海蛤粉、白蔹、连翘、大黄、生甘草、生地、桔梗、枳壳、当归、消石，常规剂量研为细末，炼蜜为丸如梧桐子大，每次30丸，每日两次温水送服。④金克槐耳颗粒20克，每日三次口服。⑤消癌平注射液20～100毫升，每日一次静滴。

思路拓展 《诸病源候论·癥瘕诸病》：癥者，由寒温失节，致腑脏之气虚弱，而食饮不消，聚结在内，渐染生长。块瘕盘牢不移动者，是癥也，言其形状，可征验也。若积引岁月，人即柴瘦，腹转大，诊其脉弦而伏，其症不转动者，必死。癥瘕者，皆由寒温不调，饮食不化，与脏气相搏结所生也。其病不动者，直名为癥。若病虽有结瘕，而可推移者，名为瘕。瘕者，假也，谓虚假可动也。候其人发语声嘶，中声浊而后语乏气拖舌，语而不出。此人食结在腹，病寒，口里常水出，四体洒洒常如发疟，饮食不能，常自闷而痛，此食癥病也。诊其脉，沉而中散者，寒食癥也。脉弦紧而细，癥也。若在心下，则寸口脉弦紧；在胃脘，则关上弦紧；在脐下，则尺中弦紧。脉癥法，左手脉横癥在左，右手脉横癥在右。脉头大在上，头小在下。脉来迟而牢者，为病癥也。肾脉小急，肝脉小急，心脉小急，不鼓，皆为瘕。寸口脉结者，癥瘕。脉弦而伏，腹中有癥，不可转动，必死，不治故也。暴癥候：暴癥者由腑脏虚弱，食生冷之物，脏既虚弱，不能消之，结聚成块，卒然而起，其生无渐，名曰暴癥也。本由脏弱，其症暴生，至于成病，死人则速。鳖癥候：鳖癥者，谓腹内癥结如鳖之形状。有食鳖触冷不消生癥者，有食诸杂物得冷不消，变化而作者。此皆脾胃气弱而遇冷，不能克消故也。癥病结成，推之不动移是是也。虱癥候：人有多虱而性好啮之，所啮既多，腑脏虚弱，不能消之，不幸变化生癥，而患者亦少。俗云虱症人见虱必啮之，不能禁止。虱生长在腹内，时有从下部出，亦能毙人。米癥候：人有好哑米，转久弥嗜哑之。若不得米，则胸中清水出，得米水便止，米不消化，遂生结。其人常思米，不能饮食，久则毙。食癥候：有人卒大能食，乖其常分，因饥值生葱，便大食之，乃吐一肉块，绕畔有口，其病则难愈，故谓食症。特由不幸，致此妖异成癥，非饮食生冷过度之病也。腹内有人声候：夫有人腹内忽有人声，或学人语而相答。此乃不幸，致生灾变，非关经络腑脏冷热虚实所为也。发癥候：有人因食饮内误有头发，随食而入成症。胸喉间如有虫上下来去者是也。蛟龙病候：蛟龙病者，云三月八月蛟龙子生在芹菜上，人食芹菜，不幸随食入人腹，变成蛟龙。其病之状，发则如癫。瘕病候：瘕病者，由寒温不适，饮食不消，与脏气相搏，积在腹内，结块瘕痛，随气移动是也。言其虚假不牢，故谓之为瘕也。鳖瘕候：鳖瘕者，谓腹中瘕结如鳖状是也。有食鳖触冷不消而生者，亦有食诸杂肉，得冷变化而作者。皆由脾胃气虚弱而遇冷，则不能克消所致。瘕言假也，谓其有形，假而推移也。昔曾有人共奴俱患鳖瘕，奴在前死，遂破其腹，得一白鳖，仍故活。有人乘白马来看此鳖，白马遂尿，随落鳖上，即缩头及脚，寻以马尿灌之，即化为水。其主曰：吾将瘥矣。即服之，果如其言，得瘥。鱼瘕候：有人胃气虚弱者，食生鱼，因为冷气所搏，不能消之，结成鱼瘕，揣之有形，状如鱼是也。亦有饮陂湖之水，误有小鱼入人腹，不幸便即生长，亦有形，状如鱼也。蛇瘕候：人有食蛇不消，因腹内生蛇瘕也。亦有蛇之精液误入饮食内，亦令病之。其状常苦饥，而食则不下，喉噎塞，食至胸内即吐出。其病在腹，摸揣亦有蛇状，谓蛇瘕也。肉瘕候：人有病常思肉，得肉食讫，又思之，名为肉瘕也。酒瘕候：人有嗜酒，饮酒既多，而食谷常少，积久渐瘦。其病遂当思酒，不得酒即吐，多睡，不复能食。云是胃中有虫使之然,名为酒瘕也。谷瘕候:人有能食而不大便,初有不觉为患,久乃腹内成块结,推之可动,故名为谷瘕也。腹内有毛候:人有饮食内误有毛,随食入腹,则令渐渐羸瘦。但此病不说别有证状,当以举因食毛以知之。

〖绒毛状腺瘤-绒毛状腺结瘕〗

辨识要点　① 符合绒毛状腺瘤病理诊断;② 上皮组织良性肿瘤;③ 腺瘤上皮形成绒毛状结构;④ 纤维组织及血管构成绒毛状腺瘤乳头中央中心索;⑤ 50％以上组织成分是绒毛状结构才能诊断;⑥ 绒毛状腺瘤无蒂;⑦ 不同程度上皮异型增生;⑧ 绒毛状腺瘤恶变概率极高;⑨ 家族性腺瘤性息肉病癌变年龄较轻;⑩ 舌红苔黄脉实。

治疗推荐　①《万病回春》卷8斑蝥散:斑蝥、穿山甲、僵蚕、丁香、白丁香、苦丁香、红小豆、磨刀泥,常规剂量研末为散,每次一钱,每日两次温酒调服。②《宣明论方》卷七积气丹:槟榔、芫花、硇砂、巴豆、青皮、陈皮、莪术、鸡爪、黄连、三棱、章柳根、牛膝、肉豆蔻、大戟、大黄、甘遂、白牵牛、干姜、青礞石、干漆、木香、石菖蒲,常规剂量研为细末,炼蜜为丸如梧桐子大,每次30丸,每日两次温水送服。③《良朋汇集》沉香百消丸:沉香、香附、五灵脂、黑丑、白丑,常规剂量研为细末,炼蜜为丸如梧桐子大,每次30丸,每日两次温水送服。④ 金克槐耳颗粒20克,每日三次口服。⑤ 消癌平注射液20~100毫升,每日一次静滴。

思路拓展　《圣济总录·虚瘕》:《内经》谓小肠移热于大肠为虚瘕。夫小肠者受盛之官,化物出焉,大肠者传道之官,变化出焉。二者皆以传化为事。今也小肠受热,移于大肠,则阴气虚而津液耗,津液既耗,不能滑利,故糟粕内结,沉伏而为瘕聚,肠间菀结,大便秘涩是也。治肠胃受热,气不宣通,瘕聚沉伏,腹胁胀满,大便秘涩,槟榔丸方:槟榔、大黄、枳壳各二两,桃仁、大麻仁、青橘皮、木香各一两,炼蜜为丸如梧桐子大,每服二十丸。治大肠虚瘕,秘涩不通及一切热壅,厚朴丸方:厚朴、大麻仁、大黄、枳壳二两,炼蜜为丸如梧桐子大,每服二十丸。治小肠移热于大肠,腹胁胀满,瘕聚秘涩,大黄饮方:大黄、泽泻、黄芩、炙甘草各一两半,石膏四两,山栀子仁、桂枝各一两半,捣筛为散,每服三钱。治大肠虚瘕,秘涩躁闷,秦艽汤方:秦艽一两半,防风一两一分,枳壳一两,独活一两,桂枝三分,槟榔一两一分,牵牛子一分,朴硝一两半,捣筛为散,每服三钱。治肠胃受热,瘕聚沉虑,大便秘涩,葶苈丸方:葶苈一两一分,大黄、芒硝各一两半,杏仁一两一分,炼蜜和丸如弹子大,每服一丸。治虚瘕大便秘,二黄汤方:大黄一两半,芒硝、黄芩各一两,栀子仁七枚,炙甘草半两,捣筛为散,每服三钱。治大肠受热,瘕聚沉虑,秘涩不通,槟榔丸方:槟榔一两,大黄二两,木香半两,陈皮一两,牵牛子二两,炼蜜为丸如梧桐子大,每服三十丸。

〖囊腺瘤-囊腺结瘕〗

辨识要点　① 符合囊腺瘤病理诊断;② 上皮组织良性肿瘤;③ 腺瘤管腔有分泌物潴留呈囊状扩张;④ 腺腔逐渐扩大并互相融合;⑤ 大小不等囊腔;⑥ 浆液性乳头状卵巢囊腺瘤;⑦ 黏液性卵巢囊腺瘤;⑧ 乳腺囊腺瘤;⑨ 肾脏囊腺瘤;⑩ 胰腺囊腺瘤;⑪ 肝脏囊腺瘤;⑫ 舌红苔黄脉实。

治疗推荐　①《医述》小金丹:辰砂二两,雄黄一两,雌黄一两,紫金半两,常规剂量研为细末,炼蜜为丸如梧桐子大,每次10丸,每日两次温水送服。②《重订严氏济生方》控涎丸:生川乌、半夏、僵蚕、生姜汁、全蝎、铁粉、甘遂，常规剂量研为细末，炼蜜为丸如梧桐子大，每次 15 丸，每日两次温水送服。③《仁术便览》大七气汤：香附、山奈、桔梗、陈皮、青皮、藿香、蓬术、益智仁、桂枝、甘草、青木香，常规剂量，每日两次水温服。④ 消癌平注射液 20～100 毫升，每日一次静滴。

思路拓展 《诸病源候论·痞噎病诸候》：夫八痞者，荣卫不和，阴阳隔绝，而风邪外入，与卫气相搏，血气壅塞不通，而成痞也。痞者，塞也，言腑脏痞塞不宣通也。由忧恚气积，或坠堕内损所致。其病腹纳气结胀满，时时壮热是也。其名有八，故云八痞。而方家不的显其证状，范汪所录华佗太一决疑双丸方，云治八痞、五疝、积聚、伏热、留饮、往来寒热，亦不说八痞之名也。诸痞候：诸痞者，荣卫不和，阴阳隔绝，腑脏痞塞而不宣通，故谓之痞。但方有八痞、五痞或六痞，以其名状非一，故云诸痞。其病之候，但腹纳气结胀满，闭塞不通，有时壮热，与前八痞之势不殊，故云诸痞。其汤熨针石，别有正方，补养宣导，今附于后。噎候：夫阴阳不和，则三焦隔绝，三焦隔绝，则津液不利，故令气塞不调理也，是以成噎。此由忧恚所致，忧恚则气结，气结则不宣流，使噎。噎者，噎塞不通也。五噎候：夫五噎，谓一曰气噎，二曰忧噎，三曰食噎，四曰劳噎，五曰思噎。虽有五名，皆由阴阳不和，三焦隔绝，津液不行，忧恚嗔怒所生，谓之五噎。噎者，噎塞不通也。气噎候：此由阴阳不和，脏气不理，寒气填于胸膈，故气噎塞不通，而谓之气噎。令人喘悸，胸背痛也。食噎候：此由脏气冷而不理，津液涩少而不能传行饮食，故饮食入则噎塞不通，故谓之食噎。胸内痛，不得喘息，食不下，是故噎也。久寒积冷候：此患由血气衰少，腑脏虚弱，故令风冷之气独盛于内，其冷气久积不散，所以谓之久寒积冷也。其病，令人羸瘦，不能饮食，久久不瘥，更触犯寒气，乃变成积聚，吐利而呕逆也。腹内结强候：此由荣卫虚弱，三焦不调，则令虚冷在内，蓄积而不散也。又饮食气与冷气相搏，结强而成块，有上有下，或沉或浮，亦有根亦无根，或左或右也，故谓之腹内结强。久而不瘥，积于年岁，转转长大，乃变成癥瘕病也。

〖纤维腺瘤-纤维结瘕〗

辨识要点 ① 符合纤维腺瘤病理诊断；② 上皮组织良性肿瘤；③ 腺上皮细胞增生与纤维结缔组织增生构成纤维腺瘤；④ 黏液样纤维腺瘤间质细胞黏液样基质积聚形成肿块；⑤ 多发于乳腺；⑥ 肺纤维腺瘤形态与乳腺纤维腺瘤相似；⑦ 肺纤维腺瘤位于肺实质；⑧ 肺部纤维腺瘤卵圆形约核桃大，境界清楚；⑨ 肺纤维腺瘤由立方状上皮细胞形成的腺管状结构及其间的纤维性梭形细胞构成；⑩ 舌红苔黄脉实。

治疗推荐 ①《理瀹骈文》控涎丸：苍术、生南星、生半夏、甘遂、白术、芫花、大戟、大黄、葶苈、黄柏、黄芩、黄连、栀子、枳实、陈皮、青皮、香附、五灵脂、连翘、桔梗、薄荷、白芷、赤茯苓、川芎、当归、前胡、郁金、瓜蒌、槟榔、威灵仙、羌活、防风、苏子、皂角、明矾、白芥子、萝卜子、僵蚕、全蝎、木鳖仁、延胡索、细辛、石菖蒲、雄黄、白附子、草乌、木香、肉桂、黑丑、吴茱萸、巴仁、红花、干姜、厚朴、轻粉、穿三甲、姜汁、竹沥、牛胶，常规剂量研为细末，炼蜜为丸如梧桐子大，每次 30 丸，每日两次温水送服。②《外科正宗》内消散：金银花、知母、贝母、天花粉、白及、半夏、穿山甲、皂角刺、乳香，常规剂量，每日两次水煎服。③《原机启微》防风散结汤：防风、羌活、芍药、当归、红花、苏木、茯苓、苍术、独活、前胡、黄芩、炙甘草、防己，常规剂量，每日两次水煎服。④ 金克槐耳颗粒 20 克，每日三次口服。⑤ 消癌平注射液 20～100 毫升，每日一次静滴。

思路拓展 《圣济总录·痰癖》：痰癖之病由三焦气不升降，水饮停滞，流于胁下，寒气乘之，则令胁肋坚胀，按之有水声，有时而痛，妨害食饮，久不治，令人赢瘦，故谓之痰癖。治痰癖，胁肋刺痛，匀气宽膈，枳壳丸：枳壳、人参、五味子、柴胡各半两，石斛、诃黎勒皮、炙甘草各一分。治痰癖，咽嗌不利及大肠涩滞嗽涩，皂荚槟榔丸：皂荚、半夏各一两，杏仁半两，巴豆二十一枚，槟榔半两。治痰癖，醋心吐沫，食饮不消，气逆胀满，大腹丸：大腹皮、槟榔、桃仁各三两，高良姜三两半。治痰癖及饮酒停痰，积聚不利，呕吐，目视䀮䀮，耳聋，肠中水声，消饮白术丸：白术、半夏各三两，枳壳四两，干姜二两。治痰癖胁痛，水饮不消，五饮丸：青皮、三棱、乌梅肉各一两，酸石榴二枚，大戟、甘遂、芫花、巴豆各半两，杏仁、豆豉、五灵脂、苦葶苈各一两。治痰癖胸膈不快，利膈丸：牵牛子、皂荚各四两，白矾一两，半夏、葶苈子各二两，丹砂、铅白霜各一两。治痰癖胁下硬痛，呕吐痰饮，玉粉丸：凝水石四两、腻粉半两，粉霜一两，白礜、半夏曲各三分。治一切风冷，痰饮坚癖，痎疟等疾久疗不瘥者，三建散：芫花、桔梗、紫菀、大戟、乌头、五加皮、附子、天雄、白术、王不留行、菀花、野狼毒、莽草、栝蒌、蔓荆实、踯躅、麻黄、白芷、荆芥、茵芋各二两半，石斛、人参、石南、石长生、车前子各一两三分，草薢三分，牛膝、蛇床子、菟丝子、藜芦各一两一分，狗脊、肉苁蓉、秦艽各一两，山芋、细辛、熟地、当归、薏苡仁、川芎、杜仲、厚朴、黄芪、干姜、芍药、桂枝、山茱萸、黄芩、吴茱萸、五味子、柏子仁、远志、防己、蜀椒、独活、牡丹皮、陈皮、木通、藁本、柴胡、菖蒲、赤茯苓、续断、食茱萸、巴戟天各三分。治头目不利，痰逆恶心，升降气道，宽利胸膈，消痰丸：木香、草豆蔻、槟榔、青皮、半夏、干姜各一两。

〖多形腺瘤-多形腺结痕〗
辨识要点 ① 符合多形腺瘤病理诊断；② 上皮组织良性肿瘤；③ 腮腺混合瘤含有腮腺组织、黏液和软骨样组织；④ 腮腺混合瘤来源于腮腺上皮；⑤ 生长缓慢；⑥ 舌红苔黄脉实。

治疗推荐 ①《普济方》卷169寸金塌气丸：陈皮、香附、大黄、木香、青礞石、斑蝥、白丁香、青娘子、虻虫、京墨、麝香、三棱、蓬术、巴豆、干漆、干姜、槟榔、芫花、水蛭，常规剂量研为细末，炼蜜为丸如梧桐子大，每次30丸，每日两次温水送服。②《中国药典》控涎丸：甘遂、红大戟、白芥子各300克，研为细末过筛混匀，另取米粉或黄米粉240克调稀糊，取上述粉末稀糊泛丸，每次3克，每日2次温水送服。③《医宗金鉴》卷64和荣散坚丸：川芎、白芍、当归、茯苓、熟地、陈皮、桔梗、香附、白术、人参、炙甘草、海粉、昆布、贝母、升麻、红花、夏枯草，常规剂量研为细末，夏枯草膏为丸如梧桐子大，每次30丸，每日两次温水送服。④ 金克槐耳颗粒20克，每日三次口服。⑤ 消癌平注射液20～100毫升，每日一次静滴。

思路拓展 《圣济总录·膈痰结实》：膈痰者气不升降，津液否涩，水饮之气。聚于膈上，久而结实，故令气道奔迫。痞满短气不能卧。甚者头目旋运，常欲呕吐是也。治膈痰结实，咽喉不利，咳嗽喘息，金箔丸方：金箔十五片，牛黄、麝香各半钱，龙脑、真珠末、马牙硝、硼砂各一钱，丹砂一两，甘草二两，炼蜜为丸如鸡头大，每服一丸。治膈痰结实，胸膈不利，喘嗽呕逆。八珍丸方：丹砂半两，犀角、羚羊角、牛黄、茯神、龙脑各一分，天南星一钱半，硼砂一钱，炼蜜丸如鸡头实大，每服一丸。治膈痰结实，头旋恶心，肢节疼痛，丹砂丸方：丹砂半两，半夏、天南星、全蝎、白附子、白僵蚕各一分，硼砂、牛黄各一钱，面糊丸如梧桐子大，每服五七丸。治膈痰结实，满闷喘逆，化痰，银粉丸方：粉霜、铅白霜、白矾、水银、铅各半两，天南星一两半，半夏、丹砂各半钱，面糊丸如梧桐子大，每服三丸。治膈痰结实，胸中痞闷，咳嗽喘急，半夏丸方：半夏五两,皂荚一升,生姜五两,炼蜜和丸如梧桐子大,每服二十丸。治膈痰结实,胁膈不利,头目昏眩,不思饮食,木香丸方：木香一分,牵牛子、半夏、白矾各一两,青皮、槟榔各半两,枣肉和丸如梧桐子大,每服二十丸至三十丸。治膈痰结实,气不升降,柴胡地骨皮汤方：柴胡、地骨皮、赤茯苓、川芎、大黄、葛根、芍药、茵陈蒿、炙甘草、当归、升麻各等分,粗捣筛散,每服三钱。治膈痰结实,头目昏运,不思饮食,咳嗽烦渴,犀角汤方：犀角、人参、黄芩、柴胡各一分,炙甘草半分,茯苓、麦冬,升麻各半两,粗捣筛散,每服三钱。治膈痰结实,宽利胸膈,四味半夏丸方：半夏四两,白矾三两,牵牛子二两,粉霜半两,面糊为丸如梧桐子大,每服七丸至十丸。治膈痰结实,咽喉不利,龙脑丸方：龙脑研三钱,丹砂一两,白矾半两,半夏三两,生姜自然汁煮面糊为丸如豌豆大,每服十五丸。治痰实上焦有热,壅塞不利,百合汤方：百合、枳壳、麻黄、天雄、款冬花、昆布各一两半,贝母、当归、五味子、紫菀、白石脂、黄连各一两,黄芩、桂枝、旋覆花各半两,粗捣筛散,每服五钱。

〔鳞状细胞癌-鳞状细胞恶癥〕

辨识要点　①符合鳞状细胞癌病理诊断;②上皮组织恶性肿瘤;③鳞状上皮被覆部位恶性肿瘤;④增生上皮突破基膜向深层浸润形成不规则条索形癌巢;⑤癌巢中央层状角化物称为角化珠或癌珠;⑥鳞状细胞癌常呈菜花状;⑦鳞癌组织坏死脱落形成溃疡;⑧细胞间可见细胞间桥;⑨分化不良鳞状细胞癌无角化且少或无细胞间桥;⑩皮肤鳞状细胞癌早期红色硬结;⑪皮肤鳞状细胞癌发展成疣状损害、浸润,常有溃疡、脓性分泌物、臭味;⑫舌红苔黄脉实。

治疗推荐　①《太平圣惠方》卷72斑蝥散：斑蝥、大黄、水蛭、当归、虻虫,常规剂量研末为散,每次一钱,每日两次温酒调服。②《外科启玄》柴胡消肿汤：黍粘子、黄连、当归、甘草、天花粉、黄芪、黄芩、柴胡、连翘、红花、玄参,常规剂量,每日两次水煎服。③《圣济总录》卷45鳖甲煎丸：鳖甲、硇砂、芫花、狼毒、干漆、三棱、巴豆,常规剂量研为细末,炼蜜为丸如梧桐子大,每次10丸,每日两次温水送服。④华蟾素片每次3片,每日3次口服,或华蟾素胶囊每次2粒,每日3次口服。⑤复方斑蝥胶囊,每次3粒,每日2次口服。⑥金克槐耳颗粒20克,每日三次口服。⑦消癌平注射液20~100毫升,每日一次静滴。

思路拓展　《外台秘要·疗癥方》：病源癥者,由寒温失节,致腑脏之气虚弱而食饮不消,聚结在内,渐染生长,块段盘牢不脉弦而伏,其癥不转动者必死。范汪疗癥病丸方：射罔二两,蜀椒三百粒,上二味捣末下细筛,以鸡子白和丸,半如麻子,半如赤小豆,先服如麻子,渐服如赤小豆二丸,不知稍增之,以知为度。《集验》疗心腹宿症及卒得癥方：取雄鸡一头,饲之令肥,肥后饿二日,以好赤朱溲饭,极令朱多以饲鸡,安鸡者板上取粪曝燥末,温清酒服五分匕,可至方寸匕,日三。若病困急者昼夜可五六服。一鸡少更饲余鸡取足。《备急》熨癥方：吴茱萸三升,上一味,以酒和煮热,布裹以熨癥上。冷更炒,更番用之。癥移走,逐熨都消乃止也。《肘后方》云：亦可用射罔五两,茱萸末,以鸡子白和涂癥上。暴癥方六首：病源暴癥者,由脏气虚弱食生冷之物,脏既本弱不能消之,结聚成块卒然而起。其生无渐,名之暴癥也。本由脏弱其癥暴生,至于成病。毙人则速。《肘后》疗卒暴癥,腹中有物坚如石,痛如刺,昼夜啼呼。不疗之百日死方：取牛膝根二斤咀曝令极干,上一味酒一斗浸之,密器中封口,举者热灰中温之,令味出,先食服五六合至一升,以意量多少。又用蒴藋根,亦准此大良。又凡癥坚之起多以渐生,而有觉便牢大者,自难疗也。腹中微有结积，便害饮食转羸瘦。疗多用陷冰玉壶八毒诸大药今上取小小易得者方。取虎杖根，勿令影临水上者，可得石余，净洗干之，捣作末以秫米五斗炊饭内搅之。好酒五斗渍，封候药消饭浮，可饮一升半，勿食鱼盐。症当出。亦可但取其根一斗干，捣酒渍饮之，从少起日三亦佳。此酒疗症，乃胜诸大药。又方：大黄半斤，朴硝三两，蜜一斤，上三味合于汤上煎。可丸如梧子。服十丸。日三。《千金翼》疗卒暴癥方：蒜十片，伏龙肝一枚，桂心一尺二寸，上三味合捣，以淳苦酒和之如泥，涂着布上掩病处，三日消。又方：商陆根捣蒸之，以新布籍腹上，以药铺布上，以衣覆冷即易，取瘥止，数日之中，晨夕勿息。《古今录验》疗暴得癥方：取茴蘆根一小束净洗，沥去水细切，以醇酒浸之取淹根三宿，服五合至一升，日三，若欲速得，可于热灰中温冷药味出服之。

［腺癌-湿热恶癥］

辨识要点　① 符合腺癌病理诊断；② 上皮组织恶性肿瘤；③ 胃肠道腺癌；④ 肺腺癌；⑤ 乳腺癌；⑥ 女性生殖系统腺癌；⑦ 腺癌细胞形状不一排列不整；⑧ 腺癌细胞核分裂象；⑨ 乳头状腺癌；⑩ 囊腺癌；⑪ 乳头状囊腺癌；⑫ 黏液癌；⑬ 舌红苔黄脉实。

治疗推荐　①《备急千金要方》卷 23 斑蝥散：斑蝥十枚、真珠五钱、猬皮五钱、雄黄二钱半，研末为散，每次一钱，每日两次温酒调服。②《医林纂要》卷 10 化岩汤：黄芪、当归、白术、人参、茯苓、防风、白芥子、红花、金银花，常规剂量，每日两次水煎服。③《太平圣惠方》卷 18 姜黄散：姜黄、牡丹皮、当归、虻虫、没药、水蛭、刘寄奴、桂枝、牛膝，常规剂量研末为散，每次五钱，每日两次温水送服。④ 华蟾素胶囊每次 2 粒，每日 3 次口服或华蟾素片每次 3 片，每日 3 次口服。⑤ 康莱特注射液 200 毫升缓慢静脉滴注，每日 1 次，21 日为 1 个疗程，间隔 3～5 日后进行下一疗程。或康莱特软胶囊每次 6 粒，每日 4 次口服。

思路拓展　《圣济总录·诸癥》：积气在腹中久不瘥，牢固推之不移者癥也。此由寒温失宜，饮食不节，致腑脏气虚弱，食饮不消，按之其状如杯盘牢结。久不已，令人身瘦而腹大，至死不消。诊其脉弦而伏，其坚不转动者，死之候也。治诸癥结痛，起于胁下，按之而坚，妨痛不能饮食，渐加羸瘦，当归煮散方：当归、鳖甲、桂枝、木香、桔梗、桃仁各一辆半，吴茱萸半两，捣罗为散，每服三钱。治积年癥块京三棱汤方：京三棱一两，青皮半两，桂枝一分，大黄半两，木香一分，槟榔半两，捣筛为散，每服五钱。治癥块冲心，气满食不下，手足烦闷，鳖甲丸方：鳖甲、诃黎勒各二两，防葵、炙甘草、人参、大黄各一两半，白术、桂枝、郁李仁、杏仁各一两，炼蜜丸梧桐子大，每服二十丸。治积年癥块，血气凝滞，木香丸方：木香、吴茱萸、青皮各半两，巴豆、硇砂一分，捣罗为末，粟米饭丸绿豆大，每服五丸。治癥癖腹满如鼓，坐卧不安，食即欲吐，气闷喘急，槟榔汤方：槟榔二两，赤茯苓、芍药、京三棱、陈橘皮各一两半，郁李仁一两，捣筛为散，每服三钱。治癥癖气胀，腹痛，胁肋胀满，不思食饮，柴胡汤方：柴胡、赤茯苓各三分，桔梗、木通各一两，芍药、鳖甲、郁李仁各半两，捣筛为散，每服三钱。治癥癖气块，胁肋妨满，腹胀不能饮食，腹痛，防葵丸方：防葵、柴胡、赤茯苓各三分，桂枝、木香各半两，鳖甲、槟榔各一两半，桔梗、郁李仁各一两，大黄一两一分，当归、京三棱、五味子各半两，捣罗为末，炼蜜丸梧桐子大，每服二十丸。治癥癖食气食劳，五膈痰逆，夹食丸方：乳香、木香、丁香、肉豆蔻、当归、青皮、京三棱各半两，紫菀、干姜、附子、巴豆各一两，鳖甲二两，丹砂一分，捣罗为末，荞麦面为丸如绿豆大，每服五丸。治癥癖气块鳖甲丸方：鳖甲、木香、乌头、柴胡各一两半,京三棱、当归、桂枝、厚朴、陈皮各二两,炙甘草、槟榔各半两,大黄、朴硝各三两,捣罗为末,炼蜜丸梧桐子大,每服十九。治癥块粉砂饼方:粉霜、胡粉各一两,硇砂、丹砂、白丁香、腻粉各半两,研末入面水和捏作饼如棋子大,每服一饼。治积年血气癥块,往来疼痛,吐逆不纳饮食,保命丸方:当归、乌头、芍药、桂枝、干姜各半两,大黄一两,斑蝥二十一枚,捣罗为末,醋煮面糊丸如梧桐子大,每服一丸。

〖基底细胞癌-基底细胞恶癥〗

辨识要点　① 符合基底细胞癌病理诊断;② 上皮组织恶性肿瘤;③ 老年头面基底细胞癌;④ 基底细胞样癌细胞构成癌巢;⑤ 浅表型基底细胞癌;⑥ 结节型基底细胞癌;⑦ 生长缓慢;⑧ 表面溃疡;⑨ 浸润破坏深层组织;⑩ 舌红苔黄脉实。

治疗推荐　①《太平圣惠方》卷66斑蝥散:斑蝥、牡丹皮、海藻,常规剂量研末为散,每次一钱,每日两次温酒调服。②《景岳全书》八仙丹:巴豆霜、生附子、皂角、轻粉、丁香、木香、天竺黄,常规剂量研为细末,醋浸蒸饼为丸如萝卜子大,朱砂为衣,每次二十丸,每日两次温水送服。③ 复方斑蝥胶囊,每次3粒,每日2次口服。

思路拓展　《圣济总录·诸癥》:治虚积食气蛊胀水气,年深癥症癖,五食丸方:大戟、甘遂各半两,猪牙皂荚一两,胡椒一分,芫花半两,捣研为末,面糊和丸如绿豆大,每服五丸。治癥块气积,下结胸,一切积滞,半夏礞石丸方:半夏四十枚,巴豆四十粒,杏仁四十枚,猪牙皂荚四十挺,礞石五钱,丁香、木香、沉香各二钱,槟榔、腻粉、硇砂、粉霜各一分,捣研为末,丸小豆大,每服二丸。治癥块,消食积,止心腹疼,木香扁丸方:木香、硇砂各一钱,半夏十枚,桂枝三钱,荜茇四十九枚,杏仁二十一粒,巴豆二十一粒,熬膏枣肉为丸如绿豆大,每服一丸。治癥癖化气取食积及本脏气水疾蛊胀,大戟丸方:大戟半两,芫花一两,巴豆一百粒,甘遂、干姜、陈皮、硇砂、姜黄、桂枝各一两,捣研为末,炼蜜丸梧桐子大,每服一丸。治癥积五积食气,诸药无效者,没药丸方:没药、硫黄、白丁香、当归、芫花、硇砂、乳香、丹砂各一分,巴豆四十九粒,捣研为末,炊饼和剂为丸如弹子大,每服一丸。治积聚癥块及涎积等,续随子丸方:续随子三十枚,腻粉二钱,青黛一钱,合研匀细,糯米软饭和丸如弹子大,每服一枚。破癥块,消积气,干漆丸方:干漆四两,五灵脂二两,皂荚二两,蘹香子、木香、槟榔、桂枝、附子、青皮、陈皮、白牵牛、大黄、蓬莪术、京三棱、芫花各二两,捣罗为末,炼蜜为丸如梧桐子大,每服三十丸。

〖尿路上皮癌-尿路上皮恶癥〗

辨识要点　① 符合尿路上皮癌病理诊断;② 上皮组织恶性肿瘤;③ 膀胱上皮癌;④ 输尿管上皮癌;⑤ 肾盂上皮癌;⑥ 乳头状或非乳头状;⑦ 高级别尿路上皮癌易复发和向深部浸润;⑧ 舌红苔黄脉实。

治疗推荐　①《太平圣惠方》卷31斑蝥散:斑蝥、射干、石胆、桂枝、牛黄、犀角屑、炙甘草、人参、蜥蜴、紫石英、蜈蚣、麝香,常规剂量研末为散,每次二钱,每日两次温酒调服。②《万氏家抄方》导热散:侧柏叶、栀子、车前子、灯心、黄芩、滑石、乌梅、竹叶、大黄、猪苓、泽泻、蒲黄、赤茯苓、甘草,常规剂量,每日两次水煎服。③ 复方斑蝥胶囊次每次3粒,每日2次口服。

思路拓展　《诸病源候论·膀胱病候》:膀胱象水,旺于冬。足太阳其经也,肾之腑也。五谷五味之津液悉归于膀胱,气化分入血脉,以成骨髓也;而津液之余者,入胞则为小便。其气盛为有余,则病热,胞涩,小便不通,小腹偏肿痛,是为膀胱气之实也,则宜泻之。膀胱气不足,则寒气客之,胞滑,小便数而多也,面色黑,是膀胱气之虚也,则宜补之。其汤熨针石,别有正方,补养宣导,今附于后。《养生方·导引法》云蹲坐,欹身,努两手向前,仰掌,极势,左右转身腰三七。去膀胱内冷血风、骨节急强。又云互跪,调和心气,向下至足,意里想气索索然,流布得所,始渐渐平身,舒手傍肋,如似手掌纳气出气不止,而觉急闷,即起;脊至地,来去二七。微减膝头冷、膀胱宿病、腰脊强、齐下冷闷。三焦者,上焦、中焦、下焦是也。上焦之气,出于胃上口,并咽以上,贯膈,布胸内,走掖,循太阴之分而行,上至舌,下至足阳明,常与荣卫俱行,主内而不出也。中焦之气,亦并于胃口,出上焦之后,此受气者,泌糟粕,承津液,化为精微,上注于肺脉,乃化而为血。主不上不下也。下焦之气,别回肠,注于膀胱而渗入焉,主出而不内。故水谷常并居于胃,成糟粕而俱下于大肠也。谓此三气,焦干水谷,分别清浊,故名三焦。三焦为水谷之道路,气之所终始也。三焦气盛为有余,则胀,气满于皮肤内,轻轻然而不牢,或小便涩,或大便难,是为三焦之实也,则宜泻之;三焦之气不足,则寒气客之,病遗尿,或泄利,或胸满,或食不消,是三焦之气虚也,则宜补之。诊其寸口脉迟上焦有寒,尺脉迟下焦有寒,尺脉浮者客阳在下焦。

〖脂肪瘤-脂肪结瘕〗

辨识要点　① 符合脂肪瘤病理诊断;② 间叶组织良性肿瘤;③ 良性软组织肿瘤;④ 背部脂肪瘤;⑤ 肩部脂肪瘤;⑥ 颈部脂肪瘤;⑦ 四肢近端皮下组织脂肪瘤;⑧ 脂肪瘤不规则分叶状;⑨ 脂肪瘤有被膜有纤维间隔;⑩ 脂肪瘤质地柔软黄色切面;⑪ 脂肪瘤直径数厘米亦有数十厘米者;⑫ 舌红苔黄脉实。

治疗推荐　①《外台秘要》瘰疬结核丸:黄芪、玄参、苦参、鼠粘子、枳实、大黄、羚羊角屑、麦冬、连翘、青木香、人参、苍耳子、升麻、茯苓、炙甘草、桂枝、朴硝,常规剂量研为细末,炼蜜为丸如梧桐子大,每次 30 丸,每日两次温水送服。②《外科正宗》活血化坚汤:防风、赤芍、当归、天花粉、金银花、贝母、川芎、皂角刺、桔梗、僵蚕、厚朴、五灵脂、陈皮、甘草、乳香、白芷,常规剂量,每日两次水煎服。③《景岳全书·新方八阵》太平丸:三棱、蓬术、牙皂、巴豆、白芥子、干姜、陈皮、厚朴、木香、乌药、草豆蔻、泽泻,常规剂量研为细末,炼蜜为丸如梧桐子大,每次 30 粒,每日两次温水送服。

思路拓展　《退思集类方歌注》太平丸:太平莪术芥三棱,朴泻姜陈牙皂朋,乌药木香草豆蔻,些微巴豆力能胜。此方借些微巴豆以行群药之力,去滞最妙。如欲其峻,须用巴豆二钱。食虫气血诸停积,胀痛难过总可凭。《金匮》备急丸治冷热交结之积,《局方》感应丸治寒凝之积,景岳此方治气食停滞秘实之积,其虫积与血积,乃借以为治。随证用汤为引下,凡伤食停滞,即以所伤之物,煎汤送下;妇人血气痛当归汤下;气实痛陈皮汤下;疝气茴香汤下;寒气生姜汤下;气湿实滞臌胀用烧酒加白糖少许送下;虫痛槟榔汤下。利多饮冷效堪征。巴豆泻人,得冷则止,故服巴豆丸散,利多不止者,饮冷粥一二口即止也。

〖血管瘤-血脉结瘕〗

辨识要点　① 符合血管瘤病理诊断;② 间叶组织良性肿瘤;③ 毛细血管瘤;④ 海绵状血管瘤;⑤ 静脉血管瘤;⑥ 血管瘤无被膜界限不清;⑦ 皮肤或黏膜突起鲜红肿块;⑧ 内脏血管瘤多呈结节状;⑨ 肢体软组织弥漫性海绵状血管瘤引起肢体增大;⑩ 血管瘤随身体发育而长大;⑪ 成年后停止发展甚

至可以自然消退;⑫ 舌红苔黄脉实。

治疗推荐　①《太平圣惠方》卷 71 穿山甲散:穿山甲、鳖甲、三棱、鬼箭羽、大黄、桃仁、防葵、当归、木香、槟榔、桂枝、白术,常规剂量研末为散,每次五钱,每日两次煎散为汤温服。②《霉疠新书》白蛇汤:当归、川芎、芍药、甘草、大黄、白花蛇、黄芩、肉桂、桂枝、槟榔、山椒、丁子、茯苓、人参、青木香、威灵仙、萍蓬根、没药、乳香,常规剂量,每日两次水煎服。③《圣济总录》卷 18 白蔹散:白蔹、当归、附子、黄芩、干姜、天雄、羊踯躅,常规剂量研末为散,每次五钱,每日两次煎散为汤温服。

思路拓展　①《诸病源候论·瘿瘤等病诸候》。瘿候:瘿者,由忧恚气结所生,亦曰饮沙水,沙随气入于脉,搏颈下而成之。初作与瘿核相似,而当颈下也,皮宽不急,垂捶捶然是也。恚气结成瘿者,但垂核捶捶,无脉也;饮沙水成瘿者,有核无根,浮动在皮中。又云有三种瘿:有血瘿,可破之;有肉瘿,可割之;有气瘿,可具针之。《养生方》云:诸山水黑土中出泉流者,不可久居,常食令人作瘿病,动气增患。瘤候:瘤者,皮肉中忽肿起,初如梅李大,渐长大,不痛不痒,又不结强。言留结不散,谓之为瘤。不治,乃至堰大,则不复消,不能杀人,亦慎不可辄破。②《周慎斋遗书·痰核》:痰核即瘰病也,少阳经郁火所结。方用泽兰叶、花粉、薄荷、山豆根、鳖甲,热甚加三黄,石膏四两,贝母三钱,百草霜六钱,薄荷、苏叶各四两,甘草少许。泻加诃子,嗽加款冬,痰加乌梅。共末,白糖丸弹子大。不拘时含化。服此丸十数日,再服酒药,其病愈尽。如先服酒药,后服丸,其核不尽消。酒方:都管草根三四斤,兔耳一枝箭一斤,威灵仙二两,紫花地丁一斤,白果、南星各一斤,陈酒一坛,加火酒二三两,煮熟,退火七日饮。验案:王太史咯血痰核,用前胡、桔梗、干葛、半夏、甘草、茯苓、人参、归身、赤芍、生地、苏梗。盖水少则火动,血少则热生,火病血虚,阳生阴长。药十一味,六味所以阳生阴长,五味所以助其生发之气,气血行而痰化也。服十帖,又用米泔炒芪、归各一钱五分,人参、生姜、赤芍、连翘各一钱,前胡、防风、甘草、羌活、枳壳各五分,愈。

〖淋巴管瘤-淋巴管结瘕〗

辨识要点　① 符合淋巴管瘤病理诊断;② 间叶组织良性肿瘤;③ 增生淋巴管构成淋巴管瘤;④ 淋巴管瘤内含淋巴液;⑤ 淋巴管囊性扩张并互相融合;⑥ 舌红苔黄脉实。

治疗推荐　①《景岳全书》穿山甲散:穿山甲、鳖甲、赤芍药、大黄、干漆、桂心、川芎、芫花、当归、麝香,常规剂量研末为散,每次五钱,每次 2 次煎散为汤温服。②《太平圣惠方》卷 64 白蔹散:白蔹、大黄、赤石脂、赤芍、莽草、黄芩、黄连、吴茱萸,常规剂量研末为散,每次五钱,每日两次煎散为汤温服。③《宣明论方》大红花丸:大黄、红花、虻虫,常规剂量研为细末,炼蜜为丸如梧桐子大,每次 10 丸,每日两次温水送服。

思路拓展　《圣济总录·结瘕》:论曰结瘕者,积聚之类也,结伏聚积,久不散,谓之结,浮流腹内,按抑有形,谓之瘕,结之证,形体瘦瘁,食不作肌肤,遇阴寒冷湿之气则发,而胁块硬。隐隐然痛者是也。瘕之证,腹中气痛,动转横连胁下,有如癖气,遇脾胃有冷,阳气不足而发动者是也。治结癖瘕实,腹满如鼓,食即欲吐,喘息急,其脉弦而紧,防己散方:防己、诃黎勒、郁李仁、白术、槟榔各一两半,吴茱萸三分,捣罗为散,每服三钱。治结瘕脉弦,腹满坐卧不安,食即欲吐,喘息急,槟榔汤方:槟榔一两半,赤茯苓、芍药、陈皮、吴茱萸、郁李仁、诃黎勒各三分,京三棱、桑根白皮各一两,捣罗为散,每服五线。治结瘕气积,腹满如石,气急少卧,小便不利,防己汤方:防己、百合、郁李仁各一两,木通一两半,吴茱萸半两,陈皮、当归、赤茯苓各三分,捣罗为散,每服三钱。治结瘕喘嗽,腹中疼痛,饮食减少,四肢乏力,防葵丸方:防葵三分,桂心半两,木香半两,吴茱萸半两,鳖甲一两半,桔梗三分,大黄一两,当归半两,京三棱三分,赤芍药三分,五味子半两,槟榔一两半,郁李仁一两,炼蜜和丸如梧桐子大,每服二十丸。治结瘕久不瘥,令人不思饮食,羸瘦少力,川芎散方:川芎一两,桂心一两,大黄二两,鳖甲二两,京三棱一两,槟榔一两,捣筛为散,每服三钱。治结癖气块,饮食不消,肺积气发,心胸痰逆气喘,卒中风毒,脚气,大肠秘涩,奔豚气痛,羌活丸方:羌活、桂心、川芎、木香、槟榔各一两,郁李仁五两,大黄二两,炼蜜和丸如梧桐子大,每服二十丸。治结瘕腹胀,坚硬如石,肚上青筋浮起,紫葛丸方:紫葛一两,芍药、桔梗、紫菀、木香、诃黎勒皮各三分,大黄一两半,牵牛子半两,郁李仁一两,炼蜜和丸如梧桐子大,每服十五丸。治结瘕腹胀坚硬不消,木通汤方:木通、赤茯苓各一两,赤芍药、吴茱萸各三分,槟榔、紫菀、郁李仁各半两,捣罗为散,每服三钱。治积聚气块癖瘕干柿丸方:硇砂、砒霜、粉霜、干漆、鳖甲、黄连各一分,旋覆花、京三棱各半两,杏仁、干姜各一两,皂荚四挺,巴豆四十九粒,熬粥和丸如豌豆大,每服三丸。干柿裹药温水送服。治远年虚实积聚瘕块,木香汤方:木香一两,海马子一对,大黄、青皮、白牵牛各二两,巴豆四十九粒,捣罗为散,每服二钱。治结瘕积聚,血结刺痛,木香煎丸方:木香、巴豆、大黄、京三棱、筒子干漆、青皮、莪术、附子、桂枝、干姜各一分,墨一指大,硇砂半两,熬膏为丸如绿豆大,每服五丸。

〖平滑肌瘤-筋肌结瘕〗

辨识要点　① 符合平滑肌瘤病理诊断;② 间叶组织良性肿瘤;③ 平滑肌异常增生;④ 梭形细胞构成瘤组织;⑤ 平滑肌瘤细胞核长杆状两端钝圆;⑥ 形态类似平滑肌瘤细胞;⑦ 核分裂象罕见;⑧ 血管平滑肌瘤;⑨ 皮肤平滑肌瘤;⑩ 外生殖器平滑肌瘤;⑪ 宫平滑肌瘤;⑫ 舌红苔黄脉实。

治疗推荐　①《太平圣惠方》卷24白蔹散:白蔹、天雄、商陆、黄芩、干姜、踯躅花,常规剂量,每日两次水煎服。②《太平圣惠方》卷24白花蛇散:白花蛇、麻黄、天麻、何首乌、天南星、白附子、桂枝、萆薢、白鲜皮、羌活、蔓荆子、白僵蚕、晚蚕蛾、防风、犀角、磁石,常规剂量研末为散,每次五钱,每日两次煎散为汤温服。③《镐京直指》棱莪散:莪术、三棱、延胡索、山楂肉、香附、茜草、瓦楞子、厚朴、红木香、地鳖虫,常规剂量研末为散,每次五钱,每日两次煎散为汤温服。④ 复方斑蝥胶囊,每次 3 粒,每日 2 次口服。⑤ 金克槐耳颗粒 20 克,每日三次口服。⑥ 消癌平注射液 20~100 毫升,每日一次静滴。

思路拓展　《圣济总录·痃气》:痃气谓脐腹左右紧硬而痛,横连如臂,取象如弓弦之急,故谓之痃气。盖因寒温失宜,房室过度,真阳虚惫。阴冷内生,所以水饮入于胃而不能销铄,流于胁下,经久不去,遂成痃疾。若遇阴寒或食冷物则作痛,久则不能饮食,肌肤消瘦。治痃气急痛,日渐黄瘦,大黄汤方:大黄、芍药各二两,桂枝、鳖甲各一两半,炙甘草、诃黎勒、防葵各一两,捣罗为散,每服三钱。治痃气口吐酸水,醋心,常似有物在胸膈间,牵牛子丸方:牵牛子二两,硇砂一两,桃仁一两半,附子、槟榔、人参、干姜、木香、丁香各三分,牵牛子搜丸如梧桐子大,每日十丸。治痃气胸臆多满,大肠常涩,诃黎勒丸方:诃黎勒、大黄、芍药、防葵、桂枝、炙甘草、乌梅各一两,鳖甲,上八味,炼蜜和丸如梧桐子大,每次二十丸。治痃气急痛,呕吐酸水,食物多噎,枳壳丸方:枳壳、木香、薏苡仁、黄连、大黄、人参、茯苓、附子、蠡实、郁李仁各一两,枳壳煎中和搜丸如梧桐子大,每次二十丸。治积冷痃气,口吐清水,面色萎黄,附子丸方:附子、草豆蔻各二两,桂枝、吴茱萸各一两,丁香三分,木香半两,桃仁三两,煮糊和丸如梧桐子大,每服二十丸。治痃气搐痛,吐酸水,大便不通,大黄丸方:大黄二两,槟榔、丁香各三分,诃黎勒、桂枝、木香各一两,大黄煎中和搜丸如梧桐子大,每服二十丸。治痃气急痛,多吐苦水,日夜发歇无常,木香丸方:木香、干姜各一两,乌头一两半,桂枝三分,煎药和丸如梧桐子大,每服一十五丸。治气上攻,心脾注痛,呕吐酸水醋心,乌头丸方:乌头二两,附子、干姜各一两,阿魏、木香、肉豆蔻、龙胆,木香煎中和为丸如梧桐子大,每服下二十丸。治痃气心痛、巴豆丸方:巴豆三枚,杏仁七枚,大黄一两,炼蜜和丸如梧桐子大,每日两丸。

〖软骨瘤-软骨结瘕〗

辨识要点 ① 符合软骨瘤病理诊断;② 间叶组织良性肿瘤;③ 骨膜软骨瘤;④ 内生性软骨瘤;⑤ 骨膨胀外有薄骨壳;⑥ 切面淡蓝色或银白色;⑦ 半透明可有钙化或囊性变;⑧ 成熟透明软骨组成瘤组织;⑨ 不规则分叶状;⑩ 疏松纤维血管间质包绕小叶;⑪ 舌红苔黄脉实。

治疗推荐 ①《洁古家珍》黑白散:黑乌蛇、白花蛇、雄黄、大黄,常规剂量研末为散,每次一钱,每日两次温酒调服。②《外科真诠》卷上顾步汤:黄芪、人参、金钗石斛、当归、金银花、牛膝、菊花、甘草、蒲公英、紫花地丁,常规剂量,每日两次水煎服。③《太平圣惠方》卷28 防葵散:防葵、三棱、莪术、诃黎勒、槟榔、赤茯苓、人参、白术、桂枝、枳壳、白豆蔻、木香、大黄、丁香、附子、郁李仁、鳖甲,常规剂量研末为散,每次五钱,每日两次煎散为汤温服。

思路拓展 《圣济总录·痃气》。治痃气甘遂丸方:甘遂、芫花、桃仁、川芎、当归、柴胡、蜀椒、吴茱萸、厚朴、桂枝一两,炼蜜和丸如梧桐子大,每次十丸。治痃气成块,在脐两边疼痛,甘草丸方:炙甘草,桂枝、芦荟、蜀椒、豉、木香、柏子仁、芫荑,炼蜜和丸如梧桐子大,每次二十丸。治痃癖气块,鳖甲丸方:鳖甲二两,干姜、大黄、硇砂各一两半,附子、槟榔、干漆、京三棱、木香、诃黎勒皮、水银各一两,墨半两,煎药成膏和丸如梧桐子大,每服七丸。治痃癖气及两胁积聚,并妇人血刺疼痛,槟榔煎丸方:槟榔三两,吴茱萸、京三棱、硫黄、巴豆各一两,木香、白豆蔻、桂枝、陈皮、青皮、高良姜、荜茇、诃黎勒皮、白术各一两,胡椒一分,当归、干漆各半两,草豆蔻一两,煎膏搜丸如绿豆大,每服五丸。治痃癖气块,冷物所伤,消积丸方:代赭、青礞石各一两,桂枝、茯苓、青皮、巴豆各半两,京三棱、楝实各一分,硇砂三分,面糊和丸如梧桐子大,每服二丸。治五积痃癖气块,三棱丸方:鸡爪三棱、石三棱、京三棱、木香、青皮各半两,槟榔、肉豆蔻各二枚,硇砂三分,面糊和丸如绿豆大,每服十五丸。治丈夫妇人痃癖气,一切积滞,京三棱丸方:京三棱、芫花各三两,蓬莪术、桂枝各一两,巴豆三十个,炼蜜和丸如梧桐子大,每次三丸。治痃癖结块,面黄肌瘦,心腹引痛,不欲饮食,宿滞冷痰,二香三棱丸方:丁香、木香各一两,京三棱、鸡爪三棱、石三棱各三分,硇砂、牵牛子、大黄、蓬莪术各半两,槟榔一两,巴豆五十个,乌梅肉二两,面糊和丸如绿豆大,每服五丸。治痃气急痛,腹胀胃脘痛,呕逆不下食,缓冲汤方:干姜、槟榔、炙甘草各一分,鳖甲、附子、芍药、陈皮、厚朴、人参、枳壳、桂枝、半夏各半两,锉如麻豆,每服五钱。治痃气胃中寒癖,不思食,肉豆蔻散方:肉豆蔻仁、枳壳各三分,芫荑二两,吴茱萸、木香各半两,高良姜一两,生姜一斤,捣罗为散,每服二钱。治积冷痃气,口吐清水,面色萎黄,白术丸方:白术、蓬莪术、木瓜、桂枝、陈曲、木香、芫荑、姜屑各半两,北亭、益智仁各三分,北亭膏搜丸如梧桐子大,每服二十丸。治痃癖积聚,腹胀气逆,烦满呕逆,大通散方:沉香、木香、白术、陈皮、桑根白皮、木通各一分,胡椒一钱,黑牵牛一两,捣罗为散,每服一钱。

〖脂肪肉瘤-脂肪恶癥〗

辨识要点 ① 符合脂肪肉瘤病理诊断；② 间叶组织恶性肿瘤；③ 成熟增生的脂肪组织构成脂肪肉瘤；④ 软组织深部脂肪肉瘤；⑤ 腹膜后脂肪肉瘤；⑥ 脂肪肉瘤结节状或分叶状亦可黏液样或鱼肉样；⑦ 脂肪肉瘤细胞形态多种多样；⑧ 脂肪肉瘤以脂肪母细胞为特点；⑨ 脂肪肉瘤细胞胞质内见脂质空泡；⑩ 脂质空泡挤压细胞核形成压迹；⑪ 舌红苔黄脉实。

治疗推荐 ①《外科十三方考》金蚣丸：金头蜈蚣 15 条、全蝎 20 个、穿山甲 20 片、僵蚕 20 条、朱砂二钱、雄黄、大黄三钱，研为细末，黄酒面糊为丸如绿豆大，朱砂、雄黄为衣，每次 30 丸，每日两次黄酒送服。②《太平圣惠方》卷 66 斑蝥丸：斑蝥、猪牙皂、蛇蜕皮、乌蛇、天南星、露蜂房、大黄、麝香、威灵仙。常规剂量研为细末，炼蜜为丸如梧桐子大，每次 10 丸，每日两次温水送服。③《太平圣惠方》卷 28 鳖甲散：鳖甲、当归、三棱、诃黎勒皮、大黄、枳壳、吴茱萸、桃仁，常规剂量研末为散，每次五钱，每日两次煎散为汤温服。④ 康莱特注射液 200 毫升缓慢静脉滴注，每日 1 次，21 日为 1 个疗程，或康莱特软胶囊每次 6 粒，每日 4 次口服。⑤ 复方斑蝥胶囊次每次 3 粒，每日 2 次口服。

思路拓展 《外科十三方考·金蚣丸》：此方以毒性动物为主药。疮非气血凝滞不生，此方以蜈蚣。山甲、僵蚕、全蝎等药之上升，以祛风活络，雄黄、朱砂、大黄解毒下趋，使毒从下泄，一升一降，毒散结去，气血得以流通，疮亦也因此而痊愈。他如小儿上部疮疖等见效尤速。近人张觉人、程天灵两氏谓本方重用蜈蚣、山甲、全蝎对瘰疬有效，如加入麝香，更可以治疗小儿惊风抽搐。此外，还可以治疗惊痫抽搐，麻痹拘挛，诸风掉眩，手足震颤，口眼㖞斜，角弓反张，半身不遂等，并且对破伤风也有很好疗效，据张氏经验，疗效超出于玉真散之上。又钱塘赵恕轩串雅编及种福堂公选良方中之鳞鲤丸，皆与金蚣丸方十九相同，且较金蚣丸完善而稳妥。据赵氏云：即铃医之八面锋，为一切无名肿毒之特效专药，而于瘰一症尤具特长，故编者每于用金蚣丸处，皆易以此方，不仅效力确实，而且更少流弊，今录其方于次：当归尾五钱、大黄三钱、蝉蜕二十只、乳香一钱、没药一钱、黄芩三钱、全蝎二钱、连翘三钱、防风二钱五分、羌活二钱五分、雄黄七分、僵蚕二十五条、牛胶一两、荆芥二钱、桔梗二钱、金头蜈蚣四条。吾蜀梁山杨旭东，蜀中医纂有骊龙珠一方，为痈疽总方，专治一切痈疽肿毒，不论已溃未溃，俱能散毒收口，生肌长肉，方名之下标明为"内庭方"，亦即鳞鲤丸、金蚣丸之小有不同者。惟方中蜈蚣系二十一条，将山甲、蜈蚣制好后，每以山甲末一两，蜈蚣末二钱，配入群药之中，每丸重一钱五分；全蝎又系用荷叶包炮之，此小异耳。欲知其详，可覆按原书。

〖横纹肌肉瘤-横纹筋肌恶癥〗

辨识要点 ① 符合横纹肌肉瘤病理诊断；② 间叶组织恶性肿瘤；③ 头颈部横纹肌肉瘤；④ 泌尿生殖道横纹肌肉瘤；⑤ 四肢横纹肌肉瘤；⑥ 横纹肌母细胞组成横纹肌肉瘤；⑦ 分化良好横纹肌母细胞胞质红染见纵纹和横纹；⑧ 胚胎性横纹肌肉瘤；⑨ 腺泡状横纹肌肉瘤；⑩ 多形性横纹肌肉瘤；⑪ 生长迅速易早期血道转移；⑫ 舌红苔黄脉实。

治疗推荐 ①《太平圣惠方》卷 72 斑蝥丸：斑蝥、干漆、麒麟竭、硇砂、没药、凌霄花、胎发、狗胆，常规剂量研为细末，炼蜜为丸如梧桐子大，每次 10 丸，每日两次温水送服。②《圣济总录》卷 73 鳖甲散：鳖甲、附子、木香、白术、三棱、槟榔、大黄、桂枝、高良姜、川芎，常规剂量研末为散，每次五钱，每日两次煎散为汤温服。③《圣济总录》卷 35 阿魏雄黄丸：阿魏、雄黄、柳枝、桃枝、丹砂，常规剂量研为细末，炼蜜为丸如梧桐子大，每次 10 丸，每日两次温水送服。④ 康莱特注射液 200 毫升缓慢静脉滴注，每日 1 次，21 日为 1 个疗程，或康莱特软胶囊每次 6 粒，每日 4 次口服。⑤ 复方斑蝥胶囊次每次 3 粒，每日 2 次口服。

思路拓展　《圣济总录·肉苛》：《内经》谓人之肉苛者，虽近衣絮，犹尚苛也。以营气虚，卫气实。夫血为营，气为卫。气血均得流通，则肌肉无不仁之疾。及荣气虚卫气实，则血脉凝涩，肉虽如故，而其证重为苛也。治营虚卫实，肌肉不仁，病名肉苛，白僵蚕丸：白僵蚕半两、天南星半两、附子一两、白附子一两、干姜一分、腻粉半两、麝香一分。治营虚卫实。肌肉不仁。病名肉苛。苦参丸：苦参二两、丹参、沙参、人参、五加皮、防风、蒺藜子、乌蛇、蔓荆子、败龟、虎骨、玄参各一两。治营虚卫实，肌肉不仁，遍身瘫麻，羌活散：羌活、独活、防风、蔓荆实、人参、蒺藜子、茯苓、芍药、枳壳、川芎、天蓼木、阿胶、威灵各半两。治营虚卫实，血脉凝涩，肌肉不仁，白花蛇丸：白花蛇、全蝎、仙灵脾、天雄、天麻、桂枝、麻黄、鹿角胶、萆薢各一两，桑螵蛸、茵芋、乌头、天南星各半两，雄黄、麝香各一分。治营虚卫实，肌肉不仁，遍身瘫重，牛膝天麻丸：牛膝一两，天麻一两半，麝香、桂枝各一分，全蝎、白花蛇肉各半两，槟榔、独活各三分，防风一两。治肉苛肌肉不仁，升麻汤：升麻、秦艽、连翘、芍药、防风、羚羊角、木香、枳壳、薏苡仁。治肉苛肌肉不仁，遍身瘫重，独活酒：独活一斤，金牙、细辛、地肤子、莽草、熟地、蒴藋根、防风、附子、续断、蜀椒各四两。治营虚卫实，肌肉不仁，病名肉苛，防风酒：防风、紫巴戟、桂枝、麻黄、生姜各二两，白术、山茱萸、山芋、附子、天雄、细辛、独活、秦艽、茵芋、杏仁各一两半，磁石半斤，薏苡仁三两，生地二两半。治营虚卫实，肌肉不仁，病名肉苛，五味子酒：五味子、防风、枸杞子、牛膝、牡丹皮、肉苁蓉、黄芩、白术、丹参、当归、炙甘草、枳壳、桂枝、厚朴、五加皮、泽泻、知母、细辛、白芷各一两。治荣虚卫实，肌肉不仁，病名肉苛，前胡膏：前胡、白术、白芷、川芎、细辛、桂枝各三两，蜀椒、吴茱萸各二两，附子、当归各五两。

〖平滑肌肉瘤-平滑筋肌恶瘤〗

辨识要点　① 符合平滑肌肉瘤病理诊断；② 间叶组织恶性肿瘤；③ 子宫平滑肌肉瘤；④ 软组织平滑肌肉瘤；⑤ 腹膜后平滑肌肉瘤；⑥ 肠系膜平滑肌肉瘤；⑦ 大网膜平滑肌肉瘤；⑧ 皮肤平滑肌肉瘤；⑨ 舌红苔黄脉实。

治疗推荐　①《太平圣惠方》卷 66 斑蝥丸：斑蝥、水蛭、甘草、黑豆黄、麝香、芫菁、大黄、青蛇，常规剂量研为细末，炼蜜为丸如梧桐子大，每次 10 丸，每日两次温水送服。②《疡科心得集》八反丸：桂枝、甘遂、细辛、当归、半夏、甘草、白芷、芫花、海藻、红花、全蝎、牙皂、虎骨、白及、川乌、草乌，常规剂量研为细末，炼蜜为丸如梧桐子大，每次 10 丸，每日两次温水送服。③《外科正宗》防风秦艽汤：防风、秦艽、当归、川芎、生地、白芍、赤茯苓、连翘、槟榔、甘草、栀子、地榆、枳壳、槐角、白芷、苍术，常规剂量，每日两次水煎服。④ 华蟾素胶囊每次 2 粒，每日 3 次口服。⑤ 康莱特注射液 200 毫升缓慢静脉滴注，每日 1 次，21 日为 1 个疗程，或康莱特软胶囊每次 6 粒，每日 4 次口服。⑥ 复方斑蝥胶囊次每次 3 粒，每日 2 次口服。

思路拓展　《医宗金鉴·癥瘕积聚痞血血蛊总括》：五积六聚分脏腑，七癥八瘕气血凝，癥积不动有定处，瘕聚推移无定形。痞闷不宣气壅塞，未成坚块血瘀名，蓄久不散成血蛊，产后经行风冷乘。五脏气积,名曰积,故积有五证。六腑气聚,名曰聚,故聚有六证。《难经》有心、肝、脾、肺、肾五脏之积,而无六聚。盖以积为血病,而聚为气病也。故李杲有五积丸方治法。《巢氏病源》载七癥八瘕,但有八瘕名证,而无七癥病形。其他方书亦不概见。大抵又以癥为气病,而瘕为血病也。夫病皆起于气,也气聚而后血凝,不必过泥于黄、青、燥、血、脂、狐、蛇、鳖等名,但以牢固不移有定处者,为癥为积;推移转动,忽聚忽散者为瘕为聚可也。故曰:癥者,征也,言有形可征也。瘕者,假也,言假物成形也。若夫痞者,痞闷不通,气道壅塞之谓也。瘀血者,血瘀腹中未成坚块也。蓄之既久,必成血蛊矣。凡此诸证,皆有新产之后,经行之时,不知谨避,以致风冷外袭,邪正相搏,结于腹中而成也。

〖血管肉瘤-血脉恶癥〗

辨识要点 ① 符合血管肉瘤病理诊断;② 间叶组织恶性肿瘤;③ 皮肤血管肉瘤;④ 乳腺血管肉瘤;⑤ 肝脏血管肉瘤;⑥ 脾脏血管肉瘤;⑦ 骨骼血管肉瘤;⑧ 皮肤血管肉瘤丘疹状或结节状;⑨ 皮肤血管肉瘤血管扩张时切面呈海绵状;⑩ 血管肉瘤肿瘤形成血管腔样结构;⑪ 分化不良血管肉瘤细胞片状增生,腔隙内可含红细胞;⑫ 舌红苔黄脉实。

治疗推荐 ①《太平圣惠方》卷66斑蝥丸:斑蝥、人参、地胆、当归、升麻、麦冬、白术、桂枝、大黄、钟乳粉、炙甘草、防风、续断、麝香、白矾,常规剂量研为细末,炼蜜为丸如梧桐子大,每次10丸,每日两次温水送服。②《揣摩有得集》和血败毒汤:泽兰、当归、赤芍、青皮、降香、秦艽、地骨皮、人中黄、紫草茸、僵蚕、连翘、蝉蜕、白芷、生甘草,常规剂量,每日两次水煎服。③《医林纂要》卷10顾步汤:黄芪、当归、黄柏、知母、熟地、肉桂、干姜、牛膝、虎胫骨、金银花,常规剂量,每日两次水煎服。④ 复方斑蝥胶囊次每次3粒,每日2次口服。

思路拓展 《圣济总录·疹筋》:人有尺脉数甚筋急而见,病名疹筋,是人腹必急,白色黑色见则病甚。夫热则筋缓,寒则筋急。今肝气内虚,虚则生寒,故筋急而见。其尺脉数甚者,盖尺里以候腹中。其人腹急,则尺脉见数,数亦为虚,以腹内气虚故也,其证筋急而见,为疹筋。视其色白黑为病甚者,气既寒而筋急,其色又见白黑,是为寒甚之证。治肝虚筋脉不利,腹急筋见,胁肋胀满,薏苡仁汤:薏苡仁、防风、桂枝、当归各一两,酸枣仁三分,茯苓、海桐皮、萆薢各半两,川芎三分。治肝气虚寒,筋脉急见于外,成疹不已,补肝汤:防风、茯苓各二两,柏子仁、桂枝、甘草炙、山茱萸、蔓荆实各一两,细辛、桃仁各半两。治肝虚生寒,脉数筋急,腹胁妨闷,筋见于外,柏子仁饮:柏子仁、茯苓、防风、细辛、白术、桂枝、附子、川芎、枳壳各三分,当归、槟榔各半两。治肝虚寒筋急,腹满膹胀。柏子仁丸:柏子仁、黄芪、茯苓、楮实、覆盆子、五味子、附子、石斛、酸枣仁、鹿茸、桂枝、白术、沉香、枳实、熟地各一两。治肝风筋脉成疹,腹胁急痛,羌活汤:羌活、白术、麻黄、侧子、丹参、当归、防风、羚羊角各三分,茯苓、萆薢、桂枝各半两。治肝气不足,筋脉急见,心腹壅滞,左肋妨胀,不思饮食,茯苓汤:茯苓、前胡、白术、鳖甲、沉香、黄芪各一两,桂枝、枳实各半两,生地、五味子各三分。

〖纤维肉瘤-纤维筋肌恶癥〗

辨识要点 ① 符合纤维肉瘤病理诊断;② 间叶组织恶性肿瘤;③ 四肢皮下组织纤维肉瘤浸润性生长;④ 切面灰白色或鱼肉状;⑤ 伴有出血坏死;⑥ 纤维肉瘤异型梭形细胞鲱鱼骨样排列;⑦ 舌红苔黄脉实。

治疗推荐　①《圣济总录》蟾蜍煎丸：蟾蜍、胡黄连、黄连、白芜黄仁、麝香，常规剂量研为细末，炼蜜为丸如梧桐子大，每次 20 丸，每日两次温水送服。②《太平圣惠方》卷 49 穿山甲丸：穿山甲、干姜、硼砂、半夏、威灵仙、斑蝥、肉桂、川乌、芫花、巴豆，常规剂量研为细末，炼蜜为丸如梧桐子大，每次 20 丸，每日两次温水送服。③《回生集》八宝丹：大黄、白芷、独活、天南星、半夏、天花粉、贝母、穿山甲，常规剂量研末为散，每次二钱，每日两次温酒调服。④ 华蟾素胶囊每次 2 粒，每日 3 次口服。⑤ 华蟾素片每次 3 片，每日 3 次口服，或华蟾素胶囊每次 2 粒，每日 3 次口服。

思路拓展　《诸病源候论·痈疽病诸候》：缓疽者，由寒气客于经络，致荣卫凝涩，气血壅结所成。其寒盛者，则肿结痛深，而回回无头尾，大者如拳，小者如桃李，冰冰与皮肉相亲着。热气少，其肿与肉相似，不甚赤，积日不溃，久乃变紫黯色，皮肉俱烂，如牛领疮，渐至通体青黯，不作头，而穿溃脓出是也。以其结肿积久，而肉腐坏迟，故名缓疽。亦名肉色疽也。缓疽急者，一年杀人；缓者，数年乃死。瘭疽候：瘭疽之状，肉生小黯点，小者如粟豆，大者如梅李，或赤或黑，乍青乍白，有实核，燥痛应心。或着身体。其着手指者，似代指，人不别者，呼为代指。不急治，毒逐脉上，入脏则杀人。南方人得此疾，皆截去指，恐其毒上攻脏故也。疽发口齿候：寒气客于经络，血涩不通，结而成疽。五脏之气，皆出于口；十二经脉，有入齿者，有连舌本者；荣卫之气，无处不行。虚则受邪挟毒，乘虚而入脉故也。其发口齿者，多血出不可禁，皆死。行疽候：行疽候者，发疮小者如豆，大者如钱，往来匝身，及生面上，谓之行疽。此亦寒热客于腠理，与血气相搏所生也。风疽候：肿起，流之血脉，而挛曲疾痛，所以发疮历年，谓之风疽。此由风湿之气，客于经络，与气相搏所成也。石疽候：此由寒气客于经络，与血气相搏，血涩结而成疽也。其寒毒偏多，则气结聚而皮浓，状如痤疖，坚如石，故谓之石疽也。禽疽候：禽疽，发如胗者数十处。其得四日，肿合牢核痛，其状若变。十日可刺。其初发，身战寒，齿如噤，欲痉。如是者，十五日死也。此是寒湿之气，客于肌肉所生也。杼疽候：杼疽者，发项及两耳下。不泻，十六日死。其六日可刺。其色黑，见脓如痂者，死不可治。人年三十、十九、二十三、三十五、三十九、五十一、五十五、六十一、八十七、九十九，神皆在两耳下，不可见血，见血者死。此是寒湿之气客于肌肉，折于血气之所生也。水疽候：此由寒湿之气，客于皮肤，搏于津液，使血气痞涩，湿气偏多，则发水疽。其肿状如物裹水，多发于手足，此是随肌肤虚处而发也。亦有发身体数处而壮热，遂至死。肘疽候：肘疽，是疽发于肘，谓之肘疽。凡诸疽发节解，并皆断筋节，而发肘者，尤为重也。此亦是寒湿之气客于肌肉，折于血气所生也。

［骨肉瘤-骨骼筋肌恶癥］

辨识要点　① 符合骨肉瘤病理诊断；② 间叶组织恶性肿瘤；③ 骨肉瘤切面灰白色鱼肉状；④ 局部出血坏死；⑤ 骨皮质破坏；⑥ 肿瘤上下两端骨皮质和掀起骨外膜之间形成三角形隆起；⑦ 骨外膜和骨皮质之间形成与骨表面垂直的放射状反应性新生骨小梁；⑧ 肿瘤细胞梭形或多边形；⑨ 肿瘤性骨样组织或骨组织；⑩ 恶性程度高生长迅速；⑪ 舌红苔黄脉实。

治疗推荐　①《太平圣惠方》卷 81 穿山甲丸：穿山甲、猪牙皂荚、王不留行、皂荚针、自然铜、蝉蜕、蛤粉、胡桃瓤，常规剂量研为细末，炼蜜为丸如梧桐子大，每次 10 丸，每日两次温水送服。②《小儿卫生总微》卷 20 蟾蜍散：蟾蜍、莨菪子、白矾、硫黄、熊胆、雄黄、芦荟、麝香，常规剂量研末为散，每次二钱，每日两次温水送服。

思路拓展 ①《诸病源候论·瘿瘤等病诸候》。黑痣候:黑痣者,风邪搏于血气,变化所生也。夫人血气充盛,则皮肤润悦,不生疵痕,若虚损,则黑痣变生。然黑痣者,是风邪变其血气所生也;若生而有之者,非药可治。面及体生黑点为黑痣,亦云黑子。赤疵候:面及身体皮肉变赤,与肉色不同,或如手大,或如钱大,亦不痒痛,谓之赤疵。此亦是风邪搏于皮肤,血气不和所生也。白癜候:白癜者,面用颈项、身体皮肉色变白,与肉色不同,亦不痒痛,谓之白癜。亦是风邪搏于皮肤,血气不和所生也。疡候:疡者,人有颈边、胸前、掖下自然斑剥,点相连,色微白而圆,亦有乌色者,亦无痛痒,谓之疬疡风。此亦是风邪搏于皮肤,血气不和所生也。疣目候:疣目者,人手足边忽生如豆,或如结筋,或五个,或十个,相连肌里,粗强于肉,谓之疣目。此亦是风邪搏于肌肉而变生也。鼠乳候:鼠乳者,身面忽生肉如鼠乳之状,谓之鼠乳。此亦是风邪搏于肌肉而变生也。②《成方便读》:方中寒热并用,攻补兼施,化痰行血,无所不备。而又以虫蚁善走入络之品,搜剔蕴结之邪。柴桂领之出表,消黄导之降里。煅灶下灰清酒,助脾胃而温运。鳖甲入肝络而搜邪。空心服七丸,日三服者,取其缓以化之耳。

〖软骨肉瘤-软骨筋肌恶癥〗

辨识要点 ① 符合软骨肉瘤病理诊断;② 间叶组织恶性肿瘤;③ 盆骨软骨肉瘤;④ 股骨软骨肉瘤;⑤ 胫骨软骨肉瘤;⑥ 软骨肉瘤位于骨髓腔内;⑦ 灰白色半透明分叶状肿块;⑧ 异型软骨细胞,核大深染,核仁明显,核分裂象;⑨ 较多双核、巨核和多核瘤巨细胞;⑩ 软骨肉瘤生长缓慢,转移较晚;⑪ 舌红苔黄脉实。

治疗推荐 ①《普济方》卷380 蟾蜍丸:蟾蜍、大皂角、青黛、芦荟、麝香、朱砂、莪术、槟榔、巴豆,常规剂量研为细末,炼蜜为丸如梧桐子大,每次 20 丸,每日两次温水送服。②《太平圣惠方》卷 72 穿山甲丸:穿山甲、没药、延胡索、当归、硇砂、狗胆,常规剂量研为细末,炼蜜为丸如梧桐子大,每次 20 丸,每日两次温水送服。③《嵩崖尊生》卷 12 八仙汤:当归、茯苓、川芎、熟地、陈皮、半夏、羌活、白芍、人参、秦艽、牛膝、白术、桂枝、柴胡、防风、炙甘草,常规剂量,每日两次水煎服。

思路拓展 《诸病源候论·附骨疽候》:附骨疽者,由当风入骨解,风与热相搏,复遇冷湿;或秋夏露卧,为冷所折,风热伏结,壅遏附骨成疽。喜着大节解间,丈夫及产妇、女人,喜着鼠朦、髂头、膝间,婴孩、嫩儿,亦着膊、肘、背脊也。其大人、老人着急者,则先觉痛,不得转动,挪之应骨痛,经日便觉皮肉生急,洪洪如肥状,则是也。其小儿不知字名,抱之才近,其便啼唤,则是支节有痛处,便是其候也。大人、老人着缓者,则先觉如肥洪洪耳,经日便觉痹痛不随也。其小儿则觉四肢偏有不动摇者,如不随状,看支节解中,则有肥洪洪处,其名不知是附骨疽;乃至称身成脓,不溃至死,皆觉身体变青黯也。其大人、老人,皆不悟是疽,乃至于死也。亦有不别是附骨疽,呼急者为贼风,其缓者谓风肿而已。久疽候:此由寒气客于经络,折于气血,血涩不通,乃结成疽。凡疽发诸节及腑脏之俞,则卒急也。其久疽者,发于身体闲处,故经久积年,致脓汁不尽,则疮内生虫,而变成瘘也。疽虚热候:此由寒搏于热,结壅血涩,乃成疽。疽脓虽溃,瘥之后,余热未尽,而血已虚,其人吸吸苦热虚乏,故谓虚热也。疽大小便不通候:此由寒气客于经络,寒搏于血,血涩不通,壅结成疽。腑脏热不泄,热入大小肠,故大小便不通也。

〖神经外胚叶肿瘤-神经外胚叶癥痕〗

辨识要点 ① 符合神经外胚叶肿瘤病理诊断;② 神经鞘瘤;③ 神经纤维瘤;④ 视网膜母细胞瘤形

态类似未分化视网膜母细胞,可见特征性 Flexener-Wintersteiner 菊形团;⑤ 恶性黑色素瘤多见于皮肤和黏膜,偶见于内脏;⑥ 黑色素细胞痣可发展为皮肤恶性黑色素瘤;⑦ 皮肤恶性黑色素瘤细胞可含黑色素;⑧ 舌红苔黄脉实。

治疗推荐　①《太平圣惠方》乌蛇散:乌蛇肉、天麻、桂枝、羌活、防风、麻黄、白僵蚕、苦参、踯躅花、人参、白蒺藜、赤茯苓、赤芍药、威灵仙、枳壳、川芎、天蓼木,常规剂量研末为散,每次五钱,每日两次煎散为汤温服。②《太平圣惠方》卷 65 白花蛇散:白花蛇、蜂房、苦参、防风、栀子、丹参、山药、秦艽、菊花、玄参、白蒺藜、独活,常规剂量研末为散,每次五钱,每日两次煎散为汤温服。③《太平圣惠方》卷 22 防葵散:防葵、代赭石、人参、铅丹、钩藤、茯神、雷丸、虎头骨、远志、白僵蚕、生猪齿、防风、卷柏、升麻、附子、虎掌、朱砂、牡丹皮、牛黄、龙齿、蚱蝉、蛇蜕、白蔹、白马眼睛,常规剂量研末为散,每次五钱,每日两次煎散为汤温服。

思路拓展　《医碥·积聚》:积者,有形之邪,或食或痰或血积滞成块,时常硬痛,始终不离故处者也。在妇人则谓之癥。癥者征也,有形可验也。聚者,无形之气,滞则聚,行则散,聚则有形而硬痛,散则痛止形消,忽此忽彼,无有定处者也。在妇人谓之瘕。瘕者假也,假气为形,而实非有形也。形属阴,气属阳,故积属阴,聚属阳。古分积属脏、在血分,聚属腑、在气分,即阴阳之义耳,不必泥也。至其病因,则《内经》谓:寒气入肠胃,则肠外汁沫凝聚不散,日以成积。又或饮食过饱,或用力过度,伤其肠胃之络,则血溢肠外,与寒沫搏结成积。或外中于寒,而忧怒气逆,血凝液留,皆成积。可见外感内伤,皆足以郁滞其气血痰液,以成积聚。而在妇人尤甚,以妇人经产血行,或食生冷,或感风寒,且多恚怒忧郁,易致瘀滞也。食积:证见嗳腐吞酸,腹满恶食,宜秘方化滞丸,山楂、麦芽、枳实、神曲、阿魏、礞石、牵牛、巴豆之类。倒仓法最佳。按食停肠内,必栖泊在隐曲之处,乃能久而不下,隐曲之处,为地无几,必附益以肠外之涎沫,内外交结,乃成大块,须兼治其痰饮乃效。酒积目黄口干,肚腹胀痛,少食,宜葛根、枳实、麦芽之类。痰积:证见麻木眩晕,痞闷嘈杂,其人平素多痰,宜控涎丹,朱砂、腻粉、瓜蒂、甘遂之类。水积,足胫肿胀,宜郁李、商陆、甘遂、芫花之类。血积:证见面色痿黄,有蟹爪纹路,多怒善忘,口燥便秘,骨热肢冷,宜桃仁煎,地榆、䗪虫、水蛭之类。以上皆有形之积,阻碍正气,故痛也。而亦有不痛者,日久则正气另辟行径,不复与邪相争,或邪另结窠囊,不碍气血隧道之故。此为难治,以药不易到也。又食、痰、血数者,皆无知之物,不能移动,故常在其处。然有饮污井之水,吞蛟虿之精,因而假血气以成形,含有活性,时能蠢动游移者,须以意治之。如败梳治虱瘕,铜屑治龙瘕之类。又积久则成疳,因经络壅滞郁成湿热,以致口糜龈烂,当兼用龙荟等丸,以清疳热。凡治积,宜丸不宜汤,必兼用膏药熨贴及艾灸乃除,以其在肠胃之外也。气聚:证必肚腹膨胀,时痛时止,得暖即宽,旋复痛,游走攻刺,宜木香、槟榔、枳壳、牵牛之类,不可下。上明积聚之理,至下文所举色目,不过随部位而异名,总不出积与聚二端。心积名伏梁,起脐上,大如臂,上至心下,久不已令人烦心,宜大七气汤加石菖蒲、半夏,兼吞伏梁丸。肝积名肥气,在左胁下,如覆杯,有头足,久不已令人呕逆,或胸胁痛引小腹,足寒转筋,寒热如疟,宜大七气汤,煎熟待冷,淬烧红铁铁器,乘热服,兼吞肥气丸。肺积名息贲,在右胁下,大如覆杯,气逆背痛,或少气善忘,久不愈令人洒洒寒热,喘咳,皮中时痛,如虱缘针刺,宜大七气汤加桑白皮、杏仁,兼吞息贲丸。脾积名痞气,在胃脘,大如复盘,痞塞不通,心背痛,饥减饱见,腹满吐泄,久则四肢不收,发黄胆,饮食不为肌肤,足肿肉

（Page header）

消,宜大七气汤下红丸子,兼吞痞气丸。肾积曰奔豚,发于小腹,上冲至心如豚状,上下无时,少腹急,腰痛,久不已令人喘逆骨痿,宜大七气汤倍桂,加茴香、炒楝子肉,兼吞奔豚丸。在腹内近脐,左右各有一条筋脉急痛,大者如臂,小者如指,有时而现,如弦之状,故名疝也。癖,偏僻也,僻居两肋,有时而痛。石瘕,生胞中,因寒气客于子门,恶血留聚,日渐大,状如怀子。此气先病血后病,月事不以时下。肠覃,寒客大肠外,结瘕,始如鸡卵,渐益大如怀孕。此气病血未病,故月水不断。上二者皆女子病,似妊娠,治法可用辛热,如吴茱萸、桂心、附子,加入消块药。

〖癌前病变-癌毒欲结〗

辨识要点 ① 符合癌前病变病理诊断;② 疾病或病变本身不是恶性肿瘤;③ 具有发展为恶性肿瘤的潜能;④ 恶性肿瘤风险增加;⑤ 疾病或病变本身并不一定发展为恶性肿瘤;⑥ 癌前状态发展为癌可能经过很长时间;⑦ 绒毛状大肠腺瘤;⑧ 管状大肠腺瘤;⑨ 家族性腺瘤性息肉病几乎均会发生癌变;⑩ 乳腺导管上皮非典型增生;⑪ 乳腺导管上皮形态呈现一定程度的异型性;⑫ 进展为浸润性乳腺癌的相对危险度为普通女性的4~5倍;⑬ 慢性胃炎肠上皮化生;⑭ 溃疡性结肠炎癌前病变;⑮ 反复溃疡和黏膜增生;⑯ 皮肤慢性溃疡鳞状上皮增生和非典型增生;⑰ 黏膜白斑鳞状上皮过度增生角化;⑱ 舌红苔黄脉实。

治疗推荐 ①《慈禧光绪医方选义》拔毒锭:白及、白蔹、天南星、牙皂、天花粉、射干、白芷、全蝎、雄黄、穿山甲、蟾酥、血竭、冰片、麝香、细辛、大黄、木通、黄连、栀子、二宝花、防风、泽泻、甘草梢、白梅花、乳香、没药、江米,常规剂量研为细末,炼蜜为丸如梧桐子大,每次30粒,每日两次温水送服。②《种福堂方》百发神针:乳香、没药、附子、血竭、川乌、草乌、檀香、降香、贝母、麝香、母丁香、净蕲艾绒,常规剂量,每日两次水煎服。③《三因极一病证方论》卷10解毒丸:板蓝根、贯众、青黛、生甘草,常规剂量研为细末,炼蜜为丸如梧桐子大,每次30粒,每日两次温水送服。④ 华蟾素胶囊每次2粒,每日3次口服或华蟾素片每次3片,每日3次口服。⑤ 康莱特注射液200毫升缓慢静脉滴注,每日1次,21日为1个疗程,间隔3~5日后进行下一疗程,或康莱特软胶囊每次6粒,每日4次口服。

思路拓展 《医经溯洄集·积热沉寒论》:以积热言之,始而凉和,次而寒取,寒取不愈则因热而从之,从之不愈则技穷矣,由是苦寒频岁而弗停。又以沉寒言之,始而温和,次而热取,热取不愈则因寒而从之,从之不愈则技穷矣,由是辛热比年而弗止。嗟夫!苦寒益深而积热弥炽,辛热大过而苦寒愈滋,苟非大圣慈仁明垂枢要,生也孰从而全之。《经》曰:谓寒之而热者取之阴,热之而寒者取之阳,所谓求其属也。属也者其枢要之所存乎?斯旨也,王太仆知之,故曰益火之原以消阴翳,壮水之主以制阳光。又曰取心者不必齐以热,取肾者不必齐以寒,但益心之阳寒亦通行,强肾之阴热之犹可。吁!混乎千言万语之间,殆犹和璧之在璞也,其宝久湮岂过焉者石之而弗凿乎?余僭得而推衍之,夫偏寒偏热之病,其免者固千百之一二,而积热沉寒亦恐未至于数见也。然而数见者,得非粗工不知求属之道,不能防微杜渐,遂致滋蔓难图以成之欤。夫寒之而热者,徒知以寒治热而不知热之不衰者,由乎真水之不足也,热之而寒者徒知以热治寒,而不知寒之不衰者,由乎真火之不足也。不知真水火不足,泠以寒热药治之,非惟脏腑习熟药反见化于其病,而有者弗去无者弗至矣。故取之阴所以益肾水之不足,而使其制夫心火之有余。取之阳所以益心火之不足,而使其胜夫肾水之有余也。其指水火也。属犹主也,谓心肾也,求其属者,言水火不足而求之于心肾也。火之原者阳气之根,即心是也,水之主者阴气之根,即肾是也。非谓火为心而原为肝,水为肾而主为肺也。寒亦益心,热亦强肾,此太仆达至理于规矩准绳之外,而非迂士曲生之可以及矣。

〖异型增生-邪毒积聚〗

辨识要点 ① 符合异型增生病理诊断;② 异型增生上皮具有细胞和结构异型性;③ 未累及上皮全层的异型增生可能会逆转消退;④ 疾病或病变本身不是恶性肿瘤;⑤ 具有发展为恶性肿瘤的潜能;⑥ 恶性肿瘤风险增加;⑦ 疾病或病变本身并不一定发展为恶性肿瘤;⑧ 异型增生发展为癌可能经过很长时间;⑨ 被覆上皮异型增生;⑩ 腺上皮异型增生;⑪ 舌红苔黄脉实。

治疗推荐 ①《种福堂方》卷 4 拔毒散:韶粉、大黄、雄黄、五倍子、乳香、没药、黄丹、白及、白蔹、黄柏、白芷,常规剂量研末为散,每次五钱,每日两次煎散为汤温服。②《是斋百一选方》拔毒黄芪散:黄芪、大黄、羌活、炙甘草、当归、芍药、白附子、黄芩、杏仁、连翘,常规剂量研末为散,每次五钱,每日两次煎散为汤温服。③ 华蟾素片每次 3 片,每日 3 次口服或华蟾素胶囊每次 2 粒,每日 3 次口服。④ 康莱特注射液 200 毫升缓慢静脉滴注,每日 1 次,21 日为 1 个疗程,间隔 3～5 日后进行下一疗程,或康莱特软胶囊每次 6 粒,每日 4 次口服。⑤ 复方斑蝥胶囊每次 3 粒,每日 2 次口服。

思路拓展 《圣济总录·癖气》:癖气者聚于两胁间,有时而痛是也。以其僻在肋下,故名癖气。又云饮水过多或卧觉饮水复卧,久皆成癖,此由气脉不宣,水饮停积,寒气加之,故为是病。治癖气胁肋妨满,腹胀痛,不思食,防葵丸:防葵、柴胡、赤芍药各三分,桂枝、木香、当归、五味子各半两,鳖甲一两半,桔梗一两,大黄一两一分,京三棱三分,郁李仁一两,槟榔一两半,炼蜜和丸如梧桐子大,每服二十丸。治癖气腹痛,两胁胀满,不思饮食,柴胡饮方:柴胡、赤茯苓各三分,赤芍药、鳖甲、郁李仁各半两,桔梗、木通各一两,捣筛为散,每服五钱。治癖气在胁下痛,久不瘥,京三棱散方:京三棱半斤,枳壳一两,炙甘草三两,捣罗为散,每服三钱。治癖气疼痛,腹胁胀满,发歇不定,不思饮食,硇砂丸方:硇砂、芫花、干姜、京三棱各半两,醋膏为丸如绿豆大,每服十丸。治食气癖块,胸膈噎塞,冷气攻刺,吐酸水,不美饮食,腹胁胀痛,气不升降,三棱丸方:京三棱、芍药、桔梗、干姜、槟榔、吴茱萸、乌头各半两,大黄、诃黎勒各一两,鳖甲一两半,桃仁三分,面糊为丸如梧桐子大,每服十五丸。治积年癖气及气块上攻心腹,鳖甲丸方:鳖甲一两,干姜半两,京三棱一两,青橘皮半两,巴豆一分,巴豆膏和丸如绿豆大,每服三丸至五丸。治癖气块聚,心胸痛,食不消,妇人带下淋沥,羸瘦困怠无力,温白丸方:乌头、紫菀、吴茱萸、菖蒲、柴胡、厚朴、桔梗、皂荚、赤茯苓、干姜、黄连、蜀椒、人参、巴豆各等分,白蜜为丸如梧桐子大,每服三丸。治癖气积,气血结刺疼,木香硇砂煎丸方:木香一分,硇砂半两,巴豆、大黄、京三棱、干漆、青橘皮、蓬莪术、附子、桂枝、干姜各一分,墨一指大,熬膏为丸如绿豆大,每服五丸。治虚积,导滞气,消癖块,如意丸方:硇砂十二块,巴豆三十六枚,大枣十二枚,白丁香八十四个,腻粉一钱,煎膏为丸如绿豆大,每服五丸。治癖气结硬不消,胸胁胀闷,消癖丸方:巴豆一分,硇砂半两,猪牙皂荚四两,硇砂膏和丸如绿豆大,每服一丸。治丈夫妇人腹内癖气郁李仁丸方:郁李仁、京三棱、芫花、蓬莪术、木香各一两,面糊和丸如绿豆大,每服三五丸。治男子妇人小儿,虚中癖气,脏腑不调,食饮不消,久致瘦弱,不可取转者。服之自然安好。又治虚气膨胀,心胸闷滞,并妇人产后血积蓐劳瘦瘁甚者,鳖甲三棱丸方:鳖甲、京三棱、干漆各三两,木香、干姜、补骨脂、槟榔、没药、硇砂、墨各一分,面糊为丸如绿豆大,每服二十丸。治癖气发歇,冲心疼痛,不知人,蓬莪术散方:蓬莪术半两、胡椒一分、附子半两,捣罗为散,每服半钱。治癖气发歇,疼痛不可忍者,宜急服应痛丸方:桂枝、干漆、京三棱、当归各等分,面糊为丸如梧桐子大,每服二十丸。治癖积,健脾胃,消宿滞,鳖甲大黄丸方:鳖甲二两,大黄、槟榔、附子、麦蘖各一两,乌药、诃黎勒、木香、白术、桂枝、蓬莪术、京三棱各三分,枳壳、吴茱萸各半两,煎膏和丸如梧桐子大,每服二十丸。治冷癖、醋心呕逆,宿食不消,中酒后腹藏雷鸣,时发腹痛,一切虚冷等,温胃丸方:吴茱萸、陈曲、陈皮、白术、人参、桂枝、熟地、炙甘草各一两,炼蜜和丸如梧桐子大,每服十丸。

〖原位癌-上皮癥瘕〗

辨识要点　① 符合原位癌病理诊断;② 无规律上皮细胞增生;③ 上皮内上皮癌;④ 异型增生细胞形态和生物学特性与癌细胞相同;⑤ 累及上皮全层;⑥ 没有突破基底膜向下浸润;⑦ 鳞状上皮原位癌;⑧ 尿路上皮原位癌;⑨ 鳞化支气管黏膜原位癌;⑩ 乳腺导管原位癌;⑪ 及时治疗原位癌可有效预防浸润性癌;⑫ 舌红苔黄脉实。

治疗推荐　①《济阳纲目》莪术溃坚汤:莪术、红花、升麻、吴茱萸、生甘草、柴胡、泽泻、神曲、青皮、陈皮、黄芩、厚朴、黄连、益智仁、草豆蔻、半夏、当归,常规剂量,每日两次水煎服。②《疮疡经验全书》拔毒济生散:牛黄、珍珠、冰片、郁金、犀角、辰砂、绿豆粉、五倍子,常规剂量研末为散,每次五钱,每日两次煎散为汤温服。③《仙拈集》卷3解毒丸:牛黄、朱砂、雄黄、乳香、没药、麝香、山慈菇,常规剂量研为细末,炼蜜为丸如梧桐子大,每次10丸,每日两次温水送服。④ 华蟾素胶囊每次2粒,每日3次口服,或华蟾素片每次3片,每日3次口服。⑤ 康莱特注射液200毫升缓慢静脉滴注,每日1次,21日为一个疗程,间隔3～5日后进行下一疗程,或康莱特软胶囊每次6粒,每日4次口服。

思路拓展　《圣济总录·疟癖不能食》:疟癖之人本于寒气久积腹内,不能荣养府藏,脾胃既弱,邪气停滞,故但虚满而不能食也。枳壳汤(枳壳、桔梗、人参、前胡、桂枝、槟榔、鳖甲)治疟气腹胀,两肋急满,不能饮食,头痛壮热,身体疼痛。白术汤(白术、赤茯苓、枳壳、人参、桔梗、桂枝)治疟气两肋胀满,不能饮食。人参汤(人参、陈皮、白术、桂枝、赤茯苓)治疟气撮痛,不能饮食。肉豆蔻散(肉豆蔻、枳壳、芜荑仁、吴茱萸、高良姜、木香、生姜)治疟气胃中寒癖,不思饮食。木香丸(木香、蜀椒、干姜)治疟气胃冷不入饮食。京三棱汤(京三棱、木香、炙甘草、莪术、藿香、乌药、蘹香子、赤茯苓)治疟癖冷气,积滞不消,胸膈痞闷,不思饮食。白术汤(白术、木香、益智、京三棱、槟榔)治疟癖气,每发疼痛,不能饮食。木香散(木香、莪术、京三棱、益智仁、陈皮、炙甘草)治疟癖积气,不能饮食及五膈气,妇人血气。京三棱丸(京三棱、莪术、益智仁、青皮、槟榔、木香、京三棱)治疟癖急痛,不能饮食。鳖甲散(鳖甲、附子、木香、白术、京三棱、大黄、桂枝、高良姜、川芎)治腹内疟癖积聚,心胸刺痛,面无颜色。黑神丸(干漆、陈曲、蘹香子、木香、椒红、丁香、槟榔)治腹内疟癖积聚,心胸刺痛,面无颜色。

第十三节　淋巴病理

〖急性非特异性淋巴结炎-急性淋巴结焦湿热〗

辨识要点　① 符合急性非特异性淋巴结炎病理诊断；② 淋巴结灰红色肿胀；③ 淋巴滤泡增生；④ 生发中心扩大；⑤ 化脓菌感染滤泡生发中心坏死并形成脓肿；⑥ 轻中度感染滤泡周围或淋巴窦内中性粒细胞浸润；⑦ 舌红苔黄脉数。

治疗推荐　①《太平圣惠方》卷66白蔹散：白蔹、甘草、玄参、木香、赤芍、大黄，常规剂量，每日两次水煎服。②《外科正宗》卷2连翘散：连翘、葛根、黄芩、赤芍、栀子、桔梗、升麻、麦冬、牛蒡子、木通、甘草，常规剂量，每日两次水煎服。③《疡医大全》瘰疬煎：贝母、半夏、当归、穿山甲、白附子、连翘、桔梗、陈皮、枳壳、白僵蚕、甘草节、茯苓，常规剂量，每日两次水煎服。

思路拓展　《质疑录·论三焦有几》：人身十二脏腑经络，《灵枢》《素问》详辨，各有定名部分，独三焦之名，在经文亦多臆说；后贤之详其义者，更多旁杂，而无一定之论，是不能无疑，而为之考究，以正其指归。即如王海藏，为东垣高弟，亦致疑于三焦之名，而问之曰三焦有几，启其端而究未能定其说。是以总会经文与诸贤之论而详之，以知三焦有三三焦，而后之人不能明其义，故多歧而未有以正其名也。所谓三焦之有三三焦也，即以经文正之。《灵》《素》之论三焦，与《难经》之论三焦，已自不同矣。《灵枢》曰：三焦者，上合手少阳，出关冲，小指次指之端。三焦下，在足大趾之前，少阳之后，出中外，足太阳以络于手少阳。此论手少阳三焦经脉之所行也。又曰：脐下膀胱至足，为足三焦。下焦别回肠，注膀胱以渗入。此论足太阳膀胱，为三焦一腑之所属也。手三焦之经为少阳，主于上；足三焦之腑为膀胱，主于下：是二三焦也。故《本脏篇》曰：密理浓皮者，三焦、膀胱浓；粗理薄皮者，三焦、膀胱薄。《论勇》曰：勇士，三焦理横；怯士，三焦理纵。而《素问·五脏别论》又曰：胆、胃、大小肠、三焦、膀胱五者，为天气之所主。夫三焦、膀胱，与胆、胃、大小肠四腑并言，而又有浓、薄、结、直、纵、横之意，此所谓三焦者，属之于腑，正有形有状之三焦也。若《灵枢》又曰：上焦如雾，中焦如沤，下焦如渎。此三焦为一气之所主，故《三十一难》因之曰：上焦在胃上口，主内而不出，其治在膻中；中焦在胃中脘，主腐熟水谷，其治在脐傍，下焦在脐下，主分别清浊，出而不内。此三焦者，即《灵枢》所谓如雾、如沤、如渎之三焦也。故《难经》又继言之，三焦为水谷之道路，气之所以终始。三焦者，原气之别使。原气在两肾中间之动气，为人之生命，十二经之根本，主通行三气，经历于五脏六腑。此所谓三焦者，属之于气，正王叔和所谓有名无状之三焦也。是又一三焦也。论其经则手少阳三焦主之于上，论其腑则足太阳三焦主之于下，论其气则两肾原气之三焦以行于中。故曰《灵》《素》之论三焦，与《难经》之论三焦，名各不同也。《灵》《素》之论手少阳三焦与足太阳三焦，是有形之腑也。《难经》之论上中下之三焦，是无形之原气也。有形之腑，与胆、胃、大小肠为配；无形之气，游行于五脏六腑之中，温分肉而充皮肤，是即肾间之原气，自下而中，自中而上，东垣所谓有名无形，主持诸气，统领周身之气，熏肤充身泽毛者也。三焦之有三者，此也。王海藏问三焦有几，独能辨手少阳三焦主上，足太阳三焦主下，而不及《难经》所云原气之三焦为命门之别使，是以使后人疑而莫辨耳。故王叔和所云三焦无状空有名者，即是肾间原气之三焦也，不可谓尽非也。独是陈无择以脐下之脂膜为三焦：袁淳甫以人身着内一层，形色最赤者为三焦；虞天民以包涵肠胃之总司，指腔子为三焦：是皆说之不可稽者也。至金一龙舍手足之三焦不言，而易以前三焦、后三焦，尤诞妄而支离矣。予初注三焦论,漫引《灵枢》肺在三焦,心在五焦,膈在七焦,肝在九焦,脾在十一焦,肾在十四焦之间,以躯体之外称焦,而从虞天民包罗六腑五脏之脂膜,以证三焦之说。自马仲化以肺、心之焦为椎,则予之说要,亦可议而未有当焉也。

〖慢性非特异性淋巴结炎-慢性淋巴结湿热〗

辨识要点　①符合慢性非特异性淋巴结炎病理诊断;②淋巴结反应性增生;③淋巴滤泡增生;④淋巴滤泡增大且数量增多;⑤生发中心明显扩大;⑥生发中心周围有套区细胞围绕;⑦淋巴副皮质区增生;⑧淋巴结副皮质区增宽;⑨活化免疫母细胞体积是静止淋巴细胞的3~4倍;⑩活化免疫母细胞圆形核,染色质块状,有一个或数个核仁,细胞质较丰富,略呈嗜碱性;⑪血管内皮细胞增生和淋巴窦扩张;⑫淋巴窦明显扩张;⑬窦内巨噬细胞增生和内皮细胞肥大;⑭舌红苔黄脉数。

治疗推荐　①《太平圣惠》卷64白蔹散:白蔹、大黄、赤石脂、赤芍、莽草、黄芩、黄连、吴茱萸,常规剂量,每日两次水煎服。②《普济方》卷384连翘散:人参、连翘、茯苓、防风、川芎、天花粉、黄柏、荆芥、栀子、甘草,常规剂量,每日两次水煎服。③《万病回春》卷8琥珀散:滑石、白牵牛、斑蝥、僵蚕、枳壳、赤芍、柴胡、木通、连翘、琥珀、黄芩、甘草,常规剂量,每日两次水煎服。

思路拓展　《医学真传·三焦》:三焦者,上、中、下少阳之气所主也。五脏合五腑,三焦一腑无脏与合,故曰是孤之腑也。不但无脏与合,而三焦之腑,且将两脏;将,犹偕也,是以腑而并脏也。不但将两脏,而六腑之气,俱合三焦,故又曰是六腑之所与合者。是三焦之气,合脏合腑,彻上彻下,彻外彻内,人身莫大之腑也。证之经论,其理自明。《灵枢·本俞》论云:肺合大肠,大肠者传道之腑;心合小肠,小肠者受盛之腑;肝合胆,胆者中精之腑;脾合胃,胃者五谷之腑;肾合膀胱,膀胱者津液之腑。以明五脏合五腑。其三焦一腑,下属肾,上连肺,将乎两脏。《经》云:少阳属肾,肾上连肺,故将两脏。谓少阳主三焦,下焦将肾脏,上焦将肺脏也。虽将两脏,职不离腑,故又云:三焦者,中渎之腑也,水道出焉,属膀胱,是孤之腑也,是六腑之所与合者。由此推之,则三焦为中渎腑,属膀胱而出水道,无脏与合,是孤之腑也。孤者,独也,谓独任其上、中、下之化机也。既曰将乎两脏,又曰六腑与合,是三焦一腑,则较之诸腑而独尊,岂如一腑合一脏而已耶!仲师云:腠理者,是三焦通会元真之处,荣卫不相将,则三焦无所仰,形冷恶寒者,三焦伤也。又云:三焦各归其部,上焦不归者,噫而酢吞;中焦不归者,不能消谷引食;下焦不归者,则遗溲。仲师之言,即《灵枢经》所云上焦出胃上口,中焦并胃中,下焦别回肠、注于膀胱而渗入者是也。《经》又云:上焦如雾,中焦如沤,下焦如渎。合观经论,则上脘、中脘、下脘,即上焦、中焦、下焦也;三焦所出之部,即三焦所归之部也。三焦虽无有形之腑,实有所出所归之部,抑且彻上彻下,彻外彻内,较诸腑而尤尊也。昔人不体经论,有谓三焦无脏空有名者,有谓三焦属命门,有脏有名者,各执臆说,聚论不休。观诸经论,其义自明,有形无形,可以悟矣。

〖淋巴结真菌感染-淋巴结湿热蕴结〗

辨识要点　①符合淋巴结真菌感染病理诊断;②局部或全身淋巴结不同程度肿大;③先感染皮肤、黏膜和器官而后继发感染局部淋巴结;④曲菌感染的基本病变是化脓性炎及脓肿形成;⑤新型隐球菌感染为肉芽肿性炎;⑥病灶多核巨细胞胞质较厚荚膜的菌体呈球形芽孢;⑦组织胞浆菌感染病灶中巨噬细胞增生和肉芽肿性炎;⑧巨噬细胞胞质内吞噬有许多呈圆形的孢子体;⑨舌红苔黄脉数。

治疗推荐　①《太平圣惠方》卷66白蔹丸：白蔹、黄芪、木香、枳壳、玄参、乌蛇、斑蝥，常规剂量，每日两次水煎服。②《鸡峰普济方》卷23连翘散：连翘、白及、白头翁、牡丹皮、防风、黄柏、羌活、桂枝、秦艽、豆豉、海藻，常规剂量，每日两次水煎服。③《古今医鉴》瘰疬妙方：官粉、乳香、没药、孩儿茶、蛤粉、龙骨、蜂房、密陀僧、血竭、蓖麻子，常规剂量，每日两次水煎服。

思路拓展　《吴医汇讲·三焦论赘言》：尝读《难经》、叔和、启玄、诸大贤三焦论，皆谓有名无形。又读《灵枢经》曰：密理浓皮者，三焦浓；粗理薄皮者，三焦薄。勇士者，三焦理横；怯士者，三焦理纵。则似乎有形矣。及观李士材曰：肌肉之内，藏腑之外为三焦；亦无形也。而士材又以无形为误，而以《灵枢》之浓薄、纵横，如雾、如沤、如渎，以征其形。则三焦究属有形耶，无形耶？谨赘一言以辨之。夫三焦者，即胸、膈、腹内、三空处也，诸大贤皆谓有名无形者，所以别其不同于他藏他腑之自具一形耳，非日无形即无其处，正欲指空处，故曰无形也。《灵枢》谓浓薄纵横者，即借胸膈腹之腔子里面为言，非另具一形而为浓薄、纵横也。《经》又曰：如雾、如沤、如渎，而中焦又有作如沥者，盖即指胸、膈、腹内空处之水气为喻。如果有形，则雾乃气聚，有时而散，沤为水泡，时起时没，沥是余滴，可有可无，皆无常形，岂可比之上中二焦乎？至于下焦如渎者，亦不过以沟渎中水道，比下焦之水道，非以沟渎之壳子相比较也。即士材所谓肌肉之内，藏腑之外，虽有其处，原无其形，何反以无形为误，岂其意以既有其处，即不得谓之无形耶？然处与形不同，有其处，《内经》所以云云；无其形，诸贤所以定论。先圣后贤，言似异而旨实同也。惟陈无择言有形如脂膜，疑未妥协，盖脂膜乃身中原有之物，三焦之形如之，则又一层假脂膜也，假脂膜与真脂膜，其何以辨哉？故敢谓其未妥。

〖猫抓病-三焦猫毒〗

辨识要点　①符合猫抓病病理诊断；②汉赛巴通体属立克次体感染；③自限性淋巴结炎；④猫抓伤或咬破皮肤后1～2周淋巴结肿大；⑤皮损部位红斑状丘疹、脓疱或痂皮；⑥皮肤感染局部淋巴结肿大；⑦组织细胞演变的上皮样细胞形成肉芽肿；⑧肉芽肿中央中性粒细胞浸润；⑨化脓性肉芽肿B淋巴细胞浸润；⑩多数淋巴结肿大在2～4个月后自行消退；⑪舌红苔黄脉数。

治疗推荐　①《外台秘要》卷26白蔹丸：白蔹、狼牙、藋芦、桃花、贯众、橘皮、芫荑，常规剂量，每日两次水煎服。②《普济方》卷14连翘散：连翘、荆芥、鳖甲、栀子、射干、羌活、独活、当归、大黄、恶实、牵牛子，常规剂量，每日两次水煎服。③《医方类聚》卷180琥珀散：北壁背阴土、琥珀、凌霄花、皂角刺、瞿麦、海藻，常规剂量，每日两次水煎服。

思路拓展　《诸病源候论·兽毒病诸候》：马啮踏人候，凡人被马啮踏，及马骨所伤刺，并马缰、鞦、勒所伤，皆为毒疮。若肿痛致烦闷，是毒入腹，亦毙人。马毒入疮候，凡人先有疮而乘马，马汗并马毛垢，及马屎尿，及坐马皮鞯，并能有毒，毒气入疮，致肿疼痛，烦热，毒入腹，亦毙人。猘狗啮候，凡猘狗啮人，七日辄一发，过三七日不发，则无苦也。要过百日，方大免耳。当终身禁食犬肉及蚕蛹，食此，发则死不可救矣。疮未愈之间，禁食生鱼、猪、鸡、腻。过一年禁之乃佳。但于饭下蒸鱼，及于肥器中食便发。若人曾食落葵得犬啮者，自难治。若疮瘥十数年后，食落葵便发。狗啮重发候，凡被狗啮，疮，忌食落葵及狗肉。云：虽瘥，经一二年，但食此者必重发。重发者，与初被啮不殊。其猘狗啮疮重发，则令人狂乱，如猘狗之状。

〖**淋巴管阻塞-三焦水淤**〗

辨识要点　① 符合淋巴管阻塞病理诊断;② 淋巴管梗阻区域静脉内见到造影剂;③ 腰淋巴管完全阻塞时造影剂通过主动脉分叉处交通淋巴管分流到对侧,显示对侧腰淋巴干;④ 四肢淋巴管阻塞通常表现为淋巴水肿;⑤ 躯干淋巴道阻塞尚可导致乳糜腹水、乳糜尿、乳糜胸水;⑥ 淋巴造影提示淋巴管扩大,显示淋巴管径增宽伴扭曲;⑦ 淋巴壅滞注射后 24 小时或更长时间内,淋巴管仍有碘油存留;⑧ 淋巴管外渗由于淋巴管内压力增高,淋巴管破裂,淋巴进入组织间隙,造影时可见造影剂外渗,淋巴液外渗于血管、神经周围鞘;⑨ 淋巴液破入腹腔、肠管、尿路、胸腔,可分别显示造影剂进入腹腔、肠管、尿路、胸腔之迹象。⑩ 造影剂减少或消失常见于肢体淋巴水肿,表现为淋巴管数量减少外,常同时伴有淋巴管的扩大、扭曲和外渗。⑪ 淋巴管逆流表现为淋巴管逆向充盈,如盆腔脏器周围淋巴管逆向充盈则表示该侧髂总淋巴结或腰淋巴干有阻塞;⑫ 淋巴管侧淋巴管侧支通路的出现是淋巴管阻塞最常见的征象;⑬ 舌红苔黄脉数。

治疗推荐　①《医学心悟》卷 4 萆薢分清饮:萆薢、黄柏、石菖蒲、茯苓、白术、莲子心、丹参、车前子,常规剂量,每日两次水煎服。②《太平惠民和剂局方》磨积丸:干漆、丁香、青皮、三棱、莪术,常规剂量研为细末,炼蜜为丸如弹子大,每次 1 粒,每日两次温水送服。

思路拓展　《外经微言·三焦火篇》。少师曰:三焦无形,其火安生乎? 岐伯曰:三焦称腑,虚腑也。无腑而称腑,有随寓为家之义。故逢木则生、逢火则旺。即逢金,逢土亦不相仇而相得。总欲窃各脏腑之气以自旺也。少师曰:三焦耗脏腑之气,宜为各脏腑之所绝矣,何以反亲之也? 岐伯曰,各脏腑之气非三焦不能通达上下,故乐其来亲而益之以气,即有偷窃亦安焉而不问也。少师曰:各脏腑乐与三焦相亲,然三焦乐与何脏腑为更亲乎? 岐伯曰:最亲者,胆木也。胆与肝为表里,是肝胆为三焦之母,即三焦之家也。无家而寄生于母家,不无府而有府乎。然而三焦之性喜动恶静,上下同流,不乐安居于母宅,又不可谓肝胆之宫竟是三焦之府也。少师曰:三焦火也,火必畏水,何故与水亲乎? 岐伯曰:三焦之火最善制水,非亲水而喜入于水也,盖水无火气之温则水成寒水矣。寒水何以化物。故肾中之水,得三焦之火而生;膀胱之水,得三焦之火而化。火与水合实有既济之欢也。但恐火过于热,制水太甚,水不得益而得损,必有干燥之苦也。少师曰:然则何以治之? 岐伯曰:泻火而水自流也。少师曰:三焦无腑,泻三焦之火,何从而泻之? 岐伯曰:视助火之脏腑以泻之,即所以泻三焦也。少师;善。陈士铎曰:三焦之火附于脏腑,脏腑旺而三焦旺,脏腑衰而三焦衰,故助三焦在于助各脏腑也,泻三焦火可置脏腑于不问乎。然则三焦盛衰全在视腑也。

〖**传染性单核细胞增多症-膜原戾气**〗

辨识要点　① 符合传染性单核细胞增多症病理诊断;② EB 病毒感染;③ 副皮质区淋巴细胞增生活跃,滤泡增大;④ 淋巴结肿大;⑤ 脾脏肿大;⑥ 脾脏自发破裂;⑦ 肝脏肿大;⑧ 病程持续 4～6 周;⑨ EB 病毒感染的 B 细胞无限增殖而转变为恶性淋巴瘤;⑩ 舌红苔黄脉数。

治疗推荐　①《备急千金要方》卷 2 石膏大青汤:石膏、大青、前胡、栀子、知母、黄芩、葱白,常规剂量,每日两次水煎服(本方原书无名,《张氏医通》卷十五补)。②《太平圣惠方》卷 61 连翘散:连翘、葛根、升麻、枳壳、黄芩、蓝叶、赤芍、玄参、白蔹、羚羊角屑、木通、黄芪、大黄、甘草,常规剂量,每日两次水煎服。③《明医杂著》九味芦荟丸：胡黄连、黄连、芦荟、木香、芜荑、青皮、雷丸、鹤虱草、麝香,常规剂量研为细末,炼蜜为丸如弹子大,每次1粒,每日两次温水送服。

思路拓展 《温疫论·论气所伤不同》：所谓杂气者,虽曰天地之气,实由方土之气也。盖其气从地而起,有是气则有是病,譬如所言天地生万物,然亦由方土之产也。但植物藉雨露而滋生,动物藉饮食而颐养。盖先有是气,然后有是物。推而广之,有无限之气,因有无限之物也。但二五之精,未免生克制化,是以万物各有宜忌,宜者益而忌者损,损者制也。故万物各有所制,如猫制鼠,如鼠制象之类,既知以物制物,即知以气制物矣。以气制物者,蟹得雾则死,枣得雾则枯之类,此有形之气,动植之物皆为所制也。至于无形之气,偏中于动物者,如牛瘟、羊瘟、鸡瘟、鸭瘟,岂但人疫而已哉? 然牛病而羊不病,鸡病而鸭不病,人病而禽兽不病,究其所伤不同,因其气各异也。知其气各异,故谓之杂气。夫物者气之化也,气者物之变也,气即是物,物即是气,知气可以知物,则知物之可以制气矣。夫物之可以制气者药物也,如蜓蚰解蜈蚣之毒,猫肉治鼠瘘之溃,此受物气之为病,是以物之气制物之气。犹或可测。至于受无形杂气为病,莫知何物之能制矣。惟其不知何物之能制,故勉用汗、吐、下三法以决之。嗟乎! 即三法且不能尽善,况乃知物乎? 能知以物制气,一病只有一药之到病已,不烦君臣佐使品味加减之劳矣。

〖组织细胞性坏死性淋巴结炎-淋巴结热结〗

辨识要点 ① 符合组织细胞性坏死性淋巴结炎病理诊断;② 颈部淋巴结轻度肿大;③ 轻微疼痛;④ 持续发热;⑤ 淋巴结被膜下和副皮质区不规则的片状或灶性坏死;⑥ 明显核碎片;⑦ 中性粒细胞稀少或缺如;⑧ 坏死灶及周边形态多样巨噬细胞和前体浆细胞样树突细胞活跃增生;⑨ 吞噬核碎片的现象;⑩ 病变周围区域淋巴结的结构和细胞形态基本正常;⑪ 舌红苔黄脉数。

治疗推荐 ①《太平圣惠方》卷12连翘散：连翘、大黄、当归、木香、麦冬、防风、羌活、黄芩、犀角屑、麝香、枳壳、牛蒡子,常规剂量,每日两次水煎服。②《三因极一病证方论》五香连翘汤：青木香、沉香、乳香、丁香、麝香、升麻、桑寄生、独活、连翘、射干、木通、大黄,常规剂量,每日两次水煎服。③《博济方》醉仙散：胡麻子、牛蒡子、枸杞子、蔓荆子、苦参、瓜蒌根、防风、白蒺藜,常规剂量,每日两次水煎服。

思路拓展 《圣济总录·三焦病》：《黄帝针经》谓三焦病者,腹胀气满,不得小便窘急,溢则为水,水则为胀,夫三焦者,决渎之官,水道出焉,上焦其治在膻中,膻中为气海,中焦主腐熟水谷,下焦当膀胱上口,主分别清浊,今三焦俱病,故腹胀气满,不得小便,溢而为水胀也,治宜升降气道,则腹满自消,水道自利矣。治三焦病气不升降,水道不利,渐成水胀,三和汤方：大腹皮、紫苏、沉香、木瓜、羌活各一两,白术、川芎、木香、炙甘草、陈皮、槟榔各三分,捣筛为散,每服三钱。治三焦营卫不通,气满水胀,槟榔饮方：槟榔五枚,木香一两,生姜、青皮、川芎各半两,前胡、丁香、山芋各半两,捣筛为散,每服三钱,脚肿加牵牛子半两,面目浮肿加郁李仁半两。治三焦病,胀满为水,小便不利,牵牛子丸方：牵牛子二两,乌白木根皮五两,木香三两,䗪虫、大黄各二两,防己、枳实、陈皮、羌活各一两,炼蜜和丸如绿豆大,每服十丸。治三焦病久,欲成水,腹胀不消,小水不利。徒都子补气丸方：海蛤、牵牛子、赤茯苓、防己、犀角、诃黎勒、苦葶苈、川芎、木通、大戟、防风、木香各一两,大黄二两半,生干地黄、桑根白皮、陈皮、郁李仁各一两,炼蜜和丸如梧桐子大,每服十五丸。治三焦不调,小便秘涩,和营卫,利脏腑,淮南五柔丸方：大黄一斤,前胡二两,赤茯苓、细辛、半夏、肉苁蓉、葶苈子、当归、芍药各一两,炼蜜和丸如梧桐子大,每服五丸。治阴阳不和，三焦气滞，胸膈虚痞，腹胁满胀，小便不利，饮食不消，人参香术散方：人参、炙甘草各一两，木香半两，白术五两，五味子三两，上五味，捣罗为散，每服二钱。治三焦病胀满，水道不利，木香枳壳散方：木香、枳壳、白芷、蓬术、白术、甘草炙、桂枝各二两，捣罗为散，每服二钱。治三焦病腹胀气满，小便不利，木香丸方：木香二两、荜澄茄四两、牵牛子二十四两，槟榔四两，补骨脂四两，牵牛末为丸如绿豆大，每服二十丸。

第十四节 动 脉 病 理

〖主动脉粥样硬化-主脉痰瘀〗

辨识要点 ① 符合主动脉粥样硬化病理诊断;② 主动脉内膜点状或条纹状黄色不隆起或微隆起于脂纹病灶;③ 主动脉内膜表面不规则隆起的纤维斑块;④ 主动脉内膜面明显的灰黄色粥样斑块;⑤ 好发于主动脉后壁及其分支开口处;⑥ 腹主动脉粥样硬化;⑦ 胸主动脉粥样硬化;⑧ 主动脉弓粥样硬化;⑨ 升主动脉粥样硬化;⑩ 动脉瘤破裂导致大出血;⑪ 舌红苔腻脉弦。

治疗推荐 ①《杏苑生春》卷5防风当归汤:防风、当归、赤茯苓、独活、秦艽、赤芍药、黄芩、杏仁、甘草、桂枝、生姜,常规剂量,每日两次水煎服。②《杨氏家藏方》白附子化痰丸:半夏、天南星、石膏、细辛、茯苓、肉桂、白僵蚕、白附子、川芎、白芷、麝香,常规剂量研为细末,炼蜜为丸如梧桐子大,每次10丸,每日两次温水送服。③《圣济总录》卷161鳖甲当归散:鳖甲、当归、桃仁、芍药、三棱、桂枝,常规剂量研末为散,每次五钱,每日两次煎散为汤温服。

思路拓展 《丹溪心法·痰》:脉浮当吐。久得脉涩,卒难开也,必费调理。大凡治痰用利药过多,致脾气虚,则痰易生而多。湿痰,用苍术、白术;热痰,用青黛、黄连、芩;食积痰,用神曲、麦芽、山楂;风泻亦不能去。风痰多见奇证,湿痰多见倦怠软弱。气实痰热结在上者,吐难得出。痰清者属寒,二陈汤之类。胶固稠浊者,必用吐。热痰挟风,外证为多。热者清之;食积者,必用攻之;兼气虚者,用补气药送;痰因火盛逆上者,以致火为先,白术、黄芩、软石膏之类;内伤挟,必用参、芪、白术之属,多用姜汁传送,或加半夏;虚甚,加竹沥;中气不足,加参、术。痰之为物,随气升降,无处不到。脾虚者,宜清中气以运痰降下,二陈汤加白术之类,兼用升麻提起。中焦有痰则食积,胃气亦赖所养,卒不便虚,若攻之尽,则虚矣。痰成,或吐咯不出,兼气郁者,难治。气湿痰热者,难治。痰在肠胃间者,可下而愈;在经络中,非吐不可。吐法中就有发散之义焉。假如痫病,因惊而得,惊则神出舍,舍空则痰生也。血气入在舍,而拒其神,不能归焉。血伤必用姜汁传送。黄芩治热痰,假其下火也。竹沥滑痰。非姜汁不能行经络。五倍子能治老痰,佐他药,大治顽痰。二陈汤,一身之痰都治管,如要下加引下药;在上,加引上药。凡用吐药,宜升提其气,便吐也,如防风、山栀、川芎、桔梗、麦芽、片芩、僵蚕、猪牙、皂角之类。凡人身上中下有块者多是痰,问其平日好食何物,吐下后,方为药。许学士用苍术治痰成窠囊一边行极妙。痰挟瘀血,遂成窠囊。眩运嘈杂,乃火动其痰,用二陈汤加山栀子、黄连、黄芩之类。噫气吞酸,此食郁有热,火气上动,以黄芩为君,南星、半夏为臣,橘红为便,热多加青黛。痰在胁下,非白芥子不能达;痰在皮里膜外,非姜汁、竹沥不可导达;痰在四肢,非竹沥不开;痰结核在咽喉中,燥不能出入,用化痰药,加咸药软坚之味,栝蒌仁、杏仁、海石、桔梗、连翘,少佐朴硝,以姜汁蜜和丸,噙服之。海粉即海石,热痰能降,湿痰能燥,结痰能软,顽痰能消,可入丸子,末子不可入煎药。枳实泻痰,能冲墙壁。小胃丹治膈上痰热、风痰湿痰肩膊诸痛,能损胃气,食积痰实者用之,不宜多。喉中有物咯不出,咽不下,此是老痰。重者吐之,轻者用栝蒌辈,气实必用荆沥,天花粉大能降膈上热痰。痰在膈间,使人颠狂,或健忘,或风痰,皆用竹沥。亦能养血,与荆沥同功韭汁治血滞不行,中焦有饮,自然汁冷吃两三银盏,必胸中烦燥不宁,后愈。参芪丸能消痰。

〖冠状动脉粥样硬化-冠脉痰瘀〗

辨识要点 ① 符合冠状动脉粥样硬化病理诊断;② 主动脉内膜点状或条纹状黄色不隆起或微隆起

于脂纹病灶;③ 主动脉内膜表面不规则隆起的纤维斑块;④ 主动脉内膜面明显的灰黄色粥样斑块;⑤ 左冠状动脉前降支粥样硬化;⑥ 右主干冠状动脉粥样硬化;⑦ 左主干冠状动脉粥样硬化;⑧ 左旋支冠状动脉粥样硬化;⑨ 后降支冠状动脉粥样硬化;⑩ 斑块性病变多发生于血管心壁侧;⑪ 横切面斑块多呈新月形,管腔不同程度狭窄;⑫ 管腔狭窄程度分为四级:Ⅰ级≤25％;Ⅱ级 26％～50％;Ⅲ级51％～75％;Ⅳ级≥76％;⑬ 冠状动脉痉挛;⑭ 冠状动脉粥样硬化性心脏病;⑮ 舌红苔腻脉弦。

治疗推荐　①《外科百效》不夺散:防风、荆芥、生地、勾藤、角茴、木瓜、川芎、紫金皮、五加皮、白芷、槟榔、木香、羌活、独活、归尾、天台乌、威灵仙、杜仲、芍药、牛膝、乳香、没药、补骨脂、五灵脂、石南藤、自然铜,常规剂量研末为散,每次五钱,每日两次煎散为汤温服。②《太平惠民和剂局方》金珠化痰丸:皂荚仁、天竺黄、白矾、铅白霜各一两,半夏四两,生白龙脑半两,辰砂二两,金箔 20 片,以半夏、皂荚子仁为末,与诸药同拌研匀,生姜汁煮曲糊为丸如梧桐子大,每次 205 丸,每日两次温水送服。③《普济本事方》枳壳散:枳壳、京三棱、橘皮、益智仁、蓬莪术、槟榔、肉桂、干姜、厚朴、炙甘草、青皮、肉豆蔻、木香,常规剂量研末为散,每次五钱,每日两次煎散为汤温服。

思路拓展　《圣济总录·心掣》:《内经》谓一阳发病,少气善咳善泄,其传为心掣。夫心君火也,三焦相火也。盖气血和平,三焦升降,则神明泰定。三焦既病,故上咳下泄少气,致心火胥应而不宁。其动若掣者,乃其证也。治心掣胸中少气,善咳善泄,调中汤方:白术、干姜、当归、人参、赤茯苓各二两,桂枝一两半,五味子、炙甘草各一两,上八味㕮咀如麻豆大,每服五钱匕,水一盏半,慢火煎至八分,去滓稍热服,日二夜一。治心掣气乏,咳逆泄利,人参煮散方:人参一两,丁香、草豆蔻各一分,羌活、炙甘草、陈曲各半两,京三棱三分,上七味,捣罗为散,每服三钱匕,水一盏,煎至七分,和滓温服,不拘时。治心掣胸中气少,水谷不化,泄利气逆,茯苓煮散方:赤茯苓、厚朴、麦蘖、川芎、炙甘草、人参各一两,干姜半两,上七味,捣罗为散,每服三钱匕,水一盏,煎至七分,和滓温服,不拘时。治心掣少气,善咳善泄,腹痛上攻,当归散方:当归、桔梗、枳壳、陈皮、赤芍药、桂枝各一两,人参、木香各半两,上八味,捣罗为散,每服二钱匕,煎生姜枣汤调下,不拘时。治心掣、胸中不利,时咳泄利,桔梗汤方:桔梗、人参、赤茯苓、白术、陈橘皮、桂枝、厚朴各一两,木香半两,枇杷叶三分,上九味,粗捣筛,每服三钱匕,水一盏,入生姜半分拍碎,煎至六分,去滓温服,不拘时。

〔颈动脉粥样硬化-颈脉痰瘀〕

辨识要点　① 符合颈动脉及脑动脉粥样硬化病理诊断;② 颈内动脉起始部粥样硬化;③ 动脉内膜点状或条纹状黄色不隆起或微隆起于脂纹病灶;④ 动脉内膜表面不规则隆起的纤维斑块;⑤ 主动脉内膜面明显的灰黄色粥样斑块;⑥ 纤维斑块和粥样斑块常导致管腔狭窄甚至闭塞;⑦ 舌红苔白脉弦。

治疗推荐　①《备急千金要方》防风煮散:防风、茯苓、葳蕤、白术、橘皮、丹参、细辛、甘草、升麻、黄芩、大枣、射干、酸枣仁,常规剂量研末为散,每次五钱,每日两次煎散为汤温服。②《古今医统》卷 50 丹参饮子:丹参、当归、白术、天冬、麦冬、贝母、知母、陈皮、甘草、石菖蒲、黄连、五味子,常规剂量,每日两次水煎服。

思路拓展　《读医随笔》:东垣谓参、术补脾,非以防风、白芷行之,则补药之力不能到。慎斋谓调理脾胃,须加羌活,以散肝结。此皆发表散气之品也,是能运补药之力于周身,又能开通三焦与经络之滞气也。此外尚有川芎、乌药、香附、降香、白檀香、郁金,皆可选用,以皆芳香,有通气之功也。防风、秦艽,尤为散中之润。若味辛者,不可混用,味辛则燥,能耗津液矣。滑伯仁谓:每加行血药于补剂中,其效倍捷。行血之药,如红花、桃仁、茜草、归须、茺蔚子、三棱、莪术之属皆是也。叶天士亦谓热病用凉药,须佐以活血之品,始不致有冰伏之虞。盖凡大寒、大热病后,脉络之中必有推荡不尽之瘀血,若不驱除,新生之血不能流通,元气终不能复,甚有传为劳损者。又有久病气虚,痰涎结于肠胃,此宜加涤痰之品,如蒌皮、焦楂、蒲黄、刺蒺藜、牡蛎、海蛤粉、海浮石、青黛、石膏,皆可随寒热而施之。行血之药,以水蛭为上,虻虫、蟅虫、蛴螬次之。坏痰之药,以硼砂为上,礞石、皂荚次之,今人已不敢用矣。痰本血液,非津水之类也,世以茯苓、泽泻利之;血属有形,瘀积膜络曲折之处,非潜搜默剔不济也,世以大黄、芒硝下之,大谬。著有《痰饮分治说》《仲景抵当汤丸解》,具在集中,可以互览。

〖脑动脉粥样硬化-脑脉痰瘀〗

辨识要点 ① 符合脑动脉粥样硬化病理诊断;② 脑动脉内膜点状或条纹状黄色不隆起或微隆起于脂纹病灶;③ 脑动脉内膜表面不规则隆起的纤维斑块;④ 脑动脉内膜面明显的灰黄色粥样斑块;⑤ 脑动脉纤维组织增生;⑥ 炎性细胞浸润;⑦ 累及全身大、中型弹性和肌性动脉;⑧ 基底动脉粥样硬化;⑨ 大脑中动脉粥样硬化;⑩ Willis 环动脉瘤;⑪ 慢性脑供血不足;⑫ 脑萎缩;⑬ 血管性认知障碍;⑭ 脑梗死;⑮ 脉瘤破裂脑出血;⑯ 舌红苔白脉弦。

治疗推荐 ①《金匮要略》侯氏黑散:菊花、白术、细辛、茯苓、牡蛎、桔梗、防风、人参、矾石、黄芩、当归、干姜、川芎、桂枝,常规剂量研末为散,每次五钱,每日两次煎散为汤温服。②《太平圣惠方》卷28鳖甲散:鳖甲、厚朴、木香、槟榔、神曲、三棱、大黄、川芎、青皮、桃仁、麦蘖、当归、赤芍药、桂枝、柴胡,常规剂量研末为散,每次五钱,每日两次煎散为汤温服。③《博济方》人参荆芥煮散:荆芥穗、柴胡、秦艽、肉豆蔻、白芷、黄芪、当归、麦冬、酸枣仁、海桐皮、芍药、人参、茯苓、炙甘草、生地、枳壳、木香、沉香、槟榔,常规剂量研末为散,每次五钱,每日两次煎散为汤温服。

思路拓展 ①《医方集解·侯氏黑散》:此手太阴、少阴、足厥阴药也。菊花秋生,得金水之精,能制火而平木,木平则风息,火降则热除,故以为君;防风、细辛以祛风;当归、川芎以养血;人参、白术以补气;黄芩以清肺热,桔梗以和膈气,茯苓通心气而行脾湿,姜、桂助阳分而达四肢,牡蛎、白矾酸敛涩收,又能化顽痰,加酒服者,以行药势也。②《张氏医通·侯氏黑散》:方中用菊花四十分为君,以解心下之蕴热;防、桂、辛、桔以升发腠理;参、苓、白术以实脾杜风;芎、归以润燥熄火;牡蛎、矾石,以固涩肠胃,使参术之性留积不散,助其久功;干姜、黄芩,一寒一热,寒为风之响导,热为火之反间。用温酒服者,令药性走表以开其痹也。郭雍曰:黑散本为涤除风热,方中反用牡蛎、矾石止涩之味,且令冷食,使药积腹中,然后热食,则风热痰垢与药渐而下之也。③《医方论·侯氏黑散》:此方刘宗厚与喻嘉言俱谓其风药太多,不能养血益筋骨;汪訒庵谓用此方者,取效甚多。各执一见。予谓方中四物咸备,不可谓无血药也。若中风初起表邪重者,用之尚可取效,然石膏、细辛二味,必须减去。

〖肾动脉粥样硬化-肾脉痰瘀〗

辨识要点 ① 符合肾动脉粥样硬化病理诊断;② 肾动脉内膜点状或条纹状黄色不隆起或微隆起于脂纹病灶;③ 肾动脉内膜表面不规则隆起的纤维斑块;④ 肾动脉内膜面明显的灰黄色粥样斑块;⑤ 肾

动脉开口处及主动脉近侧端粥样硬化;⑥ 叶间动脉和弓状动脉粥样硬化;⑦ 肾组织缺血;⑧ 肾实质萎缩;⑨ 肾间质纤维组织增生;⑩ 肾组织梗死;⑪ 动脉粥样硬化性固缩肾;⑫ 舌红苔白脉弦。

治疗推荐 ①《备急千金要方》褚澄汉防己煮散:汉防己、泽漆叶、石韦、泽泻、桑白皮、白术、丹参、赤茯苓、橘皮、通草、生姜、郁李仁,常规剂量研末为散,每次五钱,每日两次煎散为汤。②《博济方》沉香鳖甲煮散:沉香、鳖甲、木香、人参、黄芪、牛膝、茯苓、紫巴戟、当归、秦艽、柴胡、荆芥、半夏、桂枝、附子、羌活、生地、全蝎、肉豆蔻,常规剂量研末为散,每次五钱,每日两次煎散为汤温服。

思路拓展 《读医随笔·血痹疟母合论》:《金匮》论血痹曰尊荣人,骨弱,肌丰盛,重因疲劳,汗出而卧,不时动摇,如被微遂得之。此即《内经》所谓厥逆、颠疾、仆击、偏枯,肥贵人则膏粱之疾也。盖尊荣肥盛,是素木气虚血滞之质矣。疲劳汗出,则气伤津耗,气不足以运血,津不足以载血矣。而又继以坐卧不动,加被微风,血行遂不得反其故道,而为之凝涩矣。凡气怯津虚之人,忽遇劳倦,即气血沸腾,旋复静息,即气血澄凝,忽驶忽停,失其常度,即不得反其故道,而瘀痹作矣。尊荣丰盛,不过为气虚血滞立影,其实农工力食之人,年岁稍高,即多此证。为其汗出衣薄,风寒屡袭而不已也。疟疾日久,多成疟母者,即血之所积而痹也。大寒大热,二气迭乘,寒至即周身血液为之结涩,热至即周身血液为之奔驶。脉络之中必有推荡不尽之渣滓,前血未净,续来之血,行至此处,必有所挂,积之日久,而块成矣。此即血痹之机括也。但血痹之证,散在周身脉络之中,而疟母则结聚于内膜之一处。要其痹,皆在经脉络膜,而不在肠胃,故治之总宜红花、䗪虫,曲折搜剔,不宜大黄、芒硝之直下而迅扫也。吾每于力食之人,患偏废、注痛者,率以补气破血施之,疟母则兼化冷痰,其奏效皆甚捷。此即从仲景鳖甲、䗪虫、抵当化瘀诸方中来。

〖四肢动脉粥样硬化-肢脉痰瘀〗

辨识要点 ① 符合四肢动脉粥样硬化病理诊断;② 四肢动脉内膜点状或条纹状黄色不隆起或微隆起于脂纹病灶;③ 四肢动脉内膜表面不规则隆起的纤维斑块;④ 四肢动脉内膜面明显的灰黄色粥样斑块;⑤ 髂动脉粥样硬化;⑥ 股动脉及前后胫动脉粥样硬化;⑦ 下肢供血不足;⑧ 下肢疼痛而间歇性跛行;⑨ 肢体萎缩;⑩ 干性坏疽;⑪ 舌红苔白脉涩弦。

治疗推荐 ①《备急千金要方》丹参牛膝煮散:丹参、牛膝、桑白皮、杏仁、升麻、茯苓、猪苓、犀角、黄芩、橘皮、防己、白前、泽泻、桂枝、秦艽、生姜、李根白皮、大麻仁,常规剂量研末为散,每次五钱,每日两次煎散为汤。②《外台秘要》补煮散:黄芪、人参、独活、川芎、防风、当归、桂枝、草薢、防己、茯苓、白术、丹参、附子、炙甘草、杏仁、生地、生姜、磁石,常规剂量研末为散,每次五钱,每日两次煎散为汤。③《备急千金要方》独活煮散:独活、川芎、芍药、茯苓、防风、防己、葛根、羚羊角、当归、人参、桂枝、麦冬、石膏、磁石、甘草、白术,常规剂量研末为散,每次五钱,每日两次煎散为汤。

思路拓展 《格致余论·涩脉论》:人一呼脉行三寸,一吸脉行三寸,呼吸定息,脉行六寸。一昼一夜,一万三千五百息,脉行八百一十丈,此平人血气营运之定数也。医者欲知血气之病与不病,非切脉不足以得之。脉之状不一,载于《脉经》者二十有四:浮、沉、芤、滑、实、弦、紧、洪、微、缓、涩、迟、伏、濡、弱、数、细、动、虚、促、结、代、革、散。其状大率多兼见。人之为病有四:曰寒、曰热、曰实、曰虚。故学脉者,亦必以浮、沉、迟、数为之纲,以察病情,此不易之论也。然涩之见,固多虚寒,亦有痼热为病者。医于指下见有不足之气象,便以为虚,或以为寒,孟浪与药,无非热补,轻病为重。重病为死者多矣。何者? 人之所借以为生者，血与气也。或因忧郁，或因浓味，或因无汗，或因补剂，气腾血沸，清化为浊，老痰宿饮，胶固杂糅，脉道阻涩，不能自行，亦见涩状。若重取至骨，来似有力且带数，以意参之，于证验之，形气但有热证，当作痼热可也。此论为初学人发，圆机之士必以为赘。东阳吴子，年方五十，形肥味浓，且多忧怒，脉常沉涩，自春来得痰气病。医认为虚寒，率与燥热香窜之剂，至四月间两足弱，气上冲，饮食减。召我治之，予曰：此热郁而脾虚，痿厥之证作矣，形肥而脉沉，未是死证。但药邪太盛，当此火旺，实难求生。且与竹沥下白术膏尽二斤，气降食进，一月后大汗而死。书此以为诸贤覆辙戒云！

【肠系膜动脉粥样硬化-肠脉痰瘀】

辨识要点 ① 符合肠系膜动脉粥样硬化病理诊断；② 肠系膜动脉内膜点状或条纹状黄色不隆起或微隆起于脂纹病灶；③ 肠系膜动脉内膜表面不规则隆起的纤维斑块；④ 肠系膜动脉内膜面明显的灰黄色粥样斑块；⑤ 管腔狭窄甚至阻塞时剧烈腹痛腹胀；⑥ 发热；⑦ 肠梗死；⑧ 麻痹性肠梗阻；⑨ 休克；⑩ 舌红苔白脉弦。

治疗推荐 ①《传家秘宝》防风煮散：防风、大黄、柴胡、玄参、木通、酸枣仁、大腹子、虎骨、芍药、五加皮、麻黄、黄芪、当归、牛膝、羌活、丹参、海桐皮、肉桂、木香、鳖甲，常规剂量研末为散，每次五钱，每日两次煎散为汤温服。②《外科正宗》卷9活血散瘀汤：川芎、当归、防风、赤芍、苏木、连翘、天花粉、皂角针、红花、黄芩、枳壳、大黄，常规剂量，每日两次水煎服。

思路拓展 《读医随笔·病在肠胃三焦大气流行空虚之部与淫溢滞经脉膜络曲折深隐之部其治不同》：虞天民曰水肿之病，因脾土气虚，肝木气逆，而水湿妄行也，虽有停痰留饮，实无郁积脱固，故参、术为君，佐以清金、利湿、去热，即有十全之功。彼黄肿者，或酒疸，或谷疸，沉积顽痰，胶固郁结于中，土气外溢而黄也。故以苍术、浓朴、香附、陈皮之类，以平土气之敦阜；铁粉、青皮之类，以平木气之横逆；加以曲，助脾消积。黄退之后，再用参、术，以收全功。此标而本之之治也。若二病互易而治，祸不旋踵。胡玉海曰：伤寒至舌苔黑，邪气已入太阴，可更衣散下之。服之，或一周时，大便无有不解者。如服到解而不解之时，肝脏已无黏滞，毒尽归于阑门，可即用大黄下之。何则？人之真阴藏于肝，大黄为脾经之药，必待毒不沾连于肝，方可用之。如此分其先后，则真阴不伤，元气易复也。按：此必先用甘寒生津、活血之剂，清血分之热，使热毒浮载于空分，乃可随渣滓而俱下也。若毒在血脉，而攻其肠胃，则津气俱伤，血分之菀毒愈滞着无出路矣。肝即血分也，脾即肠胃也。上二条，即气分、血分之辨也。病在气分，与在血分，其治自不可混。在气分者，其邪气虚悬，无所滞着，可以径汗、径下，邪气即随汗、下血出；若浸淫于脉络曲折之处，粘滞不能流通，则必须提出归于气分，然后可以尽之，而不可径行迅扫也。其所以提归气分之法，有用缓缓撑托之法，屡使微汗，以渐达于表；有用滋血生津之法，使津液充盈，浮载邪气于表，然后一汗而尽之；有用轻轻攻下之法，屡使肠胃清空，膜络邪气逐节卸入肠胃，以渐而净；又有用酸涩收敛之品，于大黄、芒硝、牵牛、巴豆之剂中，使肠胃四维膜络之邪，举吸摄出于空中，随渣滓而俱下也。有用补血益气之法以运之；有用破血化瘀之法以搜之。仲景以承气治燥屎，以抵当治蓄血；痘疹家谓用红花、紫草，使血分松动而易透出。其义大可思也。向来邪气入脏入腑之说，腑脏即气血之别名也。析而言之，有经络之气血，有脏腑之气血。在经络之气分，为寒热走注；在经络之血分，为疼痛麻木。在腑，其神志清明；在脏，其神明昏愦也。夫邪气渍入血分，与血液合为一体，是血液之质必坏矣。治之必通泄其既坏之血液,或有黄臭汗出。在经络者,或下污秽杂汁;在脏腑者,皆外邪之变乱血液也。若内伤之病,血液自坏,或为干结,外为枯痿,内为血痹;或为湿腐,外为痈疽,内为五液注下;或为泛溢,血化为水,变见胕肿,即血分水分是也。在经络犹有可治,在脏者,新血无从生,即败血无从去矣。总由气分之菀结太深太久,浊气无所泄故也。治之必用前节托补诸法,使邪能撑出气分,方有杀冀。盖血分之病,总以气分为出路也。

〖良性高血压-肝阳上亢〗

辨识要点　① 符合良性高血压病理诊断;② 正常成年人收缩压≥140 毫米汞柱和/或舒张压≥90 毫米汞柱;③ 全身细小动脉间歇性痉挛收缩;④ 细动脉硬化玻璃样变;⑤ 内皮细胞及基底膜受损;⑥ 内皮细胞间隙扩大通透性增强;⑦ 血浆蛋白渗入血管壁;⑧ 血管平滑肌细胞变性坏死;⑨ 正常管壁结构消失,管腔缩小甚至闭塞;⑩ 小动脉内膜胶原纤维及弹性纤维增生,小动脉弹力膜分裂;⑪ 中膜平滑肌细胞增生肥大;⑫ 血管壁增厚管腔狭窄;⑬ 左心室肥大,左心室壁增厚,左心室乳头肌和肉柱明显增粗;⑭ 心肌细胞增粗变长,心肌细胞核肥大;⑮ 高血压性心脏病;⑯ 原发性颗粒性固缩肾;⑰ 脑水肿或高血压脑病;⑱ 脑梗死或脑出血;⑲ 视网膜中央细动脉硬化;⑳ 舌红苔黄脉弦数。

治疗推荐　①《丹溪心法附余》菊花茶调散:菊花、川芎、荆芥穗、羌活、甘草、白芷、细辛、防风、蝉蜕、僵蚕、薄荷,常规剂量研末为散,每次五钱,每日两次煎散为汤温服。《外科正宗》清肝芦荟丸:当归、芦荟、黄连、川芎、白芍、生地、青皮、昆布、海粉、甘草节、牙皂,常规剂量研为细末,炼蜜为丸如梧桐子大,每次 30 粒,每日两次温水送服。②《脾胃论》半夏白术天麻汤:半夏、白术、天麻、黄柏、干姜、苍术、茯苓、黄芪、泽泻、人参、神曲、大麦蘖面、橘皮,常规剂量,每日两次水煎服。③《小儿卫生总微论》天麻钩藤汤:天麻、钩藤、蝉蜕、防风、人参、麻黄、僵蚕、全蝎、炙甘草、川芎、麝香,常规剂量,每日两次水煎服。

思路拓展　①《脾胃论·半夏白术天麻汤》:此头痛苦甚,谓之足太阴痰厥头痛,非半夏不能疗;眼黑头旋,风虚内作,非天麻不能除,其苗为定风草,独不为风所动也;黄芪甘温,泻火补元气;人参甘温,泻火补中益气;二术俱苦温甘,除湿补中益气;泽、苓利小便导湿;橘皮苦温,益气调中升阳;曲消食,荡胃中滞气;大麦蘖面,宽中助胃气;干姜辛热,以涤中寒;黄柏苦大寒,酒洗以主冬天少火在泉发燥也。②《医略六书·半夏白术天麻汤》:脾气大亏,痰食滞逆,不能统运于中,故厥逆头痛眩晕不已焉。苍术燥痰湿以强脾;白术健脾元以燥湿;人参扶元补气,黄芪补气固中,天麻祛风湿以豁痰;泽泻泻浊阴以却湿;神曲消食积开胃,麦芽化湿和中;茯苓渗脾湿;半夏燥湿痰;橘红利气和胃;生姜快膈散痰;黄柏清湿热,干姜温中气也,使气健脾强,则自能为胃行其津液,而痰厥自平,良远温服,俾痰化气行,则胃气融和而清阳上奉,头痛眩晕无不保矣。此温凉并济,补泻兼施之剂,为气虚痰厥头痛眩晕之专方。

〖恶性高血压-肝阳化风〗

辨识要点　① 符合恶性高血压病理诊断;② 多见于青少年;③ 血压超过 230/130 毫米汞柱;④ 病变进展迅速;⑤ 高血压脑病;⑥ 肾衰竭;⑦ 视网膜出血及视盘水肿;⑧ 增生性小动脉硬化;⑨ 坏死性细动脉炎;⑩ 动脉内膜显著增厚伴血管平滑肌细胞增生;⑪ 胶原纤维增多血管壁呈层状洋葱皮样增厚,管腔狭窄;⑫ 血管内膜和中膜及管壁纤维素样坏死;⑬ 血管周围单核细胞及中性粒细胞浸润;⑭ 肾小球毛细血管袢节段性坏死;⑮ 局部脑组织缺血微梗死;⑯ 脑出血;⑰ 舌红苔黄脉弦数。

治疗推荐　①《医学衷中参西录》镇肝熄风汤：怀牛膝、生赭石、生龙骨、生牡蛎、生龟甲、生杭芍、玄参、天冬、川楝子、生麦芽、茵陈、甘草，常规剂量，每日两次水煎温服。②《御药院方》木香保命丹：木香、白附子、肉桂、杜仲、厚朴、藁本、独活、羌活、海桐皮、白芷、菊花、牛膝、白花蛇、全蝎、威灵仙、天麻、当归、蔓荆子、虎骨、天南星、防风、山药、炙甘草、赤箭、麝香、朱砂，常规剂量研为细末，炼蜜和丸如弹子大，每次1粒，每日两次温水送服。③《证治宝鉴》卷11柴胡破瘀汤：羌活、防风、桂枝、苏木、连翘、当归、柴胡、麝香、水蛭，常规剂量，每日两次水煎服。④《太平惠民和剂局方》川芎茶调散：薄荷、川芎、荆芥、香附、防风、白芷、羌活、甘草，常规剂量研末为散，每次五钱，每日两次清茶调服。

思路拓展　《医林纂要·川芎茶调散》：薄荷辛寒，轻虚上浮，上清头目之风热，旁搜皮肤之湿热，中去肝胆之虚热，下除肠胞之血热，此用以为君药，所谓"风淫于内，治以辛凉也"。荆芥辛苦温，上行祛头目之风，除经隧之湿，去血中之风湿郁热，此以佐薄荷而为臣。川芎甘辛，行血中之气，排筋骨之湿，上通巅顶，下彻血海，为厥阴肝经表药；羌活苦辛，此以祛太阳之风热；白芷辛温，此以祛阳明之风热；防风辛甘，缓肝补肝，以防风淫之内侵，故曰防风，其祛风不拘经络，无所不到；细辛辛温，达肾气，使上行以清耳目，主治少阴头痛；甘草以补土和中；茶叶甘苦寒，轻清上浮，能升清阳于上，而降浊阴于下，聪明耳目，开爽精神，虽非风药，而能助诸药，以散风除热，清头目。

〔动脉瘤-动脉结瘕〕

辨识要点　① 符合动脉瘤病理诊断；② 动脉壁向外膨出形成永久局限性扩张；③ 先天性动脉瘤；④ 后天性动脉瘤多继发动脉粥样硬化、细菌感染和梅毒等；⑤ 囊状动脉瘤：某一段血管壁局部性向外膨出呈气球状囊性扩张，直径在2厘米左右，有的达5厘米。此种动脉瘤可使血流形成逆行性漩涡；⑥ 梭形动脉瘤：所累及的血管部位呈均匀性扩张，两端均匀性缩小，可回到正常血管直径。⑦ 蜿蜒性动脉瘤：所累及的血管呈不对称性扩张，呈蜿蜒状膨隆；⑧ 舟状动脉瘤：累及的血管壁一侧扩张，对侧管壁正常。⑨ 夹层动脉瘤：常发生于血压变动最明显的升主动脉和主动脉弓等部位。血液可从动脉内膜的破裂口进入动脉的中膜，使中膜形成假血管腔。⑩ 假性动脉瘤：多由外伤引起，也称外伤性动脉瘤。动脉瘤壁由动脉外膜和局部血管破裂形成的血肿及周围结缔组织构成，并与动脉腔相通。动脉瘤最严重的并发症为破裂出血。

治疗推荐　①《普济方》穿瘿丸：通草、杏仁、牛蒡子、射干、昆布、诃黎勒、海藻，常规剂量研为细末，炼蜜和丸如弹子大，每次1粒，每日两次温水送服。②《医学入门》布海丸：昆布、海藻各一斤，枳实四两，陈皮二两，青皮一两，荜澄茄五分，青木香五钱，气盛加三棱、莪术各二两，研末为散，每次五钱，每日两次煎散为汤温服。③《外科大成》家传消疬丸：天花粉、绿豆粉、香附米、贝母、茯苓、白术、柿霜、牛皮胶、牡蛎、百合、山慈菇、杏仁、细茶、粉草、青黛、硼砂、白矾，常规剂量研为细末，炼蜜为丸如梧桐子大，每次30粒，每日2次温水送服。④《医级》海藻散坚丸：全蝎20个，蛤粉、土贝母、没药、牡丹皮各一两，海藻四两，研为细末，夏枯草、毛藤各一斤，熬膏为丸如弹子大，每次1粒，每日2次温水送服。

思路拓展　《古今医鉴·瘿瘤》：瘿有五种，其肉色不变者，谓之肉瘿；其筋脉现露者，谓之筋瘿；若赤脉交络者，名曰血瘿，若随忧恼而消长者，名曰气瘿；若坚硬而不可移者，名曰石瘿。瘤亦有六种：一曰骨瘤，二曰脂瘤，三曰肉瘤，四曰脓留，五曰血瘤，六曰石瘤。瘿瘤二者，虽无痒痛，最不可决破，恐脓血崩溃,渗漏无已,必致杀人。其间肉瘤不可攻疗。脂瘤、气瘤之类,当用海藻、昆布软坚之药治之。如东垣散肿溃坚汤亦可多服,庶得消散矣。消瘿五海饮:海带、海藻、海昆布、海蛤、海螺蛸各三两半,木香、三棱、莪术、桔梗、细辛、香附各二两,猪靥子七个,上为末,每服七分半,食远米汤下。南星膏治皮肤、手足、头面生疮瘤,大者如拳,小者如栗,或软,或坚而不痛。生大南星一枚,细研稠黏,滴好醋三七滴为膏。如生者以干者为末,醋调作膏,先将小针刺瘤上,令气透贴之,痒则频贴。一方加草乌、细辛、白芷。

〖梅毒性主动脉炎-主脉梅毒〗

辨识要点 ① 符合动脉瘤病理诊断;② 三期梅毒;③ 主动脉中膜粟粒状树胶样肿;④ 灶状坏死及弹力板破坏;⑤ 晚期形成多数小瘢痕;⑥ 主动脉内膜高度纤维化;⑦ 主动脉内膜表面典型树皮样外观;⑧ 主动脉瓣关闭不全;⑨ 心绞痛发作;⑩ 心界向左下扩大;⑪ 心尖搏动增强;⑫ 主动脉瓣听诊区可闻及双期杂音;⑬ 反流量大者心尖部可闻及 Austin Flint 杂音;⑭ X线检查示左心室扩大呈靴形,升主动脉呈局限性扩张;⑮ 超声心动图显示主动脉舒张期双波相距>1 毫米,二尖瓣前叶有舒张期细颤波,升主动脉内径明显增大;⑯ 血清梅毒反应阳性;⑰ 舌红苔黄脉数。

治疗推荐 ①《喉科种福》劫营饮:白芷、当归、赤芍、羌活、川芎、陈皮、半夏、独活、苍术、茯苓、厚朴、防风、枳壳、桔梗、甘草、生姜、苏叶、葱白,常规剂量,每日两次水煎服。②《疮疡经验全书》丙字化毒丸:牛黄、珍珠、犀角、血竭、紫草、朱砂、雄黄、白鲜皮、乳香、月月红、僵蚕、蝉蜕、穿山甲、生生乳、赤芍药,常规剂量研为细末,炼蜜为丸如梧桐子大,每次 30 粒,每日两次温水送服。

思路拓展 《恽铁樵全集·梅疮见垣录》:两性媾合,其一有毒,其一无毒,有毒之体必传其毒于无毒之体。受毒从输精管逆入,至于膀胱下口之底面,则其毒不得再人。因其处有腺体,此腺体能滤毒,不许不纯之物质向里,起滤毒作用。其腺则炎肿,其附属连带之组织亦炎肿,分泌增加,此时则显病态。尿道痛而尿混浊,男子则为白浊,女子则为带下。其轻微者,所下之物微带黄色,痛亦不甚,量亦不多;其重者,痛甚量多,色黄而腥臭;其尤甚者,尿道之出口亦炎肿作痛;更进一步则溃烂,如此者谓之鱼口、便毒。又有阴茎之腺,及其附属之小腺,焮肿作痛而溃烂者,谓之下疳。又有袴褶间最大之腺体,因滤毒而肿硬,其形如鸡蛋,则谓之横痃。凡此诸病,统谓之花柳病。而女人尿道痛,下黄带,腺体炎肿类,都不知是花柳病,因女体不易内传故也。此种病,其血中皆含毒菌,其菌之形状为螺旋形,故云梅毒螺旋菌。中国旧法,所用药方常有轻粉,此病得轻粉,其愈甚速,不过三五日,病者即霍然无所苦。然从此其毒内传,不向他处,专人督脉,当病毒在督脉时,完全潜伏,无特征可见,而其进行奇缓,可以二年、三年绝无病状,最甚者,可以至十四五年,大约与区体盛衰有关系。病者若二十许受病,则三十五必发作;若三十许受病,则四十五必发作。其发作之处所,在喉头上颚,盖由督脉上行,逆入延髓,至会厌而出。初发作时,觉喉痛,继一步焮肿,再一步有白腐,喉头不甚痛,头则剧痛。医者不识,往往误认为喉症。喉症为疫毒,病从胃来,其势疾;梅毒病从督脉来,其势缓。疫喉腐烂处在扁桃腺;梅毒腐烂处在喉头后壁,连及上颚鼻腔。疫喉或愈或致命,不过三五七日;梅毒则十日、半月,乃至一月、二月,无甚变动。疫喉常兼发热,梅毒则否。此其外面之症状,里面之来路不同,大略如此。病者喉痛十日、半月或一月、二月,乃渐渐溃烂,入于鼻腔,脓涕从眼鼻流出,其鼻筛骨下之肉团溃烂至尽,此时鼻梁及鼻准都发黑。最后一步鼻准亦溃烂,乃至鼻梁骨脱落,面部之正中显一大圆孔,而其人不死。岂但不死,饮食、睡眠、二便都如常,如此者谓之开天窗。此外又有一种不烂鼻而烂脑。当其喉痛头剧痛之时,初一步见小疮疖,继一步疮疖渐多,约数十百枚,如瘌痢,其后头皮完全脱落,头骨之罅缝中可以见脑髓,如此者亦不死。盖此时其毒已完全向外,体内无毒,故得不死。治愈之后,不过头顶有甚大之瘢痕,其余则与常人无异。大约男子多开天窗,女子多烂头顶,此因冲任之脉通于颠顶,督脉之上通于鼻,男子受毒循督脉上行,女子受毒则冲任首当其冲故也。又有一种花柳病,治愈之后,数月或三五七年,病者无端觉鼻塞涕多,多误认为伤风。然而伤风多咳嗽,此则不咳嗽;伤风见黄涕则愈,此则不愈。初宁鼻塞涕多,其后亦见黄涕,而自觉鼻腔热甚,此即鼻腔发炎之故,因鼻腔发炎,其涕则黄而干,如脓而黏韧,往往于早起从鼻孔中取出两条,似鼻涕,亦似脑髓,日日如此,病者不自知其故,医者复不识,只有听其自然,如此者日复一日,至于三五七月,其鼻梁低陷,甚者与面部平,而鼻准仍不动,此名为柱塌陷。既至柱塌陷,然后知其为梅毒,用梅毒法治之,其病可愈,但其已陷之鼻梁骨,则不能复生。如此者,其人终身如琴劓刑。

〚**高安动脉炎-动脉风痹**〛

辨识要点 ① 符合高安动脉炎病理诊断;② 高安动脉炎亦称特发性主动脉炎;③ 无脉症;④ 关节炎;⑤ 发热;⑥ 贫血;⑦ 血沉加速和体重减轻;⑧ 自身免疫性疾病;⑨ 大动脉中膜弹性纤维断裂消失;⑩ 结缔组织黏液变性及纤维素样坏死;⑪ 血清抗主动脉抗体阳性;⑫ 主动脉管壁明显增厚变硬;⑬ 动脉内膜表面凹凸不平,斑块隆起;⑭ 纵行或星状皱纹;⑮ 受累大支管腔明显狭窄甚至被纤维组织完全阻塞;⑯ 舌红苔黄脉数。

治疗推荐 ①《证治准绳·疡医》防风当归汤:金银花、山慈菇、青木香、当归、赤芍药、白芷、防风、荆芥、连翘、升麻、羌活、独活、甘草、大黄,常规剂量,每日两次水煎服。②《解围元薮》二八济阳丹:玄参、苦参、犀角、当归、蒺藜、熟地、白芷、独枝、防风、全蝎、牛蒡子、乳香、没药、石楠藤、红花、甘草、僵蚕,常规剂量研为细末,炼蜜和丸如梧桐子大,每次30粒,每日两次温水送服。

思路拓展《古今医鉴·痹痛》:脉涩而紧者,痹。少阴脉浮而弱,弱则血不足,浮则为风,风血相搏,则疼痛如掣。风寒湿气合而为痹,浮涩而紧,三脉乃备。夫痹者,手足痛而不仁也。盖由元精内虚,而为风寒湿三气所袭,不能随时祛散,流注经络,入而为痹。其为病也,寒多则掣痛,风多则引注,湿多则重着。其病在筋者,屈而不能伸,应乎肝,其证夜卧多惊,饮食少,小便数;其病在脉者,则血凝而不流,应乎心,其症令人痿黄,心下鼓暴,上气逆喘不通,嗌干善噫;其病在骨者,则重而不能举,应乎肾,其症手足不遂而多痛,心腹胀满;其病在皮者,多寒,遇寒则急,遇热则纵,应乎肺,其证皮肤无所知觉,气贲喘满;其病在肌者,多不仁,应乎脾,其症四肢懈怠,发嗽呕吐,是名五痹。至如白虎历节风,以其走痛,四肢骨节如虎咬之状,而以其名之耳,无非风寒湿三气乘之也。若饮酒当风,汗出入水,亦成斯疾,久而不已,令人骨节蹉跌。丹溪云:大率因血虚受热,其血已自沸腾,或加之涉水受湿,血得寒污浊凝滞,不得营运,所以作痛,夜则痛甚,行于阴也。治以辛热之剂,流散寒湿,开通郁结,使血行气和而愈,更宜忌口节欲,不宜食肉,肉属阳,大能助火,如此调治,无有不安者。大法用苍术、南星、川芎、白芷、当归、黄芩、酒,在上者属风,加羌活、桂枝、桔梗、威灵仙;下者属湿,加木通、牛膝、防己、黄柏。解表升麻汤治遍身壮热,骨节疼痛:升麻、羌活、苍术、防风、柴胡、甘草、当归、藁本、陈皮、麻黄。灵仙除痛饮治肢节肿痛,痛属火,肿属湿,兼受风寒而发,动于经络之中,湿热流注于肢节之间,而无已也。麻黄、赤芍、防风、荆芥、羌活、独活、白芷、苍术、威灵仙、黄芩、枳实、桔梗、葛根、川芎、当归、升麻、甘草。

〖巨细胞性动脉炎-颞脉风痹〗

辨识要点　① 符合高安动脉炎病理诊断;② 巨细胞性动脉炎曾被称为颞动脉炎和颅动脉炎;③ 风湿性多肌痛症;④ 局限性或弥漫性头痛、头皮触痛、颜面痛;⑤ 触诊可扪及颞动脉呈结节状增粗;⑥ 眼动脉累及可引起视神经乳头贫血性梗死而失明;⑦ 发热;⑧ 体重减轻;⑨ 肉芽肿性炎症;⑩ 受累血管呈结节状增粗,变硬;⑪ 早期见动脉中膜 SMC 变性坏死,伴有弹性纤维破坏及炎性细胞浸润;⑫ 内弹性膜几乎都发生断裂破坏;⑬ 肉芽肿性炎症反应,多核巨细胞、类上皮细胞以及淋巴细胞、单核细胞浸润;⑭ 内膜纤维化,管腔高度狭窄并血栓形成;⑮ 愈复期炎性浸润及巨细胞消失,动脉壁纤维化;⑯ 舌红苔黄脉数。

治疗推荐　①《解围元薮》补旧汤:苦参皮、牛蒡子、人参、首乌、栀子、僵蚕、白鲜皮、防风、连翘、天麻、蔓荆子、黄芩、全蝎、黄连、甘草、薄荷、羌活、独活、荆芥、葛根、黄柏、威灵仙、蒺藜,常规剂量,每日两次水煎服。②《圣济总录》卷19山茱萸丸:山茱萸、生地、山芋、牛膝、泽泻、萆薢、天雄、蛴螬、车前子、干漆、狗脊、白术、地肤子、茵芋,常规剂量研为细末,炼蜜和丸如梧桐子大,每次 30 粒,每日两次温水送服。

思路拓展　《古今医鉴·痹痛》:疏筋活血汤治遍身走痛如刺,左足痛尤甚,左属血,多因酒色所伤,筋脉空虚,被风寒湿热感于内,热包于寒则痛,伤经络则夜重,宜以疏筋活血行湿,此非白虎历节风:川芎、当归、白芍、生地、羌活、茯苓、苍术、桃仁、牛膝、汉防己、陈皮、白芷、龙胆草、威灵仙、防风、炙甘草。有痰加南星、半夏各一钱,用姜汁、白矾、皂角煎汤,浸一日。如上体及臂疼加薄桂三分。如下体并足疼,受风寒湿热所感加木瓜、木通盐炒,黄柏、薏苡仁炒各一钱。如气虚加人参、白术、龟板各七分。通经妙灵丸治同前,兼治上下中疼痛:黄连、苍术、黄柏、肉桂、川芎、当归、白芍、汉防己、白芷、桃仁、威灵仙、羌活、龙胆草、红花、防风、龟板、杜仲。加味二妙丸治两足湿痹疼痛,或如火燎,从足附热起至腰胯,或麻痹痿软皆是湿热为病,此药神效:苍术、黄柏、牛膝、当归、防己、萆薢、龟板。舒筋立安散治四肢百节疼痛,名曰白虎历节风:防风、羌活、独活、茯苓、川芎、白芷、生地、苍术、红花、桃仁、陈皮、半夏、南星、白术、威灵仙、牛膝、木瓜、防己、黄芩、连翘、木通、龙胆草、木香、附子、没药、甘草。神通饮治感风湿,得白虎历节风症,遍身抽掣疼痛,足不能履地者二三年,百方不效,身体羸瘦,服此神效:木通二两锉细,长流水煎汁顿服,服后一时许,遍身发痒或发红丹,勿惧,遍身上下出汗即愈。

〖坏死性动脉炎-动脉风痹〗

辨识要点　① 符合坏死性动脉炎病理诊断;② 免疫复合物沉积动脉炎;③ 结节性多动脉炎;④ 变态反应性肉芽肿性动脉炎;⑤ Wegener 肉芽肿病及狼疮动脉炎;⑥ 动脉壁多有纤维素样坏死及各种炎性细胞浸润;⑦ 舌红苔黄脉数。

治疗推荐　①《备急千金要方》卷8大易方:萆薢、山药、牛膝、泽泻、白术、地肤子、干漆、蛴螬、天雄、狗脊、车前子、茵芋、山茱萸、干地黄,常规剂量研为细末,炼蜜为丸如梧桐子大,每次 30 粒,每日两次温水送服。②《太平圣惠方》卷19侧子散:侧子、五加皮、磁石、菊花、汉防己、葛根、羚羊角屑、防风、杏仁、薏苡仁、赤芍药、川芎、秦艽、麻黄、甘草,常规剂量研末为散,每次五钱,每日两次清茶调服。

思路拓展　①《伤科大成》活血止痛汤:当归、川芎、乳香、苏木末、红花、没药、地鳖虫、紫荆藤、三

七、赤芍、陈皮、落得打。清心活气汤：西洋参、生地、丹皮、麦冬、苏梗、香附、枳壳、佩兰、丹参、百合、莲子心。补中益气汤：当归、党参、黄芪、白术、甘草、陈皮、柴胡、升麻、红枣。明目生血饮：菊花、青葙子、决明子、夜明砂、丹参、丹皮、白芍、生地、益母花、沙苑子、巨胜子、当归。活血止痛饮：当归、红花、茜根、三七、山羊血、没药、乳香、木通、桃仁、刘寄奴、川芎、琥珀。补肾养血汤：熟地、杜仲、杞子、破故纸、菟丝子、当归、白芍、丹参、萸肉、淡苁蓉、茺蔚子、红花、核桃仁。退毒定痛散：生地、银花、连翘、贝母、花粉、当归、乳香、延胡索、落得打、没药、王不留行、木通。生血补髓饮：当归、熟地、白芍、丹参、杞子、杜仲、淡苁蓉、阿胶、虎骨、鹿角胶、龟板、鱼线胶、猪脊髓。止痛接骨散：乳香、没药、三七、萹蓄、接骨草、五加皮、续断、骨碎补、刘寄奴、地鳖虫、苏木末、落得打。护风托里散：防风、荆芥、白术、威灵仙、陈皮、香附、川芎、生黄芪、当归、党参、红花。通肠活血汤：当归、枳壳、木通、乳香、没药、红花、大黄、炙甘草、苏木末、桃仁。接骨散：当归、乳香、白芍、续断、五加皮、杜仲、虎骨、骨碎补、紫果藤、鹿筋、破故纸。止痛托里散：乳香、没药、三七、苏木末、白术、红花、当归、生黄芪、熟地、琥珀末、肉桂。清心去毒散：生地、连翘、麦冬、丹皮、银花、贝母、玄参、泽泻、木通、黄芩、淡竹叶。补肾活血汤：熟地、杜仲、淡苁蓉、杞子、破故纸、菟丝子、红花、白芍、桂枝、川芎、丹参、苏木末、红枣。收珠散：龙骨、血竭、儿茶、五倍子、乌梅、乳香、没药、冰片。还魂汤：生地、谷精珠、菊花、桑白皮、决明子、青葙子、菟丝子、沙苑子、当归、丹参、茺蔚子、白芍、黑芝麻。铁扇散：龙骨、象皮、陈锻石、老松香、降香末、血竭、儿茶、白及末。②《本草求真·凉血》：血寒自当用温，血热自当用凉，若使血寒不温则血益寒而不流矣；血热不凉则血益结而不散矣。故即为通滞活瘀之谓，而凉血亦为通滞活瘀之谓也。第书所载凉血药味甚多，然不辨晰明确，则用多不合。如血闭经阻治不外乎红花，毒闭不解治不外乎紫草，此定法也。然有心胃热极症见吐血，则又不得不用犀角；心脾热极，症见喉痹，不得不用射干；肝胃热极，症见呕吐血逆，不得不用茅根；肠胃热极，症见便血，不得不用槐角、地榆；心经热极，症见惊惕，不得不用辰砂。且痈肿伤骨，血瘀热聚，无名异宜矣；毒盛痘闭，干红晦滞，猪尾血宜矣；目盲翳障，血积上攻，夜明沙、谷精草、青鱼胆宜矣；瘀血内滞，关窍不开，发余宜矣；肝木失制，呕血过多，侧柏叶宜矣；火伏血中，肺痈失理，凌霄花宜矣；肝胃血燥，乳痈淋闭，蒲公英宜矣。至于肠红脱肛，血出不止，则有炒卷柏可治；血瘕疝痹，经闭目赤，则有赤芍药可治；诸血通见，上溢不下，则有生地黄可治；心肾火炽，血随火逆，则有童便可治；肝肾火起，骨蒸血结，则有童便可治。其他崩带惊痫，噎膈气逆之有赖于代赭石；湿热下注，肠胃痔漏之有赖于刺猬皮；血瘀淋滴，短涩溺痛之有赖于琥珀；心肝热极，恶疮目翳之有赖于龙胆；齿动须白，火疮红发之有赖于旱莲草；亦何莫不为通瘀活血之品？

〖血栓闭塞性脉管炎-脉管湿热〗

辨识要点　① 符合血栓闭塞性脉管炎病理诊断；② 累及中等大的动脉和静脉特别是下肢血管；③ 发生复发性炎症和血栓形成；④ 间歇性跛行和肢体坏疽；⑤ 血管内膜炎症继发血栓形成；⑥ 小动脉节段内膜炎；⑦ 管壁发生纤维素样坏死伴中性粒细胞浸润；⑧ 病变逐渐累及较大的动脉段；⑨ 动脉中膜和外膜炎性细胞浸润；⑩ 血栓经机化后可发生再通现象；⑪ 遗留斑块状内膜瘢痕；⑫ 舌红苔黄脉数。

治疗推荐　①《验方新编》卷2四妙勇安汤：玄参、金银花、当归、甘草，常规剂量，每日两次水煎服。②《圣济总录》卷85草薢汤：草薢、当归、桔梗、牡丹皮、杏仁、附子、黄连、桑根白皮、代赭石、贯众、大腹皮、桂枝、茯苓、覆盆子、黄芩、吴茱萸、草豆蔻、桃仁、熟地、蛇床子、干姜、木瓜,常规剂量,每日两次水煎服。

思路拓展 《解围元薮·血痹风》:此症初起时常疲倦汗出,卧寐不时摇动,形体如被风吹,淫奕倦怠或时攻击而痛。久渐发出紫块、肿胀,痛极则痒,酸软而麻,痒极则痛,或时穿烂臭恶,跛挛败形,日夜叫号。乃由体虚而风邪深入阴分,气血为风邪所击,肌肤弛缓,皮腠疏开,风邪暴侵,肝家受病,至心气郁,脾湿并痉,故生毒虫、蠹蚀肌肉也。以补旧汤、铅汞膏、二八济阳丹等剂,治之庶免变传无治。

第三章　器官病理

引言：器官是多种组织构成的结构单位。比眼、耳、鼻、舌等感觉器官及心、肝、肺、胃、肾等内脏器官。《易·系辞》：形乃谓之器。《说文解字》：器，皿也。段玉载注：器乃凡器统称。《庄子·天地》：泰初有无，无有无名；一之所起，有一而未形。物得以生谓之德；未形者有分，且然无间谓之命；留动而生物，物成生理谓之形；形体保神，各有仪则谓之性。《黄帝内经素问·六微旨大论篇》：升降出入，无器不有。1761年病理学之父意大利莫尔加尼《疾病的位置与病因》提出器官病理学概念，认为疾病的位置是器官的病理学改变，通过观察器官解剖变化可以判定疾病病灶。此后的西方临床医学将病名诊断牢固地建立在器官病理学上，现代西方临床医学本质上是临床器官医学。中国医药学早有器官形态描述。《难经·四十二难》曰：胃大一尺五寸，径五寸，长二尺六寸，横屈，受水谷三斗五升，其中常留谷二斗，水一斗五升。小肠大二寸半，径八分、分之少半，长三丈二尺，受谷二斗四升，水六升三合、合之大半。回肠大四寸，径一寸半，长二丈一尺，受谷一斗，水七升半。广肠大八寸，径二寸半，长二尺八寸，受谷九升三合、八分合之一。故肠胃凡长五丈八尺四寸，合受水谷八斗七升六合、八分合之一。此肠胃长短，受水谷之数也。肝重四斤四两，左三叶，右四叶，凡七叶，主藏魂。心重十二两，中有七孔三毛，盛精汁三合，主藏神。脾重二斤三两，扁广三寸，长五寸，有散膏半斤，主裹血，温五脏，主藏意。肺重三斤三两，六叶两耳，凡八叶，主藏魄。肾有两枚，重一斤一两，主藏志。胆在肝之短叶间，重三两三铢，盛精汁三合，胃重二斤一两，纡曲屈伸，长二尺六寸，大一尺五寸，径五寸，盛谷二斗，水一斗五升。小肠重二斤十四两，长三丈二尺，广二寸半，径八分、分之少半，左回叠积十六曲，盛谷二斗四升，水六升三合、合之大半。大肠重二斤十二两，长二丈一尺，广四寸，径一寸，当脐右回十六曲，盛谷一斗，水七升半。膀胱重九两二铢，纵广九寸，盛溺九升九合。口广二寸半，唇至齿长九分，齿以后至会厌，深三寸半，大容五合。舌重十两，长七寸，广二寸半。咽门重十二两，广二寸半，至胃长一尺六寸。喉咙重十二两，广二寸，长一尺二寸，九节。肛门重十二两，大八寸，径二寸大半，长二尺八寸，受谷九升三合、八分合之一。中国医药学将疾病机制建立在脏腑器官生理功能失调的宏观认识上，因此忽略疾病状态下脏腑器官结构改变的研究。盖仑认为医生如果缺乏解剖知识就像建筑师没有设计蓝图。脏腑病机理论与器官病理学结合是未来中国医药学发展的科学之路，深望焉。

第一节 鼻咽病理

〔急性病毒性鼻炎-鼻腔戾气〕

辨识要点　① 符合急性病毒性鼻炎病理诊断；② 鼻病毒、冠状病毒、副流感病毒等感染；③ 鼻黏膜充血水肿；④ 鼻黏膜浆液渗出；⑤ 鼻黏膜链球菌或葡萄球菌等增生繁殖；⑥ 黏液化脓性炎；⑦ 脓性卡他；⑧ 黏膜上皮纤毛黏结；⑨ 上皮脱落、再生、修复；⑩ 舌红苔黄脉浮数。

治疗推荐　①《圣济总录》卷24白鲜皮汤：白鲜皮、菊花、石膏、荆芥、麻黄、桂枝、炙甘草，常规剂量，每日两次水煎服。②《宣明论方》防风散：黄芩、人参、甘草、川芎、麦冬、防风，常规剂量，每日两次水煎服。③《重订严氏济生方》辛夷散：辛夷、细辛、藁本、升麻、川芎、木通、羌活、白芷、炙甘草，常规剂量研末为散，每次五钱，每日两次煎散为汤温服。

思路拓展　①《诸病源候论·风热候》：风热病者，风热之气先从皮毛入于肺也。肺为五脏上盖，候身之皮毛。若肤腠虚，则风热之气先伤皮毛，乃入肺也。其状，使人恶风寒战，目欲脱，涕唾出。候之三日内及五日内，目不精明者是也。七八日，微有青黄脓涕，如弹丸大，从口鼻内出，为善也。若不出，则伤肺，变咳嗽唾脓血也。②《诸病源候论·风邪候》：风邪者，谓风气伤于人也。人以身内血气为正，外风气为邪。若其居处失宜，饮食不节，致腑脏内损，血气外虚，则为风邪所伤。故病有五邪：一曰中风，二曰伤暑，三曰饮食劳倦，四曰中寒，五曰中湿。其为病不同。风邪者，发则不自觉知，狂惑妄言，悲喜无度是也。其汤熨针石，别有正方，补养生宣导，今附于后。《养生方·导引法》云：脾主土，土暖如人肉，始得发汗，去风冷邪气。若腹内有气胀，先须暖足，摩脐上下并气海，不限遍数，多为佳。如得左回右转，三七。和气如用，要用身内一百一十三法，回转三百六十骨节，动脉摇筋，气血布泽，二十四气和润，脏腑均调。和气在用，头动转摇振，手气向上，心气则下，分明知去知来。莫问平手、倚腰、转身、摩气、屈躄回动，尽，心气放散，送至涌泉，一一不失气之行度，用之有益。不解用者，疑如气乱。

〔过敏性鼻炎-鼻腔风痹〕

辨识要点　① 符合过敏性鼻炎病理诊断；② Ⅰ型变态反应性疾病；③ 变应原为花粉及草类、谷物和粉尘、室内尘螨、动物毛屑、碘、油漆、药品、某些食物和化妆品；④ 鼻黏膜上皮层内杯状细胞增多；⑤ 鼻黏膜纤毛受损基膜增厚；⑥ 鼻黏膜间质水肿；⑦ 鼻黏膜肥大细胞增多；⑧ 大量嗜酸性粒细胞及淋巴细胞和浆细胞浸润；⑨ 舌红苔黄脉数。

治疗推荐　①《证治宝鉴》卷10苍耳散：苍耳子、薄荷、白芷、细辛、天南星、半夏、黄芩、荆芥，常规剂量研末为散，每次五钱，每日两次煎散为汤温服。②《圣济总录》卷14白鲜皮汤：白鲜皮、麻黄、茯苓、防风、独活、杏仁、当归、芍药、桂枝，常规剂量；每日两次水煎服。③《御药院方》辛夷汤：辛夷、菊花、白芷、前胡、川芎、薄荷、石膏、白术、赤茯苓、生地、陈皮、炙甘草，常规剂量，每日两次水煎服。

思路拓展　《诸病源候论·风诸病》。风气候：风气者，由气虚受风故也。肺主气，气之所行，循经络，荣脏腑，而气虚则受风。风之伤气，有冷有热，冷则厥逆，热则烦惋。其因风所为，故名风气。其汤熨针石，别有正方，补养宣导，今附于后。《养生方·导引法》云：一手前拓使急，一手发乳房，向后急挽之，不得努用力气，心开下散，迭互相换手，三七，始将两手攀膝头，急捉，身向后极势，三七。去腕闷疼，风府、云门气散。风瘙隐轸生疮候：人皮肤虚，为风邪所折，则起隐轸。热多则色赤，风多则色白，甚者痒痛,搔之则成疮。风瘙身体隐轸候:邪气客于皮肤,复逢风寒相折,则起风瘙轸。若赤轸者,由凉湿折于肌中之热,热结成赤轸也。得天热则剧,取冷则灭也。白轸者,由风气折于肌中热,热与风相搏所为。白轸得天阴雨冷则剧,出风中亦剧,得晴暖则灭,着衣身暖亦瘥也。脉浮而洪,浮即为风,洪则为气强。风气相搏,隐轸,身体为痒。《养生方》云:汗出不可露卧及浴,使人身振、寒热、风轸。风瘙痒候:此由游风在于皮肤,逢寒则身体疼痛,遇热则瘙痒。风身体如虫行候:夫人虚,风邪中于荣卫,溢于皮肤之间,与虚热并,故游奕遍体,状若虫行也。风痒候:邪气客于肌肉,则令肌肉虚,真气散去,又被寒搏皮肤,外发腠理,闭毫毛。淫邪与卫气相搏,阳胜则热,阴胜则寒;寒则表虚,虚则邪气往来,故肉痒也。凡痹之类,逢热则痒,逢寒则痛。风瘭候:夫人阳气外虚则多汗。汗出当风,风气搏于肌肉,与热气并,则生瘭。状如麻豆,甚者渐大,搔之成疮。

〔慢性单纯性鼻炎-鼻腔寒痹〕

辨识要点　① 符合慢性单纯性鼻炎病理诊断;② 鼻腔血管神经调节功能障碍;③ 鼻黏膜血管扩张充血;④ 鼻腔腺体黏液分泌增多;⑤ 鼻黏膜肿胀;⑥ 黏膜间质淋巴细胞和浆细胞浸润;⑦ 舌红苔黄脉数。

治疗推荐　①《重订严氏济生方》苍耳散:辛夷、苍耳子、香白芷、薄荷,常规剂量研末为散,每次五钱,每日两次煎散为汤温服。②《圣济总录》卷116白鲜皮汤:白鲜皮、麦门冬、茯苓、白芷、桑根白皮、石膏、细辛、杏仁,常规剂量,每日两次水煎服。③《太平圣惠方》卷6防风散:防风、人参、赤茯苓、贝母、前胡、半夏、川芎、木香、天麻、羌活、桂枝、菊花、细辛、附子、麻黄、藁本、桑根白皮、杏仁,常规剂量研末为散,每次五钱,每日两次煎散为汤温服。

思路拓展　①《诸病源候论·鼻病诸候》。鼻衄候:《经》云脾移热于肝,则为惊衄。脾,土也,肝,木也。木本克土,今脾热,为土气翻盛,逆往乘木,是木之虚,不能制土,故受脾之移热也。肝之神为魂,而藏血,虚热则魂神不定,故惊也。凡血与气,内荣腑脏,外循经络,相随而行于身,周而复始。血性得寒则凝涩,热则流散;而气,肺之所主也,肺开窍于鼻,热乘于肺,则气亦热也。血气俱热,血随气发出于鼻,为鼻衄。诊其寸口微芤者,衄血。寸脉血,苦寒,为是衄血。寸脉微弱,尺脉涩,弱则发热,涩为无血,其人必厥,微呕。夫厥当眩不眩,而反头痛,痛为实,下虚上实,必衄也。肝脉大,喜为衄。脉阴阳错而浮,必衄血。脉细而数,数反在上,法当吐而不吐,其面颧上小赤,眼中白肤上自有细赤脉如发,其趣至黑瞳子上者,当衄。病患面无血色,无寒热,脉沉弦者,衄也。衄发从春至夏,为太阳衄;从秋至冬,为阳明衄。连日不止者,其脉轻轻在肌,尺中自浮,目精晕黄,衄必未止;若晕黄去,目睛了慧,知衄今止。脉滑小弱者生,实大者死。诊衄人,其脉小滑者生,大躁者死不治也。鼻衄,脉沉细者生,浮大而牢者死。《养生方》云思虑则伤心,心伤则吐、衄血。鼻衄不止候:肝藏血,肺主气,开窍于鼻。血之与气,相随而行,内荣腑脏,外循经络。腑脏有热,热乘血气,血性得热即流溢妄行,发于鼻者为鼻衄。脏虚血盛,故衄不止。鼻大衄候:鼻衄,由血气虚热故也。肝藏血,肺主气,而开窍于鼻。血之与气,相随而行,循于经络,荣于腑脏。若荣伤过度,腑脏生热,热乘血气,血性得热则流散妄行。从鼻出者,谓之衄。其云鼻大衄者,是因鼻衄而口、鼻皆出血,故云鼻大大衄也。鼻久衄候:鼻衄,由热乘血气也。肝藏血,肺主气,开窍于鼻。劳损脏腑,血气生热,血得热则流散妄行,随气发于鼻者,各为鼻衄。脏虚不复,劳热停积,故衄经久不瘰。②《医方考·辛夷散》：鼻者气之窍，气清则鼻清，气热则鼻塞，热盛则塞盛，此息肉之所以生也。故治之宜清其气。是方也，辛夷、细辛、川芎、防风、藁本、升麻、白芷，皆轻清辛香之品也，可以清气，可以去热，可以疏邪，可以利窍；乃木通之性，可使通中；甘草之缓，可使泻热。

〖慢性肥厚性鼻炎-鼻腔瘀痹〗

辨识要点　① 符合慢性肥厚性鼻炎病理诊断；② 鼻腔血管神经调节功能障碍；③ 鼻黏膜肥厚；④ 鼻甲肿胀；⑤ 鼻黏膜肿胀与杯状细胞增多；⑥ 鼻黏膜小血管增生；⑦ 鼻黏膜内皮细胞肿胀和慢性炎细胞浸润；⑧ 黏膜上皮增生及鳞状上皮化生；⑨ 黏膜下结缔组织增生；⑩ 舌红苔黄脉数。

治疗推荐　①《证治宝鉴》卷12苍耳散：苍耳子、威灵仙、羌活、独活、木通、当归、白芷、半夏、防风、薏苡仁、栀子、苍术、茯苓、泽泻，常规剂量研末为散，每次五钱，每日两次煎散为汤温服。②《辨证录》取渊汤：辛夷、当归、柴胡、炒栀子、玄参、贝母，常规剂量，每日两次水煎服。③《外科正宗》辛夷清肺饮：辛夷、黄芩、栀子、麦冬、百合、石膏、知母、枇杷叶、升麻，常规剂量，每日两次水煎服。

思路拓展　《诸病源候论·鼻病诸候》。鼻候：肺主气，其经手太阴之脉也，其气通鼻。若肺脏调和，则鼻气通利，而知臭香。若风冷伤于脏腑，而邪气乘于太阴之经，其气蕴积于鼻者，则津液壅塞，鼻气不宣调，故不知香臭，而为齆也。其汤熨针石，别有正方，补养宣导，今附于后。《养生方·导引法》云东向坐，不息三通，手捻鼻两孔，治鼻中患。交脚坐，治鼻中患，通脚痛疮，去其涕唾，令鼻道通，得闻香臭。久行不已，彻闻十方。鼻生疮候：鼻是肺之候，肺气通于鼻。其脏有热，气冲于鼻，故生疮也。其汤熨针石，别有正方。补养宣导，今附于后。《养生方导引法》云踞坐，合两膝，张两足，不息五通。治鼻疮。鼻息肉候：肺气通于鼻。肺脏为风冷所乘，则鼻气不和，津液壅塞，而为鼻齆。冷搏于血气，停结鼻内，故变生息肉。其汤熨针石，别有正方，补养宣导，今附于后。《养生方·导引法》云端坐伸腰，徐徐以鼻纳气，以右手捻鼻，徐徐闭目吐气。除目暗，泪苦出，鼻中息肉，耳聋；亦能除伤寒头痛洗洗，皆当以汗出为度。又云东向坐，不息三通，以手捻鼻两孔，治鼻中息肉。鼻窒塞气息不通候：肺气通于鼻。其脏为风冷所伤，故鼻气不宣利，壅塞成痈。冷气结聚，搏于血气，则生息肉。冷气盛者，则息肉生长，气息窒塞不通也。鼻涕候：夫津液涕唾，得热即干燥，得冷则流溢，不能自收。肺气通于鼻，其脏有冷，冷随气入乘于鼻，故使津涕不能自收。鼻痛候：肺气通于鼻。风邪随气入于鼻内，搏于血气，邪正相击，气道不宣，故鼻痛。食诸物误落鼻内候：颡颣之间，通于鼻道。气入，有食物未及下喉，或因言语，或因噫咳而气则逆，故食物因气逆者误落鼻内。

〖慢性萎缩性鼻炎-鼻腔萎痹〗

辨识要点　① 符合慢性萎缩性鼻炎病理诊断；② 骨萎缩、缺铁性贫血、汗腺减少等病史；③ 鼻黏膜萎缩；④ 嗅觉障碍或消失；⑤ 鼻腔痂样苔膜形成；⑥ 臭鼻症；⑦ 黏膜上皮广泛鳞状上皮化生；⑧ 黏膜上皮小血管闭塞性脉管炎；⑨ 黏膜和腺体萎缩；⑩ 鼻甲骨萎缩；⑪ 纤维结缔组织增生；⑫ 舌红苔黄脉数。

治疗推荐　①《古今医鉴》卷15苍耳散：苍耳子、金银花、皂角刺、防风、荆芥、连翘、蛇床子、天麻、前胡、土茯苓、牙皂、甘草，常规剂量研末为散，每次五钱，每日两次煎散为汤温服。②《圣济总录》卷116白鲜皮汤：白鲜皮、玄参、葛根、白前、大黄、知母、鳖甲、秦艽，常规剂量，每日两次水煎服。③《证治准绳》辛夷丸：辛夷、天南星、半夏、苍术、黄芩、川芎、黄柏、滑石、牡蛎，常规剂量研为细末，炼蜜为丸如弹子大,每次 1 粒,每日两次温水送服。

思路拓展　①《备急千金要方·鼻病》。治鼻塞、脑冷、清涕出方:通草、辛夷各半两,细辛、甘遂、桂枝、川芎、附子各一两。治鼻塞、常有清涕出方:细辛、蜀椒、干姜、川芎、吴茱萸、附子各十八铢,桂枝一两,皂荚屑半两,猪膏一升。治鼻塞窒香膏方:白芷、川芎、通草各十八铢,当归、细辛、莽草、辛夷各三十铢。治鼻不利香膏方:当归、薰草、通草、细辛、蕤仁各十八铢,川芎、白芷各半两,羊髓四两。治鼻窒,气息不通方:小蓟一把。又方:槐叶五升,葱白一升,豉一合。治鼻塞多年,不闻香臭,清水出不止方:蒺藜一把(一方有黄连等分同煎)。治鼻方:通草、细辛、附子各等分末之,以蜜和,绵裹少许,纳鼻中。又方:甘遂、通草、细辛、附子各等分末之,亦治息肉。又方:炙皂荚末之如小豆,以竹管吹鼻中。又方:干姜末蜜和,塞鼻中,吹亦佳。又方:铁锁磨石取末,以猪脂和,绵裹纳之,经日,肉出瘥。又方:以马新屎汁,仰头含满口,灌鼻中。又方:伏面临床前,以新汲冷水淋玉枕上,后以瓜蒂末,绵裹塞之。治鼻有息肉,不闻香臭方:瓜丁、细辛各等分末之,以绵裹如豆大许,塞鼻中,须臾即通。通草散治鼻中息肉不通利:通草半两,矾石一两,真珠一两,上三味末之,捻绵如枣核,取药如小豆,着绵头,纳鼻中,日三易之。治齆鼻、鼻中息肉不得息方:矾石六铢,藜芦六铢,瓜蒂二七枚,附子十一铢,捣筛合和,以小竹管吹药如小豆许于鼻孔中,以绵絮塞鼻中,日再,以愈为度。治鼻中息肉方:炙猬皮末,绵裹塞之三日。又方:细筛釜底墨,水服之三五日。治鼻中息肉不闻香臭方:烧矾石末,以面脂和,绵裹着鼻中,数日息肉随药消落。又方:末瓜丁如小豆许,吹入鼻中必消,如此三数度。又方:细辛、釜底墨上二味末之,水和,服方寸匕。又方:绵裹瓜蒂末塞鼻中。治鼻中息肉梁起,羊肺散方:羊肺一具,白术四两,苁蓉、通草、干姜、川芎各二两,上六味末之,食后以米饮服五分匕,加至方寸匕。又方:通草十三铢,真珠六铢,矾石、细辛各一两,上四味末之,捻绵如枣核,沾散如小豆,并绵纳鼻中,日再三。鼻中息肉,灸上星三百壮,穴在直鼻入发际一寸。又灸挟上星两旁相去三寸,各一百壮。治鼻中生疮方:烧祀灶饭末,以敷鼻中。又方:烧故马绊末,敷鼻中。又方:偷孝子帽以拭之。又方:乌牛耳垢敷之。又方:以牛鼻津敷之。又方:捣杏仁乳敷之,亦烧核,压取油,敷。又方:烧牛、狗骨灰,以腊月猪脂和,敷之。治疳虫蚀鼻生疮方:烧铜箸头,以醋淬之数过,取醋敷之,又以人屎灰涂之,瘥。治鼻痛方:常以油涂鼻内外,酥亦得。治卒食物,从鼻中缩入脑中,介介痛不出方:牛脂若羊脂如指头大,纳鼻中,以鼻吸取脂,须臾脂消,则物逐脂俱出也。论曰:鼻头微白者亡血,设令微赤非时者死,病患色白者皆亡血也。凡时行衄不宜断之,如一二升以上,恐多者可断,即以龙骨末吹之。九窍出血者,皆用吹之。②《医方集解·苍耳散》:此手太阴、足阳明药也。凡头面之疾,皆由清阳不升,浊阴逆上所致。白芷主手足阳明,上行头面,通窍表汗,除湿散风;辛夷通九窍,散风热,能助胃中清阳上行头脑;苍耳疏风散湿,上通脑顶,外达皮肤;薄荷泄肺疏肝,清利头目;葱白升阳通气;茶清苦寒下行,使清升浊降,风热散而脑液自固矣。

〖特异性鼻炎-鼻腔毒痹〗

辨识要点　① 符合特异性鼻炎病理诊断;② 结核、麻风、梅毒、结节病等病史;③ 鼻黏膜慢性肉芽肿性炎;④ 鼻黏膜乃至软骨和骨质破坏;⑤ 鼻和面部变形;⑥ 舌红苔白脉细。

治疗推荐　①《备急千金要方》苍耳散:苍耳叶一两,每日两次水煎服。②《外科大成》卷 4 白鲜皮汤:白鲜皮、海风藤、金银花、茯苓、肥皂子肉、苦参、五加皮、汉防己、鸭脚花根、蝉蜕、猪牙皂角、皂角刺、薏苡仁、土茯苓,常规剂量,每日两次水煎服。③《洞天奥旨》护颜汤:玄参、当归、金银花、瓜蒌、生地、石膏、白芷、半夏、黄芩,常规剂量,每日两次水煎服。

思路拓展 《诸病源候论·风诸病》:凡风病,有四百四种。总而言之,不出五种,即是五风所摄:一曰黄风,二曰青风,三曰赤风,四曰白风,五曰黑风。凡人身中有八万尸虫,共成人身。若无八万尸虫,人身不成不立。复有诸恶横病,诸风生害于人身,所谓五种风生五种虫,能害于人。黑风生黑虫,黄风生黄虫,青风生青虫,赤风生赤虫,白风生白虫。此五种风,皆是恶风,能坏人身,名曰疾风。入五脏,即与脏食。人虫生,其虫无量,在人身中,乃入骨髓,来去无碍。若食人肝,眉睫堕落;食人肺,鼻柱崩倒;食人脾,语声变散;食人肾,耳鸣啾啾,或如雷声;食人心,心不受触而死。脉来徐去疾,上虚下实,此为恶风。诸癞候:凡癞病,皆是恶风及犯触忌害得之。初觉皮肤不仁,或淫淫苦痒如虫行,或眼前见物如垂丝,或隐轸辄赤黑。此皆为疾始起,便急治之,断米谷肴鲑,专食胡麻松术辈,最善也。夫病之生,多从风起,当时微发,不将为害。初入皮肤里,不能自觉。或流通四肢,潜于经脉,或在五脏,乍寒乍热,纵横脾肾,蔽诸毛腠理,壅塞难通,因兹气血精髓乖离,久而不治,令人顽痹;或汗不流泄,手足酸疼,针灸不痛;或在面目,习习奕奕;或在胸颈,状如虫行;或身体遍痒,搔之生疮;或身面肿,痛彻骨髓;或顽如钱大,状如蚝毒;或如梳,或如手,锥刺不痛;或青赤黄黑,犹如腐木之形;痛无常处!流移非一;或如酸枣,或如悬铃;或似绳缚,拘急难以俯仰,手足不能摇动,眼目流肿,内外生疮,小便赤黄,尿有余沥,面无颜色,恍惚多忘。其间变状多端。毒虫若食人肝者,眉睫堕落。食人肺,鼻柱崩倒,或鼻生息肉,孔气不通。若食人脾,语声变散。若食人肾,耳鸣啾啾,或如雷鼓之音。若食人筋脉,肢节堕落。若食人皮肉,顽痹不觉痛痒,或如针锥所刺,名曰刺风。若虫乘风走于皮肉,犹若外有虫行。复有食人皮肉,彻外从头面即起为疱肉,如桃核、小枣。从头面起者,名曰顺风;病从两脚起者,名曰逆风。令人多疮,犹如癣疥,或如鱼鳞,或痒或痛,黄水流出。初起之时,或如榆荚,或如钱孔,或青或白,或黑或黄,变异无定,或起或灭。此等皆病之兆状。又云:风起之由,皆是冷热交通,流于五脏,彻入骨中。虚风因湿,和合虫生,便即作患。论其所犯,多因用力过度,饮食相违,行房太过,毛孔既开,冷热风入五脏,积于寒热,寒热之风,交过通彻,流行诸脉,急者即患,缓者稍远。所食秽杂肉,虫生日久,冷热至甚暴,虫遂多,食人五脏骨髓,及于皮肉筋节,久久皆令坏散,名曰癞风。若其欲治,先与雷丸等散,服之出虫。见其虫形,青赤黑黄白等诸色之虫,与药治者,无有不瘥。然癞名不一。木癞者,初得先当落眉睫,面目痒,如复生疮,三年成大患。急治之愈,不治患成。火癞者,如火烧疮,或断人支节,七年落眉睫。急治可愈,八年成疾难治。金癞者,是天所为也,负功德祟,初得眉落,三年食鼻,鼻柱崩倒,亟治,良医能愈。土癞者,身体块磊,如鸡子弹丸许。此病宜急治之,六年便成大患,十五年不可治。水癞者,先得水病,因即留停,风触发动,落人眉须。不急治之,经年病成。蟋蟀癞者,虫如蟋蟀,在人身体内,百节头皆欲血出。三年亟治。面癞者,虫如面,举体艾白,难治;熏药可愈,多年亟治。雨癞者,斑驳或白或赤。眉须堕落,亦可治;多年难治。麻癞者,状似癣瘙,身体狂痒。十年成大患,可急治之,愈。风癞者,风从体入,或手足刺疮,风冷痹痴。不治,二十年后便成大患,宜急治之。癞者,得之身体沉重,状似风癞。积久成大患,速治之愈。酒癞者,酒醉卧黍穰上,因汗体虚,风从外入,落人眉须,令人惶惧,小治大愈。养生禁忌云:醉酒露卧,不幸生癞。又云:鱼无鳃,不可食。食之,令人五月发癞。乌癞候:凡癞病,皆是恶风及犯触忌害所得。初觉皮毛变异,或淫淫苦痒如虫行,或眼前见物如垂丝,言语无定,心常惊恐。皮肉中或如桃李子,隐轸赤黑,手足顽痹,针刺不痛,脚下不得踏地。凡食之时,开口而鸣,语亦如是,身体疮痛,两肘如绳缚,此名黑癞。白癞候:凡癞病,语声嘶破,目视不明,四肢顽痹,支节火燃,心里懊热,手足俱缓,背脊至急,肉如遭劈,身体手足隐轸起,往往正白在肉里,鼻有息肉,目生白珠当瞳子,视无所见,此名白癞。

〖鼻窦炎-鼻窦热蕴〗

辨识要点　① 符合鼻窦炎病理诊断;② 鼻源性细菌感染;③ 牙源性或血源性感染;④ 浆液性卡他鼻窦炎鼻窦黏膜充血水肿;⑤ 化脓性鼻窦炎鼻窦黏膜固有层大量中性粒细胞浸润,黏膜上皮细胞坏死脱落;⑥ 化脓性鼻窦炎慢性期部分黏膜被破坏伴鳞状上皮化生和肉芽组织形成;⑦ 固有膜明显增厚;⑧ 大量淋巴细胞、浆细胞浸润;⑨ 慢性鼻窦炎黏膜增厚,固有膜水肿,血管壁增厚,管腔狭窄甚至闭塞,间质炎细胞浸润;⑩ 舌红苔白脉细。

治疗推荐　①《辨证录》探渊丹:辛夷、当归、麦冬、茯苓、黄芩、白芍、天花粉、生地、桔梗,常规剂量,每日两次水煎服。②《圣济总录》卷5白鲜皮汤:白鲜皮、人参、芍药、川芎、知母、款冬花、百合、前胡、茯神、防风、黄芩,常规剂量,每日两次水煎服。③《兰室秘藏》大芜荑汤:大芜荑、防风、黄连、炙甘草、麻黄、羌活、栀子、柴胡、茯苓、当归、白术,常规剂量,每日两次水煎服。

思路拓展　《备急千金要方·鼻病》:治大便出血及口鼻皆出血,血上胸心,气急,此是劳热所致方:生地黄八两,蒲黄一升,地骨皮五两,黄芩、芍药、生竹茹各三两。凡吐血、衄血、溺血,皆脏气虚、膈气伤或起惊悸治之方:生竹皮一升,芍药二两,川芎、当归、桂枝、甘草各一两,黄芩二两。治衄血方:伏龙肝二枚,生地六两,川芎一两,桂心三两,细辛六铢,白芷三两。生地黄汤主衄方:生地黄八两,黄芩一两,阿胶二两,柏叶一把,甘草二两。又方:生地黄三斤,阿胶二两,蒲黄六合。治鼻出血不止方:干地黄、栀子、甘草各等分。如鼻疼者加豉一合,鼻有风热者以葱涕和服如梧子五丸。治鼻衄方:地黄汁五合,煮取四合,空腹服之,忌酒炙肉,且服粳米饮。又方:饮小蓟汁。又方:以冷水净漱口,含水以芦管吹二孔中,即止。又方:取乱发五两,烧作灰,以管吹鼻中枣核大。不止,益吹之,以血断止。并水服方寸匕,日三,甚者夜二。已困不识人者,服亦佳。又方:取人屎尖烧灰,水服并吹少许鼻中,止。又方:五月五日取人屎,烧作灰,冷水服五分匕。又方:以胶贴鼻头上,至顶及发际三寸,止。又方:新马屎汁灌鼻中,及饮之。又方:以湿布敷胸上。又方:淳醋和土涂阴囊上,干,易之。又方:韭根葱根取汁,悬头着一枣大纳鼻中,少时更着,两三度瘥,葱白捣汁亦得。治鼻出血不止方。捣楮叶汁,饮三升,大良。又方:张弓令弦向上,病儿仰卧枕,弦放,四体如常卧法,衄时痒痒,便灸足大趾节横理三毛中十壮,剧者百壮,衄不止,灸之,并治阴卵肿。又:风府一穴四壮,不止,又灸。又:灸涌泉二穴各百壮。

〖急性咽炎-咽部风热〗

辨识要点　① 符合急性咽炎病理诊断;② 咽部黏膜及淋巴组织炎症;③ 柯萨奇病毒、腺病毒和副流感病毒等感染;④ 链球菌、葡萄球菌和肺炎球菌等细菌感染;⑤ 单纯性咽炎;⑥ 急性化脓性咽炎;⑦ 咽黏膜充血;⑧ 咽黏膜肿胀增厚;⑨ 黏膜下粒细胞及淋巴细胞浸润;⑩ 淋巴滤泡肿大;⑪ 颈部淋巴结肿大;⑫ 舌红苔黄脉数。

治疗推荐　①《喉科种福》荡涤饮:生地、麦冬、知母、僵蚕、黄芩、浙贝母、天花粉、天冬、黄柏、甘草、玉竹、茯苓。②《嵩厓尊生全书》甘桔射干汤：桔梗、甘草、射干、连翘、山豆根、牛蒡子、玄参、荆芥、防风，常规剂量，每日两次水煎服。③《喉科秘诀》连翘消毒饮：连翘、升麻、防风、荆芥、僵蚕、全蝎、牛蒡子、白芷、黄柏、黄连、桔梗、薄荷、甘草，常规剂量，每日两次水煎服。④《卫生宝鉴》卷11备急如圣散：雄黄、白矾、藜芦、猪牙皂角各等分，共研为末，每用少许，鼻内搐之。

思路拓展 《诸病源候论·咽喉病诸候》。喉痹候：喉痹者，喉里肿塞痹痛，水浆不得入也。人阴阳之气出于肺，循喉咙而上下也。风毒客于喉间，气结蕴积而生热，故喉肿塞而痹痛。脉沉者为阴，浮者为阳，若右手关上脉阴阳俱实者，是喉痹之候也。亦令人壮热而恶寒，七八日不治，则死。其汤熨针石，别有正方。补养宣导，今附于后。《养生方·导引法》云两手拓两颊，手不动，搂肘使急，腰内亦然，住定。放两肘头向外，肘膊腰气散尽势，大闷始起，来去七通。去喉痹。又云一手长舒，令掌仰，一手捉颏，挽之向外，一时极势二七。左右亦然。手不动，两向侧极势，急挽之二七。去颈骨急强，头风脑旋，喉痹，膊内冷注偏风。马喉痹候：马喉痹者，谓热毒之气结于喉间，肿连颊而微壮热，烦满而数吐气，呼之为马喉痹。喉中生谷贼不通候：谷贼者，禾里有短穗，而强涩者是也。误作米而人食之，则令喉里肿结不通。今风热气在于喉间，与血气相搏，则生肿结，如食谷贼者也，故谓之喉中生谷贼。不急治，亦能杀人。狗咽候：喉内忽有气结塞不通，世谓之狗咽。此由风热所作，与喉痹之状相似。但俗云误吞狗毛。又云治此病者，以一抟饭共狗分食便瘥，所以谓之狗咽。喉痈候：六腑不和，血气不调，风邪客于喉间，为寒所折，气壅而不散，故结而成痈。凡结肿一寸为疖，二寸至五寸为痈。咽喉疮候：咽喉者，脾胃之候也。由脾胃热，其气上冲喉咽，所以生疮。其疮或白头，或赤根，皆。尸咽候：尸咽者，谓腹内尸虫，上食人喉咽生疮。其状，或痒或痛，如甘匿之候。喉咽肿痛候：喉咽者，脾胃之候，气所上下。脾胃有热，热气上冲，则喉咽肿痛。夫生肿痛者，皆挟热则为之。若风毒结于喉间，其热盛则肿塞不通，而水浆不入，便能杀人。咽喉不利候：腑脏冷热不调，气上下哽涩，结搏于喉间，吞吐不利，或塞或痛，故言喉咽不利。

〖慢性咽炎-咽部燥热〗

辨识要点 ① 符合慢性咽炎病理诊断；② 急性咽炎迁延反复；③ 长期吸烟或吸入有害气体；④ 慢性单纯性咽炎咽部黏膜充血、腺体增生，分泌增多伴淋巴细胞和浆细胞浸润；⑤ 慢性肥厚性咽炎黏膜增厚，淋巴组织及纤维结缔组织明显增生，咽后壁形成颗粒状隆起；⑥ 慢性萎缩性咽炎黏膜和腺体的萎缩，黏膜层及黏膜下层萎缩变薄，咽后壁有痂皮附着，分泌减少；⑦ 舌红苔少脉细数。

治疗推荐 ①《重楼玉钥》养阴清肺汤：生地、麦冬、生甘草、玄参、贝母、牡丹皮、薄荷、芍药，常规剂量，每日两次水煎服。热甚加连翘去白芍，燥甚加天冬、茯苓，如有内热及发热不必投表药，照方服去。②《喉科秘诀》滋阴降火汤：生地、玄参、天冬、白芍、麦冬、黄柏、桔梗、黄芩、栀子、甘草、知母、山豆根、牡丹皮、泽泻、薄荷，常规剂量，每日两次水煎服。③《集成良方三百种》蠲秽散：苍术、白芷、细辛、藿香、降香、菖蒲、桔梗、青木香、川芎、薄荷、佛手、檀香，常规剂量研为细末，每次五钱，每日两次煎散为汤温服。

思路拓展 《喉科指掌·咽喉大纲论》：夫咽喉者，左为咽，右为喉。咽属胃，喉属肺，乃一身之总要，百节之关防，呼吸出入之所也。《经》云：一阴一阳结而为喉痹。痹者闭也。有风、有寒、有火、有湿、有毒、有虚，或风火相传，或寒湿相聚，其症不一，变幻不测。故漫肿而痰多者风也，淡白而牙紧者风寒也，紫色不肿而烂者伏寒也，红肿而脉浮者风火也，脉沉实烂而不肿者毒也，脉细数而浮者虚火也，细迟者虚寒也。风火寒湿毒虚,皆类而推之可也。大凡初起之症,脬右寸洪紧者,肺风也;两关浮数者,胃火肝风也;左寸浮洪者,心火也;右寸沉迟者,伏寒也;沉数者,伏热也,右尺洪大者,三焦火旺也;左尺洪而有力者,肾虚火也。此数部脉者,乃大略也。可总用六味汤加减治之。若凶险等症,须脬其脉、相其形,再详其受病之源,细诘其所起之端,而用药对病自然愈之速矣。故凡治咽喉之症,其要在于脉与形名耳。《经》云:神圣工巧,不过望闻问切,以此推详,庶无差误。

〖急性喉炎-喉部风热〗

辨识要点 ① 符合急性喉炎病理诊断;② 病毒和细菌感染;③ 感冒病毒感染喉炎黏膜充血水肿,中性粒细胞浸润伴黏液脓性分泌物;④ 白喉杆菌感染喉炎假膜性炎;⑤ 流感病毒感染喉出血性炎;⑥ 葡萄球菌和链球菌感染黏膜坏死和溃疡;⑦ 舌红苔黄脉数。

治疗推荐 ①《赤水玄珠》卷28利咽解毒汤:山豆根、麦冬、牛蒡子、玄参、桔梗、甘草、防风、绿豆,常规剂量,每日两次水煎服。②《白喉全生集》清咽利膈汤:芒硝、金银花、牛蒡子、大黄、黄连、枳实、连翘、栀子、薄荷、僵蚕、人中黄、厚朴、生石膏,常规剂量,每日两次水煎服。③《喉科秘诀》消风活血解毒汤:鲜生地、金银花、葛根、防风、荆芥、升麻、连翘、枳实、当归、赤芍、桔梗、山豆根、黄芩、栀子、苦参根,常规剂量,每日两次水煎服。④《集成良方三百种》喉药万应散:钟乳石、鸡内金、僵蚕、硼砂、黄连、粉甘草、川贝、冰片、薄荷、人中白、胆南星、雄黄、青黛、牛蒡子、胆矾、儿茶、朱砂、生石膏、珍珠、琥珀,常规剂量研为细末,适量吹喉,不拘时候。

思路拓展 《喉科指掌咽喉门》帘珠喉:帘珠喉,满喉如白网油状,两边微肿,根有白点,带红色,小舌红肿,咽水大痛。此症因郁积热毒而发,其脉两寸浮洪,两尺亦洪大,上盛下虚之症也。治宜清火,用六味汤加盐水炒黄柏二钱、酒炒黄芩二钱、盐水炒知母二钱、熟石膏五钱、山豆根二钱、盐水炒玄参二钱、生山栀一钱、木通一钱、生地二钱,服一帖明日再加连翘二钱、紫地丁三钱、大熟地三钱、牡丹皮一钱、草河车二钱、川连一钱,用金汁一钟或制柏枝汁一钟,冲服皆妙。吹紫雪、金不换,六七日而愈。呛食哑喉:呛食哑喉:此症因伏邪在肺,声哑呛食,六脉迟细,甚属险症。余曾治一人,年近二十,患此三年。饭食少进,日惟吃粥,病在将危,就医于余。余脬其脉,病虽常久,脉尚有根,或可治之。用六味汤加麻黄二钱、桂枝一钱、苏叶二钱、木通一钱、细辛一钱、白芷一钱、诃子二钱、皂核二钱、姜汁炒半夏二钱,连吃五六日,饭进三碗,声哑未除,换加桔梗一两四钱半,童便炒,诃子七钱半童便炒,甘草七钱半童便炒,薄荷一钱、麻黄一钱,煎数滚漱而且吃十帖乃愈,后服补药健脾收功。内外肿喉:此症生于关内下部,阴阳相结,内外皆肿,或有烂斑、火郁之症。用六味汤加酒炒黄芩三钱、熟大黄五钱、海浮石二钱,吹紫雪金不换。明日换加丹皮一钱五分、生地二钱、酒炒黄芩二钱、生石膏三钱、山栀一钱、木通一钱,即针少商、商阳两手四穴。如背寒加羌活,胃泛加葛根,柏枝汁亦可漱之。风热喉:此症感风热而起。满喉发细红点,根带淡白,舌下两边三四块,六脉洪紧。用六味汤加盐水炒玄参二钱、酒炒黄芩二钱、山栀一钱、花粉一钱,一服即愈。吹金不换兼服八仙散。紫色虚喉:喉间紫红,久之变烂。如生漆色。因初起早服寒凉故也。此症肺胃伏寒,平而不肿,饮食难进,吐出腐肉者,急治之。如见此症认为火症,反用三黄汤、犀角、羚羊角等药,吃成死症,惜哉!余凡见紫色之症,不论名式,喉间绝无形迹,满喉皆紫,脉缓身凉者,用六味汤加细辛五分、葛根、苏叶各二钱、白芷、川芎、麻黄各一钱,服后紫变为红换加盐水炒玄参二钱、酒炒黄芩二钱、花粉一钱，即愈。喉癣：此症因肾虚火旺，发癣于喉，不肿而微红，上有斑点，青白不一，如芥子大，或绿豆大，每点生芒刺，入水大痛，喉干声哑，咳嗽无痰，六脉细数者是，用知柏地黄汤兼四物汤加麦冬、盐水炒玄参、女贞、枸杞、首乌、阿胶各二钱，等服十服后，用八味丸加女贞、枸杞、人参、洋参，俱盐水炒，淡盐汤每早服四五钱，如服前知柏地黄汤、四物汤不应，加：桂附每帖各三分，水煎冷服，此引火归原之法也。玄武膏亦可服，如六脉洪数，恐难脱体。吹紫雪、金不换。喉疳：此症肾虚火旺，沸腾上部而发，喉间上有青白红点，平坦无刺，故名喉疳。声不哑，不咳嗽，两尺脉虚者是也。先用六味汤去荆、防、蚕三味加盐水炒玄参二钱、酒炒黄芩二钱、丹皮二钱、生地二钱、山栀盐水炒一钱、盐水炒女贞一钱五分、盐水炒知母一钱五分，男加龟板五钱，女加鳖甲五钱，服五剂或十剂，如不愈再加附子三分、肉桂三分，二味另煎冲前药内冷服，愈后合八味丸加盐水炒玄参、知母、女贞、枸杞一料全愈。吹金不换。飞扬喉：此症风热上壅，上红肿，气不能通，咽物不下，从小舌中飞扬满口，此系凶恶之症。急针患上出血泄气。吹金不换，用六味汤加连翘、葛根、黄柏、山栀、木通各一钱，生石膏四钱，一二服愈。虚哑喉：虚哑喉，喉间不肿，两边关内少有红点，声哑不明，牙关不开，此内火外风之症。因喜食酸涩之物，肺气不清故也。用六味汤加细辛三分、苏叶二钱，服一帖音不哑，换加生地二钱、丹皮二钱、盐水炒山栀一钱、木通一钱、花粉一钱，再二帖而愈。声哑喉：此症寒伏肺家，不肿不红，又无烂点，惟觉干痛，但食米粥，不能吃饭。用六味汤加苏叶二钱、麻黄二钱、细辛五分，二服后麻黄、苏叶各减一钱。再二日换加花粉一钱、黄芩一钱、羌活一钱、姜汁半夏一钱、皂核二十粒、诃子二钱半、桔梗五钱半、甘草五钱半，四五帖乃痊。初起不可用凉药。烂沙喉：此症发于寒伤之后，表邪未尽，生在关内肿烂，右关脉急，肺脾之毒可知。六味汤半服加：酒炒黄芩二钱、花粉一钱、盐水炒玄参二钱、葛根一钱、生石膏二钱五分、淡竹叶二钱、河车二钱五分，连服三四剂。如烂斑不退加生大黄三钱、津化八仙散、玉枢丹，每服五分，三服可收功。

〖**慢性单纯性喉炎-喉部燥热**〗

辨识要点 ① 符合慢性单纯性喉炎病理诊断；② 急性喉炎迁延反复；③ 长期吸烟或吸入有害气体；④ 用声过度或发音不当；⑤ 鼻咽腔慢性炎症；⑥ 喉黏膜充血水肿；⑦ 黏膜及黏膜下组织血管扩张充血；⑧ 喉黏膜下组织间质水肿伴淋巴细胞浸润；⑨ 舌红苔少脉细数。

治疗推荐 ①《喉科指掌》六味汤：荆芥穗、薄荷、僵蚕、桔梗、生粉草、防风，常规剂量，每日两次水煎服。②《喉科秘诀》泻心通圣散：黄连、犀角、栀子、桔梗、甘草、枳壳、黄芩、升麻、葛根、生地、白芍、石膏、大黄、芒硝、归尾、麻黄、生姜，常规剂量，每日两次水煎服。③《疗证汇要》卷1八宝红灵丹：朱砂、雄黄、麝香、冰片、硼砂、礞石、牙硝、金箔，常规剂量研为细末，瓷瓶密贮，每次一分，每日两次凉水送服或外用吹喉。

思路拓展 ①《喉科指掌·喉舌分经说》：喉有二孔，左为咽，属胃。右为喉、属肺。口内上属胃，下属脾，舌之中心属心，四围属脾，舌根亦属心经，小舌名帝丁属胃。喉之左右通舌根者肝经，外两耳垂下肝经。舌白苔属寒，黄苔者属热，如焦黄者热甚，黑者热之极。凡舌苔不论黄焦黑，以指摸之而滑有津者，非真热也，不可一味凉药，用八味丸引火归原之法。大舌边红，脾之火也，可用清凉之剂。喉痛地位属肝，再进内寸许，或烂或肿，俱属脾胃火毒之症。结毒者亦有之，但两关脉浮者，非结毒也，沉者为真。此乃分经之大略，若喉舌诸症，另后分形，细查无谬。②《白喉全生集·白喉证论》：白喉证古书未载，而时医专目为疫证,谬矣。凡治病必先寻经络,次察寒热,次审虚实,三者既明,虽杂证百出,可一以贯之。如白喉证亦寒暑之不时,气血之不调所致,非六经之外别有一病也,焉有不审寒热虚实而概指为疫者乎。《经》云:赤属热,白属寒,如所言则白喉只有寒而无热。其曰热者亦从证而别之耳。若概指为疫,则只有热而无寒矣,于理安在。此其弊皆由不辨证不辨脉徒听时医之说,以人之性命委诸无形之斧斤,予甚惜之。诵读之暇,因将白喉证治法条分缕晰,以寒热二字为纲领,而寒热之中又分轻重虚实,庶用药无毫厘千里之谬。书既成,或有疑之者曰既非疫焉有传染?曰气之相感理之常然,如伤风疮毒之类,防身者每不与共寝食,若以传染为疫,则伤风疮毒不亦可云疫乎。曰有传染不传染何也,曰物必先朽也而后虫生,其传染者必其人内有寒热,始触而发也。故有同一室而传与不传各异,传者之寒与热亦各异,曰其色白何也?曰白属肺,凡风寒热之中人未有不由肺入而伤气者,喉为气之门户故宜宣发,而时医忌表药,谬矣。曰寒热之为病甚多而独发于喉何也?曰十二经惟足太阳主表别下项,余皆内循于喉,尽得而病之也。盖阳明为水谷之海,而胃气直透咽喉,故喉疾惟阳明之火最盛,少阳厥阴为木火之藏,亦多热证,少阴之脉络于舌本,凡阴火冲逆,多生喉疾,但其中有虚有实,不得概从火断,而少阴尤不可概从火断。如酒色过度真阴中之阴亏损,火无所养,非补水以配火不可,易所谓水火既济者是也。真阴中之阳亏损,火无所归,非补火以引火不可,易所谓火就燥者是也。此《褚氏遗书》所以有上病疗下之说也。曰何死之速也?白喉急证非死证也,治之不善则死矣。如热证投以热药,寒证投以寒药,或表证而攻下,或虚证而表散,如人之无辜受戮,虽欲不死,焉得而不死,且每闻白喉之死,死于热证者少,死于寒证者多,大抵人知有热证而不知有寒证,即知有寒证而不知有虚寒之证,皆误于疫之一字也。然则予之辨之也,其容已乎。但见浅学寡,不无疏漏,尚冀高明之士匡予不逮则幸甚。

〖慢性增生性喉炎-喉部结瘕〗

辨识要点 ① 符合慢性单纯性喉炎病理诊断;② 急性喉炎迁延反复;③ 长期吸烟或吸入有害气体;④ 用声过度或发音不当;⑤ 鼻咽腔慢性炎症;⑥ 喉部黏膜增厚;⑦ 黏膜上皮增生甚至角化;⑧ 黏膜下纤维结缔组织明显增生伴大量淋巴细胞、浆细胞浸润;⑨ 淋巴滤泡形成;⑩ 黏膜瘤样增生形成声带息肉或息肉小结;⑪ 声带息肉或息肉小结被覆鳞状上皮;⑫ 声带不同程度萎缩变薄;⑬ 声带角化不全;⑭ 上皮下结缔组织水肿伴小血管扩张;⑮ 纤维组织增生,淋巴细胞、浆细胞和中性粒细胞浸润;⑯ 间质淀粉样物质沉积;⑰ 舌红苔少脉细数。

治疗推荐 ①《喉科秘诀》清膈活血汤:黄连、麦冬、连翘、栀子、石膏、桔梗、黄芩、甘草、归尾、升麻,常规剂量,每日两次水煎服。②《太平圣惠方》卷13鳖甲散:鳖甲、升麻、葳蕤、黄连、当归、赤芍、桂枝、犀角屑、贝齿、茯神、秦艽、炙甘草、柴胡、麻黄、人参,常规剂量研为细末,每次五钱,每日两次煎散为汤温服。③《喉科指掌》十八味神药:黄连、白鲜皮、黄芩、紫花地丁、归尾、赤芍、草河车、栀子、生龟甲、木通、生甘草、川芎、连翘、乳香、金银花、天花粉、皂角刺、知母,常规剂量,每日两次水煎服。

思路拓展 《白喉条辨·辨病源》:时疫喉症不外外感六淫为病。六淫者即《经》所谓风寒燥湿暑火六气是也。历考古人喉科方论,言风火者固多,言寒湿者亦颇不乏,独未有专言燥气为病者。盖《内经》脱秋伤于燥一条,后人遂有燥气不为病之说。至沈目南、喻嘉言始各有所得,各出方论。沈氏以化气为湿为主,故立方偏于苦辛微温;喻氏以复气为火为主,故立方偏于辛凉甘寒。赖吴鞠通氏有燥气为病,轻则为燥，重则为寒，化气为湿，复气为火数语，而燥气发病之理始着。后之治燥气者亦有门迳可入，此症之发，必于燥气盛行之年，且见症经脉传变治法，无一不与燥火二字吻合，故知病属燥气无疑。唯间多挟少阳相火少阴君火而发，不得不兼治耳。郑氏梅涧虽言此症或遇燥气流行而发，而支离庞杂，尚非真能探及源头者。至张氏漫言火热，耐修氏言肺之灼，由于胃之热，胃之热实由于肠之寒，模糊影响，全无确见，更不足辨矣。大人小儿治法本同，何分难易，实以小儿在五六龄以内者未识人事，看服药，处处不能如法，故治之较难也。

第二节 气 管 病 理

〖急性卡他性气管支气管炎-急性气道失降〗

辨识要点 ① 符合急性卡他性气管支气管炎病理诊断;② 气管和支气管的病变相同;③ 气管支气管黏膜红肿;④ 表面黏附白色或淡黄色黏性分泌物;⑤ 黏膜及黏膜下层充血水肿;⑥ 中性粒细胞浸润;⑦ 管腔表面覆有较稀薄的黏性黄色分泌物;⑧ 分泌物可被咳出;⑨ 有时分泌物堵塞支气管腔;⑩ 舌红苔白脉浮。

治疗推荐 ①《千金翼方》金沸草散:金沸草、前胡、炙甘草、麻黄、芍药、荆芥穗、半夏,常规剂量,每日两次水煎服。②《临证指南医案》清金止咳法:北沙参、杏仁、栀子皮、枇杷叶、瓜蒌皮、浙贝、桑叶、马兜铃、苇茎,常规剂量,每日两次水煎服。③《时病论》清宣金脏法:牛蒡子、贝母、马兜铃、杏仁、瓜蒌壳、桔梗、桑叶、枇杷叶,常规剂量,每日两次水煎服。

思路拓展 《医林纂要》:金沸草咸苦微辛,其花午开子落,与半夏意同而轻浮,上入于肺,苦能泄热气,咸能化痰结,辛能行痰湿,凡痰饮之逆于肺者,此能降而泄之;前胡甘苦微辛,能降泄高亢之气,而疏畅下行之滞,主下气行痰;麻黄以大开腠理而泄其风;荆并辛苦而性上浮,祛头面之风,去经隧之湿,此方盖以此为君药,以兼去风痰,诸药亦随以上升于肺,而后乃降而下坠其痰也;赤芍药酸干泻肝敛阴,且监麻黄之过散,用赤者以行水分收痰湿也;轻用半夏者,以风则夹相火也,然必用之者,非此不足以通滞行痰也。金沸草轻虚,此以行于下所以助之;甘草以厚脾土,以缓肝急。

〖急性化脓性气管支气管炎-急性气道热蕴〗

辨识要点 ① 符合急性化脓性气管支气管炎病理诊断;② 气管和支气管的病变相同;③ 气管支气管黏膜红肿;④ 表面黏附白色或淡黄色黏性分泌物;⑤ 多由急性卡他性炎发展而来;⑥ 分泌物转变为脓性;⑦ 黏膜及黏膜下层大量中性粒细胞浸润;⑧ 炎症经细支气管累及邻近肺泡;⑨ 舌红苔黄脉数。

治疗推荐 ①《金匮要略方论》千金苇茎汤:苇茎、薏苡仁、桃仁、瓜瓣,常规剂量,每日两次水煎服。②《医宗必读》凉肺汤:知母、贝母、天冬、麦冬、黄芩、橘红、甘草、桑白皮,常规剂量,每日两次水煎服。③《医学心悟》卷3贝母瓜蒌散:贝母、瓜蒌、天花粉、茯苓、橘红、桔梗,常规剂量,每日两次水煎服。④《验方新编》宁咳合剂:青黛、诃子、浮海石、蛤粉、瓜蒌实、浙贝母、金沸草、白蜜,常规剂量,每日两次水煎服。

思路拓展 《黄帝内经素问·咳论》:黄帝问曰:肺之令人咳何也? 岐伯对曰:五脏六腑皆令人咳,非独肺也。帝曰:愿闻其状? 岐伯曰:皮毛者肺之合也。皮毛先受邪气,邪气以从其合也。其寒饮食入胃,从肺脉上至于肺,则肺寒,肺寒则外内合,邪因而客之,则为肺咳。五脏各以其时受病,非其时各传以与之。人与天地相参,故五脏各以治时,感于寒则受病,微则为咳,甚者为泄为痛。乘秋则肺先受邪,乘春则肝先受之,乘夏则心先受之,乘至阴则脾先受之,乘冬则肾先受之。帝曰:何以异之? 岐伯曰:肺咳之状,咳而喘息有音,甚则唾血。心咳之状,咳则心痛,喉中介介如梗状,甚则咽肿,喉痹。肝咳之状,咳则两胁下痛,甚则不可以转,转则两胠下满。脾咳之状,咳则右胁下痛,阴阴引肩背,甚则不可以动,动则咳剧。肾咳之状,咳则腰背相引而痛,甚则咳涎。帝曰:六腑之咳奈何? 安所受病? 岐伯曰:五脏之久咳,乃移于六腑。脾咳不已,则胃受之。胃咳之状,咳而呕,呕甚则长虫出。肝咳不已则胆受之,胆咳之状,咳呕胆汁。肺咳不已则大肠变之,大肠咳状,咳而遗失。心咳不已则小肠受之,小肠咳状,咳而失气,气与咳俱失。肾咳不已则膀胱受之,膀胱咳状,咳而遗溺。久咳不已则三焦受之,三焦咳状,咳而腹满不欲食饮。此皆紧于胃关于肺,使人多涕唾而面浮肿气逆也。帝曰:治之奈何? 岐伯曰:治脏者治其俞,治腑者治其合,浮肿者治其经。帝曰:善。

〖急性溃疡性气管支气管炎-急性气道热毒〗

辨识要点 ① 符合急性溃疡性气管支气管炎病理诊断;② 气管和支气管的病变相同;③ 气管支气管黏膜红肿;④ 表面黏附白色或淡黄色黏性分泌物;⑤ 病毒感染合并化脓性炎;⑥ 病情较重;⑦ 气管支气管管腔黏膜浅表性坏死糜烂形成溃疡;⑧ 基底层细胞增生修复损伤黏膜上皮;⑨ 肉芽组织修复溃疡形成瘢痕;⑩ 舌红苔黄脉数。

治疗推荐 ①《圣济总录》卷 24 马兜铃汤:马兜铃、杏仁、柴胡、贝母、桔梗、紫菀、麻黄、麦门冬、大腹皮、大黄、羌活,常规剂量,每日两次水煎服。②《校注妇人良方》仙方活命饮:白芷、贝母、防风、赤芍、当归、甘草、皂角刺、穿山甲、天花粉、乳香、没药、金银花、陈皮,常规剂量,每日两次水煎服。③《太平圣惠方》卷 46 百部散:百部、细辛、贝母、炙甘草、紫菀、桂枝、白术、麻黄、杏仁、五味子,常规剂量研末为散,每次五钱,每日两次煎散为汤温服。

思路拓展 《青囊秘诀·肺痈论》:人有胸膈之间作痛,咳嗽之时,更加痛极,手按痛处,尤增气急者,人以为肺经生痈也,谁知是肺热以成痈乎? 夫肺为娇脏,药石之所不能到者也,故为治甚难。肺受热害,既已成痈,将何法以疗之乎? 治之法,似宜泻火以救肺。然而肺药不可入而肺之母为脾,脾经未尝不受药也。肺之克为肝,肺之贼为心,二经未尝不受药也。补其脾经之土则土能生金也,平其肝经之木则金不能克木也,清其心经之火则火不来刑金也。三经皆有益于肺而无损乎金,则肺气得养而后以消毒之品直解其肺中之邪,何患肺痈之不治乎? 方用完肺汤:金银花五两、麦冬二两、玄参三两、甘草五钱、天花粉三钱、茯苓三钱、白芍三钱,水煎服,一剂而痛减,二剂而内消矣。大凡肺痈之症,必须内消,而不可令其出毒。内消之法,总不外脾、肝、心三经治之,而别无求消痈之道也。或曰:肺之子肾也,独不可治肾以消痈乎? 不知肺痈之成,虽成于火烁肺金之液,实因肺气之自虚也。补肾虽能使肺气不来生肾,惟是肺肾相通,补肾之水恐肺气不降,而火毒反不能速散,不若止治三经,使肺气得养,自化其毒,不遗于肾之为妙也。秘诀:肺金生痈五两金,麦冬二两三玄参,甘草五钱三花粉,苓芍亦然痈自泯。此症方用地罗甘桔玄参汤亦效:麦冬二两、玄参二两、甘草一两、锦地罗一两、桔梗五两、贝母五钱,水煎服,二剂愈。秘诀:又有二两麦玄参,一两甘草一两锦,桔梗贝母五钱研。二剂毒化妙如神。

〖急性细支气管炎-急性气道痰蕴〗

辨识要点 ① 符合急性细支气管炎病理诊断;② 管径小于 2 毫米的细支气管急性炎症;③ 常见于 4 岁以下的婴幼儿;④ 冬季发病;⑤ 病毒感染;⑥ 细支气管黏膜充血肿胀;⑦ 单层纤毛柱状上皮坏死脱落;⑧ 无纤毛柱状上皮或扁平上皮增生;⑨ 杯状细胞增多;⑩ 黏液分泌增加;⑪ 管壁内淋巴细胞和单核细胞浸润;⑫ 管腔内充满由纤维蛋白、炎细胞和脱落上皮细胞构成的渗出物;⑬ 管腔部分或完全阻塞导致小灶性肺萎缩或急性阻塞性;⑭ 细支气管管壁薄;⑮ 炎症扩散到肺间质和肺泡形成细支气管周围炎或局限性肺炎;⑯ 瘢痕修复管壁损伤;⑰ 腔内渗出物机化阻塞管腔形成纤维闭塞性细支气管炎;

⑱ 舌红苔白脉紧。

治疗推荐 ①《普济本事方》卷 3 贝母汤：贝母、黄芩、干姜、陈皮、五味子、桑白皮、半夏、柴胡、桂枝、木香、炙甘草,常规剂量,每日两次水煎服。②《博济方》麦门冬散：麦门冬、桔梗、半夏、贝母、升麻、蔓荆子、甘草、五味子、赤芍药、菊花,常规剂量研末为散,每次五钱,每日两次煎散为汤温服。③《圣济总录》卷 66 百部丸：百部、款冬花、天门冬、贝母、桔梗、紫菀,常规剂量研为细末,炼蜜为丸如梧桐子大,每次 10 粒,每日两次乌梅汤送下。④《理虚元鉴》百部清金汤：百部、骨皮、人参、麦冬、桔梗、生地、牡丹皮、芍药、茯苓、甘草,常规剂量,每日两次水煎服。

思路拓展 《冷庐医话·咳嗽》：《客尘医话》云：咳嗽大半由于火来克金,谓之贼邪,最难速愈。因风寒外袭,而内生实火,急宜泻之,若失于提解,久之传变生疾,误服阴药,反成劳瘵。此数语甚的。又云：如果系虚火,惟壮水一法。但养阴之药,又皆阻气滞痰,是在治之者灵也。如生脉六君汤、金水六君煎之类,最为妥当。余按：金水六君煎,景岳以治肺肾虚寒,水泛为痰,而《景岳全书发挥》訾其立方杂乱,且为水泛为痰而用二陈,于理不通,当用地黄汤,至壮水之法,六君汤亦非所宜。薛生白有案云：此由金水不相承抱,故咳久不愈,切勿理肺,肺为娇脏,愈理愈虚,亦不可泛然滋阴,方用整玉竹、川石斛、甜杏仁、生扁豆、北沙参、云茯神,迥胜于生脉六君汤、金水六君煎。余仿此以治久嗽阴伤,无不获效。咳嗽有寒热之别,不可误治。感寒者,鼻塞流涕,或微恶寒,宜服生姜、葱白(日二次,不宜常服)。挟热者,夜嗽较甚,喉痒,口或微渴,宜服淡盐汤,初起服此者,不致久延,余家用之恒验。

〔慢性支气管炎-慢性气道失降〕

辨识要点 ① 符合慢性支气管炎病理诊断;② 支气管黏膜及周围组织的慢性非特异性炎性疾病;③ 症状每年至少持续 3 个月,连续 2 年以上;④ 病变限于较大的支气管累及较小的支气管和细支气管;⑤ 呼吸道黏液-纤毛排送系统受损;⑥ 纤毛柱状上皮变性、坏死脱落;⑦ 上皮杯状细胞增多再生;⑧ 鳞状上皮化生;⑨ 黏膜下腺体增生肥大;⑩ 浆液性上皮发生黏液腺化生;⑪ 黏液分泌增多;⑫ 管壁充血水肿;⑬ 淋巴细胞及浆细胞浸润;⑭ 管壁平滑肌断裂、萎缩;⑮ 软骨变性、萎缩或骨化;⑯ 管壁纤维性增厚;⑰ 管腔狭窄甚至纤维性闭锁;⑱ 细支气管周围炎;⑲ 舌红苔白脉弦。

治疗推荐 ①《医学心悟》止嗽散：桔梗、荆芥、紫菀、百部、白前、甘草、陈皮,常规剂量研为细末,每次五钱,每日两次水煎服。②《太平圣惠方》卷 42 马兜铃散：马兜铃、人参、贝母、甘草、杏仁、甜葶苈、麻黄、五味子、威灵仙、桑根白皮、款冬花、陈皮、皂荚,常规剂量研末为散,每次五钱,每日两次煎散为汤温服。③《医方类聚》辛梗汤：细辛、桔梗、人参、白术、茯苓、炙甘草、葛根、柴胡、升麻,常规剂量,每日两次水煎服。④《证治准绳》卷 7 赤苍饮：赤茯苓、苍术、枳壳、藿香、半夏、香附、紫苏叶、厚朴、陈皮、炙甘草,常规剂量,每日两次水煎服。

思路拓展 ①《医贯·咳嗽论》：咳谓无痰而有声,嗽是有痰而有声,虽分六腑五脏之殊,而其要皆主于肺。盖肺为清虚之府,一物不容,毫毛必咳。又肺为娇脏,畏热畏寒,火刑金故嗽,水冷金寒亦嗽。故咳嗽者必责之肺,而治之之法不在于肺而在于脾,不专在脾而反归重于肾。盖脾者肺之母,肾者肺之子,故虚则补其母,虚则补其子也。如外感风寒而咳嗽者,今人率以麻黄、枳壳、紫苏之类发散表邪,谓从表而入者自表而出。如果系形气病气俱实者一汗而愈,若形气病气稍虚者宜以补脾为主,而佐以解表之药。何以故？盖肺主皮毛，惟其虚也，故腠理不密，风邪易以入之。若肺不虚，邪何从而入耶。古人所以制参苏饮中必有参，桂枝汤中有芍药、甘草，解表中兼实脾也。脾实则肺金有养，皮毛有卫，已入之邪易以出，后来之邪无自而入矣。若专以解表则肺气益虚，腠理益疏，外邪乘间而来者，何时而已耶。须以人参、黄芪、甘草以补脾，兼桂枝以驱邪，此予谓不治肺而治脾，虚则补其母之义也。《仁斋直指》云：肺出气也，肾纳气也，肺为气之主，肾为气之本。凡咳嗽暴重，动引百骸，自觉气从脐下逆奔而上者，此肾虚不能收气归元，当以地黄丸安肾丸主之，母徒从事于肺，此虚则补子之义也。余又有说焉。五行之间惟肺肾二藏，母盛而子宫受邪，何则？肺主气，肺有热则气得热而上蒸，不能下生于肾，而肾受邪矣。肾既受邪则肺益病，此又何也？盖母藏子宫，子隐母胎，凡人肺金之气，夜卧则归藏于肾水之中，今因肺受心火之邪，欲下避水中而肾水干枯有火，无可容之地，于是复上而病矣。有火烁肺金而咳嗽者，宜清金降火。今之医书中论清金降火者，以黄芩、天麦冬、桑白皮清肺金，以黄连降心火，石膏降胃火，以四物、黄柏、知母降阴火，谓枳、半燥泄伤阴，易用贝母、栝蒌、竹沥、枇杷叶以润肺而化痰。以上治法，岂不平正通达耶。殊不知清金降火之理似是而实非。补北方正所以泻南方也，滋其阴即所以降火也。独不观启玄子壮水之主以制阳光乎。予相火论及滋阴降火论中，已详言黄柏、知母之不宜用，与夫寒凉诸药之害矣。予又有说焉。王节斋云：凡酒色过度损伤肺肾真阴者，不可服参芪，服之过多则死。盖恐阳旺而阴消也。自此说行而世之治阴虚咳嗽者视参芪如砒毒，以黄柏知母为灵丹，使患此证而服此药者，百无一生，良可悲也。有能寡欲而不服药者，反可绵延得活，可见非病不可治，乃治病之不如法也。盖病本起于房劳太过，亏损真阴，阴虚而火上，火上而刑金故咳，咳则金不能不伤矣，予先以壮水之主之药如六味地黄之类，补其真阴使水升而火降，随即以参芪救肺之品以补肾之母，使金水相生而病易愈矣。世之用寒凉者，肤浅庸工，固不必齿，间有知用参芪者，不知先壮水以镇火而遽投参芪以补阳，反使阳火愈旺而金益受伤，岂药之罪哉。此所谓不识先后着者也，有脾胃先虚土虚不能制水，水泛为痰子来乘母而嗽者矣。又有初虽起于心火刑金，因误服寒凉，以致脾土受伤，肺益虚而嗽者。乃火位之下，水气承之，子来救母，肾水复火之仇，寒水挟木势而上侵于肺胃，水冷金寒故嗽，前病未除，新病愈甚，粗工不达此义，尚谓痰火难除，寒凉倍进，岂不殆哉。斯时也，须用六君子汤加炮姜以补脾肺，八味丸以朴土母而引水归原，此等治咳嗽之法，幸同志者加之意焉。《金匮》云咳而上气，喉中水鸡声，射干麻黄汤主之，此论外感有嗽而声哑者。盖金实不鸣，金破亦不鸣，实则清之，破则补之，皆治肺之事也。又须知少阴之络入肺中，循喉咙，挟舌本，肺为之标，本虚则标弱，故声乱咽嘶，舌萎声不能前，出仲景伤寒书。一男子年五十余岁，病伤寒咳嗽，喉中声如，与独参汤，一服而鼾声除，至二三服而咳嗽亦渐退，服二三斤病始全愈。《衍义》云：有暴嗽服诸药不效，或教之进生料鹿茸丸、大菟丝子丸方愈。有本有标，却不可以其暴嗽而疑骤补之非，所以易愈者，亦觉之早故也。有一等干咳嗽者，丹溪云干咳嗽极难治，此系火郁之证，乃痰郁其火，邪在中，用逍遥散以开之，下用补阴之剂而愈。②《医学心悟》：予制此药普送，只前七味，服者多效。或问：药极轻微，而取效甚广，何也？予曰：药不贵险峻，惟期中病而已，此方系予苦心揣摩而得也。盖肺体属金，畏火者也，过热则咳；金性刚燥恶冷者也，过寒亦咳。且肺为娇脏，攻击之剂既不任受，而外主皮毛，最易受邪，不行表散则邪气留连而不解。《经》曰：微寒微咳。寒之感也，若小寇然，启门逐之即去矣。医者不审，妄用清凉酸涩之剂，未免闭门留寇，寇欲出而无门，必至穿逾而走，则咳而见红。肺有二窍，一在鼻，一在喉。鼻窍贵开而不闭,喉窍宜闭而不开。今鼻窍不通,则喉窍将启能无虑乎? 本方温润和平,不寒不热,既无攻击过当之虞,大有启门驱贼之势。是以客邪易散,肺气安宁。宜其投之有效欤? 附论于此,以谂明哲。

〔**支气管哮喘-气道寒痹**〕

辨识要点　① 符合支气管哮喘病理诊断;② 呼吸道过敏;③ 支气管发作性痉挛;④ 慢性阻塞性炎性疾病;⑤ 肺膨胀伴灶性萎陷;⑥ 支气管管腔黏液栓;⑦ 支气管扩张;⑧ 黏膜上皮局部脱落;⑨ 基底膜显著增厚及玻璃样变;⑩ 黏膜下水肿;⑪ 黏液腺增生;⑫ 杯状细胞增多;⑬ 管壁平滑肌增生肥大;⑭ 管壁各层嗜酸性粒细胞、单核细胞、淋巴细胞和浆细胞浸润;⑮ 管壁及黏液栓夏科-莱登结晶;⑯ 胸廓变形及弥漫性肺气肿;⑰ 自发性气胸;⑱ 舌红苔白脉弦。

治疗推荐　①《金匮要略方论》小青龙汤:麻黄、桂枝、细辛、干姜、炙甘草、五味子、芍药、半夏,常规剂量,每日两次水煎服。②《串雅补》九仙顶:川木鳖、花椒、石菖蒲、川乌、草乌、皂角、麻黄、老姜、地葱、生甘草,川木鳖水浸一日,用陈酒四吊,煎百沸,脱去皮毛,用真麻油一斤,放入锅内,同煎至黄色,勿令焦枯,取起放瓦上,草灰拌干晒燥,为细末,分作九包,包好候用。九味药各煎汁一钟,每一钟放末一包,浸一宿,晒干炒燥,再研细末用之。每次三分,每日两次温水送服。③《本事方续集》劫痰方:青黛、辰砂、雌黄、雄黄、明矾、信石,常规剂量研为细末,淡豆豉100粒汤浸去壳,入药末为丸如梧桐子大,临卧冷茶吞1丸。④《扶寿精方》定喘汤:白果、麻黄、款冬花、桑皮、苏子、半夏、杏仁、黄芩、炙甘草,常规剂量,每日两次水煎服。

思路拓展　《伤寒明理论》小青龙汤:青龙象肝木之两歧而主两伤之疾。中风见寒脉,伤寒见风脉,则为荣卫之两伤,故以青龙汤主之。伤寒表不解则麻黄汤可以发,中风表不解则桂枝汤可以散。惟其表且不解而又加之心下有水气,则非麻黄汤所能发、桂枝汤所能散,乃须小青龙汤,始可祛除表里之邪气尔。麻黄味甘辛温为发散之主,表不解应发散之,则以麻黄为君。桂味辛热,甘草味甘平,甘辛为阳佐麻黄表散之,用二者所以为臣。芍药味酸微寒,五味子味酸温,二者所以为佐者,寒饮伤肺,咳逆而喘则肺气逆,《内经》曰:肺欲收,急食酸以收之。故用芍药、五味子为佐,以收逆气。干姜味辛热,细辛味辛热,半夏味辛微温,三者所以为使者,心下有水,津液不行则肾气燥,《内经》曰肾苦燥,急食辛以润之,是以干姜、细辛、半夏为使,以散寒水逆气,收寒水,散津液,通行汗出而解矣。心下有水气散行则所传不一,故又有增损之证。若渴者去半夏加栝蒌根,水蓄则津液不行气燥而渴,半夏味辛温,燥津液者也,去之则津液易复。栝蒌根味苦微寒,润枯燥者也,加之则津液通行,是为渴所宜也。若微利去麻黄加芫花,水气下行,渍入肠间则为利,下利者不可攻其表,汗出必胀满,麻黄专为表散非下利所宜,故去之。芫花味苦寒,酸苦为涌泄之剂,水去利则止,芫花下水故加之。若噎者去麻黄加附子,《经》曰水得寒气冷必相搏,其人即溏,又曰病患有寒,复发汗,胃中冷,必吐蛔,噎为胃气虚竭,麻黄发汗,非胃虚冷所宜,故去之。附子辛热,热则温其气,辛则散其寒,而噎者为当,两相佐之,是以祛散冷寒之气。若小便不利,少腹满去麻黄加茯苓,水蓄在下焦不行,为小便不利,少腹满。凡邪客于体者,在外者可汗之,在内者下之,在上者可涌之,在下者可泄之。水蓄下焦,渗泄可也,发汗则非所当故去麻黄,而茯苓味甘淡专行津液,《内经》曰热淫于内,以淡渗之,渗溺行水,甘淡为所宜,故加茯苓,若喘者去麻黄加杏仁,喘为气逆,麻黄发阳,去之则气易顺,杏仁味甘苦温,加之以泄逆气。《金匮要略》曰其形肿者,故不内麻黄乃内杏子,以麻黄发其阳,故喘逆形肿,标本之疾,加减所同,盖其类矣。

〖**支气管扩张症-气道热痰**〗

辨识要点 ① 符合支气管扩张症病理诊断;② 肺内小支气管管腔持久性扩张伴管壁纤维性增厚;③ 管壁平滑肌、弹力纤维和软骨等支撑结构破坏;④ 纤维瘢痕组织牵拉;⑤ 支气管囊状或筒状扩张;⑥ 支气管、细支气管节段性扩张;⑦ 扩张的支气管数目多少不等;⑧ 扩张的支气管腔内黏液脓性渗出物或血性渗出物;⑨ 支气管黏膜萎缩平滑或增生肥厚;⑩ 支气管壁明显增厚;⑪ 支气管黏膜上皮增生伴鳞状上皮化生;⑫ 支气管黏膜糜烂及小溃疡形成;⑬ 黏膜下血管扩张充血,淋巴细胞、浆细胞、中性粒细胞浸润;⑭ 管壁腺体、平滑肌、弹力纤维和软骨萎缩或消失;⑮ 肉芽组织或纤维组织增生;⑯ 邻近肺组织纤维化及淋巴组织增生;⑰ 舌红苔黄脉数。

治疗推荐 ①《太平圣惠方》卷6百部散:百部、桔梗、射干、升麻、天冬、木通、炙甘草、沙参、大黄,常规剂量研末为散,每次五钱,每日两次煎散为汤温服。②《外台秘要》卷9甘草饮子:甘草、款冬花、豆豉、麦门冬、葱白、槟榔、桔梗、地黄汁,常规剂量,每日两次水煎服。③《古今医鉴》卷4清气化痰丸:天南星、半夏、白矾、牙皂、生姜、青皮、陈皮、枳实、白术、葛根、茯苓、苏子、莱菔子、瓜蒌仁、黄连、黄芩、海粉、香附、神曲、麦芽、山楂肉,常规剂量研为细末,蒸饼作丸如梧桐子大,每次30粒,每日两次温水送服。④《博济方》黑灵丸:羌活、独活、巴豆、半夏,常规剂量研为细末,炼蜜为丸如桐子大,每次10丸,每日两次马兜铃、肉桂、甜葶苈常规剂量煎汤送服。

思路拓展 《古今医彻·咳嗽》:咳嗽,微疾也,连绵不已则又痼疾也,夫岂容渺视哉。然咳则有声无痰,虚怯者恒见之,或时咳一声,或连咳二三声,日以为常,初不经意,而羸羸已成矣。盖肺出气,肾纳气,升降往来,舒徐不迫,惟纵欲以竭之,以耗散之,而真气馁,于是假咳而上达,岂可久之道哉。嗽则有声有痰,其因多端,外则六淫,内则七情,咸足以致之,《经》谓五脏六腑皆令人咳,非独肺也,而肺为之总司。然六淫之中,风寒尤易犯,以肺主皮毛而开窍于鼻,形寒饮冷则伤之,留而不去,为寒为热,变迁不一,须审其风则解之,寒则散之,中病即止。若过于解散则腠理疏而邪复袭,愈袭愈解,愈解愈袭,脾肺虚而元气惫,反变成他症而难疗矣,况乎暑湿七情等因又当随感而施治者哉。窃思痰者身之液也,外充皮肤,内滋脏腑,气为之化,血为之辅,相为灌溉而不可竭者。若久嗽不已则腑腑精华,肌肉血脉,俱为耗引,消竭于痰,比之脱气脱血,何多逊焉。独不观久嗽者,始而色瘁,继而肉消,继而骨痿,皆津液不能敷布乃至此,夫岂容渺视哉。故疗之者,干咳用地黄丸峻补其肾,兼进人参以滋化源。痰嗽,风则解以辛凉,寒则散以辛温,暑则清之,湿则燥之,燥火则润之,七情则随所因而调之,而总以扶脾保肺为首务,幸毋沾沾于逐痰也。按痰又有酒湿而生者,六君子加葛粉泽泻之类;有食积而生者,枳术加半夏曲陈皮甘草之类;有痰火而生者,二陈加栝蒌山栀黄芩之类;有肺燥而生者,二冬加贝母栝蒌百合之类;有气逆而生者,二陈加苏子桑皮杜仲之类。此皆治标之治法,随症以投,第不可过甚耳。

第三节 肺脏病理

〖大叶性肺炎-肺脏热毒〗

辨识要点　①符合支气管扩张症病理诊断;②肺大叶全部或大部肺泡内弥漫性纤维素渗出;③充血水肿期病变肺叶暗红色;④肺泡间隔毛细血管弥漫性扩张充血;⑤肺泡腔大量浆液性渗出液;⑥渗出液含红细胞、中性粒细胞和巨噬细胞;⑦渗出液检出肺炎链球菌;⑧X线胸片示片状分布模糊阴影;⑨红色肝样变期肿大肺叶质地变实似肝脏外观;⑩肺泡腔内纤维素连接成网并穿过肺泡间孔与相邻肺泡内纤维素网相连;病变波及胸膜引起纤维素性胸膜炎;⑪灰色肝样变期肺叶肿大但充血消退;⑫病变肺叶灰白色质实如肝;⑬病变肺泡间隔毛细血管受压;⑭溶解消散期肺泡腔内中性粒细胞变性坏死并释放大量蛋白水解酶溶解渗出物中的纤维素;⑮肺内实变病灶消失;⑯病变肺组织质地较软;⑰肺组织结构和功能恢复正常,⑱舌红苔黄脉数。

治疗推荐　①《古方汇精》龙虎双降散:大黄、石膏、天花粉、玄参、麦冬、滑石、柴胡、荆芥、丹参、白芍,常规剂量研末为散,每次五钱,每日两次煎散为汤温服。②《太平圣惠方》卷9麻黄散:麻黄、当归、升麻、知母、赤芍、天冬、桂枝、赤茯苓、炙甘草、石膏、白术、干姜,常规剂量研末为散,每次五钱,每日两次煎散为汤温服。③《揣摩有得集》和血败毒汤:泽兰、当归、赤芍、青皮、降香、秦艽、地骨皮、人中黄、紫草茸、僵蚕、连翘、蝉蜕、白芷、生甘草,常规剂量,每日两次水煎服。④《太平圣惠方》卷54大戟散:大戟、甘遂、续随子、牵牛子、葶苈子,常规剂量研末为散,每次五钱,每日两次煎散为汤温服。

思路拓展　《诸病源候论·伤寒候》:《经》言春气温和,夏气暑热,秋气清凉,冬气冰寒,此则四时正气之序也。冬时严寒,万类深藏,君子固密,则不伤于寒。夫触冒之者,乃为伤寒耳。其伤于四时之气,皆能为病,而以伤寒为毒者,以其最为杀厉之气也。即病者,为伤寒;不即病者,其寒毒藏于肌骨中;至春变为温病;夏变为暑病。暑病者,热重于温也。是以辛苦之人,春夏必有温病者,皆由其冬时触冒之所致,非时行之气也。其时行者,是春时应暖而反寒,夏时应热而反冷,秋时应凉而反热,冬时应寒而反温,非其时而有其气。是以一岁之中,病无少长,多相似者,此则时行之气也。夫伤寒病者,起自风寒,入于腠理,与精气交争,荣卫痞隔,周行不通。病一日至二日,气在孔窍皮肤之间,故病者头痛恶寒,腰背强重,此邪气在表,洗浴发汗即愈。病三日以上,气浮在上部,胸心填塞,故头痛、胸中满闷,当吐之则愈。病五日以上,气深结在脏,故腹胀身重,骨节烦疼,当下之则愈。夫热病者,皆伤寒之类也。或愈或死,其死皆以六七日间,其愈皆以十日以上,何也?巨阳者,诸阳之属也,其脉连于风府,故为诸阳主气。人之伤于寒也,则为病热,热虽甚不死;其两感于寒而病者,必死。两感于寒者,其脉应与其病形何如?两伤于寒者,病一日,则巨阳与少阴俱病,则头痛、口干烦满。二日,则阳明与太阴俱病,则腹满、身热、不食、谵言。三日,则少阳与厥阴俱病,则耳聋、囊缩、厥逆,水浆不入,则不知人,六日而死。夫五脏已伤,六腑不通,荣卫不行,如是之后,三日乃死何也?阳明者,十二经脉之长也。其气血盛,故不知人,三日其气乃尽,故死。其不两伤于寒者,一日巨阳受之,故头项痛,腰脊强。二日阳明受之,阳明主肉,其脉夹鼻络于目,故身热而鼻干,不得卧也。三日少阳受之,少阳主骨,其脉循胁络于耳,故胸胁痛耳聋。三阳经络皆受病,而未入通于脏也,故可汗而已。四日太阴受之,太阴脉布于胃,络于嗌,故腹满而嗌干。五日少阴受之,少阴脉贯肾络肺,系舌本,故口热舌干而渴。六日厥阴受之,厥阴脉循阴器而络于肝,故烦满而囊缩。三阴三阳,五脏六腑皆病,荣卫不行,五脏不通则死矣。其不两感于寒者,七日巨阳病衰,头痛少愈。八日阳明病衰,身热少愈。九日少阳病衰,耳聋微闻。十日太阴病衰,腹减如故,则思饮食。十一日少阴病衰,渴止不满,舌干已而咳。十二日厥阴病衰,囊从少腹微下。大气皆去,病日已矣。治之奈何?治之各通其脏脉,病日衰。其病未满三日者,可汗而已,其病三日过者,可泄之而已。太阳病,头痛至七日以上,并自当愈,其经竟故也。若欲作再经者,当针补阳明,使经不传则愈矣。相病之法,视色听声,观病之所。候脉要诀,岂不微乎。脉洪大者,有热,此伤寒病也。夫伤寒脉洪浮,秋佳春成病。寸口脉紧者,伤寒头痛。脉来洪大,伤寒病。少阴病,恶寒身拳而利,手足四逆者,不治;其人吐利,躁逆者死。利止而眩,时时自冒者死。四逆,恶寒而身拳,其脉不至,其人不烦而躁者死。病六日,其息高者死。伤寒热盛,脉浮大者生,沉小者死。头痛,脉短涩者死;浮滑者生。未得汗,脉盛大者生;细小者死。诊人大热,其脉细小者,死不治。伤寒热病,脉盛躁不得汗者,此阳之极,十死不治。未得汗,脉躁疾,得汗生;不得汗难瘥。头痛脉反涩,此为逆,不治;脉浮大而易治;细微为难治。发汗若吐下者,若亡血无津液者,而阴阳自和必愈。夫下后发汗,其人小便不利,此亡津液,勿治,其小便利,必自愈。阳已虚,尺中弱者,不可发其汗也。咽干者,不可发其汗也。伤寒病,脉弦细,头痛而发热,此为属少阳。少阳不可发汗,发汗则谵语,为属胃。胃和则愈,不和则烦而悸。少阴病,脉细沉而微,病在里,不可发其汗。少阴病,脉微,亦不可发汗,无阳故也。阳已虚,尺中弱涩者,复不可下。太阳病,发热而恶寒,热多而寒少,脉微弱,则无阳,不可发其汗;脉浮,可发其汗。发热自汗出而不恶寒,关上脉细数,不可吐。若诸四逆厥者,不可吐,虚家亦然。寒多热少,可吐者,此谓痰多也。治疟亦如之。头项不强痛,其寸脉微浮,胸中愠牢,气上冲喉咽不得息,可吐之。治伤寒欲下之,切其脉牢,牢实之脉,或不能悉解,宜摸视手掌,汗湿者,便可下矣。若掌不汗,病虽宜下,且当消息,温暖身体,都皆津液通,掌亦自汗,下之即了矣。太阴之为病,腹满吐食,不可下,下之益甚,时腹自痛。下之,胸下结牢,脉浮,可发其汗。阳明病,心下牢满,不可下,下之遂利,杀人,不可不审,不可脱尔,祸福正在于此。太阳与少阳并病,心下牢,头项强眩,不可下。三阳合病,腹满身重,大小便调,其脉浮牢而数,渴欲饮水,此不可下。其汤熨针石,别有正方,补养宣导,今附于后。《养生方·导引法》云:端坐生腰,徐徐以鼻纳气,以右手持鼻,徐徐闭目吐气。治伤寒头痛洗洗,皆当以汗出为度。又云:举左手,顿左足,仰掌,鼻纳气四十息止,除身热背痛。

〔小叶性肺炎-肺脏热痰〕

辨识要点 ① 符合支气管扩张症病理诊断;② 细支气管为中心的肺组织化脓性炎症;③ 双肺表面和切面散在分布灰黄质实病灶;④ 病灶直径多在 0.5~1 厘米形状不规则;⑤ 病灶中央见病变细支气管的横断面;⑥ 病灶互相融合成片甚或累及整个大叶;⑦ 病变细支气管黏膜充血水肿;⑧ 表面附着黏液性渗出物;⑨ 病灶支气管、细支气管管腔及其周围的肺泡腔内出现较多中性粒细胞与少量红细胞及脱落的肺泡上皮细胞;⑩ 病灶周围肺组织充血,浆液渗出;⑪ 部分肺泡过度扩张;⑫ 舌红苔黄脉数。

治疗推荐 ①《太平惠民和剂局方》凉膈散:大黄、朴消、甘草、栀子、薄荷、黄芩、连翘,常规剂量,每日两次水煎服。②《揣摩有得集》除瘟化毒散:葛根、黄芩、生地、土茯苓、贝母、射干、连翘、当归、降香、赤芍、人中黄、牛蒡子、莲子心、生甘草、霜桑叶,常规剂量,每日两次水煎服。③《医学集成》金豆解毒煎:金银花、绿豆皮、蝉蜕、僵蚕、陈皮、甘草,常规剂量,每日两次水煎服。④《圣济总录》卷22百解汤:

前胡、柴胡、甜葶苈、半夏、麻黄、羌活、独活、桔梗、人参、陈皮、白术、枳壳、炙甘草、茯苓、川芎、石膏、杏仁，常规剂量，每日两次水煎服。

　　思路拓展　①《医方考·凉膈散》：黄芩、栀子，味苦而无气，故泻火于中；连翘、薄荷，味薄而气薄，故清热于上；大黄、芒硝，咸寒而味厚，故诸实皆泻；用甘草者，取其性缓而恋膈也；不作汤液而作散者，取其泥膈而成功于上也。②《医方集解·凉膈散》：此上中二焦泻火药也。热淫于内，治以咸寒，佐以苦甘，故以连翘、黄芩、竹叶、薄荷升散于上，而以大黄、芒硝之猛利推荡其中，使上升下行，而膈自清矣；用甘草、生蜜者，病在膈，甘以缓之也。③《张氏医通·凉膈散》：硝、黄得枳、朴之重着，则下热承之而顺下；得芩、栀、翘、薄之轻扬，则上热抑之而下清，此承气、凉膈之所攸分也；用甘草者，即调胃承气之义也；《局方》专主温热时行，故用竹叶。④《古方选注·凉膈散》：薄荷、黄芩，从肺散而凉之；甘草从肾清而凉之；连翘、山栀，从心之少阳苦而凉之；山栀、芒硝，从三焦与心包络泻而凉之；甘草、大黄，从脾缓而凉之；薄荷、黄芩，从胆升降而凉之；大黄、芒硝，从胃与大肠下而凉之。上则散之，中则苦之，下则行之，丝丝入扣，周遍诸经，庶几燎原之场，顷刻为清虚之腑。⑤《成方便读·凉膈散》：以大黄、芒硝之荡涤下行者，去其结而逐其热，然恐结邪虽去，尚有浮游之火，散漫上中，故以黄芩、薄荷、竹叶清彻上中之火，连翘解散经络中之余火，栀子自上而下，引火邪屈曲下行，如是则有形无形、上下表里诸邪，悉从解散。⑥《医钞类编·金豆解毒煎》：银花能清热解毒，疗风止渴；绿豆甘寒，亦清热解毒之品，兼行十二经，祛除诸毒，无微不入；甘草解一切毒，入凉剂则能清热，亦能通行十二经，以为银花、绿豆之佐；陈皮调中理气，使荣卫无所凝滞；蝉蜕取其性之善退轻浮，易透肌肤，又散风热，开肌滑窍，使毒气潜消也；僵蚕能胜风去瘟，退热散结。瘟疫之风湿若用苍、羌、防风等药，则烦躁愈甚而热愈炽矣。若兼大头发颐咽喉诸证，更宜加僵蚕。

〚病毒性肺炎-肺脏戾气〛

　　辨识要点　① 符合病毒性肺炎病理诊断；② 肺间质炎症；③ 病变肺组织充血水肿轻度肿大；④ 肺泡间隔明显增宽；⑤ 肺泡间隔血管扩张充血；⑥ 间质水肿及淋巴细胞与单核细胞浸润；⑦ 肺泡腔内一般无渗出物或仅有少量浆液；⑧ 病变严重时肺泡腔内浆液、少量纤维素、红细胞及巨噬细胞混合的渗出物；⑨ 甚至肺组织坏死；⑩ 病变组织检出病毒包涵体；⑪ 舌红苔白脉数。

　　治疗推荐　①《普济方》卷130百解散：前胡、柴胡、知母、贝母、牡丹皮、桔梗、羌活、独活、荆芥、黄芩、茵陈、栀子、升麻、麻黄、大黄、麦冬、杏仁、紫菀、玄参、秦艽，常规剂量研末为散，每次五钱，每日两次煎散为汤温服。②《奇效良方》麻黄散：麻黄、附子、细辛、防风、荆芥、天麻、杏仁、菖蒲、白蒺藜、桑白皮、白花蛇肉、麝香，常规剂量研末为散，每次五钱，每日两次煎散为汤温服。③《苏沈良方》圣散子：厚朴、白术、防风、吴茱萸、泽泻、附子、高良姜、猪苓、藿香、苍术、麻黄、细辛、芍药、独活、半夏、茯苓、柴胡、枳壳、炙甘草、草豆蔻仁、石菖蒲，常规剂量，每日两次水煎服。

　　思路拓展　《松峰说疫·瘟疫应用药》。逐邪：藿香、雄黄、朱砂、龙齿、大蒜、桃（枭树上干桃）、檀香、鬼箭羽、降真香、斧头木、虎头骨。发表：浮萍、葛根、柴胡、羌活、豆豉、葱白、苍术、升麻、生姜、洋糖、防风、杏仁、荆芥、薄荷、青蒿、蝉蜕、香薷、前胡、赤柽柳。攻里：大黄、芒硝、枳实、槟榔、厚朴、草果、铁落、山甲、栝蒌。寒凉：生地、麦冬、玄参、栀子、黄芩、银花、石膏、丹皮、知母、绿豆、竹沥、童便、人中黄、大青、青黛、花粉、天冬、桔梗、山豆根、犀角、竹叶、竹茹、生白芍、连翘、牛蒡子、柿霜梨西瓜、荸荠、甘草生、茅根、雪水、冰水、蚯蚓、蚓粪、黄柏、胆草、苦参、射干、黄连、马勃、板蓝根。利水：车前、泽泻、木通、秦艽、茵陈、茯苓、茯苓赤、赤芍、灯心、瞿麦、萹蓄、石韦、猪苓、淡竹叶、滑石。理气：枳壳、陈皮、橘红、苏子、青皮、佛手、柿蒂、香圆皮、金枣皮、香附。理血：归尾、桃仁、红花、川芎、抚芎、侧柏叶、紫草、京墨、蟅虫、苏木、发灰、百草霜。化痰：蒌仁、川贝、僵蚕、半夏、胆星、桃花、牙皂、冰糖、白芥子。消导：谷芽、麦芽、神曲、山楂、萝卜子、食物灰。温补：熟地、当归、白术、炙甘草、大枣、阿胶、莲子、山药、蜂蜜、粳米、糯米、仓米、荷叶、百合、茯神、首乌、葳蕤、藕、黄酒、人参。松峰曰：瘟疫原无用麻、桂、苏叶等药之理，故一概不录。即瘟疫变症所用之药，亦不开载。

〖严重急性呼吸综合征-邪热肺竭〗

辨识要点 ① 符合严重急性呼吸综合征病理诊断；② 双肺斑块状实变或双肺完全性实变；③ 肺表面暗红色；④ 肺出血灶及出血性梗死灶；⑤ 弥漫性肺泡损伤；⑥ 肺组织重度充血、出血和肺水肿；⑦ 肺泡腔内充满大量脱落和增生的肺泡上皮细胞及渗出的单核细胞、淋巴细胞和浆细胞；⑧ 部分肺泡上皮细胞胞质见典型病毒包涵体；⑨ 电镜证实为病毒颗粒；⑩ 肺泡腔内广泛透明膜形成；⑪ 肺泡腔内渗出物机化呈肾小球样机化性肺炎改变；⑫ 肺小血管血管炎改变；⑬ 肺小血管管壁纤维素样坏死伴血栓形成及肺微血管纤维素性血栓；⑭ 脾体积缩小质软及脾小体高度萎缩；⑮ 脾动脉周围淋巴鞘内淋巴细胞减少；⑯ 红髓内淋巴细胞稀疏及白髓和被膜下淋巴组织大片灶状出血坏死；⑰ 肺门淋巴结及腹腔淋巴结固有结构消失；⑱ 皮髓质分界不清；⑲ 皮质区淋巴组织灶状坏死；⑳ 舌红苔白脉数。

治疗推荐 ①《伤寒论》大青龙汤：麻黄、桂枝、杏仁、炙甘草、石膏、生姜、大枣，常规剂量，以水九升先煮麻黄减二升，去上沫纳诸药，煮取三升，去滓，温服一升，覆取微似汗，不汗再服。②《伤寒总病论》大青汤：大青叶、秦艽、吴兰、升麻、莽苴、栝楼根、菊花、石膏、竹沥、朴消，常规剂量，每日两次水煎服。③《太平圣惠方》卷6麻黄散：麻黄、附子、细辛、防风、荆芥、天麻、白花蛇肉、川芎、菖蒲、桑根白皮、白蒺藜、杏仁、牛黄、麝香，常规剂量研末为散，每次五钱，每日两次煎散为汤温服。④《太平圣惠方》卷83大青散：大青、大黄、牛黄、朱砂、炙甘草、犀角屑、玄参、升麻、栀子，常规剂量研末为散，每次五钱，每日两次煎散为汤温服。

思路拓展 ①《伤寒总病论·时行寒疫论》：《病源》载从立春节后，其中无暴大寒，又不冰雪，而人有壮热病者，此属春时阳气，发于冬时，伏寒变为温病也。从春分以后至秋分节前，天有暴寒，皆为时行寒疫也。三月、四月，或有暴寒，其时阳气尚弱，为寒所折，病热犹轻；五月、六月，阳气已盛，为寒所折，病热则重；七月、八月，阳气已衰，为寒所折，病热亦微，其病与温病、暑病相似，但治有殊耳。其治法初用摩膏火灸，唯二日法针，用崔文行解散，汗出愈。不解，三日复发汗，若大汗而愈，不解者，勿复发汗也。四日服藜芦丸，微吐愈；若病固，藜芦丸不吐者，服赤小豆瓜蒂散吐之，已解，视病尚未了了者，复一法针之当解。不解者，六日热已入胃，乃与鸡子汤下之愈。无不如意，但当谛视节度与病耳。食不消，病亦如时行，俱发热头痛，食病，当速下之；时病当待六七日。时病始得，一日在皮，二日在肤，三日在肌，四日在胸，五日入胃，入胃乃可下也。热在胃外而下之，热乘虚入胃，然要当复下之。不得下，多致胃烂发斑。微者赤斑出，五死一生；剧者黑斑出，十死一生。人有强弱相倍也。病者过日不以时下之，热不得泄，亦胃烂斑出矣。若得病无热,但狂言烦躁不安,精神言语不与人相主当者,治法在可水五苓散证中。此巢氏载治时行寒疫之法焉。温病、暑病相似,但治有殊者。据温病无摩膏火灸,又有冬温、疮豆,更有四时脏腑阴阳毒,又夏至后有五种热病,时令盛暑,用药稍寒,故治有殊也。②《伤寒明理论·大青龙汤》:青龙东方甲乙木神也,应春而主肝,专发主之令,为敷荣之主。万物出甲开甲则有两歧,肝有两叶以应木叶,所以谓之青龙者,以发散荣卫两伤之邪,是应肝木之体耳。桂枝汤主中风,麻黄汤主伤寒,二者发散之纯者也,及乎大青龙汤则不然,虽为发汗之剂,而所主又不一必也。中风脉浮紧为中风见寒脉,是风寒两伤也,伤寒脉浮缓为伤寒见风脉,是风寒两伤也。风兼寒,寒兼风,乃大青龙汤专主之也。见兹脉证,虽欲与桂枝汤解肌以祛风,而不能已,其寒则病不去;或欲以麻黄汤发汗以散寒,而不能去其风,则病仍在。兹仲景所以特处大青龙汤以两解之,麻黄味甘温,桂枝味辛热,寒则伤荣必以甘缓之,风则伤卫必以辛散之,此风寒两伤荣卫俱病,故以甘辛相合而为发散之剂。表虚肤缓者则以桂枝为主,此以表实膜理密则以麻黄为主,是先麻黄后桂枝,兹麻黄为君,桂枝为臣也。甘草味甘平,杏仁味甘苦,苦甘为助佐麻黄以发表,大枣味甘温,生姜味辛,温辛甘相合佐桂枝以解肌。石膏味甘辛微寒,风阳邪也,寒阴邪也,风则伤阳,寒则伤阴,荣卫阴阳,为风寒两伤,则非轻剂所能独散也,必须轻重之剂以同散之,乃得阴阳之邪俱已,荣卫之气俱和,是以石膏为使。石膏为重剂而又专达肌表者也。大青龙汤发汗之重剂也,非桂枝汤之所同,用之稍过则又有亡阳之失。《经》曰:若脉微弱,汗出恶风者不可服,服之则厥逆,筋惕肉瞤,此为逆也。又曰:一服汗者停后服,若复服,汗多亡阳,遂虚恶风,烦躁不得眠也。即此观之,剂之轻重可见矣,其用汤者宜详审之。③《松峰说疫·疫症繁多论》:余于疫症,既分三种,曰瘟疫,曰寒疫,曰杂疫,三者具而疫症全矣。然犹未也。忆某年,一冬无雪,天气温和,至春不雨,入夏大旱,春杪即疫疠盛行。正瘟疫殊少而杂疫颇多,有小儿发疹者,有大人发疹者,有小儿疹后而患痢患泄泻者,有大人患痢患泄泻者,有先泻而后痢者,有先痢而后泻者,有泻痢而兼腹胀痛者,有胀痛而不泻痢者,有泻痢既愈,迟之又久而复作者,有瘟症既愈,迟之又久而复作者,有复作而与前不同者,有腹胀而不痛者,有痛而不胀者,有不思饮食者,有单发热者,有先瘟症而后不语者,有肿头面者,有周身长疖者,有长疥者,有霍乱者,有身痒者,有患瘟症而兼泄泻者,城市乡井,缘门阖户皆同。此岂达原饮一方所能疗钦! 其治法亦与平常患泻痢、胀痛等疾亦异,此皆杂疫之类也。要之,杂疫无病不有,惟无咽膈梦遗之为疫病者耳。

〖新冠病毒肺炎-肺脏戾气寒疫〗

辨识要点　① 符合肺泡性肺气肿病理诊断;② 深部气道和肺泡损伤为特征的炎性反应;肺部纤维化及实变没有 SARS 导致的病变严重;渗出性反应较 SARS 明显;肺部损伤明显,炎性病变(灰白色病灶)以左肺为重;肺肉眼观呈斑片状;可见灰白色病灶及暗红色出血,触之质韧,失去肺固有的海绵感;切面可见大量黏稠的分泌物从肺泡内溢出;纤维条索;CT 片见双肺多发斑片状磨玻璃影,可见空气支气管征,以左侧为重,双下肺可见纤维条索影;胸腔积液量不多,淡黄色清亮液体,未见大量胸水产生,提示胸腔病变并非浆液性炎症为主;右侧肺与胸膜重度粘连,提示此例可能合并感染性胸膜炎;小肠呈节段性扩张与狭窄相间(类似串珠状),为个例或普遍表现需结合更多尸体检验情况。脑水肿,大脑皮质轻度萎缩;柳叶刀:在研究中,研究人员从患者的肺、肝和心脏组织中提取了活检样本。胸部 X 线片显示肺炎发展迅速,其中右肺可见肺细胞脱落和透明膜形成,左肺组织显示肺水肿伴透明膜形成,表明患者患有急性呼吸窘迫综合征(ARDS),这与SARS和MERS患者的病理特征非常相似。此外,肝组织中显示中度微血管脂肪变性和轻度小叶活动,不过尚无确凿证据证明SARS-CoV-2感染或药物导致了肝损伤。心脏组织中没有发现明显的组织学变化,说明SARS-CoV-2感染可能不会直接损害心脏。

治疗推荐 ①《苏沈良方》圣散子:草豆蔻、猪苓、石菖蒲、高良姜、独活、附子、麻黄、厚朴、藁本、芍药、枳壳、柴胡、泽泻、白术、细辛、防风、藿香、半夏、甘草、茯苓,常规剂量研为细末,每次五钱,每日两次煎散为汤温服。②《伤寒总病论》华佗赤散:丹砂、蜀椒、蜀漆、干姜、细辛、黄芩、防己、桂枝、茯苓、人参、沙参、桔梗、女萎、乌头、常山、雄黄、吴茱萸、麻黄、代赭石,常规剂量研为细末,每次五钱,每日两次煎散为汤温服。③《太平圣惠方》卷84大青散:大青、知母、柴胡、葛根、炙甘草、升麻、石膏、黄芩、芒硝、赤芍、栀子,常规剂量研为细末,每次五钱,每日两次煎散为汤温服。④《宣明论方》卷8大戟丸:大戟、芫花、甘遂、海带、海藻、郁李仁、续随子、樟柳根、硇砂、轻粉、粉霜、水银沙子、龙脑、巴豆,常规剂量研为细末,枣肉为丸如绿豆大,每次5丸,每日两次腊茶送服。

思路拓展 ①《苏沈良方·圣散子启》:圣散子主疾,功效非一。去年春,黄州民病,得此药,全活不可胜数。所用皆中下品药。略计每千钱即得千服,所济已及千人。由此积之,其利甚薄。凡人欲施惠,而力能自办者犹有所止,若合众力,则人有善利,其行可久。今募信士,就楞严院修制。自立春后起,施至来年春夏之交。有人名者,径以施送本院。昔薄拘罗尊者,以诃黎勒施一病比邱,故获报身。常无众疾,施无多寡。随力助缘,疾病必相扶持。功德岂有限量,仁者恻隐,当崇善因。②《伤寒总病论》:圣散子方苏子瞻《尚书》所传,有序文:昔尝览《千金方》三建散于病无所不治,而孙思邈特为着论,以谓此方用药节度,不近人情。至于救急,其验特异,乃知神物效灵,不拘常制,至理开感,智不能知。今予所得圣散子,殆此类也欤。自古论病,唯伤寒至危急,表里虚实,日数证候,应汗应下之法,差之毫厘,辄至不救。而用圣散子者,一切不问阴阳二感,或男女相易,状至危笃者,连饮数剂,则汗出气通,饮食渐进,神宇完复,更不用诸药连服取瘥,其余轻者心额微汗,正尔无恙。药性小热,而阳毒发狂之类,入口即觉清凉,此殆不可以常理诘也。时疫流行,平旦辄煮一釜,不问老少良贱,各饮一大盏,则时气不入其门。平居无病,能空腹一服,则饮食快美,百疾不生,真济世卫家之宝也。其方不知所从来,而故人巢君谷世宝之,以治此疾,百不失一二。余既得之,谪居黄州,连岁大疫,所全活至不可数。巢君初甚惜此方,指江水为盟,约不传人,余窃隘之,乃以传蕲水人庞君安常。庞以医闻于世,又善着书,故以授之,且使巢君之名与此方同不朽也。③《松峰说疫·避瘟方》:雄黄丸治瘟不相染:雄黄一两,丹参、赤小豆、鬼箭羽各二两,共为末,蜜丸梧子大,每日空心温水下五丸。避瘟丹烧之能避一切秽恶邪气:苍术、乳香、甘松、细辛、芸香、降真香各等分,糊为丸豆大,每用一丸焚之,良久又焚一丸,略有香气即妙。福建香茶饼能避一切瘴气瘟疫,伤寒秽气,不时噙化:沉香、白檀各一两,儿茶二两,粉草五钱,麝香五分,冰片三分,共为细末,糯米汤调,丸黍米大,噙化。透顶清凉散,凡遇时令不正,瘟疫流行,人各带之,或嗅鼻,可免侵染:白芷、细辛、当归、雄黄、牙皂各等分,共为细末,瓷瓶贮,勿泄气。用时令病者噙水口内,将药搐鼻,吐水取嚏,不嚏再吹,嚏方止,已患未患者皆宜用。神圣避瘟丹:苍术、香附、羌活、独活、甘松、山奈、白芷、赤箭、大黄、雄黄各等分,共为末,糊丸弹子大,黄丹为衣,晒干;正月初一平旦,焚一炷避除一岁瘟疫邪气。老君神明散避瘟疫:苍术一钱,桔梗二钱五分,细辛、附子各一两,乌头四两,共为细末,带于身边可免瘟疫,不可服。藜芦散避瘟疫：藜芦、踯躅、干姜各一两，丹皮、皂角各一两六钱，细辛十八铢，桂枝、附子、朱砂各六两，共为粗末，绛囊系臂上，男左女右，觉病作，取药末少许，纳鼻中；嫌分量多，和时四分之一亦可，后皆仿此。务成子萤火丸主避瘟疾恶气，百鬼虎野狼，蛇虺蜂虿诸毒，五兵白刃盗贼凶害，皆避之：萤火虫、鬼箭羽、蒺藜、矾石各一两，雄黄、雌黄各二两，羚羊角、锻灶灰、锤柄各一两半，共为粗末，以鸡子黄、雄鸡冠一具，和之如杏仁大，红绸缝三角囊盛五丸，带左臂上，仍可挂于门户。屠苏酒：大黄、桔梗、川椒、桂枝各十五铢，白术十铢，防风、乌头各六铢，入红囊中于腊月晦日悬井中，毋着水，元旦出药入酒中，煎数沸，于东向户中饮之。先自小者饮起，饮三朝。若每年饮，可代代无病。避瘟丹：苍术、红枣和丸烧之。瘟病不染：五月五日午时多采苍耳嫩叶阴干收之，遇疫时为末，冷水服二钱，或水煎，举家皆饮，能避邪恶。瘟疫不染方：将初病患贴身衣服，甑上蒸过，合家不染。又方：以贯众浸水用之，或苍术浸水用。茵陈乌梅汤治瘟疫：九九尽日，茵陈连根采，阴干。遇瘟疫起，每一人用茵陈五分，乌梅二个，打碎，水二盅，煎八分，热服，汗出即愈。赤豆避瘟法：正月七日，用新布囊盛赤小豆，置井中，三日取出。举家皆服，男十粒，女廿粒，瘟则远避。避瘟杀鬼丸：雄黄、雌黄各三两，山甲、龙骨、鳖甲、猬皮各二两，川芎二两，禹余粮二两，真珠酌量，羚羊角、虎头骨各七两，樗鸡十五枚，东门上雄鸡头一枚，共为末，蜡溶为丸弹子大，每正旦，病家门口烧一两丸，并每人带一丸，男左女右。避疫杀鬼。并吊丧问疾，皆吉。太苍公避瘟丹：凡官舍旅馆，久无人到，积湿积邪，容易侵人，焚之可以远此。五六月，终日焚之，可以避瘟：苍术一斤，台芎、黄连、白术、羌活各八两，川芎、草乌、细辛、柴胡、防风、独活、甘草、藁本、白芷、香附、当归、荆芥、天麻、官桂、甘松、干姜、山奈、麻黄、牙皂、白芍各四两，麝香三分，共为细末，点之。一方：天行时气，宅舍怪异，并烧降真香有验。一方：兜木香烧之，去恶气，除病瘟，产兜渠国。一方：烧青木香、薰陆、安息胶香，可避瘟疫。烧香避瘟：枢密王博文，每于正旦四更，烧丁香避瘟。入病家不染：用舌顶上额，努力闭气一口，使气充满毛窍，则不染。避瘟丹烧之避瘟邪气：乳香、苍术、细辛、生甘草、川芎、降真香、白檀香、枣肉丸，焚烧。不染瘟方：雄黄五钱，赤小豆、苍术各一两，共为细末水调，每服一钱。杀鬼丹：虎头骨、桃枭、斧头木、雄黄、桃仁、朱砂各一钱五分，犀角屑、木香、白术、鬼箭羽各一钱，麝香七分五厘，共为粗末，带之，可避瘟疫。一方：于谷雨以后用川芎、苍术、白芷、藁本、零陵香各等分，煎水沐浴三次，以泄其汗，汗出臭者无病。松峰记：避瘟方：新布盛大豆纳井中，一宿取出，每服七粒。避疫椒柏酒：除日用椒三七粒，东向侧柏七枝，浸酒一瓶，元日饮之。通治疫疠方：常以东行桃枝煎汤浴之。避瘟方：以绛囊盛马蹄屑佩之，男左女右。预防热病兼治急黄贼风：葛粉二升、生地一升、豉半升，食后，米饮服三钱，日三服，已病则日五服。李子建杀鬼丸避瘟疫，杀一切魑魅魍魉：藜芦三两，虎骨头两半，雄黄、鬼臼、天雄、皂荚、芫菁各五钱，共为末，揉入艾绒中，用壮纸二层卷作筒。遇瘟疫时点着，薰病患房中。七物虎头丸：虎头、朱砂、雄黄各两半，鬼臼、皂荚、芫菁、雄黄各一两，为末熔蜡丸弹子大，红绢袋盛一丸，系男左女右臂上，又悬屋四角，晦望夜半各当户烧一丸，晨起各人吞小豆大一丸，则不传染。太乙流金散：雄黄两半，羚羊角一两，雌黄、白矾、鬼箭羽各七钱半，共粗末，三角绛囊盛一两，带心前，并挂户上，又青布包少许，中庭烧之。腊月鼠烧之避瘟气。又于正旦所居处埋之，避瘟疫气。

〖**肺泡性肺气肿-息贲肺积**〗
　　辨识要点　①符合肺泡性肺气肿病理诊断；②病变发生在肺腺泡内；③小气道阻塞性通气障碍；

④ 腺泡中央型肺气肿肺腺泡中央的呼吸性细支气管呈囊状扩张;⑤ 腺泡周围型肺气肿远侧端位于其周围的肺泡管和肺泡囊扩张;⑥ 全腺泡型肺气肿呼吸性细支气管、肺泡管、肺泡囊和肺泡都扩张且含气小囊腔布满肺腺泡内;⑦ 肺泡间隔破坏严重时气肿囊腔融合形成直径超过 1 cm 的较大囊泡;⑧ 舌红苔白脉紧。

治疗推荐 ①《太平圣惠方》卷 46 麻黄散:麻黄、桑根白皮、甜葶苈、五味子、白前、炙甘草、木通、大黄、黄芪、陈皮,常规剂量研末为散,每次五钱,每日两次煎散为汤温服。②《圣济总录》卷 164 黄芪汤:黄芪、人参、麦冬、天冬、生地、当归、五味子、桂枝、陈皮、茯神、炙甘草,常规剂量,每日两次水煎服。③《圣济总录》卷 72 积气丸:桂枝、附子、丹砂、桃仁、大黄、麝香、巴豆、木香、三棱、干漆、鳖甲、碗砂,常规剂量研为细末,好醋一升熬膏和丸如绿豆大,每次五丸,每日两次木香汤送服。④《三因极一病证方论》卷 8 息贲汤:半夏、吴茱萸、桂枝、人参、桑白皮、葶苈子、炙甘草,常规剂量,每日两次水煎服。

思路拓展 《医学衷中参西录》:肺司呼吸,人之所共知也。而谓肺之所以能呼吸者,实赖胸中大气,不惟不业医者不知,即医家知者亦鲜,并方书亦罕言及。所以愚初习医时,亦未知有此气。迨临证细心体验,始确知于肺气呼吸之外,别有气贮于胸中,以司肺脏之呼吸。而此气,且能撑持全身,振作精神,以及心思脑力、官骸动作,莫不赖乎此气。此气一虚,呼吸即觉不利,而且肢体酸懒,精神昏愦,脑力心思,为之顿减。若其气虚而且陷,或下陷过甚者,其人即呼吸顿停,昏然罔觉。愚既实验得胸中有此积气与全身有至切之关系,而尚不知此气当名为何气。涉猎方书,亦无从考证。惟《金匮》水气门,桂枝加黄芪汤下有大气一转其气乃散之语。后又见喻嘉言《医门法律》谓五脏六腑,大经小络,昼夜循环不息,必赖胸中大气,斡旋其间。始知胸中所积之气当名为大气。因忆向读《内经·热论篇》有大气皆去病日已矣之语,王氏注大气,为大邪之气也。若胸中之气亦名为大气,仲景与喻氏果何所本?且二书中亦未尝言及下陷。于是复取《内经》挨行逐句细细研究,乃知《内经》所谓大气,有指外感之气言者,有指胸中之气言者。且知《内经》之所谓宗气亦即胸中之大气,并其下陷之说《内经》亦尝言之。今试取《内经》之文释之。《灵枢·五味篇》曰谷始入于胃,其精微者,先出于胃之两焦,以溉五脏,别出两行营卫之道,其大气之抟而不行者,积于胸中,命曰气海。出于肺,循喉咽,故呼则出,吸则入。天地之精气,其大数常出三入一,故谷不入半日则气衰,一日则气少矣。愚思肺悬胸中下无透窍,胸中大气包举肺外,上原不通于喉,亦并不通于咽,而曰出于肺循喉咽,呼则出,吸则入者,盖谓大气能鼓动肺脏使之呼吸,而肺中之气遂因之出入也。所谓天地之精气常出三入一者,盖谓吸入之气,虽与胸中不相通,实能隔肺膜通过四分之一以养胸中大气,其余三分吐出,即换出脏腑中混浊之气,此气化之妙用也。然此篇专为五味养人而发,故第言饮食能养胸中大气,而实未发明大气之本源。愚尝思之,人未生时,皆由脐呼吸,其胸中原无大气,亦无需乎大气。迨胎气日盛,脐下元气渐充,遂息息上达胸中而为大气。大气渐满,能鼓动肺膜使之呼吸,即脱离母腹,由肺呼吸而通天地之气矣。至大气即宗气者,亦尝深考《内经》而得之。《素问·平人气象论》曰:胃之大络名虚里,出于左乳下,其动应衣,脉宗气也。虚里之络,即胃输水谷之气于胸中,以养大气之道路。而其贯膈络肺之余,又出于左乳下为动脉。是此动脉,当为大气之余波,而曰宗气者,是宗气即大气,为其为生命之宗主,故又尊之曰宗气。其络所以名虚里者,因其贯膈络肺游行于胸中空虚之处也。又《灵枢·客邪篇》曰:五谷入于胃,其糟粕、津液、宗气,分为三隧。故宗气积于胸中,出于喉咙,以贯心脉,而行呼吸焉。观此节经文,则宗气即为大气,不待诠解。且与五味篇同为伯高之言,非言出两人,而或有异同。且细审以贯心脉而行呼吸之语,是大气不但为诸气之纲领,并可为周身血脉之纲领矣。

〖**间质性肺气肿-间质肺胀**〗

辨识要点　①符合间质性肺气肿理诊断;②细支气管或肺泡间隔破裂空气进入肺间质;③肺膜下串珠状气泡;④肺小叶间隔串珠状气泡;⑤气泡沿细支气管壁和血管周的组织间隙扩散;⑥肺门串珠状气泡;⑦纵隔串珠状气泡;⑧舌红苔白脉紧。

治疗推荐　①《备急千金要方》人参汤:人参、麦冬、干姜、当归、茯苓、甘草、五味子、黄芪、芍药、枳实、桂枝、半夏、大枣,常规剂量,每日两次水煎服。②《朱氏集验方》沉香固元散:沉香、茴香、丁香、乌药、木香、川芎、陈皮、巴戟、胡芦巴,常规剂量研末为散,每次五钱,每日两次煎散为汤温服。③《太平圣惠方》卷75厚朴散:厚朴、陈皮、草豆蔻、人参、川芎、白术、阿胶、当归、干姜、诃黎勒、吴茱萸、炙甘草,常规剂量研末为散,每次五钱,每日两次煎散为汤温服。④《东垣试效方》卷2息贲丸:厚朴、黄连、干姜、桂枝、巴豆霜、茯苓、川乌头、人参、川椒、桔梗、紫菀、白豆蔻、陈皮、青皮、三棱、天冬,常规剂量研为细末,炼蜜为丸如绿豆大,每次5丸,每日两次温水送服。

思路拓展　《医学衷中参西录》:至大气下陷之说,《内经》虽无明文,而其理实亦寓于《内经》中。《灵枢·五色篇》雷公问曰:人无病卒死何以知之? 黄帝曰:大气入于脏腑者,不病而卒死。夫人之膈上,心肺皆脏,无所谓腑也。经既统言脏腑,指膈下脏腑可知。以膈上之大气,入于膈下之脏腑,非下陷乎? 大气既陷,无气包举肺外以鼓动其辟之机,则呼吸顿停,所以不病而猝死也。观乎此,则大气之关于人身者,何其重哉! 愚深悯大气下陷之证医多误治,因制升陷汤一方,又有回阳升陷汤、理郁升陷汤二方,皆由升陷汤加减而成。此三升陷汤后,附载治愈之案,其病之现状:有呼吸短气者,有心中怔忡者,有淋漓大汗者,有神昏健忘者,有声颤身动者,有寒热往来者,有胸中满闷者,有努力呼吸似喘者,有咽干作渴者,有常常呵欠者,有肢体痿废者,有食后易饥者,有二便不禁者,有癃闭身肿者,有张口呼气外出而气不上达,肛门突出者,在女子有下血不止者,更有经水逆行者,种种病状实难悉数。其案亦不胜录。治愈大气下陷之案,略登数则于下,以备考征。有兄弟二人,其兄年近六旬,弟五十余。冬日畏寒,共处一小室中,炽其煤火,复严其户牖。至春初,二人皆觉胸中满闷,呼吸短气。盖因户牖不通外气,屋中氧气全被煤火着尽,胸中大气既乏氧气之助,又兼受炭气之伤,日久必然虚陷,所以呼吸短气也。因自觉满闷,医者不知病因,竟投以开破之药。迨开破益觉满闷,转以为药力未到,而益开破之。数剂之后,其兄因误治,竟至不起。其弟服药亦增剧,而犹可支持,遂延愚诊视。其脉微弱而迟,右部尤甚,自言心中发凉,少腹下坠作疼,呼吸甚觉努力。知其胸中大气下陷已剧,遂投以升陷汤,升麻改用二钱,去知母,加干姜三钱。两剂,少腹即不下坠,呼吸亦顺。将方中升麻、柴胡、桔梗皆改用一钱,连服数剂而愈。一人年四十八。素有喘病,薄受外感即发,每岁反复两三次,医者投以小青龙加石膏汤辄效。一日反复甚剧,大喘昼夜不止。医者投以从前方两剂,分毫无效。延愚诊视,其脉数至六至,兼有沉濡之象。疑其阴虚不能纳气,故气上逆而作喘也。因其脉兼沉濡,不敢用降气之品。遂用熟地黄、生山药、枸杞、玄参、大滋真阴之品,大剂煎汤,送服人参小块二钱。连服三剂,喘虽见轻,仍不能止。复诊视时,见令人为其椎背,言背常发紧,椎之则稍轻,呼吸亦稍舒畅。此时,其脉已不数,仍然沉濡。因细询,此次反复之由,言曾努力搬运重物,当时即觉气分不舒,迟两三日遂发喘。乃恍悟,此证因阴虚不能纳气,故难于吸。因用力太过,大气下陷,故难于呼。其呼吸皆须努力,故呼吸倍形迫促。但用纳气法治之,止治其病因之半,是以其喘亦止愈其半也。遂改用升陷汤,方中升麻、柴胡、桔梗,皆不敢用,以桂枝尖三钱代之。又将知母加倍,再加玄参四钱,连服数剂全愈。按:此证虽大气下陷,而初则实兼不纳气也。升麻、柴胡、桔梗,虽能升气,实与不纳气之证有碍,用之恐其证仍反复。惟桂枝性本条达,能引脏腑之真气上行,而又善降逆气。仲景苓桂术甘汤用之以治短气,取其能升真气也。桂枝加桂汤用之以治奔豚,取其能降逆气也。且治咳逆上气吐吸,《神农本草经》原有明文。既善升陷,又善降逆,用于此证之中,固有一无二之良药也。或问:桂枝一物耳,何以既能升陷又能降逆?答曰:其能升陷者,以其枝直上而不下垂,且色赤属火,而性又温也。其能降逆者,以其味辛,得金气而善平肝木,凡逆气之缘肝而上者,桂枝皆能镇之。大抵最良之药,其妙用恒令人不测。

〖瘢痕旁肺气肿-瘢痕肺胀〗

辨识要点　① 符合瘢痕旁肺气肿病理诊断;② 肺组织瘢痕灶周围肺气肿;③ 肺泡破裂融合形成局限性肺气肿;④ 不规则型肺气肿;⑤ 气肿囊腔直径超过 2 厘米破坏肺小叶间隔;⑥ 肺大泡形成;⑦ 肺膜下肺大泡破裂引起气胸;⑧ 舌红苔白脉紧。

治疗推荐　①《太平圣惠方》卷 70 厚朴散:厚朴、木香、当归、熟地、人参、附子、半夏、茯苓、芍药、干姜、桂枝、牛膝、陈皮、白术、炙甘草,常规剂量研末为散,每次五钱,每日两次煎散为汤温服。②《备急千金要方》卷 14 人参汤:人参、防风、乌头、干姜、瓜蒌、泽泻、猪脊、远志、附子、黄芩、独活、秦艽、牡蛎、山茱萸、五味子、前胡、细辛、石膏、川芎、蜀椒、牛膝、甘草、石南、桂心、桑白皮、麻黄、竹皮、白术、橘皮、鬼箭羽、茯苓、大枣,常规剂量研末为散,每次五钱,每日两次煎散为汤温服。③《太平圣惠方》卷 48 京三棱丸:三棱、桂枝、大黄、槟榔、吴茱萸、干漆、附子、木香、桃仁、青皮、鳖甲,常规剂量研为细末,醋煮面糊为丸如梧桐子大。

思路拓展　《医学衷中参西录》:或疑大气下陷者气不上达也,喘者气不下降也,何以历述大气下陷之病状,竟有努力呼吸有似乎喘者?答曰:此理不易骤解,仍宜以治愈之案证之。一人年二十余。因力田劳苦过度,致胸中大气下陷,四肢懒动,饮食减少,自言胸中满闷,其实非满闷乃短气也,病患不善述病情,往往如此。医者不能自审病因,投以开胸理气之剂,服之增重。又改用半补半破之剂,服两剂后,病又增重。又延他医,投以桔梗、当归、木香各数钱,病大见愈,盖全赖桔梗升提气分之力也,医者不知病愈之由,再服时,竟将桔梗易为苏梗,升降易性,病骤反复。自此不敢服药。迟延二十余日,病势垂危,喘不能卧,昼夜倚壁而坐;假寐片时,气息即停,心下突然胀起,急呼醒之,连连喘息数口,气息始稍续;倦极偶卧片时,觉腹中重千斤,不能转侧,且不敢仰卧;其脉乍有乍无,寸关尺或一部独见,或两部同见,又皆一再动而止。此病之危,已至极点。因确知其为大气下陷,遂放胆投以生箭芪一两,柴胡、升麻、净萸肉各二钱。煎服片时,腹中大响一阵,有似昏愦,苏息片时,恍然醒悟。自此呼吸复常,可以安卧,转侧轻松。其六脉皆见,仍有雀啄之象。自言百病皆除,惟觉胸中烦热,遂将方中升麻、柴胡皆改用钱半,又加知母、玄参各六钱,服后脉遂复常。惟左关三五不调,知其气分之根柢犹未实也,遂用野台参一两,玄参、天冬、麦冬各三钱,两剂全愈。盖人之胸中大气,实司肺脏之呼吸。此证因大气下陷过甚,呼吸之机关将停,遂勉强鼓舞肺气,努力呼吸以自救,其迫促之形有似乎喘,而实与气逆之喘有天渊之分。观此证假寐片时,肺脏不能努力呼吸,气息即无,其病情可想也。设以治气逆作喘者治此证之喘,以治此证之喘者治气逆作喘,皆凶危立见。然欲辨此二证,原有确实征验:凡喘证,无论内伤外感,其剧者必然肩息;大气下陷者,虽至呼吸有声,必不肩息。盖肩息者,因喘者之吸气难,不肩息者,因大气下陷者之呼气难也。欲辨此证,可作呼气难与吸气难之状,以默自体验,临证自无差谬。又喘者之脉多数,或有浮滑之象,或尺弱寸强,大气下陷之脉,皆与此成反比例,尤其明征。一人,年四十许。每岁吐血两三次,如此四年,似有一年甚于一年之势。其平素常常咳嗽,痰涎壅滞,动则作喘,且觉短气。其脉沉迟微弱,右部尤甚。知其病源系大气下陷,投以升陷汤,加龙骨、牡蛎、生地黄各六钱,又将方中知母改用五钱,连服三剂,诸病皆愈。遂减去升麻,又服数剂以善其后。

〖代偿性肺气肿-肺萎肺胀〗

辨识要点　① 符合代偿性肺气肿病理诊断;② 肺萎缩及肺叶切除;③ 肺炎性实变病灶周围肺组织肺泡代偿性过度充气;④ 残余肺组织肺泡代偿性过度充气;⑤ 通常不伴气道破坏;⑥ 通常不伴肺泡壁破坏;⑦ 或仅有少量肺泡壁破裂;⑧ 舌红苔白脉紧。

治疗推荐　①《太平圣惠方》卷 50 厚朴散:厚朴、沉香、青皮、槟榔、丁香、诃黎勒、桂枝、白术、高良姜、草豆蔻、木香、人参、炙甘草,常规剂量研末为散,每次五钱,每日两次煎散为汤温服。②《太平圣惠方》卷 5 桔梗散:桔梗、白术、丹参、白豆蔻、附子、高良姜、木香、沉香、槟榔、诃黎勒、陈皮,常规剂量研末为散,每次五钱,每日两次煎散为汤温服。③《备急千金要方》卷 8 人参汤:人参、当归、白芍、甘草、桂枝、麦冬、白糖、生姜、前胡、橘皮、川椒、茯苓、五味子、枳实、大枣,常规剂量,每日两次水煎服。

思路拓展　《医学衷中参西录》:大气为诸气之纲领,大气陷后诸气无所统摄,或更易于上干。且更有逆气上干过甚,排挤胸中大气下陷者。至便血溺血之证,由于大气下陷者诚有之,在妇女更有因之血崩者。又转有因大气下陷,而经血倒行,吐血衄血者。是知大气既陷,诸经之气无所统摄,而或上或下错乱妄行,有不能一律论者。或问:龙骨、牡蛎为收涩之品,大气陷者宜升提,不宜收涩。今方中重用二药,皆至六钱,独不虑其收涩之性,有碍大气之升乎? 答曰:龙骨、牡蛎最能摄血之本源。此证若但知升其大气,恐血随升气之药复妄动,于升陷汤中,加此二药,所以兼顾其血也。且大气下陷后,虑其耗散,有龙骨、牡蛎以收敛之,转能辅升陷汤之所不逮。况龙骨善化瘀血,牡蛎善消坚结。二药并用,能使血之未离经者,永安其宅,血之已离经者,尽化其滞。加于升陷汤中,以治气陷兼吐血之证,非至稳善之妙药乎。吐血证最忌升麻。此证兼吐血,服升陷汤时,未将升麻减去者,因所加之龙骨、牡蛎原可监制之,而服药之时,吐血之证,犹未反复也。若恐升麻有碍血证时,亦可减去之,多加柴胡一钱。一人年四十余,小便不利,周身漫肿,自腰以下,其肿尤甚。上焦痰涎杜塞,剧时几不能息。咳嗽痰中带血,小便亦有血色。迁延半载,屡次延医服药,病转增剧。其脉滑而有力,疑是湿热壅滞,询之果心中发热。遂重用滑石、白芍以渗湿清热,佐以柴胡、乳香、没药以宣通气化。为其病久,不任疏通,每剂药加生山药两许,以固气滋阴。又用药汁,送服三七末二钱,以清其血分。数剂热退血减,痰涎亦少,而小便仍不利。偶于诊脉时,见其由卧起坐,因稍费力,连连喘息十余口,呼吸始顺。且其脉从前虽然滑实,究在沉分。此时因火退,滑实既减,且有濡象。恍悟此证确系大气下陷。遂投以升陷汤,知母改用六钱,又加玄参五钱,木通二钱,一剂小便即利。又服数剂,诸病全愈。一人,年四十七。咳嗽短气,大汗如洗,昼夜不止,心中怔忡,病势危急。遣人询方,俾先用山萸肉二两煎服,以止其汗。翌日迎愚诊视,其脉微弱欲无,呼吸略似迫促。自言大汗虽止,而仍有出汗之时,怔忡见轻,仍觉短气。知其确系大气下陷,遂投以升陷汤,为其有汗,加龙骨、牡蛎各五钱,三剂而愈。一妇人,年二十余。资禀素羸弱,因院中失火,惊恐过甚,遂觉呼吸短气,心中怔忡,食后更觉气不上达,常作太息。其脉近和平,而右部较沉。知其胸中大气,因惊恐下陷,《内经》所谓恐则气陷也。遂投以升陷汤,为心中怔忡,加龙眼肉五钱,连服四剂而愈。一妇人年二十余。因境多拂郁,常作恼怒,遂觉呼吸短气,咽干作渴,剧时,觉气息将停,努力始能呼吸。其脉左部如常,右部来缓去急,分毫不能鼓指。《内经》谓宗气贯心脉,宗气即大气也。此证盖因常常恼怒,致大气下陷,故不能鼓脉外出,以成波澜也。遂投以升陷汤,为其作渴,将方中知母改用六钱,连服三剂,病愈强半,右脉亦较前有力,遂去升麻,又服数剂全愈。

〔老年性肺气肿-肾虚肺胀〕

辨识要点 ① 符合老年性肺气肿理诊断;② 肺组织弹性回缩力减弱肺膨胀;③ 肺体积显著膨大;④ 肺柔软而缺乏弹性色灰白,边缘钝圆;⑤ 肺泡扩张;⑥ 肺泡间隔变窄并断裂;⑦ 相邻肺泡融合成较大的囊腔;⑧ 肺泡间隔内毛细血管床数量减少;⑨ 间质内肺小动脉内膜纤维性增厚;⑩ 小支气管和细支气管可见慢性炎症改变;⑪ 肺泡中央型肺气肿的气囊壁柱状或低柱状的呼吸上皮及平滑肌束的残迹;⑫ 全腺泡型肺气肿的囊泡壁上偶见残存的平滑肌束片段;⑬ 囊泡腔内间质和肺小动脉构成悬梁;⑭ 舌红苔白脉弦。

治疗推荐 ①《景岳全书》卷 51 金水六君煎:当归、熟地、陈皮、半夏、茯苓、炙甘草。②《太平圣惠方》卷 46 厚朴散:厚朴、人参、紫菀、贝母、杏仁、白术、半夏、陈皮、炙甘草,常规剂量研末为散,每次五钱,每日两次煎散为汤温服。③《备急千金要方》卷 17 人参汤:人参、麦冬、干姜、当归、茯苓、甘草、五味子、黄芪、芍药、枳实、桂枝、半夏、大枣,常规剂量,每日两次水煎服。

思路拓展 《医学衷中参西录》:或问《内经》谓恐则气陷,前案中已发明之。然《内经》又谓怒则气逆也,何以与此案中之理,相矛盾乎? 答曰:《内经》所谓怒则气逆者,指肝胆之气而言,非谓胸中大气也。然肝胆之气上逆,上冲大气亦上逆者,故人当怒急之时,恒有头目眩晕,其气呼出不能吸入,移时始能呼吸,此因大气上逆也。有肝胆之气上逆,排挤大气转下陷者,拙拟参赭镇气汤下,有治验之案可考也。况大气原赖谷气养之,其人既常恼怒,纳谷必少,大气即暗受其伤,而易下陷也。一妇人,因临盆努力过甚,产后数日,胁下作疼,又十余日,更发寒热。其翁知医,投以生化汤两剂,病大见愈。迟数日,寒热又作。遂延他医调治,以为产后瘀血为恙,又兼受寒,于活血化瘀药中,重加干姜。数剂后,寒热益甚,连连饮水,不能解渴。时当仲夏,身热如炙,又复严裹浓被,略以展动,即觉冷气侵肤。后愚诊视,左脉沉细欲无,右脉沉紧,皆有数象。知其大气下陷,又为热药所伤也。其从前服生化汤觉轻者,全得芎䓖升提之力也。治以升陷汤,将方中知母改用八钱,又加玄参六钱,一剂而寒热已,亦不作渴。从前两日不食,至此遂能饮食。惟胁下微疼,继服拙拟理郁升陷汤,二剂全愈。产后虽有实热,若非寒温外感之热,忌用知母,而不忌用玄参,以玄参原为治产乳之药,《神农本草经》有明文也。此证虽得之产后,时已逾月,故敢放胆重用知母。

〖肺硅沉着病-硅粉积肺〗

辨识要点 ① 符合肺硅沉着病理诊断;② Ⅰ期肺硅沉着病游离二氧化硅粉尘沉着于肺组织;③ 肺门淋巴结肿大;④ 双肺中下叶近肺门处灰白色硅结节境界清楚,直径一般为 1～3 毫米;⑤ 肺组织纤维化改变;⑥ X 线检查肺门阴影增大密度增强,肺野内少量类圆形或不规则形小阴影,肺重量与体积和硬度无明显改变,胸膜可有硅结节形成但增厚不明显;⑦ Ⅱ期硅肺结节数量增多体积增大,结节性病变范围不超过全肺 1/3,直径 3～5 毫米,触之有沙砾感;⑧ 肺组织弥漫性纤维化病灶,肺野内分布范围较广的直径小于 1 厘米阴影,肺重量和硬度增加,肺体积增大;⑨ 胸膜增厚;⑩ 结节纤维化形成纤维性结节,巨细胞吞噬硅尘形成细胞性结节,结节内成纤维细胞增生,结节胶原纤维玻璃样变,结节中央小血管管壁增厚管腔狭窄,致密玻璃样变胶原纤维;⑪ Ⅲ期硅肺硅结节密度增大与肺纤维化融合成团块;⑫ 病灶周肺组织肺气肿或肺不张;⑬ 结节中央小血管管壁增厚管腔狭窄;⑭ 肺组织弥漫性纤维化病灶;⑮ 致密玻璃样变胶原纤维肺内直径超过 2 厘米的大阴影;⑯ 肺门淋巴结肿大密度增高及蛋壳样钙化;⑰ 肺重量和硬度明显增加;⑱ 新鲜肺标本可竖立,入水下沉;⑲ 切开时阻力大有沙砾感;⑳ 大团块病灶中央硅肺空洞;㉑ 纤维化肺组织可达全肺 2/3 以上;㉒ 胸膜广泛增厚,厚度可达 1～2 厘米;㉓ 舌红苔白脉弦。

治疗推荐 ①《太平圣惠方》卷 26 桔梗散:桔梗、知母、柴胡、杏仁、人参、鳖甲、郁李仁、赤茯苓、白前、槟榔、半夏、陈皮,常规剂量研末为散,每次五钱,每日两次煎散为汤温服。②《备急千金要方》卷 17 桔梗破气丸:桔梗、橘皮、干姜、厚朴、枳实、细辛、葶苈、胡椒、蜀椒、乌头、荜茇、人参、桂枝、附子、茯苓、前胡、防葵、川芎、甘草、大黄、槟榔、当归、白术、吴茱萸,常规剂量研为细末,炼蜜为丸如梧子大,每次 30 丸,每日两次温水送服。③《圣济总录》卷 72 京三棱汤:三棱、大腹皮、延胡索、天雄、川芎、白术、桃仁、桂枝、当归、消石、郁李仁,常规剂量,每日两次水煎服。④《圣济总录》卷 97 京三棱丸:京三棱、木香、当归、桂枝、肉苁蓉、牛膝、羌活、川芎、赤芍药、防风、枳壳、白术、槟榔、大黄、郁李仁,常规剂量研为细末,炼蜜为丸如梧子大,每次 30 丸,每日两次温水送服。

思路拓展 《医学衷中参西录》:大气下陷之说,从前医者皆未言及。然病之本源,既为大气下陷,何以有种种诸证乎?答曰:人之大气虽在胸中,实能统摄全身,今因大气下陷,全身无所统摄,肢体遂有废而不举之处,此两腿之所以痿废也。其自汗者,大气既陷,外卫之气亦虚也。其不寐者,大气既陷,神魂无所根据附也。小便不利者,三焦之气化,不升则不降,上焦不能如雾,下焦即不能如渎也。至于胸中短气,少腹下坠,又为大气下陷之明征也。遂治以升陷汤,因其自汗,加龙骨、牡蛎各五钱,两剂汗止,腿稍能屈伸,诸病亦见愈。继服拙拟理郁升陷汤数剂,两腿渐能着力。然痿废既久,病在筋脉,非旦夕所能脱然。俾用舒筋通脉之品,制作丸药,久久服之,庶能全愈。一妇人年三十许,胸中满闷,不能饮食。医者纯用开破之药数剂,忽然寒热,脉变为迟。医者见脉迟,又兼寒热,方中加黄芪、桂枝、干姜各数钱,而仍多用破气之药。购药未服,愚应其邻家延请,适至其村,病家求为诊视,其脉迟而且弱,问其呼吸觉短气乎?答曰:今于服药数剂后,新添此证。知其胸中大气因服破气之药下陷。时医者在座,不便另为疏方,遂谓医曰:子方中所加之药极为对证,然此时其胸中大气下陷,破气药分毫不可再用。遂单将所加之黄芪、桂枝、干姜煎服。寒热顿已,呼吸亦觉畅舒。后医者即方略为加减,又服数剂全愈。

〖肺石棉沉着病-石棉积肺〗

辨识要点 ① 符合肺石棉沉着病理诊断;② 长期吸入石棉粉尘;③ 肺间质弥漫性纤维化;④ 胸膜纤维化;⑤ 痰内石棉小体;⑥ 胸膜脏层肥厚;⑦ 胸膜壁层形成胸膜斑;⑧ 肺体积缩小,色灰质硬;⑨ 双肺下部和胸膜下肺组织纤维组织增生明显;⑩ 晚期肺组织弥漫性纤维化伴肺气肿和支气管扩张;⑪ 肺组织切面呈蜂窝状;⑫ 胸膜脏层增厚;⑬ 胸膜壁层纤维性斑块;⑭ 胸膜腔闭塞;⑮ 全肺被灰白纤维组织包裹;⑯ 肺泡腔大量脱落的肺泡上皮细胞和巨噬细胞;⑰ 细支气管管壁、细支气管和血管周围的结缔组织以及肺泡间隔淋巴细胞和单核细胞浸润或嗜酸性粒细胞和浆细胞浸润;⑱ 石棉小体铁反应阳性;⑲ 舌红苔白脉弦。

治疗推荐 ①《圣济总录》卷 54 槟榔汤:槟榔、人参、黄芪、大黄、桂枝、木香、厚朴、桑根白皮、大腹皮、白术、五味子、枳壳、陈皮、防己、木通、生姜,常规剂量,每日两次水煎服。②《太平圣惠方》卷 49 京三棱丸:京三棱、乳香、木香、丁香、肉豆蔻、当归、紫菀、青皮、干姜、附子、五灵脂、朱砂、硼砂、猪牙皂荚、鳖甲、巴豆,常规剂量研为细末,炼蜜为丸如梧子大,每次 30 丸,每日两次温水送服。

思路拓展 《医学衷中参西录》:一人年三十余,呼吸短气,胸中满闷。医者投以理气之品,似觉稍轻,医者以为药病相投,第二剂,遂放胆开破其气分。晚间服药,至夜如厕,便后遂不能起。看护者,扶持至床上,昏昏似睡,呼之不应,须臾张口呼气外出,若呵欠之状,如斯者日余而亡。后其兄向愚述之,且问此果何病?因历举大气下陷之理告之。其兄连连太息,既自悔择医不慎,又痛恨医者误人,以后不敢轻于延医服药。一农家媪,年五十余。因麦秋农家忙甚,井臼之事皆自任之,渐觉呼吸不利,气息迫促。医者误认为气逆作喘,屡投以纳气降气之药,气息遂大形迫促,其努力呼吸之声,直闻户外。延愚诊视,及至,诊其脉左右皆无,勉为疏方,取药未至而亡,此亦大气下陷也。其气息之迫促,乃肺之呼吸将停,努力呼吸以自救也,医者又复用药,降下其气,何其谬哉!一诸生,年五十六,为学校教员,每讲说后,即觉短气,向愚询方。愚曰:此胸中大气,虚而欲陷,为至紧要之证,当多服升补气分之药。彼欲用烧酒炖药,谓朝夕服之甚便。愚曰,如此亦可,然必须将药炖浓,多饮且常饮耳。遂为疏方,用生黄芪四两、野台参二两、柴胡、桔梗各八钱,先用黄酒斤许,煎药十余沸,再用烧酒二斤,同贮瓶中,置甑中炖开,每饭前饮之,旬日而愈。后因病愈,置不复饮。隔年,一日步行二里许,自校至家,似有气息迫促之状,不能言语,倏忽而亡。盖其身体素胖,艰于行步,胸中大气,素有欲陷之机,因行动劳苦,而遂下陷,此诚《内经》所谓大气入于脏腑,不病而猝死者也。方书有气厥,中气诸名目,大抵皆大气下陷之证,特未窥《内经》之旨,而妄为议论耳。按:《内经》原有气厥二字,乃谓气厥逆上行,非后世所谓气厥也。或问:案中所载大气下陷证,病因及其病状,皆了如指掌矣。然其脉之现象,或见于左部,或见于右部,或左右两部皆有现象可征,且其脉多迟,而又间有数者,同一大气之下陷也,何以其脉若是不同乎?答曰:胸中大气包举肺外,原与肺有密切之关系,肺之脉诊在右部,故大气下陷,右部之脉多微弱者其常也。然人之元气自肾达肝,自肝达于胸中,为大气之根本。其人或肝肾素虚,或服破肝气之药太过,其左脉或即更形微弱,若案中左部寸关尺皆不见,左脉沉细欲无,左关参伍不调者是也。至其脉多迟,而又间有数者,或因阴分虚损,或兼外感之热,或为热药所伤,乃兼证之现脉,非大气下陷之本脉也。

〖**慢性肺源性心脏病-阳虚肺失治节**〗

辨识要点 ① 符合慢性肺源性心脏病病理诊断;② 肺小动脉特别是肺腺泡小血管重构;③ 无肌型细动脉肌化及肌型小动脉中膜增生肥厚;④ 内膜下纵行平滑肌束;⑤ 肺小动脉弹力纤维及胶原纤维增生;⑥ 腔内血栓形成和机化以及肺泡间隔毛细血管数量减少;⑦ 右心室心室壁肥厚;⑧ 心室腔扩张;⑨ 心脏重量增加;⑩ 右心室前壁肺动脉圆锥显著膨隆;⑪ 右心室内乳头肌和肉柱增粗;⑫ 室上嵴增厚;⑬ 肺动脉瓣下 2 厘米处右心室前壁肌层厚度超过 5 毫米;⑭ 右心室壁心肌细胞肥大,核增大深染;⑮ 心肌纤维萎缩、肌浆溶解、横纹消失;⑯ 心肌间质水肿和胶原纤维增生;⑰ 舌红苔白脉弦。

治疗推荐 ①《三因极一病证方论》卷 12 华盖散:甜葶苈、苦葶苈、茯苓、人参、细辛、干姜、桔梗、杏仁、紫菀、款冬花、炙甘草、陈皮,常规剂量研末为散,每次五钱,每日两次煎散为汤温服。②《朱氏集验方》卷 1 八宝回春汤:附子、川乌、人参、黄芪、熟地、生地、沉香、麻黄、桂枝、黄芩、防己、香附、杏仁、川芎、当归、茯神、陈皮、防风、芍药、半夏、白术、乌药、干姜、甘草,常规剂量,每日两次水煎服。③《魏氏家藏方》沉香归附散:沉香、人参、附子、当归、白豆蔻、炙甘草,常规剂量,每日两次水煎服。

思路拓展 《医学衷中参西录》:或问李东垣补中益气汤所治之证,若身热恶寒、心烦懒言,或喘或渴或阳虚自汗,子所治大气下陷案中,类皆有之。至其内伤外感之辨,谓内伤则短气不足以息,尤为大气下陷之明征。至其方中所用之药,又与子之升陷汤相似。何以其方名为补中益气,但治中气之虚陷,而不言升补大气乎?答曰:大气之名,虽见于《内经》,然《素问》中所言之大气,乃指外感之邪气而言,非胸中之大气也。至《灵枢》所言,虽系胸中大气,而从来读《内经》者,恒目《灵枢》为针经而不甚注意。即王氏注《内经》,亦但注《素问》而不注《灵枢》。后人为其不易索解,则更废而不读。至仲景《伤寒》《金匮》两书,惟《金匮》水气门,有大气一转,其气乃散之语。他如《难经》《千金》《外台》诸书,并未言及大气。是以东垣于大气下陷证,亦多误认为中气下陷,故方中用白术以健补脾胃,而后来之调补脾胃者,皆以东垣为法。夫中气诚有下陷之时,然不若大气下陷之尤属危险也。间有因中气下陷,泄泻日久,或转致大气下陷者,可仿补中益气汤之意,于拙拟升陷汤中,去知母加白术数钱。若但大气下陷,而中气不下陷者,白术亦可不用,恐其气分或有郁结,而芪术并用,易生胀满也。按:补中益气汤所治之喘证,即大气下陷者之努力呼吸也。若果系真喘,桔梗尚不宜用,况升麻乎?愚少时观东垣书,至此心尝疑之,后明大气下陷之理,始觉豁然,而究嫌其立言欠妥。设医者,真以为补中益气汤果能治喘,而于气机上逆之真喘亦用之,岂不足偾事乎?此有关性命之处,临证者当审辨之。

〖**成人呼吸窘迫综合征-肺竭息贲**〗

辨识要点 ① 符合成人呼吸窘迫综合征病理诊断;② 成人进行性呼吸窘迫和低氧血症;③ 双肺肿胀重量增加;④ 双肺暗红色,散在出血点或出血斑;⑤ 切面膨隆,含血量多,实变区或萎陷灶;⑥ 肺间质毛细血管扩张充血;⑦ 肺泡腔和肺间质内有大量含蛋白质浆液;⑧ 呼吸性细支气管、肺泡管及肺泡表面薄层红染膜状透明物被覆;⑨ 透明膜成分为血浆蛋白及坏死的肺泡上皮碎屑;⑩ 间质内可有点状出血和灶状坏死;⑪ 微血管内常见透明血栓和白细胞栓塞,肺泡上皮弥漫性损伤;⑫ 损伤的Ⅱ型肺泡上皮细胞的线粒体因嵴被破坏而呈空泡变,内质网扩张,板层小体变性、坏死;⑬ 肺间质内成纤维细胞及Ⅱ型肺泡上皮大量增生;⑭ 透明膜机化和胶原沉着;⑮ 肺泡和肺间质弥漫性纤维化;⑯ 舌红苔白脉微细。

治疗推荐　①《朱氏集验方》大沉香降气汤：沉香、木香、丁香、苏子、白术、茯苓、橘红、肉豆蔻、檀香、厚朴、半夏、五味子、人参、甘草、当归、藿香、白豆蔻，常规剂量，每日两次水煎服。②《傅青主女科》并提汤：熟地、巴戟、人参、黄芪、白术、山茱萸、枸杞子、柴胡，常规剂量，每日两次水煎服。③《太平惠民和剂局方》黑锡丹：沉香、附子、胡芦巴、阳起石、茴香、补骨脂、肉豆蔻、川楝子、木香、肉桂、黑锡、硫黄，常规剂量研为细末，炼蜜为丸如弹子大，每次1粒，每日两次温水送服。④《医方考》人参蛤蚧散：人参、蛤蚧、杏仁、贝母、知母、桑白皮、茯苓、甘草，常规剂量研末为散，每次五钱，每日两次煎散为汤温服。

思路拓展　①《诸病源候论·气病诸候》。卒上气候：肺主于气，若肺气虚实不调，或暴为风邪所乘，则腑脏不利，经络痞涩，气不宣和，则卒上气也。又因有所怒，则气卒逆上，甚则变呕血，气血俱伤。其汤熨针石，别有正方，补养宣导，今附于后。《养生方·导引法》云：两手交叉颐下，自极，致补气；治暴气咳。以两手交颐下，各把两颐脉，以颐句交中，急牵来着喉骨，自极三通，致补气充足，治暴气上气，写喉等病，令气调长，音声弘亮。上气鸣息候：肺主于气，邪乘于肺则肺胀，胀则肺管不利，不利则气道涩，故气上喘逆，鸣息不通。诊其肺脉滑甚，为息奔上气。脉出鱼际者，主喘息。其脉滑者生，快者死也。上气喉中如水鸡鸣候：肺病令人上气，兼胸膈痰满，气行壅滞，喘息不调，致咽喉有声如水鸡之鸣也。奔气候：夫气血循行经络，周而复始，皆有常度。肺为五脏上盖，主通行于腑脏之气。若肺受邪，则气道不利；气道不利，则诸脏气壅；则失度，故气奔急也。短气候：平人无寒热，短气不足以息者，体实，实则气盛，盛则气逆不通，故短气。又，肺虚则气少不足，亦令短气，则其人气微，常如少气，不足以呼吸。诊其脉，尺寸俱微，血气不足，其人短气。寸口脉沉，胸中短气。脉前小后大，则为胸满短气。脉洪大者，亦短气也。逆气候：夫逆气者，因怒则气逆，甚则呕血，及食而气逆上。人有逆气，不得卧而息有音者；有起居如故，而息有音者；有得卧，行而喘者；有不能卧、不能行而喘者；有不能卧，卧而喘者，皆有所起。其不得卧而息有音者，是阳明之逆。足三阳者下行，今逆而上行，故息有音。阳明者，为胃脉也；胃者，六腑之海，其气亦下行，阳明逆，气不得从其道，故不得卧。夫胃不和则卧不安，此之谓也。夫起居如故，而息有音者，此肺之络脉逆，络脉之气不得随经上下，故留经而不行。此络脉之疾人，故起居如故而息有音。不得卧，卧而喘者，是水气之客。夫水者，循津液而流也；肾者水脏，主津液，津液主卧而喘。诊其脉，趺阳脉太过，则令人逆气，背痛温温然。寸口脉伏，胸中有逆气。关上脉细，其人逆气，腹痛胀满。其汤熨针石，别有正方，补养宣导，今附于后。《养生方·导引法》云：偃卧，以左足踵拘右足拇指，鼻纳气，自极七息，除癖逆气。厥逆气候：厥者，逆也。谓阴气乘于阳。阴气居于下，阳气处于上，阳虚则阴实，实则阴盛，阴盛则上乘于阳，卫气为之厥逆，失于常度，故寒从背起，手足冷逆，阴盛故也。少气候：此由脏气不足故也。肺主于气而通呼吸，脏气不足，则呼吸微弱而少气。胸痛少气者，水在脏腑。水者，阴气；阴气在内，故少气。诊右手寸口脉，阴实者，肺实也。苦少气，胸内满彭彭，与膊相引，脉来濡者，虚少气也。左手关上脉阴阳俱虚者，足厥阴、少阳俱虚也，病苦少气不能言。右手关上脉阴阳俱虚者，足太阴、阳明俱虚也，病苦胃中如空状，少气不足以息，四逆寒。脉弱者，少气，皮肤寒。脉小者，少气也。游气候：夫五脏不调，则三焦气满，满则气游于内，不能宣散，故其病但烦满虚胀。胸胁支满候：肺之积气，在于右胁；肝之积气，在于左胁。二脏虚实不和，气蓄于内，故胸胁支满。春脉不及，令人胸痛引背，下则两胁胀满。寸口脉滑为阳实，胸中逆满也。上气胸胁支满候：寒冷在内，与脏腑相搏，积于胁下，冷乘于气，气则逆上,冲于胸胁,故上气而胸胁支满。久寒胸胁支满候:阴气积于内,久而不已,则生寒,寒气与脏气相搏,冲于胸胁,故支满。乏气候:夫虚极之人,荣卫减耗,腑脏虚弱,气行不足,所以呼吸气短也。走马奔走及人走乏饮水得上气候:夫走马及人走,则大动于气,气逆于胸内,未得宣散,而又饮水,水搏于气,故有上气。夫食热皆触动肺气,则热聚肺间,热气未歇,而饮冷水,水入于肺,冷热相搏,气聚不宣,为冷所乘,故令发气。气分候:夫气分者,由水饮搏于气,结聚所成。气之流行,常无壅滞,若有停积,水饮搏于气,则气分结而住,故云气分。②《成方便读·黑锡丹》:欲补真阳之火,必先回护真阴,故硫黄、黑铅二味,皆能入肾,一补火而一补水,以之同炒,使之水火交恋,阴阳互根之意;而后一派补肾壮阳之药,暖下焦逐寒湿,真阳返本,阴液无伤;寒则气滞,故以木香理之;虚则气泄,故以肉果固之;用川楝者,以肝肾同居下焦,肝有内火相寄,虽寒盛于下,恐肝家内郁之火不净耳。

第四节　心脏病理

〖急性细菌性心内膜炎-急性火热心痹〗

辨识要点　① 符合急性细菌性心内膜炎病理诊断；② 急性起病,病情严重；③ 金黄色葡萄球菌感染；④ 溶血性链球菌感染；⑤ 肺炎球菌感染；⑥ 脓毒血症侵犯心内膜；⑦ 败血症侵犯心内膜；⑧ 心瓣膜赘生物；⑨ 赘生物呈息肉状或菜花状,质松脆,易破碎、脱落；⑩ 受累瓣膜易变形,发生溃疡和穿孔；⑪ 赘生物由血小板、纤维蛋白、细菌菌落、坏死组织、中性粒细胞混合而成；⑫ 溃疡底部可见肉芽组织增生、淋巴细胞和单核细胞浸润；⑬ 赘生物体积庞大、质地松软、灰黄或浅绿色,破碎后形成含菌性栓子；⑭ 瓣膜损害可致瓣膜口狭窄或关闭不全；⑮ 瓣膜变形严重出现心力衰竭；⑯ 瓣膜破裂、穿孔或腱索断裂；⑰ 动脉性栓塞和血管炎；⑱ 细菌毒素和赘生物破裂脱落形成的栓子引起脏器栓塞；⑲ 局灶性或弥漫性肾小球肾炎；⑳ 舌红苔黄脉数。

治疗推荐　①《温病条辨》清宫汤：玄参心、莲子心、竹叶卷心、连翘心、犀角尖、连心麦冬,常规剂量,每日两次水煎服。②《时疫白喉捷要》龙虎二仙汤：龙胆草、犀角、生地、石膏、黄连、黑栀仁、板蓝根、鼠粘子、知母、僵蚕、木通、玄参、甘草、黄芩、马勃、大青叶,常规剂量,每日两次水煎服。③《温病条辨》安宫牛黄丸：牛黄、郁金、犀角、黄连、朱砂、梅片、麝香、真珠、栀子、雄黄、黄芩,常规剂量研为细末,炼蜜为丸如弹子大,每次 1 粒,每日两次温水送服。

思路拓展　《温病条辨·温病起手太阴论》：四时温病,多似伤寒；伤寒起足太阳,今谓温病起手太阴,何以手太阴亦主外感乎？ 手太阴之见证,何以大略似足太阳乎？ 手足有上下之分,阴阳有反正之义,庸可混乎！《素问·平人气象论》曰：脏真高于肺,以行营卫阴阳也。《伤寒论》中,分营分卫,言阴言阳,以外感初起,必由卫而营,由阳而阴。足太阳如人家大门,由外以统内,主营卫阴阳；手太阴为华盖,三才之天,由上以统下,亦由外以包内,亦主营卫阴阳,故大略相同也。大虽同而细终异,异者何？ 如太阳之窍主出,太阴之窍兼主出入；太阳之窍开于下,太阴之窍开于上之类,学人须于同中求异,异中验同,同异互参,真诠自见。

〖亚急性细菌性心内膜炎-亚急性火热心痹〗

辨识要点　① 符合亚急性细菌性心内膜炎病理诊断；② 亚急性起病；③ 病程较长；④ 草绿色链球菌感染；⑤ 肠球菌、革兰阴性杆菌、立克次体、真菌等感染；⑥ 菌血症；⑦ 细菌随血流侵入心瓣膜；⑧ 赘生物脱落内有细菌侵入血流并在血流中繁殖；⑨ 长期发热；⑩ 皮下小动脉炎可致皮肤红色、微隆起、有压痛的小结节；⑪ 皮肤黏膜和眼底点状出血；⑫ 脾脏肿大；⑬ 进行性贫血；⑭ 白细胞增多；⑮ 关节酸痛；⑯ 后期可见脑、脾、肾等器官栓塞相应症状与体征；⑰ 舌红苔黄脉数。

治疗推荐　①《疫痧草》犀羚二仙汤：犀角、羚羊角、鲜沙参、鲜生地、连翘、栀子、马勃、甘中黄、人中白、贝母、金银花、陈金汁、玄参、生石膏、黄连,常规,每日两次水煎服。②《洞天奥旨》八仙丹：大黄、金银花、当归、玄参、柴胡、炒栀子、黄柏、贝母,常规剂量研为细末,炼蜜为丸如弹子大,每次 1 粒,每日两次温水送服。③《种痘新书》卷 4 败毒和中散：连翘、牛蒡、黄连、枳壳、防风、荆芥、川芎、紫草、蝉蜕、前胡、麦门冬、玄参、黄芩,常规剂量研末为散,每次五钱,每日两次煎散为汤温服。

思路拓展　《温病条辨·治血论》：人之血,即天地之水也,在卦为坎。治水者不求之水之所以治,而但曰治水,吾未见其能治也。盖善治水者,不治水而治气。坎之上下两阴交,水也;坎之中阳,气也;其原分自干之中阳,干之上下两阳,臣与民也;干之中阳,在上为君,在下为师;天下有君师各行其道于天下,而彝伦不叙者乎? 天下有彝伦攸叙,而水不治者乎? 此《洪范》所以归本皇极,而与《禹贡》相为表里者也。故善治血者,不求之有形之血,而求之无形之气。盖阳能统阴,阴不能统阳;气能生血,血不能生气。至于治之之法,上焦之血,责之肺气,或心气;中焦之血,责之胃气,或脾气;下焦之血,责之肝气、肾气、八脉之气。治水与血之法,间亦有用通者,开支河也;有用塞者,崇堤防也。然皆已病之后,不得不与治其末;而非未病之先,专治其本之道也。

〖二尖瓣狭窄-二尖瓣风痹〗

辨识要点　① 符合二尖瓣狭窄病理诊断;② 主要病因是风湿热;③ 少数由感染性心内膜炎引起;④ 瓣膜口狭窄缩小到1.0~2.0平方厘米,严重时可达0.5平方厘米;⑤ 病变早期瓣膜轻度增厚呈隔膜状;⑥ 后期瓣叶增厚、硬化、腱索缩短,瓣膜呈鱼口状;⑦ 腱索及乳头肌明显粘连短缩合并关闭不全;⑧ 标志性病变是相邻瓣叶粘连;⑨ 单纯性二尖瓣狭窄不累及左心室;⑩ 左心房代偿性扩张肥大;⑪ 后期引起肺瘀血、肺水肿或漏出性出血;⑫ 长期肺动脉高压可导致右心室代偿性肥大;⑬ 右心室扩张,三尖瓣相对关闭不全引起右心房瘀血;⑭ 体循环静脉瘀血;⑮ 肝瘀血肿大;⑯ 下肢水肿及浆膜腔积液;⑰ 舌紫苔白脉结代。

治疗推荐　①《外台秘要》卷14八风九州汤:麻黄、炙甘草、干姜、附子、防风、独活、石膏、茯苓、白术、川芎、柴胡、当归、人参、杏仁、细辛,常规剂量,每日两次水煎服。②《伤寒论》桃核承气汤:桃核、桂枝、大黄、炙甘草、芒硝,常规剂量每日两次水煎服。③《万病回春》卷7败毒散:人参、羌活、独活、柴胡、前胡、茯苓、桔梗、川芎、枳壳、天麻、全蝎、僵蚕、白附子、地骨皮、甘草、生姜,常规剂量研末为散,每次五钱,每日两次煎散为汤温服。

思路拓展　《医学衷中参西录·太阳病桃核承气汤证》:伤寒太阳篇诸方虽不一致,大抵皆治太阳在经之病者也。至治太阳在府之病其方原无多,而治太阳府病之至剧者,则桃核承气汤是也。试再进而详论之。《伤寒论》原文:太阳病不解,热结膀胱,其人如狂,血自下,下者愈。其外不解者尚未可攻,当先解其外。外解已,但少腹急结者,乃可攻之,宜桃核承气汤。此证乃外感之热,循三焦脂膜下降结于膀胱,膀胱上与胞室之脂膜相连,其热上蒸,以致胞室亦蕴有实热血蓄而不行,且其热由任脉上窜,扰乱神明,是以其人如狂也。然病机之变化无穷,若其胞室之血蓄极而自下,其热即可随血而下,是以其病可愈。若其血蓄不能自下,且有欲下不下之势,此非攻之使下不可。惟其外表未解,或因下后而外感之热复内陷,故又宜先解其外表而后可攻下也。大黄:味苦、气香、性凉,原能开气破血,为攻下之品,然无专入血分之药以引之,则其破血之力仍不专,方中用桃仁者,取其能引大黄之力专入血分以破血也。徐灵胎云:桃花得三月春和之气以生,而花色鲜明似血,故凡血郁、血结之疾,不能自调和畅达者,桃仁能入其中而和之散之,然其生血之功少,而去瘀之功多者何也? 盖桃核本非血类,故不能有所补益,若瘀血皆已败之血,非生气不能流通,桃之生气在于仁,而味苦又能开泄,故能逐旧而不伤新也。至方中又用桂枝者,亦因其善引诸药入血分,且能引诸药上行以清上焦血分之热,则神明自安而如狂者可愈也,特是。用桃核承气汤时,又须细加斟酌,其人若素日少腹恒觉胀,至此因外感之激发,而胀益甚者,当防其素有瘀血,若误用桃核承气汤下之,则所下者,必紫色成块之血,其人血下之后,十中难救一二。若临证至不得已必须用桃核承气汤时,须将此事帮助以免病家之误会也。热结膀胱之证,不必皆累及胞室蓄血也。人有病在太阳旬余不解,午前稍轻,午后则肢体酸懒、头目昏沉、身似灼热、转畏寒凉、舌苔纯白、小便赤涩者,此但热结膀胱而胞室未尝蓄血也。此当治以经府双解之剂,宜用鲜白茅根锉细二两,滑石一两,共煮五六沸取清汤一大盅,送服西药阿斯匹林瓦许,周身得汗,小便必然通利,而太阳之表里俱清矣。

〖二尖瓣关闭不全-二尖瓣风痹〗

辨识要点 ① 符合二尖瓣关闭不全病理诊断;② 风湿性心内膜炎病史;③ 亚急性细菌性心内膜炎病史;④ 二尖瓣脱垂;⑤ 二尖瓣瓣环钙化;⑥ 二尖瓣裂缺;⑦ 心内膜弹力纤维增生症;⑧ 降落伞型二尖瓣畸形;⑨ 腱索断裂;⑩ 人工瓣膜替换术后开裂;⑪ 左心房代偿性肥大;⑫ 左心室代偿性肥大;⑬ 左心失代偿依次引起肺瘀血、肺动脉高压;⑭ 右心衰竭;⑮ 体循环淤血;⑯ 舌紫苔白脉结代。

治疗推荐 ①《圣济总录》卷18威灵仙散:威灵仙、丹参、羌活、独活、苍耳、淫羊藿、玄参、人参、沙参、紫参、甘草、黄芩,常规剂量,每日两次水煎服。②《遵生八笺》卷17回阳无价至宝丹:川楝子、乌药、牛膝、熟地、蛇床子、茯神、穿山甲、肉苁蓉、巴戟天、五味子、人参、泽泻、大茴香、槟榔、乳香、沉香、檀香、凤眼草、鹿含草、淫羊藿、甘草、补骨脂、菟丝子、胡芦巴、莲心,常规剂量研为细末,炼蜜为丸如炼蜜为丸如梧桐子大,每次 30 粒,每日两次温水送服。③《太平圣惠方》卷 90 丹参散:丹参、露蜂房、升麻、防风、连翘、黄芪、大黄、炙甘草、牛蒡子、枳壳,常规剂量研末为散,每次五钱,每日两次煎散为汤温服。

思路拓展 《诸病源候论·风病诸候》。风痹候:痹者,风寒湿三气杂至,合而成痹。其状肌肉顽浓,或疼痛。由人体虚,腠理开,故受风邪也。病在阳曰风,在阴曰痹;阴阳俱病,曰风痹。其以春遇痹为筋痹,则筋屈。筋痹不已,又遇邪者,则移入肝。其状夜卧则惊,饮多,小便数。夏遇痹者为脉痹,则血凝不流,令人萎黄。脉痹不已,又遇邪者,则移入心。其状心下鼓,气暴上逆,喘不通,嗌干喜噫。长夏遇痹者为肌痹,在肉则不仁。肌痹不已,复遇邪者,则移入脾。其状:四肢懈惰,发咳呕汁。秋遇痹者为皮痹,则皮肤无所知。皮痹不已,又遇邪者,则移入于肺,其状,气奔痛。冬遇痹者为骨痹,则骨重不可举,不随而痛。骨痹不已,又遇邪者,则移入于肾,其状喜胀。诊其脉大而涩者,为痹;脉来急者,为痹。其汤熨针石,别有正方,补养宣导,今附于后。《养生方》云:因汗入水,即成骨痹。又云忍尿不便,膝冷成痹。又云大汗勿偏脱衣,喜偏风半身不遂。《养生经要集》云大汗急敷粉,着汗湿衣,令人得疮,大小便不利。

〖主动脉瓣狭窄-主动脉瓣风痹〗

辨识要点 ① 符合主动脉瓣狭窄病理诊断;② 风湿性主动脉炎病史;③ 先天性主动脉瓣发育异常;④ 动脉粥样硬化引起主动脉瓣瓣膜钙化;⑤ 主动脉瓣瓣膜间粘连、增厚、变硬;⑥ 主动脉瓣瓣膜口狭窄;⑦ 左心室代偿性肥大,室壁增厚;⑧ 左心衰竭引起肺瘀血;⑨ 右心衰竭引起大循环瘀血;⑩ 舌紫苔白脉结代。

治疗推荐 ①《医林改错》急救回阳汤:党参、附子、干姜、白术、甘草、桃仁、红花,常规剂量,每日两次水煎服。②《太平圣惠方》卷74丹参散:丹参、当归、人参、麻黄、艾叶、阿胶、炙甘草,常规剂量研末为散,每次五钱,每日两次煎散为汤温服。③《活人心统》风湿续断汤:木瓜、续断、防风、羌活、人参、川芎、赤茯苓、川归、牛膝、杜仲、秦艽、甘草、附子,常规剂量,每日两次水煎服。

思路拓展　《诸病源候论·水肿诸候》。水癥候：水癥者,由经络痞涩,水气停聚,在于腹内,大小肠不利所为也。其病腹内有结块坚强,在两胁间,膨膨胀满,遍身肿,所以谓之水症。水瘕候：水瘕者,由经络痞涩,水气停聚,在于心下,肾经又虚,不能宣利溲便,致令水气结聚,而成形,在于心腹之间,抑按作水声,但欲饮而不用食,遍身虚肿是也。水蛊候：此由水毒气结聚于内,令腹渐大,动摇有声,常欲饮水,皮肤粗黑,如似肿状,名水蛊。水癖候：水癖,由饮水浆不消,水气结聚而成癖,在于两胁之侧,转动便痛,不耐风寒,不欲食而短气是也。癖者,谓僻侧在于胁间,故受名也。

〖主动脉瓣关闭不全-主动脉瓣风痹〗

辨识要点　① 符合主动脉瓣关闭不全病理诊断;② 风湿性主动脉炎病史;③ 细菌性心内膜炎病史;④ 主动脉粥样硬化病史;⑤ 梅毒性主动脉炎病史;⑥ 类风湿性主动脉炎病史;⑦ 马方综合征;⑧ 左心室代偿性肥大;⑨ 左心衰竭、肺瘀血、肺动脉高压;⑩ 右心肥大;⑪ 体循环瘀血;⑫ 舌紫苔白水冲脉。

治疗推荐　①《证因方论集要》急救三阴汤：熟地、附子、肉桂、人参、白术、炙甘草、五味子,常规剂量,每日两次水煎服。②《医方类聚》卷98风湿汤：附子、白术、甘草、当归、防风、桂枝、薏苡仁、乳香、没药、茯苓,常规剂量,每日两次水煎服。③《太平圣惠方》卷66丹参散：丹参、葫藭根、炙甘草、秦艽、独活、牛蒡子、踯躅花、川椒、牛膝,常规剂量研末为散,每次五钱,每日两次煎散为汤温服。

思路拓展　《诸病源候论·心痹候》：思虑烦多则损心,心虚故邪乘之。邪积而不去,则时害饮食,心里愊愊如满,蕴蕴而痛,是谓之心痹。诊其脉,沉而弦者,心痹之候也。胸痹候：寒气客于五脏六腑,因虚而发,上冲胸间,则胸痹。胸痹之候,胸中愊愊如满,噎塞不利,习习如痒,喉里涩,唾燥。甚者,心里强痞急痛,肌肉苦痹,绞急如刺,不得俯仰,胸前皮皆痛,手不能犯,胸满短气,咳唾引痛,烦癖,白汗出,或彻背膂。其脉浮而微者是也。不治,数日杀人。其汤熨针石,别有正方,补养宣导,今附于后。《养生方》云：以右足践左足上。除胸痹、食热呕。

〖扩张型心肌病-心肌风痹〗

辨识要点　① 符合扩张型心肌病病理诊断;② 抗心肌抗体阳性;③ 心脏扩大;④ 心肌肥厚;⑤ 心脏重量增加;⑥ 两侧心腔明显扩张;⑦ 心室壁略厚或正常;⑧ 心尖部室壁常呈钝圆形;⑨ 二尖瓣和三尖瓣关闭不全;⑩ 心内膜增厚附壁血栓;⑪ 心肌细胞不均匀性肥大伸长;⑫ 心肌细胞核大增,浓染,核型不整;⑬ 心肌细胞肥大和萎缩交错排列;⑭ 心肌细胞空泡样变、小灶性肌溶解;⑮ 心肌间质纤维化和微小坏死灶或瘢痕灶;⑯ 心力衰竭症状和体征;⑰ 舌紫苔白脉结代。

治疗推荐　①《辨证录》急救阴阳汤：人参、黄芪、当归、熟地、甘草、白术,常规剂量,每日两次水煎服。②《外台秘要》卷23丹参汤：葫藭、丹参、炙甘草、秦艽、独活、乌头、牛膝、踯躅花、蜀椒,常规剂量,每日两次水煎服。③《妇人大全良方》卷3三痹汤：续断、杜仲、防风、桂枝、细辛、人参、茯苓、当归、芍药、甘草、秦艽、生地、川芎、独活、黄芪、牛膝,常规剂量,每日两次水煎服。

思路拓展　①《诸病源候论·肿病诸候》。诸肿候：肿之生也,皆由风邪寒热毒气客于经络,使血涩不通,壅结皆成肿也。其风邪所作者,肿无头无根,浮在皮上,如吹之状也。不赤不痛,或肿或散,不常肿。其寒气与血相搏作者,有头有根,色赤肿痛。其热毒作者,亦无正头,但急肿,久不消,热气结盛,壅则为脓。其候非一,故谓之诸肿。风肿候：凡人忽发肿,或着四肢,或在胸背,或着头项,水牢如畔大,虚肿回回,如吹之状,不痛不赤。着四肢者,乃欲不遂,令人烦满短气,身体常冷。皆由冬月遇湿,风入人肌里,至春复适大寒,风不得出,气壅肌间,不自觉;至夏取风凉,湿气聚不散而成肿,久不瘥,气结盛生热,乃化为脓血,并皆烂败,则杀人。右手关上脉浮而虚者,病肿。②《冯氏锦囊秘录》:三痹汤足三阴药也。喻嘉言曰:此方用参芪四物,一派补药内于防风、秦艽以胜风湿,桂心以胜寒,细辛、独活以通肾气,凡治三气袭虚而成痹,患者宜准诸此。

〖肥厚型心肌病-心肌积聚〗

辨识要点 ① 符合肥厚型心肌病病理诊断;② 肥厚型心肌病左心室和/或右心室肥厚;③ 心室腔变小;④ 非对称性室间隔肥厚;⑤ 也可见均匀肥厚型;⑥ 心尖肥厚型;⑦ 左心室前壁肥厚型;⑧ 心脏增大重量增加;⑨ 两侧心室壁肥厚;⑩ 室间隔厚度大于左心室壁的游离侧;⑪ 乳头肌肥大;⑫ 心室腔狭窄;⑬ 二尖瓣增厚;⑭ 主动脉瓣下心内膜局限性增厚;⑮ 心肌细胞弥漫性肥大;⑯ 心肌细胞核增大、畸形、深染;⑰ 心肌纤维走行明显紊乱;⑱ 肌丝交织或重叠状排列并可见巨大线粒体;⑲ 附壁血栓脱落可引起器官栓塞;⑳ 舌紫苔白脉结代。

治疗推荐 ①《圣济总录》卷92丹参汤:丹参、木通、当归、生地、麦冬、禹余粮、麻黄、川芎、杜仲、续断、地骨皮、牛膝、桂枝、炙甘草、牡蛎,常规剂量,每日两次水煎服。②《医学金针》苓桂参甘椒附汤:人参、甘草、桂枝、蜀椒、芍药、茯苓、附子、粳米,常规剂量,每日两次水煎服。③《圣济总录》卷172蟾蜍煎丸:蟾蜍、胡黄连、黄连、白芜荑仁、麝香,常规剂量研为细末,炼蜜为丸如炼蜜为丸如梧桐子大,每次10粒,每日两次温水送服。

思路拓展 《诸病源候论·肿病诸候》。卒风肿候:人卒有肿,不痛不赤,移无常处而兼痒。由先无患,偶腠理虚,而逢风所作也。风毒肿候:风毒肿者,其先赤痛飙热,肿上生瘭浆,如火灼是也。毒肿候:毒肿之候,与风肿不殊,时令人壮热。其邪毒甚者,入腹杀人。毒肿入腹候:此候与前毒肿不殊,但言肿热渐盛,入腹故也。毒入腹之候,先令人敕啬恶寒,心烦闷而呕逆,气急而腹满,如此者杀人。恶核肿候:恶核者,肉里忽有核,累累如梅李,小如豆粒,皮肉燥痛,左右走身中,卒然而起,此风邪挟毒所成。其亦似射工毒。初得无常处,多侧侧痛,不即治,毒入腹,烦闷恶寒即杀人。久不瘥,则变作。肿核候:凡肿,挟风冷则不消,而结成核也。气肿候:气肿者,其状如痛,无头虚肿,色不变,皮上急痛,手才着,便即痛,此风邪搏于气所生也。气痛候:人身忽然有一处痛,如打不可堪耐;亦乍走身间,发作有时。痛发则小热,痛静便如冰霜所加,故云气痛。亦由体虚受风邪所侵,遇寒气而折之,邪气不出故也。恶脉候:恶脉者,身里忽赤络,脉起雍褷,聚如死蚯蚓状;看乍中似有水在脉中,长短皆逐其络脉所生是也。由春冬受恶风入络脉中,其血瘀结所生。久不瘥,缘脉结而成瘘。恶肉候:恶肉者,身里忽有肉如小豆突出,细细长,乃如牛马乳,亦如鸡冠之状,不痒不痛。久不治,长不已。由春疼被恶风所伤,风入肌肉,结瘀血积而生也。肿有脓使溃候:肿,壮热结盛,则血化为脓。若不早出脓,脓食筋烂骨,则不可治也。肿溃后候:凡痈肿既溃讫,脓汁须及时而尽,若汁不尽,还复结肿,如初肿之候无异,即稍难治。游肿候:游肿之候,青、黄、赤、白,无复定色,游走皮肤之间,肉上微光是也。日游肿候:日游肿,其候与前游肿相似,但手近之微痛,如复小痒为异。世言犯角日游神之所作。流肿候:流肿凡有两候,有热有冷。冷肿者,其痛隐隐然沉深,着臂膊,在背上则肿起,凭凭然而急痛;若手按及针灸之即肿起是也。热肿者,四肢热如火炙之状,移无常处,或如手,或如盘,着背腹是;剧则皆热如火,遍身熠熠然,五心烦热,唇口干燥,如注之状。此皆风邪搏血气所生。以其移无常处,故谓流肿。

〖**限制型心肌病-心肌萎痹**〗

辨识要点　① 符合限制型心肌病病理诊断;② 心肌间质纤维组织增生;③ 心腔狭窄;④ 心内膜及心内膜下纤维性增厚可达 2～3 毫米;⑤ 心内膜及心内膜下纤维增厚以心尖部为重累及三尖瓣或二尖瓣;⑥ 心内膜纤维化;⑦ 心内膜玻璃样变和钙化伴附壁血栓形成;⑧ 心内膜下心肌萎缩和变性;⑨ 心力衰竭;⑩ 舌紫苔白脉结代。

治疗推荐　①《太平圣惠方》卷 24 丹参散:丹参、人参、苦参、雷丸、牛膝、防风、白附子、白花蛇,常规剂量,每日两次水煎服。②《小儿卫生总微论方》卷 20 蟾蜍散:蟾蜍、莨菪子、白矾、硫黄、熊胆、雄黄、芦荟、麝香,常规剂量研为细末,炼蜜为丸如炼蜜为丸如梧桐子大,每次 10 粒,每日两次温水送服。③《苏沈良方》木香丸:青木香、人参、附子、桂枝、槟榔、陈皮、厚朴、羌活、独活、三棱、干姜、炙甘草、川芎、大黄、芍药、牵牛子,常规剂量研为细末,炼蜜为丸如炼蜜为丸如梧桐子大,每次 30 粒,每日两次温水送服。

思路拓展　《医学衷中参西录》:升陷汤以黄芪为主者,因黄芪既善补气,又善升气。惟其性稍热,故以知母之凉润者济之。柴胡为少阳之药,能引大气之陷者自左上升。升麻为阳明之药,能引大气之陷者自右上升。桔梗为药中之舟楫,能载诸药之力上达胸中,故用之为向导也。至其气分虚极者,酌加人参,所以培气之本也。或更加萸肉,所以防气之涣也。至若少腹下坠或更作疼,其人之大气直陷至九渊,必需升麻之大力者,以升提之,故又加升麻五分或倍作二钱也。方中之用意如此,至随时活泼加减,尤在临证者之善变通耳。大气者,充满胸中,以司肺呼吸之气也。人之一身,自飞门以至魄门,一气主之。然此气有发生之处,有培养之处,有积贮之处。天一生水,肾脏先成,而肾系命门之中有气息息萌动,此乃干元资始之气,《内经》所谓"少火生气"也。此气既由少火发生,以徐徐上达。培养于后天水谷之气,而磅因礴之势成。绩贮于膺胸空旷之府,而盘踞之根固。是大气者,原以元气为根本,以水谷之气为养料,以胸中之地为宅窟者也。夫均是气也,至胸中之气,独名为大气者,诚以其能撑持全身,为诸气之纲领,包举肺外,司呼吸之枢机,故郑而重之曰大气。夫大气者,内气也。呼吸之气,外气也。人觉有呼吸之外气与内气不相接续者,即大气虚而欲陷,不能紧紧包举肺外也。医者不知病因,犹误认为气郁不舒,而开通之。其剧者,呼吸将停,努力始能呼吸,犹误认为气逆作喘,而降下之。则陷者益陷,凶危立见矣。其时作寒热者,盖胸中大气,即上焦阳气,其下陷之时,非尽下陷也,亦非一陷而不升也。当其初陷之时,阳气郁而不畅则作寒,既陷之后,阳气蓄而欲宣则作热。迨阳气蓄极而通,仍复些些上达,则又微汗而热解。其咽干者,津液不能随气上潮也。其满闷者,因呼吸不利而自觉满闷也。其怔忡者,因心在膈上,原悬于大气之中,大气既陷,而心无所附丽也。其神昏健忘者,大气因下陷,不能上达于脑,而脑髓神经无所凭借也。其证多得之力小任重或枵腹力作,或病后气力未复,勤于动作,或因泄泻日久,或服破气药太过,或气分虚极自下陷,种种病因不同。而其脉象之微细迟弱,与胸中之短气,实与寒饮结胸相似。然诊其脉似寒凉,而询之果畏寒凉,且觉短气者,寒饮结胸也;诊其脉似寒凉,而询之不畏寒凉,惟觉短气者,大气下陷。且即以短气论,而大气下陷之短气,与寒饮结胸之短气,亦自有辨。寒饮结胸短气,似觉有物压之；大气下陷短气，常觉上气与下气不相接续。临证者当细审之。

〖**右室心肌病-右室心肌阳虚寒痹**〗

辨识要点 ① 符合右室心肌病病理诊断；② 脂肪组织或纤维脂肪组织替代右室局部或全部心肌；③ 累及流出道、心尖或前下壁；④ 心肌组织散在或弥漫性淋巴细胞浸润；⑤ 病变区域心室壁变薄可伴瘤样扩张；⑥ 右心室进行性扩大；⑦ 难治性右心衰竭；⑧ 难治性室性心动过速；⑨ 舌淡苔白脉细数。

治疗推荐 ①《金匮要略方论》乌头赤石脂丸：乌头、蜀椒、附子、干姜、赤石脂，常规剂量研为细末，炼蜜为丸如炼蜜为丸如梧桐子大，每次 30 粒，每日两次温水送服。②《圣济总录》卷 11 丹参汤：丹参、紫参、蒺藜子、黄芩、防风、黄芪、羌活、白鲜皮、连翘、炙甘草，常规剂量，每日两次水煎服。③《妇人大全良方》木香丸：木香、琥珀、吴茱萸、当归、牡丹皮、赤芍、三棱、附子、延胡索、川芎、干姜、人参、桂枝、柴胡、白术、鳖甲、厚朴、熟地、陈皮，常规剂量研为细末，炼蜜为丸如炼蜜为丸如梧桐子大，每次 30 粒，每日两次温水送服。④《太平惠民和剂局方》青州白丸子：半夏、川乌、天南星、白附子，常规剂量研为细末，炼蜜为丸如炼蜜为丸如梧桐子大，每次 30 粒，每日两次温水送服。⑤《杨氏家藏方》五积丸：沉香、木香、当归、附子、青皮、丁香、大黄、砂仁、半夏、陈皮、三棱、莪术、槟榔、胆矾、细松烟墨，常规剂量研为细末，炼蜜为丸如梧桐子大，每次 30 粒，每日两次温水送服。

思路拓展《圣济总录·痹气》：《内经》谓人身非衣寒也，中非有寒气也，寒从中生者何？是人多痹气也。阳气少，阴气多，故身寒如从水中出。夫阳虚生外寒，阴盛生内寒，人身阴阳偏胜，则自生寒热，不必外伤于邪气也。痹气内寒者，以气痹而血不能运，阳虚而阴自胜也。血凝泣而脉不通，故其证身寒如从水中出也。治阳气虚，阴气盛，痹气内寒，如从水中出，温补鹿茸丸：鹿茸四两，人参、天雄、五加皮、五味子、牛膝、防风、远志、石斛、山芋、狗脊各一两，肉苁蓉、熟地各三两，茯苓、菟丝子各一两一分，覆盆子、石龙芮各二两，萆薢、石南、蛇床子、白术各三分，巴戟天、天冬、杜仲各一两半，干姜、桂枝、吴茱萸、附子、细辛、蜀椒各三分，上三十味除菟丝子别捣外捣罗为末，再拌匀炼蜜，丸如梧桐子大，每服温酒下二十丸，稍加至三十丸，空心食前，日三。治阳衰阴盛痹气，身寒，补益巴戟天丸：巴戟天、肉苁蓉、白龙骨、五味子、鹿茸、茯苓、天雄、续断、山芋、白石英各二两，覆盆子、菟丝子各三两，熟地二两，蛇床子一两，远志、干姜各一两半，上一十六味除菟丝子别捣外，同捣罗为末，入菟丝子拌匀再罗，炼蜜丸如梧桐子大，每服空心温酒下二十丸，加至三十丸，日再。治阴盛阳虚痹气，身寒如从水中出，补益黄芪丸：黄芪、鹿茸、茯苓、乌头、干姜各三分，桂枝、川芎、当归、熟地各一两，白术、菟丝子、五味子、柏子仁、枸杞根皮各一两半，大枣二十枚，上一十五味除菟丝子别捣外同捣罗，再拌匀，炼蜜丸如梧桐子大，每服空心温酒下十五丸，日三。治阳虚阴盛痹气，身寒如从水中，肉苁蓉丸：肉苁蓉、天雄、石斛、当归、桂枝各一两，蜀椒、牛膝、陈皮、干姜各一两半，上九味捣罗为末，炼蜜丸如梧桐子大，每服三十丸，空服食前温酒下，日三。治阳虚阴盛痹气，身寒如从水中出，天雄丸：天雄、乌头、石龙芮、王孙、王不留行、蜀椒各一两，肉苁蓉、当归、天麻各二两，蛇床子半两，上一十味捣罗为末，炼蜜丸如梧桐子大，每服空心温酒下三十丸，日再。治痹气中寒，阳虚阴盛，身寒如水中出，附子丸：附子、乌头、桂枝、蜀椒、菖蒲、炙甘草各一两，天麻、补骨脂、白术各二两，上九味捣罗为末，炼蜜丸如梧桐子大，每服空心温酒下三十丸，日再。

〖克山病-心肌瘢痕结瘢〗

辨识要点 ① 符合克山病病理诊断;② 心肌严重变性、坏死和瘢痕形成;③ 心脏不同程度增大;④ 心脏重量增加;⑤ 两侧心腔扩大;⑥ 心室壁变薄;⑦ 心脏呈球形;⑧ 心室壁散在瘢痕灶;⑨ 心室肉柱间或左、右心耳内附壁血栓形成;⑩ 心肌细胞不同程度颗粒变性、空泡变性和脂肪变性;⑪ 心肌细胞凝固状坏死;⑫ 心肌细胞液化性肌溶解;⑬ 心肌细胞核消失;⑭ 心肌肌原纤维崩解;⑮ 残留心肌细胞膜空架;⑯ 慢性病变以瘢痕为主;⑰ Ⅰ带致密重叠,肌节凝聚;⑱ 变性线粒体内钙盐沉积;⑲ 线粒体肿胀,嵴消失;⑳ 舌淡苔白脉细数。

治疗推荐 ①《药奁启秘》蟾酥散:蟾酥、全蝎、穿山甲、蜈蚣、藤黄、雄黄、乳香、没药、川乌、草乌、银朱、麝香,常规剂量研末为散,每次五钱,每日两次煎散为汤温服。②《魏氏家藏方》卷2涤痰丸:白附子、天南星、白僵蚕、滑石,常规剂量研为细末,炼蜜为丸如炼蜜为丸如梧桐子大,每次30粒,每日两次温水送服。③《圣济总录》镇心牛黄丸:牛黄、紫菀、石菖蒲、防风、人参、细辛、蜀椒、茯神、附子、紫石英、防葵、铁精、桂枝、干姜、丹参、远志、麦冬、炙甘草,常规剂量研为细末,炼蜜为丸如弹子大,每次1粒,每日两次温水送服。

思路拓展 《圣济总录·心痹》:《内经》言风寒湿三气杂至,合而为痹。又曰:以夏遇此为脉痹。脉痹不已,复感于邪,内舍于心,是为心痹。其状脉不通,烦则心下鼓,暴上气而喘,嗌干善噫,厥气上则恐。盖淫气忧思痹聚在心,《经》所谓诸痹不已,亦益内者如此。治心痹神思昏塞,四肢不利,胸中烦闷,时复恐悸,茯神汤:茯神、羌活、龙齿、麦冬、麻黄各一两,蔓荆实、人参、薏苡仁、防风、远志、犀角屑各三分,赤芍药、炙甘草各半两,上一十三味粗捣筛,每服三钱匕,水一盏,生姜五片,同煎至七分,去滓温服,不计时候。治心痹胸中满塞,心中微痛,烦闷不能食,赤茯苓汤:赤茯苓、人参、半夏、柴胡、前胡、桂枝、桃仁、炙甘草,上八味粗捣筛,每服三钱匕,水一盏,生姜五片,枣二枚劈破,同煎至七分,去滓热服,不计时候。治心痹邪气乘虚,恍惚不乐,身体强直,面目变色,秦艽汤:秦艽、菖蒲、桂枝、当归、蔓荆实、人参、附子、黄芩、炙甘草、远志、防风各半两,龙骨、赤石脂、茯苓、芍药、川芎、防己各三分,上一十七味锉如麻豆,每服三钱匕,水一盏,同煎至七分,去滓温服,不计时候。治心痹忧思恍惚,惕惕然惊畏,紫石英散:紫石英一两,远志、赤小豆、附子、桂枝、人参、干姜、防风、龙骨、菖蒲、熟地各半两,茯苓、白术、黄芪各一两,上一十四味除别研外,捣罗为散同拌匀,再研细,每服食前温酒调下二钱匕。治心痹精神恍惚,恐畏闷乱,不得睡卧,志气不定,言语错误,犀角散:犀角屑、牛黄、麝香、羚羊角屑、防风、天麻、独活、人参、茯神、沙参、天竺黄、升麻、龙齿、白鲜皮、远志、炙甘草各一分,丹砂、麦冬各半两,龙脑半分,上一十九味,除别研者外,捣罗为散,同研药一处拌匀,再研细,每服三钱匕,煎麦门冬汤调下,不计时候。

〖酒精性心肌病-心肌酒湿〗

辨识要点 ① 符合酒精性心肌病病理诊断;② 长期过量饮酒;③ 心脏肥大;④ 心力衰竭;⑤ 病理变化与扩张型心肌病相似;⑥ 早期发现及早戒酒可逆转或终止左心室功能减退;⑦ 舌淡苔白脉细数。

治疗推荐 ①《太平惠民和剂局方》感应圆:百草霜、杏仁、南木香、丁香、干姜、肉豆蔻、巴豆,常规剂量研为细末,炼蜜为丸如梧桐子大,每次30粒,每日两次温水送服。②《石室秘录》解酒散火汤:熟地、当归、白芍、地榆、黄连、柞树枝、葛根、甘草,常规剂量,每次两次水煎温服。③《圣济总录》卷11丹参丸：丹参、苦参、升麻、黄芩、防风、枳壳、乌头，常规剂量研为细末，炼蜜为丸如梧桐子大，每次30粒，每日两次温水送服。

思路拓展 《诸病源候论·癖诸病》。酒癖候：夫酒癖者，因大饮酒后，渴而引饮无度，酒与饮俱不散，停滞在于胁肋下，结聚成癖，时时而痛，因即呼为酒癖。其状：胁下弦急而痛。酒癖宿食不消候：此由饮酒多食鱼脍之类，腹内痞满，因而成渴，渴又饮水，水气与食结聚，兼遇寒气相加，所以成癖。癖气停聚，乘于脾胃，脾胃得癖气不能消化，故令宿食不消。腹内胀满，噫气酸臭，吞酸，气急，所以谓之酒癖宿食不消也。饮酒人瘀癖菹痰候：夫饮酒人大渴，渴而饮水，水与酒停聚胸膈之上，蕴积不散而成癖也。则令呕吐宿水，色如菹汁、小豆汁之类，酸苦者，故谓之酒癖菹痰也。

〖**病毒性心肌炎-心肌邪毒**〗

辨识要点 ① 符合病毒性心肌炎病理诊断；② 嗜心肌性病毒感染；③ 心肌间质性炎症改变；④ 心脏略大或无明显变化；⑤ 心肌细胞间质水肿；⑥ 淋巴细胞和单核细胞浸润；⑦ 心肌分割成条索状；⑧ 心肌断裂；⑨ 心肌间质纤维化；⑩ 心律失常；⑪ 舌红苔黄脉结代。

治疗推荐 ①《太平圣惠方》卷17大柴胡散：柴胡、大黄、黄芩、赤芍药、枳实、半夏、人参、炙甘草、黄芪，常规剂量，每日两次水煎服。②《圣济总录》卷127蟾酥丸：蟾酥、麝香、犀角、牛黄、丹砂、芦荟、天竺黄、益智仁、青黛、蜗牛、白花蛇，常规剂量研为细末，猪胆汁为丸如梧桐子，丹砂为衣，每次30粒，每日两次煎薄荷汤送下。③《圣济总录》卷100丹参丸：丹参、芍药、川芎、芫花、乌头、干姜、桂枝、野葛皮、吴茱萸、蜀椒、栀子、巴豆，常规剂量研为细末，炼蜜为丸如梧桐子大，每次30粒，每日两次温水送服。

思路拓展 《古今医彻·嗣真少阴症似太阳太阳脉似少阴不同论》：盖太阳病脉似少阴，少阴病证似太阳，所以谓之反，而治当异也。今深究其旨。均自脉沉发热，以其有头疼故为太阳病。脉当浮，今反脉不浮而沉者，以里虚久寒正气衰微所致。今身体疼痛故宜救里，使正气内强，逼邪外出，而干姜生附亦能出汗而解。假若里不虚寒则见脉浮，而正属太阳麻黄证也。均自脉沉发热，以其无头疼故名少阴病。当无热，今反寒邪在表，但皮肤郁闭而为热，如在里则外必无热，故用麻黄细辛以发表间之热，附子以温少阴之经。假使寒邪惟在里，当见吐利厥逆等症，而正属少阴四逆汤证也。以此观之，表邪浮浅，发热之反尤轻；正气衰微，脉沉之反为重。此四逆为剂，不为不重于麻黄附子细辛汤也。可见熟附配麻黄发中有补，生附配干姜补中有发，所谓太阳少阴脉沉发热虽同，而受病有无头疼与用药自别，故并言之耳。若误治之其死必矣。按嗣真云：太阳症头疼身热是太阳感寒也，脉当浮而反沉是少阴脉，又非少阴感寒乎。用四逆汤治少阴，救里为急，不虑太阳之邪不出也。又云少阴症脉沉是少阴感寒也，不应热而反发热是太阳症，又非太阳感寒乎。用麻黄附子细辛汤兼治太阳，以发表热，不虑少阴之经不温也。虽然，太阳症而脉浮复兼吐利，将独治太阳乎？少阴脉沉而发热不兼太阳，则又当专主少阴矣。不可不知。由此推之，如阳明身热潮热而脉微弱下利四肢厥冷，则又是太阴矣，宁独主阳明也乎。不得不参附子理中等汤救太阴之里也。少阳寒热往来而脉细蚓厥烦躁腹疼，则又是厥阴矣，宁独主少阳也乎？不得不参吴茱萸等汤救厥阴之逆也。盖阳症阳脉易辨也，阳症阴脉，症假脉真也。又有症假而脉亦假者，如阴极发躁欲投水中，脉来鼓指，重按全无，内真寒而外假热也。更有脉涩肢冷，呕逆便秘，伏热于中，水极似火，火极亦似水也。凡此者又岂可与两感同论哉。

要之,治其本者百不一失,治其标者百不一得,临症者慎旃。

〚**细菌性心肌炎-心肌火热**〛

辨识要点　① 符合细菌性心肌炎病理诊断;② 白喉杆菌、沙门菌属、链球菌、结核杆菌、脑膜炎双球菌和肺炎双球菌感染;③ 心肌及间质多发性小脓肿灶;④ 不同程度心肌细胞变性坏死;⑤ 心肌间质中性粒细胞浸润;⑥ 舌红苔黄脉数。

治疗推荐　①《太平圣惠方》定命牛黄丸:牛黄、朱砂、雄黄、麝香、龙脑、瓜蒂、丁香、蟾酥,常规剂量研为细末,炼蜜为丸如弹子大,每次 1 粒,每日两次温水送服。②《备急千金要方》大柴胡加葳蕤知母汤:柴胡、黄芩、芍药、半夏、生姜、大黄、甘草、人参、葳蕤、知母,常规剂量,每日两次水煎服。③《四圣心源》苓桂丹参汤:茯苓、桂枝、丹参、牡丹皮、干姜、甘草,常规剂量,每日两次水煎服。

思路拓展　《古今医彻·两感论》:伤寒一经有一经之症,则有一经之治。或伤于阳,或伤于阴,固不同也,《经》何以言两感哉。伤寒有并病矣,如云太阳未已,复过阳明或少阳,并之已尽则入里,未尽犹在表,是阳与阳并也,乌知阴不与阴并耶。有合病矣,如云太阳阳明齐病,阳明少阳齐病,或三阳合病,则自下利是阳与阳合也,乌知阴不与阴合耶。有传经矣,如云一日太阳受之,二日阳明受之,三日少阳受之,四日太阴受之,五日少阴受之,六日厥阴受之,然有始终只在一经者,有传一二经而止者,有越经而传者,有过经不解者,是由阳传入阴也,若阴出之阳则愈矣。有直中矣,三阴受邪始终不发热,乃不从阳经传入,是阴自受病也,则与阳不相侔矣。若此者俱不可谓之两感。而所谓两感者,则一阴一阳同受病也。如云太阳与少阴俱病则头痛口干而烦满,阳明与太阴俱病则腹满身热不欲食谵语,少阳与厥阴俱病则耳聋囊缩而厥、水浆不入、不知人。虽然,三阳之头疼身热耳聋感于寒者则诚有之,三阴之烦满谵语囊缩则是传经热证,若初感于寒则固未之或见也。且传经热证与两感之证既已相同,何以于传经者曰热虽甚不死,于两感者曰必不免于死。余不能无辨焉。盖传经者由三阳入三阴,始终发热,乃脉与证相合者也。两感者则一阴一阳,外受寒为表实,内受寒为里虚,必脉证不相合者也。如嗣真云太阳症得少阴脉,少阴症反发热之例,差足以当之。故予尝谓传经之邪感之者多实,故不即犯三阴而无虑其为甚。两感之邪受之者必虚,故即兼及三阴而触之即不免。《经》虽不言虚实而虽甚必不免之辞,不可充而见之哉。若嗣真注两感篇则根据文配释,求之病情终不相符,故予以嗣真太阳少阴之例,推之于阳明太阴、少阳厥阴当无不然,又何疑之有。

〚**孤立性心肌炎-心肌血热**〛

辨识要点　① 符合孤立性心肌炎病理诊断;② 弥漫性间质性心肌炎;③ 心肌间质或小血管周围淋巴细胞、单核细胞和巨噬细胞浸润;④ 心肌间质纤维化;⑤ 心肌细胞肥大;⑥ 特发性巨细胞性心肌炎;⑦ 心肌灶状坏死和肉芽肿形成;⑧ 病灶中心有红染、无结构的坏死物;⑨ 病灶周围淋巴细胞、单核细胞、浆细胞或嗜酸性粒细胞浸润;⑩ 病灶周围混有多量的多核巨细胞;⑪ 舌红苔黄脉数。

治疗推荐　①《饲鹤亭集方》蟾酥丸:蟾酥、苍术、大黄、麻黄、天麻、沉香、檀香、丁香、木香、麝香、雄黄、朱砂、甘草,常规剂量研为细末,炼蜜为丸如梧桐子大,每次 30 粒,每日两次温水送服。②《兰室秘藏》黄芪当归人参汤:黄连、生地、神曲、橘皮、桂枝、草豆蔻、黄芪、人参、麻黄、当归、杏仁,常规剂量,每日两次水煎服。③《备急千金要方》丹参煮散:丹参、川芎、杜仲、续断、地骨皮、当归、通草、生地、麦冬、升麻、禹余粮、麻黄、牛膝、生姜、牡蛎、甘草、桂枝,常规剂量研末为散,每次五钱,每日两次煎散为汤温服。

思路拓展 《古今医彻·厥症》:阴阳二厥节庵辨之详矣。但寒厥易辨而热厥易忽,以其脉俱微细,四肢俱冷,则有以认热为寒者矣。但寒厥腹疼而泻,热厥腹或疼而不泻。寒厥则喜热饮,热厥则喜冷冻饮料。寒厥喜暖与日火光,热厥畏热而不喜明。寒厥投热药或捍格而移时即安,热厥服香燥而呕逆弥甚。余一日初秋冒暑,饮食未化,即便吐逆,少顷气上壅,四肢渐冷,语言难布。及按脉则细微,自思吐之太甚故气逆不下,当晚以铁锈水磨下,觉少平,次日又出外不避暑,逾日复作。一友教以沉香磨服,气不下,若见日光与火便觉厌极,且终夜危坐,不能安寝。余乃思曰:此火逆冲上四肢故冷,是热厥也,命取黑山栀三钱冷水调下,当饮便安。复治一女子,下痢艰迫,四肢冷,脉微细,一医欲用理中加茱萸治,余曰此火邪内伏,非寒也,竟以山栀、芍药、黄连、木香等而愈。况伤寒热厥从传经来,寒厥从直中来,又甚不侔者乎。按二厥之外有气厥者,五志过极,气郁不伸,脉必沉伏,妇人多见之,苏合香丸、乌药顺气选用。有痰厥者,体肥痰盛,气壅脉滑,宜导痰汤二陈汤,虚者倍加人参。有食厥者发之必暴,饮食不化,填塞中焦,上部有脉,下部无脉,盐汤探吐,最妙法也。有大吐血后或产后去血过多,阳无所附,自汗手足冷,宜益气,独参汤理中汤之类。有真气虚寒者,参附汤八味汤,益火之原以消阴翳。

〔免疫反应性心肌炎-心肌风痹〕

辨识要点 ① 符合免疫反应性心肌炎病理诊断;② 风湿性心肌炎、类风湿性心肌炎、系统性红斑狼疮和结节性多动脉炎所引起的心肌炎;③ 药物过敏性心肌炎;④ 心肌间质性炎;⑤ 心肌间质及小血管周围嗜酸性粒细胞、淋巴细胞、单核细胞浸润;⑥ 偶见肉芽肿形成;⑦ 心肌细胞不同程度变性坏死;⑧ 舌红苔黄脉数。

治疗推荐 ①《宣明论方》卷11 当归人参散:当归、白术、黄芩、芍药、大黄、茯苓、陈皮、人参、黄芪、川芎、厚朴、肉桂、甘草、枳壳,常规剂量研末为散,每次五钱,每日两次煎散为汤温服。②《普济方》卷93 白虎丸:川乌、草乌、全蝎、细辛、白芷、川芎、乳香、没药、白术、苍术、五灵脂、天麻、人参、防风、菊花、薄荷、独活、僵蚕、羌活、石膏、雄黄、藁本、茯苓、青皮、大风子、陈皮、桔梗、荆芥、甘草、肉桂、芍药、寒水石、白花蛇、乌梢蛇、麝香、滑石、自然铜,常规剂量研为细末,炼蜜为丸如弹子大,每次1粒,每日两次温水送服。

思路拓展 《诸病源候论·风病诸候》:《养生方·导引法》云一曰以右踵拘左足拇趾,除风痹;二曰以左踵拘右足拇趾,除厥痹;三曰两手更引足趺,置膝上,除体痹。又云偃卧,合两膝头,翻两足,伸腰,口纳气,胀腹自极七息。除痹痛热痛、两胫不随。又云踞坐,伸腰,以两手引两踵,以鼻纳气,自极七息,引两手布两膝。除痹呕。又云偃卧,端展两手足臂,以鼻纳气,自极七息,摇足三十而止。除胸足寒、周身痹,厥逆。又云正倚壁,不息行气,从头至足止。愈大风、偏枯、诸痹。又云:左右手夹据地,以仰引腰五息止,去痿痹,利九窍。又云仰两足指,五息止。引腰背痹、偏枯;令人耳闻声。久行,眼耳诸根无有挂碍。又云踞坐,伸右脚,两手抱左膝头,伸腰,以鼻纳气,自极七息,展右足着外。除难屈伸拜起、胫中疼痛痹。又云左右拱两臂,不息九通。治臂足痛、劳倦、风痹不随。又云凡人常觉脊背皆倔强而闷,不问时节,缩咽膊内,仰面努膊井向上,头左右两向挪之,左右三七,一住,待血行气动定,然始更用。初缓后急,不得先急后缓。若无病患,常欲得日起、午时、日没三辰如用,辰别二七。除寒热病,脊腰颈项痛、风痹、口内生疮、牙齿风、头眩尽除。血痹者,由体虚,邪入于阴经故也,血为阴,邪入于血而痹,故为血痹也。其状,形体如被微风所吹。此由忧乐之人,骨弱肌肤盛,因疲劳汗出,卧不时动摇,肤腠开,为风邪所侵也。诊其脉自微涩,在寸口、关上小紧,血痹也。宜可针引阳气,令脉和紧去则愈。

〖**风湿性心肌炎-心肌风湿**〗

辨识要点　① 符合风湿性心肌炎病理诊断;② 心肌间质结缔组织病变;③ 灶状间质性心肌炎;④ 心肌间质水肿;⑤ 间质血管附近 Aschoff 小体和少量淋巴细胞浸润;⑥ Aschoff 小体机化形成小瘢痕;⑦ 病变常见于左心室、室间隔、左心房及左心耳等处;⑧ 在儿童风湿性心肌炎可发生急性充血性心力衰竭;累及传导系统时出现传导阻滞;⑨ 舌红苔黄脉数。

治疗推荐　①《世医得效方》大秦艽散:人参、羌活、枳壳、秦艽、赤芍药、桔梗、前胡、川芎、白芷、黄芩、薄荷、桑白皮、天麻、防己、防风、甘草、荆芥、赤茯苓、木瓜、牛膝,常规剂量研末为散,每次五钱,每日两次煎散为汤温服。②《青囊秘传》斑龙八师丹:白花蛇、露蜂房、穿三甲、蜈蚣、蝉蜕、鹿角,常规剂量研为细末,炼蜜为丸如弹子大,每次 1 粒,每日两次温水送服。③《太平圣惠方》卷 22 当归散:当归、羚羊角屑、川乌、黄芩、赤芍、远志、独活、五味子、防风、川芎、麻黄、秦艽、桂枝、石斛、人参、茯苓、黄芪、五加皮、石膏、杏仁、炙甘草,常规剂量研末为散,每次五钱,每日两次煎散为汤温服。

思路拓展　《太平圣惠方·治风痹诸方》:夫痹者为风寒湿三气共合而成痹也。其状肌肉顽浓,或则疼痛。此由人体虚腠理开,筋痹则咽干喜噫,仲夏遇痹为肌痹。肌痹不已,复遇邪者则入于脾,其状四肢懈惰,发咳呕吐。秋遇痹者为皮痹,则皮肤无所知觉,皮痹不已则入于肺,其状气奔喘痛,冬遇痹者为骨痹,骨重不可举,不遂而痛。骨痹不已又遇邪者,则移入于肾,其状喜胀,诊其脉大涩者为痹,脉来急者为痹,脉涩而紧者为痹也。治中风痹,头目昏闷,肢节疼痛,宜服细辛散方:细辛、赤茯苓、白术、川芎、柴胡、当归各一两,去滓,不计时候。治风痹四肢懈惰,不能自举,宜服麻黄散方:麻黄、防风、附子、川芎、桂心、黄芩、赤芍、人参、秦艽、茵芋、炙甘草各一两,捣粗罗为散,每服四钱,以水一中盏,入生姜半分,煎至六分,去滓,不计时候温服。治风痹关节不利,手足顽麻,宜服白花蛇散方:白花蛇二两,白附子、磁石各一两,天麻、狗脊、侧子、萆薢、僵蚕、细辛、防风、白芷、川芎、白鲜皮、羌活、蔓荆子各半两,捣细罗为散,入磁石同研令匀,每服不计时候以温酒调下一钱。治风痹手脚不仁,宜服羌活散方:羌活、汉防己、防风、酸枣仁、川芎、道人头各一两,荆芥一握,附子、麻黄、天麻一两半,薏苡仁、黄松节各二两,捣细罗为散,每服不计时候以温酒调下二钱。治风痹身体不举,常多无力,宜服独活散方:独活、丹参各三分,萆薢、防风、细辛、人参、干姜、天雄、牛膝各一两,捣细罗为散,每服不计时候,以温酒调下二钱。治虚损伤风,手足无力,肢体干燥,风痹不仁,宜服天麻丸方:天麻、麻黄各一两,乌蛇二两,木香、人参、赤茯苓、羌活、白芷、天蓼木、川芎、当归、白附子、鹿角胶、菊花、生地、细辛各半两,牛黄、麝香各一分,捣罗为末,炼蜜和捣五百杵丸如梧桐子大,每服不计时候,以温酒下十丸。治风寒入于肌肉,气血不宣,肢体不仁,牵引腰背,风痹疼痛,宜服蛴螬丸方:蛴螬、白蒺藜各一两,白花蛇二两,虎胫骨、川乌头、安息香、槟榔、川芎、狗脊、赤茯苓、肉桂、赤箭、枳实、防风各三分,捣罗为末,炼蜜和捣三二百下,丸如梧桐子大,每服不计时候以薄荷酒下十丸。治风痹手足缓弱,不能伸举,宜服乌蛇丸方:乌蛇三两,天南星、全蝎、白附子、桂心、僵蚕各一两,麻黄、羌活各二两,防风三分,捣细罗为末,炼蜜和捣三二百下,丸如梧桐子大,每服不计时候以热豆淋酒下十丸。治风痹营卫不行,四肢疼痛,宜服羌活丸方:羌活、天麻、麻黄、桂心各一两,附子一两半,乌蛇二两,蜎蝣三分,捣罗为末,炼蜜和捣三二百下,丸如梧桐子大,每服不计时候以温酒下十丸。又方:麻黄五两,桂心二两,上捣细罗为散,以酒二升慢火煎如饧,每服不计时候,以热酒调下一茶匙,频服,以汗出为度。又方:川乌头二两,全蝎半两,捣罗为末,以酽醋一中盏熬成膏,可丸,即丸如绿豆大,每服不计时候,以温酒下七丸。

〖**风湿性心外膜炎-心外膜风湿**〗

辨识要点 ① 符合风湿性心外膜炎病理诊断;② 心外膜脏层浆液性或纤维素性炎症;③ 大量浆液渗出形成心外膜腔积液;④ 纤维素渗出覆盖心外膜表面;⑤ 纤维素因心脏搏动和牵拉形成绒毛状;⑥ 纤维素机化使心外膜脏层和壁层互相粘连形成缩窄性心外膜炎;⑦ 舌红苔黄脉数。

治疗推荐 ①《备急千金要方》卷17大附着散:黄芩、由跋、金牙、犀角、麝香、牛黄、天雄、桂枝、椒目、细辛、雄黄、干姜、黄连、真珠、蜈蚣,常规剂量研末为散,每次五钱,每日两次煎散为汤温服。②《三因极一病证方论》大黄左经汤:大黄、细辛、茯苓、防己、羌活、黄芩、前胡、枳壳、厚朴、炙甘草、杏仁,常规剂量,每日两次水煎服。③《杏苑生春》黄芪地骨皮散:黄芪、地骨皮、人参、当归、柴胡、赤芍药、生地、麦冬、赤茯苓、黄芩、炙甘草,常规剂量研末为散,每次五钱,每日两次煎散为汤温服。

思路拓展 《医门法律》:心痹用犀角散。原治心痹,神恍惚恐畏,闷乱不得睡,志气不宁,语言错乱:犀角、羚羊角、人参、沙参、防风、天麻、天竺黄、茯神、升麻、独活、远志、麦冬、甘草各一钱,龙齿、丹参各五分,牛黄、麝香、龙脑各一分。肝痹用人参散。原治肝痹气逆,胸膈引痛,睡卧多惊,筋脉挛急,此药镇邪:人参、黄芪、杜仲、酸枣仁、茯神、五味子、细辛、熟地、川芎、秦艽、羌活各一两,丹砂五钱另研。厥阴肝脏,所生者血也;所藏者魂也。血痹不行,其魂自乱。今不通其血,而但治其惊,此不得之数也。方中用参益气以开血,当矣。其诸养血宁神镇惊之药,多泛而不切。昌尝制一方,以人参为君,黄芪、肉桂、当归、川芎为臣,以代赭石之颛通肝血者,佐参芪之不逮,少加羌活为使。盖气者,血之天也,气壮则血行,然必以肉桂、当归大温其血,预解其凝泣之势,乃以代赭之重坠,直入厥阴血分者,开通其瘀蕴,而用羌活引入风痹之所。缘厥阴主风,风去则寒湿自不存耳,录出以质高明。脾痹用温中法曲丸。原治脾痹,发咳呕涎:法曲、麦芽、茯苓、陈皮、厚朴、枳实各一两,人参、附子、干姜、当归、炙甘草、细辛、桔梗各五钱,吴茱萸三钱。肺痹用紫苏汤。原治肺痹,心膈窒塞,上气不下:紫苏子、半夏、陈皮各一钱,桂心、人参、白术各五分,甘草二分。肺为相傅之官,治节行焉。管领周身之气,无微不入,是肺痹即为气痹,明矣。苏子虽能降气,其力甚轻,且桂心、半夏之燥,人参、白术之泥,俱非肺痹所宜。其陈皮虽能下气,然必广东化州所产,口中嚼试,其辣气直入丹田者为贵。今肆中药无道地,下气亦非陈皮所胜矣。夫心火之明克肺金者,人之所知;而脾土之暗伤肺金者,多不及察。盖饮食入胃,必由脾而转输于肺。倘脾受寒湿,必暗随食气输之于肺,此浊气干犯清气之一端也。肝之浊气,以多怒而逆干于肺;肾之浊气,以多欲而逆干于肺。三阴之邪,以渐填塞肺窍,其治节不行而痹成矣。开肺痹之法,昌颇有寸长,见《寓意》等集中,兹不赘。肾痹,牛膝酒。原治肾痹虚冷,复感寒湿为痹:牛膝、秦艽、川芎、茯苓、防己、官桂、独活各二两,五加皮四两,丹参、薏苡仁、火麻仁、麦冬、石斛、杜仲各一两,附子、地骨皮、干姜各五钱。肾为北方寒水之脏,而先天之真火藏于其中。故谓生气之原,又谓守邪之神。今风寒湿之邪,入而痹之,生渐远矣,此方防己、麦冬、丹参、地皮,迂缓不切。

〖心肌梗死-心肌瘀血〗

辨识要点　① 符合心肌梗死病理诊断;② 心肌贫血性梗死;③ 心肌梗死后 30 分钟内心肌细胞内糖原减少或消失;④ 梗死 6 小时后梗死灶呈苍白色,8～9 小时后成土黄色;⑤ 心肌纤维凝固性坏死;⑥ 心肌细胞核碎裂消失,胞质均质红染或不规则粗颗粒状;⑦ 心肌间质水肿,不同程度中性粒细胞浸润;⑧ 4 日后梗死灶外围充血出血带;⑨ 7 日至 2 周梗死灶周边缘区出现肉芽组织或肉芽组织向梗死灶内长入;⑩ 3 周后肉芽组织机化形成瘢痕组织;⑪ 6～12 小时内血肌红蛋白迅速升高;⑫ 累及二尖瓣乳头肌可致二尖瓣关闭不全而诱发急性左心衰竭;⑬ 心肌收缩力丧失可致左、右心或全心衰竭;⑭ 急性透壁性心肌梗死并发心脏破裂;⑮ 室间隔破裂后导致急性右心室功能不全;⑯ 心肌梗死合并室壁瘤;⑰ 附壁血栓形成;⑱ 舌紫苔黄脉涩。

治疗推荐　①《伤科汇纂》急救散:当归、自然铜、桃仁、红花、陈麻皮、土鳖虫、骨碎补、大黄、乳香、没药、老鹰骨、血竭、朱砂、雄黄、麝香,常规剂量研末为散,每次五钱,每日两次煎散为汤温服。②《备急千金要方》卷 25 破瘀汤:荆芥、䗪虫、大黄、川芎、蒲黄、当归、桂枝、甘草、桃仁,常规剂量,每日两次水煎服。③《御药院方》金樱丹:金樱子、山术、生地、淫羊藿、肉苁蓉、菟丝子、牛膝、生鸡头肉、生莲子肉、山药、人参、茯苓、丁香、木香、菖蒲、麝香、甘草、陈皮、柏子仁,常规剂量研为细末,炼蜜为丸如弹子大,每次 1 粒,每日两次温水送服。

思路拓展　《圣济总录·厥心痛》:手少阴心之经也,心为阳中之阳,诸阳之所会合,若诸阳气虚,少阴之经气逆,则阳虚而阴厥,致令心痛,是为厥心痛。治厥心痛,面色青黑,眼目直视,心腹连季胁引痛满胀,高良姜散方:高良姜、乌药、京三棱各一两,吴茱萸二两,丹参、沉香、莎草根、当归、桂枝、桃仁、槟榔各半两,麝香一分,上一十二味,捣研为散,每服三钱匕,煎茯苓汤调下,或炒桃仁酒调下亦得。治厥逆冷气上攻心痛当归散方:当归、陈皮、桂枝、枳壳、槟榔、桔梗各一两,赤芍药、木香、人参各半两,上九味捣罗为细散,每服二钱匕,煎生姜枣汤调下,不拘时服。治厥逆心痛,呕逆气闷绝,吴茱萸丸方:吴茱萸、桂枝、白术一两二钱,干姜、青皮、槟榔、木香、干漆、当归、桔梗、附子各一两,上一十一味,捣罗为细末,炼蜜和捣三五百杵,丸如梧桐子大,以热酒下二十丸,不拘时候。治厥逆冷气,上攻心痛,不食,草豆蔻汤方:草豆蔻一两半,厚朴二两,桂枝、高良姜、当归各一两,上五味,粗捣筛,每服四钱匕,以水一盏,煎取六分,去滓稍热服,不拘时候。治厥心痛及气膈心痛吴茱萸散方:吴茱萸三分,荜茇半两,胡椒一分,高良姜半两,当归、防葵、茯苓各三分,陈皮半两,槟榔二枚,上九味捣罗为细散,每服二钱匕,空心温酒调下,日晚再服。治厥心痛麝香汤方:麝香、木香一两,桃仁三十五枚,吴茱萸一两,槟榔三枚,上五味除麝香、桃仁外,粗捣筛,入桃仁再同和研匀,每服三钱匕,水半盏,童子小便半盏,同煎至六分,去滓入麝香末半钱匕,搅匀温服,日二服。

〖急性浆液性心包炎-心包湿热〗

辨识要点　① 符合急性浆液性心包炎病理诊断;② 心包浆液性渗出;③ 风湿病、系统性红斑狼疮、硬皮病、肿瘤、尿毒症等病史;④ 病毒感染病史;⑤ 心外膜血管扩张充血;⑥ 心外膜血管壁通透性增高;

⑦ 心包腔浆液性渗出液伴少量中性粒细胞、淋巴细胞和单核细胞渗出；⑧ 心界扩大、心音弱远；⑨ 舌淡苔白脉弦。

治疗推荐 ①《景岳全书》参附渗湿汤：人参、附子、干姜、白术、茯苓、甘草、桂枝、芍药,常规剂量,每日两次水煎服。②《冯氏锦囊》卷19连翘解毒汤：连翘、牡丹皮、牛膝、僵蚕、金银花、桃仁、天花粉、甘草节、木瓜、薏苡仁,常规剂量,每日两次水煎服。③《四圣心源》苓桂柴胡汤：茯苓、甘草、牡丹皮、桂枝、芍药、柴胡、半夏,常规剂量,每日两次水煎服。

思路拓展 《血证论·蓄血》：蓄血者,或伤寒传经之邪,或温疫时气之邪,传于血室之中,致周身之血,皆为邪所招致,而蓄聚胞中。小腹胀痛,其人或寒或热,昼日明了,夜则谵语,甚则发狂,呼叫打骂,《内经》所谓血在上喜忘,血在下如狂是也。癫犬咬伤,毒聚胞中,故令发狂,皆属蓄血之证。仲景抵当汤治之,桃仁承气汤亦治之。若胆识不及,可用膈下逐瘀汤加大黄。若血犹未结,但是热入血室,夜则谵语,用小柴胡汤加桃仁丹皮治之。

〖纤维素性及浆液纤维素性心包炎-心包血热〗

辨识要点 ① 符合纤维素性及浆液纤维素性心包炎病理诊断；② 系统性红斑狼疮、风湿病、尿毒症、结核、急性心肌梗死、Dressler 综合征以及心外科手术等病史；③ 心包脏壁两层表面附着粗糙黄白色纤维素性渗出物；④ 渗出物呈绒毛状故称绒毛心；⑤ 渗出液由浆液、纤维蛋白、少量炎细胞和变性坏死组织构成；⑥ 心包摩擦音；⑦ 舌淡苔白脉弦。

治疗推荐 ①《千金翼方》卷20 大附着散：附子、乌头、蜈蚣、芫青、雄黄、朱砂、干姜、细辛、蜥蜴、人参、莽草、鬼臼,常规剂量研末为散,每次五钱,每日两次煎散为汤温服。②《四圣悬枢》苓桂参甘芍药附子汤：人参、茯苓、桂枝、附子、芍药、甘草,常规剂量,每日两次水煎服。③《世医得效方》卷12 蟾酥丸：蟾酥、胡黄连、黄连、龙胆草、青黛、陈皮、川楝子、木香、麝香、茴香、使君子、芜荑、巴豆,常规剂量研为细末,猪胆汁为丸如弹子大,每次1粒,每日两次温水送服。

思路拓展 《血证论·阴阳水火气血论》：人之一身不外阴阳,而阴阳二字即是水火,水火二字即是气血。水即化气,火即化血。何以言水即化气哉,气着于物复还为水是明验也。盖人身之气生于脐下丹田气海之中,脐下者肾与膀胱,水所归宿之地也。此水不自化为气,又赖鼻间吸入天阳,从肺管引心火,下入于脐之下,蒸其水使化为气,如易之坎卦,一阳生于水中而为生气之根。气既生则随太阳经脉为布护于外是为卫气,上交于肺是为呼吸。五脏六腑息以相吹,止此一气而已。然气生于水即能化水,水化于气亦能病气。气之所至,水亦无不至焉。故太阳之气达于皮毛则为汗,气挟水阴而行于外者也。太阳之气上输于肺,膀胱肾中之水阴即随气升腾而为津液,是气载水阴而行于上者也。气化于下则水道通而为溺,是气行水亦行也。设水停不化,外则太阳之气不达而汗不得出,内则津液不生,痰饮交动,此病水而即病气矣。又有肺之制节不行气不得降,因而癃闭滑数,以及肾中阳气不能镇水为饮为泻,不一而足,此病气即病水矣。总之,气与水本属一家,治气即是治水,治水即是治气,是以人参补气以其生于北方,水中之阳,甘寒滋润,大生津液,津液充足而肺金濡润。肺主气其叶下垂以纳气,得人参甘寒之阴,内具阳性,为生气化水之良品,故气得所补益焉。即如小柴胡,仲景自注云,上焦得通,津液得下,胃气因和。是通津液即是和胃气盖津液足,则胃上输肺,肺得润养其叶下垂,津液又随之而下,如雨露之降,五脏戴泽,莫不顺利,而浊阴全消,元阳不作,肺之所以制节五脏者如此。

〖化脓性心包炎-心包脓毒〗

辨识要点　① 符合化脓性心包炎病理诊断;② 链球菌、葡萄球菌和肺炎双球菌等化脓菌侵袭心包;③ 心脏手术直接感染;④ 心包腔面覆盖灰绿色脓性渗出物;⑤ 纤维素性渗出物浑浊而黏稠;⑥ 心外膜表面血管扩张充血;⑦ 大量中性粒细胞浸润;⑧ 渗出物内大量变性坏死中性粒细胞及无结构粉染物质;⑨ 渗出物机化导致缩窄性心包炎;⑩ 舌红苔黄脉数。

治疗推荐　①《痘疹传心录》黑牛黄丸:羚羊角、牛黄、天竺黄、朱砂、胆星、珍珠、雄黄、麝香、京墨、犀角、冰片、琥珀、金箔,常规剂量研为细末,炼蜜为丸如弹子大,每次1粒,每日两次温水送服。②《校注妇人良方》仙方活命饮:金银花、穿山甲、白芷、防风、皂角刺、乳香、没药、当归、赤芍、天花粉、贝母、陈皮、甘草,常规剂量,每日两次水煎服。③《太平圣惠方》卷91丹参散:丹参、麻黄、黄芩、枳壳、葛根、犀角屑,常规剂量研末为散,每次五钱,每日两次煎散为汤温服。

思路拓展　《外感温热论》:温邪上受,首先犯肺,逆传心包。肺主气属卫;心主血属营。辨营卫气血虽与伤寒同;若论治法,则与伤寒大异。盖伤寒之邪,留恋在表,然后化热入里;温邪则化热最速。未传心包,邪尚在肺。肺合皮毛而主气,故云在表。初用辛凉轻剂。挟风加薄荷、牛蒡之属;挟湿加芦根、滑石之流。或透风于热外,或渗湿于热下。不与热相抟,势必孤矣。前言辛凉散风,甘淡驱湿,若病仍不解,是渐欲入营也。营分受热,则血液受劫,心神不安,夜甚无寐,或斑点隐隐,即撤去气药。如从风热陷入者,用犀角、竹叶之属;如从湿热陷入者,用犀角、花露之品。参入凉血清热方中。若加烦躁、大便不通,金汁亦可加入。老年及平素有寒者,以人中黄代之,急速透斑为要。若斑出热不解者,胃津亡也,主以甘寒,重则如玉女煎;轻则梨皮、蔗浆之类。或其人肾水素亏,病虽未及下焦,每多先自徨,此必验之于舌,如甘寒之中加入咸寒,务在先安未受邪之地,恐其陷入耳。

〖出血性心包炎-心包火热〗

辨识要点　① 符合出血性心包炎病理诊断;② 结核杆菌经血道感染心包;③ 恶性肿瘤累及心包;④ 心包腔大量浆液性积液;⑤ 心包腔大量血性积液;⑥ 心脏压塞;⑦ 舌红苔黄脉数。

治疗推荐　①《备急千金要方》九物牛黄丸:牛黄、荆实、曾青、玉屑、雄黄、空青、赤石脂、玄参、龙骨,炼蜜为丸如弹子大,每次1粒,每日两次温水送服。②《寿世保元》卷4凉血地黄汤:犀角、生地、牡丹皮、赤芍、黄连、黄芩、黄柏、知母、玄参、天冬、扁柏叶、白茅根,常规剂量,每日两次水煎服。③《太平圣惠方》卷24荆芥散:荆芥、牛蒡子、蔓荆子、天麻、人参、黄芩、防风、乌蛇肉、独活、赤茯苓、苦参、枳壳,常规剂量,每日两次水煎服。

思路拓展　《千金方衍义》:夫魑魅异端,正人之所不屑,然阴柔细人,因邪入邪,往往有之。有真阳素亏,阴邪内结,不能辟除邪妄者;有遭风失溺,心神恐惧而成惑乱者;有积疑难释,惊痰堵塞而妄言妄见者。凡此皆惊恐恚劳所变,而《千金》咸以列之小肠腑者,以小肠之脉上冲心,贯肝、肺,肺病则魄不安,肝病则魂不归,妄言妄见,迫所不免。如九物牛黄丸,良由心肾本虚,神志失守,而为惊邪所触,故以牛黄主惊痫寒热,热盛狂痉,《本经》原有除邪逐鬼之治;佐以荆实,治风逐湿,祛痰解热,曾、空二青、玉屑、雄黄、赤脂、龙骨镇摄惊妄,独取玄参以导虚热,共襄配合九精之妙。

〔非特殊型慢性心包炎-心包湿痹〕

辨识要点　① 符合非特殊型慢性心包炎病理诊断;② 病变局限心包;③ 病变较轻;④ 结核病、尿毒症、变态反应性疾病病史;⑤ 舌红苔黄脉数。

治疗推荐　①《张氏医通》卷14 三痹汤:人参、黄芪、白术、当归、川芎、白芍、茯苓、炙甘草、桂枝、防己、防风、乌头、细辛、生姜、红枣,常规剂量,每日两次水煎服。②《太平圣惠方》卷85 蟾酥丸:蟾酥、全蝎、白附子、龙脑、麝香、朱砂、青黛,常规剂量研为细末,猪胆汁和丸如绿豆大,每次 10 粒,每日两次温水送服。③《圣济总录》卷 163 丹参丸:丹参、续断、当归、桂枝、牛膝、鬼箭羽、琥珀、没药,常规剂量研为细末,炼蜜为丸如梧桐子大,每次 30 粒,每日两次温水送服。

思路拓展　《血证论·阴阳水火气血论》:设水阴不足,津液枯竭,上则痿咳,无水以济之也。下则闭结,制节不达于下也,外则蒸热,水阴不能濡于肌肤也。凡此之证,皆以生水为治法,故清燥救肺汤生津以补肺气,猪苓汤润利以除痰气,都气丸补水以益肾气,即如发汗,所以调卫气也。而亦戒火攻以伤水阴,故用白芍之滋阴以启汗源,用花粉之生津以救汗液。即此观之,可知滋水即是补气。然补中益气汤、六君子、肾气丸,是皆补气之方也,何以绝不滋水哉。盖无形之水阴生于下而济于上,所以奉养是气者也。此水则宜滋有形之水质,入于口而化于下,所以传道是气者也。此水则宜泻,若水质一停则气便阻滞,故补中汤用陈术以制水,六君子用苓半以利水,肾气丸亦用利水之药以佐桂附。桂附以气药化水,苓泽即以利水之药以化气,真武汤尤以术苓利水为主,此治水之邪即以治气,与滋水之阴即以补气者,固并行而不悖也。且水邪不去则水阴亦不能生,故五苓散去水邪而即能散津止渴,并能发汗退热以水邪去则水阴布故也。然水阴不滋则水邪亦不能去,故小柴胡通达津液而即能下调水道。总见水行则气行,水止则气止,能知此者,乃可与言调气矣。

〔粘连性纵隔心包炎-心包痰痹〕

辨识要点　① 符合粘连性纵隔心包炎病理诊断;② 继发于化脓性心包炎、干酪样心包炎、心外科手术或纵隔放射性损伤;③ 心外膜纤维粘连;④ 心外膜闭塞并与纵隔及周围器官粘连;⑤ 心脏肥大扩张;⑥ 舌红苔黄脉数。

治疗推荐　①《四圣悬枢》苓桂参甘黄芪汤:茯苓、桂枝、人参、甘草、黄芪,常规剂量,每日两次水煎服。②《太平圣惠方》卷 72 荆芥散:荆芥、黄芪、熟地、当归、桑耳、地榆、樗白皮、皂荚刺、干姜、槐豆、牛蒡子、炙甘草,常规剂量研末为散,每次五钱,每日两次煎散为汤温服。③《太平惠民和剂局方》红花当归散:红花、当归、莪术、紫葳、牛膝、刘寄奴、炙甘草、赤芍、肉桂、白芷,常规剂量研末为散,每次五钱,每日两次煎散为汤温服。

思路拓展　《外台秘要·胸胁痛及妨闷方》:《病源》胸胁痛者,由胆与肝及肾之支脉虚,为寒气所乘故也。足少阳,胆之经也,其支脉从目锐,贯目下行,至胸循胁里。足厥阴,肝之经也,其支脉起足大指聚毛上,循入腹,贯膈布胁肋。足少阴,肾之经也,其支脉起肺,出络心,注胸中。此三经之支脉,并循行胸胁,邪气乘于胸胁,故伤其经脉,邪气之与正气交击,故令胸胁相引而急痛也。诊其寸口脉弦而滑,弦则为痛,滑则为实,痛则为急,实则为跃,弦滑相搏,则胸胁抢息痛也。又卒苦烦满,又胸胁痛欲死候,此由手少阳之络脉虚,为风邪所乘故也。手少阳之脉,起小指次指之端,上循入缺盆。布膻中,散络心包,风邪在其经,邪气迫于心络,心气不得宣畅,故烦满。乍上攻于胸或下引于胁,故烦满而又胸胁痛也。若经久邪气留连,搏于脏则成积,搏于腑则成聚也。《广济》疗气结筑心,胸胁闷痛,不能吃食。诃黎勒散方。诃黎勒四颗,人参二分,上二味,捣筛为散,以牛乳二升,煮三四沸,顿服之。分为二服亦得,如人行三二里进一服。无所忌。又疗胸胁不利,腹中胀,气急妨闷。半夏汤方。半夏一升,生姜一斤,桂心六两,槟榔二两,上四味,细切,以水八升,煮取二升四合,绞去滓,分温五服,服别相去如人行六七里进一服,快利为度。忌羊肉、饧、生葱、油腻。《短剧》有吴茱萸三十颗,无槟榔,余并同又疗胸胁妨闷,胃中客气,大便苦难。大黄丸方。大黄十二分,厚朴四分,枳实四分,芒硝八分,杏仁六分,葶苈子四分,上六味,捣筛,蜜和丸。空腹以饮服如梧子十丸,日二服,稍稍加,以大便微调为度。忌生冷、油腻、黏食。《千金》疗冷气胁下往来,胸膈痛引胁背闷,当归汤方。当归、芍药、吴茱萸、桂心、人参、大黄、甘草各二两,茯苓、枳实各一两,干姜三两,上十味,细切,以水八升,煮取二升半,一服八合,日三服。治尸注亦佳。忌海藻、菘菜、生葱、酢物等。

〔缩窄性心包炎-心包瘢痕结痕〕

辨识要点　① 符合缩窄性心包炎病理诊断;② 心包腔内渗出物机化;③ 心包腔瘢痕形成;④ 心脏舒张期充盈受限;⑤ 继发于化脓性心包炎、结核性心包炎和出血性心包炎;⑥ 舌红苔黄脉数。

治疗推荐　①《圣济总录》卷15定心神牛黄丸:牛黄、珍珠末、琥珀、铁粉、天竺黄、龙齿、金箔、银箔、水银、犀角、丹砂、露蜂房、龙胆草、升麻、防风、黄芩、钩藤、知母、天冬、芍药、茯神、炙甘草、石菖蒲、麦冬、全蝎、麝香、人参,常规剂量研为细末,炼蜜为丸如弹子大,每次1粒,每日两次温水送服。②《四圣悬枢》苓桂参甘归附汤:人参、炙甘草、茯苓、桂枝、附子、当归,常规剂量,每日两次水煎服。

思路拓展　《外台秘要·心下悬急懊痛方》:《病源》心与小肠合为表里,俱象于火,而火为阳气也,心为诸脏主,故正经不受邪。若为邪所伤而痛则死,若支别络为风邪所乘而痛,则经久成疹。其痛悬急懊者,是邪迫于阳气,不得宣畅,拥瘀生热,故心如悬而急烦懊痛也。仲景《伤寒论》,心下悬痛,诸逆大虚者。桂心生姜枳实汤主之方。桂心三两,生姜三两,枳实五枚,上三味,切,以水六升,煮取三升,去滓,温分三服。忌生葱。《肘后》姜附丸方:附子二两,干姜一两,上二味,捣筛,蜜和丸如梧子。服四丸,酒饮并得,日三服。忌猪肉、冷水。《古今录验》疗人心痛懊恼悁闷,筑筑引两乳,又或如刺,困极,桂心汤方:桂心半两,吴茱萸二两,芍药三两,当归二两,生姜半斤,上五味,切,以水一斗二升,煮取四升,服一升,昼三夜一,良有验。忌生葱。《千金》心下痞,诸逆悬痛,桂心三物汤主之方:桂心二两,胶饴半斤,生姜二两,上药切,以水四升,煮二味,取三升,去滓纳饴,分三服。

〔房间隔缺损-房隔畸形〕

辨识要点　① 符合房间隔缺损病理诊断;② 先天性心脏病;③ 卵圆孔未闭房间隔缺损;④ 中央型房间隔缺损;⑤ 静脉窦房间隔缺损;⑥ 冠状静脉窦房间隔缺损;⑦ 原发孔房间隔缺损;⑧ 右房右室扩大;⑨ 肺动脉扩张;⑩ 右心室衰竭;⑪ 肺动脉段突出,主动脉结缩小;⑫ 艾森门格综合征;⑬ 舌紫苔白脉数。

治疗推荐　①《圣济总录》卷27定命汤:附子、高良姜、白术、干姜,常规剂量,每日两次水煎服。②《备急千金要方》补心汤:紫石英、人参、茯苓、远志、当归、茯神、紫菀、甘草、麦门冬、赤小豆、大枣,常规剂量,每日两次水煎服。③《太平圣惠方》卷60丹参散:丹参、猬皮、蛇蜕、当归、露蜂房、木香、猪后悬蹄甲、鳖甲,常规剂量研末为散,每次五钱,每日两次煎散为汤温服。

思路拓展 《外台秘要·多唾停饮心痛方》:《病源》心痛而多唾者,停饮乘心之络故也。停饮者,水液之所为也,心气通于口,心与小肠合,俱象火。小肠,心之腑也,其水气下行于小肠为溲便,则心络无有停饮也。膀胱与肾俱象水,膀胱为肾之腑,主藏津液,肾之液上为唾,肾气下通于阴,若腑脏和平,则水液下流宣利,若冷热相乘,致腑脏不调,津液水饮停积,上迫于心,令心气不宣畅,故痛而多唾也。《范汪》疗胸中寒热心痛,清唾满口,数数欲吐,食不化。干姜丸方。干姜一分,桂心一分,矾石一分,半夏一分,蜀椒一分,上五味,捣筛,蜜和丸如大豆许。服二丸,日三,不知稍加,以知为度。忌生葱、羊肉、饧。《集验》疗心痛唾多似虫者方。取六畜心,随得生切作四臠,刀纵横各一割破之,纳少真朱砂着中,平旦吞之,虫死愈矣。无真朱砂,可用雄黄、麝香也。

〖室间隔缺损-室隔畸形〗

辨识要点 ① 符合室间隔缺损病理诊断;② 先天性心内畸形;③ 可合并其他心脏畸形;④ 室上嵴上缺损;⑤ 室上嵴下缺损;⑥ 隔瓣后缺损;⑦ 肌部缺损;⑧ 共同心室;⑨ 左心房、左右心室内径增大;⑩ 右心室水平血氧含量高于右心房0.9%容积以上;⑪ 不同程度肺动脉压力增高;⑫ 不同程度右心室压力增高;⑬ 心脏增大;⑭ 肺血管影加重;⑮ 舌紫苔白脉数。

治疗推荐 ①《古方汇精》急救回春散:远志、僵蚕、附子、天麻、干姜、朱砂、白芥子、制胆星、黑甘草、冰片、西黄,常规剂量研末为散,每次五钱,每日两次煎散为汤温服。②《备急千金要方》大补心汤:附子、地黄、桂枝、阿胶、甘草、茯苓、麦冬、黄芩、半夏、远志、石膏、生姜、饴糖、大枣,常规剂量,每日两次水煎服。③《太平惠民和剂局方》当归散:红蓝花、鬼箭羽、当归各一两,研末为散,每次五钱,每日两次煎散为汤温服。

思路拓展 《血证论·阴阳水火气血论》:何以言火即化血哉?血色火赤之色也,火者心之所主,化生血液以濡周身,火为阳而生血之阴,即赖阴血以养火。故火不上炎而血液下注,内藏于肝寄居血海,由冲任带三脉行达周身以温养肢体,男子则血之转输无从觇验,女子则血之转输月事时下,血下注于血海之中,心火随之下济,故血盛而火不亢烈。是以男子无病而女子受胎也。如或血虚则肝失所藏,木旺而愈动火,心失所养,火旺而益伤血,是血病即火病矣。治法宜大补其血,归地是也。然血由火生,补血而不清火,则火终亢而不能生血,故滋血必用清火诸药,四物汤所以用白芍,天王补心丹所以用二冬,归脾汤所以用枣仁,仲景炙甘草汤所以用二冬阿胶,皆是清水之法。至于六黄汤、四生丸,则又以大泻火热为主,是火化太过反失其化,抑之即以培之,清火即是补血。又有火化不及而血不能生者,仲景炙甘草汤所以有桂枝以宣心火,人参养荣汤所以用远志肉桂以补心火,皆是补火生血之法。其有血寒血痹者则用桂枝、细辛、艾叶、干姜等,禀受火气之药以温达之,则知治火即是治血,血与火原一家,知此乃可与言调血矣。夫水火气血固是对子,然亦互相维系,故水病则累血,血病则累气,气分之水阴不足则阳气乘阴而干血,阴分之血液不足则津液不下而病气。故汗出过多则伤血,下后亡津液则伤血,热结膀胱则下血,是水病而累血也。吐血咳血必兼痰饮,血虚则精竭水结痰凝不散,失血家往往水肿,瘀血化亦发水肿,是血病而兼水也。

〖**法洛四联症-心阳不振**〗

辨识要点　① 符合法洛四联症病理诊断;② 发绀型先天性心肌病;③ 室间隔缺损;④ 肺动脉狭窄;⑤ 主动脉骑跨;⑥ 右心室肥厚;⑦ 舌紫苔白脉细。

治疗推荐　①《石室秘录》急救寒厥汤:人参、白术、附子、肉桂、吴茱萸,常规剂量,每日两次水煎服。②《世医得效方》卷15补心汤:人参、紫苏、茯苓、前胡、半夏、川芎、橘皮、枳壳、桔梗、炙甘草、干姜、当归、芍药、熟地,常规剂量,每日两次水煎服。③《太平圣惠方》卷59当归散:当归、乌梅、阿胶、干姜、白术、炙甘草、赤芍药、附子、厚朴,常规剂量研末为散,每次五钱,每日两次煎散为汤温服。

思路拓展　《血证论·阴阳水火气血论》:盖在下焦则血海膀胱同居一地,在上焦则肺主水道心主血脉又并域而居。在躯壳外则汗出皮毛,血循经脉亦相倚而行,一阴一阳互相维系,而况运血者即是气,守气者即是血。气为阳,气盛即为火盛;血为阴,血虚即是水虚。一而二,二而一者也。人必深明此理而后治血理气,调阴和阳,可以左右逢源。又曰血生于心火而下藏于肝,气生于肾水而上主于肺,其间运上下者,脾也。水火二藏皆系先天,人之初胎以先天生后天,人之既育以后天生先天,故水火两藏全赖于脾。食气入胃,脾经化汁,上奉心火,心火得之变化而赤是之谓血。故治血者必治脾为主,仲景炙甘草汤皆是此义。以及大黄下血亦因大黄秉土之色而大泄地道故也,地黄生血亦因地黄秉土之润而大滋脾燥故也,其余参芪运血统血,皆是补脾。可知治血者必以脾为主,乃为有要。至于治气亦宜以脾为主,气虽生于肾中,然食气入胃,脾经化水,下输于肾,肾之阳气乃从水中蒸腾而上,清气升而津液四布,浊气降而水道下行,水道下行者犹地有江河以流其恶也,津液上升者犹土膏脉动而雨露升也。故治气者必治脾为主,六君子汤和脾利水以调气,真武汤扶脾镇水以生气,十枣陷胸等汤攻脾夺水以通气,此去水邪以补气之法也。又有水津不灌壮火食气,则用人参滋脾以益气,花粉清脾以和气。凡治气者,亦必知以脾为主而后有得也。李东垣治病以气为主,故专主脾胃,然用药偏于刚燥,不知脾不制水固宜燥,脾不升津则宜滋,气分不可留水邪,气分亦不可无水津也。朱丹溪治病以血为主,故用药偏于寒凉,不知病在火脏宜寒凉,病在土脏宜甘缓也。此论不专为失血立说,然治血者必先知之而后于调气和血,无差爽云。

〖**动脉导管未闭-动脉导管畸形**〗

辨识要点　① 符合动脉导管未闭病理诊断;② 先天性心血管畸形;③ 肺动脉高压;④ 脉压轻度增大;⑤ 发绀;⑥ 左心房增大;⑦ 左心室增大;⑧ 肺动脉增宽;⑨ 主动脉与肺动脉分叉之间异常管道交通;⑩ 升主动脉和主动脉弓部增宽;⑪ 舌紫苔白脉细。

治疗推荐　①《北京市中药成方选集》急救丹:苍术、橘皮、五加皮、厚朴、闹羊花、茯苓、槟榔、细辛、百草霜、猪牙皂、藿香、灯心草炭、雄黄、朱砂、冰片、麝香、牛黄,常规剂量研末为散,每次一钱,每日两次温酒调服。②《太平圣惠方》卷71大黄煎:大黄、鳖甲、牛膝、干漆,常规剂量研末为散,每次一钱,每日两次温酒调服。③《太平圣惠方》卷19当归散:当归、升麻、川乌、天冬、五味子、赤芍、远志、独活、麻黄、防风、川芎、干姜、秦艽、桂枝、大豆、石斛、炙甘草、人参、茯苓、紫菀、石膏、黄芪、杏仁,常规剂量研末为散,每次五钱,每日两次煎散为汤温服。

思路拓展　《血证论·脏腑病机论》:脏腑各有主气,各有经脉,各有部分,故其主病亦各有见证之不同。有一脏为病而不兼别脏之病者单治一脏而愈,有一脏为病而兼别脏之病者兼治别脏而愈。业医不知脏腑则病原莫辨,用药无方,乌睹其能治病哉。吾故将脏腑大旨论列于后,庶几于病证药方,得其门径云。心者君主之官,神明出焉。盖心为火脏,烛照事物,故司神明,神有名而无物,即心中之火气也。然此气非虚悬无着,切而指之,乃心中一点血液湛然朗润以含此气,故其气时有精光发见即为神明。心之能事,又主生血,而心窍中数点血液则又血中之最精微者,乃生血之原泉,亦出神之渊海。血虚则神不安而怔忡,有瘀血亦怔忡,火扰其血则懊憹,神不清明则虚烦不眠,动悸惊惕,水饮克火,心亦动悸。血攻心则昏迷痛欲死,痰入心则癫,火乱心则狂。与小肠相为表里,遗热于小肠则小便赤涩。火不下交于肾则神浮梦遗,心之脉上挟咽喉络于舌本,实火上壅为喉痹,虚火上升则舌强不能言,分部于胸前,火结则为结胸、为痞、为火痛,火不宣发则为胸痹。心之积曰伏梁,在心下大如臂,病则脐上有动气,此心经主病之大旨也。包络者心之外卫,心为君主之官,包络即为臣,故心称君火。包络称相火,相心经宣布火化,凡心之能事皆包络为之。

〖主动脉缩窄-主脉瘀滞〗

辨识要点 ① 符合主动脉缩窄病理诊断;② 主动脉局限性狭窄;③ 婴儿型导管前狭窄;④ 婴儿型狭窄合并动脉导管开放;⑤ 成人型导管后狭窄;⑥ 成人型狭窄动脉导管闭锁;⑦ 脉压增大;⑧ 舌紫苔白脉细。

治疗推荐 ①《太平圣惠方》卷79大黄煎:大黄、芫花、莪术、咸消、桃仁、朱粉,常规剂量研末为散,每次一钱,每日两次温酒调服。②《普济方》卷350黄芪当归散:黄芪、当归、芍药、人参、桂枝、甘草、川芎、生姜、大枣,常规剂量研末为散,每次五钱,每日两次煎散为汤温服。③《普济本事方》乌头汤:乌头、附子、肉桂、细辛、川椒、炙甘草、秦艽、芍药、干姜、茯苓、防风、当归、独活,常规剂量,每日两次水煎服。

思路拓展 《血证论·脏腑病机论》:肝为风木之脏,胆寄其间。胆为相火,木生火也。肝主藏血,血生于心,下行胞中,是为血海。凡周身之血总视血海为治乱。血海不扰,则周身之血无不随之而安。肝经主其部分,故肝主藏血焉。至其所以能藏之故,则以肝属木,木气冲和条达,不致遏郁,则血脉得畅。设木郁为火则血不和,火发为怒则血横决,吐血、错经、血痛诸证作焉。怒太甚则狂,火太甚则颊肿面青,目赤头痛,木火克土则口燥泄痢、饥不能食、回食逆满,皆系木郁为火之见证也。若木挟水邪上攻,又为子借母势肆虐脾经,痰饮、泄泻、呕吐、头痛之病又作矣。木之性主于疏泄,食气入胃,全赖肝木之气以疏泄之,而水谷乃化。设肝之清阳不升则不能疏泄水谷,泄泻、中满之证在所不免。肝之清阳即魂气也,故又主藏魂。血不养肝,火扰其魂则梦遗不寐。肝又主筋,蜷、囊缩皆属肝病。分部于季胁少腹之间,凡季胁少腹疝痛皆责于肝,其经名为厥阴,谓阴之尽也。阴极则变阳,故病至此,厥深热亦深,厥微热亦微,血分不和尤多寒热并见。与少阳相表里,故肝病及胆,亦能吐酸呕苦、耳聋目眩。于位居左,多病左胁痛,又左胁有动气,肝之主病大略如此。胆与肝连,司相火,胆汁味苦即火味也,相火之宣布在三焦而寄居则在胆腑。胆火不旺则虚怯惊悸,胆火太亢则口苦呕逆。目眩耳聋,其经绕耳故也,界居身侧,风火交煽则身不可转侧、手足抽掣。以表里言,则少阳之气内行三焦,外行腠理,为荣卫之枢机,逆其枢机则呕吐胸满,邪客腠理入与阴争则热,出与阳争则寒,故疟疾少阳主之。虚劳骨蒸亦属少阳,以荣卫腠理之间不和而相火炽甚故也。相火挟痰则为癫痫,相火不戢则肝魂亦不宁,故烦梦遗精。且胆中相火如不亢烈,则为清阳之木气上升于胃,胃土得其疏达,故水谷化。亢烈则清阳遏郁,脾胃不和。胸胁之间骨尽处乃少阳之分,病则其分多痛,经行身之侧,痛则不利屈伸,此胆经主病之大略也。

〖大动脉移位-大动脉畸形〗

辨识要点　① 符合大动脉移位病理诊断;② 先天性心血管畸形;③ 主动脉和肺动脉转位异常;④ 纠正型主动脉位于前方,肺动脉移向后侧;⑤ 伴有左、右心室互相移位;⑥ 非纠正型主动脉和肺动脉互相交换位置;⑦ 主动脉出自右心室,肺动脉出自左心室;⑧ 右心室血液不能注入肺而经主动脉流入体循环;⑨ 左心室血液不能流入体循环而经肺动脉注入肺;⑩ 舌紫苔白脉细。

治疗推荐　①《集成良方三百种》济急丹:人参、白术、茯苓、当归、熟地、麦冬、半夏、山茱萸,常规剂量,每日两次水煎服。②《圣济总录》卷151当归散:当归、牡丹皮、芍药、延胡索、川芎、桂枝、黄芩、炙甘草、水蛭,常规剂量研末为散,每次五钱,每日两次煎散为汤温服。③《医学衷中参西录》敦复汤:野台参、乌附子、生山药、补骨脂、核桃仁、山茱萸、茯苓、生鸡内金,常规剂量,每日两次水煎服。

思路拓展　《医碥·蓄血》。蓄血症,多嗽水不咽:即烦热欲饮水但嗽不咽也,以热止在经,不在腑之故。热在经则经血动,不衄则蓄。小便利:此膀胱外蓄血,以血只在小腹,未入膀胱也。大便黑:此肠胃蓄血。跌打闪撞,奔走努力,恼怒,皆能致之,伤寒等热证尤多。蓄于上,令人善忘,血蓄则气不通,心窍闭故善忘,时时鼻血,犀角、生地、赤芍、丹皮。蓄于中则心下手不可近,桃仁、桂枝、芒硝、甘草、大黄、丹皮、枳壳。蓄于下则脐腹肿痛,或如狂谵语,发黄,生地四钱,犀角一钱,大黄三钱,桃仁一钱,水酒煎,入生漆一钱再煎,服半日血不下,再一服,下即止,名生漆汤。一切瘀血,大黄四钱,芒硝一钱,桃仁泥六个,归尾、生地、山甲各一钱,桂五分,为丸,名代抵当丸。在上血,丸如芥子大,去枕仰卧,以津咽,令停留喉下。中、下血,丸如桐子大,百沸水下。若血积久,此药不能下,去归、地,加莪术醋炒一钱,肉桂七分。又破血方,大黄醋煮,桃仁、益元散各一两,干漆炒,烟尽为度、生牛膝各五钱,醋糊丸,每服七十丸。大凡跌扑损折,蓄血肿痛发热,先服折锐汤,大黄、桃仁、红花、当归、寄奴、川芎、赤芍,大下数次;再服行血破瘀汤,三七、当归、玄胡、乳香、没药、血竭、苏木、灵脂、赤芍、红花;然后服百和汤收功,首乌、地黄、当归、骨碎补、白及、鹿胶、续断、甘草、薄荷。凡血妄行瘀蓄,必用桃仁、大黄行血破瘀之剂。盖瘀败之血,势无复反于经之理,不去则留蓄为患,故不问人之虚实强弱,必去无疑。虚弱者加入补药可也。好酒者多阳明蓄血,但牙齿蚀,数年不愈者是,桃仁承气汤料为丸服,屡效。

〖心源性休克-心阳衰竭〗

辨识要点　① 符合心源性休克病理诊断;② 心脏体积增大;③ 心脏重量增加;④ 所有心腔扩张;⑤ 心肌细胞肥大或/和萎缩;⑥ 心肌细胞核固缩;⑦ 心内膜下心肌细胞弥漫性空泡变;⑧ 多灶性的陈旧性心肌梗死灶或瘢痕;⑨ 舌紫苔白脉细。

治疗推荐　①《十药神书》独参汤:大人参一两,水煎顿服。②《医学衷中参西录》升陷汤:生黄芪、知母、柴胡、桔梗、升麻,常规剂量,每日两次水煎服。③《伤寒论》四逆加人参汤:炙甘草、附子、干姜、人参,常规剂量,每日两次水煎服。④《三因极一病证方论》卷3附子八物汤:附子、人参、干姜、桂枝、芍药、茯苓、白术、炙甘草,常规剂量,每日两次水煎服。

思路拓展　①《诸病源候论·厥逆气候》:厥者,逆也。谓阴气乘于阳。阴气居于下,阳气处于上,阳虚则阴实,实则阴盛,阴盛则上乘于阳,卫气为之厥逆,失于常度,故寒从背起,手足冷逆,阴盛故也。

②《删补名医方论》独参汤：一人而系一世之安危者，必重其权而专任之；一物而系一人之死生者，当大其服而独用之。故先哲于气几息、血将脱之证，独用人参二两，浓煎顿服，能挽回性命于瞬息之间，非他物所可代也。世之用者，恐或补住邪气，姑少少以试之，或加消耗之味以监制之，其权不重、力不专，人何赖以得生乎？如古方霹雳散、大补丸，皆用一物之长而取效最捷，于独参汤何疑耶！若病兼别因，则又当随机应变，于独参汤中或加熟附补阳而回厥逆；或加生地凉阴而止吐衄；或加黄芪固表之汗；或加当归救血之脱；或加姜汁以除呕吐；或加童便以止阴烦；或加茯苓令水化津生，治消渴泄泻；或加黄连折火逆冲上，治噤口毒痢。是乃相得相须以有成，亦何害其为独哉？如薛己治中风，加人参两许于三生饮中，以驾驭其邪，此真善用独参者矣。

第五节 胸 膜 病 理

〔浆液性胸膜炎-胸膜痰饮〕

辨识要点 ① 符合浆液性胸膜炎病理诊断;② 湿性胸膜炎;③ 胸膜腔淡黄色浆液聚积;④ 肺结核病;⑤ 类风湿关节炎;⑥ 系统性红斑狼疮;⑦ 胸腔内渗出液过多导致呼吸困难;⑧ 舌红苔白脉弦。

治疗推荐 ①《圣济总录》卷22陷胸青龙汤:牵牛子、大黄、朴消、人参、陈皮、桂枝、槟榔,常规剂量,每日两次水煎服。②《伤寒论》大陷胸丸:大黄、葶苈、芒硝、杏仁,常规剂量研为细末,炼蜜为丸如弹子大,每次1粒,每日两次,甘遂末一方寸匙,白蜜二合,水煎送服。③《惠直堂方》卷1黑龙丹:珍珠、蜜蜡、沉香、白丑、黑丑、槟榔、茵陈、三棱、莪术,常规剂量研为细末,炼蜜为丸如弹子大,每次1粒,每日两次温水送服。④《小儿卫生总微论方》卷14露蜂房丸:露蜂房、蝉蜕、蛤蚧、丁香、木香、人参、生地、麻黄、马兜铃、五倍子、五味子、贝母、杏仁、半夏曲、款冬花,常规剂量研为细末,炼蜜和丸如绿豆大,每次30丸,每日两次温水送服。

思路拓展 《删补名医方论》:胸中者,宗气之所出,故名气海。气为阳,故属太阳之部。气为水母,气清则水精四布,气热则水浊而壅结矣。水结于胸,则津液不下,无以润肠胃,故大便必燥,不下输膀胱,故水道不通。大黄、芒硝善涤肠胃之热实,此病在胸中而亦用以为君者,热淫于内,当治以苦寒,且以润阳明之燥,是实则泻子之法,补膀胱之寒,亦制之以其所畏也。任甘遂之苦辛,所以直攻其水结。然水结因于气结,必佐杏仁之苦温,以开其水中之气,气行而水自利矣。水结又因于气热,必佐葶苈之大寒,以清其气分之热,源清而流自洁矣。若胸中水结而未及中焦者,当小其制,而复以白蜜之甘以缓之,使留恋于胸中,过宿乃下,但解胸心之结滞,而保肠胃之无伤,是又以香剂为和剂也。是方为利水攻积之剂,故治水肿、痢疾之初起者甚捷,然必视其人壮实,可以一战成功,如平昔素虚弱与病久而不任攻伐者,当念虚虚之戒矣。

〔纤维素性胸膜炎-胸膜痰热〕

辨识要点 ① 符合纤维素性胸膜炎病理诊断;② 干性胸膜炎;③ 胸膜纤维素渗出物;④ 中性粒细胞浸润;⑤ 渗出纤维素附着胸膜腔面;⑥ 呼吸运动牵拉渗出纤维素成绒毛状;⑦ 胸膜摩擦音;⑧ 纤维素机化;⑨ 胸膜纤维性肥厚粘连;⑩ 呼吸运动受限;⑪ 舌红苔少脉细数。

治疗推荐 ①《伤寒论》小陷胸汤:黄连、半夏、栝蒌实,常规剂量,每日两次温水送服。②《杂类名方》鳖甲桃仁煎丸:桃仁、鳖甲、三棱、木香、槟榔、青皮,常规剂量研为细末,面糊为丸如梧桐子大,每次20粒,每日两次温水送服。③《秘传证治要诀类方》卷4八神来复丹:消石、硫黄、太阴玄精石、五灵脂、青皮、陈皮、小茴香、沉香、木香、天南星,常规剂量研为细末,面糊为丸如梧桐子大,每次20粒,每日两次温水送服。

思路拓展 《删补名医方论》:此热结未深者,在心下,不似大结胸之高在心上。按之痛,比手不可近为轻。脉之浮滑又缓于沉紧,但痰饮素盛,挟热邪而内结,所以脉见浮滑也。以半夏之辛散之,黄连之苦泻之,栝蒌之苦润涤之,皆所以除热散结于胸中也。先煮栝蒌,分温三服,皆以缓治上之法。程应旄曰:黄连涤热,半夏导饮,栝蒌润燥,合之以开结气,亦名曰陷胸者,攻虽不峻,而一皆直泻,其胸里之实邪,亦从此夺矣。

〖化脓性胸膜炎-胸膜脓毒〗

辨识要点　①符合化脓性胸膜炎病理诊断;②肺炎球菌感染;③金黄色葡萄球菌感染;④胸腔脓性渗出液积聚;⑤脓胸;⑥结核性脓胸;⑦舌红苔黄脉数。

治疗推荐　①《外科理例》排脓散:黄芪、当归、金银花、白芷、穿山甲、防风、川芎、瓜蒌仁,常规剂量,每日两次水煎服。②《备急千金要方》排脓内塞散:防风、茯苓、白芷、桔梗、远志、甘草、人参、川芎、当归、黄芪、厚朴、桂枝、附子、赤小豆,常规剂量研末为散,每次五钱,每日两次煎散为汤温服。③《育婴秘诀》雄黄解毒丸:雄黄、郁金、巴豆、乳香、没药,常规剂量研为细末,面糊为丸如梧桐子大,每次20粒,每日两次温水送服。

思路拓展　《集验背疽方·痈久疮口不合论》:治痈久而疮口不合,其肉白而脓血少,此为疮口冷滞,乃病患气血枯竭不潮,于疮遂致如是,合用白北艾汤洗,神异膏贴,多服排脓内补散。每日用好北艾叶一把,入瓦器内浓煎汤。避风处乘热用艾汤浇洗疮口四围净肉,以旧绢帛兜艾叶乘热沃浇,一日一次,洗了须避风;仍烧松香,以烟熏疮口良久,用神异膏贴之。其疮不可与厌秽之人见,若不能禁忌,疮口难安,药亦无效。病痈疽之人,适被庸医用毒药掩,或以针刀伤割,不能生肌肉,疮口不合,切不可用急涩敛口药,当只用猪蹄汤、北艾汤相间洗,以神异膏贴之,并服排脓内补散。前方但是居于州县间、有力者能及之,若适在乡原、与夫无力以市药者,只可用鹭藤酒一方,终始服饵,俟其疽破,即以神异膏贴之,盖神异膏所用药材,皆非贵细难得之药。前后用此以医,田夫野老,百发百中。大川乌丸治发背,活经络,生肌肉:川乌、当归、赤芍、苏木、没药、乳香、穿山甲、独活、羌活。二乌丸治发背,托里定痛,驱风毒,凉血:羌活、薄荷、川芎、玄参、地榆、麻黄、防风、天麻、白芷、白僵蚕、牛蒡子、炒蔓荆子、旋覆花、荆芥穗、菊花、何首乌、炙甘草、蝉蜕。退毒下脓漏芦汤治疽作二日后,与五香连翘汤相间日服之:黄芪、连翘、大黄、漏芦、甘草、沉香。参苓顺气散治病痈疽人,进饮食,降气,健脾:乌药、人参、茯苓、青皮、紫苏子。栀子黄芩汤治发背疮溃后,因饮食有伤,调摄不到,发热不住,用以退热:漏芦、连翘、山栀子仁、黄芩、黄芪、防风、石韦、甘草生、犀角、人参、苦参、茯苓。蚣蝎散治痈疽疮口小而硬,贴膏药而脓不来,此为风毒所胜:赤足蜈蚣、全蝎、木香。内托黄芪丸治因用针砭伤其经络,白脓、赤汁逗流不止:黄芪、当归、肉桂、木香、乳香、沉香。沉麝汤治发背疽之人,敛口生肌:木香、麝香、沉香、藿香、连翘。立效散治发背及诸痈疽并瘰有效:皂角刺、甘草、栝蒌、乳香、没药。乳痈与前方间服,神妙神妙! 忍冬丸疗病既愈,须预防发痈疽宜:忍冬草不拘多少,根、茎、花、叶皆可用。

第六节 食 管 病 理

〖反流性食管炎-食管气逆〗

辨识要点 ① 符合反流性食管炎病理诊断；② 食管下部黏膜慢性炎性改变；③ 化学性食管炎；④ 食管局部黏膜充血；⑤ 上皮层嗜酸性粒细胞浸润；⑥ 基底细胞增生；⑦ 固有膜乳头延长；⑧ 食管浅表性溃疡；⑨ 上皮内见中性粒细胞浸润；⑩ 食管壁环状纤维化；⑪ 管腔狭窄；⑫ Barrett 食管；⑬ 舌红苔黄脉紧。

治疗推荐 ①《伤寒论》半夏泻心汤：黄芩、黄连、半夏、人参、干姜、大枣、甘草，常规剂量，每日两次水煎服。②《女科万金方》宽中和气散：藿香、青皮、蓬术、当归、牛膝、枳壳、半夏、陈皮、白豆蔻、木香、莱菔子、茯苓、生姜、大腹皮，常规剂量，每日两次水煎服。③《圣济总录》卷 47 半夏汤：半夏、麦冬、人参、厚朴、枳壳、桔梗、茯苓、青皮、柴胡、防风、前胡、细辛、白芷、紫菀、款冬花，常规剂量，每日两次水煎服。

思路拓展 ①《伤寒明理论·半夏泻心汤》：凡陷胸汤攻结也，泻心汤攻痞也。气结而不散，壅而不通为结胸，陷胸汤为直达之剂；塞而不通，否而不分为痞，泻心汤为分解之剂。所以谓之泻心者，谓泻心下之邪也。痞与结胸有高下焉。结胸者邪结在胸中，故治结胸曰陷胸汤，痞者邪留在心下，故治痞曰泻心汤。黄连味苦寒，黄芩味苦寒，《内经》曰苦先入心，以苦泄之，泻心者必以苦为主，是以黄连为君，黄芩为臣，以降阳而升阴也。半夏味辛温，干姜味辛热，《内经》曰辛走气，辛以散之，散痞者必以辛为助，故以半夏、干姜为佐，以分阴而行阳也。甘草味甘平，大枣味甘温，人参味甘温，阴阳不交曰痞，上下不通为满，欲通上下交阴阳，必和其中，所谓中者脾胃是也。脾不足者以甘补之，故用人参、甘草、大枣为使，以补脾而和中，中气得和，上下得通，阴阳得位，水升火降，则痞消热已，而大汗解矣。②《医宗金鉴·半夏泻心汤》：本以下之早，故成心下痞。如绑定热成实之痞，则宜大黄黄连泻心汤，寒攻之法也，如系外寒内热之痞，则宜附子泻心汤，温攻之法也；如系虚热水气之痞，则宜生姜泻心汤，散饮之法也；如系虚热而呕之痞，则宜半夏泻心汤，折逆之法也；如系虚热益甚之痞，则宜甘草泻心汤，缓急之法也。今以诸泻心汤，审证与之，而痞不解，则当审其人，若渴而口燥心烦，小便不利者，非辨证不明，药力之不及也。盖水饮内蓄，津液不行，故痞病不解耳。宜五苓散外发内利，汗出小便利则愈，于此可类推矣。方有执曰：泻心汤治痞而痞不解，则非气聚之痞可知。渴而口燥烦，小便不利者，津液涩而不行，伏饮凝结也。五苓散利水生津，津生而渴烦止，水利而痞自除，所以又为消痞满之一法也。程应旄曰：泻心诸方，开结、荡热、益虚可谓备矣。然其治法实在上、中二焦，亦有痞在上而治在下焦者，斯又不同其法也。若痞之来路虽同，而其人口渴，燥烦，小便不利，则知下后胃虚，以致水饮内蓄，津液不行，痞无去路，非结热也。以五苓散主之者，使浊阴出下窍，而清阳之在上焦者，自无阻留矣。况五苓散宜通气化，兼行表里之邪，使心邪不从心泻，而从膀胱泻，又一法也。

〖Barrett 食管-食管结痕〗

辨识要点 ① 符合 Barrett 食管病理诊断；② 食管远端柱状上皮化生；③ 食管腺癌癌前病变；④ 遗传倾向；⑤ 食管黏膜不规则橘红色天鹅绒样改变；⑥ 灰白色正常食管黏膜背景上补丁状与岛状或环状分布；⑦ 食管糜烂与溃疡；⑧ 食管狭窄和裂孔疝；⑨ Barrett 食管黏膜柱状上皮细胞兼有鳞状上皮和柱状上皮细胞；⑩ 舌红苔白脉紧。

治疗推荐 ①《丹溪心法》左金丸：黄连、吴茱萸，黄连六两，吴茱萸一两，研为细末，蒸饼为丸如梧桐子大，每次 30 粒，每日两次温水送服。②《万病回春》丁香柿蒂汤：丁香、柿蒂、高良姜、肉桂、半夏、陈皮、木香、沉香、茴香、藿香、厚朴、砂仁、甘草、乳香，常规剂量，每日两次水煎服。③《赤水玄珠》宽中八宝散：木香、当归、莱菔子、苏子、槟榔、砂仁、沉香、牙皂，常规剂量，每日两次水煎服。

思路拓展 ①《医方考》左金丸：左金者，黄连泻去心火，则肺金无畏，得以行金令于左以平肝，故曰左金。吴茱萸气臊味辛性热，故用之以为反佐。此方君一臣一，制小其服者，肝邪未盛也；前方证邪盛矣，故用龙、荟诸药以平之。彼之为患滋甚，自不得不用夫大队之兵也。左，肝也。左金者，谓金令行左而肝平也。黄连乃泻心之物，泻去心火，不得乘其肺金，则清肃之令左行，而肝有所制矣。吴茱萸味辛热而气臊，臊则入肝，辛热则疏利，乃用之以为反佐。《经》曰：佐以所利，和以所宜，此之谓也。②《删补名医方论》：此泻肝火之正剂。肝之治有数种：水衰而木无以生，地黄丸，乙癸同源是也；土衰而木无以植，参苓甘草剂，缓肝培土是也；本经血虚有火，用逍遥散清火；血虚无水，用四物汤养阴。至于补火之法，亦下同乎肾；而泻火之治，则上类乎心。左金丸独用黄连为君，从实则泻子之法，以直折其上炎之势；吴茱萸从类相求，引热下行，并以辛燥开其肝郁，惩其捍格，故以为佐。然必本气实而土不虚者，庶可相宜。左金者，木从左而制从金也。

〔食管狭窄-食管瘀毒〕

辨识要点 ① 符合食管狭窄病理诊断；② 先天性食管狭窄；③ 后天性食管狭窄；④ 狭窄部位上方食管扩张和肥厚；⑤ 食管瘢痕；⑥ 食管肿瘤阻塞；⑦ 食管周围组织压迫；⑧ 舌红苔白脉紧。

治疗推荐 ①《伤寒论》旋覆代赭汤：旋覆花、代赭石、人参、半夏、生姜、炙甘草、大枣，常规剂量，每日两次水煎服。②《医学心悟》启膈散：丹参、沙参、茯苓、贝母、郁金、砂仁、荷叶蒂、杵头糠，常规剂量，每日两次水煎服。虚者加人参；虫积加胡连、芜荑，甚则用河间雄黄散吐之；血积加桃仁、红花或另以生韭汁饮之；痰积加橘红；食积加莱菔子、麦芽、山楂。③《北京市中药成方选集》反胃降逆丹：柿蒂、红豆蔻、人参、干姜、附子、砂仁、厚朴、橘皮、肉桂、丁香，常规剂量研为细末，炼蜜为丸如梧桐子大，每次 30粒，每日两次温水送服。

思路拓展 ①《删补名医方论·旋覆代赭汤》：胃气既亏，三焦因之失职，清无所归而不升，浊无所纳而不降，是以邪气留滞，伏饮为逆，故心下痞硬，噫气不除。方中以人参、甘草养正补虚，姜、枣和脾养胃，所以安定中州者至矣。更以代赭石之重，使之敛浮镇逆，旋覆花之辛，用以宣气涤饮，佐人参以归气于下，佐半夏以蠲饮于上。浊降痞硬可消，清升噫气自除，观仲景治少阴水气上凌，用真武汤镇之；治下焦滑脱不守，用赤石脂禹余粮固之。此胃虚气失升降，复用此法理之，则胸中转否为泰，其为归元固下之法，各极其妙如此。②《仁术便览·枳术丸》此药久服，能使人胃气强实，虽过食而不能伤也。若加陈皮一两，名陈皮枳术丸，治老幼元气虚弱，饮食不消，或脏腑不调，心下痞闷。若加陈皮一两，酒浸炒黄连一两，名橘连枳术丸，补脾和胃，泻火消痰。若加半夏一两，名半夏枳术丸，治因冷食内伤。若加炒神曲、炒麦芽面各一两，名曲枳术丸，治勉强多食，致心腹满闷不快。若加木香一两，名木香枳术丸，破滞气，消饮食，开胃进食。若加黄芩四两，酒炒大黄、煨神曲、炒陈皮各二两，名二黄枳术丸，治伤肉食湿面，辛辣味浓之物填塞，闷乱不快，以蒸饼为丸，各量所伤服之。③《删补名医方论·枳术丸》：白术苦甘温，其苦味除胃中之湿热,其甘温补脾家之元气。多于枳实一倍。枳实味苦温,泄心下痞闷,消胃中所伤。此药下胃所伤不能即去,须一二时许,食乃消化。先补虚,而后化所伤,则不峻厉矣。荷叶状如仰盂,于卦为震,正少阳甲胆之气,饮食入胃,营气上行,即此气也,取之以生胃气。更以煨饭和药,与术协力,滋养谷气而补脾胃,其利大矣。若用峻厉之药下之,传变诸证,不可胜数。

〖**原发性食管扩张-食管畸形失降**〗

辨识要点 ① 符合原发性食管扩张病理诊断;② 原发广泛性食管扩张又称巨大食管症;③ 食管神经肌肉功能障碍引起全段食管扩张;④ 原发局限性食管扩张又称憩室;⑤ 真性膨出憩室食管壁平滑肌层先天发育不良;⑥ 食管壁平滑肌层表面黏膜脱出;⑦ 憩室突出于食管后壁;⑧ 增大憩室下垂脊柱前方;⑨ 内存食物常压迫食管形成狭窄;⑩ 真性膨出憩室多发生在咽食管交界处,少数发生在食管下段;⑪ 假性牵引憩室常因瘢痕性收缩形成;⑫ 假性牵引憩室呈漏斗状扩张;⑬ 多发生在食管前壁;⑭ 舌红苔白脉紧。

治疗推荐 ①《金匮要略方论》枳术汤:枳实七枚、白术二两,每日两次水煎服。②《疡医大全》宽胀散:槟榔、肉桂、木香、大腹皮、沉香、青皮、香附、小茴香,常规剂量,每日两次水煎服。③《伤寒论》吴茱萸汤:吴茱萸、人参、生姜、大枣,常规剂量,每日两次水煎服。

思路拓展 ①《医旨绪余·噎膈翻胃辩》。或有问于余曰:丹溪《局方发挥》云,翻胃,即是噎膈,噎膈乃翻胃之渐,言此盖火气炎上,熏蒸津液成痰,切切不可用香燥之药,若服之必死。又曰:年高者,不治。盖少年气血未虚,用药劫去痰火,病不复作;老年气血已虚,病必不起。据曰:翻胃即噎膈,似是一病;又曰:噎膈乃翻胃之渐,似又是二病。至用药,谓服香燥之剂必死。乃今时亦有用香燥而得生者何也? 余曰:噎膈、翻胃,古虽未辩,然拟名定义,似有不同,治法亦将无同也。顾《局方发挥》一书,盖为辟温补,戒燥热,谆谆立言,于名义亦未暇辩也。愚意谓噎、膈、翻胃,乃是三病,且古至今,曾未有人剖析其义者。夫饮食入于噎间,不能下噎,随即吐出,自噎而转,故曰噎。膈,是膈膜之膈,非隔截之谓也。饮食下噎,至于膈间,不能下膈,乃徐吐出,自膈而转,故曰膈。翻胃,是饮食已入胃中,不能运化,而下脘又燥结不通,朝食而暮吐,暮食而朝吐,明其自胃中而倒出,故曰翻胃也。均一吐病,而有上、中、下之分。数千年间,惟洁古老人治吐,而有上、中、下之论。曰:上焦吐者,主于气;中焦吐者,主于积;下焦吐者,主于寒。故今人亦有用香燥而治愈者,实寒气使然也,在人体认真切尔。至于年老之人,诚难治效,丹溪岂欺我哉。张鸡峰曰:膈是神思间病,惟内观自养,庶可克济。斯言亦良语也。②《医方考·吴茱萸汤》:伤寒食谷欲呕者,属阳明也,此汤主之;得汤反剧者,属上焦,此非所宜也。少阴犯真寒,吐利,手足厥冷,烦躁欲死者,此汤主之。厥阴干呕吐沫,头痛者,亦此汤主之。阳明,胃也。为仓廪之官,主纳水谷,有寒,故令食谷欲呕,吴茱萸汤温之宜矣。若得汤反剧,便非胃中寒,乃是上焦火,宜用凉剂,而吴茱萸非宜矣。少阴犯真寒者,足少阴肾脏中寒,与传来阳证不同也。肾间阴寒盛,则上格乎阳而为吐。《经》曰:肾主二便。故肾寒则大便不禁而为利,手足得阳而温,受气于内者也;内有阴寒,故令手足厥逆而冷。烦躁者,阴盛格阳,阳气内争,故令阳烦而阴躁,斯其为证亦危矣,故欲死。厥阴者,肝也,寒气内格,故干呕吐沫;厥阴与督脉会于巅,故头痛。吴茱萸辛热而味浓,《经》曰味为阴,味浓为阴中之阴,故走下焦而温少阴、厥阴;佐以生姜,散其寒也;佐以人参、大枣,补中虚也。虽然,张机氏立是方,以治少阴、厥阴之寒也固矣,不又曰少阴病吐利烦躁四逆者死乎? 厥冷之与四逆,无相违也。临病之工,乌可不慎!

〖继发性食管扩张-食管弛缓失降〗

辨识要点 ① 符合继发性食管扩张病理诊断;② 贲门弛缓不能;③ 食管狭窄部上方扩张;④ 贲门弛缓不能发生在食管中下段及贲门;⑤ 食管壁肌肉弛缓性调节失常;⑥ 食管中下段管壁平滑肌痉挛;⑦ 中下段食管痉挛狭窄;⑧ 贲门痉挛;⑨ 贲门肌层肥厚;⑩ 舌红苔白脉紧。

治疗推荐 ①《备急千金要方》卷8半夏汤:半夏、附子、桂枝、大麻仁、生姜、芍药、茯苓、橘皮、五味子、白术、甘草、大枣,常规剂量,每日两次水煎服。②《重订严氏济生方》枳术汤:枳实、白术、肉桂、附子、细辛、桔梗、槟榔、炙甘草,每日两次水煎服。③《普济方》卷181沉香透膈汤:沉香、丁香、木香、白豆蔻、砂仁、藿香、茯苓、青皮、厚朴、半夏、炙甘草、肉豆蔻、神曲、麦蘖、人参、肉桂、草果、槟榔、陈皮,常规剂量,每日两次水煎服。

思路拓展 《景岳全书》:噎膈一证必以忧愁思虑,积劳积郁,或酒色过度损伤而成。盖忧思过度则气结,气结则施化不行,酒色过度则伤阴,阴伤则精血枯涸,气不行则噎膈病于上,精血枯涸则燥结病于下。且凡人之脏气,胃司受纳,脾主运化,而肾为水火之宅,化生之本,今既食饮停膈不行,或大便燥结不通,岂非运化失职,血脉不通之为病乎? 而营运血脉之权,其在上者,非脾而何? 其在下者,非肾而何? 矧少年少见此证,而惟中衰耗伤者多有之,此其虚为实,概可知矣。故凡治此者,欲舍根本而言快捷方式,又安望其有成功也。噎膈反胃二证,丹溪谓其名虽不同,病出一体,若乎似矣,然而实有不同也。盖反胃者,食犹能入,入而反出,故曰反胃;噎膈者,隔塞不通,食不能下,故曰噎膈。食入反出者,以阳虚不能化也,可补可温,其治犹易;食不得下者,以气结不能行也,或开或助,治有两难,此其轻重之有不同也。且凡病反胃者多能食,病噎膈者不能食,故噎膈之病,病于胸臆上焦,而反胃之病,则病于中下二焦,此其见证之有不同也。所以反胃之治,多宜益火之源以助化功;噎膈之治,多宜调养心脾以舒结气,此其证候既有不同,故延医亦当分类也。噎膈证,多有便结不通者。《内经》曰:三阳结,谓之膈。张子和曰:三阳者,大肠小肠膀胱也;结谓热结也。小肠热结则血脉燥,大肠热结则不圊,膀胱热结则津液涸,三阳既结,则前后闭涩,下既不通,必反上行,所以噎食不下,纵下而复出,此阳火不下,推而上行也。愚按此说则大不为然。夫结之为义,《内经》原非言热,如本篇曰:阴阳结邪,多阴少阳,曰石水;又《举痛论》曰:思则气结。是岂以结为热耶? 且热则流通,寒则凝结,此自阴阳之至理,故凡霜凝冰结,惟寒冽有之,而热则无也,此天道之显然可见者,人身阴阳之理,无非是耳,惟人不能知,所以多误也。矧《内经》之言三阳结者,乃止言小肠膀胱,全与大肠无涉。盖三阳者,太阳也,手太阳小肠也,足太阳膀胱也。小肠属火,膀胱属水,火不化则阳气不行,而传导失职;水不化则阴气不行,而清浊不分,此皆致结之由也。子和不察,而遂以三阳之结尽言为热,以致后世悉传为火,岂理也哉! 然人之病结者,本非一端,盖气能结,血亦能结,阳能结,阴亦能结,余非曰结必皆寒,而全无热也,但阴结阳结证自不同,有不可不辩耳。夫阳结者,热结也,因火盛烁阴,所以干结,此惟表邪传里,及阳明实热者乃有之。然热结者,必有烦渴发热等证,洪大滑实等脉,最易辩也,若下有结闭而上无热证,此阴结耳,安得谓之热耶? 盖阴结者,正以命门无火,气不化精,所以凝结于下,而治节不行,此惟内伤血气,败及真阴者乃有之,即噎膈之属是也。夫噎膈之证,人皆知为内伤也,内伤至此,其脏气之健否为何如,而犹云为热,岂必使元阳尽去,而别有生生之道乎? 噫!

此余之所不解也,不得不辩。噎膈证,古人多认为寒。自刘河间治膈气、噎食用承气三汤,张子和以三阳之结尽论为热,且云人之溢食,初未遽然也,或伤酒食,或胃热欲吐,或冒风欲吐,医者不察本原,投下香、桂、胡椒、丁香之属;设如伤酒、伤食,正可攻逐,岂可言虚,便将热补,素热之人,三阳必结,食必上潮。医氏犹云胃寒不纳,燔针灼艾,三阳转结,岁月弥深,遂成噎膈。余味此言,不能无惑,盖噎膈由于枯槁,本非实热之证,承气三汤尚可用乎?此河间之见,有弗确也。矧酒肉过多者,未必遂成噎膈,而噎膈之病,又岂皆素热之人乎?此子和之见,有未然也。自后丹溪遂承二子之说,而大辟《局方》之非,谓气之初病,或饮食不谨,或外冒风雨,或内感七情,或食味过浓,偏助阳气,积成膈热,或资禀充实,表密无汗,或性急易怒,肝火上炎,以致津液不行,气为之病,或痞,或痛,或嗳腐气,或吞酸,或嘈杂,或膨满,不求原本,便认为寒,遽以辛香燥热之剂,投之数帖,时暂得快,以为神方。浓味仍前不节,七情反复相仍,旧病被劫暂开,浊液易于攒聚,或半月,或一月,前病复作。医者不察,犹执为冷,翻思前药,随手得快,俟久服可以温脾壮胃,消积行气,以冀一旦豁然。不思胃为水谷之海,清和则能受,脾为消化之器,清和则能运,今反得香热之偏助,劫之而愈,复作复劫,延绵至久而成噎膈,展转深痼,良可哀悯。

第七节 胃 的 病 理

〖**急性刺激性胃炎-急性胃腑湿热**〗

辨识要点 ① 符合急性刺激性胃炎病理诊断;② 急性单纯性胃炎;③ 暴饮暴食;④ 胃黏膜充血;⑤ 胃黏膜水肿;⑥ 胃黏液附着;⑦ 胃糜烂;⑧ 舌红苔黄脉数。

治疗推荐 ①《嵩崖尊生》保和汤:苍术、厚朴、白术、山楂、神曲、麦芽、半夏、茯苓、陈皮、甘草,常规剂量,每日两次水煎服。②《济阳纲目》化滞和中汤:白术、枳实、半夏、陈皮、黄连、茯苓、厚朴、神曲、麦芽、山楂、砂仁、甘草,常规剂量,每日两次水煎服。③《圣济总录》卷45藿香厚朴汤:藿香、厚朴、半夏、甘草、人参、茯苓、陈皮,常规剂量,每日两次水煎服。

思路拓展 《肘后备急方·治卒腹痛方》:治卒腹痛方。书舌上作风字,又画纸上作两蜈蚣相交,吞之。又方:捣桂末,服三寸匕。苦酒、人参、上好干姜亦佳。又方:粳米二升。以水六升,煮二七沸。饮之。又方:食盐一大把。多饮水送之,忽当吐,即瘥。又方:掘土作小坎,水满饮中,熟搅取汁。饮之。又方:令人骑其腹,溺脐中。又方:米粉一升。水二升,和饮。又方:使病患伏卧,一人跨上,两手抄举其腹,令病患自纵重轻举抄之,令去床三尺许,便放之,如此二七度止。拈取其脊骨皮深取痛引之,从龟尾至顶乃止。未愈,更为之。又方:令卧枕高一尺许,拄膝使腹皮? 气入胸,令人抓其脐上三寸便愈。能干咽吞气数十遍者弥佳。此方亦治心痛,此即伏气。治卒得诸疝,小腹及阴中相引,痛如绞,自汗出欲死方。捣沙参末,筛,酒服方寸匕,立瘥。此本在杂治中,谓之寒疝,亦名阴疝,此治不瘥,可服诸利丸下之,作走马汤亦佳。治寒疝腹痛,饮食下唯不觉其流行方。椒二合,干姜四两。水四升,煮取二升,去滓,纳饴一斤,又煎取半分,再服,数数服之。又方:半夏一升,桂八两,生姜一升。水六升,煮取二升。分为三服。治寒疝,来去每发绞痛方。吴茱萸三两,生姜四两,豉二合。酒四升,煮取二升。分为二服。又方:附子一枚,椒二百粒,干姜半两,半夏十枚,大枣三十枚,粳米一升。水七升,煮米熟。去滓,一服一升,令尽。又方:肉桂一斤,吴茱萸半升。水五升,煮取一升半,分再服。又方:牡蛎、甘草、桂各二两。水五升,煮取一升半,再服。又方:宿乌鸡一头,生地黄七斤。合细锉之,着甑蔽中蒸,铜器承。须取汁,清旦服,至日晡令尽。其间当下诸寒癖讫,作白粥渐食之。久疝者下三剂。

〖**急性出血性胃炎-急性胃腑火热**〗

辨识要点 ① 符合急性出血性胃炎病理诊断;② 服用非甾体类抗炎药;③ 过度饮酒;④ 创伤及手术应激反应;⑤ 胃黏膜急性出血;⑥ 胃黏膜轻度糜烂;⑦ 应激性浅表胃溃疡;⑧ 舌红苔黄脉数。

治疗推荐 ①《痘科类编》苍术黄连汤:苍术、黄连、防风、升麻、生甘草,常规剂量,每日两次水煎服。②《古今医彻》白及汤:白及、茜草、生地、牡丹皮、牛膝、陈皮、当归,常规剂量,每日两次水煎服。③《三因极一病证方论》藿香养胃汤:藿香、白术、茯苓、乌药、砂仁、薏苡仁、半夏曲、人参、荜澄茄、炙甘草,常规剂量,每日两次水煎服。

思路拓展 《肘后备急方·治卒胃反呕方》。葛氏治卒干呕不息方:破鸡子去白,吞中黄数枚,即愈也。又方,捣葛根,绞取汁,服一升许。又方,一云蔗汁,温令热,服一升,日三,一方生姜汁,服一升。又方,灸两腕后两筋中一穴,名间使各七壮,灸心主尺泽,亦佳。又方,甘草,人参各二两,生姜四两,水六升,煮取二升,分为三服。治卒呕哕,又厥逆方。用生姜半斤,去皮切之,橘皮四两,擘之,以水七升,煮三升,去滓。适寒温,服一升,日三服。又方,虆薁藤,断之当汁出,器承取饮一升,生葛藤尤佳。治卒捥不止。饮新汲井水数升,甚良。又方,痛爪眉中夹间气也。又方,以物刺鼻中各一分来许,皂荚纳鼻中,令嚏,瘥。又方,但闭气仰引之。又方,好豉二升,煮取汁,服之也。又方,香苏浓煮汁,头服一二升,良。又方,粲米三升,为粉,井花水服之,良。又方,用枇杷叶一斤,拭去毛,炙,水一斗,煮取三升,服芦根,亦佳。治食后喜呕吐者。烧鹿角灰二两,人参一两,捣末,方寸匕,日三服,姚同。治人忽恶心不已方。薤白半斤,茱萸一两,豉半升,米一合,枣四枚,枳实二枚,盐如弹丸,水三升,煮取一升半,分为三服。又方,但多嚼豆蔻子,及咬槟榔,亦佳。治人胃反不受食,食毕辄吐出方。大黄四两,甘草二两,水二升,煮取一升半,分为再服之。治人食毕噫醋,及醋心方。人参一两,茱萸半斤,生姜六两,大枣十二枚,水六升,煮取二升,分为再服也。哕不止,半夏洗干,末之,服一匕,则立止。又方,干姜六分,附子四分,炮,捣,苦酒丸如梧子,服三丸,日三效。附方张仲景方,治反胃呕吐,大半夏汤。半夏三升,人参三两,白蜜一升,以水一斗二升,煎扬之一百二十遍,煮下三升半,温服一升,日再,亦治膈间痰饮。又方,主呕哕。谷不得下,眩悸,半夏加茯苓汤,半夏一升,生姜半斤,茯苓三两,切,以水七升,煎取一升半,分温服之。又方,治干哕,若手足厥冷,宜食生姜,此是呕家圣药。治心下痞坚,不能食,胸中呕哕。生姜八两,细切,以水三升,煮取一升,半夏五合,洗去滑,以水五升,煮取一升,二味合煮,取一升半,稍稍服之。又方,主干呕。取羊乳一杯,空心饮之。《斗门方》,治翻胃。用附子一个,最大者,坐于砖上,四面着火渐逼碎,入生姜自然汁中,又根据前火逼干。复淬之,约生姜汁尽。尽半碗许,捣罗为末,用粟米饮下一钱,不过三服,瘥。《经验方》,治呕逆反胃散。大附子一个,生姜一斤,细锉煮研如面糊,米饮下之。又方,治丈夫妇人吐逆,连日不止,粥食汤药,不能下者,可以应用,此候效摩丸。五灵脂不夹土石拣精好者不计多少,捣罗为末,研,狗胆汁和为丸,如鸡头大,每服一丸,煎热生姜酒摩令极细,更以少生姜酒化以汤,汤药令极热,须是先做下粥,温热得所。左手与患人药吃,不得漱口,右手急将粥与患人吃,不令太多。又方,碧霞丹,治吐逆立效。北来黄丹四两,筛过,用好米醋半升,同药入铫内,煎令干,却用炭火三秤。就铫内透红,冷取,研细为末,用粟米饭丸。如桐子大,煎醋汤下七丸,不嚼只一服。《广济方》,治呕逆不能食。诃黎勒皮二两,去核,熬为末,蜜和丸如梧桐子大,空心服二十丸,日二服。《金匮玉函方》,治五噎心膈气滞。烦闷吐逆,不下食。芦根五两,锉,以水三大盏,煮取二盏,去滓,不计时,温服。服驴小便极验,旦服二合,后食,唯吐一半,晡时又服二合,人定时,食粥吐即便定。迄至今日午时,奏之。大内中,五六人患反胃,同服。一时俱瘥,此药稍有毒,服时不可过多,承取尿,及热服二合,病深七日以来,服之良,后来疗人,并瘥。又方,治呕。麻仁三两,杵,熬,以水研,取汁,着少盐,吃立效,李谏议用极妙。又方,治久患咳噫,连咳四五十声者。取生姜汁半合,蜜一匙头,煎令熟。温服,如此三服,立效。又方,治咳噫。生姜四两,烂捣,入兰香叶二两,椒末一钱匕,盐和面四两,裹作烧饼熟煨,空心吃,不过三两度,效。孙尚药方,治诸吃噫。橘皮二两,汤浸去瓤,锉,以水一升,煎之五合,通热顿服,更加枳壳一两,去瓤炒,同煎之,服,效。《梅师方》,主胃反,朝食暮吐,暮食朝吐,旋旋吐者。以甘蔗汁七升,生姜汁一升,二味相和分为三服。又方,治醋心。槟榔四两,橘皮二两,细捣为散,空心,生蜜汤下方寸匕。《兵部手集》,治醋心,每醋气上攻如釅醋。吴茱萸一合。水三盏煎七分,顿服,纵浓,亦须强服。近者人心如蜇破,服此方后二十年不发。

〖急性感染性胃炎-急性胃腑湿浊〗

辨识要点　① 符合急性感染性胃炎病理诊断；② 致病菌通过血液或淋巴循环感染胃；③ 金黄色葡萄球菌感染；④ 溶血性链球菌感染；⑤ 大肠杆菌感染；⑥ 败血症或脓毒血症；⑦ 急性蜂窝织炎性胃炎；⑧ 炎症累及胃黏膜下层；⑨ 可穿透肌层达浆膜层；⑩ 胃穿孔致化脓性腹膜炎；⑪ 胃小静脉血栓形成；⑫ 胃壁增厚；⑬ 胃腔扩张；⑭ 舌红苔黄脉数。

治疗推荐　①《千金翼方》藿香正气散：藿香、紫苏、厚朴、茯苓、陈皮、白芷、半夏、桔梗、大腹皮、白术、炙甘草，常规剂量，每日两次水煎服。②《伤寒大白》苍术败毒散：苍术、羌活、独活、柴胡、前胡、防风、荆芥、枳壳、陈皮、甘草，常规剂量，每日两次水煎服。③《杂病源流犀烛》苍术升麻汤：苍术、半夏、厚朴、陈皮、枳实、桔梗、川芎、升麻、柴胡、木通、黄连、黄芩、木香、甘草、生姜，常规剂量，每日两次水煎服。

思路拓展　①《医方考·藿香正气散》：凡受四时不正之气，憎寒壮热者，风寒客于皮毛，理直解表。四时不正之气由鼻而入，不在表而在里，故不用大汗以解表，但用芬香利气之品以主之。白芷、紫苏、藿香、陈皮、腹皮、厚朴、桔梗，皆气胜者也，故足以正不正之气；白术、茯苓、半夏、甘草，则甘平之品耳，所以培养中气，而树中营之帜者也；内伤、外感而成霍乱者，内伤者调其中，藿香、白术、茯苓、陈皮、甘草、半夏、厚朴、桔梗、大腹皮皆调中药也，调中则能正气于内矣；外感者疏其表，紫苏。白芷，疏表药也，疏表则能正气于外矣；若使表无风寒，二物亦能发越脾气，故曰正气。②《删补名医方论·藿香正气散》：四时不正之气，由鼻而入，不在表而在里，故不用大汗以解表，但用芬香利气之品以正里。苏、芷、陈、腹、朴、梗，皆气胜者也，故能正不正之气；茯、半、甘草则甘平之品，所以培养中气者也。若病在太阳，与此汤全无干涉，伤寒脉沉发热，与元气本虚之人，并夹阴发热者宜戒。又金不换正气散，即平胃散加半夏、藿香，凡受山岚瘴气及出远方不服水土，吐泻下利者主之。盖平胃散，可以平湿土而消瘴，半夏之燥以醒脾，藿香之芬以开胃，名曰正气，谓能正不正之气也。③《医方集解·藿香正气散》：此手太阴足阳明药也。藿香辛温，理气和中，辟恶止呕，兼治表里为君；苏、芷、桔梗，散寒利膈，佐之以发表邪；厚朴、大腹行水消满，橘皮、半夏散逆除痰，佐之以疏里滞；苓、术、甘草益脾去湿，以辅正气为臣、使也。正气通畅，则邪逆自除矣。④《成方便读·藿香正气散》：夫四时不正之气，与岚瘴疟疾等证，无不皆有中气不足者，方能受之，而中虚之人，每多痰滞，然后无形之气，挟有形之痰，互结为患。故此方以白术、甘草补土建中者，即以半夏、陈皮、茯苓化痰除湿继之。但不正之气，从口鼻而入者居多，故复以桔梗之宣肺，厚朴之平胃，以鼻通于肺，而口达乎胃也。藿香、紫苏、白芷，皆为芳香辛散之品，俱能发表宣里，辟恶祛邪；大腹皮独入脾胃，行水散满，破气宽中；加姜、枣以和营卫致津液，和中达表，如是则邪有不退气有不正者。

〖慢性非萎缩性胃炎-慢性胃腑气虚〗

辨识要点　① 符合慢性非萎缩性胃炎病理诊断；② 慢性单纯性胃炎；③ 病变多灶性或弥漫性；④ 胃黏膜充血水肿；⑤ 胃黏膜点状出血和糜烂；⑥ 胃黏膜表面覆盖灰黄或灰白色黏液性渗出物；⑦ 黏膜浅层固有膜淋巴细胞及浆细胞浸润；⑧ 腺体完整无萎缩性改变；⑨ 可累及黏膜深层；⑩ 舌红苔黄脉数。

治疗推荐　①《备急千金要方》卷16温胃汤：附子、当归、厚朴、人参、橘皮、芍药、甘草、干姜、蜀椒，常规剂量，每日两次水煎服。②《兰室秘藏》木香化滞汤：木香、枳实、当归、红花、陈皮、生姜、柴胡、草豆蔻、炙甘草、半夏,常规剂量,每日两次水煎服。③《古今名医方论》香砂六君子汤:人参、白术、茯苓、甘草、陈皮、半夏、砂仁、木香,常规剂量,每日两次水煎服。

思路拓展 《删补名医方论·香砂六君子汤》:壮者气行则愈,怯者着而为病。盖人在气交之中,因气而生,而生气总以胃气为本,若脾胃一有不和,则气便着滞,或痞闷哕呕,或生痰留饮,因而不思饮食,肌肉消瘦,诸证蜂起,而形消气息矣。四君子气分之总方也,人参致冲和之气,白术培中宫,茯苓清治节,甘草调五脏,胃气既治,病安从来。然拨乱反正,又不能无为而治,必举大行气之品以辅之,则补者不至泥而不行。故加陈皮以利肺金之逆气,半夏以疏脾上之湿气,而痰饮可除也;加木香以行三焦之滞气,缩砂以通脾肾之元气,而郁可开也。君得四辅,则功力倍宣,四辅奉君,则元气大振,相得而益彰矣。

〖A 型慢性萎缩性胃炎-慢性胃腑萎缩〗
辨识要点 ① 符合 A 型慢性萎缩性胃炎病理诊断;② 壁细胞破坏明显;③ 内因子缺乏;④ 维生素 B_{12} 吸收障碍;⑤ 恶性贫血;⑥ 胃黏膜灰色或灰绿色;⑦ 胃黏膜层变薄;⑧ 胃皱襞变浅甚至消失,胃液分泌也减少;⑨ 胃黏膜下血管清晰偶有出血及糜烂;⑩ 病变区胃黏膜腺体变小数目减少;⑪ 胃小凹变浅囊性扩张;⑫ 固有层淋巴细胞与浆细胞浸润,淋巴滤泡形成;⑬ 胃黏膜纤维组织增生;⑭ 胃黏膜腺体肠上皮化生和假幽门腺化生;⑮ 细胞不典型性增生;⑯ 完全型肠化生上皮含有杯状细胞、吸收上皮细胞、潘氏细胞,PAS 染色吸收上皮细胞刷状缘阳性;⑰ 胃黏蛋白 MUC1、MUC5AC 和 MUC6 表达减少而肠型黏蛋白 MUC2 表达阳性;⑱ 不完全型化生Ⅱa 型化生柱状上皮细胞分泌中性黏液,胃黏蛋白与 MUC2 表达阳性;⑲ 不完全型化生Ⅱb 型化生柱状上皮细胞分泌硫酸黏液,胃黏蛋白与 MUC2 表达阳性;⑳ 舌红苔白脉紧。

治疗推荐 ①《三因极一病证方论》当归建中汤:当归、桂枝、芍药、炙甘草、生姜、大枣、饴糖,常规剂量,每日两次水煎服。②《奇效良方》温中汤:人参、附子、干姜、白术、当归、蜀椒、桂枝、炙甘草,常规剂量,每日两次水煎服。③《目经大成》九转丹:硫黄、补骨脂、白术、胡巴盐、附子、小茴香、肉豆蔻、木香、沉香、白胡椒、丁香、山药,常规剂量研为细末,打糊为丸如梧桐子大,每次 30 例,每日两次温水送服。

思路拓展 《目经大成·九转丹》:凡人之身,有真火焉,寄于命门,会于肝,出入于艮、坤。所以温百骸,养脏腑,皆此火也。此火一息、则肉衰而瘠,血衰而枯,骨衰而齿落,筋衰而肢倦,气衰而言微矣。硫黄,火之精也,倍用之能驱邪归正,挺拔元阳。《经》曰:阳旺则阴生。一举而阴阳两得之也。但其性热而不燥,得附子、白椒之辛烈,则上行下效,捷如影响,乃所以发生。以故火盛自生土,白术、丁香、山药以助之。土盛恐制水,胡巴、故纸、豆蔻以养之。其沉、木、小茴三香,气升味降,非惟坚肾益脾,同寅协理,并假渠为介绍,引火归经,不致孤阴困守耳。阳气暴绝目盲,慢惊上视,阴厥直视,厥阴头痛,痰晕目暗,暨一切冷劳、阳痿、小便频数、小腹冷痛、奔豚、风痹、连年不愈症、吐泻不止、寒积不消、胸膈饱闷、大病后肿胀、脱气脱血等症,救急扶危,其功十倍人参。若人强力入房,因而骨极腰脊酸削。不欲行动,是丸虽似对症,一粒不可轻投。所以然者,水亏火益盛,又以硫黄济之,肾精消烁耳。市医用以杀人,群喙毁为毒药,得毋过此类也。硫黄取极松、极黄、碎如米者,置广锅内,炉炭熔化,用桑枝不住手搅。预备陈米醋若干,豆浆水一盆。如烟浓欲焰,急以醋沃之。复熔复搅,极清,倾入瓷盆。俟冷再打碎、熔搅如前。至九次,则丹成矣,故谓之九转。泉水漂十余日,去火毒。澄新黄泥水及绿豆、甘草片煮一昼夜,淘净晒干。肉豆蔻与丁香、肉桂大同小异,其性味妙在香油面裹煨,或水润湿,饭上蒸一二餐可矣,市医纸包火熨,千百不休,香味顿失。至有以苞粟子炒,碾粉,渍其油伪货人者,可笑可恨。此丸原名挺生,诸书无有,不知始自谁氏。今江闽盛行,向人乞得其方,按法精制,对症者与服皆效。但元方硫黄一斤,似觉过多,减去六两。又每进此,大便泄无了局,增入肉豆蔻、白椒二味,由一钱至五钱,久之肠胃适然,精力倍胜,真神品也。备注以广其传。诗曰:挺生不独檀硫黄,妙附丁沉术木香,椒蔻胡巴小茴药,骨脂既补寿弥长。

〖B 型慢性萎缩性胃炎-慢性胃腑萎缩〗

辨识要点 ① 符合 B 型慢性萎缩性胃炎病理诊断;② 胃黏膜灰色或灰绿色;③ 胃黏膜层变薄;④ 胃皱襞变浅甚至消失;⑤ 胃黏膜下血管清晰偶有出血及糜烂;⑥ 病变区胃黏膜腺体变小数目减少,胃液分泌也减少;⑦ 胃小凹变浅囊性扩张;⑧ 固有层淋巴细胞与浆细胞浸润,淋巴滤泡形成;⑨ 胃黏膜纤维组织增生;⑩ 胃黏膜腺体肠上皮化生和假幽门腺化生;⑪ 细胞不典型性增生;⑫ 完全型肠化生上皮含有杯状细胞、吸收上皮细胞、潘氏细胞,PAS 染色吸收上皮细胞刷状缘阳性;⑬ 胃黏蛋白 MUC1、MUC5AC 和 MUC6 表达减少而肠型黏蛋白 MUC2 表达阳性;⑭ 不完全型化生Ⅱa 型化生柱状上皮细胞分泌中性黏液,胃黏蛋白与 MUC2 表达阳性;⑮ 不完全型化生Ⅱb 型化生柱状上皮细胞分泌硫酸黏液,胃黏蛋白与 MUC2 表达阳性;⑯ 舌红苔白脉紧。

治疗推荐 ①《医学传灯》附子理中汤:附子、人参、白术、炮姜、肉桂、黄芪、炙甘草,常规剂量,每日两次水煎服。②《朱氏集验方》卷 9 苍术散:苍术、槐花、藁本、蛇蜕、防风、枸杞子、白蒺藜、黄芩、川芎、木贼、甘草、菊花、蝉蜕、乳香、没药、石膏、葛根,常规剂量研末为散,每次五钱,每日两次煎散为汤温服。③《太平惠民和剂局方》胃风汤:白术、川芎、人参、芍药、当归、肉桂、茯苓,常规剂量,每日两次水煎服。

思路拓展 《医方考·胃风汤》:风邪入于肠胃,泄下鲜血,或肠胃湿毒,下如豆汁瘀血者,此方主之。风,阳邪也,血得之则善行,故下鲜血。湿,阴邪也,血得之则败坏,故如豆汁。气血虚而后邪凑之,故用人参、白术、茯苓以补气。用川药、当归、芍药以养血。肉桂之辛,可以散风邪,肉桂之热,可以湿毒,血药得之可以调营,气药得之可以益卫。又曰:白术、茯苓能壮脾而疗湿,川芎、肉桂能入血而驱风。养血柔肝,补脾和胃,并无一味风药,而治法特妙。盖缘肝木太旺,动而生风,犯胃克脾,故见飧泄肠风等症,但须肝木一和,则内风自息。若东垣之胃风汤,纯用风药,且燥亦太过,不及远矣。

〖慢性肥厚性胃炎-慢性胃腑积气〗

辨识要点 ① 符合慢性肥厚性胃炎病理诊断;② 巨大肥厚性胃炎;③ 胃底及胃体部肥厚;④ 胃黏膜皱襞粗大加深变宽呈脑回状;⑤ 黏膜皱襞见横裂有多数疣状隆起小结;⑥ 黏膜隆起顶端伴有糜烂;⑦ 腺体肥大增生腺管延长;⑧ 增生腺体穿过黏膜肌层;⑨ 黏膜表面黏液分泌细胞数量增多分泌增多;⑩ 黏膜固有层炎细胞浸润不显著;⑪ 舌红苔白脉紧。

治疗推荐 ①《脾胃论》胃风汤:蔓荆子、生姜、草豆蔻、黄柏、羌活、柴胡、藁本、麻黄、当归、苍术、葛根、白芷、炙甘草、升麻。②《金匮要略方论》九痛丸:附子、生狼牙、巴豆、人参、干姜、吴茱萸,常规剂量研为细末,炼蜜为丸如梧桐子大,每次 30 粒,每日两次温水送服。③《医学集成》化瘀丹:当归、赤芍、香附、延胡索、苏木、红花、酒炙大黄、泽兰、甜酒,常规剂量,每日两次水煎服。

思路拓展　《金匮要略方论·腹满寒疝宿食病脉证治》：趺阳脉微弦，法当腹满，不满者必便难，两肤疼痛，此虚寒从下上也，以温药服之。病者腹满，按之不痛为虚，痛者为实，可下之。舌黄未下者，下之黄自去。腹满时减，复如故，此为寒，当与温药。病者痿黄，躁而不渴，胸中寒实而利不止者，死。寸口脉弦者，即胁下拘急而痛，其人啬啬恶寒也。夫中寒家，喜欠，其人清涕出，发热色和者，善嚏。中寒，其人下利，以里虚也，欲嚏不能，此人肚中寒。夫瘦人绕脐痛，必有风冷，谷气不行，而反下之，其气必冲，不冲者，心下则痞也。病腹满，发热十日，脉浮而数，饮食如故，厚朴七物汤主之。厚朴七物汤方：厚朴半斤、甘草三两、大黄三两、大枣十枚、枳实五枚、桂枝二两、生姜五两，右七味，以水一斗，煮取四升，温服八合，日三服。呕者加半夏五合，下利去大黄，寒多者加生姜至半斤。腹中寒气，雷鸣切痛，胸胁逆满，呕吐，附子粳米汤主之。附子粳米汤方：附子一枚、半夏半升、甘草一两、大枣十枚、粳米半升，右五味，以水八升，煮米熟，汤成，去滓，温服一升，三日服。痛而闭者，厚朴三物汤主之。厚朴三物汤方：厚朴八两、大黄四两、枳实五枚，右三味，以水一斗二升，先煮二味，取五升，内大黄，煮取三升，温服一升，以利为度。按之心下满痛者，此为实也，当下之，宜大柴胡汤。大柴胡汤方：柴胡半斤、黄芩三两、芍药三两、半夏半升、枳实四枚、大黄二两、大枣十二枚、生姜五两，右八味，以水一斗二升，煮取六升，去滓，再煎，温服一升，日三服。腹满不减，减不足言，当须下之，宜大承气汤。大承气汤方：大黄四两、厚朴半斤、枳实五枚、芒硝三合，右四味，以水一斗，先煮二物，取五升，去滓，内大黄，煮取二升，内芒硝，更上火微一二沸，分温再服，得下，余勿服。心胸中大寒痛，呕不能饮食，腹中寒，上冲皮起，出见有头足，上下痛而不可触近，大建中汤主之。大建中汤方：蜀椒二合、干姜四两、人参二两，右三味，以水四升，煮取二升，去滓，内胶饴一升，微火煎取一升半，分温再服；如一炊顷，可饮粥二升，后更服，当一日食糜，温覆之。胁下偏痛，发热，其脉紧弦，此寒也，以温药下之，宜大黄附子汤。大黄附子汤方：大黄三两、附子三枚、细辛二两，右三味，以水五升，煮取二升，分温三服若强人煮取二升半，分温三服，服后如人行四五里，进一服。寒气厥逆，赤丸主之。赤丸方：茯苓四两、乌头二两、半夏四两、细辛一两，右四味，末之，内真朱为色，炼蜜丸如麻子大，先食酒饮下三丸，日再，夜一服，不知，稍增之，以知为度。

〖化学性胃炎-胃腑寒湿〗

辨识要点　① 符合化学性胃炎病理诊断；② 反应性胃炎；③ 十二指肠液的胆汁及胰酶长期大量反流入胃；④ 幽门功能丧失；⑤ 长期服用非甾体类抗炎药或其他胃黏膜损害物质；⑥ 胃小凹上皮细胞增生；⑦ 少量炎细胞浸润；⑧ 舌红苔白脉紧。

治疗推荐　①《丹溪心法》胃苓汤：苍术、厚朴、陈皮、甘草、茯苓、白术、桂枝、泽泻、猪苓，常规剂量，每日两次水煎服。②《寿世保元》卷3附子理中汤：附子、人参、白术、干姜、茯苓、砂仁、厚朴、苍术、炙甘草，常规剂量，每日两次水煎服。③《太平圣惠方》卷4吴茱萸散：吴茱萸、附子、厚朴、干姜、川芎、炙甘草，常规剂量研末为散，每次五钱，每日两次煎散为汤温服。

思路拓展　《内外伤辨惑论-辨阴证阳证》：甚哉！阴阳之证，不可不详也。遍观《内经》中所说，变化百病，其源皆由喜怒过度，饮食失节，寒温不适，劳役所伤而然。夫元气、谷气、荣气、清气、卫气、生发诸阳上升之气，此六者，皆饮食入胃，谷气上行，胃气之异名，其实一也。既脾胃有伤，则中气不足，中气不足，则六腑阳气皆绝于外，故《经》言五脏之气已绝于外者，是六腑之元气病也。气伤脏乃病，脏病则形乃应，是五脏六腑真气皆不足也。惟阴火独旺，上乘阳分，故荣卫失守，诸病生焉。其中变化，皆由中气不足，乃能生发耳。后有脾胃以受劳役之疾，饮食又复失节，耽病日久，事息心安，饱食太甚，病乃大作。概其外伤风寒，六淫客邪，皆有余之病，当泻不当补；饮食失节，中气不足之病，当补不当泻。举世医者，皆以饮食失节，劳役所伤，中气不足，当补之证，认作外感风寒，有余客邪之病，重泻其表，使荣卫之气外绝，其死只在旬日之间。所谓差之毫厘，谬以千里，可不详辨乎？按《阴阳应象大论》云：天之邪气，感则害人五脏。是八益之邪，乃风邪伤人筋骨。风从上受之，风伤筋，寒伤骨，盖有形质之物受病也，系在下焦，肝肾是也。肝肾者，地之气。《难经》解云：肝肾之气，已绝于内，以其肝主筋，肾主骨，故风邪感则筋骨疼痛，筋骨之绝，则肝肾之本亦绝矣，乃有余之证也。又云：水谷之寒热，感则害人六腑。是七损之病，乃内伤饮食也。《黄帝针经》解云：适饮食不节，劳役所伤，湿从下受之。谓脾胃之气不足，而反下行，极则冲脉之火逆而上，是无形质之元气受病也，系在上焦，心肺是也。心肺者，天之气。故《难经》解云：心肺之气已绝于外，以其心主荣，肺主卫。荣者血也，脉者血之府，神之所居也；卫者，元气七神之别名，卫护周身，在于皮毛之间也。肺绝则皮毛先绝，神无所根据，故内伤饮食，则亦恶风寒，是荣卫失守，皮肤间无阳以滋养，不能任风寒也。皮毛之绝，则心肺之本亦绝矣，盖胃气不升，元气不生，无滋养心肺，乃不足之证也。计受病之人，饮食失节，劳役所伤，因而饱食内伤者极多，外伤者间而有之，世俗不知，往往将元气不足之证，便作外伤风寒表实之证，而反泻心肺，是重绝其表也，安得不死乎？古人所谓实实虚虚，医杀之耳！若曰不然，请以众人之耳闻目见者证之。向者壬辰改元，京师戒严，迨三月下旬，受敌者凡半月，解围之后，都人之不受病者，万无一二，既病而死者，继踵而不绝。都门十有二所，每日各门所送，多者二千，少者不下一千，似此者几三月，此百万人岂俱感风寒外伤者耶？大抵人在围城中，饮食不节，及劳役所伤，不待言而知。由其朝饥暮饱，起居不时，寒温失所，动经三两月，胃气亏乏久矣，一旦饱食大过，感而伤人，而又调治失宜，其死也无疑矣。非惟大梁为然，远在贞兴定间，如东平，如太原，如凤翔，解围之后，病伤而死，无不然者。余在大梁，凡所亲见，有表发者，有以巴豆推之者，有以承气汤下之者，俄而变结胸、发黄，又以陷胸汤、丸及茵陈汤下之，无不死者。盖初非伤寒，以调治差误，变而似真伤寒之证，皆药之罪也。往者不可追，来者犹可及，辄以平生已试之效，着《内外伤辨惑论》一篇，推明前哲之余论，历举近世之变故，庶几同志者，审其或中，触类而长之，免后人横夭耳！僭易之罪，将何所逃乎？

〖疣状胃炎-胃脘疣状结瘕〗

辨识要点 ① 符合疣状胃炎病理诊断；② 胃窦部疣状胃炎；③ 胃黏膜多中心凹陷疣状突起病灶；④ 病灶中心凹陷部胃黏膜上皮变性坏死并脱落；⑤ 病灶胃黏膜覆盖急性炎性渗出物；⑥ 舌红苔白脉紧。

治疗推荐 ①《圣济总录》卷18白蔹散：白蔹、当归、附子、黄芩、干姜、天雄、羊踯躅，常规剂量研莫为散，每次五钱，每日两次煎散为汤温服。②《济阳纲目》除湿消毒饮：苍术、白术、黄连、茯苓、羌活、防风、泽泻、苦参、龙胆草、甘草，常规剂量，每日两次水煎服。③《医略六书》黑丑散：黑丑、半夏、白芥子、木香、橘红、茯苓、甘草，常规剂量研末为散，每次五钱，每日两次煎散为汤温服。

思路拓展 《辨证录·腹痛门》：人有腹痛欲死，手按之而更甚，此乃火痛也。但火痛不同，有胃火，有脾火，有大小肠火，有膀胱火，有肾火，不可不辨也。胃火者，必汗而渴，口中臭；脾火痛者，必走来走去，无一定之处也；大肠火者，大便必闭结，而肛门必干燥后重；小肠火者，小便必闭涩如淋；膀胱火者，小便闭涩而若急；肾火者，则强阳不倒，口不渴而面赤，水窍涩痛是也。既知火症分明，然后因症以治之，自然不瘥。然而各立一方，未免过于纷纭。我有一方，可以共治有火之腹痛，方名导火汤：玄参一两、生地五钱、车前子三钱、甘草一钱、泽泻二钱，水煎服。夫火之有余，水之不足也。玄参、生地滋其阴，而阳火自降，况又益之车前、泽泻之滑利，甘草之调和，尤能导火解氛，化有事为无事。倘知为胃火而加石膏，知为脾火而加知母，知为大肠火而加地榆，小肠火而加黄连，知为膀胱火而加滑石，知为肾火而加黄柏，尤效之极也。人有终日腹痛，手按之而宽快，饮冷则痛剧，此寒痛也。不必分别脏腑，皆命门火衰，而寒邪留之也。盖命门为一身之主，命门寒而五脏七腑皆寒矣，故只宜温其命门之火为主。然命门之火不可独补，必须治兼脾胃。火土相合，而变化出焉。然又不可止治其土，盖土之仇者，肝木也，命门助土而肝木乘之，则脾胃之气，仍为肝制而不能发生，必须制肝，使木不克土，而后以火生之，则脾胃之寒邪既去，而阳气升腾，浊阴销亡于乌有，土木无战克之忧，而肠腹享安宁之乐矣。方用制肝益火汤：白芍三钱、白术五钱、茯苓三钱、甘草一钱、肉桂一钱、肉豆蔻一枚、半夏一钱，人参水煎服。方中虽六君子加减，无非助其脾胃之阳气。然加入白芍，则能平肝木之气矣。又有肉桂以温命门之火，则火自生土，而肉豆蔻复自暖其脾胃，则寒邪不战而自走也。此症亦可用消寒饮：白术、人参各五钱，肉桂、肉豆蔻、甘草各一钱，水煎服。人有腹痛，得食则减，遇饥则甚，面黄体瘦，日加困顿者，此腹内生虫也。若阴阳之气旺，虫即生而亦随灭，安能久据于腹而作巢窟哉。惟其阴阳之气衰，不能运化于一身，而虫乃生而不死矣。其初食物，后将饮血而不可止，及至饮血而腹痛之病作。然则治法，乌可单杀虫，而不培其阴阳之气血乎。方用卫生汤：人参三钱、白术五钱、白薇一钱、甘草一钱、榧子十枚、槟榔一钱、使君子十个、干葛一钱，水煎服。此服药后而腹痛者，拂虫之意，切戒饮茶水，一饮茶水，止可杀虫之半，而不能尽杀之也。故禁食半日，则虫尽化为水，从大小便而出。方中用人参、白术为君，以升其阳气。阳升而虫不能自安，必头向上而觅食，所佐者尽是杀虫之药，虫何能久存哉。倘一饮茶水，则虫得水而反可死中求活矣，虽临时安贴，久则虫多而痛如故也。此症用逐虫丹颇效。白薇、茯苓各三钱，雷丸、甘草、槟榔各一钱，黄连五分，使君子十个、乌梅一个，水煎服。人有腹痛至急，两胁亦觉胀满，口苦作呕，吞酸欲泻，而又不可得，此乃气痛也。用寒药治之不效，热药亦不效，用补药亦不效。盖肝木气郁，下克脾土，土畏木克，而阳气不敢升腾，因之下行而无可舒泄，复转行于上而作呕，彼此牵掣而痛无已时也。治法必须疏肝气之滞，而又升腾脾胃之阳气，则土不畏木之侵凌，而痛自止也。方用逍遥散加减最妙。柴胡一钱、白芍五钱、白术一钱、甘草一钱、茯苓三钱、陈皮一钱、当归二钱、神曲一钱，水煎服。盖逍遥散解郁，而此痛又须缓图，不必更用重剂，再服四剂而奏功全矣。此症用苍白甘草汤亦妙。苍术五钱、白芍一两、甘草一钱，水煎服。人有多食生冷煿炙之物，或难化之品，存于腹内作痛，手按之而痛甚者，此食积于肠，闭结而不得出，有燥屎之故也。法宜逐积化滞，非下之不可。然而下多亡阴，不可不防。夫人能食者，阳旺也，能食而不能化者，阴衰也。使阳旺之人，何物不能消化，焉有停住大肠之理，必阴血不能润于大肠，阳火焚烁而作祟，遂致大肠熬干，留食结为燥屎而不下矣。及至燥屎不下，则阴阳不通，变成腹痛之楚。治宜于滋阴之中，而佐以祛逐之味，则阴不伤而食又下也。方宜用逐秽丹：当归尾五钱、大黄三钱、甘草一钱、枳实一钱、丹皮三钱，水煎服。此方用大黄、枳实以逐秽，加入当归、丹皮以补血生阴，攻补兼施，复何患于亡阴哉。此症用利腹汤亦甚效。大黄三钱、当归五钱、枳壳、山楂、麦芽、厚朴、甘草各一钱,桃仁十粒,水煎服。人有腹痛,从右手指冷起,渐上至头,如冷水浇灌,由上而下,而腹乃大痛,既而遍身大热,热退则痛止,或食或不食,或过于食而皆痛也。初则一年一发,久则一月一发,发久则旬日一发也。用四物汤加解郁之药不应,用四君子汤加消积之药又不应,用二陈汤加消痰破气和中之药复不应,人以为有瘀血存焉,谁知是阳气大虚乎。盖四肢为诸阳之末,而头乃诸阳之会,阳虚恶寒,阴虚恶热,阳虚而阴来乘之,则发寒,阴虚而阳往乘之,则发热。今指冷而上至于头,明是阳不能敌阴,以失其健运而痛乃大作。痛作而热者,寒极变热也。及其寒热两停,阴阳俱衰,两不相斗,故热止而痛亦止也。治法单补其阳,阳旺而阴自衰,况阳旺则气自旺,气旺则血自生,气血两旺,而阴阳又何致争战而作痛哉。方用独参汤:人参一两,加陈皮八分、甘草一钱,水煎服。夫独参汤乃补气之药也。仲景夫子曰:血虚气弱,以人参补之。故用之而止痛也。或曰四君子汤亦补气之剂,何以用之而不效?盖四君子有白术、茯苓以分人参之权,不若独参汤之功专而力大。况前此兼用消积破气之药,是为诛伐无过,用人参止可救失耳,何能成功哉此症用阴阳和合汤亦效。白术五钱、人参二钱、甘草一钱、柴胡一钱、白芍五钱、枳壳五分,水煎服。

〔消化性溃疡病-胃腑虚寒〕

辨识要点 ① 符合消化性溃疡病病理诊断;② 胃小弯侧溃疡;③ 愈近幽门愈多见溃疡;④ 圆形或椭圆形溃疡,直径多在 2 厘米以内;⑤ 溃疡边缘整齐状如刀切;⑥ 溃疡底部平坦洁净,通常穿越黏膜下层,深达肌层甚至浆膜层;⑦ 贲门侧溃疡较深,边缘耸直潜掘状;⑧ 幽门侧溃疡较浅阶梯状;⑨ 溃疡周围胃黏膜皱襞受溃疡底瘢痕组织牵拉呈放射状;⑩ 溃疡底部最表层少量炎性渗出物;⑪ 溃疡底部下层为坏死组织;⑫ 溃疡底部再下层为新鲜肉芽组织;⑬ 溃疡底部最下层为陈旧瘢痕组织;⑭ 瘢痕底部小动脉增殖性动脉内膜炎;⑮ 小动脉管壁增厚管腔狭窄伴血栓形成;⑯ 溃疡底部神经节细胞及神经纤维变性断裂及小球状增生;⑰ 溃疡断面斜置漏斗状深达肌层;⑱ 十二指肠球部前壁或后壁溃疡直径常在1 厘米以内;⑲ 十二指肠溃疡较浅且易愈合;⑳ 舌淡苔白脉沉紧。

治疗推荐 ①《金匮要略方论》黄芪建中汤:黄芪、胶饴、白芍、甘草、桂枝、生姜、大枣,常规剂量,每日两次水煎服。②《三因极一病证方论》卷2附子理中汤:附子、人参、干姜、白术、炙甘草,常规剂量,每日两次水煎服。③《备急千金要方》卷3吴茱萸汤:吴茱萸、防风、桔梗、干姜、炙甘草、细辛、当归、熟地,常规剂量,每日两次水煎服。

思路拓展 ①《删补名医方论·黄芪建中汤》:虚劳而至于亡血、失精,津液枯槁,难为力矣!《内经》于针砭所莫治者,调以甘药,《金匮》遵之而立黄芪建中汤,急建其中气,俾饮食增而津液旺,以至充血生精,而复其真阴之不足。但用稼穑作甘之本味,而酸辛咸苦在所不用,盖舍此别无良法也。然用法贵立于元过之地,不独呕家不可用建中之甘,即微觉气滞,更当虑甘药大过,令人中满也。至大建中则大建其中之阳,小建中则小小创建之义,理中则燮理之义,治中则分治之义,补中、温中,何莫非先中州之义。缘伤寒外邪逼人于内,法难尽用,仲景但于方首以"小"之一字,微示其意,至《金匮》始尽建中之义。后人引伸触类,制乐令建中汤,十四味建中汤,曲畅建中之旨。学者心手之间,所当会其大义也。②《医灯续焰》香砂理中汤:人参、干姜、白术、炙甘草、木香、砂仁,常规剂量,每日两次水煎服。

第八节　小 肠 病 理

〖急性单纯性阑尾炎-急性阑尾湿热〗

辨识要点　① 符合急性单纯性阑尾炎病理诊断；② 早期阑尾炎；③ 病变以阑尾黏膜或黏膜下层较重；④ 阑尾轻度肿胀，浆膜面充血，失去正常光泽；⑤ 黏膜上皮缺损并有中性粒细胞浸润和纤维素渗出；⑥ 黏膜下各层有炎性水肿；⑦ 舌红苔黄脉数。

治疗推荐　①《备急千金要方》肠痈汤：牡丹皮、甘草、败酱草、生姜、茯苓、桔梗、薏苡仁、麦门冬、丹参、芍药、生地，常规剂量，每日两次水煎服。②《疡医大全》活肠败毒丹：当归、金银花、生甘草、地榆、牛膝，常规剂量，每日两次水煎服。③《仙拈集》卷4肠痈散：明矾、肥皂夹、雄黄、大黄，常规剂量研末为散，每次五钱，每日两次金银花煎汤送下。

思路拓展　①《金匮要略方论·疮痈肠痈浸淫病脉证并治》：诸浮数脉，应当发热，而反洒淅恶寒，若有痛处，当发其痈。师曰：诸痈肿，欲知有脓无脓，以手掩肿上，热者为有脓，不热者为无脓。肠痈之为病，其身甲错，腹皮急，按之濡，如肿状，腹无积聚，身无热，脉数，此为腹内有痈脓，薏苡附子败酱散主之。薏苡附子败酱散方：薏苡六十分、附子二分、败酱五分，上三味，杵末，取方寸匕，以水二升，煎减半，顿服。肠痈者，少腹肿痞，按之即痛，如淋，小便自调，时时发热，自汗出，复恶寒。其脉迟紧者，脓未成，可下之，当有血。脉洪数者，脓已成，不可下也。大黄牡丹汤主之。大黄牡丹汤方：大黄四两，牡丹一两，桃仁五十个，瓜子半升，芒硝三合，右五味，以水六升，煮取一升，去滓，内芒硝，再煎沸，顿服之，有脓当下；如无脓，当下血。问曰：寸口脉浮微而涩，然当亡血，若汗出，设不汗者云何？答曰：若身有疮，被刀斧所伤，亡血故也。病金疮，王不留行散主之。王不留行散方：王不留行十分，溯瞿细叶十分，桑东南根、甘草十八分，川椒三分，黄芩二分，干姜二分，芍药、厚朴各二分，右九味，桑根皮以上三味烧灰存性，勿令灰过，各别杵筛，合治之为散，服方寸匕。小疮即粉之，大疮但服之，产后亦可服。如风寒，桑东根勿取之。三物皆阴干百日。排脓散方：枳实十六枚，芍药六分，桔梗二分，右三味，杵为散，取鸡子黄一枚，以药散与鸡黄相等，揉和令相得饮，和服之，日一服。排脓汤方：甘草二两，桔梗三两，生姜一两，大枣十枚，右四味，以水三升，煮取一升，温服五合，日再服。浸淫疮，从口流向四肢者，可治；从四肢流来入口者，不可治。②《千金方衍义·肠痈汤》：此为《金匮》薏苡附子败酱散之变方，以治脓成脉数不可下之证。虑附子助热，易以牡丹；又因败酱难觅，易以瓜瓣；更加桃仁以助牡丹之力。

〖急性蜂窝织炎性阑尾炎-急性阑尾脓毒〗

辨识要点　① 符合急性蜂窝织炎性阑尾炎病理诊断；② 或称急性化脓性阑尾炎；③ 常由单纯性阑尾炎发展而来；④ 阑尾显著肿胀，浆膜高度充血，表面可见脓苔；⑤ 镜下见炎性病变呈扇面形由表浅层向深层扩延；⑥ 阑尾壁各层均可见大量中性粒细胞弥漫浸润并有炎性水肿及纤维素渗出；⑦ 阑尾浆膜面可见渗出的纤维素和中性粒细胞；⑧ 舌红苔黄脉数。

治疗推荐　①《金匮要略方论》大黄牡丹汤：大黄、牡丹皮、桃仁、瓜子、芒硝，常规剂量，每日两次水煎服。②《证治准绳》卷5通圣消毒散：防风、荆芥、连翘、赤芍、当归、黄芩、麻黄、栀子、青木香、黄连、黄柏、石膏、滑石、大黄、朴消、牛蒡子、川芎、桔梗、玄参、蓝叶、甘草，常规剂量，每日两次水煎服。③《太平圣惠方》卷 72 大黄散：大黄、牡丹皮、朴消、炙甘草、牛膝、当归、赤茯苓、水蛭、桃仁、虻虫，常规剂量研末为散，每次五钱，每日两次煎散为汤温服。

思路拓展 ①《外科正宗·肠痈论》：夫肠痈者，皆湿热、瘀血流入小肠而成也。又由来有三：一、男子暴急奔走，以致肠胃传送不能舒利，败血浊气壅遏而成者一也；二、妇人产后，体虚多卧，未经起坐，又或坐草艰难，用力太过，育后失逐败瘀，以致败血停积，肠胃结滞而成者二也；三、饥饱劳伤，担负重物，致伤肠胃，又或醉饱、房劳过伤精力，或生冷并进以致气血乖违，湿动痰生，多致肠胃痞塞，运化不通，气血凝滞而成者三也。总之，初起外症发热恶寒，脉芤而数，皮毛错纵，腹急渐肿，按之急痛，大便坠重，小便涩滞若淋甚者，脐突腹胀，转侧水声，此等并见则内痈已成也。初起未成时，小腹殷殷作痛，俨似奔豚，小便淋涩者，当大黄汤下之，瘀血去尽自安。体虚脉细不敢下者，活血散瘀汤和利之。已成腹中疼痛，胀满不食，便淋刺痛者，薏苡仁汤主之。腹濡而痛，小腹急胀，时时下脓者，毒未解也，用牡丹皮汤治之。如脓从脐出，腹胀不除，饮食减少，面白神劳，此皆气血俱虚，宜八珍汤加牡丹皮、肉桂、黄芪、五味子敛而补之。如积袭日久，因循不识此症，误作胀病治之，以致毒攻五内，肠胃受伤；或致阴器攻烂，腐腐黑斑，色败无脓，每流污水，腹连阴痛，烦躁不止，身热口干，衾帏多臭，卧房难进者，凡犯之俱为不治证。宜斟酌之。初起小腹疼痛，小便不利，六脉微缓，不作寒热者轻。已成小腹肿而坚硬，小便数而不利，六脉洪数者险。已溃时时下脓，里急后重，日夜无度，疼痛不减者重。溃后脓腥臭秽，或流败水浊瘀，虚热更增不食者死。初起小腹疼痛，或软或硬，脉芤数者，瘀血也，宜下之。小腹作痛有块，大便秘涩，小便如淋者，宜和而利之。已溃时时下脓，腹痛不止，饮食无味者，宜托而补之。产妇恶露不尽，流注小肠作痛脉数者，宜和而导之。腹胀日久，脐高突出，转侧响如水声，脓内蓄急针之。一男子小腹胀痛，里急后重，时时下脓，医作痢疾治之愈重，诊之脉芤而数，此小肠痈也。薏苡仁汤一服，下脓升许，随不坠重，更以牡丹皮散六服而安。一幼妇产后月余，腹中渐痛，肿胀如蛊；内医纷纷认为蛊病，又月余，沉重昏愦，彼家已弃不治。请予视童稚疮恙，偶言此，予讨诊之。彼时人虽昏愦不苏，诊之其脉细数有力，此内痈脓病也，犹似不妨。彼家曰：无生之理。予曰：腹肿上见而按之，一决其生何如？随视肿皮，紧急光亮，脐下大热，此内痈不妨，乃万无一失之病。彼家欢悦，分付先备净桶，用滚汤半桶盖之听用。先以薏苡仁汤加酒炒大黄二钱，徐徐灌服，待腹中觉痛，搭起患者坐桶上，热气熏蒸，其脓下如涌泉，连汤与脓，约共满桶，其患即苏。更服八珍汤加牡丹皮、五味子，调理月余而安。一妇人小腹肿痛，小便如淋，诊之脉缓而芤。此得之行经时误餐生冷，又兼恼怒，肝火急驳瘀血而成内痈。脓尚未成也，以大黄汤下之，瘀血出尽而安。妇人小产，瘀血未尽，劳动之早，小腹内外肿痛月余，大便秘燥，小便涩滞，口燥咽干，烦闷不睡。内医调理其病日重，偶见问之。予曰：恐内痈也。请视脉数实而有力，此肠痈已成。用薏苡仁汤加大黄一服，下脓数碗，胀痛顿退；外肿坚硬不散，仍作痛，此欲溃脓从外泄也，以十全大补汤，三服脓胀痛而针之；更服八珍汤加牡丹皮、五味子，月余而敛。妇人腹胀如鼓，脐突寸许，小水涩滞，转侧腹有水声，此内脓已成。用针刺脐上突顶，出脓盆许；以牡丹皮散五六剂，其脓渐少，朝以八味丸，暮以八珍汤加泽泻、牡丹皮、黄芪、破故纸服之，月余而愈矣。大黄汤治肠痈小腹坚硬如掌而热，按之则痛，肉色如故；或焮赤微肿，小便频数，汗出憎寒，脉紧实而有力，日浅未成脓者，宜服之。大黄、朴硝各一钱，牡丹皮、白芥子、桃仁各二钱。活血散瘀汤治产后恶露不尽，或经后瘀血作痛，或暴急奔走，或男子杖后瘀血流注肠胃作痛，渐成内痈,及腹痛大便燥者,并宜服之。川芎、归尾、赤芍、苏木、牡丹皮、枳壳、栝蒌仁、桃仁各一钱,槟榔六分,大黄二钱。牡丹皮散治肠痈腹濡而痛,只手重按则止,或时时下脓。人参、牡丹皮、白芍、茯苓、黄芪、薏苡仁、桃仁、白芷、当归、川芎各一钱,甘草、官桂各五分,木香三分。七贤散治肠痈溃后,疼痛淋沥不已;或精神减少,饮食无味,面色痿黄,四肢无力,自汗盗汗,睡卧不宁。茯苓、山药、牡丹皮、山茱萸、熟地、人参各一钱,黄芪二钱。失笑散治产后心腹绞痛欲死,或血迷心窍,不省人事,及寻常腹内瘀血或积血作痛。又妇人血气为病作痛之圣药也,及治男子诸疝疼痛不已者。五灵脂、蒲黄各等分。排脓散治肠痈小腹胀痛,脉滑数,里急后重,时时下脓。黄芪、当归、金银花、白芷、穿山甲、防风、川芎、栝蒌仁各一钱。栝蒌子汤治产后恶露不尽,或经后瘀血停滞肠胃作痛,纵非是痈,服之亦效。薏苡仁四钱,桃仁、牡丹皮、栝蒌仁各二钱。薏苡仁汤治肠痈腹中疼痛,或胀满不食,小便涩滞,妇人产后多有此病,纵非痈,服之尤效。薏苡仁、栝蒌仁各三钱,牡丹皮、桃仁各二钱,白芍一钱。②《陆渊雷全集·金匮要略今释》:盲肠阑尾之炎,当其发炎而脓未成之际,服本方则炎性渗出物随下,其状亦似脓。方后所云:有脓当下者,盖指此。非谓脓成之证亦可用本方也。脓成与否,为本方与薏苡附子败酱散之界画,不容假借。其证候,在肿痛处之痞硬与濡软,在寒热与无热,在脉之迟紧与数,学者详焉。③《千金方衍义·大黄牡丹汤》:大黄下瘀血血闭;牡丹治瘀血留舍;芒硝治五脏积热,涤去蓄结,推成致新之功,较大黄尤锐;桃仁治疝瘕邪气,下瘀血血闭之功,亦与大黄不异;甜瓜瓣,《别录》治腹内结聚,戒溃脓血,专于开痰利气,为内痈脉迟紧未成脓之专药。④《成方便读·大黄牡丹汤》:夫肠痈之病,皆由湿热瘀聚郁结而成。故用大黄之苦寒行血,芒硝之咸寒软坚,荡涤一切湿热瘀结之毒,推之而下。桃仁入肝破血,瓜子润肺行痰,丹皮清散血分之郁热,以除不尽之余气耳。

〔急性坏疽性阑尾炎-急性阑尾痈疽〕

辨识要点 ① 符合急性坏疽性阑尾炎病理诊断;② 属重型阑尾炎;③ 阑尾因内腔阻塞、积脓、腔内压力增高及阑尾系膜静脉受炎症波及而发生血栓性静脉炎等;④ 引起阑尾壁血液循环障碍而发生坏死;⑤ 阑尾呈暗红色或黑色;⑥ 常导致穿孔引起弥漫性腹膜炎或阑尾周围脓肿;⑦ 舌红苔黄脉数。

治疗推荐 ①《辨证录》大黄散瘀汤:大黄、牡丹皮、水蛭、当归、红花、桃仁、生地,常规剂量,每日两次水煎服。②《外科枢要》清热消毒散:黄连、栀子、连翘、当归、川芎、芍药、生地、金银花、甘草,常规剂量,每日两次水煎服。③《古今医鉴》清热调血汤:当归、川芎、芍药、生地、黄连、香附、桃仁、红花、延胡索、牡丹皮、莪术,常规剂量,每日两次水煎服。

思路拓展 《圣济总录·肠痈》:肠痈由恚怒不节,忧思过甚,肠胃虚弱,寒温不调,邪热交攻,故营卫相干,血为败浊,流渗入肠,不能传导,蓄结成痈,津液腐化,变为脓汁,其候少腹硬满,按之内痛,小或脓出脐中,或大便下脓血,宜急治之,不尔则邪毒内攻,腐烂肠胃,不可救矣,诊其脉洪数者,脓已成,设脉迟紧虽脓未就,已有瘀血也。治肠痈。少腹坚肿,大如掌而热,按之则痛,其上色或赤或白,小便稠数,汗出憎寒,其脉迟紧者,未成脓,如脉数,则脓已成。大黄汤:大黄、牡丹皮、硝石、桃仁、芥子各半两。治肠痈木占斯散方:木占斯、厚朴、炙甘草、细辛、栝蒌、防风、干姜、人参、桔梗、败酱各一两。治肠痈牡丹汤:牡丹皮、甘草炙、赤茯苓、败酱各一两,芍药、丹参、生干地黄各二两,薏苡仁、桔梗、麦门冬各一两半。治肠痈犀角丸:犀角屑一两半,巴豆十粒,大黄三分,蜀椒、黄芩、防风、人参、当归、黄芪、藜芦、山栀子、黄连、炙甘草、升麻各半两。治肠痈里急隐痛,大便秘涩,梅仁汤:梅核仁四十九个,大黄三两,牡丹皮一两三分,冬瓜仁四两,犀角一两半,芒硝二两半。治肠痈附子汤:附子、败酱各三分,薏苡仁一两半。治肠痈鸡毛散:雄鸡项上毛烧灰、雄鸡屎烧灰各一两。又方:上截檐头尖少许,烧成灰,水调服,即穴出脓。治肠痈,壮热恶寒,微汗气急,少腹痛,小便涩,或大便如刀锥刺痛,或有脓,腹中已成脓,瓜子仁汁方:瓜子仁三合,当归一两,蛇蜕一条。治肠痈大黄牡丹汤:大黄、牡丹皮各二两,桃仁半两,芒硝一两,冬瓜仁三合。治肠痈薏苡仁汤:薏苡仁一两,牡丹皮、桃仁各一两半,瓜子仁半两。

〖**慢性阑尾炎-慢性阑尾热蕴**〗

辨识要点 ① 符合慢性阑尾炎病理诊断;② 阑尾壁慢性炎细胞浸润;③ 阑尾壁纤维化;④ 慢性阑尾炎可急性发作;⑤ 阑尾穿孔引起急性弥漫性腹膜炎和阑尾周围脓肿;⑥ 慢性阑尾炎并发阑尾系膜静脉血栓性静脉炎;⑦ 细菌或含菌血栓流入肝脏形成肝脓肿;⑧ 阑尾近端阻塞引起远端膨胀囊肿;⑨ 囊肿内容物为脓汁或黏液;⑩ 舌红苔黄脉数。

治疗推荐 ①《太平圣惠方》卷49大黄散:大黄、三棱、鳖甲、槟榔、木香、赤芍、桃仁,常规剂量研末为散,每次五钱,每日两次煎散为汤温服。②《外科理例》牡丹皮散:牡丹皮、茯苓、薏苡仁、木香、桂枝、人参、天麻、黄芪、桃仁、白芷、当归、川芎、炙甘草,常规剂量研末为散,每次五钱,每日两次煎散为汤温服。③《瑞竹堂经验方》内托千金散:人参、当归、黄芪、芍药、川芎、防风、甘草、瓜蒌、白芷、桂枝、桔梗、金银花,常规剂量研末为散,每次五钱,每日两次煎散为汤温服。

思路拓展 ①《诸病源候论·肠痈候》:肠痈者,由寒湿不适,喜怒无度,使邪气与荣卫相干,在于肠内,遇热加之,血气蕴积,结聚成痈。热积不散,血肉腐坏,化而为脓。其病之状,小腹重而微强,抑之即痛,小便数似淋,时时汗出,复恶寒,其身皮皆甲错,腹皮急,如肿状。诊其脉,洪数者,已有脓也;其脉迟紧者,未有脓也。甚者腹胀大,转侧闻水声;或绕脐生疮,穿而脓出;或脓自脐中出;或大便去脓血。惟宜急治之。又云:大便脓血,似赤白下,而寮非者,是肠痈也。卒得肠痈而不晓,治之错者,杀人寸脉滑而数,滑则为实,数则为热;滑则为荣,数则为卫;卫数下降,荣滑上升,荣卫相干,血为浊败。小腹痞坚,小便或难,汗出,或复恶寒,脓为已成。设脉迟紧,聚为瘀血,血下则愈,家成引日。又,诸浮数脉,当发热,而反洗淅恶寒,若有痛处者,当积有脓。脉滑涩相搏,肠痈出《养生方》云:六畜卒疫死,及夏病者,脑不中食,喜生肠痈也。②《寿世保元·肠痈》:丹溪曰,肠痈常作,湿热积久入风,难治。《千金》谓肠痈妄治必杀人。其病小腹重强,按之则痛,小便如淋,时时汗出,复恶寒,身皮甲错,肚腹紧急如肿之状,脉数者微有脓也。《巢氏病源》云洪数已有脓,脉若迟紧者未有脓,甚者腹胀大,转侧有水声,或绕脐生疮,或脓自脐出,或大便脓血,急服蜡矾丸,酒下。兼进后方。肠痈便毒痈疽,初起即消,已肿即溃,血随大便中出,宜用千金内托散。肚内生痈及痈疽恶毒,宜用内消沃雪汤:当归身、白芍、黄芪、甘草节、射干、连翘、香白芷、贝母、陈皮、皂角刺、乳香、没药、穿山甲、天花粉、金银花、木香、青皮,甚者加大黄。上锉,酒水煎服。秘方是世所奇,投之如神。肠痈胀痛不安,或腹满不食,小便赤,妇人产后虚热多有此疾,但疑惑间便不服服亦无害,视其右关脉芤者是也。薏苡仁二两、牡丹皮一两、栝蒌仁一两,上锉一两水煎。一方加川芎、桃仁。妇人腹痛如锥刺,每痛至死,不敢着手,六脉洪数,此肠痈毒也,用穿山甲、白芷、贝母、僵蚕、大黄,上锉一大剂水煎服,打下脓血自小便中出,即愈。后再无患,宜少食煎炒热物。治肠痈日久,溃烂出脓,腹内刺痛不可忍者,用铁打一尺长三棱针,将鸭肠一条,贯针在内,将鸭肠曲转,轻轻送入粪门内,送到痛处方是疮痈之处,即将鸭肠扯动,针尖出,刺破其毒,脓随针而出,用手重按痛处,脓出尽而愈,此秘法也。

第九节 大 肠 病 理

〔克罗恩病-大肠风痹〕

辨识要点 ① 符合克罗恩病病理诊断;② 局限性肠炎;③ 病变主要累及回肠末端,其次为结肠、回肠近端和空肠等处;④ 肠溃疡穿孔;⑤ 肠瘘形成;⑥ 肠梗阻;⑦ 肠外免疫性疾病;抗结肠抗体阳性;⑧ 病变部位免疫复合物沉积;⑨ 病变呈节段性由正常黏膜分隔;⑩ 病变处肠壁变厚变硬;⑪ 肠黏膜高度水肿;⑫ 肠黏膜皱襞块状增厚呈铺路石样改变;⑬ 黏膜面纵行溃疡进而裂隙;⑭ 病变肠管纤维化而狭窄,与邻近肠管或肠壁粘连;⑮ 肠壁黏合成团,与回盲部增殖型结核相似;⑯ 裂隙状溃疡表面被覆坏死组织,肠壁各层大量淋巴细胞、巨噬细胞与浆细胞浸润;⑰ 淋巴组织增生淋巴滤泡形成;⑱ 结核样肉芽肿;⑲ 肠黏膜下层增厚、水肿,淋巴管扩张;⑳ 舌红苔腻脉数。

治疗推荐 ①《圣济总录》卷87虎杖饮:虎杖、柴胡、五味子、熟地、茯苓、陈皮、麦冬、黄芩、炙甘草、人参、桂枝、黄芪、芍药、当归、生姜、大枣,常规剂量研末为散,每次五钱,每日两次煎散为汤温服。②《太平惠民和剂局方》肠风黑散:荆芥、枳壳、乱发、槐花、槐角,常规剂量,每日两次水煎服。③《宣明论方》防风通圣散:防风、川芎、当归、芍药、大黄、薄荷、麻黄、连翘、芒硝、石膏、黄芩、桔梗、滑石、甘草、荆芥、白术、栀子,常规剂量研末为散,每次五钱,每日两次煎散为汤温服。④《金匮翼》锡类散:牛黄、青黛、壁钱、冰片、珍珠、人指甲、象牙屑,常规剂量研为细末,每次五分,每日两次,温水调均保留灌肠。

思路拓展 ①《删补名医方论·防风通圣散》:防风、麻黄解表药也,风热之在皮肤者,得之由汗而泄。荆芥、薄荷清上药也,风热之在颠顶者,得之由鼻而泄。大黄、芒硝通利药也,风热之在肠胃者,得之由后而泄。滑石、栀子水道药也,风热之在决渎者,得之由尿而泄。风淫于肺,肺胃受邪,石膏、桔梗清肺胃也。而连翘、黄芩,又所以祛诸经之游火。风之为患,肝木主之,川芎、归、芍,和肝血也。而甘草、白术,所以和胃气而健脾。刘守真长于治火,此方之旨详且悉哉!亦治失下发斑,三焦火实。全方除硝、黄名双解散,解表有防风、麻黄、薄荷、荆芥、川芎,解里有石膏、滑石、黄芩、栀子、连翘,复有当归、芍药以和血,桔梗、白术、甘草以调气,营卫皆和,表里俱畅,故曰双解。本方名曰通圣,极言其用之妙耳。②《时方歌括·防风通圣散》:河间制此解利四时。冬寒春温,夏热秋燥,正令伤寒,凡邪在三阳表里不解者以两许为剂,加葱姜淡豉煎服之,候汗下兼行,表里即解。形气强者两半为剂,形气弱者五钱为剂。若初服因汗少不解则为表实,倍加麻黄以汗之;因便硬不解则为里实,倍加硝黄以下之,连进二服,必令汗出下利而解也。今人不知其妙,以河间过用寒凉,仲景伤寒初无下法,弃而不用,真可惜也。不知其法神捷,莫不应手取效,从无寒中痞结之变,即有一二不鲜者,非法之未善,则必已传阳明故也。③《医方考防风通圣散》:失下者,肠胃燥实,当下而失于下也。失下则热无所泄而结于胃,胃主肌肉,故肌肉之间见红斑也。红者,火之色,热之炽也。方中有大黄、芒硝、甘草,乃伤寒门调胃承气汤也,所以泻肠胃之实热;加连翘、栀子、黄芩、薄荷,乃火门之凉膈散也,所以散胸膈之热邪。全方除芒硝、大黄,各曰双解散;解表有防风、麻黄、薄荷、荆芥、川芎;解里有石膏、滑石、黄芩、栀子、连翘;复有当归、芍药以和血;桔梗、白术、甘草以调气。营卫皆和,表里俱畅,故曰双解。本方名曰通圣散,极言其用之妙也。

〔溃疡性结肠炎-结肠溃疡风痹〕

辨识要点 ① 符合溃疡性结肠炎病理诊断;② 慢性结肠炎症;③ 肠外自身免疫病;④ 病灶连续

性、弥漫性分布；⑤ 多发性糜烂或表浅小溃疡累及黏膜下层；⑥ 肠黏膜大片坏死并溃疡；⑦ 残存肠黏膜充血水肿增生，细长假息肉；⑧ 固有膜中性粒细胞、淋巴细胞、浆细胞及嗜酸性粒细胞浸润；⑨ 隐窝炎及隐窝脓肿；⑩ 溃疡底部急性血管炎；⑪ 血管壁呈纤维素样坏死；⑫ 溃疡边缘假息肉形成处肠黏膜上皮异型增生；⑬ 病变区肠壁大量纤维组织增生；⑭ 舌红苔腻脉数。

治疗推荐　①《圣济总录》卷 151 虎杖汤：虎杖、木通、牛膝、茅根、桃仁、紫葛、大黄、芒硝、牡丹皮，常规剂量，每日两次水煎服。②《宣明论方》防风天麻散：防风、天麻、川芎、羌活、白芷、草乌、白附子、荆芥穗、当归、甘草、滑石，常规剂量研末为散，每次五钱，每日两次煎散为汤温服。③《圣济总录》卷 90 阿胶散：阿胶、人参、茯苓、玄参、丹参、防风、黄芪、生地、地骨皮、栀子、葛根、柴胡、秦艽、黄连、龙胆草、枳壳、麦冬、百合、鳖甲、甜葶苈、防己、炙甘草、瓜蒌根、马兜铃、大黄、桔梗、知母、贝母、款冬花、石膏、麻黄、桑根白皮、黄芩、白药子、杏仁、槟榔、青蒿，常规剂量研末为散，每次五钱，每日两次煎散为汤温服。④《金匮翼》锡类散：牛黄、青黛、壁钱、冰片、珍珠、人指甲、象牙屑，常规剂量研为细末，每次五分，每日两次，温水调均保留灌肠。

思路拓展　《诸病源候论·痢病诸候》。水谷痢候：水谷痢者，由体虚腠理开，血气虚，春伤于风，邪气留连在肌肉之内，后遇脾胃大肠虚弱，而邪气乘之，故为水谷痢也。脾与胃为表里，胃者，脾之腑也，为水谷之海；脾者，胃之脏也，其候身之肌肉。而脾气主消水谷，水谷消，其精化为荣卫，中养脏腑，充实肌肤。大肠，肺之腑也，为传导之官，变化出焉。水谷之精，化为血气，行于经脉，其糟粕行于大肠也。肺与大肠为表里，而肺主气，其候身之皮毛。春阳气虽在表，而血气尚弱，其饮食居处，运动劳役，血气虚者，则为风邪所伤，客在肌肉之间，后因脾胃气虚，风邪又乘虚而进入于肠胃，其脾气弱，则不能克制水谷，故糟粕不结聚而变为痢也。又新食竟取风，名为胃风。其状，恶风，头多汗，膈下塞不通，食饮不下，腹满，形瘦腹大，失衣则䐜满，食寒则洞泄。其洞泄者，痢无度也，若胃气竭者，痢绝则死。诊其脉微，手足寒，难治也；脉大，手足温，易治。下白沫，脉沉则生，浮则死。身不热，脉不悬绝，滑大者生，悬涩者死，以脏期之也。脉绝而手足寒者死，脉还手足温者生，脉不还者死。脉缓时小结生，洪大数者死。悬绝而涩者死，细微而涩者、紧大而滑者死，得代绝脉者亦死。《养生方》云：秋三月，此谓容平。天气以急，地气以明，早卧早起，与鸡俱兴。使志安宁，以缓秋刑。收敛神气，使秋气平。无外其志，使肺气精。此秋气之应也，养收之道也。逆之则伤肺，冬为飧泄。又云：五月勿食未成核果及桃枣，发痈疖。不尔，发寒热，变黄胆，又为泄痢。久水谷痢候：夫久水谷痢者，由脾胃大肠虚弱，风邪乘之，则泄痢。虚损不复，遂连滞涉引岁月，则为久痢也。然痢久则变呕哕。胃弱气逆不下食，故呕逆也。气逆而外冷气乘之，与胃气相折不通，故哕也。呕又变为，虫动食于五脏也。凡诸虫在人腹内，居肠胃之间。痢则肠胃虚弱，虫动侵食，若上食于脏，则心闷，齿龈紫黑，唇白齿龈生疮；下食于肛门，则谷道伤烂而开也。亦有变为水肿。所以然者，水气入胃，肠虚则泄。大肠金也，脾土也，金土母子也。脾候身之肌肉，性本克消水谷也。痢由脾弱肠虚，金土气衰，母子俱病，不复相扶，不能克水，致水气流溢，浸渍肌肉，故变肿也。亦有不及成肿而五脏伤败，水血并下，而五脏五色随之而出，谓之五液俱下也。凡如此者多死，而呕、哕、肿、蛊，治之时有瘥者。若五液俱下者必死，五脏伤败故也。赤白痢候：凡痢皆由荣卫不足，肠胃虚弱，冷热之气，乘虚入客于肠间，肠虚则泄，故为痢也。然其痢而赤白者，是热乘于血，血渗肠内则赤也；冷气入肠，搏于肠间,津液凝滞则白也;冷热相交,故赤白相杂。重者,状如脓涕而血杂之;轻者,白脓上有赤脉薄血,状如鱼脂脑,世谓之鱼脑痢也。久赤白痢候:久赤白痢者,是冷热不调,热乘于血,血渗肠间,与津液相杂而下。甚者肠虚不复,故赤白连滞,久不瘥也。凡痢久不瘥,脾胃虚弱,则变呕哕。胃弱气逆,故呕也;气逆而外有冷折之,不通故哕亦变为䘌,虫食人五脏也。三尸九虫,常居人肠胃,肠胃虚则动,上食于五脏,则心懊而闷,齿龈、唇口并生疮;下食于肠,则肛门伤烂,而谷道开也。轻者可治,重者不可治。赤痢候:此由肠胃虚弱,为风邪所伤,则挟热,热乘于血,则血流渗入肠,与痢相杂下,故为赤痢。久赤痢候:久赤痢者,由体虚热乘于血,血渗肠间,故痢赤。肠胃虚,不平复,其热不退,故经久不瘥。胃气逆,则变呕哕也。胃虚谷气衰,虫动侵食,则变为䘌。

〖**急性出血性坏死性肠炎-急性大肠火热**〗

辨识要点 ① 符合急性出血性坏死性肠炎病理诊断;② 婴儿多发;③ 变态反应性疾病;④ 节段性病灶分布;⑤ 空肠及回肠多见且严重;⑥ 病灶肠壁黏膜肿胀;⑦ 病灶肠壁黏膜广泛出血坏死;⑧ 病灶肠壁增厚;⑨ 病灶黏膜与正常黏膜分界清楚;⑩ 继发溃疡;⑪ 病灶黏膜下层严重水肿及炎细胞浸润;⑫ 病灶肌层平滑肌纤维断裂并坏死;⑬ 舌红苔腻脉数。

治疗推荐 ①《普济方》卷230虎杖饮:虎杖、柴胡、五味子、熟地、茯苓、陈皮、麦冬、黄芩、炙甘草、人参、大黄、黄连、当归、赤茯苓、黄芪、生地、赤芍药、栀子,常规剂量研末为散,每次五钱,每日两次煎散为汤温服。②《伤寒论》白头翁汤:白头翁、黄柏、黄连、秦皮,常规剂量,每日两次水煎服。③《太平圣惠方》卷5阿胶散:阿胶、艾叶、干姜、赤石脂、当归、厚朴、桂枝、川芎、附子,常规剂量研末为散,每次五钱,每日两次煎散为汤温服。

思路拓展 《诸病源候论·痢病诸候》。血痢候:血痢者,热毒折于血,血渗入大肠故也。血之随气,循环经络,通行脏腑,常无停积。毒热气乘之,遇肠虚者,血渗入于肠,肠虚则泄,故为血痢也。身热者死,身寒者生。诊其关上脉芤,大便去血,暴下血数升也。久血痢候:此由体虚受热,热折于血,血渗入肠,故成血痢。热不歇,胃虚不复,故痢血久不瘥,多变呕哕及为湿䘌。脓血痢候:夫春阳气在表,人运动劳役,腠理则开。血气虚者伤于风,至夏又热气乘之,血性得热则流散。其遇大肠虚,血渗入焉,与肠间津液相搏,积热蕴结,血化为脓,肠虚则泄,故成脓血痢也。所以夏月多苦脓血痢,肠胃虚也。诊其脾脉微涩者,为内溃,多下血脓。又脉悬绝则死,滑大则生。脉微小者生,实急者死。脉沉细虚迟者生,数疾大而有热者死。久脓血痢候:久脓血痢者,热毒乘经络,血渗肠内,则变为脓血痢。热久不歇,肠胃转虚,故痢久不断,皆变成湿䘌及呕哕也。冷痢候:冷痢者,由肠胃虚弱,受于寒气,肠虚则泄,故为冷痢也。凡痢色青、色白、色黑,并皆为冷痢。色黄、色赤,并是热也。故痢色白,食不消,谓之寒中也。诊其脉,沉则生,浮则死也。久冷痢候:久冷痢者,由肠虚而寒积,故冷痢久不断也。而廪丘公说云:诸下悉寒也。凡人肠中大便,有寒则常鸭溏,有热则侯硬。人见病身体发热而下,便谓热下,非也。平常恒自将节,饮食衣被调适,其人无宿寒者,大便自调。强人适发越,薄衣冷冻饮料食,表有热不觉里冷,而胃内潜冷,冷即下也。今始发热而下,当与理中汤加大附子一枚,连服三四剂,重复令微汗出,微汗出则热除,不复思冷,胃气温暖,下与发热俱瘳矣。宿寒之家,其人常自患冷。蹋湿地,若足踏冻地,或衣被薄,皆发。风下最恶,何谓风下?当风吹腰腹,冷气彻里而暴下者,难治也。久痢,胃虚气逆则变呕;呕而气逆,遇冷折之，气逆不通则变哕。亦变湿也，胃虚虫动故也。热痢候：此由肠胃虚弱，风邪挟热乘之，肠虚则泄，故为热痢也，其色黄。若热甚，黄而赤也。久热痢候：此由肠虚热积，其痢连滞，故久不瘥也。痢久，胃气虚则变呕；呕而气逆，遇冷折之，气不通则变哕。亦变湿䘌也，胃虚虫动故也。冷热痢候：夫冷热痢者，由肠胃虚弱，宿有寒，而为寒热所伤，冷热相乘，其痢乍黄乍白是也。若热搏于血，血渗肠间，则变为血痢也。而冷伏肠内，搏津液，则变凝白，则成白滞，亦变赤白痢也。其汤熨针石，别有正方，补养宣导，今附于后。《养生方·导引法》云：泄下有寒者，微引气，以息内腹，徐吹息。以鼻引气，气足复前即愈。其有热者，微呼以去之。杂痢候：杂痢，谓痢色无定，或水谷，或脓血，或青，或黄，或赤，或白，变杂无常，或杂色相兼而痢也。挟热则黄赤，热甚则变脓血也；冷则白，冷甚则青黑，皆由饮食不节，冷热不调，胃气虚，故变易。休息痢候：休息痢者，胃脘有停饮，因痢积久，或冷气，或热气乘之，气动于饮，则饮动，而肠虚受之，故为痢也。冷热气调，其饮则静，而痢亦休也。肠胃虚弱，易为冷热，其邪气或动或静，故其痢乍发乍止，谓之休息痢也。白滞痢候：白滞痢者，肠虚而冷气客之，搏于肠间，津液凝滞成白，故为白滞痢也。痢如膏候：痢如膏者，是由脏腑虚冷，冷气入于大肠成痢，冷气积肠，又虚滑，脂凝如膏也。

〖菌群失调性肠炎-大肠湿热〗

辨识要点　① 符合菌群失调性肠炎病理诊断；② 抗生素性肠炎；③ 病灶累及各段肠道；④ 纤维素渗出；⑤ 黏膜坏死；⑥ 假膜形成；⑦ 舌红苔腻脉数。

治疗推荐　①《景岳全书》胃关煎：熟地、山药、白扁豆、炙甘草、干姜、吴茱萸、白术，常规剂量，每日两次水煎服。泻甚者加肉豆蔻，气虚势甚者加人参，阳虚下脱不固者加制附子，腹痛甚者加木香或加厚朴，滞痛不通者加当归，滑脱不禁者加乌梅或北五味子，肝邪侮脾者加肉桂。②《杏苑新春》除湿消胀汤：白术、茯苓、猪苓、泽泻、厚朴、陈皮、瞿麦、萹蓄、白豆蔻、木香、甘草、木通、砂仁、生姜，常规剂量，每日两次水煎服。③《医略六书》卷25化滞汤：槟榔、厚朴、黄连、黄芩、白芍、木香、当归、青皮、滑石、甘草，常规剂量，每日两次水煎服。

思路拓展　①《寿世保元·泄泻》：泄泻脉多沉，伤于风则浮，伤于寒则沉细，伤于暑则沉微，伤于湿则沉缓。泄而腹胀，脉弦者死。又云：脉缓时微小者生，浮大数者死。夫泄泻属湿、属气虚、有火、有痰、有食积、有寒、有脾泄、有肾泄。凡泻水腹不痛者湿也，饮食入胃不住、完谷不化者气虚也。腹痛泻水如热汤，痛一阵泻一阵者火也，或泻或不泻或多或少者痰也，腹痛甚而泄泻、泻后痛减者食积也，肚腹痛四肢冷者寒也。常常泄泻者脾泄也，五更泄者肾泄也。宜分别而治也。大概泄泻因湿伤其脾者居多，以胃苓汤加减主之。中暑伤湿，停饮夹食，脾胃不和，腹痛泄泻作渴，小便不利，水谷不化，阴阳不分者湿也，胃苓汤主方。泄泻，饮食入胃不住，完谷不化者，气虚也。益气健脾汤：人参、白术、茯苓、陈皮、白芍、苍术、干姜、诃子、肉豆蔻、升麻、炙甘草。泄泻腹痛，泻水如热汤，痛一阵泄一阵者火也，宜加味四苓散：白术、茯苓、猪苓、泽泻、木通、栀子、黄芩、白芍、甘草。泄泻或多或少，或泻或不泻者痰也，宜加味二陈汤：陈皮、半夏、茯苓、苍术、厚朴、砂仁、山药、车前子、木通、甘草。泄泻，腹痛甚而泄泻，泻后痛减者食积也，用香砂平胃散：苍术、陈皮、厚朴、白术、茯苓、半夏、砂仁、香附、神曲、白芍、炙甘草。刘草窗痛泻要方，伤食腹痛，得泻便减，今泻而痛不止，故责之土败木贼也：白术、白芍、陈皮、防风。泄泻肚腹痛疼，四肢厥冷者寒也，宜附子理中汤：白术、干姜、人参、茯苓、砂仁、厚朴、苍术、附子、炙甘草。论泄，气弱易饱，常便稀溏者,此脾泄也,用扶脾散:莲肉、陈皮、茯苓、白术、麦芽。滑泻,日夜无度,肠胃虚寒不禁,宜服八柱散:人参、白术、肉豆蔻、干姜、诃子、附子、粟壳、炙甘草。补脾丸症治同前:白术、莲肉、人参、甘草、白芍、木香、山药、陈皮、干姜。泄泻,脾肾虚弱,清晨五更作泻,或全不思食,或食而不化,大便不实者,此肾泄也。凡饭后随即大便者,盖脾肾交济,所以有水谷之分,脾气虽强而肾气不足,故饮食下咽而大腑为之飧泄也,治法用二神丸主之。二神丸:破故纸、肉豆蔻。加吴茱萸、五味子名四神丸。治经年久泄不止者神效。一人善饮便滑,溺涩食减,胸满,腿足渐肿,症属脾肾虚寒,以金匮肾气丸治之,食进肿消更用八味丸,胃强脾健而愈。一人病泄,每至五更辄即利,此肾泄也,用五味子散数服而愈。因起居不慎,泄复作,年余不瘥,此命门火虚不能生脾土,法当补其母,火者土之母也,遂用八味丸补其母,泻即止,食渐进。东垣云:脾胃之气盛则能食而肥,虚则不能食而瘦,全赖命门火为生化之源滋养之根也,故用八味丸奏效,只用六味丸亦可。大便滑利,小便闭涩,或肢体渐肿,喘嗽唾痰,为脾肾气血俱虚,用十全大补汤。肾虚久泻不止,用六味地黄丸加五味子、破故纸、肉豆蔻、吴茱萸。大抵久泻多由泛用消食利水之剂损其真阴,元气不能自持,遂成久泻。若非补中益气汤、四神丸滋其本源,后必胸痞腹胀,小便淋涩,多致不起。一人患泄泻日久不止,以致元气下陷,饮食入胃不住,完谷不化,肌肉消削,肢体沉困,面目两足肿满,上气喘急,此元气脾胃虚之甚也,宜补中益气汤减当归加酒炒白芍、茯苓、泽泻、山药、莲肉、木香、干姜炒黑。止泄泻之良方也。泄泻因内伤劳倦,饮食化迟而泻及脾胃素蕴湿热,但遇饮食劳倦即发而肢体酸软沉困泄泻者,以益气汤去当归加炒芍、茯苓、苍术、猪苓、泽泻、姜、枣煎服。按:上诸方治泄泻,有湿泻、有气虚泻、有火泻、有痰泻、有食积泻、有土败木贼泻、有寒泻有脾泻、有脾胃泻、有元气下脱泻、有肾泻、有虚寒滑脱久泻不止者,宜根据病对方而用也。一人食下即响,响而即泻,不敢食一些,食之即泻,诸药不效,以生红柿核纸包水湿灰火烧熟食之,不三四个即止。秘方治泄泻:用鸡子一个,将小头破开,入胡椒七粒,纸糊顶煨熟,好酒送下,烧酒更好,将胡椒完吞下。泄泻二三日,或腹疼痛,生姜、豆豉、胡椒煎汤,热服即止。治暴泄不止,小便不通,车前子炒为末,每服二钱,米饮调下,其根叶亦可捣汁服。此药利水道而不动元气。治泄泻用猪肚一枚,净洗去脂膜,入大蒜在内,以水煮烂捣膏,入苍术泔制、陈皮、厚朴姜炒、炙甘草各等分为末,同杵为丸如梧子大,每服三五十丸,空心米汤下,盐汤亦可。治许州黄太守患泄泻,二三年不愈,每饮烧酒三盅则止二三日以为常,畏药不治,召余诊之,六脉弦数,先服此药以解酒毒,后服理气健脾丸加泽泻而愈。黄连一两,生姜四两,上为一处。以慢火炒令干姜脆色,去姜取连,捣末,每服二钱,空心,腊茶清下,甚者不过二服,专治久患脾泄。大便溏泄,米谷不化,用黄连、白芍、吴茱萸各等分,小米饭为丸如梧子大,每服五六十丸,空心米汤送下。治泄泻手足冷,不渴腹痛,用人参、白术、干姜、甘草,水煎热服,中寒重者加附子。治久泻,大肠滑泄,五倍子炒五两为末,面糊为丸如梧子大,每服五丸,米饮下,日三服。补遗:三白散治一切泄泻如神:白术一钱半,白芍一钱五分,茯苓一钱,泽泻一钱,厚朴、黄连各一钱,干姜五分,乌梅肉三钱,如兼伤食加神曲炒、麦芽炒各一钱。神曲为丸服,尤效。

②《医略六书·化滞汤》:气滞于中,湿热不化,不能运化精微,故白痢窘迫,后重不除焉。槟榔破滞气以攻积,厚朴宽中州以化滞,黄连清火燥湿,黄芩清热宽肠,木香调中气,青皮破滞气,白芍收痢亡之阴,当归养已耗之血,甘草缓中和药,滑石通利湿热也。使湿热清化则肠胃清和而传化有权,后重无不除,何白痢窘迫不痊哉!此化滞清热之剂,为气滞痢、后重窘迫之专方。

第十节　肝　脏　病　理

〔病毒性肝炎-肝脏湿热戾气〕

辨识要点　① 符合病毒性肝炎病理诊断;② 肝细胞明显肿大,胞质疏松呈网状、半透明;③ 肝细胞体积增大圆球形,胞质透明,气球样变;④ 内质网不同程度扩张,线粒体肿胀,溶酶体增多;⑤ 病变肝细胞胞质水分脱失浓缩,肝细胞体积变小,胞质嗜酸性增强,细胞核染色较深;⑥ 肝细胞脂肪变性,胞质球形脂滴;⑦ 肝细胞溶解性坏死或碎片状坏死或桥接坏死;⑧ 肝细胞坏死占肝小叶大部分为亚大块坏死,肝细胞坏死占据整个肝小叶为大块坏死;⑨ 嗜酸性小体或凋亡小体形成;⑩ 淋巴细胞和单核细胞浸润于肝细胞坏死区或门管区;⑪ 再生肝细胞体积较大,胞质略呈嗜碱性,细胞核大且深染,原小叶内网状支架塌陷;⑫ 肝纤维化沿门管区周围或中央静脉周围分布,胶原沉积在 Disse 腔内;⑬ 肝脏直接被分割成由纤维包绕的结节,最终形成肝硬化;⑭ 舌红苔黄腻脉濡数。

治疗推荐　①《伤寒论》茵陈蒿汤:茵陈蒿六两、栀子十四枚、大黄二两,以水一斗先煮茵陈,减六升,内二味,煮取三升,去滓,分温三服。②《金匮要略》茵陈五苓散:茵陈蒿、茯苓、白术、泽泻、桂枝、猪苓,常规剂量,每日两次水煎服。③《太平圣惠方》卷 3 牛黄散:牛黄、龙脑、犀角、羚羊角、天麻、防风、麻黄、菊花、蔓荆子、桑螵蛸、桂枝、细辛、附子、独活、僵蚕、乌蛇、全蝎、阿胶、蝉蜕、朱砂、麝香,常规剂量研末为散,每次五钱,每日两次煎散为汤温服。④《奇效良方》雄黄散:雄黄、香墨、全蝎、蝉蜕、龙脑、麝香、丁香、牛黄、腻粉、朱砂、天南星、阿胶,常规剂量研末为散,每次五钱,每日两次煎散为汤温服。

思路拓展　①《伤寒明理论·茵陈蒿汤》:小热之气凉以和之,大热之气寒以取之。发黄者热之极也,非大寒之剂则不能彻其热。茵陈蒿味苦寒酸苦涌泄为阴,酸以涌之,苦以泄之,泄甚热者必以苦为主,故以茵陈蒿为君,心法南方火而主热。栀子味苦寒,苦入心而寒胜热,大热之气,必以苦寒之物胜之,故以栀子为臣。大黄味苦寒,宜补必以酸,宜下必以苦,推除邪热,必假将军攻之,故以大黄为使。苦寒相近,虽甚热,大毒必祛除,分泄前后,复得利而解矣。②《删补名医方论·茵陈蒿汤》:太阳、阳明俱有发黄证,但头汗出而身无汗,则热不外越。小便不利,则热不下泄,故瘀热在里。然里有不同,肌肉是太阳之里,当汗而发之,故用麻黄连翘赤小豆汤为凉散法。心胸是太阳阳明之里,当寒以胜之,用栀子柏皮汤,乃清火法。肠胃是阳明之里,当泻之于内,故立本方,是逐秽法。茵陈禀北方之气,经冬不调,傲霜凌雪,偏受大寒之气,故能除热邪留结,率栀子以通水源,大黄以调胃实,令一身内外瘀热,悉从小便而出,腹满自减,肠胃无伤,乃合引而竭之之法,此阳明利水之圣剂也。又曰仲景治阳明渴饮有四法:本太阳转属者,五苓散微发汗以散水气;大烦燥渴小便自利者,白虎加参清火而生津;脉浮发热小便不利者,猪苓汤滋阴而利水;小便不利腹满者,茵陈蒿汤以泄满,令黄从小便出,病情治法,胸有成竹矣。每思仲景利小便必用气化之品,通大便必用承气之品。故小便不利者,必加茯苓,甚者兼用猪苓,因二苓为气化之品,而小便由于气化也。兹小便不利,不用二苓者何? 本论云:阳明病,汗出多而渴者,不可与猪苓汤,以汗多胃中燥,猪苓汤复利小便故也。斯知阳明病汗出多而渴者,不可用,则汗不出而渴者,津液先虚,更不可用明矣。此以推陈致新之茵陈,佐以屈曲下行之栀子,不用枳、朴以承气,与芒硝之峻利,则大黄但可以润胃燥,而大便之不遽行可知。故必一宿而腹始减,黄从小便去而不由大肠去,仲景立法神奇,匪夷所思耳。

〖甲型病毒性肝炎-肝脏甲型湿热戾气〗

辨识要点 ① 符合病毒性肝炎病理诊断；② 甲型肝炎病毒感染；③ 消化道感染；④ 潜伏期短，可散发或流行；⑤ 肝细胞内病毒复制；⑥ 甲型肝炎病毒不直接损伤细胞，通过细胞免疫机制损伤肝细胞；⑦ 血清抗甲型肝炎病毒阳性；⑧ 甲型病毒性肝炎不引起携带者状态和慢性肝炎；⑨ 急性重型肝炎；⑩ 淤胆型肝炎；⑪ 肝细胞气球样变性；⑫ 肝细胞嗜酸性变性；⑬ 嗜酸性小体形成；⑭ 肝窦消失；⑮ 肝小叶内肝细胞排列紊乱；⑯ 肝小叶中央静脉周围的肝细胞呈溶解性坏死；⑰ 门管区见以大单核细胞和淋巴细胞为主的炎细胞浸润；⑱ 库普弗细胞增生；⑲ 无黄疸型病变程度较轻；⑳ 舌红苔黄脉数。

治疗推荐 ①《备急千金要方》茵陈汤：茵陈、黄连、黄芩、大黄、甘草、人参、栀子，常规剂量，每日两次水煎服。②《千金翼方》藿香正气散：藿香、紫苏、厚朴、茯苓、陈皮、白芷、半夏、桔梗、大腹皮、白术、炙甘草，常规剂量，每日两次水煎服。③《医效秘传》甘露消毒丹：滑石、黄芩、茵陈、藿香、连翘、石菖蒲、白豆蔻、薄荷、木通、射干、贝母，常规剂量，每日两次水煎服。④《奇效良方》牛黄散：牛黄、龙脑、麝香、蝉蜕、朱砂、雄黄、天南星、乌蛇肉、白附子、川芎、防风、紫葛、麻黄、细辛、藁本、侧子、天麻、全蝎、菊花、犀角、羚羊角、天竺黄，常规剂量研末为散，每次五钱，每日两次煎散为汤温服。

思路拓展 《诸病源候论·黄病诸候》。黄病候：黄病者，一身尽疼，发热，面色洞黄。七八日后，壮热在里，有血当下之法如肝状。其人少腹内急。若其人眼睛涩疼，鼻骨疼，两膊及项强，腰背急，即是患黄。多大便涩，但令得小便快，即不虑死。不用大便多，多即心腹胀不存。此由寒湿在表，则热蓄于脾胃，腠理不开，瘀热与宿谷相搏，烦郁不得消，则大小便不通，故身体面目皆变黄色。凡黄候，其寸口近掌无脉，口鼻冷气，并不可治也。急黄候：脾胃有热，谷气郁蒸，因为热毒所加，故卒然发黄，心满气喘，命在顷刻，故云急黄也。有得病即身体面目发黄者，有初不知是黄，死后乃身面黄者。其候，得病但发热心战者，是急黄也。黄汗候：黄汗之为病，身体洪肿，发热，汗出不渴，状如风水，汗染衣，色正黄，如柏汁，其脉自沉。此由脾胃有热，汗出而入水中浴，若水入汗孔中，得成黄汗也。犯黄候：有得黄病已瘥，而将息失宜，饮食过度，犯触禁忌，致病发胃，名为犯黄候。劳黄候：脾脏中风，风与瘀热相搏，故令身体发黄。额上黑，微汗出，手足中热，薄暮发，膀胱急，四肢烦，小便自利，名为劳黄。脑黄候：热邪在骨髓，而脑为髓海，故热气从骨髓流入于脑，则身体发黄，头脑痛，眉疼，名为脑黄。阴黄候：阳气伏，阴气盛，热毒加之，故但身面色黄，头痛而不发热，名为阴黄。内黄候：热毒气在脾胃，与谷气相搏，热蒸在内，不得宣散，先心腹胀满气急，然后身面悉黄，名为内黄。行黄候：瘀热在脾脏，但肉微黄而身不甚热，其人头痛心烦，不废行立，名为行黄。癖黄候：气水饮停滞结聚成癖。因热气相搏，则郁蒸不散，故胁下满痛而身发黄，名为癖黄。噤黄候：心脾二脏有瘀热所为。心主于舌，脾之络脉出于舌下。若身面发黄，舌下大脉起青黑色，舌噤强，不能语，名为噤黄。色黄候：凡人着黄，五种黄皆同。其人至困，冥漠不知东西者，看其左手脉，名手肝脉，两筋中，其脉如有如无。又看近手屈肘前臂上，当有三歧脉，中央者，名为手肝脉；两厢者，名歧脉。看时若肝脉全无，两厢坏，其人十死一生，难可救济。若中央脉近掌三指道有如不绝，其人必不死。脉经三日，渐彻至手掌，必得汗，汗罢必愈。妇人患黄，看右手脉。其人身热，眼青黄，视其瞳子青，脉亦青，面色青者是，其由脾移热于肝，肝色青也。其人身热而发黄赤，视其眼赤，高视，心腹胀满，脉赤便是，此由脾移热于心。心色赤，故其人身热而发赤黄，不可治，治之难瘥。其人身热发黄白,视其舌下白垢生者是,此由脾移热于肺,肺色白也。其人身热发黑黄,视其唇黑眼黄,舌下脉黑者是,此由脾移热于肾,肾色黑也,故其身热而发黑黄也。风黄候:凡人先患风湿,复遇冷气相搏,则举身疼痛,发热而体黄也。因黄发血候:此由脾胃大热,热伤于心,心主于血,热气盛,故发黄而动血,故因名为发血。因黄发痢候:此由瘀热在于脾胃,因而发黄,挟毒即下痢,故名为发痢。因黄发痔候:此病由热伤于心,心主血,热盛则血随大便而下,名为血痔。因黄发癖候:夫黄病皆是大热所为。热盛之时,必服冷药,冷药多则动旧癖。因黄发病后小便涩兼石淋候:黄病后,小便涩,兼石淋,发黄胆,此皆由蓄热所为。热流小肠,小便涩少而痛,下物如沙石也。因黄发吐候:黄病吐下之后,胃气虚冷,其人宿病有寒饮,故发吐。黄胆候:黄胆之病,此由酒食过度,腑脏不和,水谷相并,积于脾胃,复为风湿所搏,瘀结不散,热气郁蒸,故食已如饥,令身体面目爪甲及小便尽黄,而欲安卧。若身脉多赤,多黑、多青皆见者,必寒热身痛。面色微黄,齿垢黄,爪甲上黄,黄胆也疸而渴者,其病难治;疸而不渴,其病可治。发于阴部,其人必呕;发于阳部,其人振寒而微热。酒疸候:夫虚劳之人,若饮酒多,进谷少者,则胃内生热。因大醉当风入水,则身目发黄,心中懊痛,足胫满,小便黄,面发赤斑。若下之,久久变为黑疸,面目黑,心中如啖蒜齑状,大便正黑,皮肤爪之不仁。其脉浮弱,故知之。酒疸,心中热,欲呕者,当吐之则愈。其小便不利,其候当心中热,足不热,是其证明若腹满欲吐,鼻燥,其脉浮,先吐之,沉弦,先下之。谷疸候:谷疸之状,寒热不食,食毕头眩,心忪怫郁不安而发黄,由失饥大食,胃气冲熏所致。阳明病,脉迟,食难用饱,饱则发烦头眩者,必小便难,此欲为谷疸。虽下之,其腹必满,其脉迟故也。女劳疸候:女劳疸之状,身目皆黄,发热恶寒,小腹满急,小便难。由大劳大热而交接,交接竟入水所致也。黑疸候:黑疸之状,苦小腹满,身体尽黄,额上反黑,足下热,大便黑是也。夫黄胆、酒疸、女劳疸,久久多变为黑疸。九疸候:夫九疸者,一曰胃疸,二曰心疸,三曰肾疸,四曰肠疸,五曰膏疸,六曰舌疸,七曰体疸,八曰肉疸,九曰肝疸。凡诸疸病,皆由饮食过度,醉酒劳伤,脾胃有瘀热所致。其病,身面皆发黄,但立名不同耳。胞疸候:胞疸之病,小肠有热,流于胞内,故大小便皆如柏汁,此为胞疸。风黄胆候:夫风湿在于腑脏,与热气相搏,便发于黄,即小便或赤或白,好卧而心振,面虚黑,名为风黄疸。湿疸候:湿疸病者,脾胃有热,与湿气相搏,故病苦身体疼,面目黄,小便不利,此为湿疸。

〖乙型病毒性肝炎-肝脏乙型湿热戾气〗

辨识要点　① 符合病毒性肝炎病理诊断;② 乙型肝炎病毒感染;③ 完整的乙型肝炎病毒颗粒呈球形,有双层衣壳;④ 乙型肝炎病毒 X 基因编码的 X 蛋白在肝细胞癌发生中起重要作用;⑤ 乙型肝炎病毒糖蛋白外壳称乙型肝炎表面抗原;⑥ 乙型肝炎病毒核壳体有乙型肝炎核心抗原;⑦ 乙型肝炎病毒核心抗原存在感染的肝细胞内;⑧ 乙型肝炎病毒 e 抗原分泌到血液中;⑨ 乙型病毒性肝炎导致肝硬化;⑩ 乙型病毒性肝炎引起急性肝炎、急性重型肝炎和携带者状态;⑪ 乙型病毒性肝炎传播途径有经血流、血液污染物品、吸毒、密切接触、母婴传播;⑫ 肝细胞毛玻璃样变性;⑬ 部分肝细胞体积较大;⑭ 胞质内充满嗜酸性细颗粒物质;⑮ 胞质不透明似毛玻璃样;⑯ HBsAg 阳性;⑰ 滑面内质网增生;⑱ 内质网池内有较多的 HBsAg 颗粒;⑲ 肝细胞核内大量 HBcAg 形成砂粒样细胞核;⑳ 舌红苔腻脉数。

治疗推荐　①《外台秘要》卷 4 茵陈汤:茵陈、黄芩、栀子、升麻、大黄、龙胆草、枳实、柴胡,常规剂量,每日两次水煎服。②《太平圣惠方》卷 10 麻黄散:麻黄、防风、赤茯苓、秦艽、葳蕤、葛根、独活、汉防己、川芎、白鲜皮、牡丹皮、石膏、桑寄生、甘草、黄芩,常规剂量研末为散,每次五钱,每日两次煎散为汤温服。③《应验简便良方》辟瘟散:苍术、草果、贯仲、羌活、生甘草、法半夏、川芎、公丁香、防风、荆芥、细辛、枳壳、皂角、香薷、豆砂、石菖蒲、滑石、藿香、熟大黄、桔梗、神曲、前胡、白芷、红胡椒、陈皮、薄荷、木香、厚朴,常规剂量研末为散,每次五钱,每日两次煎散为汤温服。④《奇效良方》雄黄散:雄黄、白附子、天南星、牛黄、麝香、蚱蜢、僵蚕、天麻、白花蛇肉,常规剂量研末为散,每次五钱,每日两次煎散为汤温服。

思路拓展 《备急千金要方·肝脏脉论》:夫人禀天地而生,故内有五脏六腑、精气骨髓、筋脉;外有四肢九窍、皮毛爪齿、咽喉唇舌、肛门胞囊。以此总而成躯。故将息得理,则百脉安和;役用非宜,即为五劳、七伤、六极之患。有方可救,虽病无他;无法可凭,奄然永往。所以此之中帙卷。卷皆备述五脏六腑等血脉根源,循环流注,与九窍应会处所。并论五脏六腑等轻重、大小、长短、阔狭、受盛多少。仍列对治方法,丸散酒煎汤膏摩熨及灸针孔穴并穷于此矣。其能留心于医术者,可考而行之。其冷热、虚实、风气、准药性而用之,则内外百病无所逃矣。凡五脏在天为五星,在地为五岳,约时为五行,在人为五藏,五藏者,精神魂魄意也。论阴阳,察虚实,知病源,用补泻,应禀三百六十五节,终会通十二经焉。论曰:肝主魂,为郎官,随神往来,谓之魂,魂者,肝之藏也。目者,肝之官,肝气通于目,目和则能辨五色矣;左目甲,右目乙,循环紫宫,荣华于爪;外主筋,内主血;肝重四斤四两,左三叶,右四叶,凡七叶;有六童子、三玉女守之;神名蓝蓝,主藏魂,号为魂脏,随节应会。故云肝藏血,血舍魂,在气为语,在液为泪;肝气虚则恐,实则怒;肝气虚则梦见园苑生草得其时,梦伏树下不敢起;肝气盛则梦怒,厥气客于肝则梦山林树木。凡人卧,血归于肝,肝受血而能视,足受血而能步,掌受血而能握,指受血而能摄。凡肝脏象木,与胆合为腑,其经足厥阴,与少阳为表里,其脉弦。相于冬,旺于春。春时万物始生,其气来濡而弱,宽而虚,故脉为弦,濡即不可发汗,弱则不可下,宽者开,开者通,通者利,故名曰宽而虚。春脉如弦,春脉肝也,东方木也,万物之所以始生也。故其气来濡弱,轻虚而滑,端直以长,故曰弦,反此者病。何如而反?其气来实而弦,此谓太过,病在外;其气来不实而微,此两胁胠满。肝脉来濡弱,招招如揭竿末梢曰平,如按琴瑟弦,色青白不泽,毛折乃死。春胃微弦曰平,弦多胃少曰肝病,但弦无胃曰死,胃而有毛曰秋病,毛甚曰今病。肝藏血,血舍魂,悲哀动中则伤魂,魂伤则狂妄,其精不守,令人阴缩而挛筋,两胁肋骨举,毛悴色夭死于秋。足厥阴气绝,则筋缩引卵与舌。厥阴者,肝脉也,肝者,筋之合也,筋者,聚于阴器,而脉络于舌本,故脉弗营则筋缩急,筋缩急则引卵与舌,故唇青舌卷,卵缩则筋先死,庚笃辛死,金胜木也。肝死脏,浮之弱,按之中如索不来,或曲如蛇行者死。春肝木旺,其脉弦细而长曰平,反得沉濡而滑者,是肾之乘肝母之归,子为虚邪,虽病易治。反得浮大而洪者,是心之乘肝,子之乘母为实邪,虽病自愈;反得微涩而短者,是肺之乘肝,金之克木为贼邪,大逆,十死不治;反得大而缓者,是脾之乘肝,土左手关上阴绝者,无肝脉也,若癃遗溺难言,胁下有邪气,善吐,刺足少阳,治阳。左手关上阴实者,肝实也。苦肉中痛,动善转筋,吐,刺足厥阴治阴。肝脉来濯濯如倚竿,如琴瑟弦,再至曰平,三至曰离经病,四至脱精,五至死,六至命尽,足厥阴脉也。肝脉急甚为恶言,微急为肥气,在胁下如覆杯,缓甚为呕,微缓为水瘕痹,大甚为内痛,善呕衄,微大为肝痹缩,咳引少腹;小甚为多饮,微小为消瘅,滑甚为㿉疝,微滑为遗溺,涩甚为淡饮,微涩为螈筋挛。肝脉搏坚而长,色不青,当病坠,若搏因血在胁下,令人喘逆,其濡而散色泽者,当病溢饮,溢饮者,渴暴多饮而溢入肌肤肠胃之外也。青脉之至也,长而左右弹,有积气在心下支肤,名曰肝痹。

得之寒湿,与疝同法,腰痛足清、头痛。扁鹊云:肝有病则目夺精,虚则寒,寒则阴气壮,壮则梦山树等,实则热,热则阳气壮,壮则梦怒。肝在声为呼,在变动为握,在志为怒,怒伤肝,精气并于肝则忧,肝虚则恐,实则怒,怒而不已,亦生忧矣。色主春,病变于色者,取之荥。病先发于肝者,头目眩,胁痛支满;一日至脾,闭塞不通,身痛体重;二日至胃而腹胀;三日至肾,少腹腰脊痛,胫酸;十日不已死,冬日入夏早食。病在肝,平旦慧,下晡甚,夜半静。假令肝病,西行若食鸡肉得之,当以秋时发病,以庚辛日也。家有血腥死,女子见之以明要为灾,不者若感金银物得之。凡肝病之状必两胁下痛引少腹,令人善怒,虚则目肮肮无所见,耳无所闻,善恐,如人将捕之,若欲治之,当取其经足厥阴与少阳,气逆则头目痛、耳聋不聪、颊肿取血者。肝脉沉之而急,浮之亦然,苦胁痛有气支满引少腹而痛,时小便难,苦目眩头痛,腰背痛,足为寒时癫,女人月事不来,时亡时有,得之少时有所堕坠。

〖**丙型病毒性肝炎-肝脏丙型湿热戾气**〗

辨识要点 ① 符合病毒性肝炎病理诊断;② 丙型肝炎病毒引起丙型肝炎;③ 丙型肝炎病毒通过注射或输血传播;④ 丙型肝炎病毒是单链 RNA 病毒;⑤ 丙型病毒性肝炎与肝细胞癌发生密切相关;⑥ 饮酒促进病毒复制及激活肝纤维化发生;⑦ 丙型肝炎病毒直接破坏肝细胞;⑧ 免疫因素是肝细胞损伤的重要原因;⑨ 肝细胞脂肪变性;⑩ 代谢综合征;⑪ 门管区淋巴细胞浸润;⑫ 淋巴滤泡形成;⑬ 胆管损伤;⑭ 抗丙型肝炎病毒抗体阳性;⑮ 舌红苔腻脉数。

治疗推荐 ①《太平惠民和剂局方》洗肝散:栀子、大黄、当归、羌活、防风、川芎、薄荷、炙甘草,常规剂量,每日两次水煎服。②《片玉痘疹》黄连解毒凉膈散:黄芩、黄连、栀子、黄柏、连翘、薄荷、桔梗、枳壳、麦冬、山楂、天花粉、木通、生地、牛蒡子、甘草、竹叶、灯心草、大黄、枳实、山楂,常规剂量研末为散,每次五钱,每日两次煎散为汤温服。③《丹溪心法附余》柴苓汤:柴胡、半夏、黄芩、人参、甘草、白术、猪苓、茯苓、泽泻、桂枝,常规剂量,每日两次水煎服。④《奇效良方》雄黄散:雄黄、丹砂、牛黄、丁香、桂枝、麝香、天南星、半夏、麻黄、僵蚕、天麻、龙脑、附子、大黄、干姜,常规剂量研末为散,每次五钱,每日两次煎散为汤温服。

思路拓展 《备急千金要方·肝脏脉论》:肝病其色青,手足拘急,胁下苦满,或时眩冒,其脉弦长,此为可治,宜服防风竹沥汤、秦艽散。春当刺大敦,夏刺行间,冬刺曲泉,皆补之;季夏刺太冲,秋刺中郄,皆泻之。又当灸期门百壮,背第九椎五十壮。邪在肝,则两胁中痛,寒中,恶血在内,胻善瘛,节时肿,取之行间以引胁下,补三里以温胃中,取血脉以散恶血,取耳间青脉以去其瘛。凡有所堕坠,恶血留内,若有所大怒,气上而不能下,积于左胁下,则伤肝。肝中风者,头目瞤,两胁痛,行常伛,令人嗜甘如阻妇状。肝中寒者,其人洗洗恶寒,翕翕发热,面翕然赤,漐漐有汗,胸中烦热。肝中寒者,其人两臂不举,舌本燥,善太息,胸中痛,不得转侧,时盗汗、咳,食已吐其汁。肝主胸中,喘,怒骂,其脉沉,胸中又窒,欲令人推按之,有热鼻窒。肝伤,其人脱肉又卧口欲得张,时时手足青,目瞤,瞳仁痛,此为肝脏伤所致也。肝水者,其人腹大不能自转侧,而胁下腹中痛,时时津液微生,小便续通。肝胀者,胁下满而痛引少腹。肝着,其病患常欲蹈其胸上,先未苦时但欲饮热。诊得肝积,脉弦而细,两胁下痛,邪气走心下,足胫寒,胁痛引少腹,男子积疝,女子瘕淋,身无膏泽,善转筋,爪甲枯黑,春瘥秋剧,色青也。肝之积名曰肥气,在左胁下如覆杯,有头足如龟鳖状,久久不愈,发咳逆呕,疟连岁月不已,以季夏戊己日得之,何也? 肺病传肝,肝当传脾,脾适以季夏旺,旺者不受邪,肝复欲还肺,肺不肯受,因留结为积,故知肥气以季夏得之。肝病胸满胁胀,善恚怒叫呼,身体有热而复恶寒,四肢不举,面白,身体滑,其脉当弦长而急,今反短涩,其色当青而反白者,此是金之克木,襄公问扁鹊曰:吾欲不诊脉,察其音,观其色,知其病生死,可得闻乎? 答曰:乃圣道之大要,师所不传,黄帝贵之,过于金玉。入门见病,观其色、闻其呼吸,则知往来出入,吉凶之相。角音人者,主肝声也,肝声呼,其音琴,其志怒,其经足厥阴。厥逆少阳则营卫不通,阴阳交杂,阴气外伤,阳气内击,击则寒,寒则虚,虚则猝然喑哑不声,此为厉风入肝,续命汤主之。但踞坐不得低头,面目青黑,四肢缓弱,遗矢便利,甚则不可治,赊则旬月之内,桂枝酒主之。又呼而哭,哭而反吟,此为金克木,阴击阳,阴气起而阳气伏,伏则实,实则热,热则喘,喘则逆,逆则闷,闷则恐畏,目视不明,语声切急,谬说有人,此为邪热伤肝,甚则不可治。若唇色虽青,向眼不应可治,地黄煎主之。肝病为疟者,令人色苍苍然,太息,其状若死者,乌梅丸主之。若其人本来少于悲恚,忽尔嗔怒,出言反常、乍宽乍急,言未竟以手向眼,如有所畏,若不即病,祸必至矣,此肝病声之候也。若其人虚,则为寒风所伤;若实,则为热气所损。阳则泻之,阴则补之。青为肝,肝合筋,青如翠羽者吉。肝主目,目是肝之余,其人木形相比,于上角苍色,小头长面大肩,平背直身,小手足,有材好劳,心小力多,忧劳于事,耐春夏不耐秋冬,秋冬感而生病,足厥阴。佗佗然胁广合坚脆倾正,则肝应之。正青色小理者,则肝小,小则脏安,无胁下之病;粗理者则肝大,大则虚,虚则寒,逼胃迫咽,善膈中,且胁下痛。广胁反者则肝高,高则实,实则肝热,上支贲加胁下急为息贲,合胁危。者则肝下,下则逼胃,胁下空,空则易受邪。胁骨坚者,则肝坚,坚则脏安难伤;胁骨弱者,则肝脆,脆则善病消瘅易伤;胁腹好相者,则肝端正,端正则和利难伤;胁骨偏举者则肝偏倾,偏倾则胁下偏痛。

〖丁型病毒性肝炎-肝脏丁型湿热戾气〗

辨识要点 ① 符合病毒性肝炎病理诊断;② 丁型肝炎病毒引起丁型肝炎;③ 丁型肝炎病毒是复制缺陷型 RNA 病毒;④ 依赖乙型肝炎病毒复合感染才能复制;⑤ 与乙型肝炎病毒同时感染,约 90% 可恢复;⑥ 少数演变成乙型病毒性肝炎/丁型病毒性肝炎复合性慢性肝炎;⑦ 少数发生急性重型肝炎;⑧ 丁型肝炎病毒携带者再感染丁型肝炎病毒,约 80% 转变成乙型病毒性肝炎/丁型病毒性肝炎复合性慢性肝炎;⑨ 发生急性重型肝炎比例较高;⑩ 肝细胞嗜酸变性;⑪ 小泡型脂肪变性;⑫ 炎细胞浸润及门管区炎症;⑬ 慢性乙型肝炎病毒感染重叠丁型肝炎病毒感染加重肝组织病变;⑭ 血清丁型肝炎病毒抗原阳性;⑮ 血清丁型肝炎病毒抗体阳性;⑯ 舌红苔腻脉数。

治疗推荐 ①《备急千金要方》大茵陈汤:茵陈、黄柏、大黄、白术、黄芩、甘草、茯苓、瓜蒌根、前胡、枳实、栀子,常规剂量,每日两次水煎服。②《圣济总录》卷 96 龙胆汤:龙胆草、犀角、生地、麦冬、升麻、炙甘草、牡蛎,常规剂量,每日两次水煎服。③《备急千金要方》犀角麻黄汤:犀角、羚羊角、麻黄、防风、独活、防己、川芎、白术、当归、黄芩、石膏、生姜、甘草、杏仁、桂枝,常规剂量,每日两次水煎服。

思路拓展 《备急千金要方·肝脏脉论》:凡人分部陷起者,必有病生。胆少阳为肝之部,而肝气通于内外,部亦随而应之。沉浊为内,浮清为外,若色从外走内者,病从外生,部处起;若色从内出外者,病从内生,部处陷。纳病前治阴后治阳,外病前治阳后治阴。阳主外,阴主内,凡人死生休否,则脏神前变形于外,人肝前病,目则为之无色,若肝前死,目则为之脱精,若天中等分,墓色应之,必死不治。看应增损斟酌赊促,赊则不出四百日内,促则不延旬月之间,肝病少愈而猝死。何以知之?曰:青白色如拇指大,靥点见颜颊上,此必猝死。肝绝八日死,何以知之?面青目赤,但欲伏眠,视而不见人,汗出如水不止,面黑目青者不死,青如草滋死,吉凶之色在于分部。顺顺而见,青白入目必病,不出其年,若年上不应,三年之中,祸必应春、木、肝、脉、色青,主足少阳脉也,春取络脉分肉,春者木始治,肝气始生,肝气急,其风疾,经脉常深,其气少不能深入,故取络脉分肉之间,其脉根本并在窍阴之间,应在窗笼之其筋,起于小趾次趾之上,结外踝,上循胫外廉;结于膝外廉,其支者别起于外辅骨,上走髀,前者结伏兔之上;后者结于尻,其直者上乘月、季胁,上走腋前廉,挟于膺乳,结于缺盆;直者上出腋,贯缺盆,出太阳之前,循耳后,上额角,交巅上,下走额上结于鼽,其支者结于目外眦为外维。其脉起于目锐眦,上抵头角,下耳后,循颈行手少阳之前,至肩上却交出手少阳之后,入缺盆。其支者从耳后入耳中,出走耳前至锐后。其支者别锐眦,下大迎,合手少阳于下。加颊车,下颈合缺盆以下胸中,贯膈、络肝、属胆、循胁里,出气街,绕毛际,横入髀厌中;其直者从缺盆下腋循胸,过季胁,下合髀厌中,以下循髀阳,出膝外廉,下外辅骨之前,直下抵绝骨之端,下出外踝之前,循足跗上,出小趾次趾之端。其支者,别跗上,入大趾之间,循大趾歧内出其端,还贯入爪甲,出三毛,合足厥阴为表里。厥寸,应在背俞,同会于手太阴。其足少阳之别名曰光明,去踝五寸是也,别走厥阴,下络足跗。主肝生病,病实则胆热,热则厥,厥则阳病,阳脉反逆大于寸口一倍,病则胸中有热,心胁头额痛,缺盆腋下肿,虚则胆寒,寒则痿,则阴病,阴脉反小于寸口,病则胸中有寒,少气口苦,身体无膏泽,外至绝骨外踝前及诸节皆痛,若阴阳俱静与其俱动,如引绳俱顿者病也。足厥阴之脉起于大趾聚毛之际,上循足跗上廉,去内踝一寸,上踝八寸交出太阴之后上内廉,循股阴入毛中,环阴器抵少腹,挟胃属肝络胆,上贯膈,布胁肋,循喉咙之后,上入颃颡,连目系,上出额与督脉会于巅;其支者从目系下颊里,环唇内,其支者复从肝别贯膈,上注肺中。是动则病腰痛不可以俯仰,丈夫溃疝,妇人少腹肿,甚则嗌干,面尘脱色。是主肝所生病者,胸满呕逆,洞泄狐疝,遗溺闭癃。盛者则寸口大一倍于人迎,虚者则寸口反小于人迎也。足厥阴之别,名曰蠡沟,去内踝上五寸,别走少阳,其别者循经上睾结于茎。其病气逆则睾肿猝疝,实则挺长热,虚则暴痒,取之所别。足厥阴之筋,起于大趾之上,上结于内踝之前,上循胫上结内辅之下上,循阴股结于阴器,结络诸筋。春三月者,主肝胆青筋牵病也,其源从少阴而涉足少阳,少阳之气始发,少阴之气始衰,阴阳怫郁于腠理,皮毛之病俱生,表里之疴因起,从少阳发动反少阴,气则脏腑受病而生,其病相反。若腑虚则为阴邪所伤,腰背强急,脚缩不伸,中欲折,目中生花,若脏实则为阳毒所损,涩涩前寒而后热,颈外双筋牵不得屈伸,颈直背强,眼赤黄,若欲转动称身回侧,故曰青筋牵病。扁鹊曰:灸肝肺二俞,主治丹毒牵病,当根据源处治,调其阳,理其阴,脏腑之疾不生矣。

〖戊型病毒性肝炎-肝脏戊型湿热戾气〗

辨识要点 ① 符合病毒性肝炎病理诊断;② 戊型肝炎病毒引起戊型肝炎;③ 戊型肝炎病毒是单链RNA病毒;④ 戊型肝炎主要通过消化道传播;⑤ 易在雨季和洪水过后流行;⑥ 多见于秋冬季;⑦ 35岁以上的中年人和老年人多发;⑧ 妊娠期戊型肝炎发生重症肝炎的比例较高;⑨ 戊型病毒性肝炎一般不导致携带者状态和慢性肝炎;⑩ 大多数病例预后良好;⑪ 门管区炎症;⑫ 门管区大量库普弗细胞和多形核白细胞;⑬ 淋巴细胞少见;⑭ 肝细胞和毛细胆管胆汁淤积;⑮ 肝细胞灶状或小片状至亚大块或大

块坏死；⑯ 血清抗戊型肝炎病毒抗体阳性；⑰ 舌红苔黄脉数。

治疗推荐　①《医方类聚》卷 54 龙胆草散：龙胆草、茵陈、大黄、黄芩、栀子、大青叶、柴胡、枳实、瓜蒌、甘草，常规剂量研末为散，每次五钱，每日两次煎散为汤温服。②《太平圣惠方》卷 5 麻黄散：麻黄、石膏、赤茯苓、独活、山茱萸、秦艽、细辛、川芎、防风、桂枝、干姜、白术、人参、汉防己、附子、杏仁、炙甘草，常规剂量研末为散，每次五钱，每日两次煎散为汤温服。③《太平圣惠方》卷 55 秦艽散：秦艽、茵陈、犀角、黄芩、柴胡、赤茯苓、麦冬、大黄，常规剂量研末为散，每次五钱，每日两次煎散为汤温服。

思路拓展　《诸病源候论·肝病候》：肝象木，旺于春；其脉弦，其神魂，其华在爪，其充在筋，其声呼，其臭臊，其味酸，其液泣，其色青，其藏血；足厥阴其经也。与胆合，胆为腑而主表，肝为脏而主里。肝气盛，为血有余，则病目赤，两胁下痛引小腹，善怒。气逆则头眩，耳聋不聪，颊肿，是肝气之实也，则宜泻之。肝气不足，则病目不明，两胁拘急，筋挛，不得太息，爪甲枯，面青，善悲恐，如人将捕之，是肝气之虚也，则宜补之。于四时：病在肝，愈于夏；夏不愈，甚于秋，秋不死，待于冬，起于春。于日：愈在丙丁；丙丁不愈，加于庚辛；庚辛不死，待于壬癸；起于甲乙。于时：平旦慧，下哺甚，夜半静。禁当风。肝部，左手关上是也。平肝脉来，绰绰如按琴瑟之弦，如揭长竿末梢，曰肝平。春以胃气为本。春，肝木王，其脉弦细而长，是平脉也。反得微涩而短者，是肺之乘肝，金之克木，大逆，十死不治；反得浮大而洪者，是心乘肝，子之扶母，虽病当愈；反得沉濡滑者，是肾乘肝，母之归子，虽病当愈；反得大而缓者，是脾之乘肝，为土之陵木，土之畏木，虽病不死。病肝脉来，盛实而滑，如循长竿，曰肝病；死肝脉来，急益劲，如新张弓弦，曰肝死；真肝脉至，中外急，如循刀刃赜赜然，如新张弓弦。色青白不泽，毛折乃死。《养生方》云春三月，此谓发陈，天地俱生，万物以荣。夜卧早起，阔步于庭。被发缓形，以使春志生。生而勿杀，与而勿夺，赏而勿罚，此春气之应也；养生之道也。逆之则伤于肝，夏变为寒，则奉长生者少。《养生方·导引法》云肝脏病者，愁忧不乐，悲思嗔怒，头旋眼痛，呵气出而愈。

〖庚型病毒性肝炎-肝脏庚型湿热庚气〗

辨识要点　① 符合病毒性肝炎病理诊断；② 庚型肝炎病毒感染；③ 庚型肝炎病毒是否为肝炎病毒尚有争议；④ 庚型肝炎病毒感染主要发生在透析患者；⑤ 通过污染血液或血制品传播；⑥ 可经性接触传播；⑦ 部分可变成慢性；⑧ 庚型肝炎病毒能在单核细胞中复制；⑨ 单一庚型肝炎病毒感染病变较轻；⑩ 急性庚型病毒性肝炎肝细胞肿胀；⑪ 门管区炎症；⑫ 慢性庚型病毒性肝炎肝细胞肿胀；⑬ 点状坏死；⑭ 门管区炎症；⑮ 纤维组织轻度增生；⑯ RT-PCR 法血清庚型肝炎病毒 RNA 阳性；⑰ 血清抗庚型肝炎病毒抗体阳性；⑱ 舌红苔腻脉数。

治疗推荐　①《备急千金要方》龙胆汤：龙胆草、钩藤皮、柴胡、黄芩、桔梗、芍药、茯苓、甘草、蜣螂、大黄，常规剂量，每日两次水煎服。②《温病条辨》草果茵陈汤：草果、茵陈、茯苓皮、厚朴、陈皮、猪苓、大腹皮、泽泻，常规剂量，每日两次水煎服。③《兰室秘藏》秦艽苍术汤：秦艽、桃仁、皂角、大黄、苍术、防风、黄柏、当归、泽泻、槟榔，常规剂量，每日两次水煎服。

思路拓展　《读医随笔》：平肝者舒肝也，非伐肝也。肝之性喜升而恶降，喜散而恶敛。《经》曰：肝苦急，急食辛以散之，以辛补之，以酸泄之。肝为将军之官而胆附之，凡十一脏取决于胆也。东垣曰：胆木春升，余气从之，故凡脏腑十二经之气化，皆必藉肝胆之气化以鼓舞之，始能调畅而不病。凡病之气结、血凝、痰饮、肿、臌胀、痉厥、癫狂、积聚、痞满、眩晕、呕吐、哕呃、咳嗽、哮喘、血痹、虚损,皆肝气之不能舒畅所致也。或肝虚而力不能舒,或肝郁而力不得舒,日久遂气停血滞,水邪泛滥,火势内灼而外暴矣。其故由于劳倦太过,致伤中气,以及忧思不节,致伤神化也;内伤饮食,外感寒湿,脾肺受困,肝必因之。故凡治暴疾、痼疾,皆必以和肝之法参之。和肝者,伸其郁、开其结也;或化血,或疏痰,兼升兼降,肝和而三焦之气化理矣,百病有不就理者乎? 后世专讲平肝,不拘何病,率入苦凉清降,是伐肝也。殊不知肝气愈郁愈逆,疏泄之性横逆于中,其实者暴而上冲,其虚者折而下陷,皆有横悍逼迫之势而不可御也,必顺其性而舒之,自然相化于无有。如东垣重讲脾胃,必远肝木,所指药品,乃防风、羌活、川芎、白芷诸辛散之品也,即陈皮、浓朴,且屡伸泄气之戒矣。其义不大可思乎? 丹溪号善用苦寒,而意重开郁,常用之药,不外香附、川芎、白芷、半夏也。其义不更可思乎? 故知古人平肝之法,乃芳香鼓舞,舒以平之,非白芍、枳壳寒降以伐之也。然则肝盛者当何如? 曰:肝盛固当泄也,岂百病皆可泄肝乎? 医者善于调肝,乃善治百病。《内经》曰:升降出入。又曰:疏其气而使之调。故东垣之讲胃气,河间之讲玄府,丹溪之讲开郁,天士之讲通络,未有逾于舒肝之义者也。所谓肝盛者,风火自盛,升散之力太过也。后人每以郁而上冲头痛、头胀者,为肝阳太旺,更有以遗精、白浊、烦躁、不眠诸下陷之证,指为肝阳太旺者,不亦戾乎!

〖急性普通型病毒性肝炎-急性肝脏湿热戾气〗

辨识要点　① 符合急性普通型病毒性肝炎病理诊断;② 黄疸型肝炎病变稍重,病程较短;③ 黄疸型与无黄疸型肝炎病理变化基本相同;④ 肝脏肿大;⑤ 肝质较软;⑥ 表面光滑;⑦ 肝细胞广泛肿胀变性;⑧ 气球样变性;⑨ 肝血窦受压而肝细胞内淤胆现象;⑩ 肝细胞坏死轻微;⑪ 点状坏死与嗜酸性小体;⑫ 肝小叶内与门管区少量炎细胞浸润;⑬ 黄疸型坏死稍重;⑭ 毛细胆管内淤胆和胆栓形成;⑮ 急性普通型病毒性肝炎多数在 6 个月内治愈;⑯ 急性普通型病毒性乙型肝炎 5‰~10‰ 转为慢性肝炎;⑰ 急性普通型病毒性丙型肝炎约 70% 转为慢性肝炎;⑱ 舌红苔腻脉数。

治疗推荐　①《圣济总录》卷 28 龙胆汤:龙胆草、枳壳、柴胡、栀子、知母、地骨皮、木通、芍药、炙甘草、羚羊角、麦门冬、升麻,常规剂量,每日两次水煎服。②《外科证治全书》退毒散:黄连、金银花、连翘、甘草、赤芍、当归、牛膝、桔梗、栀子、薄荷、木通,常规剂量,每日两次水煎服。③《太平惠民和剂局方》秦艽鳖甲散:秦艽、鳖甲、柴胡、荆芥、贝母、天仙藤、前胡、青皮、炙甘草、陈皮、葛根、白芷、肉桂、羌活,常规剂量研末为散,每次五钱,每日两次煎散为汤温服。

思路拓展　《肘后备急方·治卒发黄胆诸黄病》。治黄胆方:芜菁子五升,捣,筛,服方寸匕,日三,先后十日,愈之。又方,烧乱发,服一钱匕,日三服。秘方,此治黄胆。又方,捣生麦苗,水和,绞取汁服三升,以小麦胜大麦,一服六七合,日三四,此酒疸也。又方,取藜芦着灰中,炮之,令小变色,捣下筛末,服半钱匕,当小吐,不过数服,此秘方也。又方,取小豆,秫米,鸡屎白各二分,捣,筛为末,分为三服,黄汁当出,此通治面目黄,即瘥。疸病有五种,谓黄胆,谷疸,酒疸,女疸,劳疸也,黄汁者,身体四肢微肿,胸满不得汗,汗出如黄柏,汗油,大汗出。卒入水所致方。猪脂一斤,温令热尽服之,日三当下,下则稍愈。又方,栀子十五枚,栝蒌子三枚,苦参三分,捣末,以苦酒渍,鸡子二枚,令软,合黄白以和药,捣丸如梧子大,每服十丸,日五六,除热不吐,即下,自消也。又方,黄雌鸡一只,治之,锉生地黄三斤,纳腹中,急缚仰置铜器中,蒸令极熟,绞取汁,再服之。又方,生茅根一把,细切,以猪肉一斤,合作羹,尽啜食之。又方,柞树皮烧末,服方寸匕,日三服。又方,甘草一尺,栀子十五枚,黄柏十五分,水四升,煮取一升半,分为再服,此药亦治温病发黄。又方,茵陈六两,水一斗二升,煮取六升,去滓,纳大黄二两,栀子十四枚,煮取三升,分为三服。又方,麻黄一把,酒五升,煮取二升半,可尽服,汗出,瘥。若变成疸者多死,急治之方。土瓜根捣取汁,顿服一升,至三服。须发汗,当小便去,不尔,更服之。谷疸者,食毕头旋,心怫郁不安而发黄,由失饥大食,胃气冲熏所致,治之方。茵陈四两,水一斗,煮取六升,去滓,纳大黄二两,栀子七枚,煮取二升,分三服,溺去黄汁,瘥。又方,苦参三两,龙胆一合,末,牛胆丸如梧子,以生麦汁服五丸,日三服。酒疸者,心懊痛,足胫满,小便黄,饮酒发赤斑黄黑,由大醉当风入水所致,治之方:黄□二两,木兰一两,末之,酒服方寸匕,日三服。又方,大黄一两,枳实五枚,栀子七枚,豉六合,水六升,煮取二升,分为三服。又方,芫花、椒目等分,烧末,服半钱,日一两遍。女劳疸者,身目皆黄,发热恶寒,小腹满急,小便难,由大劳大热交接,交接后入水所致,治之方。硝石、矾石等分,末,以大麦粥饮服方寸匕。日三,令小汗出,小盒饭去黄汁也。又方,乱发如鸡子大,猪膏半斤,煎令消尽,分二服。又方,治阴黄,汗染衣,涕唾黄。取蔓荆子,捣,末,平旦以井花水服一匙。日再,加至两匙,以知为度,每夜小便,重浸少许帛子,各书记日,色渐退白,则瘥,不过,服五升。治黄胆用秦艽一大两,细锉作两帖子,以上好酒一升,每帖半升,酒绞取汁,去滓。空腹分两服,或利便止,就中好酒人易治,凡黄有数种,伤酒曰酒黄,夜食误食鼠粪亦作黄,因劳发黄,多痰涕,目有赤脉,日益憔悴。或面赤恶心者是。崔元亮用之,及治人皆得,方极效。又方,治黄百药不瘥。煮驴头熟以姜齑啖之,并随多少饮汁。又方,治黄胆,身眼皆如金色。不可使妇人鸡犬见,取东引桃根,切细如筋,若钗股以下者一握,以水一大升,煎取一小升,适温空腹顿服,后三五日,其黄离离如薄云散,唯眼最后瘥,百日方平复,身黄散后,可时时饮一盏清酒,则眼中易散。不饮则散迟,忌食热面、猪鱼等肉,此是徐之才家秘方。正元《广利方》,疗黄心烦热,口干皮肉皆黄。以秦艽十二分,牛乳一大升,同煮,取七合,去滓。分温再服,瘥,此方出于许人则。

〔慢性普通型病毒性肝炎-慢性肝脏湿热戾气〕

辨识要点 ① 符合慢性普通型病毒性肝炎病理诊断;② 病毒性肝炎病程持续半年以上者为慢性肝炎;③ 慢性乙型肝炎;④ 慢性丙型肝炎;⑤ 轻者肝小叶结构保存完整;⑥ 小叶内肝细胞坏死轻微;⑦ 门管区少量慢性炎细胞浸润;⑧ 少量纤维组织增生;⑨ 重者门管区持续碎片状坏死和桥接坏死;⑩ 门管区周围纤维间隔或桥接纤维化形成;⑪ 晚期转变为肝硬化。⑫ 肝细胞和毛细胆管有不同程度的淤胆;⑬ 小胆管增生;⑭ 库普弗细胞肥大增生;⑮ 舌红苔白脉弦。

治疗推荐 ①《圣济总录》卷11苦参散:苦参、羚羊角、蒺藜子、石南叶、川芎、细辛、白术、秦艽、白蔹、防己、芍药、炙甘草、远志、沙参、茯苓、人参、石膏、前胡、当归、独活、黄芪、干姜、山茱萸、附子、防风、蜀椒,常规剂量研末为散,每次五钱,每日两次煎散为汤温服。②《外科枢要》清热消毒散:黄连、栀子、连翘、当归、川芎、芍药、生地、金银花、甘草,常规剂量,每日两次水煎服。③《妇科玉尺》卷4秦艽汤:秦艽、石膏、炙甘草、川芎、当归、白芍、羌活、独活、防风、黄芩、白术、熟地、茯苓、生地、白芷、细辛,常规剂量,每日两次水煎服。

思路拓展 《读医随笔·黄胆黑疸》:黄之为色,血与水和杂而然也。人身血管、液管,相副而行,不相淆乱者,各有管以束之也。血分湿热熏蒸,肌理缓纵,脉管遂弛而不密,血遂渗出,与液相杂,映于肤,泄于汗,而莫不黄。故治之法,或汗或下,必以苦寒清燥,佐入行瘀之品,为摄血分之湿热而宣泄之也。湿热去则脉管复坚,血液各返其道,而清浊分矣。阴黄者,以其本体内寒也,虚阳外菀,与湿相搏肌肉腠理之间,仍自湿热,非寒能成黄也。阳黄色深浓者,热盛则津液蒸腐,化为黄黏之汁,与血相映,故色浓也;阴黄色暗淡者,无根之热,不能蒸腐津液,尽化稠黏,而水多于血,故色淡也。夫血之所以旁渗者,以血既为湿所停凝,而前行有滞,气又为热所逼迫,而横挤有力,加以肌理松弛,而血因之旁渗矣。蓄血发黄,亦此理也。《内经》谓瘅成为消中,湿热菀久而化燥火也,亦有消成为瘅者。燥火得凉润滋清之剂,已杀其势,未净其根,余焰内灼,转为湿热也。黑疸,乃女劳疸、谷疸、酒疸日久而成,是肾虚燥而脾湿热之所致也。肾恶燥而脾恶湿,肾燥必急需他脏之水精以分润之,适值脾湿有余,遂直吸受之,而不觉并其湿热之毒。而亦吸入矣。脾肾浊气,淫溢经脉,逐日饮食之新精,亦皆为浊气所变乱,全无清气挹注,周身血管,不得吐故纳新,遂发为晦暗之黑色矣。第微有辨焉:其肾水不甚虚,而脾胃自虚,浊气下溜者,病在中焦,为易治也;其色黑而浮润,肾水虚甚,吸受脾之浊气,如油入面,深不可拔,病在下焦,其色黑而沉滞。治中焦者,清胃疏肝,滋肾利水,即小柴胡、茵陈五苓是也;阴黄者,黄连枳实诸理中汤主之。治下焦者,滋肾补肺,不得清胃,更不得利水,滋肾丸、大补阴丸加参、芪可也,必待肺气已充,肾阴已复,始从清胃利水;若阴黄者,茵陈四逆主之。总须兼用化血之品一二味,如桃仁、红花、茜草、丹参之类。为其已坏之血不能复还原质必须化之,而后无碍于新血之流行也。

〔**急性重型病毒性肝炎-急性重型肝疫急黄**〕

辨识要点　① 符合急性重型病毒性肝炎病理诊断;② 最严重病毒性肝炎;③ 起病急骤,死亡率高;④ 肝体积明显缩小;⑤ 被膜皱缩;⑥ 质地柔软;⑦ 切面呈黄色或红褐色;⑧ 肝细胞严重而广泛大块坏死;⑨ 肝细胞坏死从肝小叶中央开始并迅速向四周扩展;⑩ 小叶周边部残留少许变性的肝细胞;⑪ 溶解坏死的肝细胞很快被清除,仅残留网状支架;⑫ 肝血窦明显扩张;⑬ 肝血窦充血甚至出血;⑭ 库普弗细胞增生肥大;⑮ 库普弗细胞吞噬活跃;⑯ 肝小叶内及门管区可见以淋巴细胞和巨噬细胞为主的炎细胞浸润;⑰ 数日后网状支架塌陷;⑱ 残留肝细胞无明显再生;⑲ 舌红苔黄脉数。

治疗推荐　①《肘后备急方》黄连解毒汤:黄连、栀子、黄柏、黄芩,常规剂量,每日两次水煎服。②《证治准绳》卷5秦艽汤:秦艽、防风、黄芩、麻黄、炙甘草、玄参、犀角、牛蒡子、升麻,常规剂量,每日两次水煎服。③《奇效良方》牛黄散:牛黄、龙脑、朱砂、麝香、蝉蜕、乌蛇肉、全蝎、僵蚕、桑螵蛸、羚羊角、阿胶、天麻、防风、菊花、蔓荆子、桂枝、细辛、侧子、独活、麻黄、犀角,常规剂量研末为散,每次五钱,每日两次煎散为汤温服。④《伤寒微旨论》茵陈四逆汤:茵陈、附子、干姜、炙甘草,常规剂量,每日两次水煎服。⑤《奇效良方》犀角散:犀角、羚羊角、石膏、羌活、人参、菊花、独活、黄芩、天麻、枳壳、当归、黄芪、川芎、白术、酸枣仁、防风、白芷、甘草,常规剂量研末为散,每次五钱,每日两次煎散为汤温服。

思路拓展　①《删补名医方论》黄连解毒汤:寒极曰阴毒,热极曰阳毒。是方名曰黄连解毒,是君以黄连直解心经火毒也。黄芩泻肺经火毒,黄柏泻肾经火毒,栀子通泻三焦火毒,使诸火毒从膀胱出。若大便实者加大黄,名栀子金花汤,利大便,是使火毒从大、小二便而出也。盖阳盛则阴衰,火盛则水衰,故用大苦大寒之药,抑阳而扶阴,泻其亢甚之火,而救其欲绝之水也。然非实热不可轻投。黄连解毒汤、白虎汤、三黄石膏汤、大青龙汤,皆治表里俱热证。然大青龙汤治表实壮热,里热之浅在肌;三黄石膏汤治表实壮热,里热之深在胃。故一以石膏佐麻、桂,一以石膏佐麻、豉,均发太阳之表,解阳明之里也。大青龙汤,则更以杏、草、姜、枣佐麻黄,其意专发热郁之在肌也。三黄石膏汤,则更以芩、连、栀、柏佐石膏,其意专泻热深之在胃也。白虎汤治表热在肌,里热在胃,所以不用麻、桂以发太阳,专主石膏而清阳明也,解毒汤治表热在三阳,里热在三焦,所以亦不以麻、桂发太阳表,亦不以石膏清阳明里,而专以三黄泻上下内外之实火也。此皆太阳之邪,侵及阳明,而未入腑成实者也。若已入腑成实,则又当从事乎三承气汤,以下其热也。②《医方考·茵陈四逆汤》:此阴证发黄也。阴寒盛于下,则戴阳于上,故上体见阳证,下体见阴证。阴盛于下,故见阴脉之沉迟,兼阴证之四逆,阳戴于上,故见阳证之发黄,上体之自汗也。茵陈,治黄之要药,故无分于寒热而用之。附子、干姜、炙甘草,回阳之要品也,故有阴寒即用之。然必冷服者,恐姜、附发于上焦阳盛之区,而下部阴寒之分反不及也。是方也,韩祗和、李思训、朱奉议咸用之矣,使据丹溪翁不必分五,同是湿热之言,而执其方以疗之,则药与证不相反耶?韩、李见《汤液本草》,朱奉议见《活人书》。

〖亚急性重型病毒性肝炎-亚急性重型肝疫急黄〗

辨识要点　① 符合亚急性重型病毒性肝炎病理诊断;② 起病较急性重型肝炎稍慢;③ 病程数周至数月;④ 多由急性重型肝炎迁延而来;⑤ 少数由急性普通型肝炎恶化而来;⑥ 肝体积缩小;⑦ 表面包膜皱缩不平;⑧ 质地软硬程度不一;⑨ 部分区域呈大小不一的结节状;⑩ 切面见坏死区呈红褐色或土黄色;⑪ 再生的结节因胆汁淤积而呈现黄绿色;⑫ 肝细胞亚大块坏死;⑬ 结节状肝细胞再生;⑭ 坏死区网状纤维支架塌陷;⑮ 肝细胞胶原化但无细胞硬化;⑯ 残存肝细胞再生时不能沿原有支架排列;⑰ 肝小叶内外明显淋巴细胞和单核细胞炎细胞浸润;⑱ 肝小叶周边部有小胆管增生;⑲ 较陈旧病变区有明显的结缔组织增生;⑳ 舌红苔黄脉数。

治疗推荐　①《备急千金要方》茵陈丸:茵陈、栀子、大黄、芒硝、杏仁、巴豆、恒山、鳖甲、豆豉,常规剂量研为细末,面糊为丸如弹子大,每次 1 粒,每日两次温水送服,以吐利为佳。②《圣济总录》卷168龙胆汤:龙胆草、冬葵子、葳蕤、大青叶、柴胡、赤茯苓、炙甘草,常规剂量,每日两次水煎服。③《松峰说疫》斑黄双解散:茵陈、猪苓、茯苓、泽泻、栀子、生地、甘草、白芍、当归,常规剂量,每日两次水煎服。④《太平圣惠方》卷10牛黄散:牛黄、麝香、朱砂、人参、赤茯苓、防风、川芎、炙甘草、桂枝、犀角、地骨皮、天麻、麦冬,常规剂量研末为散,每次五钱,每日两次煎散为汤温服。⑤《奇效良方》犀角散:犀角、石膏、羌活、羚羊角、人参、菊花、独活、黄芩、天麻、枳壳、当归、黄芪、川芎、白术、酸枣仁、防风、白芷、甘草,常规剂量研末为散,每次五钱,每日两次煎散为汤温服。

思路拓展　①《圣济总录·急黄》:诸发热心战,定必发为急黄。谓其卒然发黄,心满气喘,命在顷刻,故名急黄也。有初得病即身体面目发黄者,有初不知是黄死后变黄者,但先见其证,当急治之。此由脾胃有蓄热,谷气郁蒸,因热毒所加故有斯病。治急黄,目如栀子色,小便赤,心烦闷,茵陈汤:茵陈蒿、栀子仁、黄芩、大黄、白鲜皮、黄连各一两,朴硝、贝齿,上八味除朴硝外粗捣筛,每服五钱匕,水一盏半,煎至一盏,去滓入朴硝末一钱匕,再煎令沸,食后温服。治急黄,热毒攻发,舌急眼黄,犀角汤:犀角屑三分,茵陈蒿、栀子仁、升麻各半两,黄芩三分,大黄一两,朴硝一两半,炙甘草半两,上八味粗捣筛,每服五钱匕,水一盏半,入竹叶三七片,同煎至一盏,去滓食后温服。治天行急黄,身如金色,茵陈黄连汤:茵陈蒿、黄连、黄芩、大黄各一两,炙甘草、人参各半两,上六味粗捣筛,每服五钱匕,水一盏半,煎至一盏,去滓食后温服。治急黄,烦热口干,皮肉悉黄,赤小豆汤:赤小豆一合,丁香、秫米、瓜蒂、薰陆香各一分,青布五寸,麝香一钱,上七味除研外捣罗为散,入研者和匀,每服一钱匕,米饮调下,食后服,服后当吐下黄水、即瘥。治急黄,面目如金色,渴欲饮水,龙胆汤:龙胆一两,木通、土瓜根各一两半,石膏二两,犀角屑一两,栀子仁半两,大黄一两半,白茅根、朴硝各一两,上九味粗捣筛,每服三钱匕,用水一盏,煎至七分,去滓食后温服。治急黄,面目如金色,烦渴饮水,升麻汤:升麻三分,秦艽一两,凝水石一两,栝蒌根三分,朴硝一两,上五味粗捣筛,每服三钱匕,用水一盏,煎至七分,去滓食后温服,日三。治急黄,小便赤黑,口干烦躁,白鲜皮散:白鲜皮一两,黄连、芍药、茵陈蒿、大青、土瓜根各三分,栀子仁半两,柴胡三分,黄芩半两,栝蒌根三分,大黄一两半,朴硝一两,贝齿一两半,上一十三味,捣罗为散,每服二钱匕,煎茅根汤调下,空心服,取利为度,未利以葱豉粥投之。治急黄,烦热口干,遍体悉黄,黑豆煎:黑豆一升,上一味,用水五盏,煎至二盏,去豆取汁,再煎一盏,然后下蜜生地黄汁、麦门冬汁、生藕汁各二合,酥半两,相和,慢火煎成膏,瓷器盛候冷,每服半匙或一匙,食后含化,日三服。治急黄小便赤黑,口干烦躁,方:蔓荆子取油,上一味,不计时候顿服,如无油,即以蔓荆子捣水和,绞取汁一盏服之亦得,未效再作服。治急黄胆:大黄二两,上一味,锉碎,水三盏,生浸一夜,平旦取汁,入朴硝二两,搅和分作四服,每日一服。②《医方论·茵陈丸》:天行厉气,取效每有不可以常理论者。至痃疟及赤白痢,自有正法治之,何必冒险以冀幸,汪讱庵反以为佳方,吾不解也。

〔酒精性肝病-肝脏酒湿〕

辨识要点 ① 符合酒精性肝病病理诊断;② 慢性酒精中毒;③ 脂肪肝:肝脏肿大而软呈黄色;④ 肝细胞含有相当大的脂滴;⑤ 脂滴将细胞核挤到细胞一侧;⑥ 肝细胞肿大变圆;⑦ 小叶中央区受累明显;⑧ 小叶中央区不同程度肝细胞水样变性;⑨ 酒精性肝炎:肝细胞脂肪变性,Mallory小体形成,灶状肝细胞坏死伴中性粒细胞浸润;⑩ 酒精性肝硬化;⑪ 脂肪肝和酒精性肝炎进展为酒精性肝硬化;⑫ 舌红苔黄腻脉濡数。

治疗推荐 ①《点点经》胡麻将军散:大胡麻、小胡麻、大黄、金银花、当归、穿山甲、牵牛子、栀子、黄芩、黄柏、黄连、芒硝、甘草,常规剂量研末为散,每次五钱,每日两次煎散为汤温服。②《审视瑶函》葛花解毒饮:葛花、黄连、玄参、当归、龙胆草、茵陈、甘草、熟地、茯苓、栀子、连翘、车前子,常规剂量,每日两次水煎服。③《医统》卷52白豆蔻汤:黄连、葛根、天花粉、麦冬、五味子、白豆蔻、陈皮、黄柏、甘草,常规剂量,每日两次水煎服。④《辨证录》:酒蒸大黄、柴胡、白芍、当归、白芥子、炒栀子,常规剂量,每日两次水煎服。

思路拓展 ①《医宗金鉴·酒毒》:酒毒发生满背间,皮色不变如弹拳,坚硬麻木痛彻内,药酒厚味使之然。注:此证生于脊背,皮色不变,累累如弹如拳,坚硬如石,时麻时木,痛彻五内,二便涩滞,周身拘急,数日后头面手足虚肿,泄泻似痢。总由过饮药酒,更兼厚味积毒所致。初起宜服连翘消毒饮,次服内疏黄连汤。其证或消或溃,须宜速治为顺;若迁延日久,不消不溃,必腐烂筋骨,即成逆证。其余内外治法,俱按痈疽肿疡、溃疡门。方剂:连翘消毒饮组成:连翘、栀子、桔梗、赤芍、当归、玄参、射干、黄芩、红花、葛根、陈皮各一钱,生甘草五分,大黄一钱,花粉一钱。水二钟,煎八分,食远服。有痰者,加竹茹一钱。方歌：连翘消毒疗诸疮，能解酒毒葛大黄，红花栀桔玄参草，芍芩花粉射陈当。又方：内疏黄连汤，见肿疡门。②《辨证录》：解焚汤用大黄以泻其火酒之毒，用栀子以泄其肝木之火，用二味祛除，未免过于迅利，复用芍药、当归以大补其肝血，盖血足而火自息也；加柴胡、白芥子以舒其肝叶之气而消其膜膈之痰，痰消而肝气益舒，肝气舒而风象自去。倘误以为中风也，而妄加入麻黄、羌活等药，愈祛风而愈动其火矣。或不去滋肝而反去补气，则阳旺而气盛，转来助火，肝中血燥，益足以增添怒气，势必火亢自焚，而成卒中之症矣。

〖非酒精性脂肪肝病-肝脏痰脂〗

辨识要点　① 符合非酒精性脂肪肝病病理诊断；② 无酗酒史；③ 常见脂类代谢疾病；④ 与糖尿病和肥胖有关；⑤ 胰岛素抵抗增加氧应激；⑥ 肝细胞脂肪变性和脂质过氧化增加等；⑦ 组织学上的改变与酒精性肝病相近；⑧ 单纯性肝脂肪变性；⑨ 脂肪性肝炎和脂肪性纤维化；⑩ 肝硬化；⑪ 舌红苔腻脉濡。

治疗推荐　①《太平惠民和剂局方》五积散：白芷、川芎、炙甘草、茯苓、当归、肉桂、芍药、半夏、陈皮、枳壳、麻黄、苍术、干姜、桔梗、厚朴，常规剂量研末为散，每次五钱，每日两次煎散为汤温服。②《圣济总录》卷72白豆蔻散：白豆蔻、肉豆蔻、高良姜、木香、桂枝、附子、枳壳、陈皮、人参、丁香、炙甘草，常规剂量研末为散，每次五钱，每日两次煎散为汤温服。③《点点经》降痰除积汤：茯神、半夏、胆南星、陈皮、槟榔、酸枣仁、厚朴、阿魏、石菖蒲、玄参、知母、甘草、牛黄，常规剂量，每日两次水煎服。

思路拓展　《推求师意·郁病》：郁病多在中焦。六郁例药，诚得其要。中焦者，脾胃也。胃为水谷之海，法天地，生万物，体乾坤健顺。备中和之气，五脏六腑皆禀之以为主，荣卫天真皆有谷气以充大。东垣谓人身之清气、荣气、运气、卫气、春升之气，皆胃气之别称。然岂尽胃气，乃因胃气以资其生。故脾胃居中，心肺在上，肾肝在下。凡有六淫、七情、劳役妄动，故上下所属之脏气；致有虚实克胜之变。而过于中者，其中气则常先四脏，一有不平，则中气不得其和而先郁，更因饮食失节停积，痰饮寒湿不通，而脾胃自受者，所以中焦致郁多也。今药兼升降而用者，苍术，阳明药也，气味雄壮辛烈，强胃健脾，开发水谷气，其功最大；香附子，阴血中快气药也，下气最速，一升一降以散其郁；抚芎，手足厥阴药也，直达三焦，俾生发之气，上至目头，下抵血海，疏通阴阳气血之使也。然此不专开中焦而已，且胃主行气于三阳，脾主行气于三阴，脾胃既有水谷之气行，从是三阴三阳各脏腑自受其燥金之郁者，亦必用胃气可得而通矣，天真等气之不达者，亦可得而伸矣！况苍术尤能径入诸经，疏泄阳明之湿，此六郁药之凡例，升降消导，皆自《内经》变而致之，殆于受病未深者设也（云云）。下郁乃燥之别名，属肺金之化。治郁之法，有中外四气之异。在表者汗之。在内者下之。兼风者散之。热微者寒以和之；热甚者泻阳救水，养液润燥，补其已衰之阴。兼湿者审其温之太过不及，犹土之旱涝也。寒湿之胜，则以苦燥之，以辛温之；不及而燥热者，则以辛温之，以寒调之。大抵须得仲景治法之要，各守其经气而勿违。

〖肝硬化-肝脏硬癥〗

辨识要点　① 符合肝硬化病理诊断；② 小结节性肝硬化结节大小相仿，直径一般在3毫米以下，纤维间隔较细；③ 大结节性肝硬化结节粗大且大小不均，多数结节的直径大于3毫米，纤维间隔较宽，宽窄不一；④ 混合结节性肝硬化3毫米以下和3毫米以上的结节约各占一半，为上述两型的混合型；⑤ 早期肝体积可正常或稍增大,重量增加,质地正常或稍硬;⑥ 晚期肝体积缩小,重量减轻,质地变硬;⑦ 肝小叶结构破坏被假小叶取代;⑧ 假小叶内肝细胞排列紊乱,可见变性、坏死及再生的肝细胞;⑨ 中央静脉常缺如,偏位或两个以上;⑩ 再生肝细胞结节肝细胞排列紊乱,再生的肝细胞体积大,核大且深染,或有双核;⑪ 假小叶外周被纤维间隔包绕;⑫ 纤维间隔内有数量不等的炎细胞浸润及小胆管增生;⑬ 慢性酒精中毒肝硬化,肝细胞脂肪变性常见,并可出现具有相对特征性的马洛里小体;⑭ 门脉高压症主要表现慢性淤血性脾大;⑮ 脾窦扩张,窦内皮细胞增生、肿大,脾小体萎缩,红髓内纤维组织增生,部分可见含铁结节;⑯ 腹水;⑰ 侧支循环形成;⑱ 胃肠淤血水肿;⑲ 肝功能障碍主要表现为蛋白质合成障碍,出血倾向,胆色素代谢障碍,激素灭活作用减弱,肝性脑病;⑳ 舌紫暗苔白脉弦。

治疗推荐 ①《重庆堂医学随笔》青附金丹:青皮四两,香附四两,郁金二两,丹参三两,上四味研为细末,醋糊为丸如麻子大,晒干洒上阿胶水,摇令光泽,再用人参、当归、川芎各一两,白术、茯苓、半夏各二两,陈皮、炙甘草各五钱,上八味研为细末,以米饮泛在光泽小丸上作外廓,晒干,每次三钱,开水下。②《柳州医话》一贯煎:北沙参、麦冬、当归、生地、枸杞子、川楝子,常规剂量,每日两次水煎服。③《圣济总录》卷35鳖肉煎丸:生鳖肉、黄芩、柴胡、蜣螂、鼠妇、干姜、大黄、海藻、葶苈子、桂枝、牡丹皮、厚朴、紫菀、瞿麦、半夏、人参、大戟、䗪虫、射干、阿胶、桃仁、石韦、赤芍药、桑螵蛸,常规剂量研为细末,鳖肉汁煎膏为丸如梧桐子大,每次20丸,每日两次温水送下。④《太平圣惠方》卷54鳖甲散:鳖甲、桑根白皮、诃黎勒皮、赤茯苓、吴茱萸、大腹皮、郁李仁、大黄,常规剂量研末为散,每次五钱,每日两次煎散为汤温服。

思路拓展 ①《重庆堂医学随笔·青附金丹》:此薛氏法,方制甚奇。缘虚弱人而患癥瘕痃癖有形之病,不可径施攻下,故用此为缓消之计。其妙在以六君、归、芎为外廓,使药入胃时不知有攻消之味,而胃气不伤,迨其渐化,则对证之药已至病所,俾病去而正不伤。诚女科之要方也。妇女经产,皆以血为用,故其体多虚,而受制于人,故其气多郁,气郁则痰易凝而血易滞,此症等病所由成也。粗工率用峻剂,但可以治实证,庸流偏于养正,每致延为痼疾。观此方以六君、归、芎先为保护中气,已寓化痰养血之治,可谓所至秋毫无犯,而暗伏奇兵拔其负固,安良除暴,允为王者之师。喻氏论治下焦寒疝,义本于止,岂非善得师哉!雄谓以此类推,凡治下焦病,皆宜仿此法,庶无谚所云兵马过篱笆破之弊也。②《柳州医话》:戴人治一将军病心痛,张曰:此非心痛也,乃胃脘当心而痛也。余谓此二语,真为此证点睛。然余更有一转语曰:非胃脘痛也,乃肝木上乘于胃也。世人多用四磨、五香、六郁、逍遥等方,新病亦效,久服则杀人。又用玉桂亦效,以木得桂而枯也。屡发屡服,则肝血燥竭,少壮者多成劳病,衰弱者多发厥而死,不可不知。余自创一方,名一贯煎,用北沙参、麦冬、地黄、当归、枸杞、川楝六味,出入加减投之,应如桴鼓。口苦燥者,加酒连尤捷。可统治胁痛、吞酸、吐酸、疝瘕一切肝病。

〖肝豆状核变性-肝脏铜毒〗

辨识要点 ① 符合肝豆状核变性病理诊断;② 位于13号染色体的隐性基因传递的遗传性疾病;③ 儿童及青少年多发;④ 铜代谢障碍;⑤ 铜不能正常排出而蓄积于各器官;⑥ 首先累及肝,之后中枢神经系统;⑦ 铜蓄积于角膜,角膜周围出现绿褐色环;⑧ 肝细胞脂褐素沉着;⑨ 肝细胞铜结合蛋白沉着;肝细胞铁沉着;⑩ 组织化学染色检出铜或铜结合蛋白;⑪ 伴发急性肝炎;⑫ 伴发慢性肝炎;⑬ 伴发肝硬化;⑭ 舌紫暗苔白脉弦。

　　治疗推荐　①杨任民肝豆汤：大黄、黄连、黄芩、萆薢、穿心莲、半枝莲,常规剂量,每日两次水煎服。②《云岐子保命集》卷13独活防风汤：麻黄、防风、独活、桂枝、羚羊角、升麻、甘草、酸枣仁、秦艽、川芎、当归、杏仁,常规剂量,每日两次水煎服。③《太平惠民和剂局方》牛黄清心丸：牛黄、犀角、雄黄、羚羊角、麝香、龙脑、芍药、麦冬、黄芩、当归、防风、白术、柴胡、桔梗、川芎、茯苓、杏仁、神曲、蒲黄、人参、肉桂、大豆黄卷、阿胶、干姜、山药、甘草、大枣,常规剂量研为细末,炼蜜为丸如弹子,每次一丸,每日两次温水送服。④《理瀹骈文》白附子散：白附子、大黄、川乌、草乌、羌活、防风、半夏、天南星、天麻、白芷、细辛、麻黄、马钱子、当归、白芍、川芎、生地、苏木、红花、骨碎补、威灵仙、续断、延胡索、五灵脂、刘寄奴、五倍子、降香、儿茶、黄丹、石膏、松香、乳香、没药、雄黄、轻粉、龙骨、象皮、龟甲、蝉蜕、蛇蜕、穿山甲、朱砂、芸香、桂枝、发灰、血竭、冰片、麝香,常规剂量研末为散,每次五钱,每日两次煎散为汤温服。

　　思路拓展　《圣济总录·角弓反张》：角弓反张之状,腰背反折不能俯也。由风邪客于诸阳之经,邪正相搏,风气胜则筋脉缩急,腰背反折如弓之形也。治中风身如角弓反张。四肢不遂,烦乱口噤,麻黄饮：麻黄三两,防风、桂枝、白术、人参、川芎、当归、炙甘草、干姜各二两,附子一两,杏仁三十枚,上一十一味锉如麻豆,每服五钱匕,水一盏半煎取一盏,去滓温服,不拘时候。治中风身如角弓反张,口噤不开,当归汤：当归、细辛各三分,防风、独活各一两半,麻黄一两一分,附子一枚,上六味锉如麻豆,每服三钱匕,以水一盏酒半盏同煎取一盏,去滓温服,如得汗出慎外风,若口噤即斡开口灌之。治中风身如角弓反张及飞尸入腹,疗痛闷绝,往来有时,筋急,少阴寒热,口噤不开,大黄饮：大黄、熟地各二两,雄黄、青羊脂、干姜、桂枝、赤芍、细辛、炙甘草各一两,上九味锉如麻豆,每服三钱匕,水一大盏煎至七分,去滓温服,日二夜一。治中风身如角弓反张状,急风散：附子一枚,乌头二枚,天南星一枚,藿香、防风、白芷各半两,全蝎、白附子各一分,上八味捣罗为细散,每服半钱匕,豆淋温酒调下,并二服,未愈再服。治中风背急反张,身不着席,口噤不开,大豆散：大豆二两,干姜半两,蜀椒一两,上三味捣罗为细散,每服一钱匕,温酒调下,日夜各二,汗出即瘥。治中风身如角弓反张及妇人一切血风,上攻下注,若久服悦泽颜色,滋润皮肤,退风益气强力,枸杞浸酒方：枸杞子、晚蚕沙各半升,恶实、苍耳子各一升,防风、大麻子各二升,茄子根二斤,牛膝、恶实根、桔梗、羌活、秦艽、石菖蒲各二两,上一十三味以夹绢袋盛,用好法酒三斗浸,密封闭勿令通气,七日方开,开时不得面对瓶口,每服一盏,温过空心食前临睡服,常令有酒容,久病风疾,不过一月瘥。治中风身如角弓反张,当归酒：当归、细辛、防风各一两半,麻黄二两半,独活、附子四枚,上六味锉如麻豆,以酒三升煮取二升去滓,每温服一盏,食前。治中风身如角弓反张,驴皮胶酒：驴皮胶二斤,清酒一斗,以酒煮胶令化取六升,分十二服,空心细细服之。

〖门静脉阻塞-肝脉瘀阻〗

　　辨识要点　①符合门静脉阻塞病理诊断;②门静脉血栓形成或栓塞;③肝内分支的一支或多支阻塞可引起梗死;④局部肝瘀血;⑤病变区呈圆形或长方形,暗红色,界清;⑥肝小叶中央区高度瘀血与出血;⑦局部肝细胞萎缩、坏死或消失;⑧病变恢复期阻塞的门静脉周围出现新吻合支;⑨舌紫暗苔白脉弦。

　　治疗推荐　①《备急千金要方》卷8桂枝汤：桂枝、川芎、独活、牛膝、山药、甘草、附子、防风、茯苓、天雄、茵芋、杜仲、白术、菵藋根、干姜、大枣、蹋蹑、猪椒叶根皮,常规剂量,每日两次水煎服。②《症因脉治》红花当归汤：红花、当归、红曲、赤芍药、牡丹皮、青皮、桃仁、郁金、楂肉、泽兰叶、栀子,常规剂量,每日两次水煎服。③《金匮要略方论》大黄䗪虫丸：大黄、䗪虫、黄芩、甘草、桃仁、杏仁、芍药、地黄、干漆、虻虫、水蛭、蛴螬,常规剂量研为细末,炼蜜和丸如小豆大,每次 10 粒,每日两次温水送服。

思路拓展　《千金方衍义》：肝虚卒犯疠风,面青肢缓乃肝之本病;至于瘖哑、便失,又为肾脏气衰不能统摄上下之兆。方用桂枝附子汤、白术附子汤、甘草附子汤三方萃聚于一,方谓峻矣;犹恐肾中真阳式微,不能焕发脾气,乃以干姜易生姜,佐术、附以温水、土二脏,且合成甘、姜、苓、术以祛肾着之邪;犹恐附子之力不逮,更需天雄统摄茵芋、踯躅、蒴藋、猪椒戮力并攻;犹恐茵芋等药过烈,因以大枣和之;其独活、防风、川芎、山药、杜仲、牛膝虽药中卑伍,然无老成无以约制强悍,克济刚柔之用;用酒渍者,酒能活络行经,彻内外而搜逐风毒之气也。

〔肝静脉阻塞-肝脉瘀阻〕

辨识要点　① 符合肝静脉阻塞病理诊断;② 肝内肝静脉小分支阻塞称肝小静脉闭塞症;③ 肝静脉干至下腔静脉阻塞称 Budd - Chiari 综合征;④ 继发性者可由血液凝固性升高疾病、肝癌及腹腔肿瘤及某些口服避孕药等引起的该段静脉血栓形成;⑤ 肝瘀血;⑥ 肝细胞萎缩变性;⑦ 肝细胞坏死;⑧ 肝出血;⑨ 慢性病例可发展为淤血性肝硬化;⑩ 舌紫暗苔白脉弦。

治疗推荐　①《伤寒论》桃核承气汤：桃仁、桂枝、大黄、炙甘草、芒硝,常规剂量,每日两次水煎服。②《伤寒论》抵当丸：水蛭二十个、虻虫二十五个、桃仁二十个、大黄三两,上四味杵,分为四丸,以水一升,煮一九,取七合服,时当下血,若不下更服。③《伤寒论》抵当汤：水蛭三十个、虻虫三十个、大黄三两、桃仁三十个,上四味为散,以水五升,煮三升,去滓,温服一升。不下再服,利为度。

思路拓展　《格致余论·鼓胀论》：心肺,阳也,居上;肝肾,阴也,居下;脾居中,亦阴也,属土。《经》曰：饮食入胃,游溢精气,上输于脾,脾气散精,上归于肺,通调水道,下输膀胱,水精四布,五经并行。是脾具坤静之德,而有干健之运。故能使心肺之阳降,肾肝之阴升,而成天地交之泰,是为无病之人。今也七情内伤,六淫外侵,饮食不节,房劳致虚,脾土之阴受伤,转输之官失职,胃虽受谷不能运化,故阳自升阴自降,而成天地不交之否,于斯时也。清浊相混,隧道壅塞,气化浊血瘀郁而为热。热留而久,气化成湿,湿热相生,遂生胀满。《经》曰鼓胀是也。以其补虽坚满,中空无物,有似于鼓。其病胶固,难以治疗,又名曰蛊。若虫侵蚀,有蛊之义。验之治法,理宜补脾,又须养肺金以制木,使脾无贼邪之虑;滋肾水以制火,使肺得清化之令。却盐味以防助邪,断妄想以保母气,无有不安。医不察病起于虚,急于作效,炫能希赏。病者苦于胀急,喜行利药,以求一时之快,不知宽得一日半日。其肿愈甚。病邪甚矣,真气伤矣,去死不远。古方惟禹余粮丸,又名石中黄丸,又名紫金丸,制肝补脾殊为切当,亦须随证,亦须顺时加减用之。余友俞仁叔,儒而医,连得家难,年五十得此疾,自制禹余粮丸服之。予诊其脉,弦涩而数。曰：此丸新制,锻炼之火邪尚存,温热之药太多,宜自加减,不可执方。俞笑曰：今人不及古人,此方不可加减。服之一月,口鼻见血,色骨立而死。又杨兄,年近五十,性嗜好酒,病疟半年,患胀病,自察必死,来求治。诊其脉弦而涩,重则大,疟未愈,手足瘦而腹大,如蜘蛛状。予教以参、术为君,当归、川芎、芍药为臣,黄连、陈皮、茯苓、浓朴为佐,生甘草些少作浓汤饮之。一日定三次,彼亦严守戒忌。一月后疟因汗而愈。又半年,小便长而胀愈。中间稍有加减,大意只是补气行湿。又陈氏年四十余,性嗜酒,大便时见血,于春间患胀,色黑而腹大,其形如鬼。诊其脉数而涩,重似弱。予以四物汤加黄连、黄芩、木通、白术、陈皮、浓朴、生甘草,作汤与之,近一年而安。一补气,一补血,余药大率相出入,皆获安以保天寿。或曰:气无补法,何子补气而获安,果有说以通之乎? 予曰:气无补法,世俗之言也。以气之为病,痞闷壅塞似难于补,恐增病势。不思正气虚者不能营运,邪滞所着而不出,所以为病。经曰:壮者气行则愈,怯者着而成病。苟或气怯不用补法,气何由行? 或曰:子之药,审则审矣,何效之迟也? 病者久在床枕,必将厌子之迂而求速者矣。予曰:此病之起,或三五年,或十余年,根深矣,势笃矣,欲求速效,自求祸耳! 知王道者能治此病也。或曰:胀病将终不可与利药耶? 予曰:灼知其不因于虚,受病亦浅,脾胃尚壮,积滞不痼,而又有可下之证,亦宜略与疏导。若授张子和浚川散、禹功丸为例行速攻之策,实所不敢。

第十一节　胆囊病理

〖急性胆管炎和胆囊炎-急性胆腑湿热〗

辨识要点　① 符合急性胆管炎和胆囊炎病理诊断;② 炎症主要累及胆囊者称胆囊炎;炎症主要累及胆管者称胆管炎;③ 胆汁瘀滞;④ 胆囊黏膜充血水肿;⑤ 胆囊黏膜上皮细胞变性;⑥ 胆囊黏膜坏死脱落;⑦ 管壁内不同程度的中性粒细胞浸润;⑧ 胆囊管阻塞引起胆囊积脓;⑨ 坏疽性胆囊炎;⑩ 胆汁性腹膜炎;⑪ 舌赤苔黄腻脉弦数。

治疗推荐　① 自拟金乌柴胡汤:金钱草、乌梅、柴胡、黄芩、大黄、枳实、芍药、木香、甘草,常规剂量,每日两次水煎服。②《新急腹症学》利胆汤:柴胡、茵陈、郁金、黄芩、芍药、大黄、金银花、大青叶、金钱草、芒硝、木香,常规剂量,每日两次水煎服。③《圣济总录》柴胡大黄汤:柴胡、大黄、朴消、枳壳、炙甘草,常规剂量,每日两次水煎服。

思路拓展　①《诸病源候论·胆病候》:胆象木,旺于春。足少阳其经也,肝之腑也,决断出焉。诸腑脏皆取决断于胆。其气盛为有余,则病腹内冒冒不安,身躯躯习习,是为胆气之实也,则宜泻之。胆气不足,其气上溢而口苦,善太息,呕宿汁,心下澹澹,如人将捕之,嗌中介介,数唾,是为胆气之虚也,则宜补之。②《吴医汇讲·论柴胡》:柴胡为少阳药者,因伤寒少阳证之用柴胡汤也。夫邪入少阳,将有表邪渐解,里邪渐着之势,方以柴、芩对峙,解表清里的为少阳和解之法。而柴胡实未印定少阳药也,盖以柴胡之性苦平微寒,味薄气升,与少阳半表之邪适合其用耳。乃有病在太阳,服之太早,则引贼入门;若病入阴经,复服柴胡,则重虚其表之说,此恐后人误以半表半里之品,为认病未清者,模糊混用,故设此二端以晓之也。不观之景岳《新方》中诸柴胡饮、柴芩煎、柴胡白虎煎诸方,信手拈用,头头是道,是诚知柴胡之用,而先得我心之所同然矣。再古方中有逍遥散之疏解郁热,归柴饮之和营散邪,补中益气汤之升发清阳,提邪下陷,疏肝益肾汤之疏肝清热,养阴透邪,其妙难于仆数,何至重虚其表乎? 余于风邪初感之轻症,及邪气淹留,表热不解之久病用之,并臻神效,奈何将此有用之良品,拘泥成说而畏之,即用亦准之以分数,竟至相沿成习,不得不为置辩。

〖慢性胆管炎和胆囊炎-慢性胆腑湿热〗

辨识要点　① 符合慢性胆管炎和胆囊炎病理诊断;② 急性胆管炎和胆囊炎反复发作;③ 胆管及胆囊黏膜萎缩;④ 各层组织淋巴细胞、单核细胞浸润;⑤ 纤维化;⑥ 舌红苔黄脉弦数。

治疗推荐　①《博济方》木香通真散:木香、人参、桂枝、川芎、陈皮、茯苓、青皮、神曲、厚朴、茴香、槟榔、桃仁,常规剂量研末为散,每次五钱,每日两次煎散为汤温服。②《杏苑新春》卷8 柴胡当归汤:柴胡、当归、黄芩、半夏、人参、甘草、生姜、大枣、生地,常规剂量,每日两次水煎服。③《伤寒论》乌梅丸:乌梅、黄连、蜀椒、细辛、干姜、当归、附子、桂枝、人参、黄柏,常规剂量研为细末,炼蜜和丸如小豆大,每次10粒,每日两次温水送服。

思路拓展　《冯氏锦囊秘录·腹痛大小总论合参》:经脉流行,环周不休,通则不痛,何病之有? 若寒气客于经脉之中。则脉气涩滞而不行,客于脉外,血亦凝泣而不和,气滞血凝,是以卒然而痛也。客于脉外者,痛易止,客于脉中者,痛不休。有心背相引而痛者,寒气客于背俞之脉,内通于心,故心背相引而痛也。有胁肋与少腹相引而痛者,因寒气客于厥阴之脉,则血涩脉急,故胁肋与少腹及阴股相引而痛也。

有痛而呕者,因寒气客于肠胃,则气不得下行,乃厥逆上出,寒不去则痛生,阳上行则呕逆也。有腹痛而泄者,因寒气客于小肠,小肠为受盛之府,寒邪客之。则不得结聚,故传入大肠,所以痛泄也。有痛而便闭不通者,必热气留于小肠,乃肠中作痛。痹热焦渴,热渗津液,故痛而大便坚闭。夹热痛者,必身体燔灼,面赤肢烦,手足心热。夹冷痛者,必面色青白,甚则唇口爪甲皆青,痛处欲按以热,口出清涎。更有积滞未消,面黄腹胀,夜热昼凉而腹痛者,并风冷入脾,脾胃积冷,以致中满疼痛,岁月不已者,寒则温之,热则清之,实则通之,虚则调之,此治之法也。然《内经》之论腹痛,独引寒淫者为多,以寒邪之闭塞阳气最甚也。但六淫七情损伤荣卫,致病多端,岂特寒也哉!故极要体认真切,方投剂有功,有寒热,有虚实,有痰涩,有积聚,有虫痛,有死血。中脘痛太阴脾也。当脐痛少阴肾也。少腹痛厥阴肝及冲任大小肠也。寒痛者,欲得热手按,及喜热食面青白色,吐泻不渴,其脉沉迟绵绵而痛无增减者是也,以姜桂附子之属温之。热痛者,热手按而不已,脉洪大而数,时痛时止时吐也。然有得热物而痛亦止者,盖辛热能冲开郁结,气道疏通暂得少愈,但阴血日亏,燥火愈炽,不久复发,迁延岁月,此为积热,轻者,山栀、黄连、白芍、香附之类,重者,调胃承气汤下之。然热痛有冷物按之而暂止者,有熨之而愈甚者。虚痛者以手重按痛处而止者是也,宜参术白芍加温暖药。实痛者,痛甚胀满,手不可近,按之愈痛,或消或下,详症施治。在上作痛者,多属食,治宜温脾行气以消导之,不可用寒药,盖饮食得寒则滞,得热则化。若痛渐下,日久不愈者,宜推荡之。其初不可下,盖食物未腐,尚在胸膈耳。痰痛者,必小便不利,痰隔中焦,气闭下焦,上下不相流通故痛,治当导痰开郁。伏饮作痛者,或吐或下,视形气何如,当与痰饮门相参施治。虫痛者,有块梗起往来,便吐清水,腹热善渴,面上有白斑点,唇若涂朱,痛后便能食或偏嗜一物,其痛时作时止,其脉或大或小,面色乍青乍赤乍白是也。食积死血痛者,痛有常处而不移动者是也,宜桃仁承气汤。感暑而痛泄痢并作,其脉必虚,宜十味香薷饮之类。感湿而痛,大便溏泄,小便不利,其脉必濡,宜胃苓汤。食积痛常欲大便,利后而痛或减者是也,宜温宜消。久者,遇仙丹神芎丸择而下之。气滞而痛必腹胀而脉沉,宜木香顺气散,元阳营运,其痛自愈。绞肠沙痛,极是急速,先与盐汤探吐,或委中并十指出血,内服藿香正气散。酒积痛,酒伤则发,宜泄其积,痛自止也。凡痛初得,元气未虚,必推荡之,此通因通用之法。虚弱有久病,直升之、消之。心腹痛者,必宜温散,此是郁结不行,阴气不运故病,所以芍药虽治腹痛,然只治血虚之腹痛,至于诸腹痛皆不可用,盖诸痛皆宜辛散,而芍药酸收耳。如禀受素弱,饮食过伤而腹痛者,当补脾胃以兼消导。如跌扑损伤而腹痛者,乃是瘀血,宜桃仁承气汤加当归、苏木、红花,水酒煎服下之。凡肥人腹痛者,属气虚。兼痰湿,宜人参、苍白术、半夏。夫痰岂能作痛,殊不知气郁则痰聚,痰聚则碍气道,不得营运,故作痛也。肾中阳虚痛者,大温补之。大抵胃脘下大腹痛者,属食积外邪,绕脐痛者,属痰火积热,脐下少腹痛者,属寒或瘀血或溺涩。

〔胆石症-胆腑湿热结石〕

辨识要点 ① 符合胆石症病理诊断;② 胆管内结石称胆管结石;③ 胆囊内结石称胆囊结石;④ 泥沙样色素性胆石;⑤ 砂粒状色素性胆石;⑥ 多见于胆管;⑦ 胆固醇性胆石体积较大类圆形;⑧ 多见于胆囊;⑨ 混合性胆石多面体,多种颜色;⑩ 外层坚硬;⑪ 切面成层;⑫ 多发生于胆囊或较大胆管内;⑬ 大小及数目不等;⑭ 舌红苔黄脉紧。

治疗推荐 ① 自拟金虎排石汤:金钱草、虎杖、柴胡、黄芩、大黄、枳实、厚朴、姜黄、郁金、甘草,常规剂量,每日两次水煎服。②《新急腹症学》胆道排石汤Ⅰ号:枳壳、木香、大黄、枳实、茵陈、黄芩、金银花、芒硝,常规剂量,每日两次水煎服。③《新急腹症学》胆道排石汤Ⅱ号:金银花、连翘、金钱草、茵陈、郁金、木香、黄芩、枳实、大黄、芒硝,常规剂量,每日两次水煎服。

思路拓展　《备急千金要方·胆腑脉论》:胆腑者主肝也,肝合气于胆。胆者中清之腑也。号将军,决曹吏。重三两三铢,长三寸三分。在肝短叶间下,贮水、精汁二合。能怒能喜,能刚能柔,目下窠大,其胆乃横。凡脑、胆、髓、骨、脉、女子胞,此六者,地气之所生也,皆藏于阴而象于地,故藏而不泻,名曰奇恒之腑。若胃、大肠、小肠、三焦、膀胱,此五者,天气之所生也,其气象天,故泻而不藏此受五脏浊气,名曰传化之腑,此不能久留,输泻者也,所谓五脏者藏精气而不泻,故满而不能实。六腑者,传化物而不藏,故实而不能满。所以然者,水谷入口则胃实而肠虚,食下则肠实而胃虚,故曰实而不满,满而不实也。左手关上阳绝者,无胆脉也。苦膝疼,口中苦、眕目善畏如见鬼,多惊少力,刺足厥阴治阴,在足大趾间,或刺三毛中。左手关上阳实者,胆实也。若腹中不安,身躯习习也,刺足少阳治阳,在足上第二趾本节后一寸是。胆病者,善太息,口苦呕宿汁,心澹澹恐如人将捕之,咽仲介介然,数唾候。在足少阳之本末,亦见其脉之陷下者灸之。其寒热刺阳陵泉。若善呕有苦长太息。心中澹澹善悲恐如人将捕之。邪在胆,逆在胃,胆液则口苦,胃气逆则呕苦汁,故曰呕胆,刺三里以下,胃气逆,刺足少阳血络以闭胆却调其虚实,以去其邪也。胆胀者,胁下痛胀,口苦太息。肝前受病移于胆,肝咳不已则呕胆汁。厥气客于胆则梦斗讼。肝应筋。爪浓色黄者胆浓;爪薄色红者胆薄;爪坚色青者胆急;爪软色赤者胆缓;爪直色白无约者胆直;爪恶色黑多败者胆结。扁鹊云:足厥阴与少阳为表里,表清里浊,其病若实。极则伤热,热则惊动精神而不守,卧起不定。若虚则伤寒,寒则恐畏头眩不能独卧。发于玄水,其根在胆,先从头面起,肿至足。胆有病则眉为之倾,病患眉系倾者七日死。足少阳之脉,是动则病口苦,善太息,心胁痛,不能反侧,甚则面微尘,身无膏泽,足外反热是为阳厥,是主骨所生病者,头痛,角颔痛,目锐眦痛,缺盆中肿痛,腋下肿马刀挟瘿,汗出振寒疟胸中胁肋,髀膝外至胫绝骨外踝前及诸节皆痛,小趾次趾不用。盛者则人迎大一倍于寸口,虚者则人迎反小于于寸口也。

第十二节 胰 腺 病 理

〖急性间质性胰腺炎-急性胰腑间质湿热〗

辨识要点 ① 符合急性间质性胰腺炎病理诊断;② 中年男性多发;③ 暴饮暴食;④ 胆道疾病;⑤ 病变局限胰尾;⑥ 胰腺肿大变硬;⑦ 间质充血水肿;⑧ 中性粒细胞及单核细胞浸润;⑨ 局限性脂肪坏死;⑩ 腹腔少量渗出液;⑪ 少数病例转成急性出血性胰腺炎;⑫ 舌赤苔黄脉紧。

治疗推荐 ①《伤寒论》大柴胡汤:柴胡、枳实、生姜、黄芩、芍药、半夏、大枣、大黄,常规剂量,每日两次水煎服。②《太平圣惠方》卷18黄连散:黄连、茵陈、柴胡、黄芩、栀子、大黄、芒硝、大青、地骨皮、炙甘草,常规剂量研末为散,每次五钱,每日两次煎散为汤温服。③《御药院方》木香塌气丸:木香、青皮、陈皮、白豆蔻、砂仁、三棱、莪术、荜澄茄、莱菔子、枳实、威灵仙,常规剂量研为细末,炼蜜和丸如梧桐子大,每次30粒,每日两次温水送服。

思路拓展 《伤寒明理论·大柴胡汤》:虚者补之,实者泻之,此言所共知。至如峻缓轻重之剂,则又临时消息焉。大满大实,坚有燥屎,非峻剂则不能泄,大小承气汤峻,所以泄坚满者也。如不至大坚满邪热甚而须攻下者,又非承气汤之可投,必也轻缓之剂攻之,大柴胡汤缓,用以逐邪热也。《经》曰:伤寒发热七八日,虽脉浮数者,可下之,宜大柴胡汤。又曰:太阳病过经十余日,反二三下之,后四五日,柴胡证仍在者,先与小柴胡;呕不止,心下急,郁郁微烦者,为未解也,可大柴胡下之则愈。是知大柴胡为下剂之缓也,柴胡味苦平微寒,伤寒至于可下,则为热气有余,应火而归心,苦先入心,折热之剂,必以苦为主,故以柴胡为君;黄芩味苦寒,王冰曰:大热之气寒以取之,推除邪热,必以寒为助,故以黄芩为臣;芍药味酸苦微寒,枳实味苦寒,《内经》曰:酸苦涌泄为阴,泄实折热,必以酸苦,故以枳实芍药为佐;半夏味辛温,生姜味辛温,大枣味甘温,辛者散也,散逆气者必以辛,甘者缓也,缓正气者必以甘,故半夏、生姜、大枣为之使也。一方加大黄,以大黄有将军之号而功专于荡涤,不加大黄,恐难攻下,必应以大黄为使也。用汤者,审而行之,则十全之功可得矣。

〖急性出血性胰腺炎-急性胰腺火热〗

辨识要点 ① 符合急性出血性胰腺炎病理诊断;② 发病急骤;③ 病情危重;④ 胰腺广泛出血坏死;⑤ 胰腺肿大;⑥ 胰腺质软呈无光泽暗红色;⑦ 胰腺原有分叶结构模糊消失;⑧ 胰腺散在混浊黄白色斑点;⑨ 大网膜及肠系膜等处散在混浊黄白色斑点;⑩ 胰腺小灶状脂肪坏死;⑪ 胰腺组织大片凝固性坏死;⑫ 细胞结构不清;⑬ 间质小血管壁坏死伴大量出血;⑭ 坏死胰腺组织四周少量炎细胞;⑮ 舌赤苔黄脉紧。

治疗推荐 ①《伤寒温疫条辨》解毒承气汤:僵蚕、蝉蜕、黄连、黄芩、黄柏、栀子、枳实、厚朴、大黄、芒硝,常规剂量,每日两次水煎服。②《普济方》卷385柴胡汤:柴胡、大黄、黄芩、牛黄、当归、细辛、升麻、五味子、紫菀、杏仁,常规剂量,每日两次水煎服。③《张氏医通》凉血饮子:生地、黄连、黄芩、荆芥、黑参、红花、赤芍、牡丹皮、木通,常规剂量,每日两次水煎服。

思路拓展 《本草求真·凉血》:生地黄专入心肝肾兼入小肠,性未蒸焙,掘起即用,甘苦大寒,故书皆载其性鲜补。但入手少阴心足少阴肾足厥阴肝,并足太阴脾手太阳小肠,力专清热消瘀。钱仲阳导赤散,生地与木通同用,能泻丙丁之火。《别录》治妇人崩中血不止及产后血上薄心,胎动下血,鼻衄吐血,皆捣汁饮之。故凡吐血咯血,衄血畜血,溺血,崩中带下,审其症果因于热成者,无不用此调治。血出于鼻是由清道,血出于口是出浊道,血出于咳于衄是由于肺,血见于呕是出于肝,血见于吐是出于胃,血由痰涎而带是出于脾,血见于咯是出于心,血见于唾是出于肾,血由耳出其名曰衄衄,血由鼻出其名曰衄,血由肌肤而出其名曰血汗,血由口鼻俱出其名曰大衄,皆当详其虚实以治。并或伤寒阳强,痘症毒盛血燥,与折跌伤筋而见血瘀血痹之症者,无不采其同入,以为活血生新之用。第书有言服此长肉生肌,止是热除血活以后长养之语,久服轻身不老,止是病去身安力健之词,未可因此认为辟谷成仙属实也。若使血因寒滞而犹用以生地,不更使寒益甚而血愈出不返乎! 红花专入心包肝,辛苦而温。色红入血,为通瘀活血要剂。血之下而清者营虚有热,血之下而浊者热与湿蒸,血色鲜者属火发,血色黑者属血燥极,血与泄物并下者属有积。或因脉络受伤血从尿出者,属阴虚火动;或因房劳过度,营血妄行,血色黑黯,面色枯白,尺脉沉迟者,属下元虚寒;阳虚阴走,呕吐而见血色紫凝者,属热甚销铄,故见稠浊;热甚水化,故血见黑而紫。血从汗者属火,喜伤心,喜则气散,故血随气以行;血在粪前者为近血,其血由于大肠;血在粪后者为远血,其血自于肺胃,由气虚肠薄,故血渗入而下出也;血自口鼻上出,为阳盛阴衰,有升无降。盖血生于心包,藏于肝,属于冲任,一有外邪内侵,则血滞而不行。红花汁与血类,故凡血燥而见喉痹不通,痘疮不起,肌肤肿痛,经闭便难,血晕口噤,子死腹中,治当用此通活。时珍曰:红花汁与之同类,故能行男子血脉,女子经水,多则行血,少则养血。按:《养疴漫笔》云新昌徐氏妇病产晕已死,但胸膈微热,有名医陆氏曰:血闷也,得红花数十斤乃可活,遂亟购得,以大锅煮汤,盛二桶于窗格之下,昇妇寝其上熏之,汤冷再加,少倾指动,半日乃苏。但用不宜过多,少用则合当归能生,多用则血能行,过用则能使血下行不止而毙。胭脂系红花染出,可治小儿聤耳。红蓝花三钱半,枯矾五钱为末,以绵杖缴净吹之,无花则用枝叶,一方去矾。并解痘疮毒肿。紫草专入心包肝,甘咸气寒,色紫质滑,专入厥阴血分,血凉则九窍通,二便利,故凡血热毒闭而见心腹急痛,水肿不消,五疸癍癣恶疮及痘疮血热毒盛,二便闭涩者,治当用此。俾血得寒而凉,得咸而降,得滑而通,得紫而入,血凉毒消而二便因以解矣! 奈世误以为宣发之药,不论毒闭与否辄用,殊失用药意义矣! 旱莲草专入肝肾,即书所云鳢肠草金陵草者是也,味甘而酸,性平色黑,功专入肝入肾,为止血要剂。是以血痢煎膏用之其血即止,须白汁涂变白为黑,火疮发红其红即退,齿牙动摇擦之即固。合冬青子名二至丸,以补肝肾。但性阴寒,虽善,不益脾胃。若不同以姜汁椒红相兼修服者,必腹痛作泻。苗如旋复,实似莲房,断之有汁,须臾而黑,熬膏良。赤芍专入肝,与白芍主治略同,但白则有敛阴益营之力,赤则止有散邪行血之意。白则能于土中泻木,赤则能于血中活滞,故凡腹痛坚积,血瘕疝痹,经闭目赤,因于积热而成者,用此则能逐瘀。成无己曰:白补而赤泻,白收而赤散。酸以收之,甘以缓之,故酸甘相合,用补阴血逆气而除肺燥。与白芍主补无泻,大相远耳! 大明指为赤白皆补,其说不切。《日华子》指为赤能补气,白能治血,其说尤不切耳,不可不知。至云产后忌用,亦须审其脉症及脏偏胜若何耳,不可尽拘。如脏阳脉症俱实者,虽在产后亦所不忌,脏阴脉症俱虚,即在产前不得妄施。凡治病以能通晓脉症虚实为是。

〖慢性胰腺炎-慢性胰腑湿热〗

辨识要点 ① 符合慢性胰腺炎病理诊断;② 急性胰腺炎反复发作;③ 胆道系统疾病;④ 糖尿病;⑤ 慢性酒精中毒;⑥ 胰腺结节状萎缩;⑦ 胰腺质地较硬;⑧ 胰腺切面弥漫性纤维化;⑨ 胰管扩张;

⑩ 管内偶见结石;⑪ 胰腺灶状坏死;⑫ 纤维包裹的假性囊肿;⑬ 胰腺组织广泛纤维化;⑭ 腺泡和胰腺组织萎缩消失;⑮ 间质淋巴细胞和浆细胞浸润;⑯ 舌红苔黄脉紧。

治疗推荐　①《新急腹症学》清胰丸:柴胡、黄芩、半夏、瓜蒌、薤白、枳实、川楝子、芍药、大黄,常规剂量,每日两次水煎服。②《仁术便览》木香通气饮:木香、青皮、莪术、槟榔、陈皮、莱菔子、藿香、人参、枳壳、甘草,常规剂量,每日两次水煎服。③《备急千金要方》乌梅丸:乌梅、豆豉、升麻、地骨皮、柴胡、前胡、鳖甲、恒山、玄参、肉苁蓉、百合、蜀漆、人参、知母、桂枝、桃仁,常规剂量研为细末,炼蜜和丸如小豆大,每次10粒,每日两次温水送服。

思路拓展　《吴医汇讲·木郁达之论》:《内经》云木郁达之,古来注释者,以达为宣吐;又云用柴胡、川芎条而达之。愚谓此不过随文训释,而于达之之意,犹有未尽然也。夫木郁者,即肝郁也。《素问》云治病必求其本。而郁症之起;必有所因,当求所因而治之,则郁自解,郁者既解,而达自在其中矣。矧木郁之症,患于妇人者居多,妇人情性偏执,而肝病变幻多端,总宜从其性,适其宜,而致中和,即为达道。彼若吐、若升,止可以言实,未可以言虚也。今人柔脆者恒多,岂可概施升吐哉? 其余火、土、金、水四郁,古人之注释,虽于《经》义未必有悖,然亦止可以言实,止可以言外因,未可以言虚,未可以言内因也。盖因郁致疾,不特外感六淫,而于情志为更多。调治之法,亦当求其所因而治之,则郁自解,郁者既解,则发、夺、泄、折俱在其中矣。因者病之本,本之为言根也、源也,君于务本,本立而道生,可师也。

第十三节　淋巴造血病理

〖非霍奇金淋巴瘤-癌毒血癥〗

辨识要点　① 符合非霍奇金淋巴瘤病理诊断;② 根据肿瘤细胞的起源和属性分为前体淋巴细胞肿瘤、成熟 B 细胞肿瘤、成熟 T 细胞和 NK 细胞肿瘤三大类;③ 前体淋巴细胞肿瘤即急性淋巴母细胞白血病/淋巴瘤,是不成熟的前体淋巴细胞来源的一类高度侵袭性肿瘤,包括 B 淋巴母细胞白血病/淋巴瘤、T 淋巴母细胞白血病/淋巴瘤两种类型,两者的细胞形态和临床预后相似;淋巴结正常结构完全破坏,被肿瘤性淋巴母细胞所取代,肿瘤细胞可浸润被膜和结外组织;瘤细胞的体积比小淋巴细胞略大,胞质稀少,核染色质均匀,可出现小核仁,核分裂象多见;B 和 T 淋巴母细胞在形态学上不易区分,必须借助于免疫表型检测。④ 成熟 B 细胞肿瘤分为慢性淋巴细胞性白血病/小淋巴细胞淋巴瘤、滤泡性淋巴瘤、弥漫大 B 细胞淋巴瘤、Burkitt 淋巴瘤、结外边缘区黏膜相关淋巴组织淋巴瘤、浆细胞肿瘤若干类型;⑤ 慢性淋巴细胞性白血病/小淋巴细胞淋巴瘤淋巴结的结构破坏,肿瘤细胞形态单一,小淋巴细胞弥漫性浸润;瘤细胞核为圆形或略不规则,染色质浓密,胞质少;少数中等或较大的幼淋巴细胞散在分布;有时可见幼淋巴细胞灶性成团,在低倍镜下呈淡染区域,形成增殖中心;所有慢性淋巴细胞性白血病/小淋巴细胞淋巴瘤都有骨髓累及,肿瘤细胞常浸润脾脏白髓和红髓以及肝脏门管区等处,慢性淋巴细胞性白血病外周血白细胞常明显增多,骨髓有核细胞增生明显活跃,以成熟小淋巴细胞为主,红系、粒系和巨核细胞系均减少;慢性淋巴细胞性白血病/小淋巴细胞淋巴瘤肿瘤细胞表达 B 细胞标记 CD19 和 CD20,通常同时表达 CD5 和 CD23。⑥ 滤泡性淋巴瘤肿瘤细胞常呈明显的滤泡样生长方式,滤泡大小形状相似,界限不清楚;肿瘤性滤泡主要由中心细胞和中心母细胞以不同比例组成,中心细胞的体积小至中等大,核形不规则,核仁不明显;中心母细胞的体积较大,比正常淋巴细胞大 2～3 倍,核圆形或卵圆形,染色质呈块状近核膜分布,有 1～3 个近核膜的小核仁;肿瘤细胞具有正常生发中心细胞的免疫表型表达 CD19、CD20、CD10、Bc16;⑦ 弥漫大 B 细胞淋巴瘤正常的淋巴结结构或结外组织被弥漫的肿瘤组织侵占取代;基本组织学表现为形态相对单一、体积较大的异型淋巴细胞弥漫浸润,瘤细胞的直径为小淋巴细胞的3～5 倍;细胞形态多样,类似中心母细胞、免疫母细胞、间变大细胞或浆母细胞。核圆形或卵圆形,染色质块状,有单个或多个核仁;肿瘤细胞表达 B 细胞分化抗原 CD19、CD20 和 CD79a;⑧ Burkitt 淋巴瘤淋巴结结构破坏,中等大小、形态单一的淋巴细胞弥漫性浸润。瘤细胞核圆或卵圆形,核内有 2～4 个小核仁,染色质粗糙,核分裂象较多。瘤细胞之间散在分布着胞质丰富而透亮的反应性巨噬细胞,构成所谓满天星图像,胞质内有被吞噬的细胞核碎片;瘤细胞表达成熟 B 细胞分化抗原如 CD19、CD20、CD79a;⑨ 结外边缘区黏膜相关淋巴组织淋巴瘤肿瘤细胞常见于淋巴滤泡套区的外侧,围绕淋巴滤泡浸润于边缘区;瘤细胞主要是小到中等大小的 B 细胞,细胞核形态不规则;淋巴瘤细胞常侵入腺体上皮组织中,形成淋巴上皮病变;常见浆细胞分化;有时瘤细胞侵入生发中心,形成滤泡内植入现象;肿瘤细胞 CD20、CD79a 阳性而 CD5、CD10、CD23、cyclinD1 阴性;⑩ 浆细胞骨髓瘤又名多发性骨髓瘤,浆细胞骨髓瘤的特征性病理变化是全身骨骼系统的多发性溶骨性病变,其内充满质软、胶冻状肿瘤组织;肿瘤累及骨髓中造血最活跃的部位,如脊椎、肋骨、颅骨、盆骨、股骨、锁骨和肩胛骨等;病变从髓腔开始,可破坏骨皮质,常致病理性骨折;组织学表现多为分化不成熟的浆细胞大量增生形成片状浸润病灶,肿瘤性浆细胞取代正常骨髓组织,瘤细胞胞质呈嗜碱性,核偏于一侧。在一些病例的骨髓中,也可出现不成熟的浆母细胞或多形性瘤细胞;浆细胞骨髓瘤的瘤细胞表达 CD138 和 CD38 等浆细胞标记,但不表达 CD19 和 CD20;⑪ T 细胞型非霍奇金淋巴瘤淋巴结结构破坏,瘤细胞弥漫性增生,细胞排列紧密,但彼此不黏附,核分裂象多见;外周 T 细胞淋巴瘤、血管免疫母细胞型淋巴瘤、间变大细胞淋巴瘤;⑫ 成熟 T 细胞和 NK 细胞肿瘤包括外周 T 细胞淋巴瘤、血管免疫母细胞性 T 细胞淋巴瘤、NK/T 细胞淋巴瘤、蕈样霉菌病/Sezary 综合征;⑬ 外周 T 细胞淋巴瘤组织病理表现多样。淋巴结的结构有不同程度的破坏,肿瘤细胞在副皮质区浸润或呈弥漫浸润,有较多的高内皮血管及瘤细胞侵袭血管现象;不等量反应性细胞成分如嗜酸性粒细胞、浆细胞、巨噬细胞和上皮样组织细胞等;瘤细胞核形态极不规则,核扭曲或多分叶状,核染色质呈粗颗粒状,部分瘤细胞有明显核仁,核分裂象多见;细胞质可透明、淡染、嗜酸性或嗜碱性;瘤细胞表达 T 细胞分化抗原如 CD2、CD3 和 CD4 等;⑭ 血管免疫母细胞性 T 细胞淋巴瘤淋巴结的结构部分破坏,可见分支状的高内皮小静脉显著增生。早期常可见残存的滤泡。副皮质区明显扩大,可见多形性肿瘤细胞浸润灶,细胞中等大小,胞质淡染或透明,胞膜清楚,细胞异型性明显。瘤细胞常在滤泡旁或小静脉旁呈灶性分布,混杂有数量不等的反应性小淋巴细胞、嗜酸性粒细胞、浆细胞和组织细胞。瘤细胞表达大多数 T 细胞抗原,如 CD2、CD3、CD4、CD5、CD10 和 CX - CL13。多数病例有 T 细胞受体基因重排,最常见的细胞遗传学异常是 3、5 号染色体三倍体型和附加的 X 染色体。肿瘤常常出现 TET2、IDH2、DimT3A、RHOA 和 CD28 基因突变。EB 病毒常出现在反应性的 B 细胞中,但是肿瘤性 T 细胞 EB 病毒阴性;⑮ NK/T 细胞淋巴瘤形态学表现为在凝固性坏死和混合炎细胞浸润的背景上,肿瘤性淋巴细胞散布或呈弥漫性分布。瘤细胞大小不等、形态多样,胞核形态不规则,核深染,核仁不明显或有 1～2 个小核仁;瘤细胞浸润血管壁内致血管腔狭窄、栓塞或坏死,大量反应性炎细胞如淋巴细胞、浆细胞、组织细胞和嗜酸性粒细胞;肿瘤细胞表达 NK 细胞相关抗原 CD56,也表达部分 T 细胞抗原如 CD2、胞质型 CD3,以及细胞毒性分子如 T 细胞内抗原-1、穿孔素和颗粒酶 B 等;⑯ 蕈样霉菌病/Sezary 综合征光镜下可见真皮浅层及血管周围有多数瘤细胞和多种类型炎细胞浸润,瘤细胞体积小到中等大,核高度扭曲,有深切迹,呈折叠状或脑回状,可见小核仁,胞质透明;真皮内瘤细胞常侵入表皮,聚集成堆似小脓肿,血液中出现脑回状细胞核的瘤细胞;瘤细胞 CD2、CD3、CD4 阳性,CD7 和 CD8 阴性;⑰ 舌红苔黄脉数。

治疗推荐 ①《备急千金要方》雄黄丸:雄黄、雌黄、曾青、鬼臼、真珠、丹砂、虎头骨、桔梗、白术、女青、川芎、白芷、鬼督邮、芫荑、鬼箭羽、藜芦、菖蒲、皂荚,常规剂量研为细末,蜜丸如弹子大,每次 1 粒,每日两次温水送服。②《救偏琐言》卷 10 活络透毒饮:羌活、红花、荆芥、牛蒡、蝉蜕、地龙、木通、当归、牛膝、青皮、连翘,常规剂量,每日两次水煎温服。③《全国中药成药处方集》救苦金丹:红花、乳香、没药、当归、黄柏、藁本、白薇、牡丹皮、阿胶、红鸡冠花、白鸡冠花、益母草、木香、延胡索、赤石脂、黄芪、人参、山药、川芎、白芍、甘草、熟地、白芷、黄芩、砂仁、鹿角、白术、茯苓、血余炭、蕲艾、小茴香、青蒿、杜仲、锁阳、菟丝子、肉桂、续断、紫苏、补骨脂、松香脂、橘皮,常规剂量研为细末,炼蜜和丸如小豆大,每次 10 粒,每日两次温水送服。④ 复方斑蝥胶囊每次 3 粒,每日 2 次口服。

思路拓展 ①《备急千金要方》:汉建宁二年,太岁在酉,疫气流行,死者极众。有书生丁季回从蜀青城山来,东过南阳,从西市门入,见患疫疠者颇多,遂于囊中出药,人各惠之一丸。灵药沾唇,疾无不瘥。市中疫鬼数百千余见书生施药,悉皆惊怖而走。乃有鬼王见书生,谓有道法兼自施药,感众鬼等奔走若是。遂诣书生欲求受其道法。书生曰,吾无道法,乃囊中之药呈于鬼王,鬼王睹药,惊惶叩头乞命而走。此方药带之入山能辟虎野狼虫蛇,入水能除水怪蛟蜃。②《本草求真》雄黄:散结行气杀虫辟恶。雄黄专入胃肝,生山之阳,得气之正,味辛而苦,气温有毒。凡人阳气虚则邪易侵,阴气胜则鬼易凭,负二气之精者能破群妖,受阳气之正者能辟幽暗,故能治寒热鼠瘘,恶疮疽痔,死肌疥虫蜃疮诸症,皆由湿热侵于肌肉而成。服此辛以散结,温以行气,辛温相合而虫杀。故能搜剔百节中风寒积聚也!是以《圣惠方》之治狐惑,雄黄半两烧于瓶中,即止。《肘后方》之治阴肿如斗,雄黄、矾石各二两,甘草一尺,水浸。《家秘方》之消疟母,《急救方》之治疯狗咬伤,《圣济》之治白秃头疮,雄黄、猪胆汁和敷之,何一不用雄黄以为调治。虞雍公允文感暑下痢,连月不瘥,忆壁间有药方,其辞云:暑毒在脾,湿气连脚,不泄则痢,不痢则疟,独炼雄黄,蒸饼和药,别作治疗,医家大错,公依方服愈。至云能解蛇虺藜芦等毒,以其蛇属阴物,藜属阴草也。寇宗奭曰:焚之蛇皆远去。息肉癣气能治者,以其一属气结,一属积滞也。目痛能愈者,以其肝得辛散之意也。明彻不臭者良,醋浸。入莱菔汁煮干用。生山阴者名雌黄,功用略同。

[霍奇金淋巴瘤-癌毒瘰疬]

辨识要点　① 符合霍奇金淋巴瘤病理诊断;② 霍奇金淋巴瘤分为经典型霍奇金淋巴瘤和结节性淋巴细胞为主型霍奇金淋巴瘤两大类;③ 肿瘤原发于淋巴结,病变往往从一个或一组淋巴结开始,逐渐由近及远地向周围的淋巴结扩散;④ 霍奇金淋巴瘤的肿瘤细胞是独特的瘤巨细胞;⑤ 瘤细胞仅占所有细胞成分的1%～10%;⑥ 典型R-S细胞直径15～45微米,瘤细胞胞质丰富,略嗜酸或嗜碱性,核圆形或椭圆形,双核或多核;核膜厚,核内有一大而醒目的、直径与红细胞相当的、包涵体样的嗜酸性核仁,核仁周围有空晕;双核R-S细胞的两个核呈面对面排列,彼此对称,形似镜中之影,称为镜影细胞;⑦ 病变组织中常有数量不等的反应性各种炎细胞;⑧ 霍奇金淋巴瘤后期约5%病例骨髓累及;⑨ 98%以上病例的R-S细胞有Ig基因克隆性重排;⑩ 受累淋巴结肿大,相邻的肿大淋巴结彼此粘连、融合,不活动。若发生在颈淋巴结时,可形成包绕颈部的巨大肿块。肿块常呈结节状,切面灰白色,呈鱼肉样;⑪ 组织学特征是细胞类型的多样化,以多种炎细胞混合浸润为背景,包括淋巴细胞、浆细胞、中性粒细胞、嗜酸性粒细胞和组织细胞等反应性细胞成分;可见数量不等、形态不一的肿瘤细胞散布其间;⑫ 具有上述形态特征的单核瘤巨细胞称为霍奇金细胞;⑬ 陷窝瘤细胞体积大,细胞核染色质稀疏,有一个或多个较小的嗜碱性核仁;⑭ 木乃伊细胞核固缩浓染,胞质嗜酸性;⑮ 结节性淋巴细胞为主型霍奇金淋巴瘤病变淋巴结呈深染的模糊不清的大结节状构象,背景结构是由滤泡树突状细胞构成的球形大网,其中充满了大量的小B淋巴细胞和一些组织细胞,而嗜酸性粒细胞、中性粒细胞和浆细胞少见,肿瘤细胞是多分叶核的爆米花细胞,即LP细胞;瘤细胞表达B细胞标记,CD20和CD79a阳性,不表达CD15,偶有CD30弱表达;⑯ 经典型霍奇金淋巴瘤结节硬化型肿瘤细胞为陷窝细胞,粗大的胶原纤维束分隔淋巴结为大小不等的结节,嗜酸性粒细胞和中性粒细胞常常较多;⑰ 经典型霍奇金淋巴瘤混合细胞型淋巴结的结构破坏,肿瘤细胞与各种炎细胞混合存在,诊断性R-S细胞及单核型R-S细胞均多见。背景中的小淋巴细胞主要是T细胞。MC以男性、年长者多见,常伴有系统性症状,并累及脾脏和腹腔淋巴结;⑱ 经典型霍奇金淋巴瘤富于淋巴细胞型病变组织中有大量反应性淋巴细胞存在,R-S细胞散在分布于小淋巴细胞为主的背景中,可混杂有较多的组织细胞,但嗜酸性粒细胞、中性粒细胞和浆细胞都很少或缺乏;⑲ 经典型霍奇金淋巴瘤淋巴细胞减少型病变组织中只有极少量的淋巴细胞,而有大量的R-S细胞或多形性瘤细胞,另一些病例呈弥漫纤维化,R-S细胞很少;⑳ 舌红苔黄脉数。

治疗推荐 ①《太平圣惠方》卷85青黛丸:青黛、全蝎、白附子、天竺黄、胡黄连、芦荟、牛黄、地龙、麝香,常规剂量研为细末,夜明砂为糊丸如绿豆大,每次30粒,每日两次温水送服。②《三因极一病证方论》青黛雄黄散:青黛、雄黄,常规剂量研末为散,每次二钱,每日两次温水送服。③《太平圣惠方》解毒犀角散:犀角屑、黄芩、栀子、大青叶、牛黄、马牙消、天竹黄、赤茯苓、麦门冬、黄连、麝香、甘草,常规剂量研末为散,每次五钱,每日两次煎散为汤温服。④ 复方斑蝥胶囊次每次3粒,每日2次口服。

思路拓展 《本草纲目·青黛》:黛,眉色也。刘熙《释名》云:灭去眉毛,以此代之,故谓之黛。青黛从波斯国来。今以太原并庐陵、南康等处,染淀瓮上沫紫碧色者用之,与青黛同功。时珍曰:波斯青黛,亦是外国蓝靛花,既不可得,则中国靛花亦可用。或不得已,用青布浸汁代之。货者复以干淀充之,然有锻石,入服饵药中当详之。气味咸,寒,无毒。解诸药毒,小儿诸热,惊痫发热,天行头痛寒热,并水研服之。亦磨敷热疮恶肿,金疮下血,蛇犬等毒。解小儿疳热,杀虫。小儿丹热,和水服之。同鸡子白、大黄末,敷疮痈、蛇虺螫毒。泻肝,散五脏郁火。寇宗奭曰:青黛乃蓝为之者。有一妇人患脐下腹上,下连二阴,遍生湿疮,状如马爪疮,他处并无,热痒而痛,大小便涩,出黄汁,食亦减,身面微肿。医作恶疮治,用鳗鲡鱼、松脂、黄丹之药涂之,热痛甚。问其人嗜酒食,喜鱼蟹发风等物。急令洗其膏药。以马齿苋四两,杵烂,入青黛一两,再研匀涂之。即时热减,痛痒皆去。仍以八正散,日三服之,分败客热。

〔急性髓系白血病-癌毒髓瘤〕

辨识要点 ① 符合急性髓系白血病病理诊断;② 急性髓系白血病包括伴重现性遗传学异常的急性髓系白血病、伴有骨髓增生异常改变的急性髓系白血病、治疗相关的髓系肿瘤、髓系肉瘤、Down综合征相关骨髓增殖症、原始细胞性浆细胞样树突状细胞肿瘤、非特指急性髓系白血病;③ 非特指型急性髓系白血病囊括不符合上述单列肿瘤特征的其他急性髓系白血病类型,如微分化型、有成熟迹象型、急性单核细胞白血病、急性巨核细胞白血病、急性红白血病等;④ 原始及幼稚细胞在骨髓内弥漫性增生,取代原有骨髓组织;⑤ 全身各器官、组织内广泛浸润,一般不形成肿块;⑥ 外周血白细胞呈现质和量的变化,白细胞总数升高,达$10 \times 10^9/L$以上,以原始细胞为主;⑦ 白细胞不增多甚至在外周血涂片中难以找到原始和幼稚细胞者即非白血性白血病表现,此时必需骨髓活检;⑧ 肿瘤细胞浸润淋巴结副皮质区及窦内,浸润脾脏红髓浸润以及肝窦内;⑨ 有单核细胞的急性髓系白血病可见肿瘤细胞浸润皮肤和牙龈的现象;⑩ 外周血或骨髓有核细胞中原始细胞比例>20%;⑪ 舌红苔白脉数。

治疗推荐 ①《太平圣惠方》卷19牛黄丸:牛黄、麝香、朱砂、龙脑、僵蚕、鹿角胶、白花蛇、白附子、天麻、白蒺藜、赤茯苓、白芷、羌活、独活、蔓荆子、麻黄、防己、木香、槟榔、藁本、防风、全蝎、当归,常规剂量研为细末,炼蜜和丸如梧桐子大,每次30粒,每日两次温水送服。②《太平圣惠方》卷88雌黄丸:雌黄、雄黄、羚羊角屑、朱砂、大黄、麝香、白头翁、徐长卿,常规剂量研为细末,炼蜜和丸如梧桐子大,每次30粒,每日两次温水送服。③《内外伤辨惑论》当归补血汤:黄芪一两,当归二钱,每日两次水煎温服。

思路拓展　①《医方考》：血实则身凉，血虚则身热。或以饥困劳役虚其阴血，则阳独治，故令肌热、目赤、面红、烦渴引饮。此证纯象伤寒家白虎汤之证，但脉大而虚，非大而长，为可辨耳。《内经》所谓脉虚血虚是也。当归味厚，为阴中之阴，故能养血，而黄芪则味甘补气者也。今黄芪多于当归数倍，而曰补血汤者，有形之血不能自生，生于无形之气故也。《内经》曰：阳生阴长，是之谓尔。②《成方便读》：如果大脱血之后，而见此等脉证，不特阴血告匮，而阳气亦欲散亡。斯时也，有形之血不能速生，无形之气所当急固。故以黄芪大补肺脾元气而能固外者为君。盖此时阳气已去里而越表，恐一时固里不及，不得不从卫外以挽留之。当归益血和营，二味合之，便能阳生阴长，使伤残之血，亦各归其经以自固耳。非区区补血滋腻之药，所可同日语也。

【骨髓增殖性肿瘤-癌毒髓瘕】

辨识要点　① 符合骨髓增殖性肿瘤病理诊断；② 骨髓中具有多向分化潜能干细胞克隆性增生；③ 骨髓中一系或一系以上髓系发生增殖为特征；④ 干细胞成熟分化相对不受影响；⑤ BCR-ABL1 阳性慢性粒细胞白血病；⑥ 慢性中性粒细胞白血病特征是外周血中性粒细胞持续增多，骨髓的中性粒细胞显著增生而无 Ph 染色体或 BCR-ABU 融合基因；⑦ 真性红细胞增多症由于酪氨酸激酶基因 JAK2 的突变，具有不依赖于红细胞生成素正常调节的红系细胞增殖，同时伴有粒系、巨核细胞系的增殖，外周血以红细胞、血红蛋白增多为主要表现；⑧ 原发性骨髓纤维化，骨髓中以巨核细胞和粒系细胞增生为主，在疾病后期出现纤维结缔组织显著增生和纤维化；⑨ 特发性血小板增多症，以骨髓中细胞体积大、胞核分叶多的巨核细胞显著增生为特征，外周血中的血小板持续增多；⑩ 不同程度的脾脏肿大；⑪ 都可能发生骨髓纤维化和外周血细胞数量减少，甚至转化为急性髓系白血病；⑫ 诊断和分型依据细胞遗传学和分子生物学基因分析；⑬ BCR-ABL1 阳性慢性粒细胞白血病骨髓有核细胞增生明显活跃，取代脂肪组织；⑭ 各分化阶段粒细胞以分叶核和杆状核粒细胞为主；⑮ 巨核细胞数量增加，红系细胞数量正常或减少，散在分布的泡沫细胞；⑯ 不同程度纤维化改变；⑰ 外周血白细胞计数常超过 $20\times10^9/L$；⑱ 外周血白细胞以中、晚幼和杆状核粒细胞居多，原始粒细胞通常少于 2％；⑲ 常有嗜酸性粒细胞和嗜碱性粒细胞增多，血小板增多；⑳ 肝脏和淋巴结肿大较轻微；㉑ 舌红苔黄脉数。

治疗推荐　①《太平圣惠方》卷 83 牛黄丸：牛黄、朱砂、犀角屑、羚羊角屑、天竺黄、白附子、茯神、黄连、黄芩、防风、玄参、枳壳、菊花、人参、黄芪、炙甘草，常规剂量研为细末，炼蜜和丸如梧桐子大，每次30 粒，每日两次温水送服。②《摄生秘剖》蕲蛇酿：蕲蛇、地龙、当归、川芎、赤芍药、天冬、苍术、木鳖子、细辛、白芷、荆芥穗、蔓荆子、菊花、石菖蒲、威灵仙、何首乌、天麻、胡麻、草乌、白蒺藜、紫参、沙参、苦参、木贼草、定风草、不灰木、炙甘草，常规剂量研末为散，每次五钱，每日两次温水送服。③《张氏医通》紫草消毒饮：紫草、连翘、鼠粘子、荆芥、甘草、山豆根，常规剂量每日两次水煎温服。④ 复方斑蝥胶囊每次3 粒，每日 2 次口服。

思路拓展　①《本草求真·紫草》：入心包肝解毒。紫草专入心包肝，甘咸气寒，色紫质滑，专入厥阴血分。血凉则九窍通，二便利。故凡血热毒闭而见心腹急痛，水肿不消，五疸病癣恶疮，及痘疮血热毒盛，二便闭涩者，治当用此。俾血得寒而凉，得咸而降，得滑而通，得紫而入。血凉毒消，而二便因以解矣！奈世误以为宣发之药，不论毒闭与否辄用，殊失用药意义矣！泻者忌服。茸得阳气之早，用宜取茸为正,酒洗用。②《侣山堂类辩·紫草茸》。李时珍曰:紫草气味苦寒,如痘疹欲出未出,血热毒盛,大便闭涩者宜之,已出而紫黑便闭者,亦可用;若已出而红活,及白陷大便利者,切宜忌之。《直指方》云:紫草治痘,能导大便,使发出亦轻。《活幼新书》云:紫草性寒,小儿脾气实者犹可用;脾气虚者,反能作泻。故古方惟用紫草茸,取其初得阳气,以类触类,所以用发痘疮。今人不达此理,一概用之,非矣。夫所谓茸者,即初生之蒙茸,非紫草之外,另有茸也。又有如麒麟竭者,谓之紫草茸,非也,乃紫铆耳!《酉阳杂俎》云:紫铆树,出真腊、波斯二国,树高盈丈,枝叶郁茂,经冬不凋,天有雾露及雨沾濡,则枝条出柳,状如糖霜,累累紫赤,破则鲜红,能出痘毒。此物产于异域,殊不易得。近有市利之徒,以伪物假充,索价甚浓,非徒无益,而反害之,不若用草之为当也。

〔组织细胞和树突状细胞肿瘤-癌毒痰核〕

辨识要点 ①符合组织细胞和树突状细胞肿瘤病理诊断;②组织细胞肉瘤可发生在淋巴结、皮肤、软组织和肠道;③部分伴有多器官累及;④瘤细胞体积较大;⑤瘤细胞胞质丰富,核圆形或不规则呈分叶状,有显著的核仁;⑥电镜观察肿瘤细胞的胞质内可见许多溶酶体;⑦免疫标记 CD68 和 CD163 阳性,溶菌酶染色呈颗粒状阳性;⑧树突状细胞肿瘤包括 Langerhans 细胞组织细胞增生症、Langerhans 细胞肉瘤、指状树突状细胞肉瘤、滤泡树突状细胞肉瘤等;⑨ Langerhans 细胞组织细胞增生症 Langerhans 细胞直径约 12 微米,细胞表面有小的突起,胞质丰富,核形状不规则,常有核沟或呈分叶状;⑩ Langerhans 细胞表达 Langerin、S-100、HLA-DR 和 CD1a 蛋白;⑪ Langerin 是 Langerhans 细胞及其肿瘤的特异性抗原标记;⑫约一半的 Langerhans 细胞组织细胞增生症出现 V600E 的基因突变;⑬细胞质内可见特征性的 Birbeck 颗粒;⑭ Birbeck 颗粒是一种呈杆状的管状小体;⑮长 200~400 纳米,宽度一致为 33 纳米,有时一端呈泡状膨大似网球拍状;⑯舌红苔黄脉数。

治疗推荐 ①《太平圣惠方》卷 21 乌蛇散:乌蛇肉、天麻、桂枝、羌活、防风、麻黄、僵蚕、苦参、踯躅花、人参、白蒺藜、赤茯苓、赤芍药、威灵仙、枳壳、川芎、天蓼木,常规剂量研末为散,每次五钱,每日两次温水送服。②《外科全生集》犀黄丸:犀黄、乳香、没药、麝香,常规剂量研为细末,黄米饭为丸如梧桐子大,每次 30 粒,每日两次温水送服。③《洞天奥旨》化淫消毒汤:白芍、当归、炒栀子、苍术、生甘草、金银花、青黛、生地、土茯苓,常规剂量,每日两次水煎温服。④复方斑蝥胶囊每次 3 粒,每日 2 次口服。

思路拓展 《圣济总录·诸注统论》:诸注者邪气所注也,皆因精神衰弱,经络空虚,伤于风寒暑湿,饮食劳倦,或感生死之气,或挟鬼物之精,初为中恶客忤卒死诸尸之类,虽或暂瘥,必有邪气伏于经脉,流传脏腑,深挟骨髓,经久不已,皆成注病,变状多端,时发时瘥,令人昏闷,无不病处,若因风寒暑湿之邪所注者,则为风注寒注凉注冷注温注湿注之病,若因饮食劳倦之邪所注者,则为食注饮注酒注水注之病,若因感生死之气,而为其邪所注者,则为丧注哭注转注之病,若因挟鬼物之精,而为其邪所注者,则为鬼注邪注尸注殃注之病,犯土禁成注者,为土注,产后得注者,为产注,虚劳所成者为劳注,邪气外侵为邪注,凡此诸注,以受病之因为名也,邪注于肺,则为气注,邪注于营,则为血注,久注不已,伤损骨髓,则为骨注,凡此诸注,以病之所在为名也,又有石注者,言其牢强如石,走注者,言其游走无常,凡此诸注,以病之形变为名也,名类虽多,各有形证,合而言之。皆注病也,治注病者,欲辨是非,但复纸于痛处,烧发令焦,投于纸上,若发黏纸者,注气引之也,不黏者非注也,审知其因,随证治之,无专门者,通用诸注法调之,诸注之脉，浮大者可治，细而数者难治。治中恶五注五尸入腹，胸胁急痛，鬼击客忤，停尸垂死者，此药入喉即愈，若口噤则斡开，不可斡者，扣一齿折，以竹管下药，先以少许汤或水，内药竹管泻喉中，五注丸方：丹砂、甘遂、附子、雄黄各一两，豆豉、巴豆各六十枚，上六味，除巴豆外，捣研为末，将巴豆同研匀，炼蜜丸如梧桐子大，密器贮之，每服二十丸，米饮下，以知为度，未知加丸数服，若不发者，以粥饮投之，利不止者，与酢饭一两匙止之。

第十四节 肾 脏 病 理

〖急性弥漫性增生性肾小球肾炎-急性肾脏风痹〗

辨识要点 ① 符合急性弥漫性增生性肾小球肾炎病理诊断;② 肾小球弥漫性毛细血管内皮细胞和系膜细胞增生;③ 中性粒细胞和巨噬细胞浸润;④ 免疫复合物引起病变;⑤ 双侧肾脏轻到中度肿大;⑥ 肾脏表面充血,散在粟粒大小出血点;⑦ 肾皮质增厚;⑧ 肾小球体积增大,内皮细胞肿胀,毛细血管腔狭窄或闭塞;⑨ 肾小球血量减少;⑩ 血管壁纤维素样坏死伴血栓形成,壁层上皮细胞增生;⑪ 近曲小管上皮细胞变性;⑫ 肾小管管腔内蛋白管型、红细胞或白细胞管型及颗粒管型;⑬ 肾间质充血、水肿、炎细胞浸润;⑭ 肾小球内颗粒状 IgG、IgM 和 C3 沉积;⑮ 电镜示肾小球内驼峰状沉积物;⑯ 沉积物通常位于脏层上皮细胞和肾小球基膜之间;⑰ 沉积物也可位于内皮细胞下、基膜内或系膜区;⑱ 舌红苔黄脉浮数。

治疗推荐 ①《时方妙用》消水圣愈汤:天雄、麻黄、细辛、桂枝、炙甘草、生姜、大枣、知母,常规剂量,每日两次水煎服。②《杂病源流犀烛》卷 27 防风苍术汤:防风、苍术、桔梗、陈皮、桃仁、白芷、川芎、当归、枳壳、厚朴,常规剂量,每日两次水煎服,水盛者加防己二钱。③《备急千金要方》吴秦艽散:秦艽、防风、独活、蜀椒、人参、茯苓、牡蛎、细辛、瓜蒌根、麻黄、干姜、附子、白术、桔梗、桂枝、当归、黄芩、柴胡、牛膝、天雄、石南、杜仲、莽草、乌头、甘草、川芎,常规剂量研末为散,每次五钱,每日两次煎散为汤温服。

思路拓展 ①《诸病源候论·肾病候》:肾象水,旺于冬。其脉如石而沉,其候耳,其声呻,其臭腐,其味咸,其液唾,其养骨,其色黑,其神志;足少阴其经也。与膀胱合,膀胱为腑主表,肾为脏主里。肾气盛,为志有余,则病腹胀,飧泄,体肿,喘咳,汗出,憎风,面目黑,小便黄,是为肾气之实也,则宜泻之;肾气不足,则厥,腰背冷,胸内痛,耳鸣苦聋,是为肾气之虚也,则宜补之。于四时:病在肾,愈在春;春不愈,甚于长夏;长夏不死,待于秋;起于冬。于日:愈于甲乙;甲乙不愈,加于戊己;戊己不死,待于庚辛;起于壬癸。于时:夜半慧,日乘四季甚,下晡静。肾欲坚,急食苦以坚之,咸以泻之,苦以补之。无犯尘垢,无衣炙衣。肾部,在左手关后尺中是也。平肾脉来,喘喘累累如钩,按之而坚,曰肾平。冬以胃气为本。冬,肾水王,其脉沉濡而滑,名曰平脉也。反得浮大而缓者,是脾之乘肾,土之克水,为大逆,十死不治;反得浮涩而短者,是肺之乘肾,母之归子,为虚邪,虽病易治;反得弦细长者,是肝之乘肾,子之扶母,为实邪,虽病自愈;反得浮大而洪者,是心之乘肾,火之陵水,为微邪,虽病,治之不死也。病肾脉来,如引葛,按之益坚,曰肾病。肾风水,其脉大紧,身无痛,形不瘦,不能食,善惊,惊以心萎者死。死肾脉来,发如夺索,辟辟如弹石,曰肾死。冬胃微石曰平,胃少石多曰肾病,但石无胃曰死,石而有钩曰夏病,钩甚曰今病。藏真下于肾,肾藏骨髓之气。真肾脉至,搏而绝,如弹石辟辟然。其色黄黑不泽,毛折乃死。诸真藏脉见者,皆死不治。其汤熨针石,别有正方,补养宣导,今附于后。《养生方》云:冬三月,此为闭藏。水冰地坼,无扰乎阳。早卧晚起,必待日光。使志若伏匿,若有私意,若已有得。去寒就温,无泄皮肤,使气亟夺。此冬气之应也,养藏之道也。逆之则伤肾,春为痿厥。《养生方·导引法》云:肾脏病者,咽喉窒塞,腹满耳聋,用呬气出。又云:两足交坐,两手捉两足解溪,换之,极势,头仰,来去七。去肾气壅塞。②《时方妙用》:治水第一方。然必两手脉浮而迟,足趺阳脉浮而数,诊法丝毫不错。一服即验,五服全愈,否则不可轻用此秘方也。大道无私,方不宜秘,然黄帝有兰台之藏,长桑有一恐轻试之误,一恐泄天地之机也。余出此方,以俟一隅之反,非谓一方可以治斯病也。天雄补上焦之阳而下行入肾,犹天造下济而光明。而又恐下济之气潜而不返,故取细辛之一茎直上者以举之。牡桂暖下焦之水而上通于心,犹地轴之上出而旋运。而又恐其上出施之用,若潜而不返则气不外濡而络脉虚,故用姜、枣、甘草化气生液,以补络脉。若止而不上则气聚为火而小便难,故以知母滋阴化阳以通小便,且知母治肿出之《神农本草经》,而《金匮》治历节风脚肿如脱与麻黄附子并用,可以此例而明也。此方即仲景桂甘姜枣麻辛附子汤加知母一味,主治迥异,可知经方之变化如龙也。野老某年八旬有奇,传予奇方:用生金樱根去粗皮一两半,吴风草三钱,香菌极小团结者七枚,水煎,服一服小便即通而肿愈。余细绎此方极妙。麻黄大发汗而根又能止汗,橘肉生痰壅气而皮又能化痰顺气,蚕因风而致僵反能驱风如神,此大开大阖之道。金樱子之大涩小便,即可悟其根之大通小便矣;吴风草原名鹿衔草,能除湿热,故《素问》与泽泻、白术同用以治酒风。更妙是小香菌一味,此物本湿热所化,用之于除湿祛热坠中,同气相感,引药力至于病所,而诸药之性一发则湿热无余地以自藏,俱从小便而下矣。此必异人所授遗下,所谓礼失而求诸野也。惜余未试。

〖**快速进行性肾小球肾炎-急进肾脏风痹**〗

辨识要点　① 符合快速进行性肾小球肾炎病理诊断;② 又称急进性肾小球肾炎;③ 肾小球壁层上皮细胞增生;④ 新月体形成;⑤ Ⅰ型急进性肾小球肾炎抗肾小球基膜抗体阳性;⑥ 病变肾小球内 IgG 沉积,部分病例还有 C3 沉积;⑦ 抗肾小球基膜抗体与肺泡基膜交叉反应引起肺出血肾炎综合征;⑧ Ⅱ型急进性肾小球肾炎为免疫复合物性肾炎;⑨ 病变肾小球内颗粒状荧光及电子致密沉积物;⑩ Ⅲ型为免疫反应缺乏型肾炎;⑪ 免疫荧光和电镜检查未能显示病变肾小球内有抗 GBM 抗体或抗原-抗体复合物沉积;⑫ 双肾体积增大,颜色苍白,表面点状出血,切面见肾皮质增厚;⑬ 肾小球球囊内新月体形成;⑭ 新月体主要由增生的壁层上皮细胞和渗出的单核细胞构成;⑮ 中性粒细胞和淋巴细胞浸润;⑯ 纤维素渗出刺激新月体形成;⑰ 新月体压迫毛细血管丛,肾小球球囊腔变窄或闭塞;⑱ 肾小管上皮细胞玻璃样变性,上皮细胞萎缩甚至消失;⑲ 肾间质水肿,炎细胞浸润,后期纤维化;⑳ 肾小球基膜缺损断裂;㉑ 免疫荧光检查Ⅰ型线性荧光,Ⅱ型为颗粒状荧光,Ⅲ型免疫荧光阴性;㉒ 舌红苔黄脉数。

治疗推荐　①《金匮要略方论》大黄附子汤:大黄、附子、细辛,常规剂量,每日两次水煎服。②《三因极一病证方论》大黄左经汤:大黄、羌活、细辛、茯苓、防己、黄芩、前胡、枳壳、厚朴、杏仁、炙甘草,常规剂量,每日两次水煎服。③《圣济总录》卷 83 羚羊角散:羚羊角、大黄、白鲜皮、独活、羌活、防风、海桐皮、附子、黄芪、川芎、槟榔、栀子、牛蒡子、茯神、桂枝、郁李仁、麻黄、酸枣仁、葛根、枳壳、地骨皮、车前子、炙甘草,常规剂量研末为散,每次五钱,每日两次煎散为汤温服。

思路拓展　①《圣济总录·大小便关格不通》:大小便不通者,阴阳关格及三焦约之病也,阴阳和平,三焦升降,则水谷糟粕以时传导。今阴阳偏盛,气痞于中,则营卫因之以不行,故气结于腹内,胀满不通,而大小肠俱闭塞也。治关格不通妨闷,大小便秘涩,大黄散:大黄二两,桂枝三分,冬瓜子一合,滑石三两,朴硝二两半。治大小便不通,黄芩汤:黄芩二两,赤芍、白茅根、大黄各三两,瞿麦穗一两半。治关格不通,膞肠妨闷,大小便不通,芒硝汤:芒硝二两半,冬葵子三合,滑石三两。治腹胁胀满,关格,大小便不通,茱萸汤:吴茱萸、大黄、当归、桂枝、赤芍药、炙甘草、川芎各二两,人参、细辛各四两,桃白皮一握,干姜一两,雄黄三分,珍珠半量。治大小便不通滑石汤:滑石一两半,茅根、车前子各三分,天门冬、冬瓜瓤、葶苈子各一两。治大小便俱不通车前子汤:车前子五两,木通四两,黄芩、郁李仁、各三两,上四味。治大小便俱不通榆白皮汤:榆白皮、炙甘草各一两半,滑石三两,桂枝一两。治大小便不通芍药汤:赤芍药、桑根白皮各三两,瞿麦穗、大黄、榆白皮、防葵、麻子仁、芒硝末半钱。治大小便不通木通汤:木通二两,大黄、滑石各三两,麻子仁一合,芒硝半钱。治大小便不通冬葵根汁方:生冬葵根汁三合、生姜汁一合。治气痞,心腹胀,喘促,大小便不利,甘遂散:甘遂、牵牛子、续随子、大戟、葶苈子各等分。治大小便不通,紫金沙散:紫金沙即蜂房蒂也,不拘多少,捣罗为散,每服一钱匕,温酒调下。治大小便不通,土马鬃汤:土马鬃不拘多少为粗末,每服二钱匕。治大小便不通猪脂酒方:猪脂如半鸡子大碎切,以酒一升微煮沸,投猪脂,更煎一二沸,分为两度,食前温服,未通再服。治大小便不通冬葵子汤:冬葵子一两粗捣筛,用水二盏,煎至一盏去滓,入人乳汁半合,和匀,空腹顿服。治大小便不通发灰散:乱发一两净洗烧为灰,每服三钱匕。治下焦结热,肠胃燥涩,大小便不利,牵牛子丸:黑牵牛三两,青橘皮、陈橘皮、桑根白皮、芍药各一两,栝蒌根一两、木通一两。治下焦热,大小便不通,气胀满闷,木香饮:木香、黄芩、木通、陈橘皮各三分,冬葵子、瞿麦穗各一两,槟榔、茅根、赤茯苓各半两。治大小便不通茯苓丸:赤茯苓、芍药、当归、枳壳、白术、人参各五两,大麻仁,上八味。治大小便不利,芫花丸:芫花、滑石各半两,大黄三分。治中焦热实闭塞,关格不通,吐逆喘急,大黄汤:大黄、前胡、半夏、人参各三分,黄芩、赤茯苓上八味。治大小便不通,腹胁坚胀,蒸下部方:莲叶三两、葱三七茎并须用、皂荚一挺、生姜一两,以浆水一斗二升,煮十余沸,并滓分两度用,旋旋盛入小口瓷缸中,坐缸口上,熏蒸冷则易之,未通即倾药于桶斛中,添热水,坐蘸下部即通。②《删补名医方论》:仲景治伤寒热邪痞聚心下,而挟阳虚阴盛之证,用附子泻心汤之法矣。其杂证胁下偏痛发热为阳,其脉弦紧为阴;是则知阳中阴邪上逆也,复立此温药下之一法。然仲景谆谆传心,后世领略者鲜。《金匮》又别出一条云:其脉数而紧,乃弦状如弓弦,按之不移,数脉弦者,当下其寒;脉紧而迟者,必心下坚;脉大而紧者,阳中有阴,可下之。读者罔识其旨,讵知皆以温药下之之法耶! 其曰当下其寒,谓阳中有阴实之邪可下,其金针不跃跃乎? 张璐曰:三承气汤,为寒下之柔剂;白散、备急丸,为热下之刚剂;附子泻心汤、大黄附子汤,为寒热互结,刚柔并济之和剂。近世但知寒下一途,绝不知有温下一法。盖暴感之热结可以寒下,久积之寒结亦可寒下乎? 是以备急等法所由设也。然此仅可治寒实之结,设其人禀质素虚,虽有实邪固结,敢用刚猛峻剂攻击之乎? 故仲景又立附子泻心汤,用芩、连佐大黄以法膈上之热痞,即兼附子之温以散之;大黄附子汤用细辛佐附子,以攻胁下寒结,即兼大黄之寒以导之。寒热合用,温攻并施,此圣法昭然,不可思议者也。

〚**膜性肾小球病-肾膜风痹**〛

辨识要点　① 符合膜性肾小球病病理诊断;② 肾小球毛细血管壁弥漫性增厚;③ 肾小球基膜上皮细胞侧免疫球蛋白电子致密沉积物;④ 双肾肿大,颜色苍白,大白肾;⑤ 肾小球毛细血管壁弥漫性增厚;⑥ 上皮细胞肿胀,足突消失;⑦ 基膜与上皮之间有大量电子致密沉积物;⑧ 沉积物之间基膜样物质增多形成钉状突起;⑨ 钉突向沉积物表面延伸并将其覆盖,使基膜明显增厚;⑩ 沉积物逐渐溶解吸收形成虫蚀状空隙;⑪ 免疫球蛋白和补体沉积,表现为典型的颗粒状荧光;⑫ 基膜增厚使毛细血管腔缩小;⑬ 近曲小管上皮细胞含被吸收的蛋白小滴;⑭ 间质有炎细胞浸润;⑮ 肾小球硬化提示预后不佳;⑯ 舌红苔黄脉数。

治疗推荐　①《伤寒论》真武汤：茯苓、芍药、白术、生姜、附子,常规剂量,每日两次水煎服。②《备急千金要方》徐王煮散：牛角、防己、羌活、人参、丹参、牛膝、升麻、防风、秦艽、生姜屑、谷皮、紫菀、杏仁、附子、石斛各三两,桑白皮六两,橘皮、白术、泽泻、茯苓、郁李仁、猪苓、黄连各一两,研末为散,每次五钱,每日两次煎散为汤温服。③《圣济总录》卷79藁本丸：藁本、葶苈、大戟、蜀椒、泽漆、巴豆、赤小豆、泽泻、甘遂、牵牛子、连翘,常规剂量研为细末,炼蜜为丸如梧桐子大,每次30粒,每日两次温水送服。

思路拓展　①《医方考》真武汤：汗多而心下悸,此心亡津液,肾气欲上而凌心也;头眩身瞤,振振欲擗地者,此汗多亡阳,虚邪内动也。真武,北方之神,司水火者也。今肾气凌心,虚邪内动,有水火奔腾之象,故名此汤以主之。茯苓、白术,补土利水之物也,可以伐肾而疗心悸;生姜、附子,益卫回阳之物也,可以壮火而祛虚邪;芍药之酸,收阴气也,可以和荣而生津液。②《删补名医方论》：小青龙汤治表不解有水气,中外皆寒实之病也。真武汤治表已解有水气,中外皆寒虚之病也。真武者,北方司水之神也,以之名汤者,借以镇水之义也。夫人一身制水者脾也,主水者肾也,肾为胃关,聚水而从其类,倘肾中无阳,则脾之枢机虽运,而肾之关门不开,水即欲行,以无主制,故泛溢妄行而有是证也。用附子之辛热,壮肾之元阳,则水有所主矣。白术之苦燥创建中土,则水有所制矣。生姜之辛散,佐附子以补阳,于主水中寓散水之意。茯苓之淡渗,佐白术以健土,于制水中寓利水之道焉。而尤妙在芍药之酸收,仲景之旨微矣。盖人之身阳根于阴,若徒以辛热补阳,不少佐以酸收之品,恐真阳飞越矣。用芍药者,是亟收阳气归根于阴也。于此推之,则可知误服青龙致发汗亡阳者,所以于补阳药中之必需芍药也。然下利减芍药者,以其阳不外散也;加干姜者,以其温中胜寒也。水寒伤肺则咳,加细辛、干姜者,散水寒也;加五味子者,收肺气也。小便利者,去茯苓,以其虽寒而水不能停也。呕者,去附子倍生姜,以其病非下焦,水停于胃也。所以不须温肾以行水,只当温胃以散水,且生姜功能止呕也。

〖膜增生性肾小球肾炎-肾膜增生风痹〗

辨识要点　① 符合膜增生性肾小球肾炎病理诊断;② 肾小球基膜增厚;③ 肾小球细胞增生和系膜基质增多;④ Ⅰ型膜增生性肾小球肾炎循环免疫复合物沉积并有补体激活;⑤ Ⅱ型膜增生性肾小球肾炎补体替代途径异常激活,血清 C3 水平明显降低;⑥ 肾小球体积增大,系膜细胞和内皮细胞数量增多,白细胞浸润;⑦ 新月体形成;⑧ 肾小球毛细血管基底膜弥漫增厚;⑨ 血管球小叶分隔增宽呈分叶状;⑩ 基底膜呈双线或双轨状;⑪ Ⅰ型膜增生性肾小球肾炎系膜区和内皮细胞下电子致密沉积物,C3 颗粒状沉积并有 IgG 及 C1q 和 C4 等补体成分;⑫ Ⅱ型膜增生性肾小球肾炎又称致密沉积物病;⑬ 大量块状电子密度极高沉积物带状沉积在基膜致密层;⑭ C3 沉积而无 IgG、C1q 和 C4 沉积;⑮ 舌红苔黄脉数。

治疗推荐　①《张氏医通》卷14巴戟天汤：巴戟天、附子、五加皮、石斛、茯苓、当归、牛膝、萆薢、肉桂、防风、防己、生姜,炙甘草,常规剂量,每日两次水煎服。②《寿世保元》参五秦艽汤：秦艽、独活、羌活、萆薢、牛膝、五加皮、当归、赤芍、苍术、生地、杜仲、狗脊、川芎、黄连、黄柏、红花、黄芩、黄芪、人参、生甘草、桃枝、灯心,常规剂量,每日两次水煎服。③《普济方》卷217胡芦巴丸：附子、川乌、沉香、酸枣仁、当归、川芎、柏子仁、胡芦巴、巴戟天、补骨脂、龙骨、牡蛎、天雄、赤石脂、鹿茸、茴香、泽泻、硫黄,常规剂量研为细末,面糊为丸如梧子大,每次 30 粒,每日两次温水送服。

思路拓展 《圣济总录·虚劳小便白浊》:虚劳小便白浊者,肾气劳伤,胞络内冷,气道不宣通也。肾主水,肾虚则胞冷而津液停滞,故令小便白浊,如米脂而下。治虚劳小便白浊,少腹拘急,梦寐失精,阴下湿痒,五味子丸:五味子、石龙芮、乌头、石斛、草薢、菟丝子、防风、棘刺、小草、山芋、牛膝、枸杞根、细辛各一两,桂枝、葳蕤、麦冬、干姜、厚朴各半两。治虚劳小便白浊梦泄,韭子散:韭子、菟丝子、车前子各一两,附子一分,当归、川芎、礜石各三分,桂枝二两。治大虚损,内伤肾气,小便白浊,泽泻散:泽泻、龙骨、桑螵蛸、车前子、狗脊各一两。治虚损大劳,惊恐失精,茎中痛,小便白浊,或赤或如豆汁,或遗沥,泽泻汤:泽泻一两,黄芪三分,干姜、炙甘草、桂枝、牡蛎、芍药各半两。治虚劳肾气不足,小便白浊,补下元,益精气,久服驻颜补虚长肌肉,鹿茸丸:鹿茸、磁石各二两,山芋、远志、牛膝、茯苓、熟地、桂枝、巴戟天、续断、肉苁蓉、泽泻、五味子、人参、山茱萸、菟丝子、补骨脂、杜仲、附子各一两。治虚劳下元虚冷,小便白浊精滑不禁,七圣丸:蚕蛾、牛膝、龙骨、白石脂、桑螵蛸各半两,肉苁蓉、山芋各一分。治虚劳肾气衰弱,小便白浊,阴囊湿痒,羸瘦多忘,面无颜色,巴戟丸:巴戟天一两半,肉苁蓉二两,牛膝、山芋、远志、续断、蛇床子、茯苓各一两,杜仲一两半,菟丝子、山茱萸、五味子各一两一分。治虚劳下元不足,小便白浊,补益椒红丸:蜀椒、巴戟天各等分。治虚劳有热,虚烦口干,腰胯疼痛,小便白浊如米泔,黄芪丸:黄芪、羚羊角、茯神、泽泻、牡蛎粉、炙甘草各一两半,栝蒌、黄连各二两,苦参二两半,桑螵蛸十枚,鸡内金五枚。治虚劳肾虚引饮,小便白浊,羸瘦腰疼,人参汤:人参、远志、泽泻、五味子、桂枝、当归、川芎、桑螵蛸、熟地、黄芩、茯苓、芍药、鸡内金各半两,麦冬二两。治虚劳小便白浊、失精,菟丝子丸:菟丝子、麦门冬、草薢、厚朴、柏子仁、肉苁蓉、桂枝、石斛、远志、细辛、杜仲、牛膝、防风各一两,棘刺、石龙芮各三两,乌头半两。

〔系膜增生性肾小球肾炎-肾脏系膜增生风痹〕

辨识要点 ① 符合系膜增生性肾小球肾炎病理诊断;② 弥漫性系膜细胞增生;③ 系膜基质增宽;④ 系膜区 C1q 电子致密物沉积;⑤ IgG 及 C3 免疫荧光沉积;⑥ 其他国家多为系膜 IgM 和 C3 沉积,又称 IgM 肾病;⑦ 系膜内皮细胞无增生;⑧ 系膜基膜无改变;⑨ 上皮细胞无改变;⑩ 舌红苔黄脉数。

治疗推荐 ①《外台秘要》卷 17 独活续断汤:独活、续断、秦艽、防风、牛膝、人参、当归、芍药、生地、细辛、桂枝、川芎、杜仲、茯苓、炙甘草,常规剂量,每日两次水煎服。②《太平圣惠方》卷 9 白鲜皮汤:白鲜皮、附子、麻黄、白芷、白术、防风、葛根、独活、汉防己、人参、茯神、炙甘草、当归、石膏、桂枝、杏仁,常规剂量,每日两次水煎服。③《古今医统大全》当归鹿茸散:当归、鹿茸、熟地、葵子、蒲黄、续断,常规剂量研末为散,每次五钱,每日两次煎散为汤温服。

思路拓展 《圣济总录·小便赤涩》:膀胱者、津液之府,与肾合而主水,共为表里,行于小肠,入于胞为溲便,今胞内有客热,入于膀胱,致水液不利,故小便赤涩也。治小肠客热,小便淋涩赤痛,木通汤:木通、冬葵子各半两,冬瓜子、滑石各一两半,瞿麦穗、黄芩各一两,白茅一握。治心与膀胱俱热,小便赤涩不利,石韦汤:石韦、瞿麦穗、虎杖、海金沙各半两,滑石一两。治心热小便赤涩不利,石燕子散:石燕子一个,滑石末一分,冬葵子、续随子、海金沙各一两。通利小肠,治小便赤涩,透泉散:滑石末一两、甜硝、甘草末各半两,琥珀一分。治心脾热壅,小便赤涩,皮肉发黄,目黄色,白茅根汤:白茅根三两,秦艽、茵陈蒿、犀角、黄芩各一两半,朴硝、赤芍各二两,大黄一两、麦冬二两半。治小便赤涩,额上汗出,手足烦热,龙胆汤:龙胆、犀角、生地各一两,麦冬三分,升麻、炙甘草各半两,牡蛎一两半。治膈上虚热,喉咽噎塞,小便赤涩,神困多睡,酸枣仁丸:酸枣仁、薏苡仁、木通、黄芪、枳壳、升麻、大黄、麦冬、木香、赤茯苓、坐拿草各一两。治因有客热积在脏腑,变为热劳,小便赤涩,四肢烦疼,心膈壅闷,面黄目赤,遍身壮热,骨节酸疼,饮食无味,犀角汤:犀角、鳖甲、柴胡、山芋、续断、熟地、黄芩、紫菀、炙甘草、秦艽、防风各半两,厚朴三分。治风热,小便赤涩,滑石散:滑石二两,栀子仁、木通、豆豉各一两。治小便不利,赤涩疼痛,滑石散:滑石、木通、冬葵子各一两。治头面浮虚,心胸膨胀,小便赤涩,欲作水候,槟榔汤:槟榔、枳壳、桔梗各一两,木香半两。治小便赤涩疼痛蚕蜕散:蚕蜕烧灰。治小便赤涩疼痛酸浆饮:酸浆草绞取自然汁,每服半合,酒半盏和匀,空心服之,未通再服。治膀胱积热,小便赤涩,榆白皮汤:榆白皮、车前子、冬葵根、木通各一两,瞿麦穗、茅根、桑螵蛸各半两。治小便淋涩不通葵子汤:冬葵子一合、朴硝半两。治小便淋涩不通紫草散:紫草三分。

〖局灶性节段性肾小球硬化-肾脏结瘢风痹〗

辨识要点　① 符合局灶性节段性肾小球硬化病理诊断;② 肾小球部分小叶发生硬化;③ 脏层上皮细胞损伤;④ 局部通透性明显增高;⑤ 血浆蛋白和脂质沉积细胞外基质;⑥ 系膜细胞激活,节段性玻璃样变性和硬化;⑦ 病变呈局灶性分布;⑧ 累及皮髓交界处肾小球波及皮质全层;⑨ 病变肾小球部分毛细血管襻系膜基质增多;⑩ 基膜塌陷,管腔闭塞;⑪ 弥漫性脏层上皮细胞足突消失;⑫ 肾小球基膜上皮细胞剥脱;⑬ 病变部位 IgM 和 C3 沉积;⑭ 肾小球内系膜基质增多,整个肾小球硬化;⑮ 肾小管萎缩和间质纤维化;⑯ 舌红苔黄脉数。

治疗推荐　①《圣济总录》卷 90 鳖甲汤:鳖甲、附子、秦艽、川芎、芍药、当归、生地、人参、桂枝、柴胡、白术、知母、半夏、桔梗、紫菀、桑根白皮、地骨皮、虎头骨、赤茯苓、槟榔、炙甘草,常规剂量,每日两次水煎服。②《太平圣惠方》卷 7 草薢散:草薢、茵芋、杜仲、天雄、石南、石龙芮、踯躅、独活、附子、狗脊、当归、麻黄、全蝎、桑螵蛸、石菖蒲、赤箭、菊花、牛膝、木香、川芎、麝香,常规剂量研末为散,每次五钱,每日两次煎散为汤温服。③《圣济总录》卷 18 白术散:白术、人参、秦艽、当归、天雄、附子、乌头、干姜、蜀椒、防风、桂枝、防己、草薢、白蔹、桔梗、黄芪、山茱萸、麻黄、茵芋、细辛、炙甘草,常规剂量研末为散,每日五钱,每日两次煎散为汤温服。

思路拓展　《圣济总录·肾劳》:肾劳者,劳伤肾也,肾伤则少精,腰背痛,难俯仰,小便不利,时有余沥,阴痛囊湿生疮,少腹满急,厥逆下冷,皆其候也,经所谓强力入水,久坐湿地伤肾,特伤肾之一端尔。治肾劳虚损,寒热耳鸣,好唾善欠,腰脚痿弱,羊肾汤:羊肾一具,磁石二两,黄芪一两,桂枝三分,干姜一两,白术二两,茯苓一两。治肾劳虚损,梦寐惊悸,少腹拘急,面色黧黑,小便白浊,腰脊疼痛,远志丸:远志、桂枝、杜仲、枳壳、茯苓各半两,熟干地黄、菟丝子,上七味,治肾劳心忪乏力,夜多梦泄,肌瘦发热,口内生疮,脐腹冷痛,肉苁蓉丸:肉苁蓉一两,巴戟天、石斛各半两,牛膝、附子、羌活各一两,桔梗、远志、草薢、独活、枳壳、黄芪各半两,熟干地黄、当归、海桐皮各一分,上一十五味。治肾劳,阴下生疮、湿痒,蛇床子丸:蛇床子三分,续断、山芋、肉苁蓉、桑寄生、附子、远志、菟丝子,莨菪子各半两,上九味。治肾劳虚寒,饥不欲食,面色黧黑,磁石汤:磁石一两半、黄芪三分、杜仲一两、白石英一两一分。五味子一两,白茯苓三分,白术一两半。治肾劳虚损,心腹胀满,骨节烦疼,桃仁汤:桃仁二两、白术一两、川芎、附子各三分、荜澄茄上五味。治肾劳虚损,腰脚酸疼,少腹急痛,小便滑数,面色黧黑,阳起石丸:阳起石一两、远志、山芋、巴戟天、附子各二两,龙骨一两、肉苁蓉四两、蛇床子三两、牛膝、杜仲、赤石脂、牡蛎各二两,石斛、黄芪、续断、五味子、菟丝子、地骨皮、五加皮、草薢、卷柏各二两半,上二十一味。治肾劳虚损,精气不足,面黑耳聋,小便白浊,五味子丸:五味子、茯苓、车前子、巴戟天、肉苁蓉、菟丝子。上六味。治肾劳气虚,筋骨羸弱,腹中急痛,苁蓉丸:肉苁蓉、胡芦巴、干姜、牛膝各一两,香子、木香各一分。上六味治虚劳肾气不足,膝胫痛,阳气衰弱,小便数,囊冷湿,尿有余沥,精自出,阴痿不起,悲恚消渴,补肾丸:麦冬、远志、干姜、防风、乌喙、枸杞根、牛膝、葳蕤、肉苁蓉、棘刺、菟丝子、厚朴、生姜、防葵、石龙芮、草薢、山芋、桂枝。上一十七味。治肾劳囊湿生疮,阴痿失精,小便频数,菟丝子丸:菟丝子、牡蒙、柏子仁、蛇床子、肉苁蓉各一两。上五味。治肾劳阳气虚乏,阴囊肿痒,海藻丸方:海藻一两,肉苁蓉、天雄、香子各三分,木香、沉香、牡蛎、牛膝、硫黄各半两。上九味。治肾虚劳气,腰疼耳聋,目黄睛痛,面常青黑,四肢羸弱烦闷,痰饮气攻,肢节酸疼,补益,苁蓉獭肝丸:肉苁蓉、獭肝一具、柴胡、秦艽、当归、石斛、茯苓、泽泻、附子各一两半,远志、巴戟天各二两,蒺藜子、熟地、厚朴、五味子、桂枝、桃仁、丁香、木香、山芋、芍药、陈皮、赤石脂、槟榔、白术、干姜、郁李仁、炙甘草、丹皮、蜀椒、山茱萸、川芎、牡蛎、人参各一两,黄芪二两半。上三十五味。治肾虚劳气,腰胯疼痛,脚膝无力,耳中虚鸣,夜多小便,饮食减少,女人血劳,面色萎黄,心腹刺痛,经脉不利,猪肝丸:猪肝一具、柴胡、泽泻、槟榔、附子、熟地、当归各二两,蜀椒、桃仁、蒺藜子、牛膝、木香、秦艽、桂枝、芜荑仁、干姜、黄连各一两。上一十七味治五劳七伤,肾气虚乏,沉香饮:沉香、白蒺藜、补骨脂、巴戟天、酸枣仁、五味子、泽泻、磁石、桂枝、人参、陈皮、枳壳、牛膝、芍药、石斛、鳖甲各一两,槟榔、桑螵蛸各三两,肉苁蓉、当归、柴胡、黄芪各二两,川芎三两,附子一两半,上二十四味。治虚劳嗜欲过伤,肾气衰竭,咳嗽唾涎,瘦弱不能食,胡黄连散:胡黄连、獭肝、芜荑仁、秦艽、白术各一分,柴胡、鳖甲各半两,上七味。治肾劳盗汗,嘘吸少气,黄芪饮:黄芪、白术、茯苓、五味子各一两半,熟地、牡蛎各二两。治肾虚劳损,腰疼少力,补虚,杜仲丸:杜仲、桂枝、茯苓、枳壳各一两半,菟丝子二两,干姜半两,远志二两。治肾劳精气滑泄,补益,干地黄丸:熟地三两,鹿茸、远志、山茱萸各一两半,蛇床子半两、菟丝子二两。

〖微小病变性肾小球病-肾脏积聚〗

辨识要点 ① 符合微小病变性肾小球病病理诊断;② 又称微小病变性肾小球肾炎或微小病变性肾病;③ 弥漫性肾小球脏层上皮细胞足突消失;④ 肾小管上皮细胞脂质沉积;⑤ 肾小球无免疫复合物沉积;⑥ 肾脏肿胀,颜色苍白;⑦ 肾皮质黄白色条纹;⑧ 肾小球结构基本正常;⑨ 近曲小管上皮细胞大量脂滴和蛋白小滴;⑩ 无免疫球蛋白或补体沉积;⑪ 细胞胞体肿胀;⑫ 细胞胞质空泡形成;⑬ 细胞表面微绒毛增多;⑭ 舌红苔黄脉数。

治疗推荐 ①《博济方》牛膝海桐皮煎丸:牛膝、海桐皮、附子、赤箭、川乌头、大黄、桃仁、赤芍药、肉桂、当归、麻黄、地龙、川芎、木香、独活、没药、乳香、防风、骨碎补、麒麟竭、舶上茴香、沉香、全蝎、天南星、麝香、硇砂、川苦楝、五加皮、虎脑骨,常规剂量研为细末,炼蜜为丸如梧子大,每次 30 粒,每日两次温水送服。②《三因极一病证方论》卷 10 鹿茸丸:鹿茸、麦门冬、熟地、黄芪、鸡膍胵、苁蓉、山茱萸、补骨脂、牛膝、五味子、茯苓、玄参、地骨皮、人参,常规剂量研为细末,炼蜜为丸如梧子大,每次 30 粒,每日两次温水送服。③《奇效良方》侧子散:侧子、附子、人参、白术、防己、茯苓、麻黄、防风、菊花、细辛、肉桂、赤芍、当归、川芎、秦艽、茯神,常规剂连研末为散,每日五钱,每日两次煎散为汤温服。

思路拓展 《圣济总录·膏淋》:膀胱为渗泄之府,肾气均平,则溲便清,肾气既虚,不能制其肥液,故与小便俱出,色若脂膏,故谓之膏淋,又曰肉淋。治膏淋,小便肥如膏,磁石丸:磁石、肉苁蓉、泽泻、滑石各一两。治膏淋沉香丸:沉香、肉苁蓉、黄芪、瞿麦穗、磁石、滑石各一两。治膏淋榆皮汤:榆皮、黄芩、瞿麦穗、炙甘草、滑石、泽泻、赤茯苓各一两。治膏淋,小便肥浊,滑石汤:滑石、茯苓、白术、木通、赤芍、熟地、五味子各一两。治膏淋葎草饮:葎草捣汁,取汁一升,用醋一合和匀,每服半盏,连服三服,不计时。

〖IgA 肾病-肾脏风痹〗

辨识要点 ① 符合 IgA 肾病病理诊断;② 系膜区 IgA 沉积;③ 系膜增生;④ 局灶性节段性增生或硬化;⑤ 新月体形成;⑥ 沉积物含 C3 和备解素;⑦ 系膜区电子致密沉积物;⑧ 舌红苔黄脉数。

治疗推荐 ①《圣济总录》卷 5 海桐皮散:海桐皮、熟地、赤芍、牛膝、五加皮、防风、萆薢、薏苡仁、虎骨、枳壳、恶实、续断、杜仲、郁李仁,常规剂量研末为散,每次五钱,每日两次煎散为汤温服。②《千金翼方》卷 17 大鳖甲汤:鳖甲、防风、麻黄、半夏、白术、茯苓、芍药、杏仁、麦冬、生姜、人参、石膏、羚羊角、炙甘草、犀角、雄黄、青木香、吴茱萸、大黄、麝香、薤白、乌梅、贝齿、大枣、赤小豆,常规剂量,每日两次水煎服。③《医便》卷 5 活络丹:牛黄、冰片、麝香、人参、犀角、白花蛇、乌梢蛇、附子、乌药、白豆蔻、青皮、茯苓、香附、当归、骨碎补、麻黄、川芎、两头尖、白术、羌活、防风、全蝎、天麻、玄参、威灵仙、白芷、草豆蔻、血竭、黄芩、黄连、地龙、大黄、熟地、木香、沉香、丁香、乳香、没药、安息香、细辛、葛根、赤芍、姜蚕、天竹黄、龟甲、虎骨、藿香、甘草、朱砂、桂枝、松香、何首乌,常规剂量研为细末,炼蜜为丸如梧桐子大,每次 30 粒,每日两次温水送服。④《圣济总录》卷 96 车前叶汤:车前叶、茜根、黄芩、阿胶、地骨皮、红蓝花,常规剂量,每日两次水煎服。

思路拓展 《圣济总录·小便出血》:《内经》谓悲哀太甚,则胞络绝,阳气动中,数溲血。又曰:胞移热于膀胱,为癃溺血,二者皆虚热妄溢,故溲血不止也,治宜去邪热,调心气。治小便出血,水道中涩痛,榆白皮汤:榆白皮三两、冬葵子一合、滑石二两、石韦、瞿麦、穗、生地各一两。治小便出血,水道中涩痛,金黄汤:郁金、瞿麦穗、生地、车前叶、芒硝、滑石各一两。治小便失血,面色萎黄,饮食不进,木通汤:木通、冬葵子各半两,灯心一握。治小便出血槐金散:槐花、郁金各一两。治小便出血疼痛滑石丸:滑石、车前子、海蛤各一两,瞿麦穗、牡蛎、海金沙、木通、炙甘草各半两。治小便出血,车前叶汤:车前叶、茜根、黄芩、阿胶、地骨皮、红蓝花各一两。治小便出血,人参汤:人参、生地、芍药、桔梗、当归、炙甘草、桂枝、川芎各一两,淡竹茹二两。治小便出血,木通饮:木通一两半,冬葵子半两,滑石二两,石韦一两。治肾客热连心,小便出血疼痛,阿胶汤:阿胶、黄芩各三分,炙甘草半两,生地汁、车前叶汁、藕节汁各四合,生蜜一盏。治小便出血,木通散:木通、茯苓各一两,葶苈一分。治小便出血不止,柏叶汤:柏叶、甘草炙、阿胶、黄芩、竹茹、生地各一两。治小便出血,地黄丸:生地、菟丝子、白芷、牡荆实、冬葵子、当归、川芎、赤茯苓、败酱、蒲黄各一两。治小便出血不绝,鸡苏汤:鸡苏、石膏各二两,竹叶一两。治膀胱热,小便血不止,蒲黄散:蒲黄二两,郁金三两。治小便赤色或小便鲜血,车前子散:车前子、木通、泽泻、当归、桑螵蛸、桂枝、滑石各等分。治小便出血,黄芩汤:黄芩、阿胶、炙甘草各二两,柏叶一把。治小便血、日夜不止,鹿茸散:鹿茸、当归、生地各二两,冬葵子四两半,蒲黄一合。治小便出血地黄饮:地黄汁一升、生姜汁一合。治小肠尿血方:指甲半钱,头发一分。

〖慢性肾小球肾炎-肾脏气化衰惫〗

辨识要点 ① 符合慢性肾小球肾炎病理诊断;② 肾小球疾病终末阶段;③ 双肾体积缩小,表面呈弥漫性细颗粒状;④ 切面皮质变薄,皮髓质界限不清;⑤ 肾盂周围脂肪增多;⑥ 继发性颗粒性固缩肾;⑦ 大量肾小球玻璃样变性和硬化;⑧ 肾小管萎缩或消失;⑨ 肾间质纤维化;⑩ 淋巴细胞及浆细胞浸润;⑪ 肾小球体积增大;⑫ 肾小管扩张;⑬ 肾小管腔内各种管型;⑭ 舌红苔白脉弦紧。

治疗推荐 ①《金匮要略》肾气丸:附子、桂枝、生地、山药、山茱萸、泽泻、茯苓、牡丹皮,常规剂量研为细末,炼蜜为丸如梧桐子大,每次30粒,每日两次温水送服。②《仁术便览》羌活愈风汤:羌活、独活、防己、防风、麻黄、桂枝、白芷、秦艽、柴胡、蔓荆子、细辛、黄芪、人参、熟地、生地、杜仲、川芎、枳壳、地骨皮、石膏、知母、半夏、厚朴、前胡、芍药、黄芩、茯苓、苍术、炙甘草,常规剂量,每日两次水煎服。③《圣济总录》鹿茸天麻丸:鹿茸、天麻、附子、巴戟天、石菖蒲、石斛、全蝎、萆薢、桂枝、牛膝、天雄、独活、丹参、当归、杜仲、肉苁蓉、磁石,常规剂量研为细末,炼蜜为丸如梧桐子大,每次30粒,每日两次温水送服。

思路拓展 ①《删补名医方论》八味地黄丸:治命门火衰,不能生土,以致脾胃虚寒,饮食少思,大便不实,或下元衰惫,脐腹疼痛,夜多溲尿等证。赵献可曰:君子观象于坎,而知肾中具水火之用。今人入房而阳易举者,阴虚火动也;阳事先痿者,命门火衰也。真水竭则隆冬不寒,真火熄则盛夏不热。是方也,熟地、山药、泽泻、丹皮、茯苓、山萸皆濡润之品,所以能壮水之主;肉桂、附子辛润之物,能于水中补火,所以能益火之原。水火得其养,则肾气复矣。喻昌曰:《金匮》用八味丸,治香港脚上入少腹不仁者。香港脚即阴气,少腹不仁即攻心之渐,故用之以驱逐阴邪也。其虚劳腰痛,少腹拘急,小便不利,则因过劳其肾,阴气逆于少腹,阻遏膀胱之气化,小便不能通利,故用之温养下焦,以收肾气也。其短气有微饮者,饮,亦阴类,阴其胸中之阳,自致短气,故用之引饮下出,以安胸中也。消渴病,饮水一斗,小便亦一斗,此肾气不能摄水,小便恣出,源泉有立竭之势,故急用以逆折其水也。夫肾水下趋之消证,肾气不上升之渴证,非用是以蛰护封藏,蒸动水气,舍此曷从治哉!后人谓八味丸为治消渴之圣药,得其旨矣。柯琴曰:命门之火,乃水中之阳。夫水体本静,而川流不息者,气之动、火之用也,非指有形者言也,然火少则生气,火壮则食气,故火不可亢,亦不可衰。所云火生土者,即肾家之少火游行其间,以息相吹耳。若命门火衰,少火几于熄矣。欲暖脾胃之阳,必先温命门之火,此肾气丸纳桂、附于滋阴剂中十倍之一,意不在补火,而在微微生火,即生肾气也。故不曰温肾,而名肾气,斯知肾以气为主,肾得气而土自生也。且形不足者,温之以气,则脾胃因虚寒而致病者固痊,即虚火不归其原者,亦纳之而归封蛰之本矣。崔氏加减八味丸,以五味之酸收,易附子之辛热,肾虚而不寒者宜之也。《千金方》于八味外,更加玄参之咸寒,以助熟地而滋肾;加芍药之酸寒,助丹皮以滋肝。总之为桂附加锁钥耳。以之壮水则有余,以之益火恐不足也。《济生方》加牛膝、车前以治水肿,倍茯苓以辅地黄、山药、茱萸,与泽、丹、车、牛等列,随证加减,允为得法。益阴肾气丸于六味外加当归、五味、柴胡,以治目暗不见,化裁愈妙矣。②《删补名医方论·资生肾气丸》：治肾虚脾弱，腰重脚肿，小便不利，腹胀喘急。痰盛，已成鼓证，其效如神。熟地四两、茯苓三两、丹皮一两、泽泻一两、山药一两、车前子一两、山茱萸一两、牛膝一两、肉桂一两、附子五钱，上十味，蜜和丸，每服八十九，空心米饮下。《经》云：诸湿肿满，皆属于脾。又云：其本在肾，其末在肺，皆聚水也。又曰：肾者主水，胃之关也，关门不利，故聚水而从其类也。肿胀之病，诸经虽有，无不由于脾、肺、肾者，盖脾主营运，肺主气化，肾主五液。凡五气所化之液，悉属于肾；五液所行之气，悉属于肺；转输二脏，以制水生金者，悉属于脾。故肿胀不外此三经也。然其治法，有内、外、上、下、虚、实，不可不辨也。在外则肿，越婢汤、小青龙汤证也。在内则胀，十枣丸、神佑丸证也。在上则喘，葶苈大枣汤、防己椒目葶苈大黄丸证也。在下则小便闭，沉香琥珀丸、疏凿饮子证也。此皆治实之法，若夫虚者，实脾饮此方证也。张介宾曰：地黄、山药、丹皮，以养阴中之真水。山萸、桂、附，以化阴中之真气。茯苓、泽泻、车前、牛膝，以利阴中之滞。能使气化于精，即所以治肺也；补火生土，即所以治脾也；壮水利窍，即所以治肾也。补而不滞，利而不伐，治虚水方，更无有出其右者。然当因此扩充，随证加减。若其人因大病之后，脾气大虚而病水胀者，服此虽无所碍，终不见效，每熟计之，脾气大伤，诚非肾药之所能治。专用理中汤一两，加茯苓一两。命火衰者，加附子；两足冷者，加肉桂；腹胀甚者，加浓朴。三大剂而足胫渐消，十余剂而腹胀退。凡治中年之后脾肾虚寒者，悉用此法。盖气虚者，不可复行气，肾虚者，不可专利水。温补即所以化气，塞因塞用之妙，顾在用之者何如耳。古法治肿，不用补剂，而用去水等药，微则分利，甚则推逐。如五苓散、五淋散、五皮散、导水茯苓汤之类，皆所以利水也，如舟车神佑丸、浚川散、禹攻散、十枣汤之类，皆所以逐水也。但察其果系实邪，则此等治法，仍不可废也。

〖急性肾盂肾炎-急性肾脏湿热〗

辨识要点　① 符合急性肾盂肾炎病理诊断；② 灶状间质性化脓性炎或脓肿形成；③ 肾脏体积增大表面充血；④ 散在稍隆黄白色小脓肿，周围紫红色充血带；⑤ 病灶漫分或局限；⑥ 多个病灶融合形成脓肿；⑦ 肾脏髓质黄色条纹向皮质延伸；⑧ 肾盂黏膜充血水肿；⑨ 肾盂黏膜表面脓性渗出物；⑩ 肾盂脓液蓄积；⑪ 肾小管腔内中性粒细胞集聚；⑫ 肾小管坏死；⑬ 上行性急性肾盂肾炎病变首先累及肾盂；⑭ 下行性急性肾盂肾炎病变首先累及肾皮质；⑮ 急性期后局部胶原纤维增多逐渐形成瘢痕；⑯ 舌红苔黄脉数。

治疗推荐　①《备急千金要方》大泽泻汤：泽泻、柴胡、黄芩、升麻、羚羊角、生地、大青叶、芒硝、淡竹叶、茯苓、杏仁、磁石，常规剂量，每日两次水煎服。②《医学心悟》萆薢饮：萆薢、黄柏、文蛤粉、车前子、石韦、茯苓、灯心草、莲子心、石菖蒲，常规剂量，每日两次水煎服。③《重订严氏济生方》葵子汤：葵子、车前子、黄芩、瞿麦、赤茯苓、猪苓、枳实、木通、滑石、炙甘草，常规剂量，每日两次水煎服。

思路拓展　《圣济总录·卒淋》：卒淋者，缘下焦有热，传入膀胱，其候卒然少腹急痛，小便淋数涩痛，故谓之卒淋，盖下焦在脐下，当膀胱上口，主分别清浊，主出而不主内，以传导也，今热在下焦，故其病如此。治卒淋沥，秘涩不通，木通饮：木通、黄芩、滑石各一两，炙甘草一分，漏芦三分，甜葶苈一分。上六味。治卒淋、通利小肠，瞿麦汤：瞿麦半两，木通、赤茯苓、陈皮各一两，滑石一两半，冬葵子一合，甘草、桑根白皮各半两。上八味。治卒淋、结涩不通利，茅根饮：茅根、木通各三两，石韦、黄芩、当归、芍药、冬葵子、滑石各二两，乱发鸡子大两枚，上九味。治卒淋小便不通，秘涩疼痛，地肤饮：地肤子三两，知母、猪苓、瞿麦、黄芩、升麻、木通、冬葵子一两半、海藻一两。上九味。治膀胱虚热,小便卒暴淋涩,黄芪饮:黄芪、人参、茯苓、旱莲子、滑石各一两,桑根白皮三分,黄芩、枳壳、芒硝各半两。上九味。治小便卒暴淋涩不通,榆皮饮:榆白皮、瞿麦、赤茯苓、鸡苏、栀子仁、木通、郁李仁,上七味。治卒淋不通,黑金散:好细墨一两。治卒小便淋涩不通,郁金散:郁金一两,滑石半两,甘草一分。上三味治卒淋石韦汤:石韦、瞿麦、冬葵子、车前子各一两。上四味。治小便卒淋涩不通海蛤丸:海蛤半两,白瓷一两,滑石、商陆、漏芦各半两,上五味。治卒淋木通饮:木通、茅根、瞿麦、芍药各二两,滑石三两,乱发两枚。上六味。治小便卒淋涩茯苓汤:赤茯苓三两,滑石四两,石韦、瞿麦穗、蒲黄各二两,榆白皮三两,冬葵子二合。上七味。

〖慢性肾盂肾炎-慢性肾脏湿热〗

辨识要点　① 符合慢性肾盂肾炎病理诊断;② 肾小管间质慢性炎症;③ 间质纤维化和瘢痕形成;④ 肾盂和肾盏纤维化变形;⑤ 上皮间质转化参与纤维化和瘢痕形成;⑥ 一侧或双侧肾脏体积缩小;⑦ 不规则瘢痕形成;⑧ 肾脏切面皮髓质界限不清;⑨ 肾乳头萎缩;⑩ 肾盂黏膜粗糙;⑪ 局灶性淋巴细胞、浆细胞浸润;⑫ 部分区域肾小管萎缩;⑬ 部分区域肾小管扩张;⑭ 肾小管内均质红染的胶样管型;⑮ 肾盂和肾盏黏膜及黏膜下组织慢性炎细胞浸润;⑯ 肾内细动脉和小动脉玻璃样变性和硬化;⑰ 慢性肾盂肾炎急性有大量中性粒细胞并有小脓肿形成;⑱ 舌红苔黄脉数。

治疗推荐　①《圣济总录》卷85 萆薢汤:萆薢、当归、桔梗、牡丹皮、杏仁、附子、黄连、桑根白皮、代赭石、贯众、大腹皮、桂枝、茯苓、覆盆子、黄芩、吴茱萸、草豆蔻、桃仁、熟地、蛇床子、干姜、木瓜,常规剂量,每日两次水煎服。②《太平圣惠方》卷72 葵子散:葵子、石韦、王不留行、滑石、当归、瞿麦、赤芍药、琥珀、炙甘草,常规剂量研末为散,每次五钱,每日两次煎散为汤温服。③《本草纲目》卷16 地髓煎:生地黄十斤捣压取汁,鹿角胶一斤半,生姜半斤取汁,蜜二升,酒四升,文武火煮地黄汁数沸,即以酒研紫苏子四两,取汁入煎十至二十沸,下胶,胶化,下生姜汁、蜜再煎,候稠,瓦器盛之。每次三钱,每日两次酒化送服。

思路拓展　《圣济总录·劳淋》:人因劳伤肾经,肾虚膀胱有热,气不传化,小便淋沥,水道涩痛,劳倦即发,故谓之劳淋,少腹引痛者,是其候也。治劳淋,水道不利、腰脚无力、虚烦,人参饮:人参、熟地、五味子、郁李仁、栀子仁、瞿麦穗、木通、木香各半两,榆皮三分,槟榔三枚。治肾虚变劳淋,结涩不利,黄芪汤:黄芪二两,人参、滑石、五味子、茯苓、磁石、旱莲子各一两,桑根白皮三分,黄芩、枳壳各半两。治劳淋、结涩不通,地黄汤:熟地、人参、石韦各一两,滑石三分,王不留行、冬葵子、车前子、桂枝、甘遂、木通各半两。治肾虚劳,膀胱结淋涩,地黄丸:生地、黄芪各一两半,防风、远志、栝蒌子、茯神、黄芩、鹿茸各一两,人参一两一分,石韦、当归各半两,赤芍、炙甘草、蒲黄、戎盐、车前子、滑石各二两。治肾劳虚损,溲便不利,淋沥不已,菟丝子丸:菟丝子、人参、黄芪、滑石、芍药、木通、车前子各一两,黄芩三分,冬葵子一合。治劳淋、小便涩滞,少腹引痛,木通汤:木通、石韦、王不留行、滑石、白术、瞿麦穗、鸡苏、冬葵子、赤茯苓、木香、当归、赤芍各等分。治劳淋,阴中涩痛,滑石散:滑石、冬葵子、钟乳粉各一两,桂枝、木通、王不留行各半两。治劳淋、日夜数起,小便不利,引阴中痛,石韦散:石韦、滑石、瞿麦穗、王不留行、冬葵子各等分。

〖**急性药物性间质性肾炎-肾脏药毒**〗

辨识要点　① 符合急性药物性间质性肾炎病理诊断；② 抗生素、利尿药、非留体抗炎药及其他药物服用史；③ 肾间质严重水肿；④ 肾间质淋巴细胞和巨噬细胞浸润；⑤ 肾间质大量嗜酸性粒细胞和中性粒细胞浸润；⑥ 质肉芽肿性改变；⑦ 肾小管变性和坏死；⑧ 肾小球通常不受累；⑨ 半抗原药物与肾小管上皮细胞胞质或细胞外成分结合产生抗原性；⑩ 肾小管上皮细胞和基膜免疫损伤和炎症反应；⑪ 舌红苔黄脉数。

治疗推荐　①《三因极一病证方论》第一退水丸：莪术、三棱、桂枝、青皮、益智仁、巴豆，常规剂量研为细末，面糊为丸如梧子大，每次 30 粒，每日两次，黄栀十个、荆芥、黑牵牛、酸浆草各少许煎汤送服。②《备急千金要方》卷 7 大鳖甲汤：鳖甲、防风、麻黄、白术、石膏、知母、升麻、茯苓、橘皮、川芎、杏仁、人参、半夏、当归、芍药、葳蕤、甘草、麦冬、羚羊角、大黄、犀角、青木香、雄黄、大枣、贝齿、乌头、生姜、薤白、麝香、赤小豆、吴茱萸，常规剂量，每日两次水煎服。③《洪氏集验方》水陆二仙丹：金樱子一斤熬膏，芡实一斤蒸熟为粉，丸如豆大，每次 50 粒，每日两次温水送服。

思路拓展　①《诸病源候论·解散病诸候》。寒食散发候：夫散脉，或洪实；或断绝不足，欲似死脉；或细数；或弦快坐所犯非一故也。脉无常投，医不能识。热多则弦快，有癖则洪实，急痛则断绝。凡寒食药率如是。无苦，非死候也。勤从节度，不从节度则死矣。欲服散，宜诊脉候；审正其候，尔乃毕愈。脉沉数者，难发；难发当数下之。脉浮大者，易发也。人有服散两三剂不发者，此人脉沉难发，发不令人觉，药势行已，药但于内发，不出形于外。欲候知其得力，人进食多，是一候；气下，颜色和悦，是二候；头面身痒瘙，是三候；策策恶风，是四候；厌厌欲寐，是五候也。诸有此证候者，皆药内发五脏，不形出于外，但如方法服散，勿疑。但数下之，则内虚，当自发也。诸方互有不同：皇甫唯欲将冷，廪丘公欲得将暖之意。其多有情致也。世人未能得其深趣，故鲜能用之。然其方法，犹多不尽，但论服药之始，将息之度，不言发动之后。治解之宜，多有阙略。江左有道弘道人，深识法体，凡所救疗，妙验若神，制《解散对治方》，云：钟乳对术，又对栝蒌，其治主肺，上通头胸。术动钟乳，胸塞短气；钟乳动术，头痛目疼。又，钟乳虽不对海蛤，海蛤动乳则目痛短气。有时术动钟乳，直头痛胸塞。然钟乳与术所可为患，不过此也。虽所患不同，其治亦一矣。发动之始，要其有由，始觉体中有异，与上患相应，便速服葱白豉汤。又云：硫黄对防风，又对细辛，其治主脾肾，通腰脚。防风、细辛动硫黄，烦疼腰痛，或忿无常，或下利不禁。防风、细辛能动硫黄，硫黄不能动彼。始觉发，便服杜仲汤。白石英对附子，其治主胃，通至脾肾。附子动白石英，烦满腹胀；白石英动附子，则呕逆不得食，或口噤不开，或言语难，手脚疼痛。觉发，服生麦门冬汤。紫石英对人参，其治主心肝，通至腰脚。人参动紫石英，心急而痛，或惊悸不得眠卧；或恍惚忘误，失性狂发；或黯黯欲眠，或愦愦喜嗔，或瘥或剧，乍寒乍热；或耳聋目暗。又，防风虽不对紫石，而能动紫石，紫石由防风而动人参。人参动，亦心痛烦热，头项强。始觉，便宜服麻黄汤。赤石脂对桔梗，其治主心，通至胸背。桔梗动赤石，心痛口噤，手足逆冷，心中烦闷；赤石动桔梗，头痛目赤，身体壮热。始觉发，即温酒饮之，随能数杯。酒势行则解。亦可服大麦良。复若不解，复服。术对钟乳。术发则头痛目赤，或举身壮热。解与钟乳同。附子对白石英，亦对赤石脂；附子发，则呕逆，手脚疼，体强，骨节痛，或项强，面目满肿，饮酒食豝自愈。若不愈，与白石英同解。人参对紫石英，人参发，则烦热，头项强，解与紫石英同。桔梗对赤石脂,又对茯苓,又对牡蛎。桔梗发,则头痛目赤,身体壮热,解与赤石同。干姜无所偏对。有说者云:药性,草木则速发而易歇,土石则迟发而难歇也。夫服药,草、石俱下于喉,其势厉盛衰,皆有先后。其始得效,皆是草木先盛耳,土石方引日月也。草木少时便歇,石势犹自未成。其疾者不解消息,便谓顿休,续后更服;或谓病痼药微,倍更增石;或更杂服众石;非一也。石之为性,其精华之气,则合五行,乃益五脏,其滓秽便同灰土也。夫病家气血虚少,不能宣通,杂石之性卒相和合,更相尘瘀,便成牢积。其病身不知是石不和,精华不发,不能致热消疾,便谓是冷盛牢剧,服之无已。不知石之为体,体冷性热,其精华气性不发,其冷如冰。而疾者,其石入腹即热,既不即热,服之弥多,是以患冷癖之人不敢寒食,而大服石,石数弥多,其冷癖尤剧,皆石性不发而积也。亦有杂饵诸石丸酒,单服异石,初不息,惟以大散为数而已。有此诸害,其证甚多。《小品方》云:道弘道人制《解散对治方》,说草石相对之和,有的能发动为证。世人逐易,不逆思寻古今方说,至于动散,临急便就服之,既不救疾,便成委祸。大散由来是难将之药,夫以大散难将,而未经服者,乃前有慎耳。既心期得益,苟就服之;已服之人,便应研习救解之宜,异日动之,便得自救。②《医方考·水陆二仙丹》此主精浊之方也。金樱膏濡润而味涩,故能滋少阴而固其滑泄。芡实粉枯涩而味甘,故能固精浊而防其滑泄。金樱生于陆,芡实生于水,故曰水陆二仙。③《本草求真·甘草》:甘草味甘性平质中,外赤肉黄,生寒熟热。昔人言其有火能泻,是因火性急迫,用此甘味以缓火势,且取生用性寒以泻焚烁害耳。至书有云炙用补脾,是能缓其中气不足,调和诸药不争。王好古曰:五味之用,苦泄,辛散,酸收,咸敛,甘上行而发。而《本草》言甘草下气,何也?盖味甘主中,有升降浮沉,可上可下,可外可内,有和有缓,有补有泄,居中之道尽矣。张仲景附子理中汤用甘草,恐其僭上也;调胃承气汤用甘草,恐其速下也;皆缓之之意。小柴胡汤有柴胡、黄芩之寒,人参、半夏之温,而用甘草者,则有调和之意。建中汤用甘草以补中而缓脾急,凤髓丹用甘草以缓肾急而生元气也,乃甘补之意也。故入和剂则补益,入凉剂则泻热,入汗剂则解肌,入峻剂则缓正气,入润剂则养血并能解诸药毒。孙思邈《千金方》论云甘草解百药毒及儿胎毒,如汤沃雪有中乌头、巴豆毒,甘草入腹即定,验如反掌。方称大豆汁解百药毒,予每试之不效。加入甘草为甘豆汤,其验乃奇也。以致尊为国老。然使脾胃虚寒及或挟有水气胀满等症,服此最属不宜。未可云其补脾而凡脾胃虚寒,皆可得而服也。若使满属虚致则甘又能泻满,不可不知。王好古曰:甘者令人中满,中满者勿食甘,甘缓而壅气非中满所宜也。凡不满而用炙甘草为之补,若中满而用生甘草为之泻,能引甘药直至满所,甘味入脾归其所喜,此升降浮沉之理也。《经》云:以甘补之,以甘泻之,以甘缓之是矣。梢止茎中涩痛,节消痈疽焮肿及除胸热,功各有宜,但用宜取大而且结。

〔镇痛药性肾炎-肾脏药毒〕

辨识要点 ① 符合镇痛药性肾炎病理诊断;② 慢性肾小管间质性炎症;③ 乳头肾乳头坏死;④ 双肾体积正常或轻度缩小;⑤ 肾皮质厚薄不一;⑥ 坏死肾乳头表面皮质下陷;⑦ 肾乳头局部结构破坏,残存肾小管轮廓,灶状钙化;⑧ 肾脏肾乳头剥脱;⑨ 皮质肾小管萎缩;⑩ 间质纤维化;⑪ 淋巴细胞和巨噬细胞浸润;⑫ 停用相关镇痛药可使肾功能有所恢复;⑬ 舌红苔黄脉数。

治疗推荐 ①《备急千金要方》卷22五利汤:大黄、栀子、升麻、黄芩、芒硝,常规剂量,每日两次水煎服。②《普济方》卷227安肾丸:川乌、萆薢、茴香、杜仲、蜀椒、当归、木瓜、柏子仁、菟丝子、熟地、川楝子、泽泻、远志、巴戟天、牛膝、肉苁蓉、胡芦巴、山茱萸、茯苓、蛇床子、补骨脂、苍术，常规剂量研为细末，炼蜜为丸如梧桐子大，每次 30 粒，每日两次温水送服。③《儒门事亲》排风汤：独活、麻黄、防风、当归、杏仁、白鲜皮、白术、芍药、桂枝、川芎、茯苓、炙甘草，常规剂量，每日两次水煎服。

思路拓展　①《诸病源候论·解散病诸候》：夫身有五石之药，而门内无解救之人，轻信对治新方，逐易服之，从非弃是，不当枉命误药邪？检《神农本草经》，说草石性味，无对治之和，无指的发动之说。按其对治之和，亦根据本草之说耳。且《大散方》说主患，注药物，不说其所主治，亦不说对和指的发动之性也。览皇甫士安撰《解散说》及将服消息节度，亦无对和的发之说也。复有廪丘家，将温法以救变败之色，亦无对和的动之说。若以药性相对为神者，栝蒌恶干姜，此是对之大害者。道弘说对治而不辨此，道弘之方焉可从乎？今不从也。当从皇甫节度，自更改栝蒌，便为良矣。患热则不服其药，惟患冷者服之耳，自可以除栝蒌；若虚劳脚弱者，以石斛十分代栝蒌；若风冷上气咳者，当以紫菀十分代栝蒌。二法极良。若杂患常疾者，止除栝蒌而已，慎勿加余物。皇甫云：然寒食药者，世莫知焉，或言华佗，或曰仲景。考之于实：佗之精微，方类单省，而仲景经有侯氏黑散、紫石英方，皆数种相出入，节度略同；然则寒食草、石二方，出自仲景，非佗也。且佗之为治，或刳断肠胃，涤洗五脏，不纯任方也。仲景虽精，不及于佗。至于审方物之候，论草石之宜，亦妙绝众医。及寒食之疗者，御之至难，将之甚苦。近世尚书何晏，耽声好色，始服此药，心加开朗，体力转强，京师翕然，传以相授。历岁之困，皆不终朝而愈。众人喜于近利，未睹后患。晏死之后，服者弥繁，于时不辍，余亦豫焉。或暴发不常，夭害年命，是以族弟长互，舌缩入喉；东海王良夫，痈疮陷背；陇西辛长绪，脊肉烂溃；蜀郡赵公烈，中表六丧；悉寒食散之所为也。远者数十岁，近者五六岁；余虽视息，犹溺人之笑耳。而世人之患病者，由不能以斯为戒，失节之人，多来问余，乃喟然叹曰：今之医官，精方不及华佗，审治莫如仲景，而竞服至难之药，以招甚苦之患，其夭死者焉可胜计哉？咸宁四年，平阳太守刘泰，亦沉斯病，使使问余救解之宜。先时有姜子者，以药困绝，余实生之，是以闻焉。然身自荷毒，虽才士不能书，辨者不能说也。苟思所不逮，暴至不旋踵，敢以教人乎？辞不获已，乃退而惟之，求诸《本草》，考以《素问》，寻故事之所更，参气物之相使，并列四方之本，注释其下，集而与之。匪曰我能也，盖三折臂者为医，非生而知之，试验亦其次也。服寒食散，二两为剂，分作三帖。清旦温醇酒服一帖，移日一丈，复服一帖，移日二丈，复服一帖，如此三帖尽。须臾，以寒水洗手足，药气两行者，当小痹，便因脱衣，以冷水极浴，药势益行，周体凉了，心意开朗，所患即瘥。虽羸困着床，皆不终日而愈。人有强弱，有耐药；若人羸弱者，可先小食，乃服；若人强者，不须食也。有至三剂，药不行者，病人有宿癖者，不可便服也，当先服消石大丸下去，乃可服之。服药之后，宜烦劳。若羸着床不能行者，扶起行之。常当寒衣、寒饮、寒食、寒卧，极寒益善。若药未散者，不可浴，浴之则矜寒，使药噤不发，令人战掉，当更温酒饮食，起跳踊，舂磨出力，令温乃浴，解则止，勿过多也。又当数令食，无昼夜也。一日可六七食，若失食，饥亦令人寒，但食则温矣。若老小不耐药者，可减二两，强者过二两。少小气盛及产妇卧不起，头不去巾帽，浓衣对火者，服散之后，便去衣巾，将冷如法，勿疑也。虚人亦治，又与此药相宜。实人勿服也。药虽良，令人气力兼倍，然甚难将息，适大要在能善消息节度，专心候察，不可失意，当绝人事。唯病着床，虚所不能言，厌病者，精意能尽药意者，乃可服耳。小病不能自劳者，必废失节度，慎勿服也。若伤寒者，大下后乃服之，便极饮冷水。②《医学入门·甘草》：甘草甘平生泻火，炙之健胃可和中，解毒养血坚筋骨,下气通经消肿红。甘,甜草也。性缓,能解诸急。热药用之缓其热,寒药用之缓其寒。善和诸药,解百药毒,故又名国老。无毒。可升可降,阴中之阳也,入足三阴经。生则分身、梢,泻火。梢、子生用,性寒,能泻胃火,解热毒,除胸中积热,去茎中痛。节,生用消肿导毒,治咽痛;炙则性温,能健脾胃和中。身大者,补三焦元气,止渴止嗽,及肺痿吐脓。腹中急痛,赤白痢疾。又养血补血,坚筋骨,长肌肉倍力,下气除烦满逆气,通经脉。消诸痈疽疮疡红肿,与黄芪同功,若未溃者宜生,已消与不红肿者宜炙。大抵脾胃气有余,如心下满及肿胀呕吐,痢疾初作,皆不可用。下焦药亦少用,恐缓不能达。凡药宜少用,多用则泥膈而不思食,抑恐缓药力而少效。

〚**急性马兜铃酸肾病-急性肾脏药毒**〛

辨识要点 ① 符合急性马兜铃酸肾病病理诊断;② 急性肾小管坏死;③ 以近端肾小管病变为主累及远端小管、髓襻和集合管;④ 病灶片状或弥漫分布;⑤ 皮质及皮髓交界处肾小管病变明显;⑥ 肾小管上皮细胞浊肿及刷状缘脱落;⑦ 坏死脱落形成上皮细胞管型;⑧ 肾小管基底膜广泛裸膜,罕见肾小管上皮细胞再生;⑨ 肾小管腔内或胞质内见嗜碱性物质;⑩ 肾间质水肿;⑪ 间质血管内皮细胞肿胀、弹力层分层或透明样变性;⑫ 肾小管近端、远端小管、髓襻及集合管上皮细胞胞质崩解;⑬ 线粒体畸形;⑭ 近端肾小管上皮细胞大量空泡;⑮ 舌红苔黄脉数。

治疗推荐 ①《简明医彀》卷6甘草散:甘草五钱研为细末,每日两次温水调服。②《银海精微》黄连解毒散:黄连、黄芩、黑参、龙胆草、荆芥、栀子、天花粉、茵陈、生地、车前子、桔梗、连翘,常规剂量,每日两次水煎服。③《太平惠民和剂局方》安肾丸:巴戟天、肉苁蓉、补骨脂、肉桂、川乌、桃仁、白蒺藜、山药、茯苓、石斛、萆薢、白术,常规剂量研为细末,炼蜜为丸如梧桐子大,每次30粒,每日两次温水送服。

思路拓展 《诸病源候论·解散病诸候》:若产妇中风寒,身体强痛,不得动摇者,便温服一剂,因以寒水浴即瘥。以浴后,身有痹处者,便以寒水洗,使周遍,初得小冷,当数食饮酒了意。后愦愦不了快者,当复冷水浴,以病甚者,水略不去体也。若药偏在一处,偏痛、偏冷、偏热、偏痹及眩烦腹满者,便以水逐洗,于水下即了了矣。如此昼夜洗,药力尽乃止。凡服此药,不令人吐下也,病皆愈。若膈上大满欲吐者,便餔食即安矣。服药之后,大便当变于常,故小青黑色,是药染耳,勿怪之也。若亦温温欲吐,当遂吐之,不令极也。明旦当更服。若浴晚者,药势必不行,则不堪冷浴,不可强也,当如法更服之。凡洗太早,则药禁寒;太晚,则吐乱,不可失过也。寒则出力洗,吐则速冷食。若以饥为寒者,食自温。常当将冷,不可热炙之也。若温衣、温食、温卧,则吐逆颠覆矣,但冷冻饮料食、冷浴则瘥矣。凡服药者,服食皆冷,唯酒冷热自从。或一月而解,或二十余日解,当饮酒,令体中醺醺不绝。当饮醇酒,勿饮薄白酒也,体内重,令人变乱。若不发者,要当先下,乃服之也。寒食药得节度者,一月转解,或二十日解。堪温不堪寒,即以解之候也。其失节度者,头痛欲裂,坐服药食温作癖,急宜下之。或两目欲脱,坐犯热在肝,速下之,将冷自止。或腰痛欲毙,坐衣浓体温,以冷洗浴,冷石熨也。或眩冒欲蹶,坐衣裳犯热,宜淋头,冷洗之。或腰疼欲折,坐久坐下温,宜常令床上冷水洗也。或腹胀欲决,甚者断衣带,坐寝处久下热,又得温、失食、失洗、不起行,但冷食、冷洗、当风立。或心痛如刺,坐当食而不食,当洗而不洗,寒热相结,气不通,结在心中,口噤不得息,当校口,但与热酒,任本性多少,其令酒气两得行,气自通。得噫,因以冷水浇淹手巾,着所苦处,温复易之,自解。解便速冷食,能多益善。于诸痛之内,心痛最急,救之若赴汤火,乃可济耳。

或有气断绝，不知人，时蹶，口不得开，病者不自知，当须傍人救之。要以热酒为性命之本。不得下者，当斫齿，以酒灌咽中。咽中塞逆，酒入腹还出者，但与勿止也。出复内之，如此或半日，酒下气苏，酒不下者，便杀人也。或下利如寒中，坐行止食饮犯热所致，人多疑冷病。人又滞癖，皆犯热所为，慎勿疑也，速脱衣、冷食饮、冷洗也。或百节酸疼，坐卧太浓，又入温被中，衣温不脱衣故也。卧下当极薄，单布不着棉也。当薄且垢故，勿着新衣，多着故也。虽冬寒，常当被头受风，以冷石熨，衣带不得系。若犯此酸闷者，但入冷水浴，勿忍病而畏浴也。或矜战恶寒，如伤寒，或发热如疟，坐失食忍饥，洗冷不行。又坐食臭故也。急冷洗起行。或恶食如臭物，坐温食作癖也，当急下之。若不下，万救终不瘥也。或咽中痛，鼻塞，清涕出，坐温衣近火故也。但脱衣，冷水洗，当风，以冷石熨咽颡五六遍自瘥。或胸胁气逆，干呕，坐饥而不食，药气熏膈故也。但冷食、冷冻饮料、冷洗即瘥。或食下便出，不得安坐，有癖，但下之。或淋不得小便，为入坐温处及骑马鞍，热入膀胱也。冷食，以冷水洗小腹，以冷石熨，一日即止。或大行难，腹中牢固如蛇盘，坐犯温，入积腹中，干粪不去故也。消酥若膏，便寒服一二升，浸润则下；不下，更服即瘥。或寒栗头掉，不自支任，坐食少，药气行于肌肤，五脏失守，百脉摇动，与正气争竞故也。努力强饮热酒，以和其脉；强冷食、冷冻饮料，以定其脏；强起行，以调其关节。酒行食充，关节以调，则洗了矣。云了者，是瑟然病除，神明了然之状也。或关节强直，不可屈伸，坐久停息，不自烦劳，药气停止，络结不散越，沉滞于血中故也。任力自温，便冷洗即瘥。《诸病源候论·解散病诸候》：云任力自温者，令行动出力，从劳则发温也，非浓衣近火之温也。或小便稠数，坐热食及啖诸含热物饼黍之属故也。以冷水洗少腹，服栀子汤即瘥。或失气不可禁止者，坐犯温不时洗故也。冷洗自寒即止。或遗粪不自觉，坐久坐下温，热气上入胃，大肠不禁故也。冷洗即瘥。或目痛如刺，坐热，热气冲肝，上奔两眼故也。勤冷食，清旦温小便洗，不过三日即瘥。或耳鸣如风声，汁出，坐自劳出力过矣，房室不节，气逆奔耳故也。勤好饮食，稍稍行步，数食节情即止。或口伤舌强烂燥，不得食，坐食少，谷气不足，药在胃脘中故也。急作栀子豉汤。或手足偏痛，诸节解、身体发痈疮硬结，坐寝处久不自移徙，暴热偏并，聚在一处，或硬结核痛，甚者，发如痈，觉便以冷水洗、冷石熨；微者，食顷散也；剧者，数日水不绝乃瘥。洗之无限，要瘥为期。若乃不瘥，即取磨刀石，火烧令热赤，以石投苦酒中，石入苦酒皆破裂，因捣以汁，和涂痈上，三即瘥。取粪中大蜣螂，捣令熟，以涂痈上，亦不过三再即瘥，尤良。或饮酒不解，食不复下，乍寒乍热，不洗便热，洗复寒，甚者数十日，轻者数日，昼夜不得眠，愁忧恚怒，自惊跳悸恐，恍惚忘误者，坐犯温积久，寝处失节，食热作癖内实，使热与药并行，寒热交争。虽以法救之，终不可解也。吾尝如此，对食垂涕，援刀欲自刺，未及得施，赖家亲见迫夺，故事不行。退而自惟，乃强食冷、饮水，遂止。祸不成，若丝发现。凡有寒食散药者，虽素聪明，发皆顽嚚，告舍难喻也。以此死者，不可胜计。急饮三黄汤下之。当吾之困也，举家知亲，皆以见分别，赖亡兄士元披方，得三黄汤方，合使吾服，大下即瘥。自此常以救急也。或脱衣便寒，着衣便热，坐脱着之间无适，故小寒自可着，小温便脱，即洗之即慧矣。慎勿忍，使病发也。洗可得了然瘥，忍之则病成矣。或齿肿唇烂，齿牙摇痛，颊车噤，坐犯热不时救故也。当风张口，使冷气入咽，漱寒水即瘥。或周体患肿，不能自转徙，坐久停息，久不饮酒，药气沉在皮肤之内，血脉不通故也。饮酒冷洗，自劳行即瘥。极不能行，使人扶曳行之。带宁违意，勿听从之，使支节柔调乃止，勿令过差。过则使极，更为失度。热者复洗也。或患冷，食不可下，坐久冷食，口中不知味故也。可作白酒糜，益着酥，热食一两顿。闷者，冷冻饮料还冷食。或阴囊臭烂,坐席浓下热故也。坐冷水中即瘥。或脚趾间生疮,坐着履温故也。脱履着屐,以冷水洗足即愈。或两腋下烂作疮,坐臂胁相亲也。以悬手离胁,冷熨之即瘥。或嗜寐不能自觉,久坐热闷故也。急起洗浴饮冷,自精了。或有癖也,当候所宜下之。或夜不得眠,坐食少,热在内故也。当服栀子汤,数进冷食。或咳逆,咽中伤,清血出,坐卧温故也;或食温故也。饮冷水,冷熨咽外也。或得伤寒,或得温疟,坐犯热所为也。凡常服寒食散,虽以久解而更病者,要先以寒食救之,终不中冷也。若得伤寒及温疟者,卒可以常药治之,无咎也。但不当饮热药耳。伤寒药皆除热,疟药皆除癖,不与寒食相妨,故可服也。或药发辄屏卧,不以语人,坐热气盛,食少,谷不充,邪干正性故也。饮热酒、饮食、自劳便佳。或寒热累月,张口大呼,眼视高,精候不与人相当,日用水百余石浇,不解者,坐不能自劳,又饮冷酒,复食温食。譬如人,心下更寒,以冷救之愈剧者,气结成冰,得热熨饮,则冰销气通,人乃解。令药热聚心,乃更寒战,亦如人之类也。速与热酒,寒解气通,酒气两行于四肢,周体悉温,然后以冷水三斗洗之,尽然了了矣。河东裴季彦,服药失度,而处三公之尊,人不敢强所欲,已错之后,其不能自知,左右人不解救之之法,但饮冷水,以水洗之,用水数百石,寒遂甚,命绝于水中,良可痛也。夫以十石焦炭,二百石水沃之,则炭灭矣。药热虽甚,未如十石之火也。沃之不已,寒足杀人,何怨于药乎?不可不晓此意。世人失救者,例多如此。欲服此药者,不唯己自知也,家人皆宜习之,使熟解其法,乃可用相救。吾每一发,气绝不知人,虽复自知有方,力不复施也。如此之弊,岁有八九,幸家人大小以法救之,犹时有小违错,况都不知者哉!或大便稠数,坐久失节度,将死候也,如此难治矣。为可与汤下之,倘十得一生耳。不与汤必死,莫畏不与也。下已致死,令不恨也。或人困已,而脉不绝,坐药气盛行于百脉,人之真气已尽,唯有药气尚自独行,故不绝。非生气也。或死之后,体故温如人肌,腹中雷鸣,颜色不变,一两日乃似死人耳。或灸之寻死,或不死,坐药气有轻重,故有死生。虽灸之得生,生非已疾之法,终当作祸,宜慎之,大有此故也。或服药心中乱,坐服温药与疾争结故也。法当大吐下,若不吐下当死。若吐不绝,冷饮自了然瘥。或偏臂脚急痛,坐久藉持卧温,不自转移,热气入肌附骨故也。勤以布冷水淹迫之,温复易之。或肌皮坚如木石枯,不可得屈伸,坐食热卧温作癖,久不下,五脏隔闭,血脉不周通故也。但下之,冷食、饮酒、自劳行即瘥。或四肢面目皆浮肿,坐食饮温,又不自劳,药与正气停并故也。饮热酒、冷食、自劳、冷洗之则瘥。或瞑无所见,坐饮食居处温故也。脱衣自洗,但冷冻饮料食,须臾自明了。或鼻中作鸡子臭,坐着衣温故也。脱衣冷洗即瘥。或身皮楚痛,转移不在一处,如风,坐犯热所为,非得风也。冷洗熨之即瘥。或脚疼欲折,由久坐下温,宜坐单床上,以冷水洗即愈。或苦头眩目疼,不用食,由食及犯热,心膈有澼故也,可下之。或臂脚偏急,苦痛者,由久坐卧席温下热,不自移转,气入肺胃脾骨故也。勤以手巾淹冷水迫之,温则易之,如此不过两日即瘥。凡治寒食药者,虽治得瘥,师终不可以治为恩,非得治人后忘得效也。昔如文挚治齐王病,先使王怒,而后病已。文挚以是虽愈王病,而终为王所杀。今救寒食者,要当逆常理,反正性,或犯怒之,自非达者,得瘥之后,心念犯怒之怨,不必得治之恩,犹齐王杀文挚也,后与太子不能救,况于凡人哉!然死生大事也,如知可生而不救之,非仁者也。唯仁者心不已,必冒犯怒而治之,为亲戚之故,不但其人而已。凡此诸救,皆吾所亲更也。试之不借问于他人也。要当违人理,反常性。重衣更寒,一反也;饥则生臭,二反也;极则自劳,三反也;温则滞利,四反也;饮食欲寒,五反也;痈疮水洗,六反也。当洗勿失时,一急也;当食勿忍饥,二急也;酒必淳清令温,三急也;衣温便脱,四急也;食必极冷,五急也;卧必衣薄,六急也;食不厌多,七急也。冬寒欲火,一不可也;饮食欲热,二不可也;常疹自疑,三不可也;畏避风凉,四不可也;极不能行,五不可也;饮食畏多,六不可也,居贫浓席,七不可也;所欲从意,八不可也。务违常理,一无疑也;委心弃本,二无疑也;寝处必寒,三无疑也。

〔慢性马兜铃酸肾病-慢性肾脏药毒〕

辨识要点　① 符合慢性马兜铃酸肾病病理诊断;② 肾小管毁损;③ 肾小管间质纤维化;④ 肾小管间质无细胞浸润;⑤ 主要病灶位于浅表肾皮质及皮髓交界;⑥ 肾小管间质病变轻者局灶性上皮细胞扁平、浊肿;⑦ 肾小管基底膜增厚和间质轻度增宽、纤维化;⑧ 肾小球形态基本正常;⑨ 间质血管病变轻;⑩ 重度慢性间质病变肾间质弥漫增宽;⑪ 重度纤维化;⑫ 肾小管数量显著减少,残留肾小管萎缩;⑬ 上皮细胞严重扁平状且无细胞再生;⑭ 肾小管基底膜明显增厚稍有裸膜;⑮ 间质小动脉内膜普遍增厚闭锁,入球动脉透明变性;⑯ 肾小球丝球体皱缩,毛细血管襻开放不佳,部分肾小球缺血性废弃;⑰ 电镜下肾小管和血管间大量胶原结构,肾小管基底膜增厚、分层,上皮细胞微绒毛脱落或融合,细胞缩小,有时管腔内可见颗粒状物质组成的球形体;⑱ 肾小球毛细血管襻见节段基底膜增厚分层,毛细血管腔塌陷,内皮下结构疏松;⑲ 系膜区无扩张,足突轻度融合,包曼囊增厚分层;⑳ 舌红苔黄脉数。

治疗推荐　①《圣济总录》卷131 解毒地黄丸:生地、黄芪、栝楼根、黄芩、麦冬、桑螵蛸、大黄、人参、栀子、肉苁蓉、前胡、升麻、芍药、知母、王不留行、远志、败酱草、地脉草、大枣,常规剂量研为细末,炼蜜为丸如梧桐子大,每次30粒,每日两次温水送服。②《圣济总录》卷73 鳖甲大黄丸:鳖甲、大黄、槟榔、附子、麦蘗、乌药、诃黎勒、木香、白术、桂枝、莪术、三棱、枳壳、吴茱萸,常规剂量研为细末,炼蜜为丸如梧桐子大,每次30粒,每日两次温水送服。③《洪氏集验方》卷3 安肾丸:熟地、牡丹皮、茯苓、山药、泽泻、附子、肉桂、金钗石斛、补骨脂、白蒺藜、巴戟天、肉苁蓉、草薢、白术,常规剂量研为细末,炼蜜为丸如梧桐子大,每次30粒,每日两次温水送服。

思路拓展　《诸病源候论·解散病诸候》。解散痰癖候:服散而饮过度,将适失宜,衣浓食温,则饮结成痰癖。其状:痰多则胸膈痞满,头眩痛;癖结则心胁结急是也。解散除热候:夫服散之人,觉热则洗,觉饥则食。若洗、食不时,失其节度,令石劳壅结,痞塞不解而生热,故须以药除之。解散浮肿候:服散而浮肿者,由食饮温而久不自劳,药势与血气相并,使气壅在肌肤,不得宣散,故令浮肿。或外有风湿,内有停水,皆与散势相搏,致令烦热而气壅滞,亦令浮肿。若食饮温,不自劳而肿者,但烦热虚肿而已。其风湿停水而肿者,则必肿而烦热,或小便涩而肿。解散渴候:夫服石之人,石劳归于肾,而势冲腑脏,腑脏既热,津液竭燥,肾恶燥,故渴而引饮也。解散上气候:服散将适失所,取温太过,热搏荣卫,而气逆上。其状:胸满短气是也。解散心腹痛心候:鬲间有寒,胃脘有热;寒热相搏,气逆攻腹乘心,故心腹痛。其寒气盛,胜于热气,荣卫秘涩不通,寒气内结于心,故心腹痛而心喋寒也。其状:心腹痛而战寒,不能言语是也。解散大便秘难候:将适失宜,犯温过度,散势不宣,热气积在肠胃,故大便秘难也。解散虚冷小便多候:将适失度,热在上焦,下焦虚冷,冷气乘于胞,故胞冷不能制于小便,则小便多。解散大便血候:将适失度,或取热,或伤冷,触动于石,冷热交击,俱乘于血,致动血气,血渗入于大肠,肠虚则泄,故大便血。解散卒下利候:行上违节,饮食失度,犯触解散,而肠胃虚弱,故卒然下利也。解散下利后诸病候:服散而饮食失度,居处违节,或霍乱,或伤寒,或服药而下利,利虽断而血气不调,石势因动,致生诸病。其状：或手足烦热，或口噤，或呕逆之类是也。随其病证而解之。解散大小便难候积：服散，散势盛在内联，热气乘于大小肠，大小肠痞涩，故大小便难也。解散小便不通候：夫服散石者，石势归于肾，而内生热，热结小肠，胞内痞涩，故小便不通。解散热淋候：夫服散石，石势归于肾，若肾气宿虚者，今因石热，而又将适失度，虚热相搏，热乘于肾。肾主水，水行小肠，入胞为小便。肾虚则小便数，热结则小便涩，涩则茎内痛，故淋沥不快也。解散发黄候：饮酒内热，因服石，石势又热，热搏脾胃，脾胃主土，其色黄，而候于肌肉，积热蕴结，蒸发于肌肤，故成黄也。解散脚热腰痛候：肾主腰脚。服石，热归于肾，若将适失度，发动石热，气乘腰脚，石与血气相击，故脚热腰痛也。其状：脚烦热而腰挛痛。解散鼻塞候：石发则将冷，其热尽之后，冷气不退者，冷乘于肺，肺主气，开窍于鼻，其冷滞结，气不宣通，故鼻塞。解散发疮候：将适失宜，外有风邪，内有积热，热乘于血，血气壅滞，故使生疮。解散痈肿候：六腑不和而成痈。夫服散之人，若将适失宜，散动热气，内乘六腑，六腑血气行于经脉，经脉为热所搏，而外有风邪乘之，则石热痈结，血气痞涩，而成痈肿。解散烦闷候：将适失宜，冷热相搏，石势不得宣化，热气乘于脏，故令烦闷也。解散呕逆候：将适失宜，脾胃虚弱者，石势结滞，乘于脾胃，致令脾胃气不和，不胜于谷，故气逆而呕。调之即愈。解散目无所见目疼候：将适失宜，饮食乖度，膈内生痰热，痰热之气熏肝，肝候目，故目无所见而疼痛。解散心腹胀满候：居处犯温，致令石势不宣，内壅腑脏，与气相搏，故心腹胀满。解散挟风劳候：本患风劳，而服散石，风劳未尽，石势因发，解石之后，体尚虚羸，故犹挟风劳也。解散饮酒发热候：服散而积饮酒，石因酒势而盛，敷散经络，故烦而发热也。

第十五节　子宫病理

〖急性子宫颈炎-急性胞宫湿热〗

辨识要点　①符合急性子宫颈炎病理诊断；②感染及炎症病理变化；③宫颈充血发红；④宫颈轻度水肿；⑤宫颈黏膜外翻；⑥颈管排出大量脓性黏液；⑦宫颈黏膜及黏膜下组织大量嗜中性白细胞浸润；⑧镜下宫颈不同程度充血水肿；⑨宫颈腺体管腔上皮脱落；⑩腺腔高度扩张；⑪舌红苔黄脉数。

治疗推荐　①《医方集解》龙胆泻肝汤：龙胆草、栀子、黄芩、柴胡、生地、泽泻、车前子、木通、当归、甘草，常规剂量，每日两次水煎服。②《王渭川方》银甲汤：金银花、连翘、升麻、红藤、蒲公英、生鳖甲、紫花地丁、生蒲黄、椿根皮、大青叶、琥珀末、桔梗、茵陈，常规剂量，每日两次水煎服。③《傅青主女科》清肝止淋汤：白芍、当归、生地、阿胶、牡丹皮、黄柏、牛膝、香附、红枣、黑豆，常规剂量，每日两次水煎服。

思路拓展　《妇人大全良方·调经门》：凡医妇人，先须调经，故以为初。月经绪论第一：岐伯曰：女子七岁肾气盛，齿更发长；二七而天癸至，任脉通，太冲脉盛，月事以时下。天，谓天真之气降；癸，谓壬癸，水名，故云天癸也。然冲为血海，任主胞胎，肾气全盛，二脉流通，经血渐盈，应时而下。所以谓之月事者，平和之气，常以三旬一见，以像月盈则亏也。若遇经脉行时，最宜谨于将理。将理失宜，似产后一般受病，轻为宿疾，重可死矣。盖被惊则血气错乱，经脉斩然不行，逆于身则为血分、痨瘵等疾。若其时劳力，则生虚热，变为疼痛之根。若恚怒则气逆，气逆则血逆，逆于腰腿，则遇经行时腰腿痛重，过期即安也。逆于头、腹、心、肺、背、胁、手足之间，则遇经行时，其证亦然。若怒极则伤肝，而有眼晕、胁痛、呕血、瘰疬、痈疡之病，加之经血渗漏于其间，遂成窍穴，淋沥无有已也。凡此之时，中风则病风，感冷则病冷，久而不愈，变证百出，不可言者。所谓犯时微若秋毫，感病重如山岳，可不畏哉！精血篇第二：饮食五味，养髓、骨、肉、血、肌肤、毛发。男子为阳，阳中必有阴，阴中之数八，故一八而阳精升，二八而阳精溢。女子为阴，阴中必有阳，阳中之数七，故一七而阴血升，二七而阴血溢。皆饮食五味之实秀也。方其升也，智虑开明，齿牙更始，发黄者黑，筋弱者强。暨其溢也，凡充身体、手足、耳目之余，虽针芥之历，无有不下。凡子形肖父母者，以其精血尝于父母之身，无所不历也。是以父一肢废，则子一肢不肖其父；母一目亏，则子一目不肖其母。然雌鸟、牝兽无天癸而成胎，何也？鸟兽精血往来尾间也。精未通而御女以通其精，则五体有不满之处，异日有难状之疾。阴已痿而思色以降其精，则精不出而内败，小便道涩而为淋。精已耗而复竭之，则大小便道牵疼，愈疼则欲大小便，愈便则愈疼。女人天癸既至，逾十年无男子合，则不调；未逾十年，思男子合，亦不调。不调则旧血不出，新血误行或溃而入骨，或变而之肿，或虽合而难子。合男子多则沥枯、虚人；产乳众则血枯杀人。观其精血，思过半矣。《产宝方》序论第三：大率治病，先论其所主。男子调其气，女子调其血。气血，人之神也，不可不谨调护。然妇人以血为基本，气血宣行，其神自清。所谓血室，不蓄则气和；血凝结，则水火相刑。月水如期，谓之月信。不然血凝成孕，此乃调燮之常。其血不来，则因风热伤于经血，故血不通。或外感风寒，内受邪热，脾胃虚弱，不能饮食。食既不充，荣卫抑遏，肌肤黄燥，面无光泽，时发寒热，腹胀作痛，难于子息。子藏冷热，久而劳损，必挟带下，便多淋沥，忽致崩漏。《经》云：腹中如块，忽聚忽散，其病乃症；血涸不流而搏，腹胀，时作寒热，此乃成瘕。或先后爽期，虽通而或多或寡，究病之源，盖本于此。王子亨方论第四：经者常候，谓候其一身之阴阳愆伏，知其安危。故其来必以月，太过不及，皆为不调。过于阳则前期而来，过于阴则后时而至。其有乍多乍少,断绝不行,崩漏不止,亦由阴阳衰盛,寒热为邪,详说于下。月水不调方论第五:夫妇人月水不调者,由劳伤气血致体虚,风冷之气乘也。若风冷之气客于胞内,伤于冲任之脉,损手太阳、少阴之经。冲任之脉皆起于胞内,为经络之海。手太阳小肠之经、手少阴心之经也,此二经为表里,主上为乳汁,下为月水。然则月水是经络之余,若冷热调和,则冲脉、任脉气盛,太阳、少阴所生之血宣流根据时而下。若寒温乖适,经脉则虚。若有风冷,虚则乘之,邪搏于血,或寒或温,寒则血结,温则血消。故月水乍多乍少,故为不调也。治妇人病。多是月经乍多乍少,或前或后,时发疼痛,医者一例呼为经病。不曾说是阴胜阳、是阳胜阴,所以服药少得有效。盖阴气胜阳,则胞寒气冷,血不营运。《经》所谓天寒地冻,水凝成冰,故令乍少而在月后。若阳气胜阴,则血流散溢。《经》所谓天暑地热,经水沸溢,故令乍多而在月前。当知阴阳,谓其气血,使不相胜,以平为福。紫石英、禹余粮、人参、龙骨、川乌、肉桂、桑寄生、杜仲、五味子、远志、泽泻、当归、石斛、苁蓉、干姜各一两,川椒牡蛎、甘草各半两,上为细末,炼蜜丸如梧桐子大。每服三五十丸,空心米饮吞下。《指迷方》同。治冲任衰弱,月候愆期,或前或后,或崩漏不止,赤白带下,小腹急痛。每至经脉行时头眩,饮食减少,气满心忪,肌肤不泽,悉皆主之。吴茱萸半两,麦门冬、干姜、茯苓、丹皮、木香、桔梗各三钱,甘草三钱半,当归半两,细辛一钱半,防风、肉桂各一分,半夏七钱,每服四大钱,水一盏半,生姜五片,枣子一枚,煎至七分,去滓,空心温服。治妇人、室女经脉不调,脐腹冷痛,恶心,腹常胀满,至晚则增,宜服小乌沉汤,吞下艾煎丸。治血脏久冷,月水不调,脐腹刺痛:姜黄四两,莪术、红花、桂枝、川芎各一两,延胡索、丹皮、当归各二两,芍药三两,上为细末,每服一钱。水半盏。酒半盏,煎至七分,热服。桃仁散治妇人月水不调,或淋沥不断,断后复来,状如泻水,四体虚翕,不能饮食,腹中坚痛,不可行动。月水或前或后,或经月不来,举体沉重,唯欲眠睡,多思酸物:桃仁、粉草、半夏各一两,赤芍、生地各三两,泽兰、牛膝、当归、桂枝、丹皮、人参、蒲黄、川芎各二两,上为粗末。每服五大钱,水盏半,姜三片,煎七分,空心,去滓温服。

〖慢性子宫颈炎—慢性胞宫湿热〗

辨识要点　① 符合慢性子宫颈炎病理诊断;② 细菌或病毒感染;③ 白带增多;④ 子宫颈黏膜充血水肿;⑤ 间质淋巴细胞、浆细胞和单核细胞等慢性炎细胞浸润;⑥ 宫颈腺上皮增生;⑦ 宫颈腺上皮鳞状上皮化生;⑧ 腺体扩形成子宫颈囊肿;⑨ 子宫颈黏膜上皮、腺体和间质结缔组织局限性增生形成子宫颈息肉;⑩ 舌红苔黄脉数。

治疗推荐　①《金匮要略》温经汤:当归、芍药、桂枝、人参、阿胶、牡丹皮、吴茱萸、麦冬、川芎、半夏、生姜、甘草,常规剂量,每日两次水煎服。②《备急千金要方》卷4白垩丸:白垩、龙骨、芍药、黄连、当归、茯苓、黄芩、瞿麦、白蔹、石韦、甘草、牡蛎、细辛、附子、禹余粮、白石脂、人参、乌贼骨、藁本、甘橘皮、大黄,常规剂量研为细末,炼蜜为丸如梧子大,每次10粒,每日两次温水送服。③《仁斋直指附遗》卷26艾附暖宫丸:艾叶、香附、吴茱萸、川芎、芍药、黄芪、当归、续断、生地、桂枝,常规剂量研为细末,米醋打糊为丸如梧桐子大,每30丸,每日两次温水送服。

思路拓展　①《备急千金要方·赤白带下崩中漏下》诸方说三十六疾者,十二癥、九痛、七害、五伤、三痼不通是也。何谓十二癥?是所下之物,一曰状如膏,二曰如黑血,三曰如紫汁,四曰如赤肉,五曰如脓痂,六曰如豆汁,七曰如葵羹,八曰如凝血,九曰如清血、血似水,十曰如米泔,十一曰如月浣乍前乍却,十二日经度不应期也。何谓九痛？一曰阴中痛伤，二曰阴中淋沥痛，三曰小便即痛，四曰寒冷痛，五曰经来即腹中痛，六曰气满痛，七曰汁出阴中如有虫啮痛，八曰胁下分痛，九曰腰胯痛。何谓七害？一曰窍孔痛不利，二曰中寒热痛，三曰小腹急坚痛，四曰脏不仁，五曰子门不端引背痛，六曰月浣乍多乍少，七曰害吐。何谓五伤？一曰两胁支满痛，二曰心痛引胁，三曰气结不通，四曰邪思泄利，五曰前后痼寒。何谓三痼？一曰羸瘦不生肌肤，二曰绝产乳，三曰经水闭塞。病有异同具治之方。②《妇人大全良方·调经门》。月水不通方论第六：夫妇人月水不通者，由劳伤血气致令体虚，受风冷邪气客于胞内，伤损冲任之脉，并手太阳、少阴之经，致胞络内血绝不通故也。冲任之脉起于胞内，为经脉之海。手太阳小肠之经也，手少阴心之经也，此二经为表里，主上为乳汁，下为月水。风冷伤其经血，血性得温则宣流，得寒则涩闭。既为风冷所搏，血结于内，故令月水不通也。又云：肠中鸣则月水不来，病本在胃。胃气虚，不能消化水谷，使津液不生血气故也。又云：醉以入房，则内气竭绝伤于肝，使月水衰少不来。所以尔者，肝藏于血，劳伤过度，血气枯竭于内也。又先唾血及吐血、下血，谓之脱血，名曰血枯，亦月水不来也。所以尔者，津液减耗故也。但益津液，其经自下也。诊于肾脉微涩者，是月水不通也。又左手关后、尺内浮为阳绝，无膀胱脉也，月水则闭。又肝脉沉而急，隐之亦然。时小便难，苦头眩痛，腰背痛，足寒时疼，月水不来，恐得之时有所堕坠也。月水不通，久则血结于内生块，变为血瘕，亦作血癥。血水相并，壅涩不通，脾胃虚弱，变为水肿也。所以然者，脾候身之肌肉，象于土，土主克消于水，水血既并，脾气衰弱，不能克消，故水气流溢，浸渍肌肉，故肿满也。经脉不通日久，此非细事，实为沉病。若是室女经脉不通，初因贪食酸咸之物，遂致血脉干涸，变成劳疾。若因经脉正行，误食热面、生冷、房室，遂成此疾。腹内颗块，误认为胎，时日稍深，必见困笃。《养生必用》论经病第七：初虞世云，女子十四，天癸至，任脉通，月事以时下，故令有子。天癸者，物之自然。月者，以月至；经者，有常也。其来不可过与不及、多与少，反此皆谓之病。不行犹甚，百疾生焉。血既不能滋养百体，则发落面黄，身羸瘦。血虚则发热，故身多热。水不足则燥气燔，燥气燔则金受邪，金受邪则肺家嗽，嗽则为肺痈、肺痿必矣。医见经不行，则用虻虫、水蛭等行血药，见热则用除热诸寒药，实出妄意。就中不行，以药行之，为害滋大。经水枯竭，则无以滋养，其能行乎？譬犹索万金于乞丐之人，虽捶楚并下，不可得也。但服以养气益血诸药，天癸自行。又有一种妇人盛实，月经瘀闭，利之则行。自有证候，学人宜审焉。治血脉不通：当归、穿山甲、蒲黄各半两，辰砂一钱，麝香少许，上为细末研停，每服二钱，热酒调下。如不吃酒，薄荷、醋汤亦可。治心膈迷闷，腹脏撮痛，气急气闷，月信不通等疾：天台乌药二两，当归、莪术各一两，上为细末，每服二钱，温酒调下，服后以食压之。大忌生冷、油腻等物。若产后诸疾，用炒姜、酒调下。《救急》疗妇人月经不调，或一月不来，或隔月不来，或多或少，脐下绞痛，面色痿黄，四体虚吸，羸瘦不能食方：当归、牛膝、丹皮、桃仁各一两半，大黄、川芎、土瓜根、芍药、朴硝、桂枝、虻虫、水蛭各半两，以水九升，煮取三升，分温五服，忌如常法。疗月经不通，腹中痛：牛膝六分，大黄、桃仁、细辛各五分，川芎、当归各四两，水蛭三分，上为末，炼蜜丸如梧桐子大。每服二十丸，空心温酒下。治月水不通：厚朴不以多少，浓煎去滓，空心温服。治妇人经候不来数月，脐腹疼痛，或有一块上下相拄，饮食减少，腹满恶心，大便秘涩者，宜服《局方》北亭丸。用石菖蒲、马鞭草煎汤送下三四十丸，两服必通。治女人月经瘀闭，月候不来，绕脐寒疝痛彻，及产后血气不调，腹中生瘕，结而不散及癥瘕等病：干漆、牛膝各一两，上为末，以生地黄汁一升入二味药末，银石器内慢火熬,俟可丸,即丸如梧桐子大。空心米饮或温酒下二丸,日再。勿妄加,病去止药。治妇人血脏虚竭,或积瘀血,经候不行或断续不定,时作腹痛,腰胯重疼,攻刺小腹紧硬,及室女月经不通,并宜服之:红花、当归、紫葳、牛膝、甘草、苏木各二两,白芷、桂枝各一两半,赤芍药九两,刘寄奴五两,上为细末,空心热酒调三钱服,食前临卧再服。若血久不行,浓煎红花酒调下,孕妇休服,一名凌霄花散。治妇人月经不调,肌肉黄瘁,胁下积气结硬,时发刺痛,渐成劳状:鳖甲、桂枝、三棱、丹皮、牛膝、诃子肉、琥珀、大黄、土瓜根、桃仁,上各等分为细末,炼蜜丸如梧桐子大,煎桃仁汤送下十五丸。破血癥、气块尤妙。治月水不调,阻滞不通:大黄、朴硝、桃仁各二两,虻虫一两,上为细末,用醋五升入银石器内慢火熬成膏,可丸。丸如梧桐子大,当日晚不须吃食,五更初以温酒吞下一丸。至明日午际,取下如赤豆汁,或似鸡肝、虾蟆衣。其病下了,即一丸分作二服,未下再服,候鲜红即住服。仍以调气汤散补之。室女月水不通方论第八:夫冲任之脉起于胞内,为经脉之海。手太阳小肠之经、手少阴心之经也,二经为表里。心主于血,上为乳汁,下为月水也。女子十四而天癸至,肾气全盛,冲任流通,经血既盈,应时而下,名之月水。常以三旬而一见,谓之平和也。若愆期者,由劳伤血气壅结,故令月水不通也。治妇人、室女月候不通,疼痛或成血瘕,通经丸:桂枝、青皮、大黄、川椒、莪术、川乌、干漆、当归、桃仁、干姜各等分,上为细末,分为四份,用一份以米醋熬成膏,和余份药末成剂,臼中治之。丸如梧桐子大,晾干。每服二十丸,淡醋汤下至三十丸,温酒亦得,空心,食前服。治室女月水不通:雄鼠屎一两,烧存性,为细末,空心温酒调下一钱,神效。室女经闭成劳方论第九:寇宗奭曰,夫人之生,以气血为本。人之病,未有不先伤其气血者。世有室女、童男,积想在心,思虑过当,多致劳损。男子则神色先散,女子则月水先闭,何以致然?盖忧愁思虑则伤心,心伤则血逆竭,血逆竭则神色先散而月水先闭也。火既受病,不能荣养其子,故不嗜食;脾既虚,则金气亏,故发嗽;嗽既作,水气绝,故四肢干;木气不充,故多怒,鬓发焦,筋痿。俟五脏传遍,故卒不能死者,然终死矣。此一种于劳中最难治。盖病起于五脏之中,无有已期,药力不可及也。若或自能改易心志,用药扶接,如此则可得九死一生。举此为例,其余诸劳,可按脉与证而治之。张氏云:室女月水久不行,切不可用青蒿等凉药。医家多以为室女血热,故以凉药解之。殊不知血得热则行,冷则凝,《养生必用方》言之甚详,此说大有理,不可不知。若经候微少,渐渐不通,手足骨肉烦疼,日渐赢瘦,渐生潮热,其脉微数,此由阴虚血弱,阳往乘之,少水不能灭盛火,火逼水涸,亡津液。当养血益阴,慎无以毒药通之,宜柏子仁丸、泽兰汤:柏子仁、牛膝、卷柏各半两,泽兰叶、续断各二两,熟地黄三两,上为细末,炼蜜丸如梧桐子大,空心饮下三十丸:泽兰叶三两,当归、芍药各一两,甘草半两,上为粗末,每服五钱。水二盏,煎至一盏,去滓温服。治室女荣卫不调,经候凝滞,或时头目昏闷,上膈积涩,肢体不利,五心虚烦,饭食进退,多困少力,沉香鳖甲散:沉香、炙甘草、槟榔各三分,木香一两,鳖甲一两半,常山、当归、柴胡、人参、半夏、桂枝、生地、茯苓、青皮、陈皮各一两,上为细末,每服二钱。水一盏,生姜三分,煎至七分,空心温服,日三服。

〖**子宫内膜异位症-瘀血痛经**〗

辨识要点 ① 符合子宫内膜异位症病理诊断;② 子宫内膜腺体和间质出现于子宫内膜以外部位;③ 子宫内膜卵巢异位;④ 子宫内膜阔韧带异位;⑤ 子宫内膜直肠阴道陷窝异位;⑥ 子宫内膜盆腔腹膜异位;⑦ 子宫内膜腹部手术瘢痕异位;⑧ 子宫内膜脐部异位;⑨ 子宫内膜阴道异位;⑩ 子宫内膜外阴

异位;⑪ 子宫内膜阑尾异位;⑫ 子宫肌层异位称子宫腺肌病;⑬ 进行性加剧痛经及月经不调;⑭ 点灶状紫红或棕黄色结节;⑮ 质软似桑葚;⑯ 病灶出血区机化与周围器官发生纤维性粘连;⑰ 子宫内膜卵巢异位引起卵巢巧克力囊肿;⑱ 镜下见病灶内见正常子宫内膜腺体、子宫内膜间质、含铁血黄素、增生纤维组织以及吞噬含铁血黄素的巨噬细胞;⑲ 舌红苔黄脉数。

治疗推荐 ①《备急千金要方》卷4牡丹大黄汤:大黄、朴硝、牡丹皮、桃仁、水蛭、虻虫、人参、阳起石、茯苓、甘草,常规剂量,每日两次水煎服。②《太平惠民和剂局方》黑神散:黑豆、熟地、当归、肉桂、干姜、芍药、蒲黄、炙甘草,常规剂量,每日两次水煎服。③《金匮要略》当归芍药散:当归、芍药、茯苓、白术、泽泻、川芎,常规剂量研末为散,每次五钱,每日两次煎散为汤温服。

思路拓展 《妇人大全良方·调经门》。治室女骨蒸热劳:藿香、零陵香、延胡索、芍药、白芷、川芎、当归、桂枝各一分,莲子心、晚蚕蛾各二分,上为细末,温酒调下一钱,日二服。治心肾俱虚,劳嗽二三声,无痰,遇夜发热,热过即冷,时有盗汗,四肢倦怠,体劣黄瘦,饮食减少,夜卧恍惚,神气不宁,睡多异梦。此药能治微嗽有唾,唾中有红线,名曰肺痿,若上件疾不治,便成羸劣之疾:白芍药六两,黄芪、甘草、人参、当归、半夏、茯苓、熟地、五味子、阿胶各二两,每服三大钱,水盏半,生姜十二片,枣三个,煎至九分,无时温服,日进三服。陈总领曰华云:乡人杨元鼎女及笄,病证甚危,一岁之间百药俱试,无有效者。亦尝从余求治法,无有应之者。偶遇名医得此方,只一料遂除根。专录此方传人。治妇人血热气虚,经候涩滞不通,致使血聚、肢体麻木、浑身疼痛、烦倦。或室女年及,经脉未行,日渐黄瘦,将成劳疾,切不可便投红花破硬等药,他日为患也。若是前证,则憎寒发热,五心烦躁,饮食减少,宜服此药滋养而通利之:马鞭草、荆芥穗各四两,桂枝、枳壳、川芎、当归、赤芍各二两,丹皮一两,上为粗末,每服四钱。乌梅一个,水二盏,同煎至一盏,去滓,空心、食前,日四服。有此证服至半月,经脉自通。此方至妙,不可轻视,非一二服便见特达之效而鄙之。仍服后,素有诸疾,因此药皆去矣。治少男、室女骨蒸,妇人血风攻疰,四肢心胸烦壅:鳖甲、大黄、常山、赤茯苓、柴胡、白术、当归、干漆、生地、石膏各一两,甘草半两,上为细末,每服二钱。水一盏,小麦五十粒,煎至六分,食后、临卧时温服。有虚汗加麻黄根一两。此黄州吴判官方。治骨热黄瘦、口臭、肌热、盗汗极效。麦煎散甚多,此方吴君宝之如稀世之珍,其效可知。治男子、妇人、童男、室女五劳七伤,传疰飞尸,尸注、八极、骨蒸,肺痿黄瘦,虚劳无力,肌肉不生。妇人血蒸;五心烦热,血风劳气;室女月闭黄瘦,气块腹痛,经脉不调,干嗽,咽膈不利,癥瘕积块,脸赤,口疮。以上等疾,无不效验:黄芪、柴胡、枳壳、知母、茯苓、沉香、人参、附子、木香、升麻、肉桂、胡黄连、杏仁、当归、常山、羌活、三棱、乌梅肉、安息香,上十九味修制了,各称一两为末,用活鳖一个,重十两或半斤者,以河水养七日,须逐日换新水;用童子小便五升,无灰酒五升,银石器内慢火熬百沸。先更入桃柳枝、东南上者各锉三合,乌梅五十个拍破。此三味用绵裹,同鳖煎煮至一半,去桃柳枝等三味,鳖烂取去,将肉研如膏,骨并壳焙干为末,再入汁中熬如漆色,或更入酒少许,此在临时斟酌。盛放瓷器中,搜和前药入臼中,杵千下,丸如梧桐子大。丈夫、妇人十五岁以上二十九至三十丸,温酒下,妇人荆芥酒下。所煮膏子须契勘多少,勿令剩却,但少些子不妨,却别熬酒。若膏剩,恐鳖不全故也。凡服此药,恐热,三日更须服八仙饮子,一服解之:常山、白术、秦艽、洪州鬼臼、赤芍、甘草、紫苏、银州柴胡,各等分洗净为粗末,每服半两,水一碗,乌梅肉二个,葱白、薤白、桃、柳、槐枝各七寸,同煎至一盏,去滓温服,滓并煎。治女子经脉不行,胸膈满闷,身体麻木,或有寒热证候:厚朴、丹皮、茅香、藿香、甘草各三钱,陈皮、生半夏、麦芽、当归、苍术各半两,赤芍三分,每服半两,水一大盏,姜三片,煎服。热甚加北柴胡三钱半。

〖子宫内膜单纯性增生症-胞宫结瘕〗

辨识要点　①符合子宫内膜单纯性增生症病理诊断;②子宫内膜腺体或间质增生;③功能性子宫出血;④子宫内膜腺体数量增加;⑤腺体与间质比例大于1:1;⑥腺体与间质比例小于3:1;⑦腺体形态和排列与增生期子宫内膜相似;⑧部分腺体可扩张成小囊;⑨单层或假复层上皮衬覆腺体;⑩细胞呈柱状,无异型性;⑪约1%的单纯性子宫内膜增生症进展为子宫内膜腺癌;⑫舌红苔黄脉数。

治疗推荐　①《兰室秘藏》升阳举经汤:羌活、独活、藁本、防风、柴胡、细辛、附子、肉桂、人参、黄芪、白术、桃仁、红花、熟地、当归、川芎、芍药、炙甘草,《备急千金要方》卷4牛膝丸:牛膝、芍药、人参、大黄、牡丹皮、甘草、当归、川芎、桂枝、䗪虫、蛴螬、蜚蠊、水蛭、虻虫,常规剂量研为细末,炼蜜为丸如梧桐子大,每次10丸,每日两次温水送服。②《中国医学大辞典》妇女紫金丹:砂仁、枳壳、天台、乌药、木香、陈皮、延胡索、红豆蔻、莪术、三棱、槟榔,常规剂量研为细末,炼蜜丸如梧桐子大,每次10丸,每日两次温水送服。

思路拓展　《妇人大全良方·调经门》血枯方论第十。《腹中论》曰:有病胸胁支满者,妨于食。病至则先闻腥臊臭,出清液,四肢清,目眩,时时前后血,病名曰血枯。此得之年少时,有所大脱血;若醉入房中,气竭肝伤,故月事衰少不来也。注云:夫藏血受天一之气,以为滋荣者也。其经上贯膈,布胁肋,今脱血失精,肝气已伤,故血枯涸而不荣;胸胁满,以经络所贯然也;妨于食,则以肝病传脾胃。病至则先闻腥臊臭,出清液,则以肝病而肺乘之。先唾血,四肢清,目眩,时时前后血,皆肝病血伤之证也。治妇人血枯,胸膈四肢满,妨于食饮,病至闻腥臊臭气,先唾血,出清液,或前后泄血,目眩转,月事衰少不来。乌贼鱼骨四两,茹一两,为末,以雀卵和成剂,丸如小豆大。每服五丸,加至十丸,以鲍鱼煎汤下,以饭压之。治妇人胸胁支满,闻腥臊气,唾血目眩,不能饮食,泄血不已,日久血枯,苁蓉丸:苁蓉、熟地、茯苓、菟丝子、附子、当归、白石英、五味子、禹余粮、乌贼鱼骨各一两,人参半两,上为末,炼蜜为丸如梧桐子大,酒下二三十丸,米汤亦可。空心、日中、临卧各一服。治妇人先有所脱血,或醉入房劳伤,故月事衰少不来,宜干地黄汤:干地黄、泽兰、茯苓、人参、五味子、附子、禹余粮、当归,各等分为粗末,每服三钱,姜五片,水一盏,煎至七分,空心温服。治妇人阴气衰弱,血枯不荣,月事不来:磁石、茯苓、附子、干地黄、人参、当归各一两,为细末,炼蜜丸如梧桐子大,酒下三十丸,米汤亦可,空心、日中、临卧各一服。月水不利方论第十一:夫妇人月水不利者,由劳伤血气,致令体虚而受风冷,客于胞内,损伤冲任之脉,手太阳、少阴之经故也。冲任之脉,为经脉之海,皆起于胞内。手太阳小肠之经、手少阴心之经也,此二经为表里,主下为月水。风冷客于经络,搏于血气,血得冷则壅滞,故令月水来不宣利也。诊其脉,寸口弦,苦腹痛,主月水不利,孔窍生疮。又肝脉沉,是厥阴经也。沉为阴,主月水不利,腰腹痛。尺脉滑,血气实,经络不利。又尺脉来而断绝者,月水不利也。寸关调如故,而尺脉绝不至者,月水不利也,当患小腹引腰痛,气滞上攻胸膈也。治妇人月水不利,四肢羸瘦,吃食减少,渐觉虚乏,故令无子:白薇、柏子仁、芍药、当归、桂枝、附子、萆薢、白术、吴茱萸、木香、细辛、川芎、槟榔各半两,熟地二两,丹皮、紫石英各一两,人参、石斛、茯苓、泽兰、牛膝各三分,上为细末,炼蜜为丸如梧桐子大,每服三十丸,空心,晚食前温酒吞下。疗女人脐下憋逆,气胀满,月经不利,血气上攻,欲呕不得睡:当归四钱,干漆三钱,上为细末,炼蜜丸如梧桐子大,空心温酒下十五丸。治妇人月水不利,脐腹疼痛,不欲饮食:丹皮、大黄各一两,赤茯苓、生地、桃仁、当归、桂枝、赤芍、白术各三分,石韦、木香各半两,每服三大钱,水一盏,姜三片,煎七分,去滓,空心温服。治妇人月水不利,脐腹疼痛,牛膝散:牛膝一两,桂枝、赤芍、桃仁、延胡索、当归、丹皮、川芎、木香各三分,上为末,每服方寸匕,温酒调下,食前。月水行或不行心腹刺痛方论第十二:夫妇人月经来腹痛者,由劳伤气血,致令体虚,风冷之气客于胞络,损于冲任之脉,手太阳、少阴之经。冲脉、任脉皆起于胞内,为经脉之海也。手太阳小肠之经、手少阴心之经也,此二经为表里,主下为月水。其经血虚,则受风冷。故月水将行之际,血气动于风冷,风冷与血气相击,故令痛也。若经道不通,绕脐寒疝痛彻,其脉沉紧,此由寒气客于血室,血凝不行,结积血为气所冲,新血与故血相搏,所以发痛。譬如天寒地冻,水凝成冰。宜温经汤及桂枝桃仁汤、万病丸:当归、川芎、芍药、桂枝、丹皮、莪术各半两,人参、甘草、牛膝各一两,每服五钱,水一盏半,煎至八分,去滓温服;桂枝、芍药、生地各二两,桃仁五十个,甘草一两,上为粗末,每服五钱,水二盏,姜三片,枣一个,煎至一盏,去滓温服。若经候顿然不行,脐腹疼痛,上攻心胁欲死。或因不行,结积渐渐成块,脐下如覆杯,久成肉症,不可复治。由惊恐、忧思,意所不决,气郁抑而不舒,则乘于血,血随气行,滞则血结。以气主先之,血主后之,宜服桂枝桃仁汤;不瘥,宜地黄通经丸;已成块者宜万病丸。熟地、三两,虻虫、水蛭、桃仁各五十个,上为细末,炼蜜丸如梧桐子大,空心温酒下五丸。未知,加至七丸。治妇人月经壅滞,每发心腹脐绞痛不可忍。及治产后恶露不快,血上抢心,迷闷不省,气绝欲死:三棱、莪术、赤芍、丹皮、刘寄奴、当归、熟地、桂枝、菊花、蒲黄各一两,上前五味,用乌豆一升,生姜半斤切片,米醋四升同煮,豆烂为度,焙干,入后五味,同为细末,每服三钱。空心,食前温酒调下。一方不用菊花、蒲黄,却用乌药、延胡索亦佳。予家之秘方也。若是寻常血气痛,只一服。产后血冲心,二服便下,常服尤佳。前后救人,急切不少。此药易合,宜多合以救人。乌豆一升,约用五两。又一方:延胡索、当归各等分,上二味为粗末,每服三钱。姜三片,水一大盏,煎至七分,去滓,稍热服。陈氏方有桂,名如神汤,最治腰痛。《雷公炮炙论》只有延胡索一味,治心痛。仆详此方,大能治血气腰腹痛,药简功专,治疾有效。治妇人无时月水来,腹痛:荜茇、蒲黄各一两,上为细末,炼蜜丸如梧桐子大,每服三四十丸,食后用盐、米饮吞下。月水不断方论第十三:夫妇人月水不断者,由损伤精血,冲任脉虚损故也。冲任之脉,为经脉之海。手太阳小肠之经也,手少阴心之经也,此二经为表里,主下为月水。若劳伤经脉,冲任气虚,故不能制经血,令月水不断也。凡月水不止而合阴阳,则冷气上入于脏,令人身体、面目痿黄,亦令绝子不产也。若经候时行时止,或淋沥不断,腹中时痛,其脉沉细,此因寒热邪气客于胞中,冲任不调,此非虚弱,盖邪气伏留,滞于血海,譬如有积之人,下利不定,有所去即愈,宜牡丹丸:牡丹皮、牡蒙、附子、大黄、䗪蛢、桔梗、茯苓各半两,当归、厚朴、吴茱萸、川椒、人参、川芎、柴胡、桂枝、干姜各半两,细辛一两半,虻虫五十个,上为细末,炼蜜丸如梧桐子大,空心,温酒下十丸;未知,渐加至二十丸,以知为度。治妇人月水不断,口干心烦,四肢羸瘦,饮食无味,渐加乏弱,续断丸:续断、当归、乌贼骨、黄芪、牛角、五味子、甘草、龙骨、赤石脂、熟地各一两,地榆半两,艾叶、附子、干姜、川芎各三分,上为末,炼蜜丸如梧桐子大。每服三十丸,食前,温酒下。治妇人久冷,月水不断,面色痿黄,四肢瘦弱,心神虚烦,饮食减少,禹余粮丸:禹余粮二两,鹿角胶三分,紫石英、续断、赤石脂、熟地、川芎各一两,干姜、黄芪、艾叶、柏叶、当归、人参、茯苓各半两,上为末,炼蜜丸如梧桐子大,每服三十丸,空心,米饮下。治妇人血海虚损,月水不断。
牡蛎丸:牡蛎粉、赤石脂、代赭石各一两,阿胶、川芎、当归、鹿茸、续断、干姜各三分,甘草一分,上为末,
炼蜜丸如梧桐子大,每服三十丸,食前温酒下。疗经血不止:黄芩五分,当归、柏叶、蒲黄各四分,生姜二
分,艾叶一分,生地二十四分,伏龙肝十二分,用水二升,煎取八合,分为二服。疗经血不止。歌曰:妇人
经血正淋漓,旧瑞莲蓬烧作灰;热酒一杯调八字,自然安乐更无疑。又一方:莲蓬壳、拒霜花上二味等分
为末,每服二钱,空心米饮调服。

〖子宫内膜复杂性增生症-胞宫癥瘕〗

辨识要点　① 符合子宫内膜复杂性增生症病理诊断;② 子宫内膜腺瘤性增生;③ 腺体增生显著;
④ 腺体与间质比例大于3:1;⑤ 腺体结构复杂且不规则;⑥ 无细胞异型性;⑦ 约3%复杂性子宫内膜
增生症发展为腺癌;⑧ 舌红苔黄脉数。

治疗推荐　①《产育宝庆集》卷上调经散:没药、琥珀、桂枝、赤芍、当归、细辛、麝香,常规剂量研末
为散,每次五钱,每日两次煎散为汤温服。②《卫生鸿宝》宁坤至宝丹:黄芪、白术、酸枣仁、当归、香附、
川断、黄芩、枸杞子、血余炭、阿胶、杜仲、茯苓、芍药、丹参、五味子、炙甘草、朱砂、生地,常规剂量研为细
末,炼蜜为丸如弹子大,每次一粒,每日两次温水送服。③《妇人大全良方》卷1鹿茸丸:鹿茸、赤石脂、
禹余粮、艾叶、侧柏叶、附子、熟地、当归、续断,常规剂量研为细末,酒糊为丸如梧桐子大,每次 30 粒,每
日两次温水送服。

思路拓展　①《医略六书·鹿茸丸》:附子补真火以扶阳,鹿茸补督脉以壮阳,盖阳回气壮则冲任自
固;而又以赤石脂涩血固下,禹余粮涩气固经,俾气血完固,则血不妄行;熟地补阴滋血脉;当归养血归经
脉;续断续绝扶虚羸;艾叶温经暖子宫;侧柏灰以止血定崩下也。蜜以丸之,饮以下之,使阳气内充,则风
冷外解,而经脉完固,何有崩下不止之患哉? ②《妇人大全良方·调经门》。妇人杀血心痛方论第十四:
凡妇人血崩心痛甚者,名杀血心痛。小产血过多而心痛甚者亦然。炒乌贼鱼墨,醋汤调下。崩暴下血不
止方论第十五:夫妇人崩中者,由脏腑伤损冲脉、任脉、血气俱虚故也。冲任之脉为经脉之海,血气之
行,外循经络,内荣脏腑。若无伤损,则阴阳和平而气血调适,经下根据时。若劳动过多,致脏腑俱伤,而
冲任之气虚,不能约制其经血,故忽然暴下,谓之崩中暴下。诊其寸口脉微迟,尺脉微弦。寸口脉微迟,
为寒在上焦但吐尔。今尺脉微弦,如此即小腹痛。引腰脊痛者,必下血也。若经候过多,遂至崩漏,色明
如水下,得温则烦,甚者至于昏闷。其脉数疾小为顺,大甚者逆。此由阴阳搏,为热所乘,攻伤冲任。血
得热则流散,譬如天暑地热,则经水沸溢。阳伤于阴,令人下血,当补其阴。宜服小蓟汤、阿茄陀丸:小
蓟茎叶取汁一盏,生地黄汁一盏,白术半两,上三件,入水一盏,煎至一半,去滓温服。胡椒、紫檀、郁金、
茜根、山石榴皮革等分,为细末,滴水丸如梧桐子大,阿胶汤化下二丸。治崩暴下血:赤芍、香附、荷叶、
男子发、当归、棕榈、乌纱帽各等分,除棕外,其余并切粗片,新瓦上成黑炭,存性三分,为细末,每服三五
钱,空心童子小便调下。如人行十里,再进一服,不过七八服即止。如产后血去多,加米醋、京墨、麝少
许。余亲戚黄守正卿为和剂局日,内子凌妇人忽苦此疾,危殆,百药不效。偶得此方,旋即安愈。张声道
云:大率治血崩先用此。譬如治痢,有积不先去之,徒服断下药,一时暂止,久则毒气愈深,甚至危殆。
血崩乃经脉错乱,不循故道,淖溢妄行,一二日不止,便有结瘀之血,凝成窠臼;更以药涩住,转见增剧。

宜先以五积散加醋煎，投一二服，次服灵脂散及顺气药，去故生新，自能平治。此切当之说。治妇人血山崩，及治丈夫脾积气。张氏云：治血崩诸药不能止者妙。好五灵脂炒令烟尽为末，每服一钱，温酒调下。此药兼能解药毒及蛇、蝎、蜈蚣咬，涂伤处立愈。一方，每服三钱。水、酒、童便各半盏，煎至八分，通口服，名抽刀散。治产后有病，服三服，散恶血，或心腹胁肋、脚痛不可忍者，或只用童子小便尤佳。或中风，即入草乌头半钱重，同煎，此邓知县方。张氏云：亦治肠风下血。如不能饮酒者，煎乌梅柏叶汤调下。如心烦口干渴者，加蒲黄炒，减半用。一方烧存性，霹雳酒调下，然此药气恶难吃，烧之存性极妙。又一方：五灵脂十两为末，水五大盏，煎至三盏，去滓澄清，再煎成膏；入神曲二两，为末和丸如梧桐子大。每服二三十丸，温酒下。治妇人崩中，连日不止：用荆芥穗于灯盏，多着灯心，好麻油点灯，就上烧荆芥焦色，为细末。每服三钱，童便调下。治妇人血山崩不止：防风不以多少为细末，酒煮，白面清调下二钱，空心，食前，日二服。更以面作糊，酒投之极验。以上三方似非止血之药，如灵脂、荆芥、防风，皆是去风之药，然风为动物，冲任经虚，被风所伤，致令崩中暴下。仆因览许学士《伤寒脉歌》曰：脉浮而大，风伤荣。荣，血也。而用此药，方悟古人见识深奥如此矣！一方：熟艾鸡子大、阿胶半两、干姜一钱，上为粗末，用水五盏先煮艾、姜，至二盏半，入胶消烊，温分二服，空心服，一日服尽。又方：牛角、乌贼骨各一分，麝香一钱，上为细末，入麝香令停，酒调下一钱匕，一日二三服。治妇人血崩不止：桂枝不拘多少为末，每服一二钱，米饮调下。又方，治崩中下血：黄芩不以多少为细末，每服一钱，霹雳酒调下。许学士云：崩中多是用止血药、补血药。此治阳乘于阴，前所谓天暑地热，经水沸溢是也。近朝有王御医值夜唤起，忽有一宫女，血如山崩。其时暑月，药笥中只有大顺散两帖，用冷水调服，旋即奏效。以此知医药杂变。金华散妙治妇人血室有热，崩下不止，服温药不效者：延胡索、瞿麦穗、当归、干葛、牡丹皮各一两，石膏二两，桂枝三分，蒲黄半两，威灵仙三分，上为细末，每服二钱，水一盏，煎至六分，空心温服，日二服。凡血崩之疾，亦有阴阳冷热之不同，不可一概用药。仆常疗一妇人崩漏暴下，诸医投姜、桂、附子等药，服之愈甚。召余诊之，六脉紧数，遂用此药兼《局方》龙脑鸡苏丸，数服即安。《本事方》单用黄芩者，亦此意也。治妇人血山崩：棕榈、乌梅各一两，干姜一两五分，上为细末，每服二钱，乌梅酒调下，空心、食前服。久患者不过三服即愈。一方用乌梅烧灰为末，乌梅汤调下。一方用棕榈烧存性为末，汤破酒令淡，调下三钱，空心服。一方用棕榈、白矾为末，酒调二钱服。治妇人血崩屡效方：当归、芍药、干姜、棕榈各等分，碾为细末，称过，醋汤调，以有节朱箸左搅四十九转，食前服。《千金翼》方治妇人崩中，去血不止。大小蓟根一斤，用酒一斗，渍五宿，任意服之。《千金方》用白茅根六两半，酒煮服。治血崩：新缩砂仁不以多少，于新瓦上炒香，为细末，米饮调下三钱。一方用益智仁炒为细末，盐米饮调下。治妇人血崩不止，赤白带下：香附子、赤芍药各等分，上为细末，每服二钱，盐一捻，水一盏，煎至七分，温服无时候，日二服。十服见效。一方用香附子去毛，炒焦为细末，用极热酒调下二钱，放温服，不过两服立愈。昏迷甚者，三钱匕。如山崩不可止者，亦能解之。米饮调亦可。许学士云：治下血不止或成五色崩漏，常服资血调气，是妇人仙药也。治妇人、室女一切血气，经脉不调，脐腹疞痛，面色痿黄，心忪乏力，腹胀胁痛，头晕恶心，饮食减少，崩漏带下，大肠便血，积聚癥瘕，并皆治之。虔心服饵，自见其功尔：香附子不以多少，先擦去毛，用好醋煮出，焙碾为末，醋煮糊为丸，如梧桐子大，每服三十丸，米饮送下，无时候。妇人数堕胎，由气不下降，所以胎气不固，此药尤妙。一方有艾，同煮亦好。治血崩方夏枯草为细末，每服二钱，米饮调下,无时候。治崩中下血不止,小腹痛:芍药一两半,柏叶六两,水一升,煎取六合,入酒五合,再煎取七合,空心分为二服。一方为细末,酒调二钱。一方有鹿角胶等分,炒燥为细末,酒调服方寸匕。治白带、脐腹疼痛,面黄瘦悴;治崩中下血久不止,或赤或黑,脐下痛:侧柏、芍药、龟甲、桑耳各六分,干地黄、黄芪、续断各五分,当归、艾叶、牛角屑各四分,禹余粮十分,上为末,炼蜜丸如梧桐子大,每服三十丸,煎黄芪汤,空心下。治崩中昼夜不止,医不能治:川芎一两,生地黄汁二合,先用酒五升,煮川芎一升,去滓;下地黄汁,再煎三二沸,分为三服。不耐者渐进。一方用丁香二两为细末,用酒三升,煮取一升,空心顿服。《必效方》用丁香百颗,酒煎服。治忽患崩中血不止,结作血片,如鸡肝色,碎烂:川芎十二分,阿胶、青竹茹各八分,续断、地榆、小蓟根各十分,当归六分,生地黄、伏龙肝各十二分,上用水九升,煮取三升,去滓,分作三服,先服此药,后服补药丸子。阿胶、龟甲、川芎、当归、赤石脂、丹参各六分,续断、甘草、鹿茸各五分,龙骨十一分,龟甲十分,地榆四分,乌贼骨八分,上为末,炼蜜丸如梧桐子大,空心酒下二十丸,日二服。常煮小蓟汁,服之尤佳。治崩中泄血无度,经年淋沥,并黄瘦骨立:芍药、白芷、黄芪、龟甲、川芎、乌贼骨各八分,干地黄、牡蛎、五色龙骨、干姜各十分,桂枝六分,附子五个,上为细末,空心,酒调方寸匕。又一方:白芷、牡蛎、龙骨、芍药、赤石脂、阿胶、当归、川芎、龟甲、乌贼骨、人参各六分,艾叶四分,干地黄八分,诃子四分,干姜、黄芪各五分,上为细末,空心,酒调方寸匕。治妇人崩中、赤白带下,邓元老方:当归、白术、青木香、蚕蜕、黑棕刷、穿山甲各一两,地榆、竹茹、川芎、茯苓、粉草、血余、牡蛎、绵子各半两,熟地四两,赤石脂三两,上七味煅药用绵子裹定,入瓶子内,用盐泥固济,用炭则半煅存性,却同前药碾为细末,炼蜜丸如梧桐子大,每服四十丸,空心,温酒吞下。治崩暴下血:百草霜二钱,狗胆汁一处拌停,分作两服,当归酒调下。治血山崩:晚蚕沙一两,伏龙肝半两,同为细末,酒调二钱匕。《千金方》治崩中去血不止:白茅根二斤,小蓟根五斤,上二味细切,用酒五升,煮取四升。去滓,分温四服。妇人崩中,无问久近,悉皆治之:伏龙肝一斤,小蓟根、桑寄生、续断、地榆、艾叶各三两,阿胶、当归、赤石脂、厚朴各二两,生姜五两,上十味切,以水一斗,煮取三升,绞去滓,分作三服。忌如常法。崩中带下方论第十六论曰:崩中带下者何? 答曰:其患有五。夫病之中人,皆有受处,因起之候,须尽心讲究。窃寻方书,唯言带下有色之与形,此不参先贤医中之理也。且五崩是妇人极重之患,疗之最难。后之学人,莫识其源。殷幼习医方,济众服饵,当极济人之道,偏以思虑于兹弥久,其功颇有精妙。夫此病者,起于风气、寒热之所伤,或产后早起,不避风邪,风邪之气入于胞门;或中经脉,流传脏腑而发下血,名为带下。若伤足厥阴肝之经,其色则青如泥色;若伤手少阴心之经,其色赤如红津;若伤手太阴肺之经,其色则白形如涕;若伤足太阴脾之经,则其色黄如烂瓜;若伤足少阴肾之经,则其色黑如衃血,此为其因也。问曰:风邪气之所中,是人皆受之,何为妇人独患此病? 答曰:五脏六腑,男女虽同,其中细微各有差别。缘妇人有胞门、子脏,风冷中之,则为所病,若男子则为他病矣。又问:何以名为带下? 复有冷热者何? 答曰:脉有数经,名字不同,奇经八脉,有带在腰,如带之状,其病生于带脉之下。其有冷热者,即随其性也。又号崩中者,二带之下,别名也。诸君子有留心于医,存志备者,以此推之,万不失一。

〖子宫内膜非典型增生症-胞宫癥瘕〗

辨识要点 ① 符合子宫内膜非典型增生症病理诊断;② 单纯性或复杂性子宫内膜增生基础上伴腺体上皮细胞异型性增生;③ 细胞极性紊乱;④ 细胞体积增大;⑤ 细胞核浆比例增加;⑥ 细胞核染色质

浓聚;⑦细胞核仁醒目,核分裂象;⑧约1/3子宫内膜非典型增生症5年内发展为子宫腺癌;⑨舌红苔黄脉数。

治疗推荐 ①《外科十三方考》观音救苦丹:麝香、白矾、雄黄、辰砂、乳香、没药、全蝎、血竭、穿山甲、蟾酥、僵蚕,常规剂量研为细末,每次五分,每日两次温水送服。②《备急千金要方》卷4桃仁汤:桃仁、泽兰、甘草、川芎、人参、牛膝、桂枝、牡丹皮、当归、芍药、生姜、半夏、生地、蒲黄,常规剂量,每日两次水煎服。③《魏氏家藏方》卷10鹿茸丸:禹余粮、熟地、当归、艾叶、卷柏、麒麟竭、没药、赤石脂、附子、续断,常规剂量研为细末,酒煮面糊为丸如梧桐子大,每次30粒,每日两次温水送服。

思路拓展 《妇人大全良方·调经门》。崩中漏下生死脉方论第十七:夫妇人崩中漏下者,由劳伤血气,冲任之脉虚损故也。冲脉、任脉为经脉之海,皆起于胞内。而手太阳小肠之经也,手少阴心之经也,此二经上为乳汁,下为月水。妇人经脉调适,则月水根据时。若劳伤冲任,气虚不能制其经脉,血非时而下,淋沥而不断,谓之漏下也。致五脏伤损,五脏之色,随脏不同。若五脏皆虚损者,则其色随血下。诊其脉,寸口弦而大,弦则为脏,大则为芤;脏则为寒,芤则为虚。虚寒相搏,其脉为牢,妇人即半产而漏下。又云:尺脉急而弦大,风邪入少阴之经,女子漏自下赤。又漏下赤白不止,脉小虚滑者生,脉大紧实数者死也。又漏血下赤白,日下血数斗,脉急疾者死,迟者生也。又云:尺寸脉虚者漏血。漏血脉浮,不可治也。若经候过多,其色瘀黑,甚者崩下,吸吸少气,脐腹冷极则汗出如雨,尺脉微小。由冲任虚衰,为风冷客乘胞中,气不能固,可灸关元百壮,宜鹿茸丸:鹿茸、赤石脂、禹余粮各一两,艾叶、柏叶、附子各半两,熟地、当归、续断各二两,上为细末,酒糊丸如梧桐子大。空心,温酒下三十丸。治妇人崩中漏下,不问年月远近:柏叶、续断、川芎、当归、生地、鳖甲、龟甲各一两半,禹余粮二两半,阿胶、赤石脂、牡蛎、地榆、艾叶、鹿茸各一两,上为末,每服二钱,食前,粥饮调下。一方有丹参,如鹿茸数,炼蜜丸如梧桐子大。每服三四十丸,空心,温酒吞下。治赤白、恶露下不止。益母草,开花时采,阴干为细末,空心,温酒调二钱,日三服。疗带下赤白,年月深久不差:干姜半两,白芍二两,上各炒黄色,同为末,空心,米饮调二钱,日二服。张氏方:干姜、芍药等分,又云加香附子等分,甘草减半,上各炒黄色,同为末,空心,米饮调下方寸匕。治妇人赤白带下:白芷一两,海螵蛸二个,胎发一团,上为细末,空心,温酒调下二钱。治赤白带下:草果一个,入乳香一小块,用面饼裹,火炮焦黄留性,取出和面用之,上为细末,每服二钱。陈米饮调下,重者三钱。治赤白带下:破故纸、石菖蒲各等分,上为末,每服二钱,用菖蒲浸酒调,温服。更入斑螯五分。治子宫久冷,赤白带下:牡蛎、黄狗头骨、紫梢花、韶脑、母丁香、蛇床子、破故纸、桂枝,上为细末,炼蜜丸如鸡头大,临事用一粒。治妇人血脏久冷,赤白带下,补虚进食,暖血海:北矾四两、附子二两、黄狗头骨灰四两,上为末,粟米粥为丸,如梧桐子大,每服三十丸,醋汤吞下,或饭饮亦可,空心,日三服。忌生冷毒物。治妇人赤白带下,久患不瘥,肌瘦黄瘁,多困乏力:棕榈、伏龙肝、屋梁上尘各等分,碾和令停,入龙脑、麝香各少许,每服二钱,温酒调下,淡醋汤亦可。患十年者,半月可安。一亲戚,妇人年四十五,经年病崩漏不止,面黄肌瘦,发黄枯槁,语言声嘶,服诸药无效。召仆诊之,六脉微濡。问之服何药?云:凡是当归、川芎、涩血诸品,丹药服之皆不作效。仆遂合《博济方》伏龙肝散,兼白矾丸,服之愈。治妇人血海不调,因虚冷成积,经络无定,赤白带下,崩中不止,面色痿黄,胎气多损:茯苓、青木香、杜仲、菖蒲、干地黄、柏子仁、秦艽、青皮、菟丝子、诃子皮、当归、艾叶、青石脂、五加皮、牛角、乌贼骨各等分,上为末，每日空心，以糯米粥一盏，将一匙粥摊温，抄药一钱，相和吃下，后吃余粥。或有胎息，用鲤鱼糯米粥下。治冷白带下：桑寄生、芍药、柏叶各四分，桑耳、禹余粮各六分，吴茱萸、干地黄各八分，乌贼骨五分，上为细末，空心，用饭饮调下二钱匕。治白崩中不绝：牡蛎、禹余粮、龟甲各六分，阿胶、乌贼骨、续断、白芷各四分，当归、赤石脂各六分，白石脂、龙骨各五分，上为末，炼蜜丸如梧桐子大，每服四十丸，空心温酒下。治带下：茅花一握，棕榈炭三寸，嫩莲叶三张，甘草节一钱，上为细末，空心酒调方寸匕。治赤白带下，骨立者：地榆一斤，用水三升，煮至一半，去滓，再煎如稠饧，绞滤，空心服三合，日二服。《圣惠方》治漏下五色，亦治呕血：地榆三两，用醋一升，煮十余沸，去滓，食前，稍热服一合。《本草》注云：地榆主带下十二病。一曰多赤，二曰多白，三曰月水不通，四曰余蚀，五曰子脏坚，六曰子门僻，七曰合阴阳患痛，八曰小腹寒痛，九曰子门闭，十曰子宫冷，十一曰梦与鬼交，十二曰五脏不足。治妇人漏下不断方：乱发烧为细末，空心，温酒调下一钱。又一方：鹿角烧灰，细研，食前、温酒调下二钱。又一方：桃仁烧灰，细研，食前、温酒调下二钱。《千金》温经汤：治女人曾经小产，或带下三十六病，腹胀、唇口干，日暮发热，小腹急痛，手足烦热，大腑不调，时时泄利，经脉不调，久不怀孕：吴茱萸三两，芍药、当归、川芎各二两，麦门冬、半夏各二两半，人参、阿胶、丹皮、甘草、桂枝各一两，上为粗末，每服三钱。水一盏，姜五片，煎七分，去滓，空心，食前温服。忌生冷、羊肉、生葱、海藻、菘菜等。治冲任虚损，月水过多，崩漏带下，淋沥不断，腰腹重痛。凡是五色带疾，并皆治之：禹余粮三两，赤石脂、龙骨各一两，芍药、川芎、附子、熟地、当归各一两，干姜、肉桂各半两，上为细末，每服二钱，入麝香少许，米饮调下，空心，食前，一日二服。文仲治妇人崩中漏下，青黄赤白，使人无子方：禹余粮、赤石脂、牡蛎、桂枝、乌贼骨、伏龙肝各等分为末，温酒调下方寸匕，日二服。忌生葱。又一方：鹿茸、当归各二两，蒲黄半两，上三味为末，温酒调下五分匕，日三服。又一方：京墨为末二匕，若烧露蜂房为末，三指撮，酒调服。又一方：常炙猪肾食之。《千金》疗妇人白崩中方：干地黄四两，川芎、阿胶、桂枝、赤石脂、小蓟根各二两，伏龙肝七枚，上七味切，以酒六升，水四升，煮取三升，去滓，入胶令烊，分为三服，日三服。治妇人血海久虚，经候不利，赤白带下，血气冲心，多发刺痛，四肢困烦：沉香三分，牡丹皮、赤芍药、当归、桂枝、川芎、黄芪、人参、茯苓、山药、白芷、橘红、吴茱萸、巴戟、木香、牛膝、枳壳、肉豆蔻、厚朴、生干姜、白龙骨各半两，上为末，炼蜜丸如梧桐子大，每服二十丸，空心，温酒下。若心腹痛，煎白芷酒下。《广济》治带下病方：芍药七两，熬，令黑，为末，每服三钱匕，以酒调下。《千金》治带下方，脉数者可用：枸杞根一斤，生地黄五斤，上二味，以酒一斗，煮取五升，分为三服。暖血海，实冲任，治子宫虚弱，风寒客滞，因而断绪不成孕育及数尝堕胎，或带下赤白，漏下五色，头目虚晕，吸吸少气，胸腹苦满，心下烦悸，脐腹刺痛，连引腰背，下血过多，两胁牵急，呕吐不食，面色青黄，肌肤瘦瘁，寝常自汗：禹余粮一两，白姜、芍药、白芷、川椒、阿胶、艾叶、川芎各三分，上为末，炼蜜丸如梧桐子大，每服四十丸，米饮下，或温酒、醋汤亦得。常服温补胞室，和养血气，光泽颜色，消散风冷，退除百病，自成孕育，性平不热。竹茹丸治妇人赤白带下。治妇人月经不调，每行数日不止，兼有白带，渐渐瘦瘁，饮食少味，累年无子：熟地一两一分，山茱萸、芜荑仁各一两，干姜三分，芍药、代赭石各一两，白僵蚕、厚朴各三分，上为细末，炼蜜为丸如梧桐子大，空心温酒下五十丸，日三服。许学士云：凡妇人有白带是第一病，令人不产育，宜速治之。此扁鹊过邯郸，闻贵妇人有此病，所以专为带下医也。

第十六节　前列腺病理

〖良性前列腺增生症-前列腺结瘢〗

辨识要点　① 符合良性前列腺增生症病理诊断;② 结节状前列腺肥大;③ 前列腺上皮和间质增生;④ 前列腺重量可达300 g;⑤ 腺体增生为主的前列腺呈淡黄色,质地较软;⑥ 切面可见大小不一的蜂窝状腔隙;⑦ 挤压可见奶白色前列腺液体流出;⑧ 纤维平滑肌增生为主的前列腺呈色灰白,质地较韧;⑨ 和周围正常前列腺组织界限不清;⑩ 前列腺增生的成分主要由纤维、平滑肌和腺体组成;⑪ 增生的腺体和腺泡相互聚集或在增生的间质中散在随机排列;⑫ 腺体的上皮由两层细胞构成;⑬ 内层细胞呈柱状;⑭ 外层细胞呈立方或扁平形;⑮ 周围有完整的基膜包绕;⑯ 腔内常含有淀粉小体;⑰ 舌红苔黄脉数。

治疗推荐　①《太平圣惠方》卷7鸡膍胵散:鸡膍胵、熟地、牡蛎、龙骨、鹿茸、黄芪、赤石脂、桑螵蛸、肉苁蓉,常规剂量研末为散,每次五钱,每日两次煎散为汤温服。②《大清经》枸杞煎:枸杞根、山药、藕根、牛膝、茯苓、石斛、杜仲、茅根、芦根、枣膏、熟地、麦冬、白蜜、葛根汁、紫苏,常规剂量,每日两次水煎服。③《古今医鉴》卷2鹿角霜丸:黄芪、人参、白术、茯苓、当归、川芎、肉桂、熟地、茴香、牛膝、木瓜、芍药、川乌、羌活、独活、肉苁蓉、槟榔、防风、乌药、补骨脂、木香、续断、苍术、附子、杜仲、虎胫骨、鹿角霜,常规剂量研为细末,炼蜜为丸如梧桐子大,每次50粒,每日两次温水送服。

思路拓展　《外科十三方考·斗精疮》:此疮生于茎中尿管内,茎部肿硬,延至日久,管内排泄白色脓浆,小便刺痛,医每误作淋症治之,故屡治无效。其疮之生也,多因酒色过度,或体弱火旺,忍精不泄,屡积逆精,致成此症。治法内服中九丸,兼服利水之剂:木通、滑石、瞿麦、萹蓄、车前、炒栀、甘草各七分,猪苓、泽泻各五分,白术、丑牛各六分,肉桂三钱,通草三钱,灯心引,上水煎空心服。另以熏洗汤浓煎一大碗,候水温时,将龟头入罐中浸之,使药气通入尿道管内(如照新法,利用水节,将药水注入尿道中洗之,更妙)。然后取后列小药插入茎中:五倍子一枚,开一小孔,将明矾末装入使满,以碗片一块掩盖其孔,外用药泥包裹,慢火将泥烧干后,再入炭火中烧之,至泥发裂起烟时取出,冷定去泥,将倍、矾研末,用棉纸卷成条,涂以面糊,粘惹药末于条上,阴干,插入茎中,一日更换二次,不过七八日,茎中之患即一扫而去,其脓遂亦不生矣。然后以加味天然散生肌、平口,上天然散时亦如前法,以面糊纸条粘惹天然散入茎中,使其生肌,但不可犯发物,并内服中九丸以辅助之。又一治法,系以牡蛎一钱,白莲须、丹皮、枣皮、茯苓、芡实各一两,泽泻五钱,地黄二两(脾胃不健者可加白术一两,枳实一两,麦冬一钱),共为末,炼蜜为丸,如梧子大,每服七八十丸,兼服中九丸、三香丸,外用下面掺药:黄柏一两,去皮洗净,以猪胆一枚,将柏皮烘热,搽猪胆汁,又烘又搽,然后研为细末备用。

第十七节 乳腺病理

〖普通型乳腺导管增生-乳管结瘕〗

辨识要点 ① 符合普通型乳腺导管增生病理诊断;② 增生细胞呈流水样分布;③ 乳腺癌前驱病变;④ 次级管腔大小和形态不规则;⑤ 细胞拉长形成梭形细胞桥;⑥ 增生细胞核分布不均匀,可见核重叠;⑦ 腔内上皮细胞增生、肌上皮细胞增生及大汗腺化生细胞;⑧ 病变细胞核表现多样;⑨ 增生细胞群内大量肌上皮特征细胞;⑩ 细胞边界不清;⑪ 舌红苔黄脉数。

治疗推荐 ①《外科正宗》清肝解郁汤:陈皮、白芍、川芎、当归、生地、半夏、香附、青皮、远志、茯神、贝母、苏叶、桔梗、甘草、栀子、木通,常规剂量,每日两次水煎服。②《外科全生集》小金丹:白胶香、草乌、五灵脂、地龙、木鳖子、乳香、没药、当归、麝香、墨炭,常规剂量研为细末,炼蜜为丸如弹子大,每次1粒,每日两次温水送服。

思路拓展 《疡科心得集·辨乳癖乳痰乳岩论》。薛立斋曰:乳房属足阳明胃经,乳头属足厥阴肝经。男子房劳恚怒,伤于肝肾;妇人思虑忧郁,损于肝脾,皆能致疡。第乳之为疡有不同。有乳中结核,形如丸卵,不疼痛,不发寒热,皮色不变,其核随喜怒为消长,此名乳癖。良由肝气不舒郁积而成,若以为痰气郁结,非也。夫乳属阳明,乳中有核,何以不责阳明而责肝? 以阳明胃土最畏肝木,肝气有所不舒,胃见木之郁,惟恐来克,伏而不扬,气不敢舒,肝气不舒,而肿硬之形成,胃气不敢舒,而畏惧之色现,不疼不赤,正见其畏惧也。治法不必治胃,但治肝而肿自消矣。逍遥散去姜、薄,加栝蒌、半夏、人参主之。有乳中结核,始不作痛,继遂隐隐疼痛,或身发寒热,渐渐成脓溃破者,此名乳痰。或亦由肝经气滞而成,或由于胃经痰气郁蒸所致。用药疏肝之中,必加贝母、半夏、栝蒌等以治痰,则未脓可消,至已溃必兼补气血,方易收口。乳痰之不可治者,则有乳岩。夫乳岩之起也,由于忧郁思虑,积想在心,所愿不遂,肝脾气逆,以致经络痞塞结聚成核,初如豆大,渐若棋子,不红不肿,不疼不痒,或半年一年,或两载三载,渐长渐大,始生疼痛,痛则无解日,后肿如堆栗,或如覆碗,紫色气秽,渐渐溃烂,深者如岩穴,凸者如泛莲,疼痛连心,出血则臭,并无脓水,其时五脏俱衰,遂成四大不救。凡犯此者,百人百死。如能清心静养,无挂无碍,不必勉治,尚可苟延。当以加味逍遥散、归脾汤,或益气养营汤主之。此证溃烂体虚,亦有疮口放血如注,实时毙命者,与失营证同。

〖非典型乳腺导管增生-乳管癥瘕〗

辨识要点 ① 符合非典型乳腺导管增生病理诊断;② 导管内肿瘤性病变;③ 非典型导管增生介于良性与恶性之间的病变;④ 单一形态上皮细胞增生;⑤ 可进展为浸润乳腺癌;⑥ 乳腺 X 线摄片见多发性微小钙化;⑦ 舌红苔黄脉数。

治疗推荐 ①《外科全生集》夺命汤:金银花、草河车、黄连、赤芍、泽兰、细辛、僵蚕、蝉蜕、青皮、羌活、独活、防风、甘草,常规剂量,每日两次水煎服。②《中药成方配本》引缪仲淳瘰疬疏肝丸:柴胡、蒲公英、山慈菇、漏芦、瓜蒌仁、浙贝母、橘叶、陈皮、菊花、金银花、连翘、地丁草、茜草、生甘草、茄蒂、制首乌、鼠妇,常规剂量研为细末,夏枯草二两煎汤为丸如绿豆大,每次 10 粒,每日两次温水送服。③《疡科心得集》万灵丹:苍术、全蝎、石斛、天麻、当归、炙甘草、川芎、羌活、荆芥、防风、麻黄、细辛、川乌、草乌、何首乌、雄黄,常规剂量研为细末,炼蜜为丸如梧桐子大,每次 30 粒,每日两次温水送服。

　　思路拓展　《外科正宗·瘿瘤论》：夫人生瘿瘤之症，非阴阳正气结肿，乃五脏瘀血、浊气、痰滞而成。瘿者阳也，色红而高突，或蒂小而下垂；瘤者阴也，色白而漫肿，亦无痒痛，人所不觉，薛立斋分别甚详。肝统筋，怒动肝火，血燥筋挛曰筋瘤。心主血，暴急太甚，火旺逼血沸腾，复被外邪所搏而肿曰血瘤。脾主肌肉，郁结伤脾，肌肉消薄，土气不行，逆于肉里而为肿曰肉瘤。肺主气，劳伤元气，腠理不密，外寒搏而为肿曰气瘤。肾主骨，恣欲伤肾，肾火郁遏，骨无荣养而为肿曰骨瘤。予曰：筋瘤者，坚而色紫，垒垒青筋，盘曲甚者，结若蚯蚓；治当清肝解郁，养血舒筋，清肝芦荟丸是也。血瘤者，微紫微红，软硬间杂，皮肤隐隐，缠若红丝，擦破血流，禁之不住；治当养血凉血，抑火滋阴，安敛心神，调和血脉，芩连二母丸是也。肉瘤者，软若绵，硬似馒，皮色不变，不紧不宽，终年只似复肝然；治当理脾宽中，疏通戊土，开郁行痰，调理饮食，加味归脾丸是也。气瘤者，软而不坚，皮色如故，或消或长，无热无寒；治当清肺气，调经脉，理劳伤，和荣卫，通气散坚丸是也。骨瘤者，形色紫黑，坚硬如石，疙瘩高起，推之不移，昂昂坚贴于骨；治当补肾气，养血行瘀，散肿破坚，利窍调元，肾气丸是也。此瘤之五名，治瘤之五法，惟在此也。又观立斋云：筋骨呈露曰筋瘿，赤脉交结曰血瘿，皮色不变曰肉瘿，随忧喜消长曰气瘿，坚硬不可移曰石瘿，此瘿之五名也。通治瘿瘤初起，元气实者，海藻玉壶汤、六军丸；久而元气虚者，琥珀黑龙丹、十全流气饮，选服此药，自然缩小消磨；切不可轻用针刀，掘破出血不止，多致立危；久则脓血崩溃，渗漏不已，终致伤人。又一种粉瘤，红粉色，多生耳项前后，亦有生于下体者，全是痰气凝结而成；宜披针破去脂粉，以三品一条枪插入，数次以净内膜自愈。又一种黑砂瘤，多生臀腿，肿突大小不一，以手摄起，内有黑色是也；亦用针刺，内出黑砂有声，软硬不一。又一种发瘤，多生耳后发下寸许，软小高突，按之不痛，亦针之，粉发齐出。又一种蛔虫瘤，生于胁下；又一种疽瘤，连生肩膊，详在后治验中。予观古又有虱瘤矣，但其形状之异，皆五脏湿热、邪火、浊气、瘀血各感而成，此非正病也。以上数瘤，皆亲手治验非谬也。初起红色光亮，微热微痛，根脚浮浅、不坚实者为易。已成红赤高肿，作热痛，顶破皮穿，脓溃肿消者易。已溃脓稠色鲜，根脚缩小，内肉渐生，外皮渐紧者顺。溃后气体平和，饮食如故，肿消痛止，口平收敛者顺。初起肉色不变，寒热渐生，根脚散漫，时或阴痛者险。已成坚硬如石，举动牵强，咳嗽生痰，皮寒食少者逆。已溃无脓，惟流血水，肿不消，痛不止，脾气衰弱者逆。破后血水不止，肿硬更增，败腐不脱，气恶心者死。初起自无表里之症相兼，但结成形者，宜行散气血。已成无痛无痒，或软或硬色白者，痰聚也，行痰顺气。已成色红坚硬，渐大微痒微疼者，补肾气、活血散坚。形如茄蒂，瘤大下垂者，用药点其蒂茄落，生肌收敛。已破流脓不止，瘤仍不消，宜健脾胃为主，佐以化坚。已溃出血不常，瘤口开泛者，宜养血凉血，佐以清肝。溃后瘤肿渐消，脾弱不能收敛者，补肾气、兼助脾胃。一男子臀瘤五年，形如复瓢，按之隐隐黑色，此黑粉瘤也。以针破之，按出黑砂兼黑粉共约碗许，用三品一条枪插入患内十余日，每次捺出黑膜，其瘤渐消。内服十全大补汤健脾胃，养气血，月余而敛。一男子腮上生瘤半年，形若复桃，皮色不变，按之微红，此粉瘤也。针破之，捺出脂粉，插前药半月而愈。一义乌兵士，肩膊上连生小瘤五枚三月余，渐发痒异状，以手扪之，内则歙歙攻动。予视之，内动果如虾蟹，此必有异虫；以针破其一枚，先出红水一匙，少顷攻出黑嘴粉红虫一条，形如蛆样，长六七分；又破一枚，依然如是，其人渐觉昏晕，此泄气之过也。余瘤停止，服补中益气汤数剂，外以膏盖，又五六日，患者方健，渐渐破之，仍以补药十余服而愈。一妇人并一女子,耳后、发际下一寸各生一瘤半年余,渐渐而大,此乃粉瘤。用针破之,先出脂粉,后出头发数根,长约二尺余,齐根剪断,出血微许;俱用插药,数日化出内膜而愈。从此观之,知有发瘤也。一妇人腰间生一肉瘤,三年余方渐微痛,一日溃后出小蛔三条,长约五寸,置温汤中游动半时方息。其时患者形体衰弱,面黄肌瘦,口干发热,朝以八味丸,午用人参养荣汤,服至百日外,元气渐醒,又百日,其口方收。予意度之,其蛔乃经络气血所化。一妇人气冲穴生瘤,红紫坚硬,乃血瘤也。请视之,心、肝二脉俱已洪数,其患得之心气郁结,肝气受伤之故,辞不可治。后请京师明公医治,其时头已穿溃,虽强投补托、化坚、凉血等剂,日溃日烂,终至不应。破经两月,一旦涌出紫血盆许,随即身亡。后人问曰:何以致此? 予曰:心脉洪数,心火旺也;肝脉弦数,肝气伤也;火旺逼血妄行,肝气伤不能藏血,后破之必出血不止,多致危亡,预辞不治者此意也。

〖乳腺硬化性腺病-乳腺积气〗

辨识要点 ① 符合乳腺硬化性腺病病理诊断;② 增生性纤维囊性乳腺病;③ 乳腺小叶中央或小叶间纤维组织增生;④ 小叶腺泡受压变形;⑤ 病灶灰白质硬,与周围乳腺界限不清;⑥ 每一终末导管腺泡数目增加;⑦ 小叶轮廓尚存;⑧ 病灶部位纤维组织不同程度增生;⑨ 管腔消失;⑩ 腺泡外层肌上皮细胞明显可见;⑪ 舌红苔黄脉数。

治疗推荐 ①《外科正宗》清肝芦荟丸:川芎、当归、白芍、生地、青皮、芦荟、昆布、海粉、甘草节、牙皂、黄连,常规剂量研为细末,炼蜜为丸如梧桐子大,每服 30 粒,每日两次温水送服。②《外科全生集》三黄丸:制大黄三两,乳香、没药各一两,雄黄五钱,麝香钱半,犀黄三分,各为细末,面糊为丸如梧桐子大,每服 20 粒,每日两次温水送服。

思路拓展 ①《诸病源候论·乳结核候》:足阳明之经脉,有从缺盆下于乳者,其经虚,风冷乘之,冷折于血,则结肿。夫肿热则变败血为脓,冷则核不消。又重疲劳,动气而生热,亦焮烊。其汤熨针石,别有正方,补养宣导,今附于后。《养生方·导引法》云:踞,以两手从曲脚内入,据地,曲脚加其上,举尻。其可用行气。愈瘰疬,乳痛。交两脚,以两手从曲脚极掔,举十二通,愈瘰疬、乳痛也。乳石痈候:乳石痈之状,微强不甚大,不赤,微痛热,热自歇,是足阳明之脉,有下于乳者,其经虚,为风寒气客之,则血涩结成痈肿。而寒多热少者,则无大热,但结核如石,谓之乳石痈。②《格致余论·乳硬论》:乳房,阳明所经;乳头,厥阴所属。乳子之母,不知调养,怒忿所逆,郁闷所遏,浓味所酿,以致厥阴之气不行,故窍不得通而汁不得出。阳明之血沸腾,故热甚而化脓。亦有所乳之子,膈有滞痰,口气焮热,含乳而睡,热气所吹,遂生结核。于初起时,便须忍痛,揉令稍软,吮令汁透,自可消散。失此不治,必成痈疖。治法:疏厥阴之滞以青皮;清阳明之热,细研石膏;行污浊之血以生甘草之节;消肿导毒以栝蒌子,或加没药、青橘叶、皂角刺、金银花、当归。或汤或散,或加减随意消息。然须以少酒佐之,若加以艾火两三壮于肿处,其效尤捷。彼庸工喜于自炫,便用针刀引惹拙痛,良可哀悯! 若夫不得于夫,不得于舅姑,忧怒郁闷,昕夕累积,脾气消阻,肝气横逆,遂成隐核,如大棋子,不痛不痒,数十年后,方为疮陷,名曰奶岩。以其疮形嵌凹似岩穴也,不可治矣。若于始生之际,便能消释病根,使心清神安,然后施之以治法,亦有可安之理。予族侄妇年十八时,曾得此病,察其形脉稍实,但性躁急,伉俪自谐,所难者后姑耳! 遂以本草单方青皮汤,间以加减四物汤,行以经络之剂,两月而安。

〖乳腺纤维腺瘤-乳腺痰核〗

辨识要点　①符合乳腺纤维腺瘤病理诊断；②乳腺良性肿瘤；③单个或多个；④圆形或卵圆形结节状；⑤与周围组织界限清楚；⑥肿瘤切面灰白色质韧，略呈分叶状；⑦裂隙状区域黏液样外观；⑧肿瘤主要由增生的纤维间质和腺体组成；⑨腺体圆形或卵圆形或被周围的纤维结缔组织挤压呈裂隙状；⑩舌红苔黄脉数。

治疗推荐　①《外科正宗》海藻玉壶汤：海藻、贝母、陈皮、昆布、青皮、川芎、当归、半夏、连翘、独活、海带、甘草节，常规剂量，每日两次水煎服。②《外科正宗》通气散坚丸：陈皮、半夏、茯苓、甘草、石菖蒲、枳实、人参、胆南星、天花粉、桔梗、川芎、当归、贝母、香附、海藻、黄芩，常规剂量研为细末，炼蜜为丸如梧桐子大，每次30粒，每日两次温水送服。③《外科全生集》子龙丸：甘遂、大戟、白芥子各等分，炼蜜为细丸，每日服三次，每次服三分。马曰：子龙丸即古方之控涎丹，只可施于壮实之人，二三服后，痰行即止，久服必致泄利不食，伤气伤脾，慎之。

思路拓展　《外科精要·论医者更易良方》：常见世间医者，每有妙方，秘而不传，或更改以惑人，诚可恶也。余思西华麦饭石膏，守死不传，其立心私刻，君子责之矣。昔赵公宣教，字季修，来宰龙泉，兼程而进，患鼻衄，日出数升，时家兄教以服藕汁地黄膏。赵叩诸医云，此为戒服之剂，乃数易医无效。家兄阴馈前汁，服三日而疾愈。兄曰：此即前所献之方。赵惊叹曰：向非医者诡计以惑我，早信此方，岂久受困耶。今以屡试屡验，不可易者，如因热毒冲心而呕，用内托散；因脾胃虚弱而呕，嘉禾散；热毒肿痛，麦饭石膏；阴虚作渴，加减八味丸。此四方屡为医人眩惑，使人勿用，深悯患者之受苦，故举赵公之事以例之。神仙追毒丸一名玉枢丹，又名解毒丹，又名万病丸，又名紫金锭。文蛤即五倍子三钱，山茨菇二两，麝香三钱，千金子一两，红牙大戟一两半，上用糯米煮浓饮为丸，分为四十粒，每服一粒，用井花水或薄荷汤磨服，利一二次，用粥止之。合时用端午、七夕、重阳，或天德月德日，须净室焚香修置，效验不可尽述。凡人出入，不可无此药。两广山谷间有草曰胡梦，又曰断肠，亦有感蛇毒致生恶菌，名为定年药。有淫妇与北人交好者，别时阴以药置饮食中，仍戒之曰：子必某时来。若根据期而至，彼复以药解之，若过期不往必死，故谓之定年药。如服前药一粒，其病即瘥。昔有一女，久病痨瘵，为尸虫所噬，磨服一粒，吐下小虫甚众，更服苏合香丸，遂愈。如菌蕈菰子、砒石毒药、死牛马、河豚鱼毒，及时行温疫、山岚瘴气、喉闭喉风、自缢、溺水、扑死，但心头微温，未隔宿者，生姜蜜水磨灌一粒即苏。痈疽恶疮汤火蛇虫犬兽所伤，东流水磨涂并服，颠邪鬼气鬼胎，暖酒磨服，无不效者。愚意此药果能有积毒中毒，毒虫缠滞深固，诚有神效。若病自内出者，尤当审其虚实而用之。转毒散治一切痈疽，利去毒根，以免传变之症。车螯一两，轻粉五分，甘草一分，上每服四钱，栝蒌一枚杵细煎酒，五更初调服，下恶物为度，未应，再服。功在五香连翘之上，缓用五香连翘汤，急用神仙截法。愚按：前二方，果积毒于内，元气不虚，宜用。仍当审之。孙真人单煮大黄汤宣热拔毒，治大便秘结，热毒蓄于内：锦纹大黄，上水煎服，此快利要法也。神仙截法治痈疽发背，一切恶疮，预服，则毒气不入内。真麻油一斤银石器内煎熬十数沸候冷，上用酒两碗，入油五盏，通口热服，一日用尽，缓则数日服之。吴安世云：吾家三世用之，无有不验。又闻猎者云：凡中药箭，急饮麻油，药毒即消。郑学谕德甫，屡用之甚验。愚按：麻油下三焦热毒，通大小肠滞气，若疮疡初起，毒蓄于内，大便秘结者，用之以通其毒，诚为良法。若大便不实，三焦虚热，恐非所宜，用者审之。秘传连翘汤：连翘、升麻、朴硝各一两，玄参、芍药、白蔹、防风、射干各八分，大黄一两二钱，炙甘草五钱，杏仁八十个，上每服四钱，水煎服，下恶物后，服内托散之类。漏芦汤治痈疽发背，丹恶肉，时行热毒，赤肿痛。漏芦、白及、黄芩、麻黄、白薇、枳壳、升麻、芍药、粉草炙各二两，大黄炙三两，上每服四钱，水煎服，以利为度，若实热而便秘倍加之。千金漏芦汤：漏芦、黄芩、白蔹、连翘、枳壳、升麻、粉草、麻黄、大黄、朴硝各一两，上每服五钱，姜水煎，去渣，空心服，下恶物为妙。六味车螯散：车螯四个，灯心三十茎，甘草节二钱，栝蒌一个，上用酒二盏，煎八分，入蜜一匙，车螯二钱，腻粉少许，空心服，下恶血为妙。止痛灵宝散：鬼系腰一两，皂角刺一两，栝蒌一个，甘草节五分，没药、乳香各三钱，上每服一两，水酒各半煎。神效麻仁丸：火麻仁、大黄各三钱，人参二钱，诃子肉一两，上为末，入麻仁炼蜜丸桐子大，每服三十丸，滚水送下。

清心内固金粉散：辰砂、茯苓、人参、甘草各三钱，绿豆四两，雄黄一钱，朴硝、豆蔻仁各五钱，脑子、麝香各一钱，上为末，每服一钱半，蜜汤调。猪蹄汤治一切溃疡，消热毒，去恶肉，解秽恶，甚效：白芷、甘草、羌活、露蜂房、赤芍药、当归各等分，上先将猪蹄一双，以水五碗，煎取清汤，入前药三五两，煎数沸，去渣洗患处。洗药神效散：蛇床子二两，朴硝一两，上每用五钱，水二碗煎数沸，洗净拭干，糁后散。圣效散：黄柏、穿山甲一两、槟榔、木香各半两、鸡内金二枚，上为末，每用少许，搽疮口内，日五七次，方效。神秘陷脉散：黄芪、人参、川芎、当归、赤芍药、粉草、地骨皮、五加皮、忍冬叶、橘红各一两，乳香、没药各五钱，上每服五七钱，水酒各半煎，连进五七服，甚效。

第十八节　垂 体 病 理

〖垂体腺瘤-命门结瘕〗

辨识要点　① 符合垂体腺瘤病理诊断；② 垂体前叶上皮细胞良性肿瘤；③ 无功能性细胞腺瘤约占垂体腺瘤 65%；④ 无功能性细胞腺瘤为嫌色性瘤细胞构成；⑤ 肿瘤压迫视神经表现为视野损失、视力下降或失明；⑥ 肿瘤大小不一，直径 0.1～10 厘米；⑦ 腺瘤直径小于 1 厘米者为小腺瘤；⑧ 腺瘤直径大于 1 厘米者为大腺瘤；⑨ 肿瘤境界清晰；⑩ 肿瘤膨胀性生长；⑪ 约 30% 腺瘤无包膜，侵袭性生长；⑫ 肿瘤侵入周围脑组织时称侵袭性垂体腺瘤；⑬ 肿瘤质软、色灰白、粉红或黄褐；⑭ 可有出血、坏死、囊性变、纤维化和钙化；⑮ 瘤细胞似正常的垂体前叶细胞，核圆或卵圆形，多数腺瘤由单一细胞构成，形态一致；⑯ 少数可由几种瘤细胞构成；⑰ 瘤细胞排列成片块、条索、巢状、腺样或乳头状结构；⑱ 瘤细胞可有一定的异型性，但核分裂罕见；⑲ 瘤细胞巢之间为血管丰富的纤细间质；⑳ 舌红苔白脉缓。

治疗推荐　①《疬科全书》消肿汤：夏枯草、玄参、天花粉、山慈菇、牡蛎、海藻、昆布、桔梗、生甘草、白芥子，常规剂量，每日两次水煎服。②《外科医镜》消障救目汤：石蟹、连翘、羚羊角、草决明、白蒺藜、防己、茺蔚子、龙胆草、木贼草、菊花，常规剂量，每日两次水煎服。③《外科方外奇方》梅花点舌丹：西黄、月石、熊胆、血竭、乳香、没药、珍珠、蟾酥、葶苈、麝香、冰片、沉香、雄黄，常规剂量研为细末，炼蜜为丸如梧桐子大，每次 30 粒，每日两次温水送服。

思路拓展　《类经图翼·三焦包络命门辨》。元阳子曰：命门者，下丹田精气出飞之处也。是皆医家所未言，而实足为斯发明者。又《脉经》曰：肾以膀胱合为腑，合于下焦，在关元后，左为肾，右为子户。又曰：肾名胞门子户，尺中肾脉也。此言右为子户者，仍是右者为命门之说。细详诸言，默有以会。夫所谓子户者，即子宫也，即玉房之中也，俗名子肠，居直肠之前，膀胱之后，当关元气海之间，男精女血，皆存乎此，而子由是生，故子宫者，实又男女之通称也。道家以先天真一之炁藏乎此，为九还七返之基，故名之曰丹田。医家以冲任之脉盛于此，则月事以时下，故名之曰血室。叶文叔曰：人受生之初，在胞胎之内，随母呼吸，受气而成，及乎生下，一点元灵之气，聚于脐下，自为呼吸，气之呼接乎天根，气之吸接乎地根，凡人之生，唯气为先，故又名为气海。然而名虽不同，而实则一子宫耳。子宫之下有一门，其在女者，可以手探而得，俗人名为产门；其在男者，于精泄之时，自有关阑知觉。请问此为何处？客曰：得非此即命门耶？曰：然也。请为再悉其解。夫身形未生之初，父母交会之际，男之施由此门而出，女之摄由此门而入，及胎元既足复由此出，其出其入，皆由此门，谓非先天立命之门户乎？及乎既生，则三焦精气，皆藏乎此。故金丹大要曰：聚则精盈，精盈则气盛。梁丘子曰：人生系命于精。珠玉集曰：水是三才之祖，精为元气之根。然则精去则气去，气去则命去，其固其去，皆由此门，谓非后天立命之门户乎？再阅四十四难有七冲门者，皆指出入之处而言。故凡出入之所，皆谓之门。而此一门者，最为巨会，焉得无名？此非命门，更属何所？既知此处为命门，则男之藏精，女之系胞，皆有归着，而千古之疑，可顿释矣。客曰：若夫然，则命门既非右肾，而又曰子宫，是又别为一腑矣，所配何经？脉居何部？曰：十二经之表里，阴阳固已配定，若以命门而再配一经，是肾脏唯一而经居其两，必无是理。且夫命门者，子宫之门户也；子宫者，肾脏藏精之府也；肾脏者，主先天真一之气，北门锁钥之司也。而其所以为锁钥者，正赖命门之闭固，蓄坎中之真阳，以为一身生化之原也。此命门与肾，本同一气。道经谓此当上下左右之中，其位象极,名为丹田。夫丹者奇也,故统于北方天一之脏,而其外命门一穴,正是督脉十四椎中,是命门原属于肾,非又别为一腑也。三十九难亦曰:命门其气与肾通。则亦不离乎肾耳。唯是五脏各一,独肾有二,既有其二,象不无殊。譬以耳目一也,而左明于右;手足一也,而右强于左。故北方之神有蛇武,蛇主阳而武主阴;两尺之脉分左右,左主水而右主火。夫左阳右阴,理之常也,而此曰左水右火,又何为然?盖肾属子中,气应冬至,当阴阳中分之位,自冬至之后,天左旋而时为春,斗杓建于析木,日月右行合在亥,辰次会于訾,是阳进一月,则会退一宫,而太阳渐行于右,人亦应之,故水位之右为火也。且人之四体,本以应地,地之刚在西北,亦当右尺为阳,理宜然者。故脉经以肾脏之脉配两尺,但当曰左尺主肾中之真阴,右尺主肾中之真阳。而命门为阳气之根,故随三焦相火之脉,同见于右尺则可;若谓左肾为肾,右肾为命门则不可也。虽然,若分而言之,则左属水,右属火,而命门当附于右尺;合而言之,则命门象极,为消长之枢纽,左主升而右主降,前主阴而后主阳。故水象外暗而内明,坎卦内奇而外偶。肾两者,坎外之偶也;命门一者,坎中之奇也。一以统两,两以包一。是命门总主乎两肾,而两肾皆属于命门。故命门者,为水火之府,为阴阳之宅,为精气之海,为死生之窦。若命门亏损,则五脏六腑皆失所恃,而阴阳病变无所不至。其为故也,正以天地发生之道,终始于下;万物盛衰之理,盈虚在根。故许学士独知补肾,薛立斋每重命门,二贤高见,迥出常人,盖得于王太仆所谓壮水之主,益火之原也。此诚性命之大本,医不知此,尚何足云?故予为申明,用广其义。即此篇前后诸论,虽多臆见,然悉揣经意,非敢妄言,凡我同心,幸为裁正。

〖催乳素细胞腺瘤-催乳细胞结瘕〗

辨识要点　①符合催乳素细胞腺瘤病理诊断;②功能性腺瘤近半数为催乳素细胞腺瘤;③年轻妇女多见;④血中催乳素水平增高;⑤泌乳、闭经、不育;⑥肿瘤细胞多由嫌色性或弱嗜酸性细胞构成;⑦瘤细胞排列成乳头状或小梁状或实性片状;⑧胞质见小神经内分泌颗粒;⑨免疫组织化学染色催乳素细胞阳性;⑩舌红苔白脉缓。

治疗推荐　①《医方考》麦煎散:小麦、鳖甲、柴胡、生地、大黄、常山、当归、赤茯苓、干漆、石膏、白术、甘草,有汗加麻黄根一两,常规剂量,每日两次水煎服。②《外科方外奇方》一粒珠:穿山甲、牛黄、辰砂、真珠、麝香、冰片、雄黄、蟾酥、常规剂量研为细末,炼蜜为丸如弹子大,每次1粒,每日两次温水送服。③《采艾编翼》宁坤丸:大黄、红花、黑豆、当归、川芎、熟地、茯苓、苍术、香附、乌药、延胡索、桃仁、牛膝、蒲黄、白芍、甘草、陈皮、木香、三棱、五灵脂、羌活、山茱萸、地榆、人参、白术、青皮、木瓜、高良姜、乳香、没药,常规剂量研为细末,大黄熬膏为丸如弹子大,每次1丸,每日两次温水送服。

思路拓展　①《景岳全书·血枯经闭》:《评热病论》曰月事不来者,胞脉闭也。胞脉者,属心而络于胞中,今气上迫肺,心气不得下通,故月事不来也。《阴阳别论》曰二阳之病发心脾,有不得隐曲,女子不月。其传为风消,其传为息贲者,死不治。《邪气脏腑病形篇》曰肾脉微涩,为不月。血枯之与血隔,本自不同。盖隔者,阻隔也;枯者,枯竭也。阻隔者,因邪气之隔滞,血有所逆也;枯竭者,因冲任之亏败,源断其流也。凡妇女病损,至旬月半载之后,则未有不闭经者。正因阴竭,所以血枯,枯之为义,无血而然。故或以赢弱,或以困倦,或以咳嗽,或以夜热,或以食饮减少,或以亡血失血,及一切无胀无痛,无阻无隔,而经有久不至者,即无非血枯经闭之候。欲其不枯,无如养营;欲以通之,无如充之。但使雪消则春水自来，血盈则经脉自至，源泉混混，又孰有能阻之者？奈何今之为治者，不论有滞无滞，多兼开导之药，其有甚者，则专以桃仁、红花之类，通利为事，岂知血滞者可通，血枯者不可通也。血既枯矣，而复通之，则枯者愈枯，其与榨干汁者何异？为不知枯字之义耳，为害不小，无或蹈此弊也。此之治法，当与前血虚肾虚二条，参而用之。寇宗奭曰：夫人之生，以血气为本。人之病，未有不先伤其血气者。若室女童男，积想在心，思虑过度，多致劳损，男子则神色消散，女子则月水先闭。盖忧愁思虑则伤心，而血逆气竭，神色先散，月水先闭。且心病则不能养脾，故不嗜食；脾虚则金亏，故发嗽；肾水绝则木气不荣，而四肢干痿，故多怒，鬓发焦，筋骨痿。若五脏传遍，则必至于死。立斋曰：夫经水，阴血也，属冲任二脉，主上为乳汁，下为月水。其为患，有因脾胃虚，不能生血而不行者，调而补之；有因脾郁伤血，耗损而不行者，解而补之；有因胃火，血消烁而不行者，清而补之；有因劳伤心，血少而不行者，静而补之；有因怒伤肝，血少而不行者，和而补之；有因肾水亏，不能生肝血而闭者，补脾肺；有因肺气虚，不能行血而闭者，补脾胃。经曰：损其肺者益其气，损其心者调其荣卫，损其脾者调其饮食，适其寒温，损其肝者缓其中，损其肾者益其精。审而治之，庶无误矣。五谷入胃，化以为血，以荣四末，内养五脏六腑。若服苦寒之剂，复伤胃气，必致不起。②《医方考·麦煎散》此攻郁劳之方也。少男思其女而不得，则有留精。室女思其男而不得，则有留血。孀妇有所思，则气结而有留瘀。其理一而已。谓之留者，精血已离其位，但留于经脉关要之区，阴寒气血留行之道也。气、阳也，阻而塞之，则积阳为热，故令蒸蒸骨热。血阴也，阻而之，则积阴为疰，故令四肢攻疰。曰风血攻疰四肢者，风血内搏，四肢无力，而倦怠浮肿也。鳖甲、干漆，攻坚削积之品也，所以治精血之留结。柴胡、石膏，解肌清热之药也，所以去骨蒸之内热。思则火结于心包，故用常山以开其结；郁则气留于六腑，故用大黄以推其陈；当归、生地，生新血也。白术、甘草，致新气也。赤茯苓所以导丙丁之邪。浮小麦所以止骨蒸之汗。而麻黄根之加，乃以其形中闭，为止汗之最捷尔。东坡云：此黄州吴判官之方也，疗骨蒸肌热盗汗极效。吴君宝之，不肯妄传也。虽然，此攻击之剂，惟少男、室女、孀妇真气完固，始可用之。若男妇交接气弱者，犹禁与也。③《外科十三方考·瘿瘤》：此症有痰、气、酒、风、血等五种之分，痰瘤穿溃后如猪脑髓；气瘤浮泡不坚；血瘤红线缠满；酒瘤吃酒时则浓坚不软，不吃酒时则软而坚；风瘤其硬如石，受风湿则奇痒难堪。只有痰瘤可治，其余四瘤皆为不治之症。不可乱动刀针，否则翻弦不收，其症危矣。治法宜以顺气行痰为主，药方如下：桔梗、茯苓、陈皮、半夏、黄芩、栀子、防风、麦冬、白芷、赤芍、昆布、海藻、海带各五钱，木香一钱，甘草一钱，上水煎服，并服中九丸、金蚣丸。若已穿头者，用化肉膏贴之，至肉黑后，取出腐肉，以药线日插三次，约六、七日落尽腐肉，以加味天然散生肌，平口。

〖**生长激素细胞腺瘤-命门相火旺盛**〗

辨识要点　① 符合生长激素细胞腺瘤病理诊断；② 占垂体腺瘤的10％～15％；③ 肿瘤细胞多由嗜酸性和嫌色性瘤细胞构成；④ 胞质见神经内分泌颗粒；⑤ 血中生长激素水平增高；⑥ 免疫组织化学染色生长激素细胞阳性；⑦ 巨人症；⑧ 肢端肥大症；⑨ 舌红苔白脉细数。

治疗推荐　①《外科方外奇方》飞龙夺命丹：蟾酥、乳香、铜绿、轻粉、胆矾、血竭、辰砂、蜗牛、明矾、雄黄、冰片、麝香，常规剂量研为细末，炼蜜为丸如绿豆大，每次10粒，每日两次温水送服。②《同寿录》大补阴丸：黄柏、知母、龟甲、熟地、锁阳、枸杞子、干姜、五味子、白芍、天冬、覆盆子、菟丝子、白术、陈皮、牡蛎、山茱萸、虎胫骨、防己、牛膝、当归,常规剂量研为细末,炼蜜为丸如绿豆大,每次 10 粒,每日两次温水送服。③《温病条辨》化癥回生丹:人参、桂桂 两头尖、麝香、姜黄、公丁香、川椒、虻虫、三棱、蒲黄、藏红花、苏木、桃仁、苏子、五灵脂、降香、干漆、当归、没药、白芍、杏仁、香附、吴茱萸、延胡索、水蛭、阿魏、小茴香、川芎、乳香、高良姜、艾叶、益母草、熟地、鳖甲胶、大黄,常规剂量研为细末,炼蜜为丸如弹子大,每次 1 粒,每日两次温水送服。

思路拓展　①《景岳全书·先天后天论》:人生于地,悬命于天,此人之制命于天也。栽者,培之。倾者,覆之。此天之制命于人也。天本无二,而以此观之,则有天之天者,谓生我之天,生于无而由乎天也;有人之天者,谓成我之天,成于有而由乎我也。生者在前,成者在后,而先天后天之义,于斯见矣。故以人之禀赋言,则先天强浓者,多寿;先天薄弱者,多夭。后天培养者,寿者更寿;后天斫削者,夭者更夭。若夫骨骼者,先天也。肌肉者,后天也。精神者,先天也。容貌者,后天也。颜色之有辨也,苍者寿而妖者夭。嫩中有苍者吉,苍中有嫩者凶。声音之有辨也,充者寿而怯者夭。虽细而长者吉,虽洪而促者凶。形体之有辨也,坚者寿而脆者夭。身虽羸瘦而动作能耐者吉,体虽强盛而精神易困者凶。动静有辨也,静者寿而躁者夭。性虽若急而急中有和者吉,阳虽若浓而阴中蕴薄者凶。至若少长之辨,初虽绵弱而渐长渐坚者,晚成之征也。气质之辨,少年华丽而易盈易满者,早凋之兆也。是故两天俱得其全者,耆艾无疑也。先后俱失其守者,夭促弗卜也。若以人之作用言,则先天之强者不可恃,恃则并失其强矣;后天之弱者当知慎,慎则人能胜天矣。所谓慎者,慎情志可以保心神,慎寒暑可以保肺气,慎酒色可以保肝肾,慎劳倦饮食可以保脾胃。惟乐可以养生,欲乐者莫如为善。惟福可以保生,祈福者切勿欺天。但使表里无亏,则邪疾何由而犯?而两天之权不在我乎?故广成子曰:毋劳尔形,毋摇尔精,乃可以长生。至矣哉,两言尽之矣。勿以此为易而忽之。②《外经微言·天厌火衰篇》。容成问曰:世有天生男子音声如女子,外势如婴儿,此何故欤?岐伯曰:天厌之也。容成子曰:天何以厌之乎?岐伯曰:天地有缺陷,安得人尽皆全乎?容成曰:天未尝厌人,奈何以天厌名之。岐伯曰:天不厌而人必厌也,天人一道,人厌即天厌矣。容成曰:人何不幸成天厌也了岐伯曰:父母之咎也。人道交感,先火动而后水济之,火盛者生子必强,火衰者生子必弱,水盛者生子必肥,水衰者生子必瘦。天厌之人,乃先天之火微也。容成子曰:水火衰盛分强弱肥瘦,宜也,不宜外阳之细小。岐伯曰:肾中之火,先天之火,无形之火也。肾中之水,先天之水,无形之水也。火得水而生,水得火而长,言肾内之阴阳也。水长火,则水为火之母;火生水,则火为水之母也。人得水火之气以生身,则水火即人之父母也。天下有形不能生无形也,无形实生有形。外阳之生,实内阳之长也。内阳旺而外阳必伸,内阳旺者得火气之全也。内阳衰矣,外阳亦何得壮大哉?容成曰:火既不全,何以生身乎?岐伯曰:孤阴不生,孤阳不长。天厌之人,但火不全耳,未尝无阴阳也。偏于火者,阳有余而阴不足,偏于水者,阴有余而阳不足也。阳既不足,即不能生厥阴之宗筋,此外阳之所以屈而不伸也,毋论刚大矣。容成曰:善。陈远公曰:外阳之大小,视水火之偏全,不视阴阳之有无耳。说来可听。

〖促肾上腺皮质激素细胞腺瘤-命门相火旺盛〗

辨识要点　① 符合促肾上腺皮质激素细胞腺瘤病理诊断;② 占垂体腺瘤的 10%～15%;③ 肿瘤细胞由嗜碱性瘤细胞构成;④ 肿瘤细胞排列呈血窦样结构;⑤ Cushing 综合征;⑥ Nelson 综合征;⑦ 免疫

组织化学染色促肾上腺皮质激素细胞阳性;⑧ 舌红苔白脉缓。

治疗推荐　①《外科方外奇方》紫霞丹:犀黄、雄黄、大黄、天竺黄、藤黄、冰片、儿茶、参三七、血竭、乳香、没药、麝香、阿魏,常规剂量研为细末,炼蜜为丸如绿豆大,每次 10 粒,每日两次温水送服。②《丹溪心法》大补阴丸:黄柏、知母、熟地、龟甲、猪脊髓,常规剂量研为细末,炼蜜为丸如弹子大,每次 1 粒,每日两次温水送服。③《仁术便览》滋阴百补丸:枸杞子、杜仲、当归、知母、生地、熟地、人参、牛膝、山药、山茱萸、菟丝子、黄柏、琐阳、麦冬、天冬,常规剂量研为细末,炼蜜为丸如梧子大,每次 30 粒,每日两次温水送服。

思路拓展　《景岳全书·君火相火论》:余向释《内经》,于君火以明,相火以位之义,说固详矣,而似犹有未尽者。及见东垣云:相火者,下焦包络之火,元气之贼也,丹溪亦述而证之。予闻此说,尝掩口而笑,而觉其不察之甚也。由此兴感,因再绎之。夫《内经》发明火义,而以君相明位四字为目,此四字者,个个着实,是诚至道之纲领,有不可不阐扬其精义者。亦何以见之? 盖君道惟神,其用在虚;相道惟力,其用在实。故君之能神者,以其明也;相之能力者,以其位也。明者明于上,为化育之元主;位者位于下,为神明之洪基。此君相相成之大道,而有此天不可无此地,有此君不可无此相也,明矣。君相之义,岂泛言哉! 至若五运之分,各职其一,惟于火字独言君相,而他则不及者何也? 盖两间生气,总曰元气,元气惟阳为主,阳气惟火而已。第火之为用,其道最微,请以火象证之。如轻清而光焰于上者,火之明也;重实而温蓄于下者,火之位也。明即位之神,无明则神用无由以着;位即明之本,无位则光焰何从以生。故君火之变化于无穷,总赖此相火之栽根于有地,虽分之则一而二,而总之则二而一者也。此君火相火之辩。凡其为生化,为盛衰,为本末,重轻攸系,从可知矣。人生所赖者惟此,故《内经》特以为言。然在《内经》则但表其大义,原无分属之条,惟《刺禁论》曰:七节之傍,中有小心。此固隐然有相火所居之意。故后世诸家咸谓相火寄在命门,是固然矣。然以予之见,则见君相之义,无藏不有。又何以辩之? 盖总言大体,则相火当在命门,谓根在下,为枝叶之本也。析言职守,则脏腑各有君相,谓志意所出,无不从乎形质也。故凡以心之神,肺之气,脾胃之仓廪,肝胆之谋勇,两肾之伎巧变化,亦总皆发见之神奇,使无其地,何以生此? 使地有不浓,何以蓄此? 此皆从位字发生,而五脏各有位,则五脏亦各有相,相强则君强,此相道之关系,从可知矣。故圣人特命此名,诚重之也。而后人指之为贼,抑何异耶! 此万世之疑窦,故予不得不辩。或曰:是若谬矣。第彼之指为贼者,亦有深意。盖谓人之情欲多有妄动,动则俱能起火,火盛致伤元气,即所谓元气之贼,亦何不可? 予曰:此固邪正之歧,最当明辩者也。夫情欲之动,邪念也,邪念之火为邪气。君相之火,正气也,正气之蓄为元气。其在身家,譬之产业,贤者能守之。不肖者能荡之。罪与不罪,在子孙之废与不废,镃基何与焉? 相火之义亦犹此耳。夫既以相称之,而竟以贼名之,其失圣人之意也远矣。且凡火之贼伤人者,非君相之真火,无论在内在外,皆邪火耳。邪火可言贼,相火不可言贼也。矧六贼之中,火惟居一,何二子独知畏火,其甚如是,而并昧邪正之大义,亦何谓耶? 予闻其言,固知其错认面目矣,不觉因而失笑。

〔促性腺激素细胞腺瘤-命门相火旺盛〕

辨识要点　① 符合促性腺激素细胞腺瘤病理诊断;② 占垂体腺瘤的 5%~15%;③ 肿瘤细胞由嫌色性或嗜碱性瘤细胞构成;④ 肿瘤细胞可同时产生促黄体素和促卵泡素两种激素;⑤ 性功能减退;

⑥ 免疫组织化学染色促卵泡激素细胞阳性或黄体生成素细胞阳性;⑦ 或两者均为阳性;⑧ 舌红苔白脉缓。

治疗推荐　①《医便》龟鹿二仙胶:鹿角、龟甲、人参、枸杞子,常规剂量,每日两次水煎服。②《外科方外奇方》青龙丸:番木鳖、穿山甲、白僵蚕,常规剂量研为细末,黄米饭捣和为丸如桐子大,每服五分,每日两次温水送服。③《寿世保元》六龙固本丸:山药、巴戟肉、山茱萸、川楝子、黄芪、补骨脂、小茴香、人参、莲肉、木瓜、当归、生地、白芍、川芎,常规剂量研为细末,斑龙胶为丸如梧桐子大,每次 30 粒,每日两次温水送服。

思路拓展　《格致余论·阳有余阴不足论》:人受天地之气以生,天之阳气为气,地之阴气为血。故气常有余,血常不足。何以言之? 天地为万物父母。天大也为阳,而运于地之外;地居天之中为阴,天之大气举之。日实也,亦属阳,而运于月之外;月缺也,属阴,禀日之光以为明者也。人身之阴气,其消长视月之盈缺。故人之生也,男子十六岁而精通,女子十四岁而经行,是有形之后,犹有待于乳哺水谷以养,阴气始成而可与阳气为配,以能成人,而为人之父母。古人必近三十、二十而后嫁娶,可见阴气之难于成,而古人之善于摄养也。《礼记》注曰:惟五十然后养阴者有以加。《内经》曰:年至四十阴气自半而起居衰矣。又曰:男子六十四岁而精绝,女子四十九岁而经断。夫以阴气之成,止供得三十年之视听言动,已先亏矣。人之情欲无涯,此难成易亏之阴气,若之何而可以供给也?《经》曰:阳者天气也,主外;阴者地气也,主内。故阳道实阴道虚。又曰:至阴虚天气绝,至阳盛地气不足。观虚与盛之所在,非吾之过论。主闭藏者肾也,司疏泄者肝也。二脏皆有相火,而其系上属于心。心君火也,为物所感则易动,心动则相火亦动,动则精自走,相火翕然而起,虽不交会,亦暗流而疏泄矣。所以圣贤只是教人收心养心,其旨深矣。天地以五行更迭衰旺而成四时,人之五脏六腑亦应之而衰旺。四月属巳,五月属午,为火大旺。火为肺金之夫,火旺则金衰。六月属未,为土大旺,土为水之夫,土旺则水衰。况肾水常藉肺金为母,以补助其不足,故《内经》谆谆于资其化源也。古人于夏必独宿而淡味,兢兢业业于爱护也。保养金水二脏,正嫌火土之旺尔。《内经》曰:冬不藏精者,春必病温。十月属亥,十一月属子,正火气潜伏闭藏,以养其本然之真,而为来春发生升动之本。若于此时恣嗜欲以戕贼,至春升之际,下无根本,阳气轻浮,必有温热之病。夫夏月火土之旺,冬月火气之伏,此论一年之虚耳。若上弦前下弦后,月廓月空亦为一月之虚。大风大雾,虹霓飞电,暴寒暴热,日月薄蚀,忧愁忿怒,惊恐悲哀,醉饱劳倦,谋虑勤动,又皆为一日之虚。若病患初退,疮痍正作,尤不止于一日之虚。今日多有春末夏初,患头痛脚软,食少体热,仲景谓春夏剧秋冬瘥,而脉弦大者,正世俗所谓注夏病。若犯此四者之虚,似难免此。夫当壮年便有老态,仰事俯育一切隳坏。兴言至此,深可惊惧。古人谓不见所欲,使心不乱。夫以温柔之盛于体,声音之盛于耳,颜色之盛于目,馨香之盛于鼻,谁是铁汉,心不为之动也? 善摄生者,于此五个月出居于外。苟值一月之虚,亦宜暂远惟幕,各自珍重,保全天和,期无负敬身之教,幸甚!

〔促甲状腺素细胞腺瘤-命门相火旺盛〕

辨识要点　① 符合促甲状腺素细胞腺瘤病理诊断;② 约占垂体腺瘤的 1%;③ 甲状腺功能低下;④ 少数患者甲状腺功能亢进及血中促甲状腺素升高;⑤ 肿瘤细胞多由嫌色细胞构成;⑥ 免疫组织化学染色促甲状腺素细胞阳性;⑦ 舌红苔黄脉数。

治疗推荐 ①《外科方外奇方》五香追毒丸：老君须、母丁香、苦丁香、乳香、没药、巴豆霜、木香、牛蒡子、沉香、血竭、辰砂、蟾酥，常规剂量研为细末，炼蜜为丸如绿豆大，每次 10 粒，每日两次温水送服。②《古今医统大全》地黄膏：鲜地黄不拘多少捣汁，以十斤为则，和众药汁同熬，当归一斤，芍药半斤，甘杞子半斤，天门冬六两，川芎二两，麦门冬六两，莲肉四两，牡丹皮二两，知母三两，地骨皮三两，人参一两，甘草一两，以水二斗，煎一斗，去滓净，用生地黄汁同熬成膏，每次五钱，每日两次温水调服。

思路拓展 《格致余论·相火论》：太极，动而生阳，静而生阴。阳动而变，阴静而合，而生水、火、木、金、土，各一其性。惟火有二：曰君火，人火也；曰相火，天火也。火内阴而外阳，主乎动者也，故凡动皆属火。以名而言，形气相生，配于五行，故谓之君；以位而言，生于虚无，守位禀命，因其动而可见，故谓之相。天主生物，故恒于动，人有此生，亦恒于动，其所以恒于动，皆相火之为也。见于天者，出于龙雷，则木之气；出于海，则水之气也。具于人者，寄于肝肾二部，肝属木而肾属水也。胆者，肝之腑；膀胱者，肾之腑；心胞络者，肾之配；三焦以焦言，而下焦司肝肾之分，皆阴而下者也。天非此火不能生物，人非此火不能有生。天之火虽出于木，而皆本乎地。故雷非伏，龙非蛰，海非附于地，则不能鸣，不能飞，不能波也。鸣也，飞也，波也，动而为火者也。肝肾之阴，悉具相火，人而同乎天也。或曰：相火，天人之所同，何东垣以为元气之贼？又曰：火与元气不两立，一胜则一负。然则，如之何而可以使之无胜负也？曰：周子曰神发知矣，五性感物而万事出，有知之后，五者之性为物所感，不能不动。谓之动者，即《内经》五火也。相火易起，五性厥阳之火相扇，则妄动矣。火起于妄，变化莫测，无时不有，煎熬真阴，阴虚则病，阴绝则死。君火之气，经以暑与湿言之；相火之气，经以火言之，盖表其暴悍酷烈，有甚于君火者也，故曰相火元气之贼。周子又曰：圣人定之以中正仁义而主静。朱子曰：必使道心常为一身之主，而人心每听命焉。此善处乎火者。人心听命乎道心，而又能主之以静。彼五火之动皆中节，相火惟有裨补造化，以为生生不息之运用耳，何贼之有？或曰：《内经》相火，注曰少阴、少阳矣，未尝言及厥阴、太阳，而吾子言之何耶？曰：足太阳、少阴，东垣尝言之矣，治以炒柏，取其味辛能泻水中之火是也。戴人亦言：胆与三焦寻火治，肝和胞络都无异。此历指龙雷之火也。予亦备述天人之火皆生于动，如上文所云者，实推展二公之意。或曰：《内经》言火不一，往往于六气中见之，言脏腑者未之见也。二公岂它有所据耶？子能为我言之乎？《经》曰：百病皆生于风、寒、暑、湿、燥、火之动而为变者。岐伯历举病机一十九条，而属火者五，此非相火之为病之出于脏腑者乎？考诸《内经》少阳病为瘛，太阳病时眩仆，少阴病瞀暴喑郁冒不知人，非诸热瞀瘛之属火乎？少阳病恶寒鼓栗，胆病振寒，少阴病洒淅恶寒振栗，厥阴病洒淅振寒，非诸禁鼓栗如丧神守之属火乎？少阳病呕逆，厥气上行，膀胱病冲头痛，太阳病厥气上冲胸，小腹控睾引腰脊上冲心，少阴病气上冲胸，呕逆，非诸逆冲上之属火乎？少阳病谵妄，太阳病谵妄，膀胱病狂颠，非诸躁狂越之属火乎？少阳病胕肿善惊，少阴病瞀热以酸，胕肿不能久立，非诸病胕肿疼酸惊骇之属火乎？又《原病式》曰：诸风掉眩属于肝，火之动也；诸气贲郁病痿属于肺，火之升也；诸湿肿满属于脾，火之胜也；诸痛痒疮疡属于心，火之用也。是皆火之为病，出于脏腑者然也，注文未之发耳！以陈无择之通敏，且以暖炽论君火，日用之火言相火，而又不曾深及，宜乎后之人不无聋瞽也，悲夫！

〖多种激素细胞腺瘤-命门结瘕〗

辨识要点 ① 符合多种激素细胞腺瘤病理诊断；② 约占垂体腺瘤的 10%；③ 多数为 GH 细胞及

PRL 细胞混合腺瘤,瘤细胞免疫组化染色呈多种激素阳性。

治疗推荐 ①《外科方外奇方》八圣散:天虫、蜈蚣、斑蝥、穿山甲、巴豆霜、乳香、没药,常规剂量研为细末,炼蜜为丸如桐子大,每次 10 粒,每日两次温水送服。②《中藏经》万应圆:甘遂、芫花、大戟、大黄、三棱、巴豆、干漆、蓬术、当归、桑皮、硼砂、泽泻、栀子、槟榔、木通、雷丸、诃子、牵牛、五灵脂、皂角、木香、丁香、肉桂、肉豆蔻、白术、黄芪、没药、附子、茯苓、赤芍药、川芎、牡丹皮、牵牛、干姜、陈皮、芸薹、地黄、鳖甲、青皮、南星,常规剂量研为细末,面糊为丸如绿豆大,每次 10 粒,每日两次温水送服。③《医便》济阴百补丸:当归、熟地、香附、芍药、川芎、益母草、炙甘草、茯苓、延胡索、人参、木香、白术,常规剂量研为细末,炼蜜为丸如梧桐子大,每次 30 粒,每日两次温水送服。

思路拓展 《诸病源候论·八瘕候》:八瘕者,皆胞胎生产,月水往来,血脉精气不调之所生也。肾为阴,主开闭,左为胞门,右为子户,主定月水,生子之道。胞门、子户,主子精,神气所出入,合于中黄门、玉门四边,主持关元,禁闭子精。脐下三寸,名曰关元,主藏魂魄,妇人之胞,三焦之腑,常所从止。然妇人经脉俞络合调,则月水以时来至,故能生子而无病。妇人荣卫经络断绝不通,邪气便得往入,合于子脏;若经血未尽,而合阴阳,即令妇人血脉挛急,小腹重急、支满,胸胁腰背相引,四肢酸痛,饮食不调,结牢。恶血不除,月水不时,或月前月后,因生积聚,如怀胎状。邪气甚盛者,令人恍惚多梦,寒热,四肢不欲动,阴中生气,肿内生风,甚者害小便涩,涩而痛,淋沥,面黄黑,成病,则不复生子。其八瘕者,黄瘕、青瘕、燥瘕、血瘕、脂瘕、狐瘕、蛇瘕、鳖瘕也。黄瘕者,妇人月水始下,若新伤堕,血气未止,卧寤未定,五脏六腑虚羸,精神不治,因以当向大风便利,阴阳开,关节四边中于风湿,气从下上入阴里,稽留不去,名为阴阳虚,则生黄瘕之聚,令人苦四肢寒热,身重淋露,不欲食,左胁下有血气结牢,不可得而抑,苦腰背相引痛,月水不利,令人不产。小腹急,下引阴中如刀刺,不得小便,时苦寒热,下赤黄汁,病苦如此,令人无子。青瘕者,妇人新产,未满十日起行,以汤浣洗太早,阴阳虚,玉门四边皆解散,子户未安,骨肉皆痛,手臂不举,饮食未复,五内吸吸。又当风卧,不自隐蔽,若居湿席,令人苦寒,洒洒入腹,烦闷沉淖。恶血不除,结热,不得前后,便化生青瘕。瘕聚左右胁,藏于背脊,上与膊,髀腰下挛,两足肿,面目黄,大小便难。其后月水为之不通利,或不复禁,状如崩中。此自其过所致,令人少子。燥瘕者,妇人月水下,恶血未尽,其人虚惫,而已夏月热行疾走,若举重移轻,汗出交流,气力未平,而卒以恚怒,致猥咽不泄,经脉挛急,内结不舒,烦满少气,上达胸膈背脊,小腹为急,月水与气俱不通,而反以饮清水快心,月水横流,衍入他脏不去,有热,因生燥瘕之聚。大如半杯,上下腹中苦痛,还两胁下,上引心而烦,害饮食,欲吐,胸及腹中不得大息,腰背重,喜卧盗汗,足酸疼痛,久立而痛,小便失时,居然自出若失精,月水闭塞,大便难。病如此者,其人少子。血瘕病,妇人月水新下,未满日数而中止,饮食过度,五谷气盛,溢入他脏;若大饥寒,汲汲不足,呼吸未调,而自劳动,血下未定,左右走肠胃之间,留络不去,内有寒热,与月水合会,为血瘕之聚。令人腰痛,不可以俯仰,横骨下有积气,牢如石,小腹里急苦痛,背脊疼,深达腰腹下挛,阴里若生风冷,子门辟,月水不时,乍来乍不来,此病令人无子。脂瘕者,妇人月水新来,若生未满三十日,其人未复,以合阴阳,络脉分,胞门伤,子户失禁,关节散,五脏六腑,津液流行,阴道动,百脉关枢四解,外不见其形。子精与血气相遇,犯禁,子精化,不足成子,则为脂瘕之聚。令人支满,里急痛痹,引小腹重,腰背如刺状,四肢不举,饮食不甘,卧不安席,左右走,腹中切痛,时瘥时甚,或时少气头眩,身体解堕,苦寒恶风,膀胱胀,月水乍来乍去，不如常度，大小便血不止。如此者，令人无子。狐瘕者，妇人月水当月数来，而反悲哀忧恐，以远行逢暴风疾雨，雷电惊恐，衣被沉湿，疲倦少气，心中恍惚未定，四肢懈惰，振寒，脉气绝，精神游亡，邪气入于阴里不去，生狐瘕之聚。食人脏，令人月水闭不通，小腹瘀滞，胸胁腰背痛，阴中肿，小便难，胞门子户不受男精。五脏气盛，令嗜食，欲呕，喜唾，多所思，如有娠状，四肢不举。有此病者，终身无子。其瘕有手足成形者，杀人也；未成者可治。蛇瘕者，妇人月水已下新止，适闭未复，胞门子户劳伤，阴阳未平复，荣卫分行，若其中风，暴病赢劣，饮食未调；若已起，当风行，及度泥涂，用清寒太早；若坐湿地，名阴阳乱。腹中虚，且未饮食，若远道之余，饮污井之水，不洁之食，吞蛇鼠之精，留络不去，因生蛇瘕之聚，上食心肝，长大，其形若漆，在脐上下，还疠左右胁，不得吐气，两股胫间苦疼，小腹疾，小便赤黄，膀胱引阴中挛急，腰背痛，难以动作，苦寒热，之后月水有多有少。有此病者，不复生子。其瘕手足成形者，杀人；未成者可治。鳖瘕者，妇人月水新至，其人剧吐疲劳，衣服沉湿，不以时去；若当风睡，两足践湿地，恍惚觉悟，立未安，颜色未平，复见所好，心为开荡，魂魄感动，五内脱消；若以入水浣洗沐浴，不以时出，神不守，水精与邪气俱入，至三焦之中募，玉门先闭，津液妄行，留络不去，因生鳖瘕之聚。大如小盘，令人小腹切痛，恶气走上下，腹中苦痛，若存若亡，持之跃手，下引阴里，腰背亦痛，不可以息，月水喜败不通，面目黄黑，脱声少气。有此病者，令人绝子。其瘕有手足成形者杀人，未成者可治。

第十九节　甲状腺病理

〖增生期弥漫性非毒性甲状腺肿-甲腘积气〗

辨识要点　① 符合增生期弥漫性非毒性甲状腺肿病理诊断;② 弥漫性增生性甲状腺肿;③ 甲状腺弥漫性对称性中度增大;④ 表面光滑;⑤ 甲状腺滤泡上皮增生呈立方或低柱状;⑥ 甲状腺小滤泡形成;⑦ 甲状腺胶质较少;⑧ 甲状腺间质充血;⑨ 甲状腺功能无明显改变;⑩ 舌红苔黄脉数。

治疗推荐　①《兰室秘藏》消肿汤:黍粘子、黄连、当归、甘草、瓜蒌根、黄芪、黄芩、柴胡、连翘、红花,常规剂量,每日两次水煎服。②《医学入门》布海丸:昆布、海藻、枳实、陈皮、青皮、荜澄茄、青木香,常规剂量研为细末,炼蜜为丸如弹子大,每次一丸,每日二次温水送服。③《外科方外奇方》寸金丹:麝香、乳香、石炭、轻粉、雄黄、狗宝、没药、蟾酥、粉霜、黄蜡、硼砂、鲤鱼胆、狗胆、蜈蚣、男儿乳,酒化和丸如绿豆大,每次一丸,每日二次温水送服。

思路拓展　《外科精义·内消法》:夫疮疽丹肿之生,皆由阴阳不调,荣卫凝涩、气血不流之所生也。古人有言曰:阳滞于生疮,阴滞于阳则生疽。疮疽之生,有内有外,内生于脏腑胸腹之中,外则生于肤肉筋骨之表,发无定处。夫郁滞之本,则因气血不流,蒸气不能外达,留滞而成内热,疮疽所生焉。若初觉气血郁滞,皮肉结聚,肿而未溃,特可疏涤风热,通利脏腑一二行,徐次诸汤渐渍,即得内消矣。不然,则治之稍慢,毒热不散,反攻其内,致令脓血之聚也。《内经》谓:治病必求于本。盖疮疽本乎中热之郁结不通也,其风邪寒气所聚也。治之宜温热之剂,和血令内消也。辨之有法,须认风寒则肿硬色白,热毒则焮肿色赤,以为异也。如有气已结聚,不可论内消之法,宜用排脓托里之药,此皆先后之次也。

〖胶质贮积期弥漫性非毒性甲状腺肿-甲腘痰核〗

辨识要点　① 符合胶质贮积期弥漫性非毒性甲状腺肿病理诊断;② 弥漫性胶性甲状腺肿;③ 长期持续缺碘;④ 甲状腺胶质大量贮积;⑤ 甲状腺弥漫性对称性显著增大;⑥ 表面光滑;⑦ 切面呈棕褐色半透明胶冻状;⑧ 光镜下滤泡大小不等;⑨ 大部分滤泡上皮复旧变扁平;⑩ 滤泡腔高度扩大;⑪ 腔内大量胶质贮积;⑫ 小滤泡部分上皮增生;⑬ 乳头形成;⑭ 舌红苔黄脉数。

治疗推荐　①《外科正宗》卷2活血散瘿汤:白芍、当归、陈皮、川芎、半夏、熟地、人参、茯苓、牡丹皮、红花、昆布、木香、甘草节、青皮、肉桂,常规剂量,每日两次水煎服。②《医级》卷9海藻散坚丸:海藻、全蝎、夏枯草、蛤粉、土贝母、没药、牡丹皮、毛藤,常规剂量研为细末,炼蜜为丸如梧桐子大,每次30粒,每日两次温水送服。③《外科方外奇方》皂矾丸:牙皂、白矾、蟾酥、麝香,常规剂量研为细末,酒化和丸如绿豆大,每次一丸,每日二次温水送服。

思路拓展　《外科十三方考·痰核》:痰核者其核亦成串,三五不等,多生于左右二颊下,或左右二颊,有气、血、风、痰、酒之五种,名虽有五,而其根则一,惟治法当分别虚实,不可笼统。男子在未患痰核之先,原患火症者,则为火盛生痰;妇人在未患痰核之先,先患火症,如子午潮烧,体质虚弱,而后生痰核者(即腺瘰),可照瘰疬方法治之,以落其核。惜乎十有九皆不可治,事前当使病家知道,免致医治不愈时,召来毁誉。其治疗法与瘰疬同,服中九丸,贴解毒膏,落核之后,亦以熏洗汤洗之,再用加味天然散收功。凡寒痰凝结者,最忌贴凉膏,服凉药,治法服中九丸或阳和汤为妙。

〖结节期弥漫性非毒性甲状腺肿-甲癭瘰疬〗

辨识要点 ① 符合结节期弥漫性非毒性甲状腺肿病理诊断;② 结节性甲状腺肿;③ 滤泡上皮局灶性增生;④ 复旧或萎缩不一致,分布不均,形成结节;⑤ 甲状腺不对称结节状增大;⑥ 结节大小不等,境界清楚,无完整包膜;⑦ 结节切面出血、坏死、囊性变、钙化和疤痕形成;⑧ 部分滤泡上皮呈柱状或乳头样增生;⑨ 小滤泡形成;⑩ 部分上皮复旧或萎缩;⑪ 胶质贮积;⑫ 间质纤维组织增生;⑬ 间隔包绕形成大小不一的结节状病灶;⑭ 舌红苔黄脉数。

治疗推荐 ①《顾氏医经读本》昆布散:昆布、香附、夏枯草、川贝母、玄参、牡蛎、半夏、白芥子、金银花、甘草,常规剂量,每日两次水煎服。②《外科精义》苦参丸:栀子、苦参、防风、玄参、独活、枳实、菊花、黄连、黄芩、大黄,常规剂量研为细末,炼蜜为丸如豌豆大,每次三十丸,每日两次温水送服。③《圣济总录》卷125 海藻散:海藻、龙胆草、海蛤、木通、昆布、礜石、松萝、小麦面、半夏,常规剂量研末为散,每次五钱,每日两次煎散为汤温服。

思路拓展 《外科十三方考·瘰疬》:瘰疬为疡科中最难治之一种顽固症候,其症之成也,往往三五成群,牵藤成串,故有串之称,亦有窜胸窜胁者,种种现象不一而足,溃后则脓水常流,终岁穷年,缠绵不愈,名虽有五,治法则一。在初起时可用紫背天葵草服之,或以紫花地丁草服之,间有愈者,如不愈而反扩大时,则当以顺气行痰、开郁软坚之方(顺气消痰饮)主之,方如次:石燕一对入锅炭火 红醋淬七次为末,陈皮、半夏、茯苓各五钱,广香三钱,海藻、海带、昆布各一两,槟榔五钱,防风三钱,川芎、枳实、白芷、夏枯草各五钱,黄连、黄芩、栀子各一钱,赤芍、桔梗各三钱,或水煎服,或成丸服均可,或兼服金蚣丸更妙。如系男子,则加入知母、黄柏各八分;如系女子,则加入当归、地黄、川芎、白芍各八分。如有孕者,则忌金蚣丸,恐其伤胎。此方久服之后,消散者有之;如不消时,则有落核一法,内服中九丸兼金蚣丸,如未穿颈者,以化肉膏贴于头上,俟肉变黑色而不疼痛时,用针剥开一孔,插入药线,一日一插,至七日后,核必自行落出。凡上药线当以鸡蛋油搽于孔部,以减少其疼痛,然后以解毒膏掩盖之。用熏洗汤洗净污浊后,用加味天然散加细药,生肌平口,须忌发物,免碍药效。加味天然散:乳香、没药、儿茶、血竭各一钱,赤石脂三钱,海螵蛸三钱,冰片一分,如系冬月则加龙骨、象皮各三钱。上共研细末,加入天然散中用之,约一月久可愈。大药方能消百毒,去腐烂,即药线方,白砒三钱,明矾七钱,先将矾末铺入锅内,次将砒放在矾中心,滴清油五六滴,候烟消尽,取出听用。如疮口烂大时,用清油、白蜡煎溶,入大药在内,以油纸敷贴。小药方能缩血,干脓水,蚊蛤一个,开一口,灌入明矾末于内,用皮纸封固,火中烧至内部呈黑色时,取起研为细末,入生肌散用。脱茧风凉膏,上大药后,以此方润茧,其核自落。煮鸡蛋五个,去白留黄,同麻油久煎去渣,倾入碗内,加雄黄五钱为末,入油内搅匀,敷搽患处。

〖弥漫性毒性甲状腺肿-甲癭风瘿〗

辨识要点 ① 符合弥漫性毒性甲状腺肿病理诊断;② 病变甲状腺弥漫性对称性增大;③ 甲状腺为正常的2~4倍;④ 甲状腺表面光滑,血管充血,质地较软;⑤ 甲状腺切面灰红分叶状,胶质少,无结节,质实如肌肉样;⑥ 滤泡上皮增生呈高柱状;⑦ 乳头样增生并有小滤泡形成;⑧ 滤泡腔内胶质稀薄,滤泡周边胶质出现许多大小不一的上皮细胞的吸收空泡;⑨ 间质血管丰富、充血,淋巴组织增生;⑩ 滤泡基底膜IgG沉着;⑪ 全身可有淋巴组织增生;⑫ 胸腺增大;⑬ 脾脏增大;⑭ 心脏肥大;⑮ 心肌细胞及肝细胞变性、坏死、纤维化；⑯ 眼球外突；⑰ 眼球外肌水肿；⑱ 球后纤维脂肪组织增生；⑲ 球后淋巴细胞浸润和黏液水肿；⑳ 舌红苔黄脉数。

治疗推荐 ①《外科精义》木香漏肿汤：木香、犀角、羚羊角、大黄、栀子、升麻、黄芩、黄连、射干、黄柏、白蔹、炙甘草、朴消、紫檀，常规剂量，每日两次水煎服。②《症因脉治》卷4防风败毒散：防风、荆芥、羌活、独活、川芎、枳壳、陈皮、葛根、甘草，常规剂量，每日两次水煎服。③《明目至宝》防风散：大黄、菊花、甘草、石决明、薄荷、荆芥、川芎、防风、草决明、牛膝、羌活、郁金，常规剂量，每日两次水煎服。

思路拓展 《类经图翼·医易义》。宾尝闻之孙真人曰：不知易，不足以言太医。每窃疑焉。以谓易之为书，在开物成务，知来藏往；而医之为道，则调元赞化，起死回生。其义似殊，其用似异。且以医有内经，何借于易？舍近求远，奚必其然？而今也年逾不惑，茅塞稍开；学到知羞，方克渐悟。乃知天地之道，以阴阳二气而造化万物；人生之理，以阴阳二气而长养百骸。易者，易也，具阴阳动静之妙；医者，意也，合阴阳消长之机。虽阴阳已备于内经，而变化莫大乎周易。故曰天人一理者，一此阴阳也；医易同原者，同此变化也。岂非医易相通，理无二致，可以医而不知易乎？予因默契斯言，潜心有日，管窥一得，罔敢自私，谨摭易理精义，用资医学变通，不揣鄙俚而为之论曰：易有太极，是生两仪，两仪生四象，四象生八卦。天尊地卑，乾坤定矣；卑高以陈，贵贱位矣；动静有常，刚柔断矣；方以类聚，物以群分，吉凶生矣；在天成象，在地成形，乾坤设位而易行乎其中矣。是故天生神物，圣人格之；天地变化，圣人效之；天垂象，见吉凶，圣人象之；河出图，洛出书，圣人则之。于是乎近取诸身，远取诸物，作八卦以通神明之德，以顺性命之理，八卦成列，象在其中矣；因而重之，爻在其中矣；刚柔相摩，八卦相荡，变在其中矣；系辞焉而命之，动在其中矣；吉凶悔吝生乎动，而天地鬼神之为德，万物一体之为能，森乎昭著而无所遁乎易矣。伟哉人生，禀二五之精，为万物之灵；得天地之中和，参乾坤之化育；四象应天，四体应地；天地之合辟，即吾身之呼吸也；昼夜之潮汐，即吾身之脉息也；天之北辰为群动之本，人之一心为全体之君也。由是观之，天之气，即人之气；人之体，即天之体。故康节曰：思虑未起，鬼神未知，不由乎我，更由乎谁？盖谓一念方萌，便达乎气，神随气见，便与天地鬼神相感通。然则天人相与之际，精哉妙矣，诚可畏矣；人身小天地，真无一毫之相间矣。今夫天地之理具乎易，而身心之理独不具乎易乎？矧天地之易，外易也；身心之易，内易也。内外孰亲？天人孰近？故必求诸己而后可以求诸人，先乎内而后可以及乎外；是物理之易犹可缓，而身心之易不容忽。医之为道，身心之易也，医而不易，其何以行之哉？然易道无穷，而万生于一，一分为二，二分为四，四分为八，八分为十六，自十六而三十二，三十二而六十四，以至三百八十四爻，万有一千五百二十策，而交感之妙，化生之机，万物之数，皆从此出矣。详而言之，则其所谓一者，易有太极也。太极本无极，无极即太极，象数未形理已具，万物所生之化原。故曰：五行不到处，父母未生前。又曰：杳杳冥冥，其中有精，其精甚真，其中有信。是为造物之初，因虚以化气，因气以造形，而为先天一气之祖也。医而明此，乃知生生化化，皆有所原，则凡吾身于未有之初，便可因之以知其肇基于父母，而预占其禀受之象矣。所谓一分为二者，是生两仪也。太极动而生阳，静而生阴；天生于动，地生于静；阳为阴之偶，阴为阳之基；以体而言为天地，以用而言为乾坤，以道而言为阴阳；一动一静，互为其根，分阴分阳，两仪立焉。是为有象之始，因形以寓气，因气以化神，而为后天体象之祖也。医而明此，乃知阴阳气血，皆有所钟，则凡吾身之形体气质，可因之以知其纯驳偏正，而默会其禀赋之刚柔矣。所谓二分为四者,两仪生四象也。谓动之始则阳生,动之极则阴生;静之始则柔生,静之极则刚生。太少阴阳,为天四象;太少刚柔,为地四体;耳目口鼻以应天,血气骨肉以应地。医而明此,乃知阳中有阴,阴中有阳,则凡人之似阳非阳、似阴非阴,可因之以知其真假逆顺,而察其互藏之幽显矣。所谓四分为八者,四象生八卦也。谓干一、兑二、离三、震四、巽五、坎六、艮七、坤八也。干,健也;坤,顺也;震,动也;巽,入也;坎,陷也;离,丽也;艮,止也;兑,说也。伏羲八卦,分阴阳之体象;文王八卦,明五行之精微。医而明此,方知阴阳之中,复有阴阳,刚柔之中,复有刚柔,而其对待之体,消息之机,交感之妙,错综之义,昭乎已备;则凡人之性理神机,形情病治,可因之以得其纲领,而会通其变化之多矣。自兹而四象相交,成十六事,八卦相荡,为六十四,分内外以配六爻,推九六以成蓍数,人物由之而大成,万象因之以毕具。前阅圆图,即其精义,是图虽象乎万有,尤切夫人之一身。故曰先天图者,环中也;环中者,天之象也。六十四卦列于外,昭阴阳交变之理也;太极独运乎其中,象心为一身之主也。干南坤北者,象首腹之上下也;离东坎西者,象耳目之左右也。自复至同人,当内卦震离之地,为阴中少阳之十六,在人为二八;自临至干,当内卦兑干之地,为阳中太阳之十六,在人为四八;自至师,当内卦巽坎之地,为阳中少阴之十六,在人为六八;自遁至坤,当内卦艮坤之地,为阴中太阴之十六,在人为八八。阳生于子而极于午,故复曰天根,至干为三十二卦,以应前之一世;阴生于午而极于子,故姤曰月窟,至坤为三十二卦,以应后之半生。前一世始于复之一阳,渐次增添,至干而阳盛已极,乃象人之自少至壮;后半生始于之一阴,渐次耗减,至坤而阳尽以终,乃象人之自衰至老。纵观之,则象在初爻,其干尽于午,坤尽于子,当二至之令,为天地之中而左右以判。左主升而右主降,升则阳居东南,主春夏之发生,以应人之渐长;降则阴居西北,主秋冬之收敛,以应人之渐消。横观之,则象在二爻,其离尽于卯,坎尽于酉,当二分之中,为阴阳之半而上下以分。上为阳而下为阴,阳则日出于卯,以应昼之为寤;阴则日入于酉,以应夜之寐焉。即此一图,而天人之妙,运气之理,无不具矣。再阅方图,其义象地,干始于西北,坤尽于东南。天不足西北,故圆图之阳在东南;地不满东南,故方图之刚在西北。是皆伏羲之卦也。又若文王八卦,位有不同。

〖**甲状腺功能低下-甲履阳虚**〗

辨识要点　① 符合甲状腺功能低下病理诊断;② 甲状腺素合成和释放减少或缺乏;③ 地方性缺碘;④ 生长发育障碍;⑤ 黏液水肿;⑥ 间质胶原纤维分解、断裂、疏松,充以蓝色的胶状液体;⑦ 氨基多糖沉积的组织和器官出现相应功能障碍或症状;⑧ 舌淡苔白脉细。

治疗推荐　①《备急千金要方》防风散:防风、桂枝、天雄、细辛、人参、附子、乌头、干姜、朱砂、莽草、茯苓、当归,常规剂量,每日两次水煎服。②《儒门事亲》卷12 化瘿丹:海带、海藻、海蛤、昆布、泽泻、连翘各等分、猪履、羊履,常规剂量研为细末,炼蜜为丸如梧桐子大,每次 10 丸,每日两次温水送服。③《外科精义》黄芪丸:黄芪、乌药、茴香、地龙、川椒、防风、川楝子、赤小豆、白蒺藜、海桐皮、威灵仙、陈皮,常规剂量研为细末,酒糊为丸如梧桐子大,每次 30 丸,每日两次温水送服。

思路拓展　《医贯·内经十二官论》:《内经》曰:七节之旁有小心是也,名曰命门。是为真君真主,乃一身之太极,无形可见,两肾之中,是其安宅也。其右旁有一小窍即三焦,三焦者是其臣使之官,禀命而行,周流于五脏六腑之间而不息,名曰相火。相火者,言如天君无为而治,宰相代天行化,此先天无形之火与后天有形之心火不同。其左旁有一小窍,乃真阴真水气也,亦无形,上行夹脊至脑中为髓海,泌其津液,注之于脉,以荣四支,内注五脏六腑以应刻数,亦随相火而潜行于周身,与两肾所主后天有形之水不同。但命门无形之火在两肾有形之中,为黄庭,故曰五脏之真,惟肾为根。褚齐贤云:人之初生受胎,始于任之兆,惟命门先具。有命门然后生心,心生血;有心然后生肺,肺生皮毛;有肺然后生肾,肾生骨髓;有肾则与命门合,二数备,是以肾有两岐也。可见命门为十二经之主,肾无此则无以作强而技巧不出矣,膀胱无此则三焦之气不化而水道不行矣,脾胃无此则不能蒸腐水谷而五味不出矣,肝胆无此则将军无决断而谋虑不出矣,大小肠无此则变化不行而二便闭矣,心无此则神明昏而万事不能应矣。正所谓主不明则十二官危也。余有一譬焉:譬之元宵之鳌山走马灯,拜者舞者飞者走者,无一不具,其中间惟是一火耳!火旺则动速,火微则动缓,火熄则寂然不动。而拜者舞者飞者走者,躯壳未尝不存也。故曰汝身非汝所有,是天地之委形也。余所以谆谆必欲明此论者,欲世之养身者治病者,以命门为君主而加意于火之一字。夫既曰立命之门,火乃人身之至宝,何世之养身者不知保养节欲,而日夜戕贼此火?既病矣,治病者不知温养此火,而日用寒凉以直灭此火,焉望其有生气耶?《经》曰:主不明则十二官危,以此养生则殃,戒之戒之。余今直指其归元之路而明示之。命门君主之火乃水中之火,相根据而永不相离也。火之有余缘真水之不足也,毫不敢去火,只补水以配火,壮水之主以镇阳光;火之不足因见水之有余也,亦不必泻水,就于水中补火,益火之原以消阴翳。所谓原与主者,皆属先天无形之妙,非曰心为火而其原在肝,肾为水而其主属肺。盖心脾肾肝肺,皆后天有形之物也,须有无形之火配无形之水,直探其君主之穴宅而求之,是为同气相求,斯易以入也。

〖**亚急性甲状腺炎-甲瘿风热**〗

辨识要点 ① 符合亚急性甲状腺炎病理诊断;② 甲状腺不均匀结节状;③ 甲状腺橡皮样增大质实;④ 甲状腺切面灰白或淡黄色;⑤ 病灶组织坏死或瘢痕与周围组织粘连;⑥ 病灶滤泡破坏,胶质外溢,结核结节肉芽肿形成;⑦ 病灶中性粒细胞及嗜酸性粒细胞、淋巴细胞和浆细胞浸润;⑧ 微小脓肿形成伴异物巨细胞反应;⑨ 无干酪样坏死;⑩ 舌红苔黄脉数。

治疗推荐 ①《宣明论方》卷3防风通圣散:防风、川芎、当归、芍药、大黄、薄荷、麻黄、连翘、芒硝、石膏、黄芩、桔梗、滑石、甘草、荆芥、白术、栀子,常规剂量,每日两次水煎服。②《目经大成》防风散结汤:防风、荆芥、独活、红花、苏木、当归、蒲黄、滑石、桑皮、蚕沙、石斛、土茯苓、芍药,常规剂量研为细末,炼蜜为丸如梧桐子大,每次30粒,每日两次温水送服。③《外科精义》十香膏:沉香、麝香、木香、丁香、乳香、甘松、白芷、安息香、藿香、零陵香、石菖蒲、厚朴、木鳖子、桂枝、商陆根、桃仁、杏仁、柏子仁、松子仁、槐枝、桑枝、柳枝、松枝、没药、轻粉、雄黄、朱砂、云母石、生犀角、乱发灰、白矾灰、真酥、猪脂、羊肾脂、黄丹、清芝麻油,常规剂量研为细末,炼蜜为丸如梧桐子大,每次30粒,每日两次温水送服。

思路拓展《类经图翼·医易义》:伏羲出自然之象,故干上坤下,离左坎右;文王合河图之数,故火南水北,木东金西。质诸人身,天地形体也,乾坤情性也,阴阳气血也,左右逢原,纤毫无间,详求其道,无往不然。故以爻象言之,则天地之道,以六为节,三才而两,是为六爻,六奇六偶,是为十二。故天有十二月,人有十二脏;天有十二会,人有十二经;天有十二辰,人有十二节。知乎此,则营卫之周流,经络之表里,象在其中矣。以藏象言之,则自初六至上六为阴为脏,初六次命门,六二次肾,六三次肝,六四次脾,六五次心,上六次肺;初九至上九为阳为腑,初九当膀胱,九二当大肠,九三当小肠,九四当胆,九五当胃,上九当三焦。知乎此，而脏腑之阴阳，内景之高下，象在其中矣。以形体言之，则干为首，阳尊居上也；坤为腹，阴广容物也；坎为耳，阳聪于内也；离为目，阴明在外也；兑为口，拆开于上也；巽为股，两垂而下也；艮为手，阳居于前也；震为足，刚动在下也。天不足西北，故耳目之左明于右；地不满东南，故手足之右强于左。知乎此，而人身之体用，象在其中矣。以生育言之，则天地，万物化醇，男女媾精，万物化生。天尊地卑，干父坤母，干道成男，坤道成女，震坎艮是为三男，巽离兑是为三女。欲知子强弱，则震巽进而前，艮兑退而止；欲辨脉息候，则干健在东南，坤顺向西北；欲为广嗣谋，则蓄坎填离宫，借兑为干计；欲明布种法，则天时与地利，亏盈果由气，冬至始阳强，阴胜须回避。知乎此，而胎孕交感之道，存乎其中矣。以精神言之，则北一水，我之精，故曰肾藏精；南二火，我之神，故曰心藏神；东三木，我之魂，故曰肝藏魂；西四金，我之魄，故曰肺藏魄；中五土，我之意，故曰脾藏意。欲知魂魄之阴阳，须识精神之有类。木火同气，故神魂藏于东南，而二八、三七同为十；金水同原，故精魄藏于西北，而一九、四六同为十；土统四气，故意独居中，其数惟五，而脏腑五行之象，存乎其中矣。以动静言之。则阳主乎动，阴主乎静；天圆而动，地方而静；静者动之基，动者静之机。刚柔推荡，易之动静也；阴阳升降，气之动静也；形气消息，物之动静也；昼夜兴寝，身之动静也。欲详求夫动静，须精察乎阴阳，动极者镇之以静，阴亢者胜之以阳。病治脉药，须识动中有静；声色气味，当知柔里藏刚。知刚柔动静之精微，而医中运用之玄妙，思过其半矣。以升降言之，则阳主乎升，阴主乎降；升者阳之生，降者阴之死。故日在于子，夜半方升，升则向生，海宇俱清；日在于午，午后为降，降则向死，万物皆鬼。死生之机，升降而已。欲知升降之要，则宜降不宜升者，须防剥之再进；宜升不宜降者，当培复之始生。畏剥所从衰，须从观始；求复之渐进，宜向临行。此中有个肯綮，最在形情气味。欲明消长之道，求诸此而得之矣。以神机言之，则存乎中者神也，发而中者机也，寂然不动者神也，感而遂通者机也；蕴之一心者神也，散之万殊者机也。知乎此，则财原其始，直要其终，我之神也；挥邪如匠石之斤，忌器若郢人之鼻，我之机也。见可而进，知难而退，我之神也；疾徐如轮扁之手，轻重若庖丁之刀，我之机也。神之与机，互相倚伏。故神有所主，机有所从；神有所决，机有所断；神为机之主，机为神之使。知神知机，执而运之，是即医之神也矣。以屈伸言之，如寒往则暑来，昼往则夜来，壮往则衰来，正往则邪来。故难易相成，是非相倾，刚柔相制，冰炭相刑。知乎此，则微者甚之基，盛者衰之渐；大由小而成，远由近而遍。故安不可以忘危，治不可以忘乱；积羽可以沉舟，群轻可以折轴。是小事不可轻，小人不可慢，而调和相济，以一成功之道，存乎其中矣。以变化言之，则物生谓之化，物极谓之变；阴可变为阳，阳可变为阴。只此一二，交感生成，气有不齐，物当其会，而变化之由，所从出矣。故阳始则温，阳极则热；阴始则凉，阴极则寒。温则生物，热则长物，凉则收物，寒则杀物，而变化之盛，于斯着矣。至若夷父羌母，蛮男苗女，子之肖形，虬髯短股；杏之接桃，梨之接李，实必异常，多甘少苦。迨夫以阴孕阳，以柔孕刚，以小孕大，以圆孕方，以水孕火，以紫孕黄，以曲孕直，以短孕长。知乎此，则可以和甘苦，可以平香，可以分经纬，可以调宫商，可以为蛇蝎，可以为鸾凰，可以为尧桀，可以为彭殇，庶胸次化同大象，而应用可以无方矣。以常变言之，则常易不易，太极之理也；变易常易，造化之动也。常易不变，而能应变；变易不常，靡不体常。是常者易之体，变者易之用；古今不易易之体，随时变易易之用；人心未动常之体，物欲一生变之用。由是以推，则属阴属阳者，禀受之常也；或寒或热者，病生之变也。素大素小者，脉赋之常也；忽浮忽沉者，脉应之变也。恒劳恒逸者，居处之常也；乍荣乍辱者，盛衰之变也。瘦肥无改者,体貌之常也;声色顿异者,形容之变也。常者易以知,变者应难识。故以寒治热得其常,热因热用为何物? 痛随利减得其常,塞因塞用为何物? 检方疗病得其常,圆底方盖为何物? 见病治病得其常,不治之治为何物? 是以圣人仰观俯察,远求近取,体其常也;进德修业,因事制宜,通其变也。故曰不通变,不足以知常;不知常,不足以通变。知常变之道者,庶免乎依样画瓠芦,而可与语医中之权矣。以鬼神言之,则阳之灵曰神,神者伸也,阴之灵曰鬼,鬼者归也。鬼神往来,都只是气。故曰鬼神者,二气之良能也。阳为天地之神,阴为天地之鬼,春夏为岁候之神,秋冬为岁候之鬼;昼午为时日之神,暮夜为时日之鬼。推之于人,则仁义礼智,君子之神;奸盗诈伪,小人之鬼。乐天知命,道德之神;阿谀谄容,势利之鬼。推之于医,则神圣工巧,得其神也;凡庸浅陋,类乎鬼也。精进日新,志惟神也;苟且殃人,心犹鬼也。察之形声,则坚凝深邃,形之神也;轻薄娇柔,形之鬼也。长洪圆亮,声之神也;短促轻微,声之鬼也。诊之脉色,则绵长和缓,脉之神也;细急休囚,脉之鬼也。清苍明净,色之神也;浅嫩灰颓,色之鬼也。是皆鬼神之征兆也。

〖**慢性淋巴细胞性甲状腺炎–慢性甲瘤风痹**〗

辨识要点 ① 符合慢性淋巴细胞性甲状腺炎病理诊断;② 桥本甲状腺炎或自身免疫性甲状腺炎;③ 甲状腺无痛性弥漫性肿大;④ 晚期甲状腺功能低下;⑤ 促甲状素增高;⑥ T_3、T_4 降低;⑦ 多种自身抗体阳性;⑧ 甲状腺被膜轻度增厚与周围组织无粘连;⑨ 甲状腺切面分叶状,色灰白灰黄;⑩ 甲状腺广泛破坏、萎缩;⑪ 大量淋巴细胞及不等量的嗜酸性粒细胞浸润;⑫ 淋巴滤泡形成;⑬ 纤维组织增生;⑭ 舌红苔黄脉数。

治疗推荐 ①《普济本事方》卷1独活汤:独活、羌活、防风、前胡、人参、沙参、细辛、五味子、茯苓、半夏曲、酸枣仁、炙甘草,常规剂量,每日两次水煎服。②《外科精义》化毒丹:没药、乳香、草乌头、浮石、巴豆,常规剂量研为细末,面糊为丸如豌豆大每次 5 丸,每日两次温水送服。③《医学启源》卷中防风通圣散:防风、川芎、石膏、滑石、当归、赤芍、炙甘草、大黄、荆芥、薄荷、麻黄、白术、栀子、连翘、黄芩、桔梗、牛蒡子、人参、半夏,常规剂量研末为散,每次五钱,每日两次煎散为汤温服。

思路拓展 ①《类经图翼·医易义》:至若鬼神之原,尚有所谓。夫天地之鬼神,既不能出天地之外;而人物之鬼神,又安能外乎人心? 是以在天地则有天地之鬼神,在人物则有人物之鬼神。善恶出之吾衷,良心自然难泯;强弱皆由阳气,神鬼判乎其中。以故多阳多善者,神强而鬼灭;多阴多恶者,气宪而鬼生。然则神鬼从心,皆由我造;灵通变幻,匪在他求。知乎此,而吉凶祸福之机,求诸心而尽之矣。以死生言之,则人受天地之气以生,聚则为生,散则为死。故气之为物,聚而有形;物之为气,散归无象。②《医方考》:防风、麻黄解表药也,风热之在皮肤者,得之由汗而泄;荆芥、薄荷清上药也,风热之在巅顶者,得之由鼻而泄;大黄、芒硝通利药也,风热之在肠胃者,得之由后而泄;滑石、栀子水道药也,风热之在决渎者,得之由溺而泄。风淫于膈,肺胃受邪,石膏、桔梗清肺胃也,而连翘、黄芩又所以祛诸经之游火;风之为患,肝木主之,川芎、归、芍和肝血也,而甘草、白术又所以和胃气而健脾。诸痛疮痒,皆属心火,故表有疥疮,必里有实热。是方也,用防风、麻黄泄热于皮毛;用石膏、黄芩、连翘、桔梗泄热于肺胃;用荆芥、薄荷、川芎泄热于七窍;用大黄、芒硝、滑石、栀子泄热于二阴;所以各道分消其势也。乃当归、白芍者,用之于和血;而白术、甘草者,用之以调中尔。③《医方集解》:此足太阳、阳明表里血气药也。防风、荆芥、薄荷、麻黄轻浮升散,解表散寒,使风热从汗出而散之于上。大黄、芒硝破结通幽;栀子、滑石降火利水,使风热从便出而泄之于下。风淫于内,肺胃受邪,桔梗、石膏清肺泻胃;风之为患,肝木受之,川芎、归、芍和血补肝;黄芩清中上之火;连翘散气聚血凝;甘草缓峻而和中;白术健脾而燥湿。上下分消,表里交治,由于散泻之中,犹寓温养之意,所以汗不伤表,下不伤里也。④《本事方释义·独活汤》:此驱风养正之方也。独活气味苦辛甘平,气味俱薄,浮而升阳也,入足厥阴、少阴,引经之风药,故以之为君;防风气味辛甘温,入手足太阳之风药,细辛气味辛温,气厚于味,阳也,入足厥阴、少阴,引经之药;枣仁气味苦平,入手少阴;前胡气味苦平、微寒,阳中之阴,降也,入手足太阴、阳明之风药,其功长于下气;半夏气味苦辛微温,沉而降,阴中阳也,入足阳明,除痰散逆;五味子气味酸苦咸微温,收敛散逆之气,入足少阴;沙参气味甘苦微寒,能补五脏之阴,入足厥阴;羌活之气味与独活同,入足太阳兼能利水;甘草气味甘平,兼通入十二经络,诸味得之,皆能缓其性,乃君子之品也;茯苓气味甘平淡渗,入足阳明,能引诸药达于至阴之处;人参气味甘微温,入足阳明,能补五脏之阳,使身中正气大旺,外邪不能侵犯矣。

〖纤维性甲状腺炎-甲癗瘀热〗

辨识要点　① 符合纤维性甲状腺炎病理诊断;② Riedel 甲状腺肿或慢性木样甲状腺炎;③ 甲状腺结节状肿大;④ 甲状腺质硬似木样与周围组织明显粘连;⑤ 甲状腺切面灰白色;⑥ 甲状腺滤泡萎缩;⑦ 大量纤维组织增生及玻璃样变性;⑧ 淋巴细胞浸润但不形成淋巴滤泡;⑨ 晚期甲状腺功能低下;⑩ 舌红苔黄脉数。

治疗推荐　①《外科精义》槐角煎丸:天麻、川芎、炙甘草、黄药子、菊花、人参、何首乌、苦参、荆芥穗、防风、槐角、皂角,常规剂量研为细末,炼蜜为丸如豌豆大,每次三十丸,每日两次温水送服。②《圣济总录》卷 161 独活汤:独活、枳壳、川芎、当归、竹沥、细辛、桂枝、防风、蔓荆实,常规剂量,每日两次水煎服。③《太平圣惠方》卷 20 麻黄散:麻黄、当归、川芎、茵芋、桂枝、萆薢、干姜、黄芩、炙甘草,常规剂连研末为散,每日五钱,每日两次煎散为汤温服。

思路拓展　《类经图翼·医易义》。《丹经》云:分阴未尽则不仙,分阳未尽则不死。故原始而来属乎阳,是生必生于复,阳生而至干;反终而归属乎阴,是死必死于坤,阳尽而归土。得其阳者生,故阳无十,阳无终也;得其阴者死,故阴无一,阴无始也。是以阳候多语,阴证无声;无声者死,多语者生。魂强者多寤,魄强者多眠;多眠者少吉,多寤者易安。故善操斯柄者,欲拯其死,勿害其生;将逐其寇,勿伤其君。阴阳聚散即其理,剥复消长是其机,而死生之道,尽乎其中矣。以疾病言之,则泰为上下之交通,否是乾坤之隔绝。既济为心肾相谐,未济为阴阳各别。大过小过,入则阴寒渐深,而出为痞之象;中孚颐卦,中如土脏不足,而颐为臌胀之形。剥复如隔阳脱阳,如隔阴脱阴。观是阳衰之渐,遁藏阴长之因。姑象其粟,无能赘陈。又若离火临干,非头即藏;若逢兑卦,口肺相连。交坎互相利害,入东木火防炎。坤艮虽然喜暖,太过亦恐枯干。坎为木母,震巽相便;若逢土位,反克最嫌。金水本为同气,失常燥湿相干。坤艮居中,怕逢东旺;若当干兑,稍见安然。此虽以卦象而测病情,以坎离而分水火;惟是坎本属水而阳居乎中,离本属火而阴藏乎内。故北方水地,一反存焉;南是火乡,二偏居上;东方阳木,八在其中;西是阴金,九当其位。可见离阳属火,半为假热难猜;坎水是阴,岂尽真寒易识? 云从龙,风从虎,消长之机;水流湿,火就燥,死生之窍。倘知逆顺堪忧,须识假真颠倒。是以事变之多,譬诸人面,面人人殊,而天下之面皆相殊,古今之面无不殊。人面之殊,即如人心之殊,人心之殊,所以人病亦皆殊,此疾患之生,有不可以数计。今姑举其大纲,而书不尽言,言不尽意,神而明之,存乎人耳。然神莫神于易,易莫易于医,欲该医易,理只阴阳。故天下之万声,出于一阖一辟;天下之万数,出于一偶一奇;天下之万理,出于一动一静;天下之万象,出于一方一圆。方圆也,动静也,奇偶也,阖辟也,总不出于一与二也。故曰天地形也,其交也以乾坤;乾坤不用,其交也以坎离;坎离之道,曰阴曰阳而尽之。然合而言之,则阴以阳为主,而天地之大德曰生。夫生也者,阳也,奇也,一也,丹也。易有万象,而欲以一字统之者,曰阳而已矣;生死事大,而欲以一字蔽之者,亦曰阳而已矣。虽曰阳为阴偶而干阳健运,阴为阳基而坤静常宁;然坤之所以得宁者,何莫非干阳之所为? 故曰艮其止,止是静,所以止之便是动。是以阴性虽狡,未尝不听命乎阳,而因其强弱以为进退也。所以元贯四德,春贯四时,而天地之道,阳常盈,阴常亏,以为万物生生之本,此先天造化之自然也。惟是阳如君子,阴如小人。君子则正大光明,独立不倚而留之难;小人则乘釁伺隙,无所不为而进之易。安得春光长不去,君子长不死? 惜乎哉! 阳盛必变,逝者如斯。故日中则昃,月盈则亏,亦象夫阳一而阴二,反觉阴多于阳,所以治世少而乱世多,君子少而小人多,期颐少而夭折多,此后天人欲之日滋也。是以持满捧盈,君子惧之。故圣人作易,至于消长之际,淑慝之分,则未尝不致其扶阳抑阴之意,非故恶夫阴也,亦畏其败坏阳德,而戕伐乎乾坤之生意耳。以故一阴之生,譬如一贼,履霜坚冰至,贵在谨乎微,此诚医学之纲领,生命之枢机也。是以易之为书,一言一字,皆藏医学之指南;一象一爻,咸寓尊生之心鉴。故圣人立象以尽意,设卦以尽情伪,系辞焉以尽言,变而通之以尽利,鼓之舞之以尽神,虽不言医而义尽其中矣。故天之变化,观易可见;人之情状,于象可验;病之阴阳,有法可按。丽于形者,不能无偶;施于色者,不能无辨。是以君子将有为也,察之以理,其应如向,神以知来,知以藏往,参伍以变,错综其数,通其变,极其数,寂然不动,感而遂通天下之故,非天下之至精至神,其孰能与于此? 与于此者,大其道以合天地,廓其心以合至真,融其气以生万物,和其神以接兆民。是谓得天地之纲,知阴阳之房,见精神之窟,搜隐秘之藏。然而易天地之易诚难,未敢曰斡旋造化;易身心之易还易,岂不可变理阴阳? 故以易之变化参乎医,则有象莫非医,医尽回天之造化;以医之运用赞乎易,则一身都是易,易真系我之安危。予故曰易具医之理,医得易之用。学医不学易,必谓医学无难,如斯而已也,抑孰知目视者有所不见,耳听者有所不闻,终不免一曲之陋;知易不知医,必谓易理深玄,渺茫难用也,又何异畏寒者得裘不衣,畏饥者得羹不食,可惜了错过此生。然则医不可以无易,易不可以无医,设能兼而有之,则易之变化出乎天,医之运用由乎我。运一寻之木,转万斛之舟;拨一寸之机,发千钧之弩。为虚为实者易之,为寒为热者易之,为刚为柔者易之,为动为静者易之,高下者易其升降,表里者易其浮沉,缓急者易其先后,逆顺者易其假真。知机之道者,机触于目,神应于心,无能见有,实能见虚,前知所向,后知所居。故可以易危为安,易乱为治,易亡为存,易祸为福。致心于玄境,致身于寿域,气数可以挽回,天地可以反复,固无往而非医,亦无往而非易,易之与医,宁有二哉? 然而用易者所用在变,用医者所用在宜。宜中有变,变即宜也;变中有宜,宜即变也。第恐求宜于变,则千变万变,孰者为宜? 求变于宜,则此宜彼宜,反滋多变。有善求者,能于棼杂中而独知所归,千万中而独握其一,斯真知医易之要者矣。然而知归知一,岂易言哉? 余忽于孔子之言,有以得之,曰知止而后有定也。夫止即归之根,一之极也。盖病之止,止于生,功之止,止于成;恶之止,止于去;善之止,止于积。事之得失也必有际,际即止也;数之利钝也必有垠，垠即止也。至若一动一静，一语一默之间，无不皆有所止。止之所在，即理之窟也，即化之基也，即不二之门也。能知止所，有不定乎？既定矣，有不静乎？既静矣，有不安乎？既安矣，有不虑乎？既虑矣，有不得乎？所得者何？得诸易即得其变，得诸医即得其宜。然则得由乎虑，而虑由乎止。所谓止者，意有在而言难达也，姑拟其近似者曰：易有不易之易，宜有不疑之宜，即止所也。又拟之曰：必先于不摇不动处，立定脚跟；然后于无二无三处，认斯真一，亦止所也。夫止为得之本，得是止之末；得之生意萌乎止，止之实效归于得。观孟子曰：不动心。邵尧夫不语禅曰：请观风急天寒夜，谁是当门定脚人？此二子之功夫，谓不从止处得来耶？止之为义，神哉至矣！是诚医易之门路也。有能知此，则福胎于祸者，何祸不消？危生于安者，何危不却？夫是之调养生主，何不可也？夫是之谓医国手，亦何不可也？又岂特以一匕之济，足云医易之义哉？嗟呼！圣贤之心，千古一贯；乐吾斯道，仁爱无穷。秘发鬼神，二竖奚从逃遁？玄同天地，六宫焉有西东？醉造化于虚灵，美壶中之日月；运阴阳于掌握，滴指上之阳春。至精至微，蒙圣人之教诲；其得其失，由自己之惰勤。五十学易，讵云已晚？一朝闻道，立证羲黄。即道即心，谁无先觉；余虽不敏，犹企医王。因尔重申其义曰：不知易不足以言太医，亦冀夫掖斯道之门墙。谨纪夫着论之岁月，则皇明之万历，壬子之一阳。

第二十节 肾上腺病理

〖Cushing 综合征-肾腺阴虚及阳〗

辨识要点 ① 符合 Cushing 综合征病理诊断;② 下丘脑性 Cushing 综合征促肾上腺皮质激素释放激素分泌过多;③ 垂体性 Cushing 综合征垂体促肾上腺皮质激素分泌过多;④ 双侧肾上腺弥漫性中度肥大;⑤ 肾上腺重量可达 20 克;⑥ 肾上腺切面皮质厚度超过 2 毫米;⑦ 肾上腺网状带和束状带细胞增生;⑧ 肾上腺性 Cushing 综合征肾上腺分泌大量皮质醇;⑨ 血促肾上腺皮质激素浓度降低;⑩ 双肾上腺显著增生肥大;⑪ 肾上腺重量超过 50 克;⑫ 肾上腺网状带及束状带细胞弥漫增生;⑬ 结节状增生者多为束状带细胞;⑭ 异位性 Cushing 综合征异位分泌促肾上腺皮质激素;⑮ 常见小细胞肺癌或恶性胸腺瘤或胰岛细胞瘤;⑯ 医源性 Cushing 综合征由于长期大量使用糖皮质激素;⑰ 下丘脑-垂体-肾上腺皮质轴受抑制;⑱ 肾上腺萎缩;⑲ 舌红苔少脉细数。

治疗推荐 ①《景岳全书》菟丝煎:菟丝子、鹿角霜、人参、山药、当归、酸枣仁、茯苓、远志、炙甘草,常规剂量,每日两次水煎服。②《奇效良方》仙灵脾散:淫羊藿、天雄、石斛、天麻、牛膝、麻黄、川芎、五加皮、萆薢、丹参、桂心、当归、防风、羌活、虎胫骨、槟榔,常规剂量,每日两次水煎服。③《圣济总录》地黄沉香丸:沉香、鹿茸、肉苁蓉、牛膝、附子、菟丝子、黄芪、熟地、蒺藜子、巴戟天、川芎、石斛、木香、山茱萸、羌活、补骨脂、蛇床子、人参、川楝子、桂枝、槟榔、茴香子、骨碎补、安息香,常规剂量研为细末,炼蜜为丸如梧桐子大,每次 30 粒,每日两次温水送服。

思路拓展 《类经图翼·大宝论》:为人不可不知医,以命为重也,而命之所系,惟阴与阳,不识阴阳,焉知医理? 此阴阳之不可不论也。夫阴阳之体,曰干与坤;阴阳之用,曰水与火;阴阳之化,曰形与气。以生杀言,则阳主生,阴主杀;以寒热言,则热为阳,寒为阴。若其生化之机,则阳先阴后,阳施阴受。先天因气以化形,阳生阴也;后天因形以化气,阴生阳也。形即精也,精即水也;神即气也,气即火也。阴阳二气,最不宜偏,不偏则气和而生物,偏则气乖而杀物。《经》曰:阴平阳秘,精神乃治;阴阳离决,精气乃绝。此先王悯生民之夭厄,因创明医道,以垂惠万世者,在教人以察阴阳、保生气而已也。故《内经》于阴阳之理,惟恐人之不明,而切切谆谆,言之再四。奈何后学,犹未能明,余请先言其二,而后言其一。夫二者阴也,后天之形也;一者阳也,先天之气也。神由气化,而气本乎天,所以发生吾身者,即真阳之气也;形以精成,而精生于气,所以成立吾身者,即真阴之气也。观《上古天真论》曰:女子二七而后天癸至,男子二八而后天癸至。非若阴生在后而阴成之难乎? 又《阴阳应象大论》曰:人年四十而阴气自半也。非若阴衰在前而阴雕之易乎? 所谓阴者,即吾之精而造吾之形。夫无形则无患,有形必有毁。故人生全盛之数,惟二八之后,以至四旬之外,前后止二十余年而形体渐衰矣,此诚阴虚之象也。由此观之,即谓之阳道实、阴道虚若无不可。故丹溪引日月之盈亏,以为阳常有余、阴常不足之论,而立补阴、大补等丸,以黄柏、知母为神丹,家传户用,其害孰甚? 殊不知天癸之未至,本由乎气;而阴气之自半,亦由乎气。是形虽在阴,而气则仍从阳也。此死生之机,不可不辨。余所谓先言其二者,即此是也。何谓其一? 一即阳也,阳之为义大矣。夫阴以阳为主,所关于造化之原,而为性命之本者,惟斯而已。何以见之? 姑举其最要者,有三义焉:一曰形气之辨,二曰寒热之辨,三曰水火之辨。夫形气者,阳化气,阴成形,是形本属阴,而凡通体之温者,阳气也;一生之活者,阳气也;五官五脏之神明不测者,阳气也。及其既死,则身冷如冰,灵觉尽灭,形固存而气则去,此以阳脱在前,而阴留在后,是形气阴阳之辨也,非阴多于阳乎?二曰寒热者,热为阳,寒为阴;春夏之暖为阳,秋冬之冷为阴。当长夏之暑,万国如炉,其时也,凡草木昆虫,咸苦煎炙;然愈热则愈繁,不热则不盛。及乎一夕风霜,即僵枯遍野。是热能生物,而过热者惟病;寒无生意,而过寒则伐尽。然则热无伤而寒可畏,此寒热阴阳之辨也,非寒强于热乎?三曰水火者,水为阴,火为阳也。造化之权,全在水火,而水火之象有四,则日为太阳,火为少阳,水为太阴,月为少阴,此四象之真形而人所未达也。余言未竟,适一耽医之客过余者,闻而异之曰:月本太阴,火岂少阳?古无是说,何据云然?亦有所谓乎?曰:阳主乎外,阴主乎内,此阴阳之定位也;阳中无太阴,阴中无太阳,此阴阳之专主也。日丽乎天,此阳中之阳也,非太阳乎?月之在天,阳中之阴也,非少阴乎?水行于地,阴中之阴也,非太阴乎?火之在地,阴中之阳也,非少阳乎?此等大义,诚丹溪所未知,故引日月盈亏,以证阴阳虚实。亦焉知水大于月,独不虑阳之不足、阴之太过乎?客曰:阴阳太少之说,固若有理;至于水大于月,便是阴之有余,则凡天下之火不少也,阳岂独在于日乎?曰:是更有妙理存也。夫阴阳之性,太者气刚,故日不可灭,水不可竭,此日为火之本,水为月之根也;少者气柔,故火有时息,月有时缺,此火是日之余,月是水之余。惟其不灭者,方为真火;而时作时止者,岂即元阳?故惟真阳之火,乃能生物;而燎原之凡火,但能焦物病物。未闻有以烘炙而生物者,是安可以火喻日也?客曰:若如此言,则水诚太阴矣;然何以云天一生水?水非阳乎?又何以云水能生万物,水非生气乎?曰:此问更妙。夫天一者,天之一也,一即阳也,无一则止于六耳。故水之生物者,赖此一也;水之化气者,亦赖此一也。不观乎春夏之水,土得之而能生能长者,非有此一乎?秋冬之水,土得之而不生不长者,非无此一乎?不惟不生而自且为冻,是水亦死矣。可见水之所以生,水之所以行,孰非阳气所主?此水中有阳耳,非水即为阳也。客曰:然则生化之权,皆由阳气,彼言阳有余者,诚非谬也,而子反虑其不足,非过虑乎?曰:余为此论,正为此耳。惟恐人之不悟,故首言形气,次言寒热,此言水火,总欲辨明阳非有余,不可罔顾之义。夫阳主生,阴主杀。凡阳气不充,则生意不广,而况于无阳乎?故阳惟畏其衰,阴惟畏其盛,非阴能自盛也,阳衰则阴盛矣。凡万物之生由乎阳,万物之死亦由乎阳,非阳能死物也,阳来则生,阳去则死矣。试以太阳证之,可得其象。夫日行南陆,在时为冬,斯时也,非无日也,第稍远耳,便见严寒难御之若此,万物凋零之若此。然则天地之和者,惟此日也;万物之生者,亦惟此日也。设无此日,则天地虽大,一寒质耳,岂非六合尽冰壶,乾坤皆地狱乎?人是小乾坤,得阳则生,失阳则死。阳衰者,即亡阳之渐也;恃强者,即致衰之兆也。可不畏哉!故伏羲作易,首制一爻,此立元阳之祖也。文王衍易,凡六十四卦,皆以阳喻君子,阴喻小人,此明阳气之德也。干之彖曰:大哉干元,万物资始,乃统天。此言元贯四德,阳为发育之首也。坤之初六曰:履霜坚冰至。此虑阴之渐长,防其有妨化育。大有之彖曰:大有元亨,火在天上。此言阳德之亨,无所不照也。《系辞》曰:天地之大德曰生。此切重生生之本也。《内经》曰:凡阴阳之要,阳密乃固。此言阴之所恃者,惟阳为主也。又曰:阳气者若天与日,失其所则折寿而不彰,故天运当以日光明。此言天之运,人之命,元元根本,总在太阳无两也。凡此经训,盖自伏羲、黄帝、文王、岐伯、周公、孔子,六大圣人,千古相传,若出一口,岂果余之私虑哉?由此言之,可见天之大宝,只此一丸红日;人之大宝,只此一息真阳。孰谓阳常有余,而欲以苦寒之物,伐此阳气,欲保生者,可如是乎?客曰:至哉!余得闻所生之自矣。然既有其道,岂无其法,欲固此阳,计从安出?曰:但知根本,即其要也。

曰：何为根本？曰：命门是也。曰：余闻土生万物，故脾胃为五脏六腑之本；子言命门，余未解也。曰：不观人之初生，生由脐带，脐接丹田，是为气海，即命门也。所谓命门者，先天之生我者，由此而受；后天之我生者，由此而栽也。夫生之门即死之户，所以人之盛衰安危，皆系于此者，以其为生气之源，而气强则强，气衰则病，此虽至阴之地，而实元阳之宅。若彼脾胃者，乃后天水谷之本，犹属元阳之子耳。子欲知医，其母忽此所生之母焉。言难尽意，请再着真阴论以悉之何如？客忻然曰：愿再闻其义。

〖醛固酮增多症-阴虚火旺〗

辨识要点　① 符合醛固酮增多症病理诊断；② 原发性醛固酮增多症多由肾上腺肿瘤引起；③ 少数为肾上腺皮质增生所致；④ 肾上腺球状带细胞增生；⑤ 高钠血症；⑥ 低钾血症；⑦ 高血压；⑧ 肾素降低；⑨ 继发性醛固酮增多症肾素-血管紧张素分泌过多；⑩ 肾上腺球状带细胞增生；⑪ 舌红苔少脉数。

治疗推荐　①《外台秘要》卷 17 垂命茯苓丸：茯苓、白术、泽泻、牡蒙、桂心、牡蛎、牡荆子、山药、杜仲、天雄、人参、石长生、附子、干姜、菟丝子、巴戟天、肉苁蓉、山茱萸、天门冬、炙甘草，常规剂量研为细末，炼蜜和丸如梧桐子大，每次 30 粒，每日两次温水送服。②《太平圣惠方》卷 44 磁石散：磁石、沉香、山茱萸、黄芪、桂枝、五味子、熟地、肉苁蓉、附子、萆薢、茯苓、牛膝、人参，常规剂量研末为散，每次五钱，每日两次煎散为汤温服。③《圣济总录》卷 6 羚羊角散：羚羊角、石斛、川芎、知母、山茱萸、薏苡仁、白芷、曲棘针、炙甘草、芍药、紫菀、天雄、防风、牛膝、枳壳、蔓荆实、石南叶、杏仁、麻黄、龙骨、黄芩、防己、白术、萆薢、蔓菁花、赤茯苓、葛根、羌活、苍耳心、车前子、桑白皮、菊花、酸枣仁、当归、藁本、秦艽、细辛、丹参、乌蛇、陈皮，常规剂量研末为散，每次五钱，每日两次煎散为汤温服。

思路拓展　《类经图翼·真阴论》：凡物之死生，本由阳气；顾今人之病阴虚者十常八九，又何谓哉？不知此一阴字，正阳气之根也。盖阴不可以无阳，非气无以生形也；阳不可以无阴，非形无以载气也。故物之生也生于阳，物之成也成于阴，此所谓元阴元阳，亦曰真精真气也。前篇言阴阳之生杀者，以寒热言其性用也；此篇言阴阳之生成者，以气质言其形体也。性用操消长之权，形体系存亡之本。欲知所以死生者，须察乎阳，察阳者，察其衰与不衰；欲知所以存亡者，须察乎阴，察阴者，察其坏与不坏，此保生之要法也。稽之前辈，殊有误者，不识真阴面目，每多矫强立言。自河间主火之说行，而丹溪以寒苦为补阴，举世宗之，莫能禁止。揆厥所由，盖以热证明显，人多易见，寒证隐微，人多不知，而且于虚火实火之间，尤为难辨。亦孰知实热为病者，十中不过三四；虚火为病者，十中尝见六七。夫实热者，凡火也，凡火之盛，元气本无所伤，故可以苦寒折之，信手任心，何难之有？然当热去即止，不可过用，过则必伤元气，况可误从为火乎？虚火者，真阴之亏也，真阴不足，又岂苦劣难堪之物，所能填补？矧沉寒之性，绝无生意，非惟不能补阴，抑且善败真火，若屡用之，多令人精寒无子，且未有不暗损寿元者；第阴性柔缓，而因循玩用，弗之觉耳。尝见多寿之人，无不慎节生冷，所以得全阳气；即有老人，亦喜凉者，正以元阳本足，故能受寒，非寒凉之寿之也。由此观之，足征余言之非谬矣。盖自余有知以来，目睹苦寒之害人者，已不可胜纪。此非时医之误，实二子传之而然，先王仁受之德，遭敝于此，使刘朱之言不息，则轩岐之泽不彰，是诚斯道之大魔，亦生民之厄运也。夫成德掩瑕，岂非君子，余独何心，敢议先辈。盖恐争之不力，终使后人犹豫，长梦不醒，贻害弥深。顾余之念，但知有轩岐，而不知有诸子；但知有好生，而不知有避讳，此言之不容已也。然言之不明，孰若无言，余请详言真阴之象、真阴之脏、真阴之用、真阴之病、真阴之治，以悉其义。所谓真阴之象者,犹家宅也,犹器具也,犹妻外家也。所贵乎家宅者,所以蓄财也,无家宅则财必散矣;所贵乎器具者,所以保物也,无器具则物必毁矣;所贵乎妻外家者,所以助夫也,无妻外家则夫必荡矣。此阴以阳为主,阳以阴为根也。《经》曰:五脏者,主藏精者也,不可伤,伤则失守而阴虚,阴虚则无气,无气则死矣。非以精为真阴乎?又曰:形肉已脱,九候虽调犹死。非以形为真阴乎?观形质之坏与不坏,即真阴之伤与不伤,此真阴之象,不可不察也。所谓真阴之脏者,凡五脏五液,各有所主,是五脏本皆属阴也;然《经》曰:肾者主水,受五脏六腑之精而藏之。故五液皆归乎精,而五精皆统乎肾,肾有精室,是曰命门,为天一所居,即真阴之腑。精藏于此,精即阴中之水也;气化于此,气即阴中之火也。命门居两肾之中,即人身之太极,由太极以生两仪,而水火具焉,消长系焉,故为受生之初,为性命之本。欲治真阴而舍命门,非其治也,此真阴之脏,不可不察也。所谓真阴之用者,凡水火之功,缺一不可。命门之火,谓之元气;命门之水,谓之元精。五液充,则形体赖而强壮;五气治,则营卫赖以和调。此命门之水火,即十二脏之化源。故心赖之,则君主以明;肺赖之,则治节以行;脾胃赖之,济仓廪之富;肝胆赖之,资谋虑之本;膀胱赖之,则三焦气化;大小肠赖之,则传导自分。此虽云肾脏之伎巧,而实皆真阴之用,不可不察也。所谓真阴之病者,凡阴气本无有余,阴病惟皆不足。即如阴胜于下者,原非阴盛,以命门之火衰也;阳胜于标者,原非阳盛,以命门之水亏也。水亏其源,则阴虚之病叠出;火衰其本,则阳虚之证迭生。如戴阳者,面赤如朱;格阳者,外热如火。或口渴咽焦,每引水以自救;或躁扰狂越,每欲卧于泥中。或五心烦热而消瘅骨蒸,或二便秘结而溺浆如汁。或为吐血衄血,或为咳嗽遗精。或斑黄无汗者,由津液之枯涸;或中风瘛瘲者,以精血之败伤。凡此之类,有属无根之焰,有因火不归原,是皆阴不足以配阳,病在阴中之水也。又如火亏于下,则阳衰于上,或为神气之昏沉,或为动履之困倦,其有头目眩晕而七窍偏废者,有咽喉哽咽而呕恶气短者,皆上焦之阳虚也;有饮食不化而吞酸反胃者,有痞满隔塞而水泛为痰者,皆中焦之阳虚也;有清浊不分而肠鸣滑泄者,有阳痿精寒而脐腹多痛者,皆下焦之阳虚也。又或畏寒洒洒者,以火脏之阳虚,不能御寒也;或肌肉膹胀者,以土脏之阳虚,不能制水也;或拘挛痛痹者,以木脏之阳虚,不能营筋也;或寒嗽虚喘,身凉自汗者,以金脏之阳虚,不能保肺也;或精遗血泄,二便失禁,腰脊如折,骨痛之极者,以水脏之阳虚,精髓内竭也。凡此之类,或以阴强之反克,或由元气之被伤,皆阳不足以胜阴,病在阴中之火也。王太仆曰:寒之不寒,责其无水;热之不热,责其无火。无火无水,皆在命门,总曰阴虚之病,不可不察也。所谓真阴之治者,凡乱有所由起,病有所由生,故治病必当求本。盖五脏之本,本在命门,神气之本,本在元精,此即真阴之谓也。王太仆曰:壮水之主,以制阳光;益火之源,以消阴翳。正此谓也。许学士曰:补脾不如补肾。亦此谓也。近惟我明薛立斋,独得其妙,而常用仲景八味丸,即益火之剂也;钱氏六味丸,即壮水之剂也。每以济人,多收奇效,诚然善矣;第真阴既虚,则不宜再泄,二方俱用茯苓泽泻,渗利太过,即仲景金匮,亦为利水而设,虽曰于大补之中,加此何害,然未免减去补力,而奏功为难矣。使或阴气虽弱,未至大伤,或脏气微滞,而兼痰湿水邪者,则正宜用此;若精气大损,年力俱衰,真阴内乏,虚痰假火等证,即从纯补,犹嫌不足,若加渗利,如实漏卮矣。故当察微甚缓急,而用随其人,斯为尽善。余及中年,方悟补阴之理,因推展其义,用六味之意,而不用六味之方,活人应手之效,真有不能尽述者。夫病变非一,何独重阴?有弗达者,必哂为谬,姑再陈之,以见其略。如寒邪中人,本为表证,而汗液之化,必由乎阴也;中风为病,身多偏枯,而筋脉之败,必由乎阴也。虚劳生火,非壮水何以救其燎原？泻泄正阴，非补肾何以固其门户？膨胀由乎水邪，主水者须求水脏；关格本乎阴虚，欲强阴舍阴不可。此数者，乃疾病中最大之纲领，明者觉之，可因斯而三反矣。故治水治火，皆从肾气，此正重在命门，而阳以阴为基也。老子曰：知其雄，守其雌。夫雄动而作，雌静而守，然动必归静，雄必归雌，此雄之不可不知，雌之不可不守也。邵子曰：三月春光留不住，春归春意难分付。凡言归者必归家，为问春家在何处？夫阳春有脚，能去能来，识其所归，则可藏可留，而长春在我矣。此二子之教我，真我之大宗师也。人能知雄之有雌，春之有家，则知真阴之为义矣。

〔特发性肾上腺萎缩-肾上腺风痹〕

辨识要点　① 符合特发性肾上腺萎缩病理诊断；② 自身免疫性肾上腺炎；③ 血抗肾上腺皮质细胞线粒体和微粒体抗体阳性；④ 肾上腺高度萎缩；⑤ 肾上腺皮质菲薄；⑥ 肾上腺大量淋巴细胞和浆细胞浸润；⑦ 舌红苔少脉细数。

治疗推荐　①《太平惠民和剂局方》琥珀黑龙丹：五灵脂、当归、川芎、生地、高良姜、花乳石、琥珀、乳香、硫黄、百草霜，常规剂量研为细末，米醋煮糊为丸如弹子大，每次一丸，每日两次温水送服。②《太平圣惠方》卷7菟丝子散：菟丝子、鹿茸、肉苁蓉、桑螵蛸、牡蛎、五味子、鸡内金，常规剂量研末为散，每次五钱，每日两次煎散为汤温服。③《妇人良方大全》菟丝子补肾汤：菟丝子、石斛、石决明、菊花、当归、谷精草、茺蔚子、潼蒺藜、陈皮、炒谷芽，常规剂量，每日两次水煎服。

思路拓展　《类经图翼·真阴论》：余因制二归丸方，愿与知本知音者共之。左归丸：治真阴肾水不足，不能滋溉营卫，渐至衰羸，或虚热往来，自汗盗汗，或神不守舍，血不归原，或劳损伤阴，或遗淋不禁，或气虚昏运，或眼花耳聋，或口燥舌干，或腰酸腿软。凡精髓内竭，津液枯涸等证，俱速宜壮水之主，以培左肾之元阴，此方主之。大杯熟地八两，山药四两，山茱萸肉四两，龟胶四两，川牛膝三两，鹿角胶二两，菟丝子三两，枸杞子三两，上先将熟地杵膏，加炼蜜和丸桐子大，每食前用滚白汤送下百余丸。如真阴失守，虚火炎上者，宜用纯阴至静之荆，于本方去枸杞、鹿胶，加女贞子三两，麦门冬三两。若火烁肺金，干枯多嗽者，仍加百合三两。如夜热骨蒸，加地骨皮三两。小水不利，加茯苓三两。如大便燥涩，去菟丝，加肉苁蓉酒洗三两。如血虚有滞者，于本方加当归四两。凡五液皆主于肾，故凡属阴分之药，亦无不皆能走肾，有谓必须引导者，皆见之不明耳。右归丸：治元阳不足，或先天禀衰，或劳伤过度，以致命门火衰，不能生土，而为脾胃虚寒，饮食少进，或呕恶膨胀，或反胃隔塞，或怯寒畏冷，或脐腹多痛，或大便不实，泻利频作，或小水自遗，虚淋寒疝，或以寒侵溪谷，而为肢节痹痛，或以寒在下焦，而为水邪浮肿。总之真阳不足者，必神疲气怯，或心跳不宁，或四体不收，或眼见邪魔，或阳衰无子等证，俱速宜益火之源，以培右肾之元阳，此方主之。大怀熟地八两，山药四两，山茱萸三两，枸杞四两，鹿角胶四两，菟丝子四两，杜仲四两，当归三两，大附子二两至六两，肉桂二两至四两，上丸法如前，或丸如弹子大，每嚼服二三丸，以滚白汤送下，则效速更妙。如阳衰气虚，必加人参以为之主，或二三两，或五六两，随人虚实以为增减。盖人参之功，随阳药则入阳分，随阴药则入阴分。故欲补命门之阳，非此不能速效。如阳虚精滑，或带浊便溏，加补骨脂酒炒三两。或飧泄、肾泄不止，仍加肉豆蔻，用面炒去油三两。如呕恶吞酸，可加干姜三两。如腹痛不止，可加吴茱萸二两，汤泡三次炒用。制附子法，择大附子重两许者，半斤可得制净附子六两，先用大甘草四两，煎浓汤，浸附子至二三日，剥去薄皮，切四块，又浸一日，俟其极透，取起少凉即切为片,用微火徐炒,至七分熟意,即可用矣;若炒至太过,恐全失其性。左归饮:此壮水之剂也,凡命门之阴衰阳胜者,宜用此饮加减主之。熟地二三钱至一二两,山药二钱,山茱萸一二钱,炙甘草一钱,枸杞二钱,茯苓一钱五分,水二钟,煎七八分,食远温服。如肺热而烦者,可加麦门冬二钱。如肺热多嗽者,可加百合二钱。如血少者,可加当归二钱。血滞而热者,可加丹皮二钱。阴虚不宁者,加女贞子二钱。如血热妄动者,可加生地二三钱。如脾热易饥者,及多汗伤阴者,可加芍药二钱。如心热多躁者,可加玄参二钱。如肾热骨蒸者,可加地骨皮二钱。如津枯热渴者,可加天花粉二钱。如上实下虚者,可加牛膝二钱以导之。右归饮:此益火之剂也,凡命门之阳衰阴胜者,宜用此饮加减主之。大怀熟地用法如前,山药二钱,山茱萸肉一钱五分,炙甘草一钱,枸杞二钱,杜仲二钱,肉桂一钱至二钱,制附子随宜用之至三钱止,水二钟,煎七八分,食远温服。如气虚血脱,或厥或昏,或汗或运,或虚狂,或短气者,可加人参,自一二钱以至一二两。如火衰不能生土,而或为呕恶,或为吞酸者,可加炮姜一二三钱。如阳衰中寒而泄泻不止,腹痛无休,所用制附子,自一钱以至二三钱,亦须人参兼用,或再加肉豆蔻二钱。如小腹疼痛,加至桂附仍不止者,再加吴茱萸一钱许以佐之。如淋遗白带,脐腹疼痛者,加补骨脂一二钱炒熟捣碎用。如血凝血少者,可加当归二三钱。

【肾上腺皮质瘤-肾上腺皮质结瘕】

辨识要点 ① 符合肾上腺皮质腺瘤病理诊断;② 肾上腺皮质良性肿瘤;③ 肿瘤直径 1～5 厘米,重10～70 克;④ 肿瘤常有完整包膜,切面实性,金黄色或棕黄色;⑤ 肿瘤由富含类脂质的透明细胞构成;⑥ 肿瘤核小,瘤细胞排列成团;⑦ 富含毛细血管的少量间质分隔肿瘤;⑧ 皮质腺瘤压迫周围组织;⑨ 舌红苔白脉数。

治疗推荐 ①《太平惠民和剂局方》伏火二气丹:硫黄四两,黑锡、水银、丁香、干姜各半两,先熔黑锡,后下水银,结砂子,与硫黄一处再研成黑灰色,次入余药研匀,用生姜自然汁煮糊为丸如梧桐子大,每服五粒,每日两次生姜汤送服。②《摄生众妙方》金花如圣散:苍术、川乌、草乌、川芎、细辛、防风、白芷、白术、全蝎、雄黄,常规剂量研末为散,每次五钱,每日两次煎散为汤温服。③《镐京直指》棱莪散:莪术、三棱、地鳖虫、延胡索、山楂肉、香附、茜草、瓦楞子、厚朴、红木香,常规剂量研末为散,每次五钱,每日两次煎散为汤温服。

思路拓展 ①《景岳全书·命门余义》:命门之义,《内经》本无,惟越人云:肾有两者,非皆肾也。左者为肾,右者为命门。命门者,诸神精之所舍,原气之所系,男子以藏精,女子以系胞也。余以其义有未尽,且有可疑,故著有《三焦包络命门辩》,附梓《类经》之末,似已尽其概矣。然而犹有未尽者,恐不足以醒悟后人。兹因再悉其蕴,条列于下。命门为精血之海,脾胃为水谷之海,均为五脏六腑之本。然命门为元气之根,为水火之宅。五脏之阴气,非此不能滋。五脏之阳气,非此不能发。而脾胃以中州之土,非火不能生,然必春气始于下,则三阳从地起,而后万物得以化生。岂非命门之阳气在下,正为脾胃之母乎?吾故曰:脾胃为灌注之本,得后天之气也;命门为化生之源,得先天之气也,此其中固有本末之先后。观东垣曰:补肾不若补脾。许知可曰:补脾不若补肾。此二子之说,亦各有所谓,固不待辩而可明矣。命门有火候,即元阳之谓也,即生物之火也。然禀赋有强弱,则元阳有盛衰;阴阳有胜负,则病治有微甚,此火候之所以宜辩也。兹姑以大纲言之,则一阳之元气,必自下而升,而三焦之普护,乃各见其候。

盖下焦之候如地土，化生之本也；中焦之候如灶釜，水谷之炉也；上焦之候如太虚，神明之宇也。下焦如地土者，地土有肥瘠而出产异，山川有浓薄而藏蓄异，聚散操权，总由阳气。人于此也，得一分即有一分之用，失一分则有一分之亏。而凡寿夭生育及勇怯精血病治之基，无不由此元阳之足与不足，以为消长盈缩之主，此下焦火候之谓也。中焦如灶釜者，凡饮食之滋，本于水谷，食强则体壮，食少则身衰，正以胃中阳气，其热如釜，使不其然，则何以朝食午即化，午食申即化，而釜化之速不过如此。观灶釜之少一炬则迟化一顷，增一炬则速化一时，火力不到，则全然不化，即其证也。故脾胃之化与不化，及饮食之能与不能，亦总由阳明之气有强与不强，而阴寒之邪有犯与不犯耳。及其病也，则渐痞渐胀，或隔或呕，或十化其三五，或膨聚而不消，或吞酸嗳腐而食气不变，或腹疼肚痛而终日不饥，或清浊不分，或完谷不化。盖化则无不营运，不化则无不留滞。营运则为气为血，留滞则为积为痰。此其故，谓非胃气之不健乎？而何以不健，谓非火候之无力乎？今见治痞治胀，及治吞酸嗳腐等症，无论是热非热，动辄呼为胃火，余烬其几，尚能堪否？此中焦火候之谓也。上焦如太虚者，凡变化必着于神明，而神明必根于阳气。盖此火生气，则无气不至，此火化神，则无神不灵。阳之在下则温暖，故曰：相火以位，阳之在上则昭明，故曰君火以明。是以阳长则阴消，而离照当空。故五官治而万类盛，阳衰则阴胜，而阳为阴抑，故聪明夺而神气减。而凡人之声色动定及智愚贤不肖之有不齐者，何非阳德为之用，此上焦火候之谓也。此以三焦论火候，则各有所司，而何以皆归之命门？不知水中之火，乃先天真一之气，藏于坎中，此气自下而上，与后天胃气相接而化，此实生生之本也。是以花萼之荣在根柢，灶釜之用在柴薪。使真阳不发于渊源，则总属无根之火矣。火而无根，即病气也，非元气也。故《易》以雷在地下而为复，可见火之标在上，而火之本则在下。且火知就燥，性极畏寒。若使命门阴胜，则元阳畏避，而龙火无藏身之地，故致游散不归，而为烦热格阳等病。凡善治此者，惟从其性，但使阳和之气直入坎中，据其窟宅而招之诱之，则相求同气，而虚阳无不归原矣。故曰：甘温除大热，正此之谓也。奈何昧者不明此理，多以虚阳作实热，不思温养此火，而但知寒凉可以灭火，安望其尚留生意而不使之速毙耶！此实医家第一活人大义，既从斯道，不可不先明斯理。倘三焦有客热邪火，皆凡火耳，固不得不除。而除火何难，是本非正气火候之谓也。学人于此，当深明邪正二字，则得治生之要矣。命门有生气，即干元不息之几也。无生则息矣。盖阳主动，阴主静；阳主升，阴主降。惟动惟升，所以阳得生气；惟静惟降，所以阴得死气。故干元之气，始于下而盛于上，升则向生也；坤元之气，始于上而盛于下，降则向死也。故阳生子中而前升后降，阴生午中而前降后升。此阴阳之岐，相间不过如毛发，及其竟也，则谬以千里，而死生之柄，实惟此毫厘升降之机耳。又如水暖则化气，化气则升无不生也；水寒则成冰，成冰则降无不死也。故肾气独沉，则奉生者少，即此生气之理也。至若人之生气，则无所不在，亦无所不当察。如脏腑有生气，颜色有生气，声音有生气，脉息有生气，七窍有生气，四肢有生气，二便有生气。生气即神气，神自形生，何不可辩？衰者速培，犹恐不生，尚堪伐乎？而况其甚者乎。故明师察此，必知孰者已亏，孰者犹可，孰者能益生气，孰者能损生气，孰者宜先攻病气以保生气，孰者宜先固生气以御病气。务思病气虽如此，生气将如何；见在虽如此，日后将如何。使不有原始要终之明，则皆寸光之流耳。虽然，此徒以斯道为言也。而斯道之外，犹有说焉。夫生气者，少阳之气也。少阳之气，有进无退之气也。此气何来，无非来自根本；此气何用，此中尤有玄真。盖人生所贵，惟斯气耳。而出入之权在呼吸，斯气数之宝藏也。河车之济在辘轳，实转运之神机也。其进其退,其得其失,总在生息之间,而彭殇之途于斯判矣。《经》曰:得神者昌,失神者亡。即此生气之谓也。予见遭剥于是者不可胜纪,故特明其义于此。命门有门户,为一身巩固之关也。《经》曰:仓廪不藏者,是门户不要也。水泉不止者,是膀胱不藏也。得守者生,失守者死。又曰:肾者,胃之关也。关门不利,故聚水而从其类也。又曰:北方黑色,入通于肾,开窍于二阴。是可见北门之主,总在乎肾,而肾之政令,则总在乎命门。盖命门为北辰之枢,司阴阳柄,阴阳和则出入有常,阴阳病则启闭无序。故有为癃闭不通者,以阴竭水枯,干涸之不行也;有为滑泄不禁者,以阳虚火败,收摄之无主也。阴精既竭,非壮水则必不能行;阳气既虚,非益火则必不能固,此固其法也。然精无气不行,气无水不化,此其中又有可分不可分之妙用,亦在乎慧者之神悟,有非可以笔楮尽者。命门有阴虚,以邪火之偏胜也。邪火之偏胜,缘真水之不足也。故其为病,则或为烦渴,或为骨蒸,或为咳血吐血,或为淋浊遗泄。此虽明是火证,而本非邪热实热之比。盖实热之火其来暴,而必有感触之故;虚热之火其来徐,而必有积损之因。此虚火实火之大有不同也。凡治火者,实热之火可以寒胜,可以水折,所谓热者寒之也;虚热之火不可以寒胜,所谓劳者温之也。何也? 盖虚火因其无水,只当补水以配火,则阴阳得平而病自可愈。若欲去火以复水,则既亏之水未必可复,而并火去之,岂不阴阳两败乎。且苦寒之物,绝无升腾之生气,而欲其补虚,无是理也。故予之治此,必以甘平之剂,专补真阴,此虽未必即愈,自可无害,然后察其可乘,或暂一清解,或渐加温润,必使生气渐来,庶乎脾可健则热可退,肺渐润则嗽渐宁,方是渐复之佳兆,多有得生者。若但知知、柏为补阴,则愈败其肾,而致泄泻食减,必速其殆矣。②《太平惠民和剂局方·伏火二气丹》:治真元虚损,精髓耗伤,肾气不足,面黑耳焦,下虚上盛,头目眩晕,心腹刺痛,翻胃吐逆,虚劳盗汗,水气喘满,全不入食。妇人血气久冷,崩中漏下,癥瘕块癖,造化之功,济心肾交养之妙,大补诸虚。

〖嗜铬细胞瘤-肾上腺髓质阴虚火旺〗

辨识要点　① 符合嗜铬细胞瘤病理诊断;② 肾上腺髓质嗜铬细胞肿瘤;③ 肾上腺内副神经节瘤;④ 儿茶酚胺异常分泌;⑤ 常为单侧单发;⑥ 肿瘤 2～6 厘米,重约 100 克;⑦ 肿瘤可有完整包膜;⑧ 肿瘤切面灰白或粉红色常有出血、坏死、钙化及囊性变;⑨ 瘤细胞大多为角形细胞,少数为梭形或柱状细胞;⑩ 瘤细胞多形性,可出现瘤巨细胞;⑪ 瘤细胞胞质大量嗜铬颗粒;⑫ 瘤细胞呈索、团状排列,间质为血窦;⑬ 瘤细胞胞质内含有神经内分泌颗粒。⑭ 嗜铬细胞瘤表达 CgA、Syn;⑮ 舌红苔白脉数。

治疗推荐　①《外科精义》竹叶黄芪汤:淡竹叶、黄芪、当归、川芎、甘草、黄芩、芍药、人参、麦冬、半夏、石膏、生地,常规剂量,每日两次水煎服。②《太平圣惠方》卷 53 磁石散:磁石、熟地、麦冬、桑螵蛸、黄芪、人参、桂枝、茯苓、五味子、炙甘草、龙骨、萆薢,常规剂量研末为散,每次五钱,每日两次煎散为汤温服。③《济生方》卷 7 羚羊角散:羚羊角、独活、酸枣仁、五加皮、薏苡仁、防风、当归、川芎、茯神、杏仁、木香、炙甘草,常规剂量研末为散,每次五钱,每日两次煎散为汤温服。

思路拓展　①《类经图翼·三焦包络命门辨》。客有问曰:三焦包络命门者,医者之要领,脏腑之大纲,或言其有状,或言其无形,或言三焦包络为表里,或言三焦命门为表里,或言五脏各一,惟肾有两,左为肾,右为命门,命门者,男子以藏精,女子以系胞。若此数者,弗能无疑,千载而下,议论不定。夫理无二致,岂容纷纷若是哉? 果亦有归一之义否? 予曰:嘻! 医道之始,始自轩岐,轩岐之旨,昭诸灵素,灵素之妙,精确无遗。凡其所论,必因理而发;凡其命名,必因形而生。故内经之文,字无苟言,句无空发。

自后凡绍此统者,孰能外灵素之范围?而今之所以纷纷者,不无其由,盖自难经始也。难经述灵素而作,为诸家之最先,因其颇有谬误,遂起后世之惑,三千年来,无敢违背,而后世之疑,莫可解救,请先悉三焦心包络而次及其他焉。夫三焦者,五脏六腑之总司;包络者,少阴君主之护卫也。而二十五难曰:心主与三焦为表里,俱有名而无形。若谓表里则是,谓无形则非。夫名从形立,若果有名无形,则内经之言为凿空矣。其奈叔和启玄而下,悉皆宗之,而直曰三焦无状空有名。自二子不能辨,此后孰能再辨?及至徐遁、陈无择,始创言三焦之形,云有脂膜如掌大,正与膀胱相对,有二白脉自中出,夹脊而上贯于脑。予因遍考两经,在《灵枢·本输篇》曰:三焦者,中渎之府,水道出焉,属膀胱,是孤之府也。《本藏篇》曰:密理浓皮者三焦膀胱浓,粗理薄皮者三焦膀胱薄。以及缓急直结六者各有所分。《论勇篇》曰:勇士者,目深以固,长衡直扬,三焦理横。怯士者,目大而不减,阴阳相失,其焦理纵。《决气篇》曰:上焦开发,宣五谷味,熏肤充身泽毛,若雾露之溉,是谓气。中焦受气取汁,变化而赤,是谓血。《营卫生会篇》曰:营出于中焦,卫出于下焦。又曰:上焦出于胃上口,并咽以上贯膈而布胸中。中焦亦并胃中,出上焦之后,泌糟粕,蒸津液,化精微而为血,以奉生身,故独得行于经隧,命曰营气。下焦者,别回肠,注于膀胱而渗入焉。水谷者,居于胃中,成糟粕,下大肠而成下焦。又曰:上焦如雾,中焦如沤,下焦如渎。《素问·五脏别论》曰:夫胃大肠小肠三焦膀胱,此五者天气之所生也,其气象天,故泻而不藏。《六节藏象论》曰:脾胃大肠小肠三焦膀胱者,仓廪之本,营之居也。其在心包络,则《灵枢·邪客篇》曰:心者五脏六腑之大主,其脏坚固,邪弗能容,容之则心伤,心伤则神去,神去则死矣。故诸邪之在于心者,皆在于心之包络。凡此是皆经旨。夫既曰无形矣,何以有水道之出?又何以有浓薄缓急直结之分?又何以有曰纵曰横之理?又何以如雾如沤如渎及谓气谓血之别?心主亦曰无形矣,则代心而受邪者在于心之包络,使无其形,又当受之何所?即此经文,有无可见。夫《难经》者,为发明《内经》之难,故曰《难经》,而难经实出于《内经》。今《内经》详其名状,难经言其无形,将从《难经》之无乎?抑从《内经》之有乎?再若徐陈二子所言三焦之伏,指为肾下之脂膜,果若其然,则何以名为三?又何以分为上中下?又何以言其为府?此之为说,不知何所考据,更属不经。客曰:心之包络,于文于义,犹为可晓,而古今诸贤历指其为裹心之膜,固无疑矣;至若三焦者,今既曰有形,又非徐陈之论,然则果为何物耶?曰:但以字义求之,则得之矣。夫所谓三者,象三才也,际上极下之谓也。所谓焦者,象火类也,色赤属阳之谓也。今夫人之一身,外自皮毛,内至脏腑,无巨无名,无细无目,其于腔腹周遭上下全体,状若大囊者,果何物耶?且其着内一层,形色最赤,象如六合,总护诸阳,是非三焦而何?如《五癃津液别论》曰:三焦出气,以温肌肉,充皮肤。固已显然指肌肉之内,脏腑之外为三焦也。又如背篇曰:肺在三焦之间,心在五焦之间,膈在七焦之间,肝在九焦之间,脾在十一焦之间,肾在十四焦之间。岂非以躯体称焦乎?惟虞天民曰:三焦者,指腔子而言,总曰三焦,其体有脂膜在腔子之内,包罗乎五脏六腑之外也。此说近之,第亦未明焦字之义,而脂膜之说,未免又添一层矣。至其相配表里。则三焦为脏腑之外卫,心包络为君主之外卫,犹夫帝阙之重城,故皆属阳,均称相火,而其脉络原自相通,允为表里。《灵枢·经脉篇》曰:心主乎厥阴之脉,出属心包络,下膈历络三焦。手少阳之脉,散络心包,合心主。《素问·血气形志篇》曰:手少阳与心主为表里。此固甚明,无庸辨也。客曰:既三焦心主为表里,何以复有命门三焦表里之说?曰:三焦包络为表里,此内经一阴一阳之定耦,初无命门表里之说,亦无命门之名。唯灵枢根结、卫气及素问阴阳离合等篇云:

太阳根于至阴,结于命门,命门者目也。此盖指太阳经穴终于睛明,睛明所夹之处,是为脑心,乃至命之处,故曰命门。此外并无左右肾之分,亦无右肾为命门之说,而命门之始,亦起于三十六难曰:肾有两者,非皆肾也,左者为肾,右者为命门。命门者,精神之所舍,原气之所系,男子以藏精,女子以系胞。王叔和遂因之,而曰肾与命门俱出尺部。以致后世遂有命门表里之配,而内经实所无也。客曰:内经既无命门,难经何以有之? 而命门之解,终当何似? 曰:《难经》诸篇,皆出《内经》,而此命门,或必有据。意者去古既远,经文不无脱误,诚有如七难滑氏之注云者(滑氏注七难曰:首篇称经言二字,考之灵素无所见,岂越人之时,别有所谓上古文本耶? 将内经有之而后世脱简耶? 是不可知也)。唯是右肾为命门,男子以藏精,则左肾将藏何物乎? 女子以系胞,则胞果何如而独系右肾乎? 此所以不能无疑也。予因历考诸书,见黄庭经曰:上有黄庭下关元,后有幽阙前命门。又曰:闭塞命门似玉都,又曰:丹田之中精气微,玉房之中神门户。梁丘子注曰:男以藏精,女以约血,故曰门户。又曰:关元之中,男子藏精之所。②《医方集解·羚羊角散》:此足厥阴药也。羚羊之辛凉以平肝火,防风、独活之辛温以散肝邪,茯神、酸枣以宁神,当归、川芎以活血,杏仁、木香以利气,薏仁、甘草以调脾也。③《医林纂要·羚羊角散》:子痫作于猝然,旧有风湿,溢于冲任,因孕而动,肝血养胎。血热风生,时或动其经血,而风涎淬作,非中风也。羚羊角苦咸寒,补心宁神,宣布血脉,搜刷经络,无坚不软,无瘀不行,兼平君相之火,降已亢之阳,除妄作之热,故可以治痫而安胎也。独活、防风以去风湿,当归、川芎以滋血补肝,茯神、酸枣仁以收散宁心,杏仁降逆气,破坚结,润心肺,薏苡仁甘淡清肺和脾,缓肝舒筋,能除血脉经络中风湿,木香行肝气之滞,甘草缓肝急,加姜煎,姜亦能补肝行瘀。总之,当归、川芎以补肝血而行之,茯神、枣仁以安心神而敛之,防风、独活以达其风,杏仁、木香以顺其气,君以羚羊角以穷极隐之风湿无不搜而逐之,且清宫除道以安心主也,加用薏苡、甘草以和其脾,则以培木之本也。

第二十一节 胰 岛 病 理

〖1型糖尿病-胰岛风痹〗

辨识要点 ① 符合1型糖尿病病理诊断;② 非特异性胰岛炎;③ 胰岛素依赖型糖尿病;④ 约占糖尿病的10%;⑤ 青少年发病;⑥ 胰岛B细胞严重受损;⑦ 细胞数目明显减少;⑧ 胰岛素分泌绝对不足;⑨ 血中胰岛素降低;⑩ B细胞自身免疫病;⑪ 胰岛细胞抗体阳性;⑫ 胰岛细胞表面抗体阳性;⑬ 与其他自身免疫病并存;⑭ 血中HLA-DR3和HLA-DR4检出率超过平均值;⑮ 血清中抗病毒抗体滴度显著增高;⑯ 胰岛B细胞颗粒脱失、空泡变性、坏死、消失,胰岛变小、数目减少,纤维组织增生、玻璃样变;⑰ 动脉不同程度血管壁增厚、玻璃样变、变硬;⑱ 血管壁通透性增强;⑲ 血栓形成或管腔狭窄;⑳ 舌红苔白脉数。

治疗推荐 ①《太平圣惠方》卷38黄连散:黄连、玄参、石膏、大青叶、芒硝、防风、栀子、黄芩、甘草、独活、升麻、葛根,常规剂量研末为散,每次二钱,每日两次煎散为汤温服。②《医略六书》卷22磁石茆苈丸:磁石、熟地、人参、鹿茸、茆苈、茯苓、大豆、玄参、地骨皮、石斛、天花粉、沉香、猪肾,常规剂量研为细末,炼蜜和丸如梧桐子大,每次30粒,每日两次温水送服。③《医学衷中参西录》滋膵饮:生黄芪、生地、山药、山茱萸、猪胰子,常规剂量,每日两次水煎送服猪胰三钱。

思路拓展 《诸病源候论·消渴病诸候》:夫消渴者,渴不止,小便多是也。由少服五石诸丸散,积经年岁,石势结于肾中,使人下焦虚热。及至年衰,血气减少,不复能制于石。石势独盛,则肾为之燥,故引水而不小便也。其病变多发痈疽,此坐热气,留于经络不引,血气壅涩,故成痈脓。诊其脉,数大者生,细小浮者死。又沉小者生,实牢大者死。有病口甘者,名为何,何以得之。此五气之溢也,名曰脾瘅。夫五味入于口,藏于胃,脾为之行其精气。溢在脾,令人口甘,此肥美之所发。此人必数食甘美而多肥,肥者令人内热,甘者令人中满,故其气上溢,转为消渴。厥阴之病,消渴重,心中疼,饥而不欲食,甚则欲吐蛔。其汤熨针石,别有正方,补养宣导,今附于后。《养生法》云:人睡卧,勿张口,久成消渴及失血色。《养生方·导引法》赤松子云:卧,闭目不息十二通,治饮食不消。法云:解衣惔卧,伸腰膜少腹,五息止。引肾气,去消渴,利阴阳。解衣者,无使挂碍。卧者,无外想,使气易行。伸腰者,使肾无逼蹙。膜者,大努使气满小腹者,即摄腹牵气使上,息即为之。引肾者,引水来咽喉润上部,去消渴枯槁病。利阴阳者,饶气力也。此中数虚,要与时节而为避,初食后,大饥时,此二时不得导引,伤人。亦避恶日,时节不和时亦避。导已,先行一百二十步,多者千步,然后食之。法不使大冷大热,五味调和。陈秽宿食,虫蝎余残,不得食。少眇着口中,数嚼少湍咽。食已,亦勿眠。此名谷药,并与气和,即真良药。

〖2型糖尿病-胰岛湿热〗

辨识要点 ① 符合2型糖尿病病理诊断;② 非胰岛素依赖型糖尿病;③ 约占糖尿病的90%;④ 成年发病;⑤ 胰岛数目正常或轻度减少;⑥ 血中胰岛素可正常、增多或降低;⑦ 后期B细胞减少;⑧ 胰岛淀粉样变性;⑨ 动脉不同程度血管壁增厚、玻璃样变、变硬;⑩ 血管壁通透性增强;⑪ 血栓形成或管腔狭窄;⑫ 舌红苔白脉数。

治疗推荐 ①《备急千金要方·消渴》黄连丸:黄连、生地各一斤,上二味绞地黄汁渍黄连出曝燥,复纳汁中令汁尽,曝燥干为末,蜜丸如梧桐子大,每次三十粒,每日两次温水送服。②《外台秘要》卷

11麦门冬丸：黄连、麦门冬、苦参、黄芩、黄柏、人参、生地、升麻、瓜蒌根,常规剂量研为细末,牛乳为丸如梧桐子,每次三十粒,每日两次温水送服。③《普济方》卷179黄连散：黄连、密陀僧、腊茶、滑石、瓜蒌根,常规剂量研末为散,每次五钱,每日两次煎散为汤温服。④《小儿卫生总微论方》鳖甲黄连丸：鳖甲、黄连、白术、人参、茯苓、炙甘草、川楝子、使君子、木香、草豆蔻、柴胡、陈皮、龙胆草,常规剂量研为细末,獭猪胆汁为丸如绿豆大,每次10粒,每日两次温水送服。

　　思路拓展　《诸病源候论·消渴病诸候》。渴病候：五脏六腑,皆有津液。若脏腑因虚实而生热者,热气在内,则津液竭少,故渴也。夫渴数饮,其人必眩,背寒而呕者,因利虚故也。诊其脉,心脉滑甚为善渴。其久病变,或发痈疽,或成水疾。大渴后虚乏候：夫人渴病者,皆由脏腑不和,经络虚竭所为。故病虽瘥,血气未复,仍虚乏也。渴利候：渴利者,随饮小便故也。由少时服乳石,石热盛时,房室过度,致令肾气虚耗,下焦生热,热则肾燥,燥则渴,然肾虚又不得传制水液,故随饮小便。以其病变,多发痈疽。以其内热,小便利故也,小便利则津液竭,津液竭则经络涩,经络涩则荣卫不行,荣卫不行,则热气留滞,故成痈疽脓。渴利后损候：夫渴利病后,荣卫虚损,脏腑之气未和,故须各宣畅也。渴利后发疮候：渴利之病,随饮小便也。此谓服石药之人,房室过度,肾气虚耗故也。下焦生热,热则肾燥,肾燥则渴。然肾虚又不能制水,故小便利。其渴利虽瘥,热犹未尽,发于皮肤,皮肤先有风湿,湿热相搏,所以生疮。渴利候：内消者,不渴而小便多是也。由少服五石,石热结于肾,内热之所作也。所以服石之人,小便利者,石性归肾,肾得石则实,实则消水浆,故利。利多不得润养五脏,脏衰则生诸病。由肾盛之时,不惜其气,恣意快情,致使虚耗,石热孤盛,则作消利,故不渴而小便多也。强中候：强中病者,茎长兴盛不痿,精液自出是也。由少服五石,五石热住于肾中,下焦虚热,少壮之时,血气尚丰,能制于五石,及至年衰,血气减少,肾虚不复能制精液。若精液竭,则诸病生矣。

〔糖尿病肾病-胰岛湿热肾虚〕

　　辨识要点　①符合糖尿病肾病病理诊断;②肾脏体积增大;③结节性肾小球硬化;④肾小球系膜圆形或卵圆形均质嗜伊红玻璃样物质沉积结节;⑤结节增大可使毛细血管腔阻塞;⑥银染色呈同心圆层状结构;⑦毛细血管基底膜增厚;⑧弥漫性肾小球硬化;⑨系膜基质弥漫性增多,基底膜弥漫性增厚;⑩毛细血管腔变窄或闭塞;⑪肾小球玻璃样变性;⑫肾小管上皮细胞出现颗粒样和空泡样变性及萎缩;⑬肾间质纤维化、水肿和淋巴细胞浸润;⑭肾细动脉硬化;⑮肾乳头坏死;⑯舌红苔白脉数。

　　治疗推荐　①《太平圣惠方》卷93黄连散：黄连、牡蛎、乌梅肉、炙甘草、诃藜勒,常规剂量研末为散,每次五钱,每日两次煎散为汤温服。②《圣济总录》卷59麦门冬丸：麦门冬、黄连、黄芩、赤茯苓、石膏、葳蕤、人参、升麻、龙胆草、瓜蒌根、枳壳、生姜、枸杞根皮,常规剂量研为细末,牛乳为丸如梧桐子,每次30粒,每日两次温水送服。③《太平惠民和剂局方》卷5菟丝子丸：菟丝子、泽泻、鹿茸、石龙芮、肉桂、附子、石斛、熟地、茯苓、牛膝、续断、山茱萸、肉苁蓉、防风、杜仲、补骨脂、荜澄茄、沉香、巴戟天、茴香、五味子、桑螵蛸、川芎、覆盆子,常规剂量研为细末,面糊为丸如梧桐子大,每次三十粒,每日两次温水送服。

　　思路拓展　《诸病源候论·虚劳候》：夫虚劳者,五劳、六极、七伤是也。五劳者：一曰志劳,二曰思劳,三曰心劳,四曰忧劳,五曰瘦劳。又,肺劳者,短气而面肿,鼻不闻香臭。肝劳者,面目干黑,口苦,精神不守,恐畏不能独卧,目视不明。心劳者,忽忽喜忘,大便苦难,或时鸭溏,口内生疮。脾劳者,舌本苦直,不得咽唾。肾劳者,背难以俯仰,小便不利,色赤黄而有余沥,茎内痛,阴湿,囊生疮,小腹满急。六极者,一曰气极,令人内虚,五脏不足,邪气多,正气少,不欲言。二曰血极,令人无颜色,眉发堕落,忽忽喜忘。三曰筋极,令人数转筋,十指爪甲皆痛,苦倦不能久立。四曰胃极,令人酸削,齿苦痛,手足烦疼,不可以立,不欲行动。五曰肌极,令人羸瘦,无润泽,饮食不为肌肤。六曰精极,令人少气吸吸然,内虚,五脏气不足,发毛落,悲伤喜忘。七伤者,一曰阴寒,二曰阴萎,三曰里急,四曰精连连,五曰精少、阴下湿,六曰精清,七曰小便苦数,临事不卒。又,一曰大饱伤脾,脾伤,善噫,欲卧,面黄。二曰大怒气逆伤肝,肝伤,少血目暗。三曰强力举重,久坐湿地伤肾,肾伤,少精,腰背痛,厥逆下冷。四曰形寒寒饮伤肺,肺伤,少气,咳嗽鼻鸣。五曰忧愁思虑伤心,心伤,苦惊,喜忘善怒。六曰风雨寒暑伤形,形伤,发肤枯夭。七曰大恐惧,不节伤志,志伤,恍惚不乐。男子平人,脉大为劳,极虚亦为劳。男子劳之为病,其脉浮大,手足烦,春夏剧,秋冬瘥,阴寒精自出,酸削不能行。寸口脉浮而迟,浮即为虚,迟即为劳,虚则卫气不足,劳则荣气竭。脉直上者,迟逆虚也。脉涩无阳,是肾气少;寸关涩,无血气,逆冷,是大虚。脉浮微缓,皆为虚;缓而大者,劳也。脉微濡相搏。为五劳;微弱相搏,虚损为七伤。其汤熨针石,别有正方。补养宣导,今附于后。

【胰岛细胞瘤-胰岛结瘕】

辨识要点　① 符合胰岛细胞瘤病理诊断;② 胰腺神经内分泌肿瘤;③ 肿瘤多为单个,肿瘤直径1~5厘米;④ 肿瘤圆形或椭圆形,境界清楚,包膜完整或不完整;⑤ 肿瘤切面粉白或暗红色,质软、均质;⑥ 瘤细胞与正常胰岛细胞相似,呈小圆形、短梭形或多角形;⑦ 瘤细胞核圆或椭圆形、短梭形;⑧ 瘤细胞染色质细颗粒状,可见小核仁;⑨ 瘤细胞核不同程度异型性;⑩ 瘤组织排列形式多样,有丰富的薄壁血窦分隔;⑪ 胰岛细胞瘤多数具有分泌功能;⑫ 功能性胰岛细胞瘤有胰岛素瘤、胃泌素瘤、高血糖素瘤、生长抑素瘤、VIP瘤和PP瘤;⑬ 肿瘤表达 Syn、CgA;⑭ 抗胰岛素抗体阳性;⑮ 抗胃泌素抗体阳性;⑯ 抗高血糖素抗体阳性;⑰ 舌红苔白脉数。

治疗推荐　①《外科精义》消毒汤:独活、防风、细辛、藁本、川芎、枸杞子、荆芥、漏芦、大黄、黄芩、桂枝、苦参、威灵仙、丹参、黄芪、当归、芍药、茯苓、黄连、无心草、黄柏、麻黄、葛根、蒴藋、菊花、杜仲、地骨皮、秦皮、茵草、甘草、甘松、藿香、白芷、露蜂房、升麻、零陵香、苍术、朴硝、石菖蒲,常规剂量研末为散,每次五钱,每日两次煎散为汤温服。②《太平圣惠方》卷53菟丝子散:菟丝子、蒲黄、磁石、黄连、肉苁蓉、五味子、鸡内金,常规剂量研末为散,每次五钱,每日两次煎散为汤温服。

思路拓展　《诸病源候论·小便病诸候》:小便利多者,由膀胱虚寒,胞滑故也。肾为脏;膀胱,肾之腑也,其为表里,俱主水。肾气下通于阴,腑既虚寒,不能温其脏,故小便白而多。其至夜尿偏甚者,则内阴气生是也。小便数候:小便数者,膀胱与肾俱虚,而有客热乘之故也。肾与膀胱为表里,俱主水,肾气下通于阴。此二经既虚,致受于客热。虚则不能制水,故令数小便热则水行涩,涩则小便不快,故令数起也。诊其趺阳脉数,胃中热,即消谷引食,大便必坚,小便即数。小便不禁候:小便不禁者,肾气虚,下焦受冷也。肾主水,其气下通于阴。肾虚下焦冷,不能温制其水液,故小便不禁也。尺脉实,小腹牢痛,小便不禁。尺中虚,小便不禁。肾病小便不禁,脉当沉滑,而反浮大,其色当黑反黄,此土之克水,为逆,不治。小便不通候：小便不通，由膀胱与肾俱有热故也。肾主水，膀胱为津液之腑，此二经为表里；而水行于小肠，入胞者为小便。肾与膀胱既热，热入于胞，热气大盛，故结涩，令小便不通，小腹胀满气急。甚者，水气上逆，令心急腹满，乃至于死。诊其脉，紧而滑直者，不得小便也。小便难候：小便难者，此是肾与膀胱热故也。此二经为表里，俱主水，水行于小肠，入胞为小便。热气在于脏腑，水气则涩，其热势微，故但小便难也。诊其尺脉浮，小便难。尺脉濡，小便难。尺脉缓，小便难有余沥也。遗尿候：遗尿者，此由膀胱虚冷，不能约于水故也。膀胱为足太阳，肾为足少阴，二经为表里。肾主水，肾气下通于阴。小便者，水液之余也。膀胱为津液之腑，腑既虚冷，阳气衰弱，不能约于水，故令遗尿也。诊其脉来过寸口，入鱼际，遗尿。肝脉微滑，遗尿。左手关上脉沉为阴，阴绝者，无肝脉也，苦遗尿。尿床候：夫人有于眠睡不觉尿出者，是其禀质阴气偏盛，阳气偏虚者，则膀胱肾气俱冷，不能温制于水，则小便多，或不禁而遗尿。膀胱，足太阳也，为肾之腑。肾为足少阴，为脏，与膀胱合，俱主水。凡人之阴阳，日入而阳气尽则阴受气，至夜半阴阳大会，气交则卧睡。小便者，水液之余也，从膀胱入于胞为小便，夜卧则阳气衰伏，不能制于阴，所以阴气独发，水下不禁，故于眠睡而不觉尿出也。胞转候：胞转者，由是胞屈辟，小便不通，名为胞转。其病状：齐下急痛，小便不通是也。此病或由小便应下，便强忍之，或为寒热所迫。此二者，俱令水气还迫于胞，使胞屈辟不得充张，外水应入不得入，内溲应出不得出，外内相壅塞，故令不通。此病至四五日，乃有致死者。饱食、食讫，应小便而忍之，或饱食讫而走马，或小便急因疾走，或忍尿入房，亦皆令胞转，或胞落，并致死。

第二十二节 神 经 病 理

〖脑积水-脑腑水瘕〗

辨识要点　① 符合脑积水病理诊断;② 脑室系统脑脊液含量异常增多;③ 脑室持续性扩张状态;④ 脑脊液循环通路阻塞;⑤ 脑脊液产生过多或吸收障碍;⑥ 脑室扩张;⑦ 脑组织萎缩;⑧ 脑组织变薄;⑨ 神经组织消失;⑩ 舌红苔白脉弦。

治疗推荐　①《备急千金要方》卷11蜥蜴丸:蜥蜴、蜈蚣、地胆、䗪虫、杏仁、蜣螂、虻虫、朴硝、泽漆、桃奴、犀角、鬼督邮、桑赤鸡、芍药、虎骨、甘草、巴豆、款冬花、甘遂、干姜,常规剂量研为细末,炼蜜为丸如弹子大,每次一粒,每日两次温室送服。②《太平圣惠方》卷54海藻丸:海藻、椒目、昆布、牵牛子、桂枝、牛黄、甜葶苈,常规剂量研为细末,米糊为丸如梧桐子大,每次三十粒,每日两次温水送服。③《圣济总录》卷54甘遂散:甘遂半两,牵牛子一两,续随子一两,大戟一两,葶苈子一分,研末为散,每次五钱,每日两次煎散为汤温服。

思路拓展　《圣济总录·三焦病》:《黄帝针经》谓三焦病者,腹胀气满,不得小便窘急,溢则为水,水则为胀。夫三焦者,决渎之官,水道出焉。上焦其治在膻中,膻中为气海,中焦主腐熟水谷,下焦当膀胱上口,主分别清浊。今三焦俱病故腹胀气满,不得小便,溢而为水胀也,治宜升降气道,则腹满自消,水道自利矣。三和汤用大腹皮、紫苏、沉香、木瓜、羌活、白术、川芎、木香、炙甘草、陈皮、槟榔治三焦病气不升降,水道不利,渐成水胀。槟榔饮用槟榔、木香、生姜、青皮、川芎、前胡、丁香、山芋治三焦营卫不通,气满水胀。脚肿加牵牛子半两,面目浮肿加郁李仁半两。牵牛子丸用牵牛子、乌臼木根皮、木香、蜚蠊、大黄、防己、枳实、陈皮、羌活治三焦病,胀满为水,小便不利。徒都子补气丸用海蛤、牵牛子、赤茯苓、防己、犀角、诃黎勒、苦葶苈、川芎、木通、大戟、防风、木香、大黄、生地、桑根白皮、陈皮、郁李仁治三焦病久欲成水,腹胀不消,小水不利。淮南五柔丸用大黄、前胡、赤茯苓、细辛、半夏、肉苁蓉、葶苈子、当归、芍药治三焦不调,小便秘涩,和营卫,利脏腑。人参香术散用人参、炙甘草、木香、白术、五味子治阴阳不和,三焦气滞,胸膈虚痞,腹胁满胀,小便不利,饮食不消。木香枳壳散用木香、枳壳、白芷、蓬术、白术、炙甘草、桂枝、益智仁、青皮、陈曲、京三棱治三焦病胀满,水道不利。木香丸用木香、荜澄茄、牵牛子、槟榔、补骨脂治三焦病腹胀气满,小便不利。

〖化脓性脑膜炎-脑膜脓毒〗

辨识要点　① 符合化脓性脑膜炎病理诊断;② 硬脑膜炎;③ 软脑膜炎;④ 细菌感染;⑤ 脑脊髓膜化脓性炎症;⑥ 脑脊膜血管高度扩张充血;⑦ 蛛网膜下腔充满灰黄色脓性渗出物;⑧ 渗出物覆盖脑沟脑回致结构不清;⑨ 病变边缘区域脓性渗出物沿血管分布;⑩ 脓性渗出物累及大脑凸面矢状窦附近或脑底部视神经交叉及邻近各池;⑪ 不同程度脑室扩张;⑫ 光镜下蛛网膜血管高度扩张充血;⑬ 蛛网膜下腔增宽;⑭ 大量中性粒细胞、浆液及纤维素渗出和少量淋巴细胞、单核细胞浸润;⑮ 脑实质邻近的脑皮质可有轻度水肿;⑯ 淋巴细胞性脑膜炎多为病毒感染;⑰ 慢性脑膜炎可由结核杆菌、梅毒螺旋体、布鲁斯杆菌及真菌感染;⑱ 舌红苔黄脉数。

治疗推荐　①《外台秘要》卷1葛根汤:葛根、龙胆草、大青叶、桂枝、麻黄、葳蕤、芍药、黄芩、石膏、升麻、生姜、炙甘草,常规剂量,每日两次水煎服。②《此事难知》九味羌活汤:羌活、防风、苍术、细辛、川芎、白芷、生地、黄芩、甘草,常规剂量,每日两次水煎服。③《温病条辨》安宫牛黄丸:牛黄、犀角、麝香、珍珠、朱砂、雄黄、黄连、黄芩、栀子、郁金、冰片,常规剂量研为细末,炼蜜为丸如弹子大,金箔为衣蜡护,每次一钱,每日两次温水化服。

　　思路拓展　《景景医话·神昏谵语》。叶天士曰:温邪上受,首先犯肺,逆传心胞。又云舌色纯绛鲜泽者,胞络受邪也。平素心虚有痰,外热一陷,里络即闭.非菖蒲、郁金等所能开,须用牛黄丸、至宝丹之类,以开其闭,恐其昏厥为痉也。吴鞠通云:太阴温病,汗出过多者,必神昏谵语,清宫汤主之,牛黄丸、紫雪丹、局方至宝丹亦主之。又云温毒神昏谵语者,先与安宫牛黄丸、紫雪丹之属,继以清宫汤。又云手厥阴暑温,身热不恶寒,清神不了了,时时谵语者,安宫牛黄丸主之,紫雪丹亦主之。又云夜寐不安,烦渴舌赤,时有谵语,暑入手厥阴也,清宫汤主之,舌白滑者不可与也。王孟英说亦大略相同。于是后之医家,因陋就简,据此数书,遂以为道尽于斯也,一遇神昏谵语,为叶吴辈印定眼目,便以为治温热病在手经而不在足经。一若人身果分两截,漠然不相关者,于是群以为心包络病矣,讵知其不专属心包络乎。王晋三云:病起头痛,而后神昏不语者,此肝虚魂升于顶,当用龙骨、牡蛎救逆以降之,非至宝丹等所能苏也。此则神昏属诸肝。李东垣云:热入血室,昼则明了,夜则谵语。夫血室者,肝脏也,既曰昼则明了,夜必不明了可知,不明了即神昏之谓,此则神昏亦属诸肝。但王说魂升于顶之神昏,乃肝虚。李说热入血室之神昏,乃肝实。此则有异。《内经·热论》云:阳明者,十二经脉之海,其气血盛,故不知人。《金匮·中风篇》云:邪入于府,即不识人。赵以德注谓胃为六府总司,诸府经络受邪,必归于胃,胃热甚,津液壅溢,结为痰涎,闭塞隧道,堵其神气出入之窍,故不识人。徐忠可注谓将颈两人迎脉按住,其气即壅遏不识人。人迎者,胃脉也。夫所谓不知人、不识人者,非即神昏而何? 此则神昏又属诸胃。裴兆期《医谈》曰:人谓神昏之病原于心,心清神乃清。余谓神昏之病原于胃,胃清神乃清。胃气一有不清,即不能摄神归舍,是神之昏不昏,专在乎胃之清不清。不观酒醉之人乎? 酒醉之人,醉胃不醉心也,何以神昏而言语无伦也,不观饱食填息之人乎? 饱食之人,饱胃不饱心也,何以神昏而一时瞀乱也;不观痰涎壅塞之人乎? 痰塞之人,塞胃不塞心也,何以神昏而瞑眩无知也。以上诸说,岂医者未之见耶? 抑以为不足信耶? 他书姑勿论,至《内经》《金匮》而未之见,不复信,则何必为医。然近人亦非无知之者,余伯陶云:阳明之火蒸腾入脑,神即昏矣。则神经之昏,明明是神经受热,究其神经之所以热,仍由阳明而来,即《经》所谓悍气上冲头也。余氏说与徐忠可说当互参。盖人迎胃脉,由胃过颈后入脑,悍气即循此脉上冲,然则胪考诸说,神昏属胃者多,属肝者亦有之,安得专属诸心包络哉? 再论谵语,《内经·厥论》云:阳明之厥,妄见而妄言。张仲景云:三阳合病,腹满身重,口不仁而面垢,谵语遗尿,白虎汤主之。虽曰三阳合病,而六腑之邪,尽归于胃,此则谵语属诸胃。仲景又云:阳明病,其人多汗,以津液外出,肠中燥,大便必鞭,鞭则谵语,小承气汤主之。又云:阳明病,谵语,有潮热反不能食,胃中必有燥矢,宜大承气汤下之。此则谵语亦属诸胃。惟《内经》论厥而妄言,统胃经胃腑言之。仲圣论用白虎汤者,属胃经之热;用大小承气汤者,属胃腑之实,此则有辨,而其谵语属胃则一也。故崔尚书云:胃有燥粪,令人错语;邪热盛,亦令人错语。若便秘而错语者,宜承气汤;便通而错语者,宜黄连解毒汤。错语,语言错乱之谓,与谵语义同.是崔说亦分胃腑、胃经以论治。然亦有不属胃者,《内经·厥论》云:厥阴厥逆谵语。张隐庵注,谓肝主语。谵语者,肝气郁也。《伤寒论》中俨语,《千金方》俱作谵语,可见二字音义并同。王肯堂云:

下血谵语头汗出者,热入血室也。叶天士云:热陷血室,与阳明胃实,多有谵语如狂之象,当辨之血结者身体必重,非若阳明之轻旋便捷。此则谵语又属诸肝。然则胪考诸说,谵语亦属胃者多,属肝者间有之,安得专属诸心包络哉? 余上年治城内和尚浜马姓儿,病神昏谵语,当时以伊父亦知医理,与之辩论后,开方而未列案,即就肝胃两经用药,为羚羊角、石决明、陈胆星、枳实汁、鲜竹沥、生瓜蒌、元明粉等,寥寥数味,乃诸医见之,群哗为非,因补一案曰:病交十二日矣,初起发黄咳嗽,或有外感,辛以散之,理原不谬,但辛热以治风寒,辛凉以治风热,已自有别。以辛温治风热,已致引动木火,已属医家之用药不细。三四日间,案中有左胁痛,恶吐,环唇青等候,胁属肝之部分,唇属脾胃部分,青乃肝色,全属肝邪犯胃见症,此时何犹因咳嗽未止,而纯用肺家开泄药耶,内仅一方加用钩藤,是肝药矣。然钩藤虽清肝热,而息肝风为主,肝热而不至热极生风者,与夫肺表外感风热者,早用之反足以引动内风,医家曾知之否? 此时之咳嗽未止,已属木火刑金,所以愈开泄而愈剧也,洎乎木火炽盛,烁胃液而成痰,复挟痰以上蒙,遂致神昏谵语,理当援仲景胃热之例,兼凉肝降痰以清之;以其又大便久不通,满腹胀痛拒按转矢气也,当兼参仲景胃实之例以下之。何诸医于辛散泄肺而后,一变而即用清宫汤、至宝丹耶? 前者失诸不及,后者失诸太过,其为诛伐无过则一也。余方不用白虎、承气,而另撰一方者,以其病不独在胃,而肝邪特甚,故用仲圣之法,而不用仲圣之药,师其意不必袭其方也。质诸高明,以为然否? 按:前期寒包暑热条,阮某谵语,即属胃热,如误用牛黄丸、至宝丹等,领邪入内,必然不救,并无绕脐痛,按之有物,转矢气等候,倘用承气亦不救。胃热之中,又有两法:其不兼湿者,则用白虎汤;其兼湿邪者,则用三黄石膏汤、黄连解毒汤,以苦能燥湿也。上期《医学报》袁桂生札记,与予说同。余君伯陶之论神昏属阳明,袁君桂生之论神昏谵语,不可只用清宫汤、紫雪丹,至宝丹,可见世固不乏高明之士,殆所谓铁中铮铮,庸中佼佼者欤!

〖脑脓肿-脑腑脓痛〗

辨识要点 ① 符合脑脓肿病理诊断;② 葡萄球菌感染;③ 链球菌感染;④ 病理变化与颅外器官脓肿相似;⑤ 急性脑脓肿境界不清;⑥ 脓肿向周围扩展;⑦ 脓肿破入蛛网膜下腔或脑室引起脑室积脓;⑧ 慢性脑脓肿境界清楚;⑨ 脓肿边缘炎性肉芽组织和纤维包膜形成;⑩ 脑脓肿周围组织水肿明显;⑪ 星形胶质细胞增生;⑫ 舌红苔黄脉数。

治疗推荐 ①《明医杂著》九味解毒汤:黄连、金银花、连翘、漏芦、栀子、白芷、当归、防风、甘草,常规剂量,每日两次水煎服。②《扶寿精方》溃脓散:大黄、穿山甲、白僵蚕、白芷、乳香、没药,常规剂量,每日两次水煎服。③《医方类聚》卷175溃消散:当归、汉防己、赤芍药、瓜蒌子、白芷、木鳖肉、大黄、木香、甘草,常规剂量,每日两次水煎服。④《外科理例》神仙活命饮:穿山甲、皂角刺、金银花、防风、乳香、没药、赤芍、白芷、当归、天花粉、贝母、陈皮、甘草节,常规剂量,每日两次水煎服。

思路拓展 ①《增订叶评伤暑全书·暑疡》:凡痈疽毒疮,发热有时,晡甚旦止。若夏月间,有头面外项赤肿,或咽喉肿痛,或腿足焮肿,长至数寸,不能动履,人皆疑为疮,但其头痛内燥,昼夜发热不止,自与疮证不同。但以败毒散加石膏、黄连等药,热证一解,赤肿自消,全无脓血,此名暑疡,毫厘而千里者也。霖按:暑疡一证,热胜者红肿坚痛,风胜者则痒,湿胜者多脓水。治宜清达泄热,消风祛湿,当权其微甚以消息之。②《外科枢要·论脑疽》:脑疽属膀胱经积热,或湿热上涌,或阴虚火炽,或肾水亏损,阴精消涸。初起肿赤痛甚,烦渴饮冷,脉洪数而有力,乃湿热上涌,当用黄连消毒散,并隔蒜灸以除湿热。

漫肿微痛，渴不饮冷，脉洪数而无力，乃阴虚火炽，当用六味丸，及补中益气汤，以滋化源。若口舌干燥，小便频数，或淋漓作痛，及肾水亏损，急用加减八味丸，及前汤，以固根本，引火归经。若不成脓，不腐溃，阳气虚也，四君加归、芪。不生肌，不收敛，脾气虚也，十全大补汤。若色黯不溃，或溃而不敛，乃阴精消涸，名曰脑烁，为不治。若攻补得宜，亦有可愈。治者审焉！治验：一妇人患前症，口干舌燥，内服清暑，外敷寒凉，色黯不痛，胸中气噎，此因内寒而外假热也。彼疑素有痰火，不欲温补。余以参、芪各五钱，姜、桂各二钱，一剂顿然溃，又用大补。一妇人冬间患此，肿痛热渴，余用清热消毒药，溃之而愈。次年三月，其舌肿大，遍身发疔如葡萄，不计其数，手足尤多，乃脾胃受毒也。先各刺出黑血，随服夺命丹七粒，出臭汗，疮热益甚，便秘二日，与大黄、芩、连，各三钱，升麻、白芷、山栀、薄荷、连翘，各二钱，生甘草一钱，水煎三五沸，服之。大小便出臭血甚多，下体稍退，乃磨入犀角汁再服，舌本及齿缝出臭血，诸毒乃消，更以犀角地黄汤而愈。

〔流行性乙型脑炎-脑腑暑温〕

辨识要点　① 符合脑脓肿病理诊断；② 乙型脑炎病毒感染；③ 病变累及脑脊髓实质；④ 神经细胞变性坏死；⑤ 胶质细胞增生和血管周围炎细胞浸润；⑥ 软脑膜充血水肿；⑦ 脑回宽平而脑沟窄浅；⑧ 脑组织充血水肿；⑨ 脑实质有散在点状出血；⑩ 粟粒或针尖样半透明软化灶；⑪ 脑组织血管周围间隙增宽；⑫ 围绕血管周围间隙形成淋巴细胞套；⑬ 尼氏小体消失，胞质内出现空泡，核偏位；⑭ 筛状软化灶形成；⑮ 胶质瘢痕形成；⑯ 小胶质细胞结节形成；⑰ 舌红苔黄脉数。

治疗推荐　①《圣济总录》卷 172 葛根汤：葛根、麻黄、羌活、枳壳、杏仁、升麻、黄芩、大黄、柴胡、芍药、钩藤、蛇蜕、蚱蝉、石膏、炙甘草，常规剂量，每日两次水煎服。②《圣济总录》卷 28 羚羊角汤：羚羊角屑、犀角屑、防风、茯神、黄芩、玄参、升麻、龙齿、炙甘草、竹茹、地骨皮、人参，常规剂量，每日两次水煎服。③《万病回春》消风败毒散：当归、川芎、赤芍、生地、升麻、葛根、黄芩、黄连、黄柏、连翘、防风、羌活、金银花、蝉蜕、甘草，常规剂量，每日两次水煎服。

思路拓展　①《伤寒总病论·暑病论》。庞曰：冬伤于寒，夏至后至三伏中，变为暑病，其热重于温也。有如伤寒而三阴三阳传者，有不根据次第传，如见五脏热证者，各随证治之。暑病表证：暑病代桂枝并葛根证。桂枝、芍药、知母、生姜各一两半，甘草一两，黄芩一两半，葛根二两，枣十六枚，咀，水六升，煮取三升，通口服一盏，相次取汗。暑病代麻黄证：桂枝、杏仁、知母各一两，麻黄三两，甘草、黄芩各一两，煎如前法。暑病代青龙汤证：麻黄二两，石膏三两，知母、桂枝、甘草各一两，杏仁三十枚，生姜一两半，枣十六个，如前煎服。暑病代葛根麻黄证：葛根二两，麻黄一两半，桂枝、甘草、知母、黄芩、芍药各一两，生姜一两半，枣十六枚，如前煎服。暑病三日外至七日，不歇内热，令人更相染，大青消毒汤：大青、芒硝各二两，山栀子一两，石膏四两，豉半升，湿地黄半升，咀，水七升，煮取三升，去滓，下芒硝化之，温服一盏，以热除为度。暑病通用白虎，一如伤寒与□证用之，暑病通用麦奴丸。暑病若吐下后，别见形证，一如伤寒门治之。暑病哕逆、发斑、疮豆坏候，一如温病门治之。预防热病急黄贼风，葛粉散：葛粉二升，生干地黄一升，香豉半升，细末，食后服方寸匕，牛乳蜜汤、竹沥米饮、乌梅汤任性调下，日三服，有病者日五服。《素问》载五种暑病。肝热病者先左颊赤，肺热病者先右颊赤，心热病者颜先赤，肾热病者颐先赤，脾热病者鼻先赤。病虽未发，见赤色刺之，名曰治未病。肝热病者，先小便黄，腹痛多卧身热。热争则狂言及惊,胁满痛,手足躁,不得安卧,庚辛甚,甲乙大汗,气逆则庚辛死。刺足厥阴、少阳。其逆则头痛,脉引冲头也。心热病者,先不乐,数日乃热。热争则卒心痛,烦闷喜呕,头痛面赤无汗,壬癸甚,丙丁大汗,气逆则壬癸死。刺手少阴、太阳。脾热病者,先头重颊痛,心烦颜青,欲呕身热。热争则腰痛,不可俯仰,腹满泄,两颔痛,甲乙甚,戊己大汗,气逆则甲乙死。刺足太阴、阳明。肺热病者,先淅然厥,起毫毛,恶风寒,舌上黄身热。热争则喘咳,痛起走胸膺背,不得太息,头痛不任,汗出而恶寒,丙丁甚,庚辛大汗,气逆则丙丁死。刺手太阴、阳明,出血如豆大,立已。肾热病者,先腰痛酸,苦渴数饮水身热。热争则项痛澹澹然,戊己甚,壬癸大汗,气逆则戊己死。刺足少阴、太阳。诸汗者,至其所胜日汗出也。庞曰:五种热病,肝肾二脏有逆证,心脾肺三脏亡逆证。凡五种热病,二三日逢克未为逆,忌在五六日也。②《增订叶评伤暑全书·暑风》:忽然手足搐挛,厉声呻吟,角弓反张,如中恶状,为暑风。亦有先病热后甚,渐成风者,谵语狂呼浪走,气力百倍,此阳风也。治法以寒凉攻劫之,与阴风不同,皆宜解散化痰,不宜汗下,有日久而脾胃弱者,宜温补。霖按:暑风即痉也。痉甚则厥,近世虽严寒温之防,而取重于安宫、至宝、清营、紫雪之类,全是温病伏气,治法与中暑之痉厥,究隔一间。经言先夏至为病温,后夏至为病暑,盖夏至阴生,太阴湿土用事,湿热火三气交蒸,合而为暑,异乎春夏木火司令,触发伏气之温热也。夫暑邪由口鼻吸入,直逼血络,鼓动内风,风火盘旋,势不可遏,此少阳相火,太阴湿土,厥阴风木,三气合邪,奔窜无常,故为痉为厥也。盖手少阳三焦相火,与手厥阴包络相通,暑热之邪内袭,招引相火,火动风生,则肝木失养,故筋挛脉急,风煽火识,则包络受邪,故神识昏迷,身中之气,随风火上炎,而有升无降,常度尽失,由是而形若尸厥矣,正《内经》所谓血之与气,并走于上,则为暴厥者是也。外窜经络则成痉,内逼膻中则为厥,其治速宜熄风泄火,达络疏肝,急折其势,以平其暴,不令其煎熬胃液,甚则用釜下抽薪法,以白头翁汤消息治之,直折其厥少之盛,待势稍衰,再议清通包络,渐进化痰养阴清湿之剂,此正治也。更有暑邪热极,脉微而躁,肢冷肤冷,面赤气短,大汗不止而舌润,或手拘挛,瞀乱昏迷者,乃邪热逼汗,为阳越之证,急宜参附加童便以回阳,俟苏后再以清暑养阴,以善其后。否则亡阳不救,然苟非脉微足冷,汗出舌润,则仍是热证,误用参附即死。若无真知灼见,不可轻试,要亦不可不知也。

〖海绵状脑病-脑腑戾气〗

辨识要点　① 符合海绵状脑病病理诊断;② 中枢神经系统慢性海绵状退行性改变;③ 克-雅病;④ 库鲁病;⑤ 致死性家族性失眠症;⑥ Gerstmann - Sträussler 综合征;⑦ 病变累及大脑皮质和深部灰质;⑧ 病变灶性分布;⑨ 大脑萎缩;⑩ 光镜下神经元胞质及神经毡大量空泡呈海绵状外观;⑪ 不同程度神经元缺失和反应性胶质化;⑫ PrP^{sc} 沉积于神经突触;⑬ PrP^{sc} 沉积细胞间质形成库鲁斑;⑭ 刚果红和 PAS 染色库鲁斑阳性反应;⑮ 大脑皮层海绵状疏松外观;⑯ 舌红苔黄脉数。

治疗推荐　①《中国药典》紫金锭:山慈菇200克、红大戟150克、千金子霜100克、五倍子100克、麝香30克、朱砂40克、雄黄20克,朱砂、雄黄分别水飞成极细粉;山慈菇、五倍子、红大戟粉碎成细粉;将麝香研细,与上述粉末及千金子霜配研,过筛,混匀。另取糯米粉320克,加水做成团块,蒸熟,与上述粉末混匀,压制成锭,低温干燥,即得。每次1.5克,每日两次温水送服。②《杂病源流犀烛》牛黄八宝丸:雄黄、玄参、羌活、黄连、羚羊角、犀角、贝母、乳香、没药、青黛、珍珠、朱砂、牛黄、冰片,常规剂量研为细末,用金银花、紫花地丁、菊、甘草煎汁熬膏,炼蜜为丸如弹子大,每次一粒,每日两次温水送服。

③《太平圣惠方》卷 10 白附子散：白附子、附子、天南星、天麻、半夏、乌头、朱砂、全蝎、麻黄，常规剂量，每日两次水煎服。④《普济本事方》国老膏：甘草一斤，研为细末，漫火熬膏，每次五钱，每日两次温酒调服。

思路拓展　《本草求真·解毒》：毒虽见症于外而势已传于内，则药又当从内清解，故解毒亦为治毒之方所不可缺也。第人仅知金银花、牛蒡子、甘草为解毒之品，凡属毒剂无不概投。讵知毒因心热而成者则有黄连、连翘可解，因于肺火而成者则有黄芩可解，因于肝火而成者则有胆草、青黛、蓝子可解，因于胃火胃毒而成者则有石膏、竹叶、大黄可解，因于肾火而成者则有黄柏、知母可解。且毒在于肠胃，症见痈疽乳闭，宜用漏芦以通之；症见消渴不止宜用绿豆煮汁以饮之；症见肠便血，宜用白头翁以解之；症见时行恶毒，宜用金汁人中黄以利之。至于杨梅症见多属肝肾毒发，宜用土茯苓以清之；喉痹咽痛多属痰火瘀结，宜用射干以开之；心肾火炽，宜用山豆根以熄之；疰瘰疬，溃烂流串，多属经络及脾毒积，宜用蚯蚓以化之；口眼㖞斜，痈肠痔漏，多属经络肠胃毒发，宜用蜗牛以治之；乳痈乳岩，多属肝胃热起，宜用蒲公英以疗之；恶疮不敛，多属心肺痰结，宜用贝母以除之；无名疔肿，恶疮蛇虺，瘰疬结核，多属毒结不化，宜用山慈菇以治之；毒势急迫，咳唾不止，多属中气虚损，宜用茺蔚以缓之。他如痈肿不消，有用米醋同药以治；热涎不除，积垢不清，有用皂白二矾以入；痈疽愤肿，胸热不除，有用甘草节以投。皆有深意内存，不可稍忽。若在、斑蝥凤仙子恶毒之品，要当审症酌治，不可一毫稍忽于其中也。

〔阿尔茨海默病-脑腑髓虚〕

辨识要点　① 符合阿尔茨海默病病理诊断；② 大脑变性疾病；③ 进行性精神状态衰变；④ 大脑皮质不同程度萎缩；⑤ 脑回变窄而脑沟增宽；⑥ 代偿性脑室扩张；⑦ 光镜下圆球形老年斑，直径 20～200 微米；⑧ 老年斑本质为退变神经突起围绕中心淀粉样物质；⑨ 电镜下老年斑由多个异常扩张弯曲的变性轴突终末及淀粉样细丝构成；⑩ 神经原纤维缠结；⑪ 神经原纤维增粗扭曲形成缠结；⑫ 7～10 纳米双螺旋缠绕的微丝构成，主要成分是过磷酸化的 tau 蛋白；⑬ 颗粒空泡变性神经细胞胞质小空泡，内含嗜银颗粒；⑭ 神经细胞树突近端棒状嗜酸性包涵体即 Himno 小体形成；⑮ 舌红苔白脉细。

治疗推荐　①《备急千金要方》卷 17 白石英散：白石英、石斛、肉苁蓉、茯苓、泽泻、菟丝子，常规剂量研末为散，每日五钱，每日两次煎散为汤温服。②《备急千金要方》卷 17 白石英丸：白石英、磁石、阳起石、肉苁蓉、菟丝子、干地黄、石斛、白术、五味子、栝楼根、巴戟天、桂枝、人参、蛇床子、防风，常规剂量研为细末，炼蜜为丸如梧桐子大，每日三十粒，每日两次温水送服。③《辨证录》生慧汤：人参、熟地、山茱萸、远志、酸枣仁、柏子仁、茯神、石菖蒲、白芥子，常规剂量，每日两次水煎服。④《景岳全书》两仪膏：人参半斤、熟地一斤，研为细末，文武火煎取浓汁，重汤熬成膏，入真白蜜四两或半斤收之，每次两匙，每日两次温水调服。

思路拓展　《备急千金要方·好忘》：枕中方，常服令人大聪。龟甲、龙骨、菖蒲、远志，上四味等分治，下筛，酒服方寸匕，日三。治多忘，令人不忘方：菖蒲二分、远志七分、茯苓、茯神、人参各五分，上五味治，下筛，酒服方寸匕，日二夜一，五日后智神良。开心散治好忘方：菖蒲一两、远志、人参各十分，茯苓二两，上四味治，下筛，饮服方寸匕，日三。又方：菖蒲、远志、茯苓各三分，续断、肉苁蓉各二两，上五味治，下筛，酒服方寸匕，日三，至老不忘。菖蒲益智丸治善忘恍惚，破积聚，止痛安神定志，聪耳明目方：

菖蒲、附子、远志、人参、桔梗、牛膝各五分,茯苓七分,桂枝三分,上八味为末,蜜丸如梧子,一服七丸,加至二十丸,日二夜一,禁如药法。养命开心益智方:干地黄、人参、茯苓各二两,远志、肉苁蓉、菟丝子各三两,蛇床子二分,上七味治,下筛,服方寸匕,日二,忌食兔肉,余无忌。八味散方:天门冬六分,桂心、茯苓各一两,干地黄四分,菖蒲、远志、石韦、五味子各三分,上八味治,下筛,后食酒或水服方寸匕,三十日力倍,六十日气力强志意足。治健忘方:天门冬、远志、茯苓、干地黄,上四味等分,为末,蜜丸如梧子大,酒服二十丸,日三,加至三十丸,常服勿绝。治好忘久服聪明益智方:龙骨、虎骨、远志等分,上三味治,下筛,食后服方寸匕,日二。又方:七月七日取菖蒲酒服三方寸匕,饮酒不至醉。又方:常以甲子日取石上菖蒲一寸九节者,阴干百日治,下筛,服方寸匕,日三,耳目聪明不忘。又方:七月七日麻勃一升,人参三两为末,蒸令气遍,临夜卧服一刀圭,尽知四方之事。又方:戊子日取东边桃枝二七枚缚着卧床中枕之不忘。又方:常以五月五日日未出时取东向桃枝作三寸木人,着衣带中令人不忘。又方:丁酉日自往市买远志裹着衣中,角头还作末服之不复忘。治人心昏塞多忘易误方:七月七日取蜘蛛网着衣领中,勿令人知,不忘。

〔帕金森病-脑腑筋极〕

辨识要点 ① 符合帕金森病病理诊断;② 纹状体黑质进行性变性疾病;③ 黑质和蓝斑脱色;④ 光镜下病灶神经黑色素细胞丧失;⑤ 残留神经细胞 Lewy 小体形成;⑥ 圆形 Lewy 小体位于胞质内,中心嗜酸性着色,折光性强,边缘着色浅;⑦ 舌红苔白脉细。

治疗推荐 ①《太平圣惠方》卷 30 肉苁蓉散:肉苁蓉、石斛、枸杞子、续断、原蚕蛾、菟丝子、天雄、熟地,常规剂量研末为散,每日五钱,每日两次煎散为汤温服。②《太平圣惠方》卷 26 白石英丸:白石英、磁石、阳起石、熟地、石斛、五味子、肉苁蓉、石南、菟丝子、五加皮、胡麻仁、巴戟天、桂枝、人参、蛇床子,常规剂量研为细末,炼蜜为丸如梧桐子大,每次 30 粒,每日两次温水送服。③《医略六书》卷 28 钩藤散:钩藤、羚羊角、石斛、生地、贝母、菊花、薄荷、茯神、甘草,常规剂量研末为散,每日五钱,每日两次煎散为汤温服。④《圣济总录》卷 185 枸杞子丸:枸杞子、菊花、肉苁蓉、桂枝、黄芪、牛膝、生地、远志、山芋、柏子仁、人参、茯苓,常规剂量研为细末,面糊为丸如梧桐子大,每日三十粒,每日两次温水送服。

思路拓展 《备急千金要方·筋极》:夫六极者,天气通于肺,地气通于咽,风气应于肝,雷气动于心,谷气感于脾,雨气润于肾。六经为川,肠胃为海,九窍为水注之气,所以窍应于五脏,五脏邪伤,则六腑生极,故曰五脏六极也。论曰:凡筋极者主肝也,肝应筋,筋与肝合,肝有病从筋生。又曰:以春遇病为筋痹,筋痹不已,复感于邪,内舍于肝,则阳气入于内,阴气出于外,若阴气外出,出则虚,虚则筋虚,筋虚则善悲,色青苍白见于目下,若伤寒则筋不能动,十指爪皆痛,数好转筋,其源以春甲乙日得之伤风,风在筋为肝虚风也。若阳气内发,发则实,实则筋实,筋实则善怒,嗌干伤热则咳,咳则胁下痛不能转侧,又脚下满痛,故曰肝实风也。然则因其轻而扬之,因其重而减之,因其衰而彰之。审其阴阳以别柔刚,阳病治阴,阴病治阳。善治病者,病在皮毛、肌肤、筋脉而治之,次治六腑,若至五脏则半死矣。扁鹊云:筋绝不治九日死,何以知之?手足爪甲青黑,呼骂口不息,筋应足厥阴,足厥阴气绝,则筋缩引卵与舌,筋先死矣。治筋实极则咳,咳则两胁下缩痛,痛甚则不可转动,橘皮通气汤方:橘皮四两,白术、石膏各五两,细辛、当归、桂枝、茯苓各二两,香豉一升,上八味㕮咀,以水九升,煮取三升,去滓,分三服。治筋实极,则两脚下满,满而痛,不得远行,脚心如割,筋断折痛不可忍,丹参煮散方:丹参三两,川芎、杜仲、续断、地骨皮各二两,当归、通草、干地黄、麦门冬、升麻、禹余粮、麻黄各一两十八铢,牛膝二两六铢,生姜、牡蛎各二两,上十七味治下筛,为粗散,以绢袋子盛散二方寸匕,以井花水二升煮,数动袋子,煮取一升,顿服,日二。治筋实极,手足爪甲或青或黄,或黑乌黯,四肢筋急烦满,地黄煎方:生地黄汁三升,生葛汁、生玄参汁各一升,大黄、升麻各二两,栀子仁、麻黄、犀角各三两,石膏五两,芍药四两,上十味㕮咀,以水七升煮七物,取二升,去滓,下地黄汁,煎一两沸,次下葛汁等,煎取三升,分三服,日再。治筋虚极、筋痹,好悲思,颜色苍白,四肢嘘吸,脚手拘挛,伸动缩急,腹中转痛,五加酒方:五加皮一斤,枳刺二升,大麻仁三升,猪椒根皮、丹参各八两,桂枝、当归、甘草各三两,天雄、秦椒、白鲜皮、通草各四两,干姜五两,薏苡仁半升,川芎五两,上十五味㕮咀,以绢袋盛,清酒四斗渍,春夏四日,秋冬六七日。初服六七合,稍稍加,以知为度。治筋虚极,则筋不能转,十指爪皆痛,数转筋,或交接过度,或病未平复交接,伤气,内筋绝,舌卷唇青,引卵缩,脉疼急,腹中绞痛,或便欲绝,不能饮食,人参酒方:人参、防风、茯苓、细辛、秦椒、黄芪、当归、牛膝、桔梗各一两半,干地黄、丹参、山药、钟乳、矾石各三两,山茱萸、川芎、各二两,大枣三十枚、五加皮一升,生姜、乌麻各二升,上二十二味㕮咀,钟乳别以小袋子盛,以清酒二斗半浸五宿,温服三合,日再,无所闻,随意增进。治交接损,卵缩筋挛方:烧妇人月经衣灰,服方寸匕。治筋绝方熬蟹脑足髓纳疮中,筋即续。劳冷气逆,腰髋冷痹,脚屈伸难,灸阳跷一百壮,在外踝下容爪。腰背不便,转筋急痹筋挛,灸第二十一椎,随年壮。转筋,十指筋挛急,不得屈伸,灸脚外踝骨上七壮。失精筋挛,阴缩入腹,相引痛,灸中封五十壮,在内踝前筋里宛宛中。失精筋挛,阴缩入腹,相引痛,灸下满各五十壮,老人加之,小儿随年壮。又云,此二穴,喉肿厥逆,五脏所苦,鼓胀,并悉主之。转筋胫骨痛不可忍,灸屈膝下廉横筋上三壮。腹胀转筋,灸脐上一寸二十壮。

〖蛛网膜下腔出血-脑腑血证〗

辨识要点 ① 符合蛛网膜下腔出血病理诊断;② 先天性球性动脉瘤破裂;③ 血性脑脊液;④ 无菌性脑膜炎;⑤ 脑表面薄层凝块掩盖;⑥ 红细胞溶解;⑦ 释放含铁血黄素;⑧ 铁锈色软脑膜不同程度粘连;⑨ 蛛网膜绒毛细胞间小沟再开通则脑脊液回吸收;⑩ 舌红苔黄脉数。

治疗推荐 ①《丹溪心法》大黄一两,酒炒半两,茶煎半两。②《奇效良方》卷50大蓟饮:大蓟汁三合、地黄汁三合、生姜汁三合、麦门冬汁三合,刺蓟汁三合,白蜜半匙和匀冷服。③《医醇賸义》卷2苍玉潜龙汤:生地、龟甲、石膏、龙齿、石斛、花粉、牡丹皮、羚羊角、沙参、白芍、藕节、白茅根,常规剂量,每日两次水煎服。

思路拓展 《丹溪心法·头痛》:头痛多主于痰,痛甚者火多。有可吐者,可下者。清空膏治诸头痛,除血虚头痛不可治。血虚头痛,自鱼尾上攻头痛,用芎归汤。古方有追涎药。附录:头痛须用川芎,如不愈,各加引经药。太阳川芎,阳明白芷,少阳柴胡,太阴苍术,少阴细辛,厥阴吴茱萸。如肥人头痛,是湿痰,宜半夏、苍术;如瘦人,是热,宜酒制黄芩、防风。如感冒头痛防风、羌活、藁本、白芷;如气虚头痛,宜黄芪酒洗、生地黄、南星、秘藏安神汤;如风在上头痛,宜天麻、蔓荆子、台芎、酒制黄芩;如苦头痛,用细辛;如形瘦苍黑之人头痛,乃是血虚,宜当归、用芎、酒黄芩;如顶颠痛,宜藁本、防风、柴胡。东垣云:顶颠痛须本,去川芎。且如太阳头痛,恶风,脉浮紧,川芎、羌活、独活、麻黄之类为主;少阳,脉弦细,往来寒热,柴胡为主;阳明头痛,自汗,发热恶寒,脉浮缓长实,升麻、葛根、石膏、白芷为主;太阴头痛,必有痰,体重或腹痛,脉沉缓,以苍术、半夏、南星为主;少阴头痛,足寒气逆,为寒厥,其脉沉细,麻黄、附子、细辛为主;厥阴头痛,或吐痰沫,厥冷,其脉浮缓,吴茱萸汤主之,血虚头痛,当归、川芎为主;气虚头痛,人参、黄芪为主;气血俱虚头痛,调中益气汤内加川芎三分,蔓荆子三分,细辛二分,其效如神。又有痰厥头痛,所感不一。是知方者验也,法者用也,徒知体而不知用者弊,体用不失,可谓上工矣。附方:清空膏治偏正头痛,年深不愈者。又治风湿热,头上壅,及脑痛,除血虚头痛不治。川芎五钱,柴胡七钱,黄连、防风羌活各一两,炙甘草一两五钱,黄芩三两,上为末,每服二钱,热盏内入茶少许,汤调如膏。抹在口内,临卧少用白汤送下。如苦,每服加细辛二分;痰厥头痛,脉缓,减羌活、防风、川芎、甘草,加半夏一两五钱;如正头痛,服之不愈,减羌活、防风、川芎一半,加柴胡一倍;如发热、恶热而渴,此阳明头痛,只与白虎汤,加粉葛、白芷。安神汤治头痛,头旋眼黑。生甘草、炙甘草各二钱,防风二钱五分,柴胡、升麻、酒生地黄、酒知母各五钱,酒黄柏、羌活各一两,黄芪二两,上锉,每服五钱,水煎。加蔓荆子五分,川芎三分再煎,临卧热服。彻清膏:蔓荆子、细辛各一分,薄荷叶、川芎各三分,生甘草、炙甘草各五分,藁本一钱,上为末,茶清调下二钱。顺气和中汤治气虚头痛,此药升阳补气,头痛自愈。黄芪一钱半,人参一钱,炙甘草七分,白术、陈皮、当归、芍药各五分,升麻、柴胡各三分,细辛、蔓荆子、川芎各二分,上作一服,水煎,食后服。不卧散治头痛。猪牙皂角一钱,玄胡、青黛些少,上为末,吹鼻中取涎。半夏白术天麻汤治脾胃证,已经服疏风丸,下二三次,元证不瘥,增以吐逆,痰唾稠粘,眼黑头旋,目不敢开,头苦痛如裂,四肢厥冷,不得安卧。黄柏二分,干姜三分,泽泻、茯苓、天麻、黄芪、人参、苍术各五分,炒神曲白术各一钱,麦芽、半夏、陈皮各一钱半,上每服五钱,水煎热服。芎归汤见肠风类,调中益气汤见脾胃类。治头痛:片芩酒浸透,晒干为末,茶清调,治诸般头痛,亦治血虚头痛。治头痛连眼痛,此风痰上攻,须用白芷开之。雨前茶、川芎、白芷、防风、藁本、细辛、当归。治头痛如破,酒炒大黄半两,一半茶煎。

〖多发性硬化症-脑腑风痹〗

辨识要点 ① 符合多发性硬化症病理诊断;② 神经系统脱髓鞘疾病;③ 病变累及白质形成多灶性斑块;④ 斑块形状不规则,灰红灰褐色,半透明,境界十分清楚;⑤ 斑块多见于脑室角和室旁白质;⑥ 光镜下脱髓鞘从静脉周围开始伴血管周围单核细胞和淋巴细胞浸润;⑦ 活动性斑块区进行性脱髓鞘;⑧ 大量巨噬细胞浸润;⑨ 吞噬髓鞘碎片形成泡沫细胞;⑩ 舌红苔黄脉数。

治疗推荐 ①《太平圣惠方》卷19独活散:独活、汉防己、秦艽、黄芪、赤芍、人参、茯神、白术、川芎、远志、石膏、升麻、防风、丹参、炙甘草、天冬、薏苡仁、羚羊角、五加皮、生地、麻黄、地骨皮,常规剂量研末为散,每日五钱,每日两次煎散为汤温服。②《圣济总录》卷7白花蛇散:白花蛇、藁本、五加皮、牛膝、萆薢、桂枝、熟地、木香、芸薹子、当归、炙甘草、威灵仙、白附子、菊花、蔓荆实、郁李仁、羌活、虎骨、全蝎、白芷、防风,常规剂量研末为散,每日五钱,每日两次煎散为汤温服。③《世医得效方》大秦艽散:人参、秦艽、羌活、枳壳、赤芍、桔梗、前胡、川芎、白芷、黄芩、薄荷、桑白皮、天麻、防己、防风、甘草、荆芥穗、赤茯苓、木瓜、牛膝,常规剂量研末为散,每日五钱,每日两次煎散为汤温服。

思路拓展 《古今医统大全·中风门治法》。子和云:诸风掉眩,皆属肝木。掉摇眩运,目眩筋急,手搐搦,皆厥阴肝木之用也。《经》云:风淫所胜,平以辛凉。世何以热药治风邪?予治惊风瘛病痿,用汗吐下三法随治愈。木郁达之者,吐之令其条达也。汗者,风随汗出也。下者,推陈致新也。失音、闷乱、口眼㖞斜,可用三圣散吐之。如牙关紧急,鼻内灌之,吐出痰,口自开也。次用通圣散、凉膈散、大人参半夏丸、甘露饮,除热养液之寒药推而用之。严用和云:人之元气强壮,荣卫和平,腠理致密,外邪焉能为害? 或因七情饮食劳役,致真气先虚,荣卫失度,邪气乘虚而入,致此疾,若内因七情而得者,法当调气,不当治风;外因六淫而得之者,亦先当调气,然后根据所感六气治之,此良法也。宜八味顺气散。痰壅盛者,口眼㖞斜,不能言者,皆当用吐法。一吐不已,再吐。轻者用瓜蒂散一服,或稀涎散,或虾汁,以虾半斤,入酱葱姜等物,水煮,先吃虾,次饮汁,后以鹅翎探引吐痰。用虾者,盖引其风出耳。重者,用藜芦半钱或三分加麝香少许,齑汁调服,吐。若口噤昏迷者,灌入鼻内,吐之。虚者,不可吐。及不能吐痰者,不可治。《发明》云:治风当通因通用,惟宜宣发以散之,不可便以苦寒之药妄下,龙、麝、朱砂、牛黄诸镇坠之药泻之。若风本外邪,惟宜宣散,此风在表之时也。如伤寒中风,传入于胃,亦未尝不可下。论中便字、妄字,可见其意。便者,有早与急之义;妄者,谓有不当下之义。如小便少,不可以药利之。既以自汗,则津液外亡,小便自少。若利之,使荣卫枯竭,无以制火,烦热愈甚。当俟热退汗止,小便自行也。兼此证乃阳明经。大忌利小便。中风大率主血虚有痰,治痰为先,次养血行血。或属虚,挟火与湿,又须分气虚、血虚。半身不遂,大率多痰,在左属死血瘀血,在右属痰与热,并气虚。左以四物汤加桃仁、红花、竹沥、姜汁,右以二陈汤、四君子汤等加竹沥、姜汁。气虚卒倒者,用参者补之。有痰,浓煎参汤,加竹沥、姜汁。血虚用四物汤,俱用姜汁炒,恐泥痰故也。有痰,再加竹沥、姜汁入内服。能食者,去竹沥加荆沥。肥白人多湿,少用乌头、附子行经。凡用乌、附,必用童便煮过,以杀其毒。初昏倒,急捏人中至醒,然后用痰药,以二陈汤、四君子汤、四物汤加减用。瘦人阴虚火热,用四物汤加竹沥、黄芩、黄柏。有痰者,加痰药。治痰气实而能食,用荆沥。气虚少食,用竹沥。此二味开经络行血气故也。入四物汤,必用姜汁助之。遗尿属气虚,以参、芪补之。筋枯者,举动则痛,是无血不能滋养其筋,不治也。《脉诀》内言诸不治证:口开手撒,眼合遗尿,吐沫直视,喉如鼾睡、肉脱筋痛、发直、摇头上窜、面亦如妆、或头面青黑,汗缀如珠,皆不治。夫案《内经》以下,皆谓外中风邪。然地有南北之殊,不可一途而论。惟刘守真作将息失宜,水不能制火,极是。由今言之,西北二方,亦有真为风所中者,但极少耳。东南之人,多是湿土生痰,痰生热,热生风也。邪之所凑,其气必虚。风之伤人,在肺脏为多。许学士谓气中者,亦由此七情所伤,脉微而数,或浮而紧,缓而迟。必也脉迟浮可治,大数而极者死。若果外中者,则东垣所谓中血脉、中腑、中脏之理,其于四肢不举,亦有与痿相类者,当细分之。《局方》风、痿同治大谬,发挥甚详。子和用三法,如的系邪风卒中,痰盛实热者可用,否则不可。风者,百病之始,善行而数变。行者,动也。风本为热,热胜则风动,宜以静胜其燥,养血是也。治须少汗,亦宜少下。多汗则虚其卫,多下则损其荣。治其在经,虽有汗下之戒,而有中脏、中腑之分。中腑者,宜汗之。中脏者,宜下之。此虽合汗下,亦不可太过。汗多则亡阳,下多则亡阴。亡阳则损其气,亡阴则损其形。初谓表里不和,须汗下之。表里已和,是宜治之在经。其中腑者,而显五色,有表证而脉浮、恶风、恶寒、拘急不仁,或中之后、身之前、身之侧,皆曰中腑也,其治多易。中脏者,唇吻不收,舌不转而失音,鼻不闻香臭,耳聋而眼瞀,大小便闭结,或眼合直视、摇头口开、手撒遗尿、痰如拽锯、鼻鼾,皆曰中脏也。中脏者,多不治也。六腑不和,留结为痈。五脏不和,九窍不通。无此,仍在经也。初证既定,宜以大药养之,当顺时令而调阴阳,安脏腑而和荣卫,少有不愈者也。风中腑者,先以加减续命汤随证发其表,如兼中脏,则大便多秘涩,宜以三化汤通其滞。初证已定,别无他变,以大药和治之。大抵中腑者,多着四肢,中脏者,多滞九窍。中腑者多兼中脏之证。至于舌强失音,久服大药自能愈也。又因气中,其证与中风相似,但风中多痰涎,气中口中无涎。治之之法,调气为先。经言治风者,以理气,气顺则痰消。徐理其风、庶可收效。又有中风言不变、志不乱,病在分腠之间者,只宜温肝,取小汗,为可复也。凡中风脉多沉伏。大法浮迟者吉,急实者凶。先用麻油调苏合香丸,或用三姜,或用白汤调。如口噤,抉开灌之。少苏,则服八味顺气散。若痰盛者,只以省风导痰汤服之。若卧则昏沉不省人事,口噤,急以生半夏末,吹入鼻中,或用细辛、皂角为末吹之,喷嚏则苏,无嚏者不治。肥人中者,以其气盛于外而歉于内也。肺为气出入之道,肥者气必急,气急必肺邪盛。肺金克木,胆为肝之腑,故痰涎壅盛,所以治之必先理气为急。中后,气未顺,痰未除,调理之剂,惟当以藿香正气散和星香散煎服。此药非特可治中风之证,治中风、中恶尤宜。寻常止呕多痰者,亦可服之。若前证多怒,宜小续命汤加羚羊角。热而渴者,汤中去附子,加秦艽半钱。恍惚错语,加茯神、远志各半钱。不得睡,加酸枣仁半钱。不能言,加竹沥一蚬壳许。人虚无力者,去麻黄,加人参如其数。若人自苏,能言能食,惟身体不遂,急则拳挛,缓则弹曳,经年不愈,以加减地仙丹常服。若饮食坐卧如常,但失音不语,只以小续命汤去附子,加石菖蒲一钱。治风之法,初得之即当顺气,及日久则当活血,此万古不易之理。惟可以四物汤吞活络丹愈者,正是此义。若先不顺气化痰,遽用乌、附,又不活血,徒用防风、天麻、羌活辈,吾未见能治也。又见风中于肤腠,辄用脑、麝治之者,是引风入骨髓也,尤为难治,深可戒哉。如口眼㖞斜未正者,以蓖麻去壳捣烂,右涂左,左涂右。或鲜鱼血入麝香少许,涂之即正。喷嚏初卒倒,僵仆不知人事,急以皂角末,或不卧散,以鼻内吹之,就提头顶发立苏。若有喷嚏者可治。无嚏者不治。《经》曰:风从汗泄。以可微汗,正如解表。表实无汗者,散之、劫之。表虚自汗者,温之、解之。若气滞者难治,宜吐之。可下者,此因内有便溺之阻隔,故里实。若三五日不大便者,可与机要三化汤或子和搜风丸。老人只以润肠丸。理气者,气滞气郁,肩膊麻痛之类,此七情也。宜乌药顺气、八味顺气之类。理血者,无表里之急,血弱举发不时者,与大秦艽汤、羌活愈风汤,兼用化痰丸子。

〔急性播散性脑脊髓炎-脑腑风热〕

辨识要点 ① 符合急性播散性脑脊髓炎病理诊断;② 病毒感染或疫苗接种后;③ 静脉周围神经脱髓鞘伴炎症反应;④ 炎性水肿;⑤ 淋巴细胞与巨噬细胞为主的炎细胞浸润;⑥ 病变累及脑和脊髓各处;⑦ 白质深层和脑桥腹侧最多受累;⑧ 病原相关抗原抗体与髓鞘抗原交叉反应导致髓鞘损伤;⑨ 神经轴突不受累;⑩ 舌红苔黄脉数。

治疗推荐 ①《备急千金要方》大八风汤:当归、升麻、五味子、乌头、黄芩、芍药、远志、独活、防风、川芎、麻黄、秦艽、石斛、人参、茯苓、石膏、黄芪、紫菀、杏仁、甘草、桂枝、干姜、大豆,常规剂量,每日两次水煎服。②《秘传眼科龙木论》卷2黑风羚羊饮:羚羊角、羌活、黑参、细辛、桔梗、黄芩、柴胡、车前子、茺蔚子、防风,常规剂量,每日两次水煎服。③《太平圣惠方》卷3牛黄散:牛黄、龙脑、犀角屑、天麻、防风、麻黄、羚羊角屑、菊花、蔓荆子、桑螵蛸、桂枝、细辛、附子、独活、白僵蚕、乌蛇、全蝎、阿胶、蝉蜕、朱砂、麝香,常规剂量研末为散,每日五钱,每日两次煎散为汤温服。

思路拓展 《古今医统大全·中风门药方》。愈风汤:初觉风动,服此不致倒仆,此乃治未病之圣药也。又治中风证内邪已除,外邪已尽,当服此药,以行导诸经。久服,大风悉去,纵有微邪,只从此药加减治之。然治病之法,不可失于通塞,或一气之微汗,或一旬之通利,如此,乃常服之药也。久则清浊自分,荣卫自和矣。羌活、甘草、防风、当归、蔓荆子、川芎、细辛、黄芪、枳壳、人参、麻黄、白芷、菊花、薄荷、枸杞、知母、地骨皮、独活、秦艽、黄芩、芍药各三两,苍术、生地各四两,肉桂一两,上咀,每服一两,水二盏,生姜三片煎,空心服。临卧滓煎服,空心一服,吞下二丹丸,谓之重剂。临卧一服,吞下四白丹九,谓之轻剂。假令一气之微汗,用愈风汤三两、加麻黄一两,作四服,加姜空心服,以粥投之,得微汗则佳。如一旬之通利,用愈风汤三两,加大黄一两,亦作四服,如前煎,临卧服。得利为度。此药常服之,不可失四时之辅。春将至,大寒后,本方加半夏、人参、柴胡。夏将至,谷雨后,本方加石膏、黄芩、知母。季夏之月,本方加防己、白术、茯苓。秋将至,大暑后,本方加浓朴、藿香、肉桂。冬将至,霜降后,本方加附子、官桂、当归。此药四时加减,临病酌宜,诚治风证之圣药也。羌活愈风汤:治肾肝筋骨弱。语言艰涩,精神昏愦。风湿内弱,风热体重,或瘦而一肢偏枯,或肥而半身不遂。心不宁,劳役则百病生,心静则万病息。此药能安心养神,调阴阳无偏胜。羌活、人参、黄芪、炙甘草、防风、蔓荆子、川芎、细辛、枳壳、地骨皮、麻黄、知母、杜仲、秦艽、柴胡、枸杞、当归、独活、白芷、半夏、厚朴、防己、芍药、黄芩、茯苓、菊花、薄荷、前胡各七分,石膏、生地、熟地、苍术各一钱,官桂三分,上作二付,每服水二钟,生姜三片,煎一钟,空心服,临卧煎渣服。独活汤 治虚风昏愦,不自知觉,手足瘫痪,坐卧不能,或发寒热。血虚不能服发汗药,及中风自汗,尤宜服之。独活、羌活、人参、防风、当归、细辛、茯神、半夏、桂心、白薇、远志、菖蒲、川芎各五分,甘草三分,上水二盏,生姜三片,煎八分,食远温服。续命煮散治体虚中风自汗,心中昏愦,四肢无力,口眼瞤动,手足搐搦,烦渴饮水,此药扶荣卫,养血气。防风、独活、当归、人参、细辛、葛根、芍药、川芎、甘草、远志、荆芥、熟地各五分,桂枝三分,半夏四分,如汗多不止加牡蛎粉,上水二盏,生姜三片,煎至一盏,温服。秘传祛风散:羌活、独活、栀子、半夏、苍术、苍耳子、甘草、茯苓、陈皮、当归、生地、防风、荆芥、防己、芍药、皂角、威灵仙各等分,上水二盏,生姜三片,煎至八分,不拘时服。消风散治诸风上攻,头目昏眩,项背拘急,鼻嚏声重,耳作蝉鸣,及皮肤顽麻,瘙痒瘾疹。妇人血风,头皮肿痒,并宜治之。荆芥穗、炙甘草各一钱半,陈皮、人参、茯苓、白僵蚕、防风、川芎、藿香、蝉蜕、厚朴、羌活各一钱,上水二钟,煎一钟,不拘时服。或为末,每服二钱,茶清调下亦可。追风如圣散治男子、妇人大小诸般风证。左瘫右痪,半身不遂,口眼歪斜,腰腿疼痛,手足顽麻,语言謇涩,行步艰难,遍身疮癣,上攻头目,耳内蝉鸣,痰涎不利,皮肤瘙痒。偏正头风,无问新旧,及破伤风,角弓反张,蛇犬咬伤,金刀所伤,出血不止,并皆治之。川乌、草乌、苍术各四两,川芎五钱,石斛一两,白芷、细辛、当归、防风、麻黄、荆芥、何首乌、全蝎、天麻、藁本各三钱,甘草三两,人参三钱,牡鼠粪二钱,上为细末,每服半钱,临睡,茶清送下,温酒亦可,不许多饮酒。服药后,忌一切热物饮食,一时恐动药力,服药觉有麻是效也。亦可敷贴。搜风顺气丸治三十六种风,七十二般气。去上热下冷,腰腿疼痛,四肢无力,多睡少食,渐渐羸瘦,颜色不定,黄赤恶疮,下痔,口苦无味,憎寒毛耸,积年痕癖,气块长大,阳事断绝。女子久无子息,久患寒疟泻痢,吐逆,变成劳疾,百节酸疼。初生小儿及百岁老人皆可服。补精驻颜,疏风顺气。车前子二两半,槟榔、火麻子、牛膝、郁李仁、菟丝子、山药各二两,枳壳、防风、独活各一两,大黄五钱,上为末,炼蜜为丸,如梧桐子大。每服二十丸,渐加至四五十丸。酒茶米饮任下,百无所忌,空心临卧各一服。久服,去肠中宿滞。精神强健,耳目聪明,腰脚轻健，百病皆除。老者还少。孕妇勿服。如服药觉脏腑微痛，以羊肚肺羹补之。又治肠风下血，中风瘫痪。百病不生，无病不治。人参补气汤治手指麻木：人参、黄芪各二钱，升麻、柴胡、芍药、生甘草、炙甘草、五味子各五分，上水一盏，煎至五分，食远临睡服，渣再煎。天麻丸治中风，四肢筋脉拘挛，骨节痛，少力。天麻半两，蝎梢、没药、丹砂各一钱半，麝香一钱半，麻黄、地龙、防风、乳香各半两，川乌、自然铜各半两，安息香一两，上除安息香外，捣研为末，却入别研药，以安息香膏和剂为丸，如梧桐子大。每服二十丸，不拘时，以薄荷酒下忌羊血。有人患手臂不随，又有患腿膝无力，行步辄倒，服之并效。素有热人，减川乌一半。独活酒治中风通身冷，口噤不知人。独活四两，去芦，好酒四大盏，煎至二盏，分二三次服。天仙膏治卒中风，口眼㖞斜。天南星一个，白及一钱，大草乌一个，僵蚕十个，右为细末，用生鳝鱼头血，调涂㖞处，正即洗去。正舌散治中风舌本强，难转，语不正，神效。全蝎二七个，茯苓一两，上为细末，每服一钱，食前，温酒调服。又擦牙更效。

〖急性坏死出血性白质脑炎-脑腑火热〗

辨识要点 ① 符合急性坏死出血性白质脑炎病理诊断；② 免疫复合物沉积和补体激活所致的超级型急性播散性脑脊髓炎；③ 病灶多见于大脑半球和脑干；④ 病变灶型分布；⑤ 脑肿胀伴白质点状出血；⑥ 颇似脑脂肪栓塞；⑦ 小血管局灶性坏死伴周围球形出血；⑧ 血管周围脱髓鞘伴中性粒细胞、淋巴细胞、巨噬细胞浸润；⑨ 脑水肿和软脑膜炎；⑩ 舌红苔黄脉数。

治疗推荐 ①《备急千金要方》卷8独活煮散：独活、防风、防己、羚羊角、石膏、人参、川芎、芍药、当归、茯苓、葛根、桂枝、麦冬、磁石、白术、甘草，常规剂量研末为散，每日五钱，每日两次煎散为汤温服。②《太平圣惠方》羚羊犀角散：羚羊角屑、犀角屑、赤箭、酸枣仁、薏苡仁、白附子、羌活、川芎、当归、白鲜皮、地骨皮、人参、柏子仁、鹿角胶、蔓荆子、牛黄、麝香，常规剂量研末为散，每日五钱，每日两次煎散为汤温服。③《太平惠民和剂局方》卷1牛黄金虎丹：牛黄、天雄、白矾、天竺黄、天南星、腻粉、生龙脑、金箔、雄黄，常规剂量研为细末，炼蜜为丸如弹子大，每次一粒，每日两次温水送服。

思路拓展 《古今医统大全·中风门药方》：愈风丹治诸风证，偏正头痛。防风通圣散、四物汤、黄连解毒汤各加一料，羌活、细辛、菊花、天麻、独活、薄荷、何首乌各一两，上为细末，炼蜜丸，如弹子大。每服一丸，细嚼，茶清下，不拘时服。御风丹治一切中风，半身不遂，神昏语謇，口眼㖞斜。妇人头风，血风、暗风倒仆，呕哕涎痰，手足麻痹。川芎、芍药、桔梗、细辛、僵蚕、羌活、天南星各半两，麻黄、防风、白芷各一两半，干生姜、甘草各三分，朱砂二钱半为衣，上为细末，炼蜜丸，如弹子大。每服一丸，热酒化下，食前，日三服。神昏有涎者，加朱砂二钱半。枸杞防风酒治中风，身如角弓反张。妇人一切风血上攻、下注。久服，悦泽颜色，滋润皮肤，退风，益气强力。枸杞、晚蚕沙各半升，恶实、防风、大麻仁各一升、茄根二斤，牛膝、恶实根各一斤，桔梗、羌活、秦艽、石菖蒲各二两，上为粗末，以夹绢袋盛，好酒三斗浸，密封闭，勿令通气，七日方开，开时不得面对瓶口，每服一钱。空心食前临卧各一服，常令有酒容。久病风疾不过一幅瘥。脑麝祛风丸治左瘫右痪最效。白花蛇头一个，乌梢蛇尾二个，川乌尖七个，附子底四个，南星、半夏、白附子、细辛、防风、天麻、全蝎、僵蚕、草乌头各五钱，片脑一分，麝香一分，为细末，生姜汁打面糊为丸，如梧桐子大。每服五十丸，细嚼，煎小须命汤送下。四白丹清肺气养魄，中风多昏冒，气不清利也。白术、白茯苓、人参、缩砂、香附、甘草、防风、川芎各五钱，白芷一两，白檀香一钱半，知母二钱，羌活、薄荷、独活各二钱半,细辛二钱,麝香一钱,牛黄半钱,龙脑半钱,藿香钱半,甜竹叶五钱,上为细末,炼蜜为丸,每两作十丸,临睡嚼一丸,煎愈风汤送下。上清肺气,下强骨髓。二丹丸治风邪,健忘,养神定志,和血。内安心神,外华腠理,得睡。丹参、熟地、天冬、朱砂、人参、菖蒲各五钱,茯神、麦冬、甘草各一两,远志五钱,上为细末,炼蜜为丸,如梧桐子大。每服五十丸至一百丸,空心食前,煎愈风汤送下。大神效活络丹治风湿诸痹,筋骨疼痛,口眼㖞斜,半身不遂,行步艰辛,筋脉拘挛。能清心明目,宣通气血。年逾四十,预服此药,不致风疾。白花蛇、赤芍药、朱砂、丁香、僵蚕、乳香、没药、天竺黄、青皮、乌药、虎胫骨、安息香、骨碎补、附子、香附、白豆蔻、玄参、茯苓、白术各一两,乌梢蛇、麻黄、细辛、川芎、两头尖、炙甘草、官桂、草豆蔻、羌活、天麻、何首乌、藿香、龟板、人参、白芷、黄连、黄芩、大黄、熟地、木香、沉香各二两,全蝎、威灵仙、当归各一两半,防风二两半,血竭七两半,乌犀屑、地龙、麝香、松香脂、葛根各半两,片脑钱半,牛黄二钱半,上为细末,炼蜜为丸,如弹子大,金箔为衣。每服一丸,细嚼温酒茶清漱下。随证上下,食前后服,头风擂茶下。换骨丹治瘫痪中风,口眼㖞斜,半身不遂,并一切风痫暗风,并宜服之。桑白皮、人参、川芎、白芷、威灵仙、苦参、防风、何首乌、蔓荆子、仙术、木香、五味子、麻黄、槐角、朱砂、龙脑、麝香,上为末,桑白皮单捣细秤,以麻黄煎膏和就,杵一万五千下。每两作十丸,每服一丸。以硬物击碎,温酒半盏浸,以物盖不可透气。食后临卧一呷咽之,衣盖覆,当自出汗即瘥。以和胃汤调补及避风寒,茶下半丸,盖出汗入膏时,如稠,再入水少许,煎动入药,唯少为妙,其麻黄膏不可多也。讼曰:我有换骨丹,传之极幽秘。疏开病者心,扶起衰翁背。气壮即延年,神清自不睡。南山张仙翁,三百八十岁。槐皮芎术芷,仙人防首蔓。十件各停匀,苦味香减半。龙麝即少许,朱砂作衣缠。麻黄煎膏丸,大小如指弹。修合在深房,勿令阴人见。夜卧服一粒,遍身汗津满。万病自消除,神仙为侣伴。千金保命丹治诸风瘫痪,不能言语,心忪健忘,恍惚来去,头目眩晕,胸中烦郁,痰涎壅塞,抑气攻心,精神昏愦。又治心气不足,神志不定,惊恐怕怖,悲忧蹙惨,虚烦少睡,喜怒不时,或发癫狂,神情昏乱及小儿惊痫、惊风抽搐不定及大人暗风,并恶痫发叫。朱砂一两,珍珠二钱,南星一两,麻黄、白附子、雄黄、龙脑各半两,琥珀三钱,僵蚕、犀角、麦冬、枳壳、地骨皮、神曲、茯神、远志、人参、柴胡各一两,金箔一百片,牛黄三钱,天麻半两,脑子少许,麝香少许,胆矾半两,牙硝四钱,毫车、天竺黄、防风、甘草、桔梗、白术、升麻各一两,蝉蜕半两,黄芩二两,荆芥二两,上为细末,炼蜜为丸,弹子大。每服一丸,薄荷汤化下,不拘时候。忌猪、羊、虾、核桃动气之物,及猪羊血。更加大川乌、姜制半夏、白芷、川芎、猪牙皂角各一两,和前药丸服,尤妙。酒浸仙药方,凡患风病,四肢不举,服之三日举手梳头,七日渐舒,十日行步,半月遍身依旧。觉得轻健,眼目更明,大有神效。菊花、防风、羌活、杜仲、牡蛎、栝蒌根、丹皮、紫菀、菖蒲、人参、白蒺藜、牛蒡子、枸杞子各半两,白花蛇肉、桔梗、白术、山茱萸、茯苓、蚕沙、官桂、远志、牛膝各二钱半,虎胫骨、牛蒡子根、干姜、熟地、柏子仁、狗脊、天雄、萆薢、蛇床子、附子、肉苁蓉、菟丝子、续断、芍药、石斛各二钱,上并择拣真正道地,为粗末,用新绢袋盛药,用新小瓮一个,放药在内。以无灰酒二斗,将药浸之,密封其口。春夏浸二七,秋冬浸三七。开瓮早、中、晚、三时,令病患自取冷酒三杯服之。久病不过一月,近者十日见效。不问男妇小儿,骨节疼痛,四肢浮肿,眼目生花,半身不遂,语言謇滞,口眼歪斜,中风失音,并皆治之。

第二十三节 风湿病理

〖系统性红斑狼疮-风寒湿痹〗

辨识要点　① 符合系统性红斑狼疮病理诊断；② 大量自身抗体产生；③ 抗 DNA 抗体阳性；④ 抗组蛋白抗体阳性；⑤ 抗 RNA-非组蛋白抗体阳性；⑥ 抗核仁抗原抗体阳性；⑦ 血清抗血细胞包括红细胞、血小板和淋巴细胞的自身抗体阳性；⑧ 急性坏死性小动脉炎与细动脉炎；⑨ 纤维素样坏死；⑩ 血管壁纤维化伴管腔狭窄；⑪ 血管周围淋巴细胞浸润伴水肿及基质增加；⑫ 狼疮细胞阳性；⑬ 不同程度的皮肤损害；⑭ 真皮与表皮交界狼疮带；⑮ 狼疮性肾炎⑯ 心脏瓣膜非细菌性疣赘性心内膜炎；⑰ 不同程度关节滑膜充血水肿，单核细胞、淋巴细胞浸润，滑膜细胞下结缔组织内可见灶性纤维素样坏死；⑱ 脾脏体积增大与滤泡增生；⑲ 脾脏中央动脉增厚及血管周围纤维化；⑳ 舌红苔白脉紧。

治疗推荐　①《备急千金要方》卷 23 岐伯神圣散：天雄、附子、乌头、独活、防风、石南、茵芋、蹲躅、细辛、干姜、蜀椒、菖蒲、白术，常规剂量研末为散，每日五钱，每日两次煎散为汤温服。②《太平圣惠方》卷 21 独活散：独活、附子、防风、麻黄、桂枝、川芎、薏苡仁、赤茯苓、牛膝、人参、白术、茵芋、海桐皮、枳壳、甘草，常规剂量研末为散，每日五钱，每日两次煎散为汤温服。③《圣济总录》卷 19 乌蛇丸：乌蛇、檀香、丁香、茜根、紫葛、防风、苦参、独活、沙参、栀子、酸枣仁、槐子、白芷、附子、藁本、羚羊角、苍术、犀角、防己、桃胶、萆薢、芫荑、瓜蒌根、秦艽、乌药、桑白皮、木通，常规剂量研为细末，炼蜜为丸如赤小豆大，每次 10 丸，每日两次温水送服。

思路拓展　《备急千金要方·恶疾大风》：恶疾大风有多种不同，初得虽遍体无异，而眉发已落。有遍体已坏，而眉须俨然。有诸处不异好人，而四肢腹背有顽处，重者手足十指已有堕落。有患大寒而重衣不暖，有寻常患热，不能暂凉。有身体枯槁者，有津汁常不止者，有身体干痒彻骨，搔之白皮如麸，手下作疮者。有疮痍荼毒重叠而生，昼夜苦痛不已者，有直置顽钝不知痛痒者。其色亦有多种，有青、黄、赤、白、黑、光明、枯暗。此候虽种种状貌不同，而难疗易疗，皆在前人不由医者，何则？ 此病一着，无问贤愚，皆难与语，何则？ 口顺心违，不受医教，直希望药力，不能求已，故难疗易疗，属在前人，不关医药。予尝手疗六百余人，瘥者十分有一，莫不一一亲自抚养，所以深细谙委之。姑与其语，觉难与语不受人，即不须与疗，终有触损，病既不瘥，乃劳而无功也。又神仙传，有数十人皆因恶疾而致仙道何者？ 皆由割弃尘累，怀颖阳之风，所以非止瘥病，乃因祸而取福。故余所睹病者，其中颇有士大夫，乃至有异种名人，及遇斯患，皆爱恋妻孥，系着心髓不能割舍，直望药力，未肯近求诸身，若能绝其嗜欲，断其所好，非但愈疾，因兹亦可自致神仙。余尝问诸病患，皆云自作不仁之行，久久并为极猥之业，于中仍欲更作云。为虽有悔言而无悔心，但能自新，受师教命，食进药饵，何有不除。余以贞观年中，将一病士入山，教服松脂，服至百日，须眉皆生。由此观之，唯须求之于己，不可一仰医药者也。然有人数年患身体顽痹，羞见妻子，不告之令知，其后病成，状貌分明，乃云犯药卒患，此皆自误，然斯疾虽大，疗之于微，亦可即瘥。此疾一得，远者不过十年皆死，近者五六岁而亡。然病者自谓百年不死，深可悲悼。一遇斯疾，即须断盐，常进松脂，一切公私物务释然皆弃，犹如脱屣。凡百口味，皆须断除，渐渐断谷，不交俗事，绝乎庆吊，幽隐岩谷，周年乃瘥。瘥后终身慎房事，犯之还发。兹疾有吉凶二义，得之修善即吉，若还同俗类，必是凶矣。今略述其由致，以示后之学人，可览而思焉。豆治恶疾方：用细粒乌豆，择取摩之皮不落者，取三月四月天雄乌头苗及根,净去土勿洗,捣绞取汁,渍豆一宿,漉去,曝干,如此七番。始堪服,初服三枚,渐加至六七枚,日一服。禁房室、猪鱼鸡蒜,毕身毛发即生,犯者不瘥。岐伯神圣散治万病,痈疽癞疹癣,风瘘骨肉疽败,百节痛、眉毛发落,身体淫淫跃跃痛痒、目痛烂,耳聋齿龋,痔漏方。野狼毒散治恶疾方:野狼毒、秦艽各等分。上二味,治下筛,酒服方寸匕,日三,服五十日愈。又方:炼松脂投冷水中二十遍,蜜丸,服二丸,遇饥即服之,日三。鼻柱断离者,二百日服之瘥。断盐及杂食、房室。又以天门冬酒,服百日愈。锻石酒主生毛发须眉,去大风方:锻石一石,松脂成炼十斤,上曲一斗二升、黍米一石,上四味,先于大锅中炒锻石,以木札着灰中,火出为度,以枸杞根锉五斗,水一石五斗,煮取九斗,去滓,以淋锻石三遍澄清,以锻石汁和渍曲,用汁多少一如酿酒法,讫封四七日开服,常令酒气相及为度,百无所忌,不得触风,其米泔及饭糟,一事以上,不得使人、畜、犬、鼠食之,皆令深埋却,此酒九月作,二月止。恐膈上热者,服后进冷饭三五口压之。妇人不能饮食,黄瘦积年及蓐风,不过一石即瘥。其松脂末初酿酒,摊饭时均散着饭上,待饭冷乃投之,此酒、饭宜冷,不尔即醋,宜知之。治大风,眉发落,赤白癞病,八风十二痹,筋急肢节缓弱,飞尸遁注水肿,痈疽疥癣恶疮,脚挛手折,眼暗洞泄,痰饮宿寒冷诸证。商陆根方:曲二十五斤、商陆根二十五斤,上二味,合于瓮中,水一斛渍之,炊黍米一石,酿如家法,使曲米相淹三毕,密封三七日,开视曲浮酒熟,澄清温服三升,轻者二升。药发吐下为佳。宜食软煮饭,牛、羊、鹿肉羹。禁生冷醋滑,及猪、犬、鸡、鱼等。治风身体如虫行方:用盐一斗,水一石煎减半,澄清温洗浴三四遍,并疗一切风。又方以淳灰汁洗面,不过一月。又方以大豆渍饭浆水,旦旦温洗面,洗头发,不净加少面,勿以水濯之,不过十度又方成炼雄黄,松脂等分,蜜和丸。如梧子大,饮下十丸,日三,服百日愈。慎酒、肉、盐、豉等。

〖类风湿关节炎-关节风痹〗

辨识要点　① 符合类风湿关节炎病理诊断;② 多发性对称性增生性关节滑膜炎;③ 关节软骨和关节囊破坏;④ 关节强直畸形;⑤ 血浆类风湿因子阳性;⑥ 免疫复合物阳性;⑦ 滑膜细胞肥大增生呈多层并形成绒毛状突起;⑧ 滑膜下结缔组织多量淋巴细胞、巨噬细胞和浆细胞浸润,淋巴滤泡形成;⑨ 大量新生血管形成;⑩ 高度血管化、炎细胞浸润、增生状态的滑膜覆盖于关节软骨表面形成血管翳;⑪ 血管翳充满关节腔;⑫ 关节腔纤维化和钙化,永久性关节强直;⑬ 类风湿小结节;⑭ 光镜下结节中央大片纤维素样坏死;⑮ 结节周围呈栅栏状或放射状排列的上皮样细胞,外围为肉芽组织;⑯ 急性坏死性动脉炎;⑰ 纤维素性胸膜炎或心包炎;⑱ 舌红苔白脉紧。

治疗推荐　①《圣济总录》卷150 海桐皮汤:海桐皮、桂枝、木香、天麻、人参、羌活、独活、牛膝、狗脊、石斛、黄芪、防风、鳖甲、萆薢、麻黄,常规剂量,每日两次水煎服。②《三因极一病证方论》大黄芪汤:黄芪、桂心、巴戟天、石斛、泽泻、茯苓、干姜、防风、独活、人参、天雄、芍药、附子、半夏、细辛、白术、黄芩、瓜蒌根,常规剂量,每日两次水煎服。③《普济方》卷 98 独活散:独活、阿魏、桂枝、大黄、牛膝、羌活、鳖甲、当归、全蝎、黄芪、川芎、赤茯苓、木香、麻黄、蔓荆子、半夏、吴茱萸、荆芥穗、虎骨、芫花、狼毒、白花蛇、麝香、牵牛子,常规剂量研末为散,每日五钱,每日两次煎散为汤温服。④《鸡峰普济方》卷 4 乌蛇丸:乌蛇、虎骨、黄松节、天麻、牛膝、石斛、萆薢、杜仲、菟丝子、巴戟天、独活、防风、桂枝、肉苁蓉、狗脊、续断、荜澄茄、当归、附子、木香、乳香,常规剂量研为细末,炼蜜为丸如梧桐子大,每次三十粒,每日两次温水送服。

思路拓展 《备急千金要方·风痹》。血痹病从何而得之? 师曰:夫尊荣人骨弱肌肤盛,因疲劳汗出,卧不时动摇加被微风遂得之,形如风状。但以脉自微涩,涩在寸口,关上紧,宜针引阳气,令脉和紧去则愈。防己黄汤治风湿脉浮身重汗出恶风方:甘草二两、黄芪五两、汉防己四两、生姜、白术各三两,大枣十二枚,上六味咬咀,以水六升煮取三升,分三服,服了坐被中,欲解如虫行皮中,卧取汗。黄芪汤治血痹阴阳俱微,寸口关上微,尺中小紧,外证身体不仁如风状方:蜀黄芪、人参、芍药、桂心各二两,生姜六两,大枣十二枚,上六味咬咀,以水六升,煮取二升,服七合,日三服,令尽。治风痹游走无定处,名曰血痹大易方:萆薢、山药、牛膝、泽泻各二两,白术、地肤子各半两,干漆、蛴螬、车前子、狗脊、天雄各十铢,茵芋六铢,山茱萸三十铢,干地黄二两半,上十四味为末,蜜和丸如梧桐子大,酒下十丸,日三,后稍加。治游风行走无定,肿或如盘大,或如瓯,或着腹背,或着臂,或着脚,悉主之方:海藻、茯苓、防风、独活、附子、白术各三两,大黄五两,当归、鬼箭羽,上九味咬咀,以酒二斗渍五日,初服二合,渐加,以知为度。铁精汤治三阴三阳厥逆寒食,胸胁支满,病不能言,气满胸中急,肩息,四肢时寒热不随,喘悸烦乱,吸吸少气,言辄飞扬虚损方。黄铁三十斤,人参三两,半夏、麦冬各一升,白薇、黄芩、甘草、芍药各四两,石膏五两,生姜二两,大枣二十枚,上十味咬咀,纳前汁中煮取六升,服一升日三服,两日令尽。治诸风痹方:防风、甘草、黄芩、桂枝、当归、茯苓各一两,秦艽、葛根各二两,生姜五两,大枣三十枚,杏仁五十枚,上十一味咬咀,以酒水各四升,煮取三升,分三服,取汗。白蔹散治风痹肿,筋急展转易常处方:白蔹半两,附子六铢,上二味治下筛,酒服半刀圭,日三。不知增至一刀圭,身中热行为候十日便觉。附子酒治大风冷痰癖胀满诸痹方大附子一枚,重二两者(亦云二枚),酒五升渍,春五日。每服一合,日再,以瘥为度。麻子酒治虚劳百病,伤寒风湿,及妇人带下,月水往来不调,手足疼痹着床,服之令人肥健方:麻子一石,法曲一斗,上二味先捣麻子成末,以水二石着釜中,蒸麻子极熟,炊一石米顷出滓,随汁多少,如家酝法,候熟,取清酒,随性饮之。

〖干燥综合征-津液燥痹〗

辨识要点 ① 符合干燥综合征病理诊断;② 唾液腺、泪腺自身免疫损伤;③ 受累腺体大量淋巴细胞和浆细胞浸润并形成淋巴滤泡;④ 腺泡结构破坏;⑤ 导管细胞增生形成实性细胞团块即上皮肌上皮岛;⑥ 泪腺结构破坏导致角膜上皮干燥、炎症及溃疡形成;⑦ 唾液腺破坏引起口腔黏膜干裂及溃疡形成;⑧ 呼吸道受累导致相应的鼻炎、喉炎、支气管炎和肺炎;⑨ 抗 SS-A 抗体阳性;⑩ 抗 SSB 抗体阳性;⑪ 间质性肾炎伴肾小管运输障碍;⑫ 舌红苔白脉细。

治疗推荐 《圣济总录》卷 93 阿胶汤:① 阿胶、人参、茯苓、玄参、丹参、防风、黄芪、生地、葛根、柴胡、秦艽、黄连、龙胆草、枳壳、地骨皮、百合、鳖甲、炙甘草、桔梗、知母、贝母、款冬花、石膏、麻黄、黄芩、栀子、麦冬、防己、瓜蒌根、马兜铃、大黄、桑根白皮、白药子、葶苈子、杏仁、槟榔,常规剂量研末为散,每日五钱,每日两次煎散为汤温服。②《圣济总录》卷 18 异功散:天麻、赤箭、松黄、鬼臼、安息香、羌活、款冬花、枫香脂、天蓼花、侧柏叶、苍耳、苦参、何首乌、细辛、防风、蔓荆实、藁本、牛膝、地骨皮、炙甘草、乳香、天冬、麦门冬、丹砂、萆薢、木香、虎骨、当归、天南星、全蝎、乌蛇、白花蛇、麻黄、雄黄、附子、川芎、白僵蚕、桂枝、鸡舌香,常规剂量研末为散,每日五钱,每日两次煎散为汤温服。③《千金翼方》大草乌头丸:乌头、人参、生姜、前胡、蜀椒、黄芩、白术、半夏、黄连、吴茱萸、龙骨、白头翁、干姜、细辛、桔梗、紫菀、川芎、厚朴、女萎、矾石、桂枝、炙甘草,常规剂量研为细末,炼蜜为丸如梧桐子大,每次三十粒,每日两次温水送服。

思路拓展　《医门法律·秋燥论》。喻昌曰:燥之与湿,有霄壤之殊。燥者,天之气也;湿者,地之气也。水流湿,火就燥,各从其类,此胜彼负,两不相谋。春月地气动而湿胜,斯草木畅茂。秋月天气肃而燥胜,斯草木黄落。故春分以后之湿,秋分以后之燥,各司其政。今指秋月之燥为湿,是必指夏月之热为寒然后可,奈何《内经》病机一十九条,独遗燥气。他凡秋伤于燥,皆谓秋伤于湿,历代诸贤,随文作解,弗察其讹。昌特正之,大意谓春伤于风,夏伤于暑,长夏伤于湿,秋伤于燥,冬伤于寒。觉六气配四时之旨,与五运不相背戾,而千古之大疑始一决也。然则秋燥可无论乎?夫秋不遽燥也,大热之后,继以凉生,凉生而热解,渐至大凉,而燥令乃行焉。《经》谓阳明所至,始为燥终为凉者,亦误文也。岂有新秋月华露湛,星润渊澄,天香遍野,万宝垂实,归之燥政?迨至山空月小,水落石出,天降繁霜,地凝白卤,一往坚急劲切之化,反谓凉生,不谓燥乎?或者疑燥从火化,故先燥而后凉,此非理也。深乎!深乎!《上古脉要》曰:春不沉,夏不弦,秋不数,冬不涩,是谓四塞。谓脉之从四时者,不循序渐进,则四塞而不退也。所以春夏秋冬孟月之脉,仍循冬春夏秋季月之常,不改其度。俟二分二至以后,始转而从本令之王气,乃为平人顺脉也。故天道春不分不温,夏不至不热,自然之运,悠久无疆。使在人之脉,方春即以弦应,方夏即以数应,躁促所加,不三时而岁度终矣。其能长世乎?即是推之,秋月之所以忌数脉者,以其新秋为燥所胜,故忌之也。若不病之人,新秋而脉带微数,乃天真之脉,何反忌之耶?且夫始为燥,终为凉,凉已即当寒矣。何至十月而反温耶?凉已反温,失时之序,天道不几顿乎。不知十月之温,不从凉转,正从燥生,盖金位之下,火气承之,以故初冬常温,其脉之应,仍从乎金之涩耳。由涩而沉,其涩也,为生水之金;其沉也,即为水中之金矣。珠辉玉映,伤燥云乎哉?然新秋之凉,方以却暑也,而夏月所受暑邪,即从凉发。《经》云:当暑汗不出者,秋成风疟。举一疟,而凡当风取凉,以水灌汗,乃至不复汗而伤其内者,病发皆当如疟之例治之矣。其内伤生冷成滞下者,并可从疟而比例矣。以其原来皆暑湿之邪,外内所主虽不同,同从秋风发之耳。若夫深秋燥金主病,则大异焉。《经》曰:燥胜则干。夫干之为害,非遽赤地千里也。有干于外而皮肤皴揭者;有干于内而精血枯涸者;有干于津液而荣卫气衰,肉烁而皮着于骨者。随其大经小络,所属上下中外前后,各为病所,燥之所胜,亦云熯矣。至所伤则更厉,燥金所伤,本摧肝木,甚则自戕肺金。盖肺金主气,而治节行焉,此惟土生之金,坚刚不挠,故能生杀自由,纪纲不紊。若病起于秋而伤其燥,金受火刑,化刚为柔,方圆且随型埴,欲仍清肃之旧,其可得耶?《经》谓咳不止而出白血者死,白血谓色浅红,而似肉似肺者,非肺金自削。何以有此?试观草木菁英可掬,一乘金气,忽焉改容,焦其上首,而燥气先伤上焦华盖,岂不明耶?详此则病机之诸气膹郁,皆属于肺;诸痿喘呕,皆属于上。二条明指燥病言矣。《生气通天论》谓秋伤于燥,上逆而咳,发为痿厥。燥病之要,一言而终。与病机二条适相吻合。只以误传伤燥为伤湿,解者竞指燥病为湿病,遂至经旨不明。今一论之,而燥病之机,了无余义矣。其左肤胁痛,不能转侧,嗌干面尘,身无膏泽,足外反热,腰痛惊骇筋挛,丈夫㿗疝,妇人少腹痛,目昧眦疮,则燥病之本于肝,而散见不一者也。《内经》燥淫所胜,其主治必以苦温者,用火之气味而制其胜也。其佐以或酸或辛者,临病制宜,宜补则佐酸,宜泻则佐辛也。其下之亦以苦温者,如清甚生寒,留而不去,则不当用寒下,宜以苦温下之。即气有余,亦但以辛泻之,不以寒也。要知金性畏热,燥复畏寒,有宜用平寒而佐以苦甘者,必以冷热和平为方,制乃尽善也。又六气凡见下承之气,方制即宜少变。如金位之下,火气承之,则苦温之属宜减,恐其以火济火也。即用下,亦当变苦温而从寒下也。此《内经》治燥淫之旨,可赞一辞者也。至于肺气膹郁,痿喘呕咳,皆伤燥之剧病,又非制胜一法所能理也。兹并入燥门,细商良治,学人精心求之,罔不获矣。若但以润治燥,不求病情,不适病所,犹未免涉于粗疏耳。《痹论》云:阴气者,静则神藏,躁则消亡。下文但言饮食自倍,肠胃乃伤,曾不及于肺也。其所以致燥而令阴气消亡之故,引而未发也。至《灵枢》云:形寒饮冷则伤肺,始知伤肺关于寒冷矣。可见肺气外达皮毛,内行水道,形寒则外寒从皮毛内入,饮冷则水冷从肺中上溢,遏抑肺气,不令外扬下达。其治节不行,周身之气,无所禀仰,而肺病矣。究竟肺为娇脏,寒冷所伤者,十之二三。火热所伤者,十之七八。寒冷所伤,不过裹束其外。火热所伤,则更消烁其中,所以为害倍烈也。然火热伤肺,以致诸气膹郁,诸痿喘呕而成燥病,百道方中,率皆依样葫芦。如乌药、香附、紫苏、半夏、茯苓、浓朴、丁、沉、诃、蔻、姜、桂、蓬、棱、槟榔、益智之属,方方取足。只因《内经》脱遗燥证,后之无识者,竟皆以燥治燥,恬于操刃,曾罔顾阴气之消亡耳。虽以东垣之大贤,其治燥诸方,但养荣血,及补肝肾亏损,二便闭结而已,初不论及于肺也。是非谓中下二焦有燥病,而上焦独无也。不过阙经旨伤湿之疑,遂因仍不察耳。夫诸气膹郁之属于肺者,属于肺之燥,非属于肺之湿也。苟肺气不燥,则诸气禀清肃之令,而周身四达,亦胡致膹郁耶。诸痿喘呕之属于上者,上亦指肺,不指心也。若统上焦心肺并言,则心病不主痿喘及呕也,惟肺燥甚,则肺叶痿而不用,肺气逆而喘鸣,食难过膈而呕出,三者皆燥证之极者也。经文原有逆秋气,则太阴不收,肺气焦满之文,其可称为湿病乎。更考东垣治肺消方中,引用白豆蔻、荜澄茄,及治诸气方中,杂用辛香行气之药,觉于伤燥一途,有未悉耳。又如丹溪折衷杂证,为后代所宗,亦无一方一论及于肺燥。但于热郁汤下云:有阴虚而得之者;有胃虚食冷物,抑遏阳气于脾土中而得之者;其治法皆见发热条中,此治非阴虚非阳陷,亦不发热,而常自蒸蒸不解者。夫蒸蒸不解,非肺气为热所内蒸,而不能外达耶。方用连翘、薄荷叶、黄芩、山栀仁、麦门冬、甘草、郁金、栝蒌皮穰八味,竹叶为引。方后复设为问答云:何不用苍术、香附、抚芎?曰:火就燥,燥药皆能助火,故不用也。似此一方,示不欲以燥助火之意,于热郁之条,其不敢以燥益燥,重伤肺金,隐然可会。何为不立燥病一门,畅发其义耶? 又如缪仲醇治病,所用者,无非四君、四物、二冬、二母、沙参、玄参、黄芪、山药、苏子、橘红、桑叶、枇杷叶、杏仁、枣仁、扁豆、莲心、栝蒌、五味、升、葛、柴、前、芩、莲、栀、柏、滑石、石膏、菊花、枸杞、牛膝、续断、薏苡、木瓜、胡麻、首乌、豆豉、霜梅、胶饴之属,千方一律,不过选择于此。增入对证一二味,自成一家。识者称其不尽用方书所载,投之辄效,盖独开门户者也。又有称其精于本草,择用五六十种无过之药,屡获奇验,无以多为者。昌谓不然,世之患燥病者多,仲醇喜用润剂,于治燥似乎独开门户,然亦聪明偶合,未有发明,可以治内伤之燥,不可以治外感之燥。何况风寒暑湿哉,节取其长可矣!《内经》云:心移热于肺,传为膈消,肺燥之繇来者远矣。苟其人肾水足以上升而交于心,则心火下降而交于肾,不传于肺矣。心火不传于肺,曾何伤燥之虞哉? 即肾水或见不足,其肠胃津血足以协济上供,肺亦不致过伤也。若夫中下之泽尽竭,而高源之水,犹得措于不倾,则必无之事矣。所以经文又云:二阳结,谓之消。手阳明大肠,热结而津不润。足阳明胃,热结而血不荣,证成消渴。舌上赤裂,大渴引饮,与心移热于肺,传为膈消,文虽异而义则一也。治膈消者,用白虎加人参汤颛救其肺,以施于诸气郁,诸痿喘呕,罔不合矣。学人可不知引伸触类,以求坐进此道耶。

《阴阳别论》云：二阳之病发心脾，有不得隐曲，男子少精，女子不月，其传为风消，其传为息贲，死不治。此亦肺燥所繇来，而未经揭出者，夫燥而令男子精液衰少，女子津血枯闭，亦云极矣。然其始，但不利于隐曲之事耳。其继则胃之燥传入于脾而为风消，风消者，风热炽而肌肉消削也。大肠之燥，传入于肺而为息贲，息贲者，息有音而上奔不下也。是则胃肠合心脾以共成肺金之燥，三藏二府，阴气消亡殆尽，尚可救疗者乎？夫由心之肺，已为死阴之属。然脾气散二阳之精，上输于肺，犹得少苏涸鲋。今以燥之为害，令生我者尽转而浚我之生，故直断为死不治也。从前愦愦，特绎明之。病机十九条内云：诸涩枯涸，干劲皱揭，皆属于燥。燥金虽为秋令，虽属阴经，然异于寒湿，同于火热。火热胜则金衰，火热胜则风炽，风能胜湿，热能耗液，转令阳实阴虚，故风火热之气，胜于水土而为燥也。肝主于筋，风气自甚；燥热加之，则液聚于胸膈，不荣于筋脉而筋燥。故劲强紧急而口噤，或螈昏冒僵仆也。风热燥甚，怫郁在表而里气平者，善伸数欠，筋脉拘急，或时恶寒，或筋惕而搐，脉浮数而弦。若风热燥并郁甚于里，则必为烦满，必为闷结，故燥有表里气血之分也。至于筋缓不收，痿痹不仁，因其风热胜湿，为燥日久，乃燥病之甚者也。至于诸气膹郁，诸痿喘呕，皆属于肺。金从燥化，金且自病，而肺气日见消亡，又何论痿痹乎？五脏五志之火，皆有真液以养之，故凝聚不动，而真液尤赖肾之阴精，胃之津液，交灌于不竭。若肾胃之水不继，则五脏之真阴随耗，五志之火，翕然内动，而下上中三消之病作矣。河间云：燥太甚而脾胃干涸，则成消渴，亦其一也。燥病必渴，而渴之所属各不同，有心肺气厥而渴；有肝痹而渴；有脾热而渴；有肾热而渴；有胃与大肠结热而渴；有小肠痹热而渴；有因病疟而渴；有原素食肥甘而渴；有因醉饮入房而渴；有因远行劳倦，遇大热而渴；有因伤害胃，干而渴；有因风而渴。五脏部分不同，病之所遇各异，其为燥热亡液则一也。另详消渴门。治燥病者，补肾水阴寒之虚，而泻心火阳热之实；除肠中燥热之甚，济胃中津液之衰；使道路散而不结，津液生而不枯，气血利而不涩，则病日已矣。肾恶燥，急食辛以润之。故肾主五液，津则大便如常。若饥饱劳逸，损伤胃气，及食辛热味浓之物，而助火邪，伏于血中，耗散真阴，津液亏少，故大便结燥。仲景云：小便利，大便硬，不可攻下，以脾约丸润之。戒轻下而重伤津液也。然藏结复有阳结阴结之不同，阳结者以辛凉润之，阴结者以辛温润之，其辨又在微芒之间矣。律五条：凡秋月燥病，误以为湿治者，操刃之事也。从前未明，咎犹可逭。今明知故犯，伤人必多，犛镜当前，悔之无及。凡治燥病，燥在气而治血，燥在血而治气，燥在表而治里，燥在里而治表，药不适病，医之过也。凡治杂病，有兼带燥证者，误用燥药，转成其燥，因致危困者，医之罪也。凡治燥病，须分肝肺二藏见证。肝藏见证，治其肺燥可也。若肺藏见证，反治其肝，则坐误矣！医之罪也。肝藏见燥证，固当急救肝叶，勿令焦损。然清其肺金，除其燥本，尤为先务。若肺金自病，不及于肝，即颛力救肺。焦枯且恐立至，尚可分功缓图乎？凡治燥病，不深达治燥之旨，但用润剂润燥，虽不重伤，亦误时日，只名粗工，所当戒也。

〖皮肌炎-皮肌风痹〗

辨识要点 ① 符合皮肌炎病理诊断；② 病变累及皮肤及肌肉；③ 小血管周围及肌周围结缔组织炎细胞浸润；④ 肌束周边肌纤维萎缩；⑤ 肌纤维坏死及再生；⑥ 皮肤红疹；⑦ 对称性缓慢进行性肌无力；⑧ 表皮轻度棘层增厚或萎缩，基底细胞液化变性；⑨ 真皮浅层水肿及散在或灶状淋巴细胞、浆细胞和组织细胞浸润；⑩ 真表皮交界部和真皮浅层血管周围 PAS 染色阳性的纤维蛋白样物质沉着；⑪ 真皮灶状粘蛋白堆积，阿新蓝染色阳性；⑫ 皮下脂肪灶性脂膜炎伴脂肪细胞黏液样变性；⑬ 肌炎特异性自身抗体阳性;⑭ 抗肌红蛋白抗体等非特异性抗体阳性;⑮ 舌红苔黄脉数。

治疗推荐 ①《宣明论方》防风通圣散:防风、大黄、芒硝、荆芥、麻黄、栀子、芍药、连翘、甘草、桔梗、川芎、当归、石膏、滑石、薄荷、黄芩、白术,常规剂量,每日两次水煎服。②《医方类聚》卷 20 独活散:独活、防风、防己、秦艽、黄芪、芍药、人参、白术、茯神、川芎、远志、升麻、石斛、牛膝、丹参、羚羊角屑、甘草、厚朴、天冬、五加皮、桂枝、黄芩、地骨皮、橘皮、麻黄、生地、槟榔、藁本、杜仲、犀角、薏苡仁、石膏,常规剂量研末为散,每日五钱,每日两次煎散为汤温服。③《普济方》卷 133 黄芩汤:黄芩、大青、升麻、石膏、栀子仁、朴硝,常规剂量,每日两次水煎服。

思路拓展 《圣济总录·肌痹》:风寒湿三气杂至,合而为痹,以至阴遇此者则为肌痹。其状皮肤弗营,肌肉痛痹而不仁是也。治肌肉痛痹,肢体怠堕缓弱,恶风头疼,舌本强,言语謇涩,天麻丸:天麻、独活各一两,人参、防风各三分,附子、桂枝、麻黄各一两,细辛、当归、白术、羚羊角、川芎、薏苡仁、全蝎、牛膝、茯神、天南星、白僵蚕各三分,牛黄、麝香各一分,乌蛇肉一两,丹砂半两,龙脑一分,上二十三味除四味别研外,捣罗为末入所研药拌匀,再罗,炼蜜和杵三五百下,丸如梧桐子大,每服温酒下十丸至十五丸,不计时服。治肌痹淫淫,如鼠走四体,津液脱,腠理开,汗大泄,为脾风。风气藏于皮肤,肉色败,鼻见黄色,止汗通肉解痹,麻黄汤:麻黄、枳实、细辛、白术、防风、各三两,附子四两,炙甘草二两,桂枝二两,石膏八两,当归、芍药各二两,上一十一味锉如麻豆,每服五钱匕,水一盏半,入生姜半分煎至一盏,去滓温服,不计时候。治肌痹津液开泄,时复不仁,或四肢急痛,西州续命汤:麻黄、当归、石膏各二两,川芎、桂枝、炙甘草、黄芩、防风、芍药各一两,杏仁四十枚,上一十味粗捣筛,每服四钱匕,水一盏,入生姜一枣大煎至六分,去滓温服,不计时候。治肌痹淫淫如虫行,或腠理开疏,汗出,皮肤肉色不泽,唇鼻黄,细辛汤:细辛、防风、白术、附子、桂枝各一两,石膏、麻黄各二两,枳实、炙甘草各半两,黄芪、当归各一两,上一十一味锉如麻豆,每服四钱匕,水一盏,入生姜五片,煎至七分,去滓温服,不计时候。

〖多发性肌炎-筋肌风痹〗

辨识要点 ① 符合多发性肌炎病理诊断;② 肌肉损伤和炎症反应为特征的自身免疫病;③ 肌纤维变性坏死;④ 肌萎缩与再生;⑤ 肌纤维间质炎性细胞浸润;⑥ 肌纤维间质小血管阻塞及毛细血管内皮增生;⑦ 抗 Jo-1 抗体阳性;⑧ 舌红苔黄脉数。

治疗推荐 ①《普济本事方》卷 1 独活散:独活、秦艽、人参、熟地、白术、茯苓、葳蕤、柏子仁、犀角、川椒、枳实、白芷、桂枝、炙甘草,常规剂量,每日两次水煎服。②《圣济总录》卷 150 海桐皮煎:海桐皮、桂枝、附子、牛膝、大黄、羌活、独活、炙甘草,常规剂量,每日两次水煎服。③《太平圣惠方》卷 69 乌蛇丸:乌蛇肉、天麻、白附子、犀角屑、半夏、白僵蚕、天南星、全蝎、麻黄、独活、当归、晚蚕沙、麝香,常规剂量研为细末,炼蜜为丸如梧桐子大,每次 30 粒,每日两次温水送服。

思路拓展 《本事方释义》:独活气味苦辛甘平,入足厥阴、少阴;白术气味甘温微苦,入足太阴、阳明;茯苓气味甘平淡渗,入足阳明;葳蕤气味甘平,入手、足太阴;秦艽气味苦平,入手、足阳明,兼入肝胆;柏子仁气味苦辛微温,入足厥阴;甘草气味甘平,入足太阳;犀角气味苦酸咸寒,入足厥阴、手少阴;川椒气味辛温,入手、足太阴及命门;熟地黄气味甘寒微苦,入足少阴;枳实气味苦寒,入足太阴;白芷气味辛温,入手、足阳明,为引经之药;官桂气味辛温,入足厥阴;人参气味甘温,入足阳明。即惊恐亦七情所伤之病,致脏腑偏胜不平,故用补五脏之药,护持正气,虽用独活为主,再佐以辛温苦寒之品,使偏胜者得以和平,客病何由得入哉。

〖包涵体肌炎-筋肌风痹〗

辨识要点　① 符合包涵体肌炎病理诊断;② 围绕血管周围的炎细胞浸润;③ 肌细胞内空泡;④ 肌细胞周围嗜碱性颗粒;⑤ 空泡状肌纤维淀粉样沉积物,刚果红染色阳性;⑥ 电镜下胞质及核内有丝管状包涵体;⑦ 舌红苔黄脉数。

治疗推荐　①《脾胃论》升阳散火汤:生甘草、防风、炙甘草、升麻、葛根、独活、芍药、羌活、人参、柴胡,常规剂量,每日两次水煎服。②《太平惠民和剂局方》追风应痛丸:威灵仙、狗脊、何首乌、川乌、乳香、五灵脂,常规剂量研为细末,炼蜜为丸如梧桐子大,每次五十粒,每日两次温水送服。③《万病回春》卷2太和丸:人参、白术、茯苓、陈皮、半夏、枳实、黄连、当归、山楂、木香、白芍、香附、神曲、麦芽、白豆蔻、龙眼肉、炙甘草,常规剂量研为细末,炼蜜为丸如梧桐子大,每次五十粒,每日两次温水送服。

思路拓展　《脾胃论·饮食劳倦所伤始为热中论》:古之至人,穷于阴阳之化,究乎生死之际,所着《内外经》,悉言人以胃气为本。盖人受水谷之气以生,所谓清气、营气、运气、卫气、春升之气,皆胃气之别称也。夫胃为水谷之海,饮食入胃,游溢精气,上输于脾;脾气散精,上归于肺;通调水道,下输膀胱;水精四布,五经并行,合于四时五脏阴阳,揆度以为常也。若饮食失节,寒温不适,则脾胃乃伤。喜、怒、忧、恐,损耗元气。既脾胃气衰,元气不足,而心火独盛。心火者,阴火也。起于下焦,其系系于心。心不主令,相火代之。相火,下焦胞络之火,元气之贼也。火与元气不两立,一胜则一负。脾胃气虚,则下流于肾,阴火得以乘其土位,故脾证始得,则气高而喘,身热而烦,其脉洪大而头痛,或渴不止,其皮肤不任风寒,而生寒热。盖阴火上冲,则气高喘而烦热,为头痛,为渴,而脉洪。脾胃之气下流,使谷气不得升浮,是春生之令不行,则无阳以护其营卫,则不任风寒,乃生寒热,此皆脾胃之气不足所致也。然而与外感风寒所得之证,颇同而实异,内伤脾胃,乃伤其气,外感风寒,乃伤其形;伤其外为有余,有余者泻之,伤其内为不足,不足者补之。内伤不足之病,苟误认作外感有余之病,而反泻之,则虚其虚也。实实虚虚,如此死者,医杀之耳! 然则奈何? 惟当以辛甘温之剂,补其中而升其阳,甘寒以泻其火则愈矣。《经》曰:劳者温之,损者温之。又云:温能除大热,大忌苦寒之药,损其脾胃。脾胃之证,始得则热中,今立治始得之证。

〖系统性硬化-风寒湿痹〗

辨识要点　① 符合系统性硬化病理诊断;② 全身多个器官间质纤维化和炎症性改变;③ 主要累及皮肤;④ 胃肠道、肾脏、心脏、肌肉及肺也常常受累;⑤ 皮肤病变由指端开始累及前臂、肩、颈及面部皮肤;⑥ 真皮水肿伴血管周围 CD4$^+$ T 细胞浸润;⑦ 真皮胶原纤维明显增加,表皮萎缩变平,皮肤附属器萎缩消失;⑧ 真皮内小血管壁增厚及玻璃样变;⑨ 局灶性或弥漫性皮下组织钙化;⑩ 消化道管壁进行性萎缩和纤维化伴血管周围淋巴细胞浸润;⑪ 消化道管壁小血管壁进行性增厚;⑫ 肾叶间小动脉内膜黏液样变性伴内皮细胞增生;⑬ 管壁纤维化及管腔狭窄;⑭ 细动脉纤维素样坏死;⑮ 肺弥漫性间质纤维化;⑯ 肺泡扩张及肺泡隔断裂囊样空腔形成;⑰ 关节周围结缔组织硬化和肌肉萎缩;⑱ 血清 ANA 阳性;⑲ 舌红苔黄脉数。

治疗推荐 ①《太平圣惠方》卷 24 乌蛇散：乌蛇、秦艽、川芎、桂枝、防风、人参、栀子、白鲜皮、丹参、沙参、玄参、苦参、升麻、犀角、通草、枳壳、黄芩、白蒺藜、羌活，常规剂量，每日两次水煎服。②《圣济总录》黑龙丹：硫黄、雄黄、丹砂、曾青、白石英、紫石英、水银、金薄、太阴玄精石、硝石、马牙硝、白礬、铅丹、胡粉、天南星、白花蛇、白附子、白僵蚕、全蝎、天竺黄、天麻、麻黄、鹿胎、虎骨、龟甲、蝉蜕、羚羊角、犀角、木香、曲、麦蘗、轻粉、麝香，常规剂量研为细末，枣肉为丸如樱桃大，每次一丸，每日两次温水送服。③《永乐大典》卷 13879 海桐皮酒：海桐皮、牛膝、枳壳、杜仲、防风、独活、五加皮、生地、白术、薏苡仁，常规剂量研为细末绵裹，好酒一升浸泡二周，每次十毫升，每日两次口服。

思路拓展 《圣济总录·大风癞病》：癞者，《内经》为厉。厉者营气热，其气不清，故使其鼻柱坏而色败，皮肤疡溃。其证不同。其始则乍寒乍热，腠理壅塞，血气精髓耗竭，久而不治，令人瘰痹。汗不流泄，手足酸疼，面目习习奕奕，胸颈间状如虫行，身体遍痒，搔之成疮。或身体锥刺不痛，青赤黄黑如腐木形。或痛无常处，流移非一。或似绳缚拘急，不可俯仰，眼目浮肿，小便黄赤余沥，心神恍惚而善忘也。日月浸久，其风化生毒虫，虫既变动，外先食气血，肤革不泽，甚则内食五脏。食肝则眉睫堕落，食肺则鼻柱损坏，食脾则语声散乱，食肾则耳闻雷鼓之音，食心则死。

〔风湿病-风寒湿痹〕

辨识要点 ① 符合风湿病病理诊断；② 病变累及全身结缔组织及血管；③ 病灶结缔组织基质黏液样变性；④ 病灶结缔组织基质胶原纤维素样坏死；⑤ 浆液纤维素渗出伴淋巴细胞、浆细胞、单核细胞浸润；⑥ 风湿肉芽肿即风湿小体形成；⑦ 风湿小体由聚集于纤维素样坏死灶内的成群风湿细胞及少量的淋巴细胞和浆细胞构成；⑧ 风湿细胞由增生的巨噬细胞吞噬纤维素样坏死物质后转变而来；⑨ 风湿小体坏死组织逐渐吸收；⑩ 风湿细胞转变为成纤维细胞；⑪ 风湿小体逐渐纤维化；⑫ 梭形瘢痕形成；⑬ 舌红苔白脉紧。

治疗推荐 ①《太平圣惠方》附子散：附子、白附子、白僵蚕、天南星、海桐皮、狼毒、麝香、半夏、干姜，常规剂量，每日两次水煎服。②《圣济总录》卷 8 海桐皮酒：海桐皮、五加皮、独活、防风、枳壳、杜仲、牛膝、薏苡仁、生地，常规剂量研为细末绵裹，好酒一升浸泡二周，每次十毫升，每日两次口服。③《三因极一病证方论》卷 2 铁弹丸：白附子、没药、虎胫骨、全蝎、乌头、麻黄、自然铜、白花蛇、辰砂、五灵脂、木鳖子、冰片、麝香、乳香，常规剂量研为细末，炼蜜为丸如弹子大，每次一丸，每日两次温水送服。

思路拓展 ①《圣济总录·诸痹统论》：饮天和，食地德，皆阴阳也。然阳为气，阴为血；气为卫，血为营。气卫血营，通贯一身，周而复会，如环无端。岂郁闭而不流哉！夫惟动静居处，失其常，邪气乘间，曾不知觉。此风寒湿三气，所以杂至合而为痹。浅则客于肌肤，深则留于骨髓。阳多者，行流散徙而靡常；阴多者，凝泣滞碍而有着。虽异状殊态，然即三气以求之，则所谓痹者，可得而察矣。且痹害于身，其为疾也，初若无足治，至其蔓而难图，则偏废弗举，四体不随，皆自诒伊芳戚者也。可不慎哉！②《圣济总录·着痹》：《内经》谓湿气胜者为着痹。地之湿气感则害人皮肉筋脉。盖湿土也，土性缓，营卫之气，与湿俱留，所以湿胜则着而不移也。其证多汗而濡者，以阴气盛也。治宜除寒湿，通行经络则瘥。治寒湿痹，着而不散，四肢不仁，脚弱拘挛，或疼痛不能行，跗肿上膝，少腹坚不欲食，石斛散：石斛根二两，天冬一两，附子、独活、麻黄、前胡、秦艽、当归、防风、莽草、杜仲各三分，桂枝、桔梗、蜀椒、细辛、山茱萸、五味子、白芷、干姜、乌头、人参、天雄、白术各半两,上二十三味捣罗为散,每服二钱匕,温酒调下,未知稍稍加之,不拘时。治寒湿痹留着不去,皮肤不仁,手足无力,侧子汤:侧子、五加皮各一两,磁石、羚羊角、防风、薏苡仁、麻黄、杏仁各一两,菊花、防己、葛根、赤芍、川芎、秦艽、炙甘草各半两,上一十五味锉如麻豆,每服三钱匕,水一盏,煎七分,去滓温服,不拘时。治寒湿痹留着不去,四肢缓弱,皮肤不仁,精神昏塞,附子丸:白花蛇二两,附子、草薢、仙灵脾、薏苡仁、枫香脂各一两,莽草、乌头、全蝎、防风各半两,天南星、天麻、桂枝、川芎、羌活各三分,上一十五味捣罗为末,以糯米粥和捣数百杵,丸绿豆大,每服十丸,荆芥汤或温酒吞下,不拘时。治寒湿着痹,皮肉不仁,甚至骨髓疼痛者,天雄浸酒:天雄、附子各一两,防风、独活、当归、白术各二两,五加皮、川芎、桂枝、干姜各一两半,上一十味锉如麻豆,以夹绢囊盛,用无灰清酒一斗浸,春夏五日,秋冬七日,每温饮一盏,任性加减,以知为度。治寒湿着痹,皮肤不仁,或肢节疼痛,白花蛇丸:白花蛇、仙灵脾、全蝎各一两,茵芋、乌头、天南星各半两,天雄、天麻、桂枝、麻黄、鹿角、草薢各一两,桑螵蛸半两,雄黄、麝香各一分,上一十五味捣研为末,拌和令匀,别用天麻末三两,以无灰酒一大碗,慢火熬成膏,和前药末,更捣五七百杵,丸梧桐子大,每服薄荷酒下二十丸,不拘时。治风湿痹留着不去,四肢瘴麻,拘挛浮肿,茯苓汤:赤茯苓、桑根白皮各二两,防己、桂枝、川芎各一两半,炙甘草三两,芍药、当归、麻黄各一两半,上九味粗捣筛,每服六钱匕,以水二盏,枣三枚劈破,同煎去滓,取一盏温服,空心临卧时,如欲出汗,服药了以生姜热粥投之,汗出慎外风。治寒湿痹留着不去,四肢不仁,干蝎散:全蝎、侧子、独活、桑螵蛸各一两,踯躅花、天南星各半两,草薢、天麻、桂枝各一两,上九味捣罗为散,每服一钱匕,温酒调下,不拘时。治寒湿着痹,四肢皮肤不仁,以至脚弱不能行,侧子浸酒方:侧子、牛膝、丹参、山茱萸、杜仲、石斛、萆薢根各二两,防风、蜀椒、细辛、独活、秦艽、桂枝、川芎、当归、白术、茵芋各一两半,干姜一两,五加皮二两半,薏苡仁半升,上二十味细锉如麻豆,以夹生绢囊盛贮,清酒二斗,春夏浸三日,秋冬五日,初服温半盏,日再,未知稍加服。治风湿着痹,服药虽多,肌肉犹瘴痹,摩风膏摩之方:防风、羌活、川芎、细辛、蜀椒、当归、踯躅花各半两,白蔹、白及、丹参、苦参、黑参、桂枝、附子、乌头、皂荚、莽草各一分,杏仁半两,上一十八味细锉如麻豆,以米醋二升拌匀,浸三宿,熬干,同腊月猪脂二斤,以文武火煎一日,绵滤去滓,瓷瓶贮,每用少许,点摩瘴痹处;兼治一切风毒,其膏年岁深久者尤佳。治风湿着痹,肌肉瘴厚,不知痛痒,龙虎膏方:龙骨二两,虎骨三两,当归、桂枝各一两,皂荚半斤,上五味捣罗为末,先别用好肥皂荚十挺,以苦酒三升,取汁,去滓入铛中,煎减半,即入前药同煎如稀饧,入瓷合盛,每用少许,揩摩瘴痹处。

　　〖风湿性关节炎-关节风湿热痹〗

　　辨识要点　① 符合风湿性关节炎病理诊断;② 关节局部红、肿、热、痛和功能障碍;③ 关节腔内浆液及纤维蛋白渗出;④ 病灶滑膜充血肿胀;⑤ 病灶邻近软组织不典型风湿小体;⑥ 舌红苔白脉浮紧。

　　治疗推荐　①《太平圣惠方》卷 23 川乌头丸:川乌头、白花蛇肉、雄黄、白僵蚕、天南星、麝香、朱砂、腻粉、天麻、当归、天雄、全蝎、麻黄、蝉蜕、独活、川芎、地龙、乳香,常规剂量研为细末,炼蜜和丸如梧桐子大,每次三十粒,每日两次温水送服。②《圣济总录》卷 10 羌活散:羌活、附子、天麻、防风、牛膝、蒺藜子、川芎、乌头、全蝎、白附子、麻黄,常规剂量,每日两次水煎服。

　　思路拓展　《圣济总录·痛痹》:《内经》谓寒气胜者为痛痹。夫宜通,而塞则为痛。痹之有痛,以寒气入经而稽迟,泣而不行也。痛本于寒气偏胜,寒气偏胜,则阳气少阴气多,与病相益。治宜通引营卫,温润经络。血气得温则宣流,自无壅阏也。治风湿痹,四肢疼痹,拘挛浮肿,茯苓汤:赤茯苓、桑根白皮各二两,防己、桂枝、川芎、芍药、麻黄各一两半,上七味粗捣筛,每服五钱匕,水一盏半,枣一枚去核,煎取一盏,去滓温服,连三服后,以热姜粥投之,汗出为度。治风湿痹,皮肉不仁,骨髓疼痛不可忍者,天雄丸:天雄、附子各一两,桂枝一两半,干姜、防风各三两,上五味为细末,炼蜜丸如梧桐子大,每服二十丸,温酒下,日三夜一。治风湿痹,腰脚疼痛不可忍,久不瘥者,去毒丸方:天雄、附子、桂枝各一两,白僵蚕三两,防风三分,上五味为细末,炼蜜丸如梧桐子大,每服二十丸,温酒下,日三夜一。治诸风寒湿骨肉痹痛当归摩膏方:当归、细辛各一两半,桂枝一两、生地一斤、天雄十枚、白芷三分、川芎半两、丹砂一两、干姜三分、乌头一两三分、松脂四两、猪脂五斤,上一十二味先将八味锉如大豆粒,以地黄汁浸一宿,与猪脂、松脂同慢火煎,候至留者一块白芷黄色,以浓绵滤去滓,瓷合盛,入丹砂末,不住搅,至凝即止,每用药用火炙手,摩病处千遍。治风寒湿痹,皮肉不仁,骨髓疼痛不可忍,宜服茵芋浸酒方:茵芋、萆薢、蜀椒、狗脊、桂枝、附子各一两,牛膝、石斛、生姜各一两半,上九味㕮咀,以生绢袋贮,以酒一斗,浸经三两宿,每服一盏或二盏,温服。服尽酒一半,更可添新酒浸之,觉药味淡,即再合。

〖风湿性皮肤病变-皮肤风痹〗

辨识要点 ① 符合风湿性皮肤病变病理诊断;② 皮肤环形红斑;③ 皮下结节;④ 环形红斑为渗出性病变;⑤ 四肢皮肤淡红色环状红晕,中央皮肤色泽正常;⑥ 光镜下红斑处真皮浅层血管充血,血管周围水肿,淋巴细胞和单核细胞浸润;⑦ 皮下结节为增生性病变;⑧ 病灶附近伸侧面皮下结缔组织结节;⑨ 结节直径 0.5～2 厘米,呈圆形或椭圆形;⑩ 结节质硬无压痛;⑪ 结节中心为大片状纤维素样坏死物;⑫ 结节周围为呈放射状排列的风湿细胞和成纤维细胞;⑬ 结节周围淋巴细胞为主的炎细胞浸润;⑭ 舌红苔白脉浮紧。

治疗推荐 ①《太平圣惠方》卷 25 雄朱丹:雄黄、朱砂、天麻、白花蛇、肉桂、乌蛇、川芎、蔓荆子、白僵蚕、牛膝、萆薢、羚羊角、白附子、槟榔、天南星、当归、藿香、菊花、地龙、干姜、羌活、独活、人参、麻黄、天雄、踯躅、防风、汉防己、白芷、茯苓、藁本、全蝎、蝉蜕、牛蒡子、龙脑、麝香,常规剂量研为细末,炼蜜和丸如樱桃,每次 1 粒,每日两次温水送服。②《医方类聚》卷 24 大紫菀丸:紫菀、吴茱萸、石菖蒲、厚朴、柴胡、桔梗、皂角、茯苓、肉桂、干姜、黄连、槟榔、蜀椒、巴豆霜、人参、羌活、肉苁蓉、大黄、当归、陈皮、防风、麦冬、熟地、汉防己、车前子、白术、鳖甲、川乌,常规剂量研为细末,炼蜜为丸如梧桐子大,每次 30 粒,每日两次温水送服。

思路拓展 《圣济总录·皮痹》:风寒湿三气杂至,合而为痹,以秋遇此者为皮痹。盖肺主皮毛,于五行为金,于四时为秋。当秋之时,感于三气则为皮痹,盖正言其时之所感者尔。固有非秋时而得之者,皮肤不营而为不仁,则其证然也。治肺中风寒湿,项强头昏,胸满短气,嘘吸颤掉,言语声嘶,四肢缓弱,皮肤瘙痹,防风汤:防风、川芎、麻黄各一两,独活、桂枝、前胡、五味子、附子、杏仁、人参、茯神、细辛、菊花、黄芪、山茱萸、炙甘草各半两,上一十六味锉如麻豆,每服四钱匕,水一盏半,生姜五片,煎至八分,去滓,稍热服,不拘时。治肺感外邪,皮肤瘙痹,项强背痛,四肢缓弱,冒昧昏塞,心胸短气,赤箭丸:赤箭、羌活、细辛、桂枝、当归、菊花、防风、天雄、麻黄、蔓荆实、白术、杏仁、萆薢、茯神、山茱萸、羚羊角、川芎、犀角、五加皮、五味子、阿胶、人参、枫香脂、天南星、白附子各半两，龙脑、麝香、牛黄各一钱，上二十八味捣罗二十三味极细，与研者五味拌匀，炼蜜和捣三二百杵，丸如梧桐子大，每服十五丸，荆芥汤下，不拘时。治皮痹皮中如虫行，腹胁胀满，大肠不利，语声不出，羌活汤：羌活、蒺藜子、沙参、丹参、麻黄、白术、羚羊角、细辛、萆薢、五加皮、五味子、生地、赤茯苓、杏仁、菖蒲、枳壳、郁李仁、附子、桂枝、木通、槟榔各半两，上二十一味锉如麻豆，每服四钱匕，水一盏半，生姜五片，煎至七分，去滓温服，不拘时。治皮痹肌肉不仁，心胸气促，项背硬强，天麻散：天麻、附子、麻黄、白花蛇肉、防风、细辛、川芎、菖蒲、荆芥穗、黄芪、桑根白皮、蒺藜子、杏仁各三分，牛黄、麝香各一分，上一十五味捣罗十二味为散，与研者三味拌匀再罗，每服一钱匕，薄荷酒调下，不拘时。治皮痹葫芦蒸汤：葫芦根并叶、桃皮并叶、菖蒲叶各三升，细糠一斗，秫米五升，上五味，以水一石五斗，煮取米熟为度，以大盆盛，作小竹床子罩盆，人坐床上，四面将席荐障风，别以被衣盖覆身上，觉气急，即旋开孔取气，如两食久，通身汗出，凡经三蒸，非惟治风寒湿痹，但是皮肤中一切冷气，皆能治之。治风寒湿之气，感于肺经，皮肤瘙痹不仁，麻黄汤：麻黄、桂枝、人参、川芎、附子、防风、芍药、黄芩、白术、炙甘草各一两，赤茯苓三分，上一十一味锉如麻豆，每服五钱匕，水一盏半，入生姜五片，煎至一盏，去滓稍热服。盖覆出汗，愈。治皮痹不仁蔓荆实丸：蔓荆实三分，防风、羌活、桔梗、白附子、枳壳、蒺藜子各半两，皂荚半斤，上八味捣罗七味为末，入膏中和捣，丸如梧桐子大，每服二十丸，食后熟水下。治皮肤瘙痹天麻丸：天麻三两，玄参、没药、地榆、乌头各一两，麝香一分，上六味捣罗四味为末，与二味研者和匀，炼蜜丸如梧桐子大。每服二十丸，空心食前温酒下。

〔**风湿性动脉炎-动脉风痹**〕

辨识要点 ① 符合风湿性动脉炎病理诊断；② 大小动脉均可受累；③ 血管壁纤维素样坏死；④ 血管壁淋巴细胞浸润；⑤ 管壁风湿小体形成；⑥ 血管壁纤维化而增厚；⑦ 血管管腔狭窄并发血栓形成；⑧ 舌红苔黄脉数。

治疗推荐 ①《太平圣惠方》虎杖散：虎杖、天雄、羌活、防风、秦艽、桂枝、当归、赤芍、桃仁、川芎、枳实、木通，常规剂量，每日两次水煎服。②《圣济总录》卷7桂枝汤：桂枝、麻黄、独活、防风、干姜、黄芩、川芎、远志、紫石英、炙甘草、杏仁、石膏，常规剂量，每日两次水煎服。③《圣济总录》卷7天南星丸：天南星、白芷、麻黄、防风、羌活、独活、川芎、天麻、芍药、桔梗、细辛、白僵香、干姜、龙脑、麝香、炙甘草，常规剂量研为细末，炼蜜和丸如樱桃，每次1粒，每日两次温水送服。

思路拓展 《圣济总录·脉痹》：血性得温则宣流，得寒则凝涩，凝涩不行，则皮毛萎悴，肌肉痛痹。《内经》谓风寒湿三气杂至，合而为痹。又曰：夏遇此者为脉痹，痹则血凝不流可知也。治脉痹血道壅涩导痹汤：黄芪四两，当归、人参、茯苓、龙齿、远志、炙甘草各三两，桂枝、半夏各五两，枳实、桔梗、茯神各二两，上一十二味粗捣筛，每服先以水二盏，煮粳米半合，米熟去米，即入药五钱匕，生姜五片，大枣二枚，同煎数沸，去滓，取一盏温服，不计时候。治脉痹通行血脉人参丸：人参、麦冬、茯神、龙齿、远志、黄芪、菖蒲、赤石脂各一两，生地二两，上九味捣罗为末，炼蜜和捣三二百杵，丸如梧桐子大，每服食后良久，以清粥饮下三十丸。治脉痹身体不仁黄芪汤：黄芪、芍药、桂枝各三两，当归、茯苓、菖蒲、人参各二两，上七味粗捣筛，每服五钱匕，水一盏半，生姜五片，大枣二枚劈破，同煎，去滓，取一盏温服，不计时。治脉痹面颜脱色，脉空虚，口唇色赤干燥，消痹蠲热，润悦颜色，升麻汤：升麻、射干、川芎、人参各三两，赤小豆五合,生姜二两半,麦冬、葳蕤各四两,生地二两半,炙甘草二两,竹叶一升,上一十一味锉如麻豆,每服五钱匕,水一盏半,煎至一盏,去滓温服,不计时,日三。治风湿脉痹,皮肤不仁,防风汤:防风、当归、秦艽、赤茯苓、茵芋、炙甘草、杏仁、桂枝、独活各一两,上九味粗捣筛,每服五钱匕,以酒水各半盏,入生姜半分,煎取八分,去滓温服,不拘时候。治脉痹营卫不通,四肢疼痹,芍药汤:芍药、熟地、当归各二两,防风、秦艽、羌活、防己、川芎、白术各一两,桂枝、炙甘草各三分,上一十一味粗捣筛,每服五钱匕,以水一盏半,煎至八分,去滓温服,日二服。

〖风湿性脑病-脑腑风痹〗

辨识要点 ① 符合风湿性脑病病理诊断;② 病变累及脑动脉和皮质下;③ 脑动脉炎和皮质下脑炎;④ 神经细胞变性;⑤ 胶质细胞增生;⑥ 胶质结节形成;⑦ 舌红苔白脉紧。

治疗推荐 ①《太平圣惠方》卷20菖蒲散:菖蒲、秦艽、桂枝、当归、禹余粮、人参、附子、黄芩、炙甘草、远志、防风、龙齿、犀角、赤茯苓、赤芍、川芎、汉防己,常规剂连研末为散,每日五钱,每日两次煎散为汤温服。②《圣济总录》卷7生犀天麻丸:犀角、天麻、地榆、玄参、丁香、乌头、乌药、木香、丹砂、乳香、龙脑、麝香、牛黄、真珠、琥珀、自然铜、安息香、麻黄、白花蛇、全蝎、天南星、防风,常规剂量研为细末,炼蜜为丸如樱桃大,每服一丸,每日两次温水送服。③《圣济总录》卷97羖羊角饮:羖羊角、人参、赤茯苓、羌活、附子、栀子仁、牡丹皮、黄芩、麦冬、蔷薇根皮、大黄、防己、胡黄连、炙甘草,常规剂量,每日两次水煎服。

思路拓展 《圣济总录·风瘫曳》:论曰人假水谷之精化为气血,周流一身,使四肢相随,筋脉相续,犹挈裘领,无所不从。若脾胃虚弱,水谷不化,筋脉无所秉养,复遇风邪外搏肤腠,流传经脉,经脉纵缓,则肢体瘫曳。其瘫则偏而不举,其曳弛而不遂,是皆不能收摄也。治中风手足瘫曳。不能言,独活汤:独活二两、炙甘草、桂枝、生葛根、芍药、栝蒌实各一两,上六味锉如麻豆,每服五钱匕,以水一盏半,生姜三片,煎取一盏,去滓温服,日三夜一。治中风瘫曳,挛躄不能起,百部散:百部一两、乌头一分、牛膝、白术各半两,上四味捣罗为细散,每服一钱匕,温酒调下,渐加至二钱匕,日三夜一。治中风手颤瘫曳语涩,羚羊角丸:羚羊角一两、犀角三分、羌活、防风各一两半,薏苡仁,上六味为细末,炼蜜丸如梧桐子大,每服二十丸,煎竹叶汤下,渐加至三十丸。治中风手脚颤掉曳败龟丸:败龟五两,上一味为细末,研饭为丸如梧桐子大,每服二十丸,温酒下不拘时。治中风手足瘫曳,口眼㖞斜,语言謇涩,步履不正,神验乌头丸:乌头、五灵脂各五两,麝香研一分,上三味,先以二味为细末,入麝香同研令细匀,滴水为丸如杏核大,每服一丸,先用生姜自然汁研化,次以暖酒调下,早晚食后服五七丸,便能行步。十丸可以举手。治风瘫曳肢体不能收摄,独活汤:独活一两、桂枝一两半、生葛根二两、炙甘草、防风、夏一两,上十一味锉如麻豆,每服五钱匕,水一盏半,生姜三片,煎至一盏,去滓温服日二。治风瘫曳,肢体缓弱,不相继续,姜附汤:干姜、附子各二两,麻、芎、桂各一两,上五味锉如麻豆,每服三钱匕,水一盏煎至七分,去滓温服日三。治风瘫曳手足不遂,身体不能俯仰,附子汤:附子、干姜、炙甘草、防风、独活各一两半,石膏、参各一两,杏仁二十枚,细辛一两,上一十四味锉如麻豆,每服五钱匕,水酒共一盏半,煎至一盏,去滓温服日三。人羸弱者只用水煎服。治风瘫曳及瘫痪不遂等疾,羚羊角汤:羚羊角、防己、杏仁各一两半,侧子半两,五加皮二两,磁石八两,干姜、芍药、麻黄各一两半,薏苡仁二两,防风,上一十四味咀如麻豆,每服三钱匕,水一盏煎至七分,去滓温服,日三夜一。治一切风手足弹曳,肢体不仁及骨节酸疼,口面偏斜,痰涎语涩,心忪惊悸,生犀天麻丸:犀角一两,天麻、独活、人参、丁香、木香、乌药、麻黄各一分,天南星、蝎梢、川芎,一上二十味除研者外为细末,再研令匀,入安息香膏,并炼蜜和丸如梧桐子大,每服二十丸,温酒下,荆芥汤亦得,不拘时。治一切风。手足麻痹弹曳或即肿痒疼痛,天南星丸:天南星三分,白芷一两半,麻黄一两,防风一两半,羌活、独活、川芎、天麻、芍药、桔梗、细辛、白僵香一分,上一十六味除研外为细末,和令匀,炼蜜丸如杏核大,丹砂为衣,每服一丸细嚼,以薄荷温酒下,不计时候。伤寒头目昏痛,肢节疼者,薄荷茶下,并吃三两服尤妙。治中风弹曳,手足不收,口眼不正,语言謇涩,大。治筋骨疼痛,天麻丸:天麻、附子、干蝎、白僵蚕、川芎、牛膝,上八味为细末,炼蜜丸如梧桐子大,每服二十丸,温酒下。治一切风手足弹曳,肢体麻痹不仁及骨节疼痛,口面偏斜,痰涎语涩,心忪惊悸并宜服之,生犀天麻丸:犀角一两、天麻二两、地榆、玄参、丁香、乌头、乌药、木珠、琥珀、自然铜各半两,安息香、麻黄一两,白花蛇一两,蝎梢一分,天南星半两,上二十二味除别研膏外,为细末,再合研令匀,将安息香膏更别炼蜜和为丸如樱桃大,每服一丸,以温酒或荆芥薄荷汤嚼下。丸如梧桐子大,二十丸温酒下亦得。

第二十四节 免 疫 病 理

〖获得性免疫缺陷综合征-正虚戾注〗

辨识要点　① 符合获得性免疫缺陷综合征病理诊断；② 人类免疫缺陷病毒感染；③ 淋巴结肿大；④ 淋巴滤泡明显增生；⑤ 髓质内较多浆细胞；⑥ 电镜见 HIV 颗粒位于生发中心，主要集中于滤泡树突状细胞，也可出现于巨噬细胞及 $CD4^+$ T 细胞内；⑦ 滤泡外层淋巴细胞减少或消失，小血管增生，生发中心被分割；⑧ 副皮质区 $CD4^+$ T 细胞进行性减少，代之以浆细胞浸润；⑨ 晚期淋巴结呈现一片荒芜，淋巴细胞几乎消失殆尽，仅残留少许巨噬细胞和浆细胞；⑩ 脾脏及胸腺淋巴细胞减少；⑪ 继发性感染；⑫ 继发感染范围累及各器官，以中枢神经系统、肺、消化道受累最为常见；⑬ 约 30% 患者可发生 Kaposi 肉瘤；⑭ 其他常见的伴发肿瘤为淋巴瘤；⑮ 舌红苔黄脉数。

治疗推荐　①《金匮要略方论》升麻鳖甲汤：升麻、鳖甲、雄黄、当归、蜀椒、甘草，常规剂量，每日两次水煎服。②《备急千金要方》卷八蛮夷酒：生地、独活、丹参、礜石、麦冬、附子、甘遂、赤石脂、干姜、芫荑、芫花、柏子仁、苏子、肉苁蓉、茯神、金牙、山药、白术、杜仲、石南、牡荆子、山茱萸、款冬花、白芷、乌喙、乌头、人参、野狼毒、蜀椒、防风、细辛、矾石、寒水石、牛膝、麻黄、川芎、当归、柴胡、芍药、牡蛎、桔梗、狗脊、天雄、石斛、桂枝，常规剂量研为细末，酒二斗渍泡二周，每次半合，每日两次口服。③《疮疡经验全书》卷 7 白花蛇丸：白花蛇、白附子、天麻、牛膝、当归、何首乌、僵蚕、威灵仙、羌活、独活、防风、萆薢、蔓荆子、苦参、甘草、石菖蒲、蝉蜕、白芍、川芎、苍耳草、雷丸、赤芍、风子肉、枳壳、雄黄、皂角、乌药，常规剂量研末为散，炼蜜为丸如梧桐子大，每次三十粒，每日两次温水送服。④《审视瑶函》还阴解毒汤：川芎、当归、生地、金银花、连翘、黄芩、土茯苓、甘草、黄连、苦参、麦冬、芍药、玄参，常规剂量，每日两次水煎服。

思路拓展　《圣济总录·伤寒阳毒》：阳气独盛，阴气暴衰，阴为阳所胜，内外皆阳，故为阳毒伤寒，有初得病便成阳毒者，有服汤药经五六日以上不瘥，变成阳毒者，以病本属阳，或以火劫发其汗。或因灸焫阳气转盛，阴气内消所致，其候面赤发躁，狂走妄言，发斑如锦纹，咽喉疼痛，涕唾脓血，或下利黄赤，其脉洪实滑促是也。治伤寒一二日，便成阳毒，或服药吐下之后，变成阳毒，腰背痛，烦闷不安，面赤狂言，或见鬼神，或下利，脉浮大数，面赤斑纹如锦，咽喉痛，吐脓血，五日可治，七日不可治，升麻汤：升麻、犀角、射干、黄芩、人参、炙甘草各一分，上六味，锉如麻豆大，每服五钱匕，水一盏半，煎至八分，去滓温服，食顷再服，温覆出汗，未汗再服。治阳毒伤寒未解，热结在内，恍惚如狂者大黄汤：大黄一两半、桂枝三分、炙甘草、木通、大腹皮各一两，桃仁二十一枚，芒硝二两，上七味，粗捣筛，每服四钱匕，水一盏半，煎至八分，去滓温服，不拘时，以利为度。治阳毒伤寒壮热，百节疼痛，栀子仁汤：栀子仁、赤芍药、大青、知母各一两，炙甘草半两，石膏、杏仁、升麻、黄芩各二两，柴胡一两半，上一十味粗捣筛，每服四钱匕，水一盏半，生姜一枣大拍碎，豉一百粒，煎至八分，去滓温服，不拘时。治时行热病，六七日未得汗，脉洪大或数，面赤目张，身体大热，烦躁狂言欲走渴甚，又五六日以上不解，热在胸中，口噤不能言，心下尚暖，灌药下咽，即活，兼治阳毒及发斑：黑麦奴一两、麻黄三两、大黄二两、釜底煤、黄芩、芒硝、灶突煤、梁上尘各一两，上八味捣研为细末，炼蜜丸如弹子大，每服一丸，新汲水研下，渴者但与冷水，尽量饮之，须臾当寒，寒过汗出即瘥，若日移五尺不汗，再服一丸，瘥即止，须微利，此药须病人大渴倍常躁盛者，乃可与之，不尔不可与。治伤寒七八日内，热不解，葶苈苦酒汤：葶苈一合、苦酒一升半、生艾汁半升，上三味，同煎取七合,作三服。治阳毒伤寒,腰背疼痛烦闷,面赤狂言妄走,或见鬼,下利无常,赤斑如锦纹,喉咽痛,唾脓血,升麻汤:升麻、雄黄各半两,当归、桂枝各一分,甘草炙三分,鳖甲一两,上六味粗捣筛,每服五钱匕,水一盏半,煎至八分,去滓温服,日二,不拘时。治阳毒伤寒,头痛壮热,狂言妄语,似见鬼神,泻心汤:石膏一两、芍药、葛根、黄芩各半两,大黄、黄连各三分,上六味粗捣筛,每服五钱匕,水一盏半,生姜一枣大拍碎,煎至八分,去滓温服日二,不拘时。治阳毒伤寒,烦躁不解,或下利危困,大青汤:大青二两、秦艽一两、犀角、山栀子仁、炙甘草、黄连各半两,上六味,粗捣筛,每服五钱匕。水一盏半,入豉一百粒,薤白七寸,煎至八分,去滓食前温服。治阳毒伤寒,口舌干燥,解毒汤:麻黄、人参、赤茯苓、桂枝各半两,麦冬、葛根各三分,杏仁、炙甘草各一分,上八味,粗捣筛,每服五钱匕,水一盏半,生姜一枣大拍碎,煎至八分,去滓温服,不拘时。治阳毒伤寒,发热烦躁五解汤:山栀子仁、黄芩、炙甘草、大黄各一分,朴硝二钱,上五味粗捣筛,每服五钱匕,水一盏半,煎至八分,去滓空心温服。治阳毒伤寒,初得身体大热,眼赤小便黄,心闷头痛,烦渴不止,四肢酸疼,心中闷绝,言语错乱,睡中多惊,犀角汤:犀角一两、人参三分、赤茯苓、茵陈蒿、细辛、陈橘皮、麻黄、炙甘草各半两,上八味,粗捣筛,每服五钱匕,水一盏半,生姜一枣大拍碎,煎至八分,去滓温服。治阳毒伤寒,头痛壮热未解,身体疼痛,葛根汤:葛根、龙胆、大青各三分,桂枝、葳蕤、芍药、黄芩、升麻、石膏、麻黄、炙甘草各半两,上一十一味粗捣筛,每服五钱匕,水一盏半,生姜一枣大拍碎,煎至八分去滓,不拘时温服。治阳毒伤寒,身热如火,头痛燥渴,咽喉干痛,葛根散:葛根三分、山栀子仁、黄芩、大黄、炙甘草各半两,朴硝一两,上六味,捣罗为散,每服二钱匕,不拘时,温熟水调下。治阳毒伤寒,心躁闷乱,烦热狂语,口干不止,秦艽汤:秦艽、黄芩、炙甘草、木通、枳壳、玄参各半两,芍药、桔梗、吴蓝、山栀子仁各一两,枇杷叶三分,上一十一味,粗捣筛,每服五钱匕,水一盏半,煎至八分,去滓温服不拘时。治阳毒伤寒,口干烦躁,大渴发汗,清凉散:葛根二两、大黄、黄芩、朴硝、麻黄、炙甘草各一两,桂枝三分,上七味,捣罗为散,每服二钱匕,新汲水调下。治阳毒伤寒六七日间,服热药过度,致使阳气内伏,身体微热,眼目爪甲尽黄,心下硬痛,语涩舌干昏躁,琥珀丸:琥珀一分、黄连、黄柏、大黄各半两,巴豆二钱,上五味,捣罗四味为细末,与巴豆霜拌匀,煮薄面糊和丸,如绿豆大,每服十丸,柳枝汤下,不拘时。治阳毒伤寒,遍身壮热,大喘上气燥闷,妙应汤:甘草炙、人参、赤茯苓各一两,大黄、山栀子、麻黄各半两,陈橘皮、木香各一分,上八味,粗捣筛,每服三钱匕,水一盏,入蜜一匙,生姜汁少许,煎至八分,去滓冷服,不拘时。治阳毒伤寒,发狂妄走者,铁粉散:铁粉、朴硝各一两,天竺黄半两,龙脑一分,上四味,研令匀细,每服二钱匕,鸡子清和水调下,不拘时。

〖**实体器官移植超急性排斥反应-超急性邪正失辨**〗

辨识要点　①符合实体器官移植超急性排斥反应病理诊断;②Ⅲ型超敏反应;③移植器官色泽由粉红色迅速转变为暗红色并伴出血或梗死;④广泛的急性小动脉炎伴血栓形成及缺血性坏死;⑤肾脏、心脏移植可引起强烈超急性排斥反应;⑥肝脏移植发生超急性排斥反应罕见;⑦舌红苔黄脉数。

治疗推荐　①《外科全生集》卷4夺命汤:金银花、金钱重楼、黄连、赤芍、泽兰、细辛、僵蚕、蝉蜕、青皮、羌活、独活、防风、甘草,常规剂量,每日两次水煎服。②《仙传外科集验方》牛黄散:牛黄、血竭、大黄、牙硝、牵牛、牛蒡子、补骨脂,常规剂量,每日两次水煎服。

思路拓展　①《褚氏遗书·本气》:天地之气,周于一年,人身之气,周于一日。人身阳气以子中自左足而上,循左股、左手指、左肩、左脑、横过右脑、右肩、右臂手指、胁、足,则又子中矣;阴气以午中自右手心通右臂、右肩、横过左肩、左臂、左胁、左足外肾、右足、右胁,则又午中矣。阳气所历,充满周流,阴气上不过脑,下遗指趾,二气之行,昼夜不息,中外必偏,一为痰积壅塞,则痰疾生焉,疾证医候,统纪浩繁,详其本源。痰积虚耳,或痰聚上,或积恶中,遏气之流,艰于流转,则上气逆上,下气郁下,脏腑失常,形骸受害。暨乎! 气本衰弱,运转难迟,或有不周,血亦偏滞,风湿寒暑乘间袭之,所生痰疾,与痰积同。凡人之生,热而汗,产而易,二便顺利,则气之通也。阳虚不能运阴气,无阴气以清其阳,则易独治,而为热;阴虚不能运阳气,无阳气以和其阴,则阴独治,而为厥。脾以养气,肺以通气,肾以泄气,心以役气,凡脏有五,肝独不与,在时为春,在常为仁,不养不通,不泄不役,而气常生,心虚则气入而为荡,肺虚则气入而为喘,肝虚则气入而目昏,肾虚则气入而腰疼。四虚气入,脾独不与,受食不化,气将日微,安能有余以入其虚,乌乎? 兹谓气之名理欤。②《褚氏遗书·津润》:天地定位,而水位乎中,天地通气,而水气蒸达,土润膏滋,云兴雨降,而百物生化。人肖天地,亦有水焉,在上为痰,伏(伏:疑为"在")皮为血,在下为精,从毛窍出为汗,从腹肠出为泻,从疮口出为水,痰尽死,精竟死,汗枯死,泻极死。水从疮口出不止,干即死,至于血充目则视明,充耳则听聪,充四肢则举动强,充肌肤则身色白,溃则黑,去则黄,外热则赤,内热则上蒸喉,或下蒸大肠,为小窍,喉有窍,则咳血,杀人,肠有窍则便血,杀人,便血犹可止,咳血不易医,喉不停物,毫发必咳,血渗入喉,愈渗愈咳,愈咳愈渗,饮溲溺则百不一死,服寒凉则百不一生,血虽阴类,运之者,其和阳乎。

〖实体器官移植急性排斥反应–急性邪正失辨〗

辨识要点 ① 符合实体器官移植急性排斥反应病理诊断;② 移植后未经治疗者此反应可发生在移植后数日内;③ 经免疫抑制治疗者可在数月或数年后突然发生;④ 细胞免疫为主者间质内单个核细胞浸润;⑤ 体液免疫为主者以血管炎为特征;⑥ 两种病变可同时存在;⑦ 细胞型排斥反应可见移植器官间质明显水肿;⑧ CD4$^+$ 和 CD8$^+$ T 细胞为主的单个核细胞浸润;⑨ 血管型排斥反应者抗体及补体的沉积引起血管损伤;⑩ 血栓形成及相应部位的梗死;⑪ 亚急性血管炎表现为成纤维细胞、平滑肌细胞和泡沫状巨噬细胞增生;⑫ 血管内膜增厚;⑬ 管腔狭窄或闭塞;⑭ 舌红苔黄脉数。

治疗推荐 ①《圣济总录》卷 104 羚羊角汤:羚羊角、犀角、石膏、地骨皮、玄参、细辛、黄芩、防风、川芎、柴胡、升麻、决明子,常规剂量,每日两次水煎服。②《太平圣惠方》卷 86 定命牛黄丸:牛黄、雄黄、麝香、龙脑、瓜蒂、丁香、蟾酥、朱砂,常规剂量,每日两次水煎服。③《太平惠民和剂局方》定命丹:青黛、蟾酥、全蝎、麝香、白附子、天南星,常规剂量研为细末,面糊为丸如弹子大,每次 1 粒,每日两次温水送服。

思路拓展 《医经溯洄集·亢则害承乃制论》:予读《内经六微旨论》至于亢则害承乃制,喟然叹曰:至矣哉! 其造化之枢纽乎? 王太仆发之于前,刘河间阐之于后,圣人之蕴,殆靡遗矣。然学人尚不能释然,得不犹有未悉之旨也欤。谨按《内经》帝曰:愿闻地理之应六节气位何如? 岐伯曰:显明之右君火之位也。君火之右,退行一步相火治之,复行一步土气治之,复行一步金气治之,复行一步水气治之,复行一步木气治之,复行一步君火治之。相火之下水气承之,水位之下土气承之,土位之下风气承之,风位之下金气承之,金位之下火气承之,君火之下阴精承之。帝曰:何也? 岐伯曰:亢则害,承乃制,制生则化。外列盛衰,害则败乱,生化大病。尝观夫阴阳五行之在天地间也,高者抑之,下者举之,强者折之,弱者济之,盖莫或使然。而自不能不然也,不如是则高者愈高,下者愈下,强者愈强,弱者愈弱,而乖乱之政日以极矣。天地其能位乎? 虽然,高也,下也,弱与强也,亦莫或使然,而自不能不然也。故易也者,造化之不可常也,惟其不可常,故神化莫能以测,莫测故不息也,可常则息矣。亢则害,承乃制者,其莫或使然,而自不能不然者欤。夫太仆、河间已发挥者,兹不赘及。其未悉之旨请推而陈之。夫自显明之右止君火治之十五句,言六节所治之位也;自相火之下止阴精承之十二句,言地理之应乎岁气也;亢则害承乃制二句,言抑其过也;制生则化止生化大病四句,言有制之常与无制之变。承犹随也,然不言随而曰承者,以下言之则有上奉之象,故曰承,虽谓之承而有防之之义存焉。亢者过极也,害者害物也,制者克胜之也,然所承也其不亢则随之而已,故虽承而不见,既亢则克胜以平之,承斯见矣。然而迎之不知其所来,迹之不知其所止,固若有不可必者,然可必者,常存乎杳冥恍惚之中,而莫之或欺也。

〖实体器官移植慢性排斥反应—慢性邪正失辨〗

辨识要点 ① 符合实体器官移植慢性排斥反应病理诊断;② 发病机制目前尚不清楚;③ 血管内膜纤维化;④ 管腔严重狭窄;⑤ 移植脏器缺血;⑥ 单核细胞、淋巴细胞及浆细胞浸润;⑦ 舌红苔黄脉数。

治疗推荐 ①《圣济总录》卷13 羚羊角汤:羚羊角、赤茯苓、细辛、半夏、藁本、蔓荆实、川芎、旋覆花、防风、炙甘草、枳壳、人参、羌活、前胡、菊花,常规剂量,每日两次水煎服。②《普济方》卷93 大莽草散:莽草、石斛、牛胶、附子、萆薢、天麻、麻黄、泽泻、防风、石龙芮、松脂、独活、杜仲、川芎、芍药、人参、茯苓、乌蛇、山药、桂枝、白术、细辛、麝香、柏子仁、菟丝子,常规剂量研末为散,每次五钱,每日两次煎散为汤温服。③《太平惠民和剂局方》牛黄清心丸:牛黄、芍药、麦冬、黄芩、当归、防风、白术、柴胡、桔梗、神曲、肉桂、山药、甘草、川芎、茯苓、杏仁、蒲黄、人参、羚羊角、麝香、龙脑、大豆黄卷、阿胶、白蔹、干姜、犀角、雄黄、金箔、大枣,常规剂量研为细末,炼蜜为丸如樱桃大,每次一粒,每日两次温水送服。

思路拓展 《医经溯洄集·亢则害承乃制论》:河间曰已亢过极则反似胜已之化,似也者其可以形质求哉。故后篇厥阴所至为风生终为肃,少阴所至为热生终为寒之类,其为风生为热生者亢也,其为肃为寒者制也。又水发而为雹雪,土发而飘骤之类,其水发土发者亢也,其雹雪飘骤者制也。若然者,盖造化之常,不能以无亢,亦不能以无制焉耳。夫前后二篇所主虽有岁气运气之殊,然亢则害承乃制之道,盖无往而不然也。惟其无往而不然,故求之于人则五脏更相平也,一脏不平所不胜平之,五脏更相平非不亢而防之乎。一脏不平所不胜平之,非既亢而克胜之乎。姑以心火而言,其不亢则肾水虽心火之所畏,亦不过防之而已,一或有亢即起而克胜之矣,余脏皆然。制生则化,当作制则生化,盖传写之误,而释之读之者,不觉求之不通,遂并遗四句而弗取,殊不知上二句,止言亢而害,害而制耳。此四句乃害与制之外之余意也,苟或遗之,则无以见经旨之周悉矣。制则生化,正与下文害则败乱相对,辞理俱顺,不劳曲说而自通。制则生化者言有所制,则六气不至于亢而为平,平则万物生生而变化无穷矣。化为生之盛,故生先于化也。外列盛衰者言六气分布主治,迭为盛衰,昭然可见,故曰外列;害则败乱,生化大病者,言既亢为害而无所制,则败坏乖乱之政行矣。败坏乖乱之政行则其变极矣,其灾甚矣,万物其有不病者乎。生化指所生所化者言,谓万物也以变极而灾甚,故曰大病。上生化以造化之用言,下生化以万物言,以人论之制则生化,犹元气周流,滋营一身,凡五脏六腑四肢百骸九窍,皆藉焉以为动静云。为之主生化大病,犹邪气恣横,正气耗散,凡五脏六腑四肢百骸九窍,举不能遂其运用之常也,或以害为自害,或以承为承袭,或以生为自无而有,化为自有而无,或以二生化为一意,或以大病为喻造化之机息,此数者皆非也,且夫人之气也,固亦有亢而自制者,苟亢而不能自制,则汤液针石导引之法以为之助。若天地之气,其亢而自制者,固复于平,亢而不制者,其孰助哉。虽然,造化之道苟变至于极,则亦终必自反,而复其常矣。学人能本之太仆、河间而参之此论,则造化枢纽之详,亦庶矣乎。然张戴人治法心要则曰:假令水为母,木为子,当春旺之时,冬令犹在,即水亢也。水亢极则木令不至矣。木者继冬而承水也,水既亢则害其所承矣,所以木无权也,木无权则无以制土,土既旺则水乃受制也。土者继长夏之令也,水受土制热克其寒也,变而为湿,此其权也。又如火为母,土为子,当长夏之时,暄令犹在,即火亢也。火既亢极则湿令不至矣。湿者,继夏而承火也,火既亢则害其所承矣,所以湿无权也。湿无权则无以制水,水既旺则火乃受制也。水者严冬之令也,火受水制,寒克其热也,变而为土湿,土斯得其权也。斯言也推之愈详而违经愈远矣。或曰心要者他人成之,盖得于所闻之讹耳。

〔骨髓移植移植物抗宿主病-邪正失辨〕

辨识要点　① 符合骨髓移植移植物抗宿主病病理诊断;② 供者骨髓免疫活性细胞识别受者组织并产生免疫应答;③ CD4[+]和CD8[+]T细胞活化导致受者组织损害;④ 急性GVHD移植后3个月内发生;⑤ 肝脏与皮肤和肠道上皮细胞坏死;⑥ 肝小胆管破坏;⑦ 肠道黏膜溃疡;⑧ 局部皮肤或全身性斑丘疹;⑨ 慢性GVHD可以是急性GVHD的延续或在移植后3个月自然发生;⑩ 皮肤病变类似于系统性硬化;⑪ 舌红苔黄脉数。

治疗推荐　①《圣济总录》卷12羚羊角汤:羚羊角屑、威灵仙、大黄、黄连、槟榔、防风、萆薢、郁李仁、枳壳、桑根白皮、车前子、决明子、桂枝、旋覆花、炙甘草,常规剂量,每日两次水煎服。②《太平圣惠方》卷62射干散:射干、升麻、羚羊角屑、麝香、大黄、枳实、前胡、甘草,常规剂量,每日两次水煎服。③《儒门事亲》卷12犀角散:犀角、黄连、大黄、芍药、甘草,常规剂量,每日两次水煎服。

思路拓展　《医学源流论·一脏一腑先绝论》:人之死,大约因元气存亡而决。故患病者元气已伤,即变危殆。盖元气脱则五脏六腑皆无气矣。竟有元气深固,其根不摇,而内中有一脏一腑先绝者。如心绝则昏昧不知世事;肝绝则喜怒无节;肾绝则阳道痿缩;脾绝则食入不化;肺绝则气促声哑。六腑之绝而失其所司亦然。其绝之象亦必有显然可见之处。大约其气尚存,而神志精华不用事耳,必明医乃能决之。又诸脏腑之中,惟肺绝则死期尤促。盖肺为脏腑之华盖,脏腑赖其气以养,故此脏绝,则脏腑皆无禀受矣。其余则视其绝之甚与不甚,又观其别脏之盛衰何如,更观其后天之饮食何如,以此定其吉凶,则修短之期可决矣。然大段亦无过一年者。此皆得之目睹,非臆说也。

〔骨髓移植排斥反应-邪正失辨〕

辨识要点　① 符合骨髓移植排斥反应病理诊断;② 同种异体骨髓移植的排斥反应由宿主的T细胞和NK细胞介导;③ T细胞介导的排斥反应机制与实体器官的排斥反应机制相似;④ 供体骨髓细胞不能与受体NK细胞表面的宿主自身HLA-I分子结合;⑤ 受体NK细胞直接破坏供体骨髓细胞;⑥ 舌红苔黄脉数。

治疗推荐　①《圣济总录》卷84羚羊角汤:羚羊角、犀角、升麻、旋覆花、木香、大腹、枳壳、麦冬、前胡,常规剂量,每日两次水煎服。②《普济本事方》犀角升麻汤:犀角、升麻、防风、羌活、白芷、黄芩、川芎、白附子、炙甘草，常规剂量，每日两次水煎服。

思路拓展　《医学源流论·亡阴亡阳论》：《经》云夺血者无汗，夺汗者血。血属阴，是汗多乃亡阴也。故止汗之法，必用凉心敛肺之药正治也。惟汗出太甚，则阴气上竭，而肾中龙雷之火随水而上。若以寒凉折之，其火愈炽，惟用大剂参附，佐以咸降之品如童便、牡蛎之类，冷冻饮料一碗，直达下焦，引其真阳下降，则龙雷之火反乎其位，而汗随止。此与亡阴之汗，真大相悬绝。故亡阴亡阳，其治法截然，而转机在顷刻。当阳气之未动也，以阴药止汗。乃阳气之既动也，以阳药止汗；而龙骨、牡蛎、黄、五味收涩之药，则两方皆可随宜用之。医者能于亡阴亡阳之交，分其界限，则用药无误矣。其亡阴亡阳之辨法如何？亡阴之汗，身畏热，手足温，肌热，汗亦热而味咸，口渴喜凉饮，气粗，脉洪实，此其验也；亡阳之汗，身反恶寒，手足冷，肌凉汗冷，而味淡微黏，口不渴，而喜热饮，气微，脉浮数而空，此其验也。至于寻常之正汗、热汗、邪汗、自汗，又不在二者之列。此理知者绝少，即此汗之一端，而聚讼纷纷，毫无定见，误治甚多也。

方 剂 索 引

三 画

金、甘草。

七 画

十 画

黄连、栀子、黄柏、黄芩。(《肘后备急方》)

黄芩、黄连、栀子、黄柏、连翘、薄荷、桔梗、枳壳、麦冬、山楂、天花粉、木通、生地、牛蒡子、甘草、竹叶、灯心草、大黄、枳实、山楂。(《片玉痘疹》)

黄连、黄芩、黑参、龙胆草、荆芥、栀子、天花粉、茵陈、生地、车前子、桔梗、连翘。(《简明医彀》)

皂矾、苍术、厚朴、陈皮、甘草、川椒、好枣肉、核桃。(《集验良方》)

菖蒲、秦艽、桂枝、当归、禹余粮、人参、附子、黄芩、炙甘草、远志、防风、龙齿、犀角、赤茯苓、赤芍、川芎、汉防己。(《太平圣惠方》)

萆薢、黄柏、石菖蒲、茯苓、白术、莲子心、丹参、车前子。(《医学心悟》)

萆薢、当归、桔梗、牡丹皮、杏仁、附子、黄连、桑根白皮、代赭石、贯众、大腹皮、桂枝、茯苓、覆盆子、黄芩、吴茱萸、草豆蔻、桃仁、熟地、蛇床子、干姜、木瓜。(《圣济总录》)

萆薢、黄柏、文蛤粉、车前子、石韦、茯苓、灯心草、莲子心、石菖蒲。(《医学心悟》)

萆薢、狗脊、杜仲、茯苓、何首乌、天雄、泽泻。(《奇效良方》)

萆薢、防风、人参、桂心、山茱萸、干姜、川椒、细辛、附子、天雄、牛膝、白术。(《太平圣惠方》)

萆薢、茵芋、杜仲、天雄、石南、石龙芮、踯躅、独活、附子、狗脊、当归、麻黄、全蝎、桑螵蛸、石菖蒲、赤箭、菊花、牛膝、木香、川芎、麝香。(《太平圣惠方》)

菟丝子、泽泻、鹿茸、石龙芮、肉桂、附子、石斛、熟地、茯苓、牛膝、续断、山茱萸、肉苁蓉、防风、杜仲、补骨脂、荜澄茄、沉香、巴戟天、茴香、五味子、桑螵蛸、川芎、覆盆子。(《太平惠民和剂局方》)

菟丝子、石斛、石决明、菊花、当归、谷精草、茺蔚子、潼蒺藜、陈皮、炒谷芽。(《妇人良方大全》)

菟丝子、鹿茸、肉苁蓉、桑螵蛸、牡蛎、五味子、鸡内金。(《太平圣惠方》)

菟丝子、蒲黄、磁石、黄连、肉苁蓉、五味子、鸡内金。(《太平圣惠方》)

菟丝子、鹿角霜、人参、山药、当归、酸枣仁、茯苓、远志、炙甘草。(《景岳全书》)

菊花、川芎、荆芥穗、羌活、甘草、白芷、细辛、防风、蝉蜕、僵蚕、薄荷。(《丹溪心法附余》)

菊花、牛黄、犀角、铁粉、麦冬、黄连、铅霜、独活、白附子。(《圣济总录》)

菊花、羚羊角、蔓荆实、玄参、防风、芍药、黄芩。(《圣济总录》)

西黄、月石、熊胆、血竭、乳香、没药、珍珠、蟾酥、葶苈、麝香、冰片、沉香、雄黄。(《外科方外奇方》)

红花、乳香、没药、当归、黄柏、藁本、白薇、牡丹皮、阿胶、红鸡冠花、白鸡冠花、益母草、木香、延胡索、赤石脂、黄芪、人参、山药、川芎、白芍、甘草、熟地、白芷、黄芩、砂仁、鹿角、白术、茯苓、血余炭、蕲艾、小茴香、青蒿、杜仲、锁阳、菟丝子、肉桂、续断、紫苏、补骨脂、松香脂、橘皮。(《全国中药成药处方集》)

硇砂、野狼毒、巴豆、鳖甲、芫花、干漆、硫黄。(《博

主要参考著作

《细胞病理学》　　《是斋百一选方》　　《疮疡经验全书》　　《内外伤辨惑论》
《里德病理学》　　《瑞竹堂经验方》　　《外科百效》　　　《良方合璧》
《病理学》　　　　《御药院方》　　　　《外科枢要》　　　《本草新编》
《黄帝内经素问》　《三因极一病证方论》《外科医镜》　　　《点点经》
《黄帝内经灵枢》　《伤寒总病论》　　　《外科精义》　　　《医学入门》
《金匮要略方论》　《惠直堂方》　　　　《外科十法》　　　《冯氏锦囊秘录》
《伤寒论》　　　　《外科大成》　　　　《疫疹一得》　　　《阴证略例》
《肘后备急方》　　《外科方外奇方》　　《格致余论》　　　《张氏医通》
《褚氏遗书》　　　《外科传薪集》　　　《普济方》　　　　《脾胃论》
《诸病源候论》　　《外科证治全书》　　《景岳全书》　　　《伤寒全生集》
《备急千金要方》　《伤科方书》　　　　《外科正宗》　　　《医醇滕义》
《千金翼方》　　　《伤科汇纂》　　　　《侣山堂类辩》　　《医林纂要》
《外台秘要》　　　《疡医大全》　　　　《温疫论》　　　　《辨证录》
《太平圣惠方》　　《疡科纲要》　　　　《东垣试效方》　　《证治准绳》
《圣济总录》　　　《疬科全书》　　　　《医学衷中参西录》《诚书》
《太平惠民和剂局方》《外科集腋》　　　《审视瑶函》　　　《仙拈集》
《苏沈良方》　　　《青囊秘传》　　　　《全国中药成药处方集》《医方类聚》
《博济方》　　　　《疡科遗编》　　　　《医宗金鉴》　　　《医贯》
《鸡峰普济方》　　《伤科补要》　　　　《丹台玉案》　　　《活人方》
《儒门事亲》　　　《救伤秘旨》　　　　《赤水玄珠》　　　《傅青主女科》
《原机启微》　　　《理伤续断方》　　　《白喉条辨》　　　《遵生八笺》
《小儿卫生总微》　《外科理例》　　　　《奇方类编》　　　《明医指掌》
《类证活人书》　　《外科十三方考》　　《奇效良方》　　　《古今录验》
《魏氏家藏方》　　《疡科心得集》　　　《万病回春》　　　《宣明论方》
《洪氏集验方》　　《外科启玄》　　　　《丸散膏丹集成》　《古今医统大全》
《杨氏家藏方》　　《外科真诠》　　　　《重楼玉钥》　　　《卫生宝鉴》

《兰室秘藏》　　　　　《女科百问》　　　　《医述》　　　　　　《育婴秘诀》
《医学源流论》　　　　《马培之医案》　　　《理瀹骈文》　　　　《饲鹤亭集方》
《同寿录》　　　　　　《姜春华全集》　　　《万氏家抄方》　　　《世医得效方》
《医旨绪余》　　　　　《医林改错》　　　　《退思集类方歌注》　《四圣悬枢》
《类证治裁》　　　　　《中医伤科学讲义》　《霉疮新书》　　　　《校注妇人良方》
《毓麟验方》　　　　　《急救仙方》　　　　《周慎斋遗书》　　　《外感温热论》
《杏苑生春》　　　　　《集验良方》　　　　《幼幼集成》　　　　《古方汇精》
《丹溪心法》　　　　　《医学心悟》　　　　《镐京直指》　　　　《石室秘录》
《仁术便览》　　　　　《读医随笔》　　　　《洁古家珍》　　　　《普济本事方》
《本草纲目》　　　　　《血证论》　　　　　《揣摩有得集》　　　《集成良方三百种》
《寿世保元》　　　　　《伤寒明理论》　　　《回生集》　　　　　《医碥》
《古今医鉴》　　　　　《泂溪医案》　　　　《嵩崖尊生》　　　　《十药神书》
《四圣心源》　　　　　《增订十药神书》　　《慈禧光绪医方选义》《喉科秘诀》
《医门法律》　　　　　《证治宝鉴》　　　　《种福堂方》　　　　《喉科指掌》
《洞天奥旨》　　　　　《梅氏验方新编》　　《医经溯洄集》　　　《疗证汇要》
《本草求真》　　　　　《痰火点雪》　　　　《济阳纲目》　　　　《白喉全生集》
《赵炳南临床经验集》　《正体类要》　　　　《湿热病篇》　　　　《临证指南医案》
《脉因证治》　　　　　《良朋汇集》　　　　《外经微言》　　　　《医宗必读》
《串雅内编》　　　　　《医学真传》　　　　《医方集解》　　　　《理虚元鉴》
《成方便读》　　　　　《医原》　　　　　　《传家秘宝》　　　　《冷庐医话》
《本草衍义》　　　　　《兰台轨范》　　　　《医级》　　　　　　《医学集成》
《医方考》　　　　　　《金匮悬解》　　　　《喉科种福》　　　　《杂类名方》
《医略六书》　　　　　《时方歌括》　　　　《验方新编》　　　　《秘传证治要诀类方》
《北京市中药成方选集》《妇人大全良方》　　《时疫白喉捷要》　　《女科万金方》
《中国药典》　　　　　《全生指迷方》　　　《疫痧草》　　　　　《古今名医方论》
《扶寿精方》　　　　　《吴医汇讲》　　　　《活人心统》　　　　《目经大成》
《解围元薮》　　　　　《温病条辨》　　　　《证因方论集要》　　《医学传灯》
《丹溪心法附余》　　　《重订严氏济生方》　《药奁启秘》　　　　《金匮要略方论》
《摄生总要》　　　　　《扁鹊心书》　　　　《痘疹传心录》　　　《金匮翼》
《千金方衍义》　　　　《古今医彻》　　　　《片玉心书》　　　　《应验简便良方》
《元和纪用经》　　　　《喉舌备要秘旨》　　《保婴撮要》　　　　《妇科玉尺》
《何氏济生论》　　　　《绛雪园古方选注》　《小儿药证直诀》　　《伤寒微旨论》
《杂病源流犀烛》　　　《恽铁樵全集》　　　《痘疹会通》　　　　《重庆堂医学随笔》
《陈素庵妇科补解》　　《医学启蒙汇编》　　《种痘新书》　　　　《柳州医话》

《云岐子保命集》　　《中国医学大辞典》　　《医便》　　　　　《此事难知》

《新急腹症学》　　　《产育宝庆集》　　　《中藏经》　　　《景景医话》

《伤寒温疫条辨》　　《卫生鸿宝》　　　　《医级》　　　　《明医杂著》

《时方妙用》　　　　《外科精要》　　　　《顾氏医经读本》　《素问病机气宜保命集》

《简明医彀》　　　　《类经图翼》　　　　《明目至宝》　　　《秘传眼科龙木论》

《银海精微》　　　　《采艾编翼》　　　　《摄生众妙方》　　《本事方释义》

《仁斋直指附遗》